药品监督与检定中的统计学应用

谭德讲　马双成　主编

中国科学技术出版社
·北　京·

图书在版编目(CIP)数据

药品监督与检定中的统计学应用/谭德讲,马双成主编.—北京:
中国科学技术出版社,2011.9
ISBN 978-7-5046-5926-2

Ⅰ.①药… Ⅱ.①谭… ②马… Ⅲ.①统计学－应用－药品管理
②统计学－应用－药品检定 Ⅳ.①R954②R927

中国版本图书馆 CIP 数据核字(2011)第 186231 号

本社图书贴有防伪标志,未贴为盗版

责任编辑	郑洪炜 李 剑
封面设计	詹 辉 谭德讲
责任校对	孟华英等
责任印制	王 沛

中国科学技术出版社出版

北京市海淀区中关村南大街 16 号 邮政编码:100081
电话:010－62173865 传真:010－62179148
http://www.cspbooks.com.cn
科学普及出版社发行部发行
北京市俊峰印刷厂印刷

*

开本:787 毫米×1092 毫米 1/16 印张:45.5 字数:1200 千字
2011 年 9 月第 1 版 2011 年 9 月第 1 次印刷
印数:1－500 册 定价:285.00 元
ISBN 978-7-5046-5926-2/R · 1542

编 委 会

主　编:谭德讲　马双成

副主编:曹秀堂　胡江堂　张高魁

编　委(按姓氏笔画排序)

内 容 提 要

本书选用对本领域一线人员有实际应用价值的实例,目的是给读者提供一本实用性强的统计学工具书。它更多地突出本领域特色,强调读者对统计方法的理解,计算指标的实际应用价值和意义,并用 SAS 编程的方式解析本领域的实例,尽量免去统计理论讨论和公式推导,去除了统计计算的障碍,以便读者达到运用现代化手段快速增强处理实际资料的能力,增强读者的阅读兴趣。本书的主要内容特色如下:

在基本统计概念方面,以本领域所需内容为重点。特别是对一些普通统计学专著较少专题讨论的,而又属于本领域较多使用的一些概念进行了概括和计算方法的介绍,如 cutoff 值、生物利用度、药品稳定性和有效期、活性效价计算的置信区间和置信限率等专业概念的计算及意义等。

在药品研究、检定分析方面,几乎涵盖了本领域的绝大部分专业和统计分析方法。如计算标准曲线的直线回归方法、多因素的半数反应量计算方法、镇静催眠等与时间有关事件的生存分析方法、血压测定和溶出度等的重复测量分析方法以及本领域使用较多的活性效价计算的生物检定法等。突出了连续性定量资料的方差分析和非参数检验、不同资料的各种比较方法以及本领域特别需要的多重比较方法的选择和计算等。

在实验室新方法(又称替代方法)与过去标准方法比较分析方面,第一次进行了系统的阐述,包括如连续性资料和离散性资料的灵敏度、特异性、正确性、预测能力和 ROC 曲线比较等,对两种资料的一致性检验方法等都进行了详细的实例说明。

在实验室能力验证及质量评价方面,介绍了包括实验室比对和能力验证方法、不确定度和置信区间的计算、联合标定数据的处理及评价分析等内容、异常值的分析方法。

在药品监管方面,系统介绍了药品抽验方法、样本量大小计算及数据分析、药品不良反应的数据分析及预测等实用知识。

本书同时对一些新技术,特别是将来可能广泛应用于本领域的如基因芯片和微量量热技术等所产生的数据资料的处理方法进行了介绍。

本书特别适合于从事药品检测检验、研究和行政监督等方面的技术人员参考,也适合于医药类各专业的在校学生阅读。

前　言

　　伴随着中国信息化建设日趋完善,医药行业也加快了信息化的步伐。如何紧紧跟随飞速前进的信息化时代,并运用其成就促进该行业人员更好地学习统计学知识,成为当前重要的课题。

　　作为医药科学工作者,学习和掌握一定的统计学知识非常重要。当今国内市场上,有关医学和卫生统计学方面的书籍虽很多,但针对药品监督、检定和研究等方面为主的科研设计和统计分析方法实例分析的书籍却比较少。虽然一般医学或卫生统计学方面的书中已几乎涵盖了生物医学各研究领域可能涉及的所有科研设计和统计分析方法,但其实例多不属于该领域。由于统计学知识枯燥隐晦,统计公式枯涩难记,这对本来就统计基础薄弱、难以找出大段时间集中学习统计知识的药品监督、检定和科学研究的专业工作者来说,在短期内难以真正领悟这些统计学知识,达到正确使用或灵活运用的目标,从而使很多人学习积极性消退,经常在需要时"临时抱佛脚",以至于经常出现如胡良平教授所言的"学了多遍仍不得要领"的局面,无可奈何地只能盲目套用,故误用和滥用统计学的现象俯拾即是。

　　传统的统计分析教程的另一个主要问题是多注重统计公式推导、证明和理论阐述,与现代统计学流行的软件包结合的书籍少之又少。由于计算机和信息化科学的快速发展,统计领域也推出了很多专业软件,如世界上应用最广泛、权威性和信誉度最高的 SAS、SPSS 和 STATA 等。这些软件具有集数据访问、数据管理、数据分析和数据挖掘功能于一体的功能强大、界面友好等特点;并可与 Word、Visual Basic 和 MATLAB 等程序进行对接,且具有二次开发等优点。现代使用者迫切需要掌握并使用这些软件来快速、方便地解决自己的实际问题。

　　药品监督、检定和研究领域离不开统计学知识是人所共知的。如:①新老产品或不同厂家产品的比较评价;②新老检测方法比较评价,如在检测效率、准确性、灵敏度及成本等方面;③活性、毒性测定等都需要统计的帮助。为了有效地帮助从事药品研发、检验检测和监督人员提高科研设计和统计分析水平,从而达到提高科研素质和科研、检定质量的目的,我们组织了本书的编写组。根据目前药品检定、研发和监督管理工作中对统计需求的特点,在搞清相关统计量的概念的基础上,力争采用现代研究的典型实例进行统计学方法的阐述,并结合统计基础知识和国际上著名的 SAS 统计软件包,将现代日常药品各专业领域产品或方法中经常使用的统计方法及评价标准和要求,以实例为基础编写计算机程序,免去读者各种统计公式的手工计算,并进行剖析和结果解释,达到让读者在尚未完全掌握系统统计学知识的情况下,就可以很好地运用所需统计知识解决自己的实际问题,同时对该类统计方法和知识充分掌握,以便达到对枯燥的统计学知识"各个击破"的目的。

　　本书主要内容包括统计基础和专业应用两个部分。其中在第一至第十章的统计基础中,对常用的统计概念、实验设计、数据资料的表达、统计方法的选择和异常值处理、置信区间的分析等进行了提纲挈领的概括。从第十一章开始,每章在简要介绍专业知识的背景下,就一些常见的专业统计问题,结合实例解析专业数据所需的统计方法。为便于读者了解现有各主流统计软件的特点和深入学习 SAS 的编程内容,本书在最后一章对目前市场上使用率较高的统计软件的特点和 SAS 编程内容进行了简单阐述,以供参考。有关 SAS 编程的详细内容,还需读者查看 SAS 帮助及操作手册。

本书基于 SAS 9.1 版软件包进行程序编写。为使本书更加符合药品行业各类人员的使用规律,考虑到使用人员的可接受性、软件特点以及书面篇幅,作者用 SAS 软件编程的方法对实例进行了编程,并注重统计方法与选项和输出结果的有机结合。这样可以使读者在遇到类似问题时,以此类推去"照方抓药",而不必去专门系统掌握统计知识,大大节省了本行业使用者处理统计问题的时间,并提高了使用统计方法的正确性。

本书的编写目的是给读者提供一本实用性强的统计学工具书。以选用对本领域一线人员有实际价值的应用实例为基础,强调读者对统计方法的理解,所计算指标的实际应用价值和意义,更多地突出本领域特色,并用编程的方式解析本领域的实例,尽量免去统计理论讨论和公式推导,去除了统计计算的障碍,以便使读者达到运用现代化手段处理实际资料的能力,增强读者的兴趣。

本书除具有专业性强、使用方便和内容丰富等特点外,还具有如下特色:

软件界面友好:将本书所有实例打包,建立一个实用引导程序包,构建界面友好。

对基础统计学和专业概念除中文外都同时冠以英文,并在书后附有索引,便于读者使用统计软件和阅读外文文献中的统计学内容时准确理解和选用。

目录以专业学科分类为主,而不是以统计内容分类为主,并对一些统计概念和统计方法(如生存分析)如何应用到专业领域进行了延伸,并举例说明。

本书的编写得到了许多人员的帮助和支持,如王雪研究员、张河战研究员等对书中的一些章节进行了审阅,并提出了许多宝贵的修改意见和建议;中国科学技术出版社给予了大力支持。在此表示诚挚的谢意。

由于作者的知识和经验有限,书中不免存有许多不足和错漏之处,诚恳广大读者批评指正。

谭德讲　马双成

2010 年 11 月

目　录

第一章 概 论

第一节 统计学及其重要性

一、定义

统计的最初含义是"陈述事实",以及找出枯燥的、大量杂乱数据背后有意义的信息。现代统计学是应用概率论和数理统计的基本原理和方法,研究数据的搜集、整理、分析、表达和解释的一门科学。它通过创建"更好"的研究设计,来获取被研究对象(样本)的数量信息,然后进行综合分析,去粗取精,去伪存真,即从"噪声"或"变异"中获取真实信息,最后透过这些真实信息的表面现象来揭示事物内部的客观规律。

统计学因各个学科的实际需求而诞生并逐步发展起来。陈希孺先生认为,统计学产生于应用,在它发展的初级阶段,天文学、人口学和生物学(特别是遗传学)发挥了非常重要的作用,并在这些应用过程中发展壮大。随着经济社会的发展,以及各学科相互融合的发展趋势和计算机技术的迅速更新,使统计理论与分析方法也在不断地发展,进而使统计学的应用领域也越来越广泛。

二、重要性

统计学对各行业的发展非常重要,因此各学科都需要统计学。如在电信业中运用统计进行网络运营的分析和管理;在金融、制造业中运用统计发现有竞争力的商机,在公共事业中运用统计进行人口普查、规划等。

将统计学的理论和方法应用于自然科学和社会科学的不同领域,形成了若干统计学的分支,医药数理统计就是其中之一。医药数理统计是药学专业的基础课,是药学各学科特别是药理学、毒理学、药物动力学等学科的基础课,同时也是药学科研和药品监督管理的必备知识之一。医药数理统计是一门应用性极强的课程,能否熟练掌握、应用,直接影响到药品的日常检定、科研、药品监管等。

药品研发和检定等每个关键阶段,包括新药物的探索研究[Pre-IND (Investigational New Drug Application)]、药物研发阶段(IND)、新药物的前期临床研究阶段(New Drug Application,NDA)和上市后(Post NDA)等,都离不开统计学去证明其是否达到法规的要求,包括药效、安全、属性确认、质量纯度和稳定性等。如在新药物发现探索阶段,药学工作者可以使用高效筛选和(或)优化设计的统计学工具对成千上万个潜在化合物进行筛选,以便快速、有效、经济地发现有开发前景的化合物。在药物研发阶段,统计学通常用于:①验证一个新建立的分析方法;②确定药品的有效期和稳定性;③评估在动物研究中的毒性。上述领域的准确性和可靠性(Accuracy and Reliability)是否达到标准必须使用统计学对其进行确切分析。在药物被批准之前(IND阶段),药品审评部门需要大量用统计原理分析过的药效和毒性研究证据来证明其有效性和安全性,并确定证据的准确与可靠,故使用合理有效的统计方法就十分重要了。药品被批准后,在上市使用前,药监部门也需对药品的属性辨别(Identity)、浓度、质量、纯度进行检定。并要求企业实施良好的生产规范(Good Manufacturing Practice, GMP),以便保证:①所验证的生产过程;②对生产过程的监控;③提供最终产品的质量保证等。对生产的每个过程,要求有抽样计划、接受标准以及特殊规划实验中的有效统计分析,如效力、装量一致性、溶出度。对于每个实验,有效的统计分析对确定所抽取的药品是否合格非常重要。药品批准后的上市使用阶段,药品监督管理部门和药品检定部门还要对药品进行再评价、国家评价性抽验和药品监督抽验等,如样本的代表性、检验结果的统计汇总、药品总体质量的评价等。

在这些不同的阶段中,统计学专家的责任不仅是要确保实验设计有效,而且要评估所使用的统计方法是否适合于其评价的药效和安全性等实验。

关于统计在药品监督与检定中的作用,将会在下面章节中继续讲解。现在以药物研发为例说明统计学在其中的重要性。

药物研发工作一般包括从确定原始设想(目标)到开展实验、验证目标,最后到使用研究结果来指导未来工作等过程,其主要流程如图1.1所示。

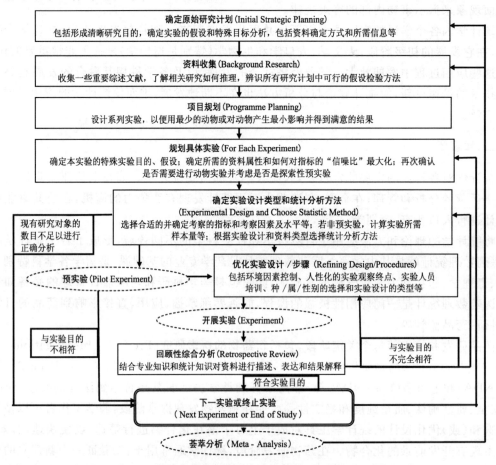

图1.1 药物研发工作的主要流程及其中的统计学应用

由图 1.1 可见,除在开始的"确定原始研究计划"和其中的项目规划阶段以及实验阶段主要依靠专业知识进行判断外,其他过程都需要统计学的参与,特别在对资料进行描述、表达和结果解释时,必须依靠统计学和专业知识共同完成。

这里,我们可以看到,项目的专业设计和统计研究的实验设计是不同的。在实际工作中发现许多不甚了解统计知识的专业研究人员在对专业工作进行设计时,往往因没有考虑到统计学的要求,使所获得的资料不足或不适合统计学要求,而最终导致无法推断结果是否有效。故了解统计所需的实验设计规则,有时将会对各行业的专业人员进行科研起到事半功倍的作用。

在科研论文的撰写过程中,我们也离不开统计学知识,如在论文中使用的结果统计表、统计图和数据分析结果以及结论等。目前,我国专业论文水平不高的一个重要因素是很少使用或正确使用统计理念进行实验设计和数据分析,而 SCI 文章均要求有严谨的统计分析方法。

可以说,任何领域认识的发展都是一个研究假说的形成和检验假说的科研过程,都需要统计科学的帮助。

三、统计学的主要内容

统计学作为一门独立的学科已经建立了比较完善的体系,现在的内容已经相当丰富。这包括最初建立起来的对数据资料的描述性统计、用统计图表进行表达等;经典的推断性统计和假设检验、相关与回归、生存分析等已经广泛应用于各个学科。此外,随着现代科研和监测的要求,人们已经越来越重视多因素的相关分析,包括多元多重回归、时间序列分析和应用统计学方法的若干独立研究所得的数据进行整合、分析的系统性方法——荟萃分析(Meta-Analysis)等。表 1.1 将统计学的各种方法进行了汇总。

表 1.1　统计学方法汇总表

名 称	分 类			
描述性统计 (Descriptive Statistics)	统计量 (Parameters)	连续性资料 (Continuous Data)	位置 (Location)	均值(Mean)包括:算术均值(Arithmetic)、几何均值(Geometric)、调和均值(Harmonic)、中位数(Median)、众数(Mode)
			离散 (Dispersion)	极差(Range)、标准差(Standard Deviation)、变异系数(Coefficient of Variation)、四分位间距(Interquartile Range)、百分位数(Percentile)
			形态 (Shape)	偏度(Skewness)、峰度(Kurtosis)、方差(Variance)、矩(Moments)
		分类性资料 (Categorical Data)		频数包括率、比等(Ratio Include Rate and Proportion)、定基比(Relative Ratio with Fixed Base)、环比(Link Relative Ratio)、同比(Relative Ratio of the Same Period of the Previous Year)
		依赖性资料 (Dependent Data)		皮尔森积矩相关系数(Coefficient of Pearson Product-Moment Correlation)、秩相关系数[Coefficients of Rank Correlation (Spearman's Rho, Kendall's Tau)]、偏相关系数(Coefficient of Partial Correlation)
	统计表 (Summary Tables)			频数表(Frequency Table)、列联表(Contingency Table)、汇总表(Grouped Table)
	统计图 (Statistical Graphics)			条形图(Bar Chart)、柱状图(Histogram)、箱型图(Box Plot)、控制图(Control Chart)、相关图(Correlogram)、Q-Q 图(Q-Q Plot)、散点图(Scatter Plot)、茎秆图(Stemplot)

续表

名　称	分　类	
试验设计 (Design of Experiments)	对照试验(Controlled Experiment)、自然试验(Natural Experiment)、观察试验(Observational Study)、重复试验(Replication)、区组分析(Blocking)、敏感性与特异性诊断试验(Sensitivity and Specificity)、优化设计试验(Optimal Design)	
推断性统计 (Inferential Statistics)	概率性推断分析 (Frequentist Inference)	置信区间(Confidence Interval)、可靠区间(Credible Interval)、显著性水平(Significance)、荟萃分析(Meta-analysis)
	样本量确定 (Sample Size Determination)	统计效能(Statistical Power)、效应量(Effect Size)、标准误(Standard Error)
	总体估计(General Estimation)	贝叶斯估计值(Bayesian Estimator)、最大似然比(Maximum Likelihood)、矩法(Method of Moments)、最小间距法(Minimum Spacing)、密度估计(Density Estimation)
	特殊检验(Specific Tests)	Z-test(Normal)、Student's Test、F-test、Chi-square Test、Pearson's Chi-square Test、Wald Test、Menn-Whitney U、Wilcoxon Signed-rank Test
相关 (Correlation)与 回归 (Regression) 分析	相关(Correlation)	皮尔逊积矩相关法(Pearson Product-moment Correlation)、秩相关或等级相关(Rank Correlation)、混杂变量相关(Confounding Variable)
	回归分析(Regression Analysis)	误差与残差(Errors and Residuals)、回归模型验证(Regression Model Validation)、混合效应模型(Mixed Effects Models)、同方程模型(Simultaneous Equations Models)
	线性回归(Linear Regression)	简单线性回归(Simple Linear Regression)、普通最小二乘法(Ordinary Least Squares)、一般线性模型(General Linear Model)、方差分析(Analysis of Variance)、协方差分析(Analysis of Covariance)
	非标准(Non-standard)	非线性回归(Nonlinear Regression)、非参数法(Nonparametric)、半参数法(Semiparametric)、稳健统计法(Robust)
	非正态误差(Non-normal Errors)	广义线性模型(Generalized Linear Model)、二项式分布法(Binomial)、泊松分布法(Poisson)、Logistic
特殊统计方 法(Others)	生存分析(Survival Analysis)	生存函数法(Survival Function)、寿命表法(Kaplan-meier)、对数秩和检验(Logrank Test)、失效率(Failure Rate)、比例风险模型(Proportional Hazards Models)、加速失效时间模型(Accelerated Failure Time Model)
	多元统计(Multivariate Statistics)	多元回归(Multivariate Regression)、主成分分析(Principal Components)、因子分析(Factor Analysis)、聚类分析(Cluster Analysis)、接合分析(Copulas)
	时间序列分析 (Time Series Analysis)	分解法(Decomposition)、趋势估计(Trend Estimation)、Box-Jenkins、自回归滑动平均模型(ARMA Models)、谱线密度估计法(Spectral Density Estimation)
	分类资料统计(Categorical Data Association Analysis)	Cohen's Kappa、图形模型(Graphical Model)、对数线性模型(Log-linear Model)、McNemar's Test
资料收集方 法(Data Collection)	抽样法(Sampling)、分层抽样法(Stratified Sampling)、投票法(Opinion Poll)、调查表法(Questionnaire)、实验设计法(Experimental Design)	
社会分析 (Social Statistics)	人口普查法(Census)、心理测验法(Psychometrics)、调研法(Surveys)、官方统计法(Official Statistics)	

第二节 优良统计规范

上面已经谈到统计学的重要性,但是如何正确使用统计学知识解决实际工作中遇到的问题并被认可呢? 这里,就需要对统计学使用进行规范。目前,科学家和各国政府对这方面的要求也日益重视,并试图建立起一个优良的统计使用规范,即优良统计学规范。

一、定义

优良统计学规范(Good Statistics Practice,GSP)在药品研发领域中被定义为:在药品研发中的各个阶段,其设计、实施、分析、评估报告和研究解释都要按照一套规定的统计原理或标准操作程序进行数据处理。其目的不仅是为了减少偏倚,而且也包括在研发各个阶段中减少实验的变异性。更为重要的是,GSP 提供了一种公正有效的药品评价工具,因此在各国的许多法规性文件中都有规定,如我国的药典附录就有专门对生物检定的计算规定。在美国药典中包括许多药品的标准操作步骤、实验和抽样计划、接受标准和特殊规定等。20 世纪末期,国际协调会议(International Conference on Harmonization,ICH)又对临床研究的统计指导原则进行了协调规范。因此,GSP 不仅仅对实验的结果提供了准确性和可靠性保证,同时也是确保研究有效性和完整性的重要工具。

二、实施 GSP 的条件

在药品研发和监管过程中,有一系列的优良药品规范(Good Pharmaceutical Practice,GPP)必须遵守,包括药物非临床研究质量管理规范(Good Labpratory Practice,GLP)、药物临床试验管理规范(Good Clinical Practice,GCP)、动态药品生产管理规范(Current Good Manufacturer Practice,CGMP 或 CMC)和优良药品监管审查和批准程序(Good Regulatory Review and Approval Process,GRP)。实施这些规范的目的是:①保证药品的有效性和安全性;②保证药品能按照药典规定的品质,生产出优质药品,如确认的属性、效力、质量、纯度和稳定性等。而 GSP 实质上是这些规范文件的基础。

GSP 的实施是一个系统规划,它需要该领域的统计学工作者、制药者和政府管理部门三方的共同参与。能否成功地实施 GSP 依赖于三方相互的交流、信任、尊重和合作。

有一些关键因素直接影响 GSP 的实施过程,主要有:①法规对统计的要求;②统计概念的宣传;③统计的正确使用;④有效的交流和灵活性;⑤统计培训。下面简述这些影响因素。

法规要求是非常重要的因素。它不仅可以强制使用统计,而且可在调研中建立起统计的评价标准。一个无偏倚的统计评估体系可以帮助药品工作者和监管当局在决策中做到:①评估该药品是否如其声称的那样对其治疗的疾病安全有效;②药品的生产过程能保证其药品的各项属性稳定不变。在上述一系列的规范发展中,都对统计做出了规定,如 Wiles et al 提到,在英国,制药业专业标准工作委员会(the Professional Standards Working Party of the Statisticians in the Pharmaceutical Industry,PSI)已经制定了一系列含有 GSP 的标准操作规范性文件。这些指导性文件包括临床研发计划,临床实验方案,统计分析方案,有关对受试者的分析、随机化、盲法步骤等的评估决定,资料管理,过渡性分析计划(Interim Analysis Plan),统计分析报告,文件编制,资料概述和质量保证与控制等。

对于药品工作者和监管机构,充分认识统计的重要性非常重要,GSP 可以让我们认识到:①必须选用有效的统计推断才能对所研究药品的不确定度提供公正的评估;②选用一个不当或无效的设计和分析可能导致对该产品得出误导性或错误性的结论;③为了增加统计效力和研究的准确性,需要增加更多的样本量。

统计学概念的宣传对药品工作者和监管机构建立更优秀的科技统计信念至关重要。在药品研发、比较检定中,经常遇到的问题是错用或滥用统计学方法。这是非常危险的,可导致对正确的问题给出错误的结论或者用正确的结论解释了错误的问题。因此,在 GSP 的应用中,建议选用能反映研究目的的实验设计和使用相适应的统计学方法。

有关可沟通性和灵活性问题,也是 GSP 能否成功使用的重要因素。药学工作者或监管部门与统计学家的沟通不够,可导致对研究目标的不理解,进而导致无效的设计和(或)使用不恰当的统计方法。所以,有效沟通对 GSP 的实施非常重要。此外,在许多研究中,由于所研究药品的特性因素、实验环境因素或其他相关(非)相关原因,导致统计设计或模型的假设可能并不与之相符。这种情况下,按照书中所述的传统途径则无法帮助解决。实际上,由于药学工作者或监管部门的关注问题可以转变成一个有约束力的统计设计和恰当分析方法的选用问题,因此我们建议在实施 GSP 约束力下,在实际工作中可以采用一种可变通但有新理念的解决办法。

由于药品研发和审批的各种规定因药品及国家的不同而不同,对特定药品的各种实验设计和(或)统计方法经常需要进行有效性评估。因此,建议统计学的“继续教育”或“再提高教育”工作应经常在统计学工作者、非统计学专业的医药工作者或监管机构中举办。其目的首先就是增强沟通。统计学工作者可以在这种培训中通过学习更实际的专业经验和知识而受益。另外,也提供了一个与药品专业团体共享信息、理念和有关药品研发新概念的机会。最后,就是可以找出药品研发和监管过程中至关重要的实际或规律性问题。从各个学科中组织一个专门小组对这些问题进行讨论,以产生一些解决相关问题的一致意见,从而促进在 GSP 实施过程中统计学公认标准的建立。

三、GSP 在药品研究行业中常用的原理和要求

GSP 在药品研究和监测中经常遇到的一些实验设计和方法分析的原理有:

- 偏倚(Bias)和变异性(Variability)
- 作用分不清(Confounding)和有交互作用(Interaction)
- I 型错误、显著性水平和检测效力
- 随机化
- 样本量计算(论证)
- 统计学差异(Statistical Difference)和科学差异(Scientific Difference)
- 单侧检验(One-sided Test)或双侧检验问题(Two-sided Test)

由于其中的大部分内容将在以后的一些章节中涉及,这里仅就“统计学差异和科学差异”进行讨论。

所谓统计学差异是指这种差异不可能仅仅是因为偶然性而发生的;科学差异是指这种差异具有科学重要性。两者的区别主要在于统计学差异包含着偶发(概率)评估,而科学差异则不含有这层意思。

当进行一项研究时,通常会出现四种结果:①既有统计学差异,又有科学差异;②有统计学

差异,但这种差异不具有科学差异,如人体血细胞正常范围内的统计学差异;③有科学差异,但统计学没有差异,一些药品有一定药效,但所用方法往往不易得到统计学差异;④既不具有统计学差异,也没有科学上的显著差异。其中,第一和第四种情况不会出现困惑,但在很多情况下,统计学差异与科学差异并不相符。这就经常导致药品行业的学者与生物统计学家之间的争论。这时,我们首先要分析这种不一致性是否由于样本的巨大变异性和(或)样本量不足而造成。然后,根据专业知识综合分析其重要性,以做出结论。这里研究者必须掌握一点,即有统计学意义未必有专业意义;而无统计学意义未必无专业意义。此外,根据统计结果所得出的专业结论不可太绝对化。

另外,GSP 对统计表达等还有一系列的要求,如在使用统计学方法进行数据处理后,要在论文或报告的表格或文字描述中说明所使用的统计分析方法、具体的统计量值和 P 值。此三者是准确推断最终结论的主要依据,缺一不可。

第三节　计算机时代如何学习统计学

数理统计学是一门既有复杂理论知识又有丰富应用技巧的学科,它独特的思维方式和计算技巧、抽象的理论基础以及灵活而广泛的应用,使其成为一门公认的较难掌握的学科。若想学好此学科,不仅需要具备高等数学的基本知识,还需具备语言知识和逻辑学知识。此外,由于统计学起源于西方,很多统计学术语用英语理解更准确,并且其大量的计算现在需通过计算机实现,因此英语和计算机知识也是学习统计学的基础。

对非统计专业的药学工作者来说,目前的现实状况是:

(1) 对统计学相关的基本概念欠缺理解。

(2) 由于统计学计算公式复杂难记,数据分析计算量大,时间消耗多,学习效率低,易使人们产生为难情绪。

(3) 没有大量时间进行系统学习,往往靠临时突击,只学自己感兴趣的内容,但学完了还是不会用。如对试验结果或进行表面上的数据说明,或采用人工方法和借助简单的计算工具进行计算,结果经常导致出现对试验数据分析不准确或对原始数据的分析处理困难,数据信息利用率低、易出错等问题。

(4) 现在的统计学书籍多偏重理论阐述,缺乏广泛的应用实例,找不到适合自己专业的教材。

(5) 没有结合现代统计学工具进行说明,即使学习者学会使用统计软件的操作,却不知选用何种方法对自己的数据进行分析解释。

作为药学工作者,我们学习统计学的目的主要在于应用,做过多的公式推导显然意义不大,学会统计计算不等于会使用统计方法。因此,切实的教材应力求淡化统计方法的推导和计算,重点突出统计思维的建立、充分利用现有的统计软件和掌握解决实际问题的应用前提及应用方法等。

一、淡化统计方法的推导和计算,突出统计思维的建立

学习统计学理论基础无论何时都非常重要,然而过去多是仅通过统计方法的推导和计算来说明,使得非专业人员学习起来不仅非常乏味,而且枯涩难记,往往容易自我放弃,最终导致缺乏良好的统计学基础、未能形成坚实的统计思维、无法正确使用统计学方法。在日常应用时,甚至还可能出现误用、滥用和错用统计方法的现象。如不知如何设置变量、不能正确选择统计方法、对计算结果也不能正确解释等(如在得到 P 值后,不知道是应拒绝假设还是应接受假设,不知道方差是否齐性)。可见,传统的统计教学内容和手段已经不适应现代学科的要求,故对统计学的教学改革势在必行。

随着计算机和专业统计学软件的普及,各种统计学指标的计算已不再困难。应该充分掌握统计学的概念、思考方法以及其形成及应用背景等,才可建立起扎实的统计基础,最终引导学习者用统计的知识去思维,而不是进行大量的机械计算。这里,我们引用 Gudmund R. Iversen 与 Marry Gergen 对现代统计学教学的观点说明学习统计学的重点在于建立统计思维,而不是过去的统计公式的推导。他们认为:"计算机与教学环境的结合,尤其是界面越来越方便友好的统计软件的应用,已经使旧的学习方法——特别是'记忆＋运用统计公式'不再适用于大部分学习者,很多人在学习统计时,公式反倒成了一种障碍。我们坚信,不用公式,也照样有可能获得对统计思想的深刻理解。"

二、利用现代计算机技术掌握一种公认的统计分析软件

过去由于计算机少,主要靠手工计算,且加上文献篇幅的限制,教材所列一般都是经过整理加工后的数据,故很多人学完统计后,当遇到教材上的数据类型时尚能应付,但面对自己收集科研数据时,便不知道应该如何记录数据了,更不要说该采用哪一种统计学方法进行数据分析,因此经常出现张冠李戴,错误选用统计方法的现象。

随着计算机和专业统计软件的广泛普及,人们应用这些具有强大功能的工具可高质量、高效率地学习统计学知识,从而达到事半功倍的收效。其主要优点如下:

(1)可以将抽象的统计理论形象化,如通过图形、图像的演示,使理论课程中抽象的概念变得直观,有利于提高对统计理论的理解和巩固。

(2)可以使复杂的统计计算软件化,避免了繁杂的手工计算,降低了错误率,从而大大提高了计算效率和准确性。

(3)有利于提高统计学的综合运用能力。如提高论文写作的严谨性与严密性,从而进一步提高毕业论文的质量;加强工作中的决策分析及方案设计能力,有效指导项目方案的优化等。

三、通过实例掌握统计方法的使用

实例讲解对于理解统计方法的使用非常重要。

(1)从理论联系实际的角度出发,列举一些与我们日常工作密切相关的典型事例进行解析,可以学以致用。在应用中学习,不仅可引发学习者的兴趣,而且还可使学习者更容易理解统计学中的理论知识。

(2)通过运用现有的典型实例将学习者带入特定的学习情境,通过独立思考,从实例中获取知识、掌握技能。这样一旦他们在工作中遇到类似的统计问题,就可立即应用,从而真正达到"学中用"的目的,不仅提高了他们的实际应用能力,而且极大地激发他们去应用统计学知识解决实际问题的求知欲。

(3)实例讲解深入浅出,让学习者更清晰、形象地理解各种统计方法的使用前提和条件,

正确领悟统计分析软件所输出的结果。

然而,目前教科书中以药学各领域自编实例为主体的教材还很少,往往使用的是临床医学的一些案例,并不适合药学工作者的实际工作需要,特别是药品研发、保健食品(功能性食品)研发和药品检定。由于缺乏反映本行业需求的案例,并且所选用的实例也并非典型案例,直接降低了本行业人员对统计学的学习兴趣,学习效果也就可想而知。

本书即以提高实用性、针对性为目的,用实例对统计方法的使用前提和条件进行解释,进而增强学习兴趣。同时通过 SAS 软件的使用,强化统计方法的理解,排除统计计算的障碍,有利于学习者建立起学习的信心和提高利用现代手段处理实际问题的能力。

四、学会用英语理解统计概念

由于统计学起源于西方,故一些统计学的概念是在西方语言的基础上建立起来的,其中一些概念无法用中文准确解析,只有掌握了英语原词的含义,才能更好地理解与应用。

如相关性概念在国内主要介绍 Correlation,实际上仅限于连续性资料,但对于离散性资料,也有相关性研究的问题,英语中使用 Association(关联性),我们则很少介绍。还有中文中关于一致性的研究,在统计中实际包括 Agreement 和 Regression 两部分。至于方差分析,方法非常多,每种方法都需要特殊的前提,仅仅说方差分析是很含糊的。如经典的方差分析在严格的正态分布和方差齐性的前提下才能成立,而一些新的计算方法对其正态性和方差齐性的要求已经不那么苛刻了。

由此可见,良好的英语基础对理解和掌握统计学的概念和原理非常重要。

五、总体了解统计学内容

学习任何一门学科都需要总体把握其主要内容,对统计学来说,建立统计思维和理念至关重要。这就是本章第一节给出统计学整体框架的用意。此外,了解一些统计学的发展历史也有助于提高学习统计学的兴趣。

参考文献

[1] 宇传华.计算机时代《医学统计学》教学的几点思考[J].中国卫生统计,2005,22(3):171-173.

[2] 陈希孺.数理统计学:世纪末的回顾与展望[J].统计研究,2000,(2):27-32.

[3] Chow, Shein-Chung. "Good Statistics Practice", Encyclopedia of Biopharmaceu-tical Statistics. Informa Healthcare, 2003(1).

[4] 李栋,晏学安.适应计算机时代特点的医学统计学教学改革探索[J].中国高等医学教育,2009,(8):56,115.

[5] Wiles A, Atkinson G, Huson L, et al. Good statistical practices in clinical research:guideline standard operating procedures. Drug Inf J, 1994, 28:615-627.

马双成　谭德讲

第二章 常用统计概念

第一节 基本术语

一、系统误差

系统误差（Systematic Error）又称系统不确定度，指在一定实验条件下，由于某种偏因，使测定结果倾向性偏大或偏小而形成的测定误差。这种误差决定了测定结果的准确度。它的值或恒定不变，或遵循一定的变化规律，其产生的原因往往是可知的或可能掌握的，如仪器未经校正、试剂未及时标定、温度变化、实验者的习惯性技术缺陷、测定时间顺序未随机化等。因而，在实验中应尽可能设法预见各种系统误差的具体来源，力求通过周密的实验设计和严格的技术措施加以消除或控制。本概念可参见本书第十章第一节进一步理解。

二、随机误差

随机误差（Random Error）又称偶然误差。是排除了上述误差后，由于众多无法控制的因素引起的一类不恒定的、随机变化的误差。在随机误差中，最重要的是抽样误差（Sampling Error）。由于总体中各观察单位间存在个体变异，抽样研究中抽取的样本只包含总体的一部分观察单位，因此在估计总体参数时会出现误差。本概念可参见本书第十章第一节去进一步理解。

三、准确度

准确度（Accuracy）是指测得值与真值之间的符合程度。准确度的高低常以误差的大小来衡量。即误差越小，准确度越高；误差越大，准确度越低。

四、精密度

精密度（Precision）是重复实验结果间的差异程度。在每次的测量中，系统误差一般保持不变，所以精密度主要取决于随机误差的大小。随机误差不可避免，但其呈正态分布，可用统计学方法进行分析。在统计学研究中，常用偏差来表示精密度。

偏差（Deviation）是指单项测定值与平均值的差值，即 $X - \bar{X}$。但偏差只能用来衡量单项测定结果对平均值的偏离程度，为了更好地说明精密度，在一般分析工作中常用平均偏差（Average Deviation）表示。平均偏差是指单项测定值与平均值的偏差（取绝对值）之和除以测定次数，即

$$\frac{\sum_{i=1}^{n} |X_i - \bar{X}|}{n}$$

它能综合反映总体中各单位标示值的差异程度。

准确度和精密度是两个不同的概念,但二者之间有一定的关系。一般测定的准确度和精密度越高,测定的结果也越接近真实值。但决不能认为精密度高,准确度也高。因为系统误差的存在并不影响测定的精密度。相反,如果没有很好的精密度,就很少能获得较高的准确度。精密度是保证准确度的先决条件。一般同时用准确度和精密度来描述一组数据。二者的关系如图 2.1 所示。

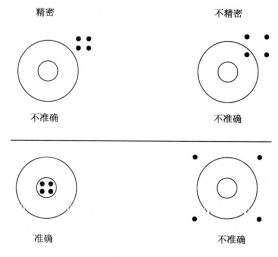

图 2.1 准确度和精密度的关系

第二节 资料描述

一、定量资料相关概念

(一)集中趋势(Central Tendency)的描述

集中趋势也叫位置度量指标(Measures of Location),可用于描述一组观察值的集中程度,也可表示一组性质相同的观察值的平均水平。

1. 算数平均数(Arithmetic Mean)

算数平均数简称均数(Mean),n 个性质相同的定量数据之和除以 n 所得的结果就是算数平均数。反映了一组呈对称分布(主要指正态分布)的变量值在数量上的平均水平,用 $\overline{X}$ 表示。其计算公式如下:

$$\overline{X} = \frac{1}{n} \sum_{i=1}^{n} X_i$$

式中的 X_i 为第 i 个观察值,n 为样本含量。

当一组数据性质相同、单峰,且近似服从对称分布(最好是服从正态分布)的定量资料时,算数平均数就能较好地代表其平均水平的指标。由于在实际工作中,很多观察指标都服从正态或近似正态分布,因此算术平均数是最常用的一种集中趋向的估计法。

对于小样本定量资料,可用目测法:当一组性质相同的定量数据彼此相差不过于悬殊时,若将全部数据由小到大排列,较小的数据和较大的数据个数基本相等,而且其最中间的数据基本对称。

【例 2.1】 9 只小鼠的体重(g)为 18.2、18.6、20.1、21.5、21.7、22、22.6、24.3、24.4。

该组数据中,居中的数据是 21.7,比它小的 4 个数与比它大的 4 个数基本对称,可用算术平均值表达这组数据的平均水平。

对于大样本定量资料,已将其按一定组距分了组,此时,若居中的组段内频数最大,而且在该组前后的组段内的频数逐渐减少且基本对称,也可用算数平均值表示其平均水平。

【例 2.2】 98 名健康成年男性血红蛋白(g/L)的测定结果如下:

组段:110~115~120~125~130~135~140~145~150~155
人数: 3 4 14 15 21 17 13 6 5

居中组段内的频数为 21,最大,其前后频数逐渐减少,而且基本对称,适合用算数平均值表达这组定量资料的平均水平。

上述两种方法均为经验法,为保证使用正确性,一般需要进行正态性检验,有关方法请参考第七章。

2. 几何平均数(Geometric Mean)

几何平均数是对 n 个性质相同的定量数据分别取对数后求算术平均数,再取反对数。可用于反映一组经对数转换后呈对称分布的变量值在数量上的平均水平。在医学研究中常使用于免疫学等生物反应指标。常用 G 表示。

$$G = \lg^{-1}\left(\frac{1}{n}\sum_{i=1}^{n}\lg x_i\right) \quad (1) \quad 或 \quad G = \lg^{-1}\left(\frac{1}{n}\sum_{j=1}^{k}f_j\lg x_j\right) \quad (2)$$

式(1)中 $\lg$ 可用 $\ln$ 代替。x_i 为第 i 个观察值,n 为样本含量。式(2)是利用频数分布表计算,k 为频数分布表的组数,x_j 为第 j 组数据的组中值,f_j 为第 j 组的频数。

几何平均数适用于一组性质相同、单峰,且服从正偏态分布的(对数正态分布)的定量资料。可通过正态性检验进行判断,也可通过下列经验进行判断。

对于小样本定量资料,可用目测法:一组性质相同的定量数据之间成倍数关系或彼此相差不大的数据较多,而偏大或很大的数据很少时,可用几何平均数。

【例 2.3】 研究脊髓灰质炎疫苗的抗体水平,9 个观察值分别为 4、8、16、16、32、64、128、256、512。

该组数据中,绝大多数的数据之间成倍数关系(2 倍),故可用几何平均值表达这组数据的平均水平。

对于大样本定量资料,已将其按一定组距分了组,此时,若频数最大的组出现在中心位置前面的较远处,而且在该组之后的组段内的频数逐渐减少,形成较长的右尾,就可用几何平均数。

【例 2.4】 测定某地 200 名正常成人血铅含量(μg/100g)的结果如下:

组段:3~9~15~21~27~33~39~45~51~57~60
频数: 47 50 44 27 18 5 5 2 1 1

频数最多的 50 出现在第二组,其后的频数逐渐减少,而且形成了较长的右尾。

几何平均数只适用于右偏态数据,即右侧有一个长尾的偏态数据,而对于左偏态数据和有小于 0 的数据出现时,就不能用几何平均数了。计算几何平均数时应注意观察值中不能同时有正值和负值。若全为负值则取其绝对值,计算后再加符号。

3. 调和平均数(Harmonic Average)

调和平均数是对 n 个性质相同的定量数据分别取倒数变换后,计算算数平均值,然后再求其倒数所得的结果。常用 H 表示。

$$H = \frac{n}{\sum\limits_{i=1}^{n} \frac{1}{x_i}} \quad (1) \quad 或 \quad H = \frac{n}{\sum\limits_{j=1}^{k} \frac{f_j}{x_j}} \quad (2)$$

调和平均数可应用于表达一组性质相同的呈极严重正偏态分布的定量资料的平均水平。

【例 2.5】 用一定剂量的环己巴比妥使 7 只大鼠的睡眠持续时间(min)分别为 25、26、30、35、50、55、>120。这是一组明显的右偏态数据,其中一只大鼠对药物敏感,使睡眠时间持续至无穷大,当对这一数值求倒数时,可作为 0 处理。

4. 加权平均数(Weighted Average)

当数据的不同类型对均值的贡献有所不同时,对每一种类型的数据赋予其与重要性呈比例的权重,这样计算出的结果称为加权平均数。常用 $\overline{x}_\omega$ 表示。

$$\overline{x}_\omega = \frac{\sum\limits_{i=1}^{k} \omega_i x_i}{\sum\limits_{i=1}^{k} \omega_i}$$

式中,ω_i 是第 i 个测量值的权重,k 是测量类的个数。

算数平均数实际上是加权平均数的一种特殊形式(其中 $\omega_i = 1, k = n$),所以算数平均数和加权平均数的性质相同,可以使用算数平均数的数据也可以使用加权平均数。根据所给数据的形式不同,选择不同的平均数。

【例 2.6】 1981 年,美国在确定内毒素单位时,分别在 4 家实验室进行了多次实验,其结果如表 2.1 所示。

表 2.1　4 家实验室内毒素测定结果

实验室	实验次数	内毒素浓度几何平均数
A	18	0.1860
B	30	0.2142
C	3	0.1738
D	5	0.1667

最后根据这 4 家实验室的 56 次试验,在确定内毒素单位时就使用了加权平均数。

5. 众数(Mode)

在 n 个性质相同的定量数据中出现次数最多的数。众数可应用于包含两个或多个相同数据的定量资料。在医学上,众数常用来表示某病或某次食物中毒的潜伏期。

【例 2.7】 11 名食物中毒者进餐至发病时间(h)如下:2、2.5、2.5、2.7、2.8、3、3、3、3、3.5、4。试问该组数据的众数是什么?

在一组重复观察数中,可以没有众数,也可以有多个众数。由于众数的这种可变性,在小样本实验中,一般避免用众数作为集中趋向的体现。

6. 分位数(Quantile)

就是将一组性质相同的定量数据按由小到大的顺序排列后,求与某一规定比例对应的观测指标的数值。分位数可用于任何计量资料,尤其适用于呈偏态分布的大样本频数分布资料。分位数主要为分位数间距服务,用以反映呈偏态分布定量资料的离散程度的大小和正常值范围。根据将数据分为的等份数量,常用的分位数有:中位数(二分位数)、四分位数、百分位数。

(1) 中位数(Median):n 个性质相同的定量数据按由小到大的顺序排列后,居中的数据就是这组数据的中位数。用 M 来表示。当 n 为奇数时,中位数即为第 $(n+1)/2$ 个观察值,当 n 为偶数时,中位数为第 $n/2$ 与第 $n/2+1$ 个观察值的平均值。中位数实际上是二分位数。

中位数可以应用于任何定量资料,通常用于不适合用几何平均值和调和平均值的偏态资料中,尤其适用于包含不完全信息的资料中。例如有时因受仪器和试剂灵敏度的限制,指标的含量过低时无法准确测得,只知道一组数中有几个数低于某数值。

(2) 四分位数(Quartile):把全部变量值分为四部分的分位数。常用 Q 表示。

把全部观察值从小到大排序,划分为四个等分,就有三个分点,第一个分点的观察值就是第一四分位数(Q_L 或 Q_1),表示在全部观察值中有 25% 的观察值比它小;第二分点的观察值就是第二四分位数(M),表示全部观察值中有 50% 的观察值比它小,也就是中位数;第三分点的观察值就是第三四分位数(Q_U 或 Q_3),表示全部观察值中有 75% 的观察值比它小。

在应用中,通常不是仅求出单一的分位数,而是将两个关于中心点对称的分位数同时求出来,并用大的数值减去小的数值,来表示定量资料的离散度大小;或用区间方式将其表示出来,代表定量资料的正常值范围。

(3)百分位数(Percentile):是一种位置指标,是一个界值。其重要用途是确定医学参考值范围。用 Px 表示。

【例 2.8】 对某医院细菌性痢疾治愈者的住院天数统计,120 名患者住院天数从小到大排列如下:

患者: 1 2 3 4 5 6 7 8 9 … 117 118 119 120

住院天数:1 2 2 2 3 3 4 5 5 … 40 40 42 45

按照公式,该组观察值第 5 百分位数(P_5)是 3.5,其意义是 5% 的细菌性痢疾治愈者的住院天数少于 3.5 天,或者说有 95% 的细菌性痢疾治愈者的住院天数多于 3.5 天。第 99 百分位数(P_{99})是 42,其意义是 99% 的细菌性痢疾治愈者的住院天数少于 42 天。

有关描述定量资料集中趋势的相关概念及适应分布类型,如表 2.2 所示。

表 2.2 定量资料集中趋势的相关概念

平均指标	适用分布类型	对应实例
算数平均数 $\overline{X}$ (Arithmetic Mean $\overline{X}$)	正态分布 (Normal Distribution)	例 2.1 例 2.2
几何平均数 G (Geometric Mean G)	正偏态分布 (Positive Skewed Distribution)	例 2.3 例 2.4
调和平均数 H (Harmonic Average H)	极严重正偏态分布	例 2.5

续表

平均指标	适用分布类型	对应实例
加权平均数 $\bar{x}_\omega$ (Weighted Average $\bar{x}_\omega$)	正态分布 (Normal Distribution)	例2.6
众数 (Mode)	所有 (All)	例2.7
分位数 (Quantile)	偏态分布 (Skewed Distribution)	例2.8

（二）离散趋势（Dispersion Tendency）的描述

离散趋势又称变异度量指标（Measures of Variation），用于描述一组连续资料观察值之间参差不齐的程度和个体之间的变异情况。

1. 极差（Range）

极差又称全距，是一组性质相同的定量数据中最大值与最小值之差。反映个体差异的波动范围，常用 R 表示。

$$R = \text{Max}(x_i) - \text{Min}(x_i) \quad i=1,2,3,\cdots,n$$

由于极差只能反映最大值和最小值之间的差距，不能表示每个个体之间的变异情况，故仅依据极差分析数据的离散程度是不全面的，尤其当样本含量越大时，抽到较大和较小变量值的可能性也随之加大，导致极差很不稳定。它一般与众数一起描述资料。

2. 分位数间距

（1）四分位数间距（Interquartile Range）：第三四分位数与第一四分位数之差。用 Q_R 表示。

$$Q_R = Q_3 - Q_1 = P_{75} - P_{25}$$

此数值标志着一组呈偏态分布定量资料居中的 50% 数值的离散度的大小。由于四分位数间距包括了全部变量值中间水平的一半，故较极差稳定，常与中位数一起描述偏态分布资料的分布特征。其中的标准四分位间距（Normalized Interquartile Range，NIQ$_R$）等于四分位间距乘以一个因子（0.7413），即 NIQ$_R$ = IQ$_R$ × 0.7413，相当于算术平均值的标准偏差。主要用于稳健统计中的稳健 Z 比分数计算。

用四分位数间距作为说明个体差异的指标，比极差稳定，但它只反映了居中间的 50% 数据的变异情况，仍未考虑到每个观察值的变异情况，不能代表全部观察值的离散程度。

（2）百分位数间距（Interpercentale Range）：两个百分位数之差。

$$P_R = P_{x_j} - P_{x_i}$$

此数值标志着一组呈偏态分布定量资料相应百分比数值的离散度大小。如 $P_{97.5} - P_{2.5}$ 就表示该资料中 95% 数值的离散度的大小。

3. 方差（Variance）

方差也称均方差（Mean Square Deviation），反映一组数据的平均离散水平。人们在偏差和平均偏差的基础上，又提出了用方差进一步表示数据的精密度。一般用于定量资料的统计分析。

（1）总体方差（Population Variance）：一组性质相同的定量资料中的每一个数据与其总体

算术平均值之差的平方和除以数据个数。用 σ^2 表示。为了解决 $\sum\limits_{i=1}^{n}(X_i - \overline{X}) = 0$ 的问题,除了可用求平均偏差时取绝对值的方法,还可以将每个偏差平方,然后在计算中用偏差的平方和。

$$\sigma^2 = \frac{1}{N}\sum_{i=1}^{N}(x_i - \mu)^2$$

式中,N 为样本大小 ,μ 为总体算术平均数。

(2) 样本方差(Sample Variance):一组性质相同的定量资料中的每一个数据与其样本算数平均值之差的平方和除以数据个数与 1 的差量。用 S^2 表示。

$$S^2 = \frac{1}{n-1}\sum_{i=1}^{n}(X_i - \overline{X})^2$$

由于总体均数往往不易得到,在实际工作中常采用随机抽样,这样很容易得到样本均数,用样本均数代替总体均数,除以变量值的总数减 1,得到的值就是样本方差,这是总体方差的无偏估计,这里的变量值的总数减 1 就是自由度。

4. 标准差(Standard Deviation)

标准差是方差的算术平方根。用以描述一组计量资料观察值之间参差不齐的程度,即离散度或变异度。

标准差适合用来反映一组性质相同的定量数据离开其算术平均数的波动大小,它反映了在相同条件下实验重现性的好坏,即精密度的高低。

(1) 总体标准差(Population Standard Deviation):总体方差的正平方根,用 σ 表示。

$$\sigma = \sqrt{\sigma^2}$$

方差作为均值的离散程度的一种度量,其局限性在于对数据集中的极值过于敏感(方差与平方有关),而标准差是取方差正的平方根,很好地避免了这个局限性,所以在统计学中,标准差更常用作为离均差的度量。

(2) 样本标准偏差(Sample Standard Deviation,SD,std):样本方差的正平方根即为样本标准偏差,用 S 或 SD 表示。

$$SD = \sqrt{S^2}$$

在实际工作中,总体均数往往不易得到,常用样本标准差来估计总体标准差。

标准差表示观察值之间的离散程度,在比较两组或多组同类性质的计量资料时,若标准差小,表示观察值围绕均数的波动小,说明均数的代表性好;反之,说明均数的代表性差。

对于正态或近似正态分布的连续性资料,一般使用均数和标准差共同描述资料的平均水平和变异程度。

5. 标准误(Standard Error,SE)

常用的标准误是样本平均值的标准误,记作 $S_{\overline{X}}$:

$$S_{\overline{X}} = \frac{s}{\sqrt{n}}$$

平均值的标准误反映在相同条件下实验准确度的高低,它暗含对总体算数平均值 μ 数值大小的推测。$S_{\overline{X}}$ 越大,用该样本估计 μ 的准确性则越高;$S_{\overline{X}}$ 越小,用该样本估计 μ 的准确性则越低。在统计学中,可用标准误求总体均数的置信区间,以及作样本均数的假设检验。有关标准差与标准误之间的区别,如表 2.3 所示。

表 2.3　标准差与标准误的区别

标准差(S)	标准误
计算公式　$S = \sqrt{S^2}$	计算公式　$S_X = \dfrac{s}{\sqrt{n}}$
(1)表示观察值的变异程度	(1)估计均数的抽样误差的大小
(2)计算变异系数 $CV = \dfrac{SD}{\overline{X}} \times 100\%$	(2)估计总体均数可信区间
(3)确定医学参考值范围	(3)进行假设检验
(4)计算标准误	

6. 变异系数(Coefficient of Variation，CV)

为标准差与平均数之比,也叫相对标准偏差(Relative Standard Deviation，RSD);用来比较不同质资料间的变异情况。用 CV 表示。

$$CV = \frac{SD}{\overline{X}} \times 100\%$$

一般认为测量单位不同的资料与均数相差悬殊的资料都属不同质的资料。例如比较小鼠体重和血压的离散度,这两组数据的测量单位显然不同,因此不宜用标准差,但可用 CV。再如比较每 mm^3 血液红细胞与白细胞的离散度,由于二者的平均数相差数千倍之多,因此也适宜用 CV。标准差可衡量实验方法的精密度,但当几个要比较的方法有不同单位或平均数时,就必须用 CV 作为衡量方法精密度的指标。

7. 稳健变异系数(Robust CV)

标准四分位数间距除以中位值,也相当于经典的变异系数(标准差除以均值)。当对数据进行稳健统计分析时,常用它来表示离散趋势。

有关描述定量资料离散趋势的相关概念及适应分布类型,如表 2.4 所示。

表 2.4　描述离散趋势的相关概念

变异指标	适用分布类型	特点	对应实例
极差(Range)	任何分布类型	粗糙,只供初步判断用	例 2.1
四分位数间距 (Interquartile Range)	任何分布类型	比极差有参考价值,尤其是 稳健统计方法使用较多	例 2.3
方差(Variance)	近似、服从正态分布	对定量资料作统计分析,用途广泛	例 2.1
标准差 (Standard Deviation)	近似、服从正态分布	反映资料离散度大小,使用广泛	例 2.1
标准误 SE (Standard Error)	近似、服从正态分布	验证试验的准确度	例 2.1
变异系数 CV (Coefficient of Variation)	近似、服从正态分布	比较两组或多组单位不同或算数平均值 相差悬殊的离散度	例 2.1

二、定性资料相关概念

定量资料常见的数据形式是绝对数,它是说明某现象在一定条件下的规模和水平,是制订计划和统计分析的基础。一般用相对数表示,即两个有联系的指标之比。按性质和用途可划分为强度相对数(率)和结构相对数[比包括构成比(结构相对数)、相对比、动态数列的定基比和环比]。

(一)强度相对数

强度相对数又称为率(Rate),指在一定条件下某现象发生的频率或强度。

$$率 = \frac{某时期内发生某现象的观察单位数}{同期可能发生某现象的观察单位总数} \times 比例基数$$

式中,比例基数可以取 100%、1000‰、10 万/10 万等。

(二)结构相对数

结构相对数又称构成比(Proportion),表示事物内部某一部分的个体数与该事物各部分个体数的总和之比,用来说明各构成部分在总体中所占的比重或分布。通常以 100% 为比例基数。

$$构成比 = \frac{某一组成部分的观察单位数}{同一事物各组成部分的观察单位总数} \times 100\%$$

"率"和"比"所用公式的基本形式完全一致,人们在使用时,经常混淆。它们的不同点在于:"率"反映的是某种事物或现象发生的强度,"比"则反映的是"部分与整体"或"某一部分与另一部分"之间的关系。

(三)相对比

相对比是两个有关指标之比,用于描述指标的发展速度。两个指标可以性质相同,也可以性质不同,通常以倍数或百分数(%)表示。

$$相对比 = \frac{甲指标}{乙指标}(\times 100\%)$$

式中两指标可以是绝对数、相对数或平均数。相对比中最常见的是定基比、同比和环比。主要用于一系列按时间顺序排列起来的动态数列中,说明事物在时间上的变化和发展趋势。

定基比(Relative Ratio with Fixed Base):指各时间点上的统计指标都以第 1 个时间点上的统计指标为分母求得的指标。当减 1 时,用于反映定基比的增长速度。

环比(Link Relative Ratio):指各时间点上的统计指标都以它前面的那个时间点上的统计指标为分母求得的相对比。当减 1 时,用于反映环比增长速度。

同比(Relative Ratio of the Same Period of the Previous Year):一般指本期发展水平与上年同期发展水平之比,而达到的相对发展速度。

在 SAS 中,经常看到如下四个概念:

危险度(Risk)和危险比(Risk Ratio,RR):流行病学研究的队列研究(Cohort)中,危险度是指人群中暴露于某因素者的发病率或非(或低)暴露者的发病率,属强度相对数。而危险比(Risk Ratio)则指人群总体中暴露于某因素者的发病率与非(或低)暴露者的发病率之比,属相对比。它说明前者为后者的多少倍,当这个倍数>1,且与 1 有显著性差异时,说明所考察的因素确实为危险因素。

比数(Odd)和比数比(Odd Ratio,OR):流行病学研究的病例—对照研究(Case-control)中,用来反映疾病与危险因素之间关系的指标。所谓比数(Odds)是指一个事件发生的概率

(P)与不发生的概率之比$(Q=1-P)$;而比数比(Odd Ratio)指对两个处于不同条件下的事件的比数之比,属于相对比。

在表 2.5 中,这 4 个指标的计算公式如下:

表 2.5　危险度和危险比、比数和比数比的计算方式

接触危险因素与否	例数		
发病与否	发病	未病(对照)	合计
接触组	a	b	e
非接触组	c	d	f
合计	g	h	n

接触组的发病危险度 $p_1=a/e$;

非接触组的发病危险度 $P_2=c/f$;

则两者的危险比 $RR=p_1/p_2=(a/e)/(c/f)=af/ce$;

发病者在接触组中概率 $P_3=a/g$;发病者在非接触组中的比数为 $Q_3=c/g$;故发病者的比数 $odd_1=P_3/Q_3$;

对照者在接触组中概率 $P_4=b/h$;发病者在非接触组中的比数为 $Q_4=d/h$;故对照者的比数 $odd_2=P_4/Q_4$;

而两者的比数比 $OR=(P_3/Q_3)/(P_4/Q_4)=[(a/g)/(c/g)]\div[(b/h)/(d/h)]=ad/bc$。

三、自由度

自由度(Degree of Freedom)是统计学中非常重要的一个概念,指随机变量在一定条件下能"自由"取值的个数。用 $v(f)$ 表示。

在认识自由度之前,我们首先要学习统计量和参数的概念。统计量是由研究者通过调查样本数据人为计算出来的数值,如样本数据的平均数 $\overline{X}$、样本数据的标准差 SD。而参数则是客观存在于被调查的总体中,如总体均值 μ、总体标准差 σ,这是两者的区别。在统计学理论层面上,要求或者假定统计量是参数的无偏估计,认为二者是相等的,即在理论假设下,统计量和参数一样被看做是客观的、确定的。

既然在理论上要求统计量是确定的,那么在实际层面上,计算统计量的那组数据就不是完全自由的。这一点很重要,因为"自由度"中"自由"的含义就是相对这个"确定"条件而言的。正是统计量的这种"确定性"限制了与之相关的一组数据的自由度,也就是说,一组数据不是可以完全自由取值的,它必须支持"统计量与总体参数相等"的理论假设。

在计算自由度时,用全部取值的个数减去确定的因素个数即为自由度。统计目的和方法不同,自由度的计算也有所不同。如在列联表中,卡方值的自由度取决于可以自由取值的格子数目,而不是样本含量 n,即 $v=$(行数-1)$\times$(列数-1);一元线性回归模型中残差平方和的自由度是 $f=n-$变量个数-1。

"自由度"一词,在不同领域有不同的含义。如在 A 类标准不确定度评定中,自由度用于表明所得到的标准偏差的可靠程度。它被定义为"在方差计算中,和的项数减去对和的限制数"。

四、其他

还有一些从总体描述数据资料的指标在统计学中经常使用。如正态分布的正常值范围

(Confidence Limits for Individual Predicted Values，CLI)和样本均值的置信区间(Confidence Limits for the Mean，CLM)等。

正常值范围(CLI)：$\bar{X} \pm uSD$。

置信区间(CLM)：又称可信区间(Confidence Interval，CI)，是指由样本统计量所构造的总体参数的估计区间。具有以下特性：①对于具有特定的发生概率的随机变量，有其特定的价值区间——一个确定的数值范围("一个区间")。②在一定置信水平时，以测量结果为中心，包括总体均值在内的可信范围。③该区间包含了参数 θ 真值的可信程度。④参数的置信区间可以通过点估计量构造，也可以通过假设检验构造。其计算公式为：$\bar{X} - t(n-1)\ SE \leqslant u \leqslant \bar{X} + t(n-1)SE$。

95％正常值范围与95％置信区间之间有本质区别：前者估计的是总体中有95％的个体的该项特定定量指标的观测值所在的范围，而后者则指的是样本均值有95％把握在该范围之内。一般当使用 CLM 时，就不再需要 CLI 了。

在 SAS 中，可在 ANOVA 过程中的 MEANS 语句里、GLM 过程和 REG 过程中的 MODEL 语句里设置 CLI 参数，或者在 TRANSREG 过程中的 OUTPUT 语句里设置 CLI 参数。

对于非正态分布资料，首先需要对变量进行相应变换，使之近似呈正态分布，然后再估计正常值范围和总体均数的置信区间，最后对求得的上下限做相反的变量转换，使之成为原始数值的总体均值的置信区间。

可信限(Fiducial Limit，FL 或 Confidence Limit，CL)：指置信区间的下限和上限的一个范围，其计算公式为：$FL = \pm t \cdot SE$。

可信限率(Fiducial Limit Rate，FL％)：指为更有效的表达是以精密度，采用计算可信限相当于样本均数的百分数进行评价，这个百分数称可信限率。其计算公式为：可信限率($FL％$) ＝(可信限高限－可信限底限)$/2\bar{X} \times 100％$。

参数置信区间估计(Confidence Limits for the Parameter Estimates，CLPARM)：对所评价的各参数(如均值、误差项、方差等)进行置信区间的参数估计。

有关区间估计的详细内容，参见本章第五节。

第三节　关于数据转换

一、数据转换的意义

数据转换就是将原来的数据根据数据分析的需要用一定的函数关系转换为另一种数据。在经典统计学中，所采用的参数法常要求资料近似服从正态分布和方差齐性，对于大多数生物反应(Biological Measurements)，一般剂量与反应间都是曲线关系(有些只在一定范围呈直线关系)；该种类型的数据资料本身并不具有正态性。虽然二次曲线亦可用来进行量的比较，但计算方法比较复杂。为了能继续使用参数法，就需要将数据进行转换，使转换后的数据基本满足参数法的前提条件，以便可以使用常见的统计方法进行分析。当最终结果需要以原始方式(Original Scale)表达时，应保证所有数据在最后一步进行反转换。

变量的数据转换不是万能的，如果数据转换也无法达到方差齐性和正态分布，或者变量的数据转换方法在实验中得不到合理解释时，应考虑使用非参数统计分析方法。

二、常用数据转换方式

对变量进行数据转换的目的不外以下三个方面：稳定方差；直线化；使分布正态或近似正

态。对于量反应资料,最常用的转换尺度有对数、平方根和倒数转换等。对于质反应资料,常用的有概率单位转换、角转换和 Logit 转换等。一般在药理研究中,用对数转换可适合于大多数的生物反应(定量资料分析)。当经过对数转换后,可达到或近似达到正态分布的特点。因此对数转换数据在生物反应系统中应用最为广泛。

当生物反应资料以定性资料显示时,一般多用概率单位转换和 Logit 转换。表 2.5 给出了各种数据资料的转换方法和适用范围。

表 2.5　数据资料的转换方法和适用范围

资料类型	数据特点	转换名称	适用范围及特点
量反应资料	$0 \leqslant Y \leqslant \infty$	对数 (Logarith-mic)	正偏态分布 使用最广泛的一种分布,适用于数据的均值与标准差成比例的情形。它可以达到稳定方差、直线化,使分布正态或近似正态。在药物研究中,常应用等效应剂量比较药物效力 因变量最终转换所得的均数为几何均数(GM)。当仅对自变量进行对数转换,因变量不转换时,称为半对数转换,适用于大量药理实验资料,如中药浓度与抑菌圈的直径、催产素与大鼠离体子宫的收缩幅度、HCG 与小鼠子宫的增重等。当对自变量和因变量均作对数转换时,称为双对数转换,适用于反应资料中的肝素浓度与体外凝血时间、镇痛实验、凝血因子Ⅷ与体外促凝时间等
	$0 \leqslant Y \leqslant \infty$	平方根 (Square Root)	Poisson 分布。适用于处理弧度较小的曲线 原始资料的方差与均值呈一定比例时适用。可以达到稳定方差,使分布正态或近似正态。并能与对数转换结合使用达到直线化的目的
		倒数 (Recipro-cal)	严重正偏态分布。多适用于反应资料 变量的标准差与均值的平方成比例时适用。因变量最终转换所得的均数为调和平均数。常用于数据两端波动较大的资料,减小极端值的影响。它可以达到稳定方差、直线化,使分布正态或近似正态
质反应资料或定性反应资料		概率单位 (Probit)	该公式 Y 为正态当量离差(Normal Equivalent Deviate, NED),可表示反应率为 $0 \sim 100\%$ 时的概率单位为 $(-\infty \sim +\infty)$ 概率单位是根据正态分布原理换算的,有严密的数学论证,应用最广。如 LD50 的计算等
	$0 \leqslant Y \leqslant 1$	反正弦 (角变换) (Arcsine)	能使一条对称的 S 曲线直线化,在相当宽的反应率范围内,这三种转换方法所得结果很接近 → 当因变量原始资料以二项分布的相对率表示时,适用于反应率在 $10\% \sim 90\%$ 的数据,由于其权重系数为一个常数,可简化运算
	$0 \leqslant Y \leqslant 1$	Logit	当因变量原始资料以二项分布的相对率表示或相对的上限与下限表示时,Y 表示发生率;$(1-Y)$ 表示不发生率。在处理反应率在 $2\% \sim 98\%$ 的数据时,与概率单位转换非常接近

第四节　常用随机变量的概率分布类型

一、正态分布

（一）概念

正态分布（Normal Distribution）又称高斯分布（Gauss Distribution），是自然界中随机变量分布的一种形式。一般地，若影响某一数量指标的随机因素很多，而每个因素所起的作用不大时，则这个指标的取值近似服从正态分布。在自然界中，虽然有些总体不做正态分布，但从总体中随机抽取出的样本统计数的分布，当样本容量适当大时仍然趋向于正态分布，因此，可以用正态分布来研究这些统计数的抽样分布。所以正态分布无论在理论上还是在实践上均具有重要意义。正态分布概率密度函数曲线如图 2.2 所示。

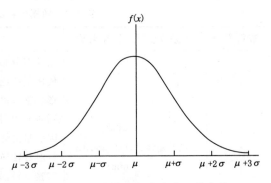

图 2.2　正态分布概率密度函数曲线

其密度函数是 $f(x)=\dfrac{1}{\sqrt{2\pi}\sigma}e^{-\frac{1}{2\sigma^2}(x-\mu)^2}$，$-\infty<x<\infty$，则称 x 服从正态分布，记作 $X\sim N(\mu,\sigma^2)$。其中 μ 为总体均数，σ^2 为方差，σ 为标准差。

（二）性质

（1）曲线是以 $x=\mu$ 为对称轴，向左右两侧作对称分布，如图 2.1 所示。曲线的位置由 μ 来决定，μ 称为位置参数，如图 2.2。

（2）曲线在 $x=\mu$ 时，有一个峰值。

（3）正态曲线在 $|x-\mu|=\sigma$ 处有拐点，即拐点到 $x=\mu$ 的距离为 σ。曲线的"胖瘦"由 σ 来决定，σ 称为形状参数，如图 2.3、图 2.4 所示。

（4）用变量变换的方法可以使一般正态分布转变成标准正态分布，即 $\mu=0$、$\sigma=1$。

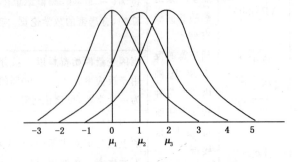

图 2.3　标准差相同，平均数不同的正态曲线

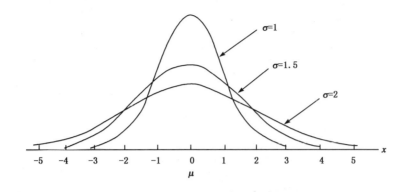

图 2.4　平均数相同，标准差不同的正态曲线

(三)正态分布结合平均指标和变异指标的综合应用

在使用各指标对定量资料进行描述前，首先应确定该资料是否呈正态分布。在实际工作中，药物检测值通常为正值，反映数据分布情况的频数曲线的左侧只可能在 $(0,\mu)$ 范围内变化，而标准差 S 是频数曲线上拐点到中垂线 $x = \mu$ 的距离，故资料若呈正态分布，则 S 只能小于等于 μ。考虑到标准差 S 和样本均值 $\overline{X}$ 都存在抽样误差，S 略大于 $\overline{X}$ 的可能性是存在的，但如果 S 大于 $\overline{X}$ 过多，则说明该资料呈偏态分布。

1. 估计正常值范围

(1)定量资料呈偏态分布。

当资料呈偏态分布时，一般需用四分位间距或百分位数间距 P_R 来描述，即 $Px_1 - Px_2$ 表示某定量资料居中的 $(x_1 - x_2)\%$ 数值的正常值范围。

(2)定量资料呈正态分布。

当定量资料呈正态分布时，需要用正态分布法估计正常值范围。即将算数平均值和标准差结合起来估计其正常值范围：$\overline{X} - \mu_a s \sim \overline{X} + \mu_a s$。

当 $\alpha = 0.32$ 时，$\mu_a = 1$，$\overline{X} \pm S$ 表示约有 68% 的观察值在 $\overline{X} \pm S$ 的范围之内，称 68% 正常值范围。

当 $\alpha = 0.05$ 时，$\mu_a = 1.96$，$\overline{X} \pm 1.96S$ 表示约有 95% 的观察值在 $\overline{X} \pm 1.96S$ 的范围之内，称 95% 正常值范围。

当 $\alpha = 0.01$ 时，$\mu_a = 2.576$，$\overline{X} \pm 2.576S$ 表示约有 99% 的观察值在 $\overline{X} \pm 2.576S$ 的范围内，称 99% 正常值范围。

2. 估计总体均值的置信区间

方法一：当定量资料呈偏态分布时，要先对资料作转换，使之近似呈正态分布，然后用正态分布资料估计总体均值置信区间的方法估计其总体均值的置信区间，最后对求得的下限和上限作相反的变量转换，使之成为原始数值的总体均值的置信区间。若转换后不能满足正态性要求，可用四分位间距来描述。

当定量资料呈正态分布式，用 t 分布法作为估计的理论依据，即用 $\overline{X} - t_{a(n-1)} s_{\overline{X}} \leqslant \mu \leqslant \overline{X} + t_{a(n-1)} s_{\overline{X}}$ 估计置信区间。

当 $\alpha = 0.05$ 时，估计的范围被称为总体均值的 95% 置信区间；当 $\alpha = 0.01$ 时，估计的范围被称为总体均值的 99% 置信区间。

方法二：当 x 为服从正态分布的定量观测指标，样本含量 n 足够大时，可用 $x-\mu_a s_{\bar{X}} \leqslant \mu \leqslant x+\mu_a s_{\bar{X}}$ 估计总体均值的置信区间。如表 2.6 所示。

表 2.6　两种分布估计正常值范围和置信区间方法

名称	正态分布	偏态分布
正常值范围	$X\pm S$　　表示 68% 正常值范围 $X\pm1.96S$　表示 95% 正常值范围 $X\pm2.58S$　表示 99% 正常值范围	分位数间距（四分位数间距、 百分位数间距）
总体置信区间	$\alpha=0.05$, $\bar{X}\pm t_{\alpha(n-1)}s_{\bar{X}}$ 表示 95% 置信区间 $\alpha=0.01$, $\bar{X}\pm t_{\alpha(n-1)}s_{\bar{X}}$ 表示 99% 置信区间	转换成正态或近似正态分布

"$\bar{X}\pm S$" 反映的是在相同实验条件下，观测值在样本均值附近的波动大小，即约有 68% 的观测值在 "$\bar{X}\pm S$" 范围之内。同时标准差 S 的大小还反映了实验重现性的好坏，即实验精密度的高低。"$\bar{X}\pm S_{\bar{X}}$" 反映的是在相同实验条件下，样本均值与总体均值的接近程度，并且，隐含着总体均值会以一定的概率落入 "$\bar{X}\pm S_{\bar{X}}$" 的范围内。同时，均值的标准误差 $S_{\bar{X}}$ 的大小还反映了实验准确度的高低。

二、t 分布

（一）概念

若随机变量 X 与 Y 独立，且 X 服从标准正态分布 $N(0,1)$，Y 服从自由度为 ν 的 t 分布，则随机变量 $t=\dfrac{X}{\sqrt{\dfrac{Y}{\nu}}}$ 的概率密度为：

$$f(t)=\frac{\Gamma[(\nu+1)/2]}{\sqrt{\pi\nu}\Gamma(\nu/2)}(1+t^2/\nu)^{-(\nu+1)/2}$$

这种分布称为自由度为 k 的 t 分布（t-Distribution）（或"学生"分布），记作 $t\sim t(\nu)$。其概率密度曲线如图 2.9 所示。

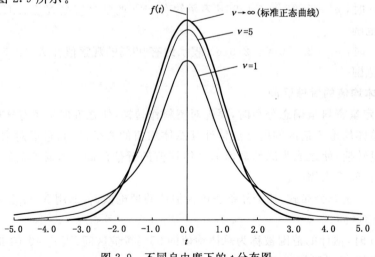

图 2.9　不同自由度下的 t 分布图

（二）t 分布的性质

（1）分布曲线关于 $t=0$ 对称，且当自由度 ν 无限增大时，t 分布将趋近于标准正态分布。

（2）t 分布的密度函数曲线形状虽与标准正态分布密度曲线相似，但与标准正态分布相比，t 分布的中心部分较低（即峰低），尾部较高。

（3）t 分布是一个分布族，对于不同的样本容量都对应不同的分布，自由度越小，则 t 值越分散，曲线越低平；自由度逐渐增大时，t 分布逐渐逼近标准正态分布，且当 $\nu>1$ 时，其均值都为 0。

（4）当 ν 确定后，t 分布概率密度曲线下右侧尾部的面积为指定值 α 时，横轴上相应的界值为 $t(\alpha)$，而 t 分布概率密度曲线下双侧尾部的面积之和为指定值 α 时，横轴上相应的界值为 $\pm t(\alpha/2)$，如图 2.10 所示。

（三）t 分布的应用条件

t 分布是小样本分布，小样本分布一般是指 $n<30$。t 分布适用于当总体标准差 μ 未知时用样本标准差 S 代替总体标准差 μ，由样本平均数推断总体平均数以及两个小样本之间差异的显著性检验等。

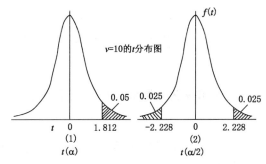

图 2.10　$\nu=10$ 时，t 分布的双侧界值和单侧界值

（四）t 分布的应用

（1）估计正常值范围。当样本含量较大时（即使资料服从正态分布）用正态分布法估计个体值的 $100-(1-\alpha\%)$ 正常值范围，其结果是范围过窄，假阳性率较大，需用 t 分布法计算，即 $\overline{X}-t_{\alpha(n-1)}s \sim \overline{X}+t_{\alpha(n-1)}s$。

（2）估计置信区间。当样本含量较小时，不适合用正态分布法估计总体均值 μ 的 $100(1-\alpha\%)$ 置信区间，应用 $\overline{X}-t_{\alpha(n-1)}s_{\overline{X}} \leqslant \mu \leqslant \overline{X}+t_{\alpha(n-1)}s_{\overline{X}}$。

（3）对单组设计、配对设计和成组设计的定量资料进行假设检验时，可用 t 检验。

（4）对相关系数、截距和斜率进行假设检验时，可用 t 检验。

三、F 分布

（一）概念

若 X 与 Y 相互独立，且 $X \sim \chi^2(n)$，$Y \sim \chi^2(m)$，则 $F=\dfrac{X/m}{Y/n}$ 的分布称为分子和分母的自由度分别为 m 和 n 的 F 分布（F-Distribution），记作 $F \sim F(n, m)$，它的分布密度函数如图 2.11 所示：

$$f(x;m,n)\begin{cases} \dfrac{n^{\frac{n}{2}}m^{\frac{m}{2}}\Gamma\left(\dfrac{n+m}{2}\right)}{\Gamma\left(\dfrac{n}{2}\right)\Gamma\left(\dfrac{m}{2}\right)} \cdot \dfrac{x^{\frac{n}{2}-1}}{(m+nx)^{\frac{n+m}{2}}}, & x>0 \\ \\ 0, & x\leqslant 0 \end{cases}$$

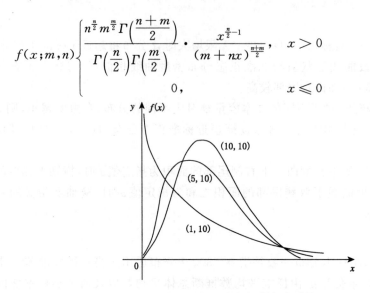

图 2.11　F 分布概率密度函数

(二) 性质

(1) F 分布也是非对称分布,它的分布密度与自由度的次序有关,当 $F \sim F(n,m)$ 时,$\dfrac{1}{F} \sim F(m,n)$。

(2) F 分布是一个以自由度 m 和 n 为参数的分布族,不同的自由度决定了 F 分布的形状。见图 2.11。

(3) F 分布的均数与 n 有关,而与 m 无关,$\mu = \dfrac{n}{n-2}$,$(n>2)$;方差 $\sigma^2 = \dfrac{2n^2(m+n-2)}{m(n-2)^2(n-4)}$,$(n>4)$。

(4) 当 m,n 确定后,F 分布概率密度曲线下右侧尾部的面积为指定值 α 时,横轴上相应的界值为 $F_{\alpha(m,n)}$,若 F 分布概率密度曲线下左侧尾部的面积为指定值 α 时,横轴上相应的界值为 $F_{(1-\alpha)(m,n)}$,如图 2.12 所示。其中单侧 F 分布表用于方差分析,双侧 F 分布表用于两总体方差齐性检验。

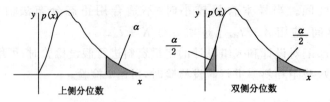

图 2.12　F 分布的单、双侧界值

(5) 设随机变量 $X_1,X_2,\cdots,X_{n_1}$ 相互独立,且都服从正态分布 $N(\mu_1,\sigma_1^2)$;随机变量 $Y_1,Y_2,\cdots,Y_{n_2}$ 相互独立,且都服从正态分布 $N(\mu_2,\sigma_2^2)$,则 $F = \dfrac{S_1^2/\sigma_1^2}{S_2^2/\sigma_2^2}$。如果 $\sigma_1^2 = \sigma_2^2$,则 $F = \dfrac{S_1^2}{S_2^2}$。

（三）F 分布的应用

主要用于两总体方差齐性检验和各种方差分析。

四、二项分布

(一)概念

二项分布(Binomial Distribution)又称贝努利分布,将具有两种互斥结果的离散型随机事件称之为二项分类变量。二项分布就是描述这类随机事件出现规律性的一种概率分布。它用于说明结果只能出现两种情况的 n 次实验中发生某种结果为 X 次的概率分布。其概率函数为:

$$p(X) = \frac{n!}{X!(n-X)!}\pi^X(1-\pi)^{(n-X)} \quad 其中 X=0,1,2,3,\cdots$$

记作 $X\sim b(m;n,\pi)$ 或 $X\sim b(n;p)$,π 为某一结果发生的概率。概率函数 $b(m;n,\pi)$ 的图形如图 2.5 所示。

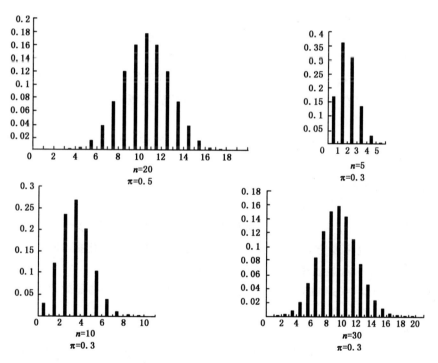

图 2.5 二项分布概率函数图形

(二)二项分布的性质

(1)对于固定的 n 和 π,当 $x<(n+1)\pi$ 时,$p(x)$ 随着 x 的增大而增大;当 $x>(n+1)\pi$ 时,$p(x)$ 随着 x 的增大而减小;当 $x=(n+1)\pi$ 时,$p(x)$ 达到最大值。

(2)当 $\pi=1-\pi=0.5$ 时,二项分布呈对称分布;当 $x\neq1-\pi$ 时,二项分布呈偏态分布。π 与 $1-\pi$ 相差愈大,偏态愈明显;当 n 增大时,二项分布逐渐近似于对称分布。

(3)二项分布的均数 $\mu=n\pi$;方差 $\sigma^2=n\pi(1-\pi)$;标准差 $\sigma=\sqrt{n\pi(1-\pi)}$。率的均数

$\mu_p = \pi$；率的方差 $\sigma_p^2 = \dfrac{\pi(1-\pi)}{n}$；率的标准差 $\sigma_p = \sqrt{\dfrac{\pi(1-\pi)}{n}}$。实际工作中总体率 π 往往是未知的，常以 p 代替 π 计算，并用 s_p 代替 σ_p，即 $s_p = \sqrt{\dfrac{p(1-p)}{n}}$。

（4）二项分布的结果有可加性，如果 k 个随机变量都服从二项分布，则它们之和仍服从二项分布。

（三）二项分布的应用条件

（1）各观察结果相互独立，即任何一个事件的出现与否不影响其他事件出现的概率。

（2）n 次事件相互独立。

（3）每次实验某类结果发生的概率是一个常数。

（四）二项分布的应用

1. 单个总体率的假设检验

主要是推断样本所代表的总体率 π 与一个已知总体率 π 是否相等。

【例 2.9】 某疾病的发病率为 30%，一种血清可能对预防此病有效，为此对 20 只健康的动物注射这种血清。若注射后只有一只动物受感染，应对此种血清的作用作何种评价？

解析：假设血清无效，那么注射后的动物受感染的概率还是 $\pi = 0.3$，未受感染的概率为 $1 - \pi = 0.7$。设 X 为 20 只动物中受感染的动物数，由题意可知：$X \sim b(m; 20, 0.3)$。支持原假设成立的事件是：发生只有一只动物受感染或更好的情况，其概率为：

$$b(0; 20, 0.3) + b(1; 20, 0.3) = 0.0076 < 0.01$$

这个概率小于 1%，即"$X \leqslant 1$"是一个小概率事件，则原假设应被拒绝，因此可认为该血清对此病有一定的预防作用。

2. 总体率的置信区间估计

（1）正态近似法。

当 n 足够大，p 和 $1 - p$ 均不太小时，可信度为 $1 - \alpha$ 的置信区间：$(p - \mu_\alpha s_p, p + \mu_\alpha s_p)$。

【例 2.10】 某医院用复方当归注射液静脉滴注治疗脑动脉硬化症 188 例，其中显效 83 例，试估计复方当归注射液显效率的 95% 置信区间。

$n = 188$，$p = 83/188 = 0.4415$；带入 s_p 公式，$s_p = 0.036$，则该药物显效率的 95% 可信区间为 $(0.4415 - 1.96 \times 0.036, 0.4415 + 1.96 \times 0.036) = (0.3709, 0.5121)$。

（2）查表法。

当样本含量 n 较小或总体阳性率 π 小于 20% 或大于 80% 时，不适合用正态近似法估计 π 的置信区间，可根据 n 和 x 的数值，利用"百分率的 95% 置信区间表"直接查出结果。

五、泊松分布

（一）概念

单位时间、单位面积或单位容积中颗粒数或某罕见事件发生数的概率分布叫泊松分布（Poisson Distribution）。二项分布在样本含量 n 趋于无穷大而 π 很小时，与泊松分布近似。泊松分布是一种重要的离散型分布，常用于研究稀有事件（即每次实验中事件出现的概率很小）的频数。如果离散型随机变量 X 的概率分布为：

$$P\{X = k\} = \frac{\lambda^k}{k!}e^{-\lambda}, k = 0, 1, 2, \cdots$$

其中 $\lambda > 0$，则称随机变量 X 服从参数为 λ 的泊松分布，记作 $X \sim P(\lambda)$（图 2.6）。

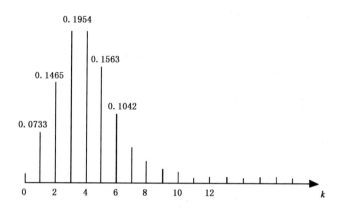

图 2.6　$\lambda = 4$ 泊松分布

（二）Poisson 分布性质

（1）Poisson 分布是一种单参数的离散型分布，其参数为 λ，它表示单位时间或空间内某事件平均发生的次数，又称强度参数。其均数 μ 和方差 σ^2 都为 λ。

（2）Poisson 分布是非对称性的，在 λ 不大时呈偏态分布，当 $x < \lambda$ 时，$p(x)$ 随 x 的增大而增大，当 $x > \lambda$ 时，$p(x)$ 随 x 的增大而减小。随着 λ 的增大，迅速接近正态分布。一般来说，当 $\lambda \geqslant 20$ 时，可以认为近似正态分布，Poisson 分布资料可按正态分布处理。

（3）Poisson 分布是二项分布的极限形式。二项分布中，当 π 很小而 n 很大，$n\pi \to \lambda$ 时，二项分布趋于 Poisson 分布。

（4）Poisson 分布的观察结果有可加性。若从总体均数为 λ_1 的 Poisson 分布总体中随机抽出一份样本，其中稀有事件的发生次数为 X_1，再独立地从总体均数为 λ_2 的 Poisson 分布总体中随机抽出另一份样本，其中稀有事件的发生次数为 X_2，则它们的合计发生数 $T = (X_1 + X_2)$ 也服从 Poisson 分布，总体均数为 $\lambda_1 + \lambda_2$。

（三）Poisson 分布的应用条件

Poisson 分布是二项分布的特例，其应用时应满足二项分布的两个条件，且还要求 n 很大，π 很小。

（四）Poisson 分布的应用

（1）当 $\lambda \geqslant 20$ 时，Poisson 分布资料可按正态分布处理。可进行总体均数的区间估计，应用公式：$(x - \mu_a \sqrt{x}, x + \mu_a \sqrt{x})$。

（2）当 π 很小而 n 很大，$np = \lambda$ 为一常数时，可用 Poisson 分布近似处理二项分布资料。

【例 2.11】　假设生三胞胎的概率为 $p = 10^{-4}$，求 10^5 次生育中，有 2 次生三胞胎的概率。

该例题满足上述条件，则 $\lambda = np = 10^5 \times 10^{-4} = 10$，$k = 2$ 带入公式，$p\{x = 2\} = \frac{10^2}{2!}e^{-10} = 0.002270$。

（3）均值的假设检验。

样本均数与总体均数的比较：当样本服从 Poisson 分布时，可对样本均数和总体均数进行假设检验，利用公式 $\mu = \dfrac{|X - \mu_0|}{\sqrt{\mu_0}}$（其中 μ_0 为总体均值）。

【例 2.12】 某溶液原来平均每毫升有细菌 80 个，现想了解某低剂量辐射能的杀菌效果。研究者以此剂量照射该溶液后取 1 毫升，培养得细菌 40 个。请问该剂量的辐射能是否有效？

解析：建立假设：　　$H_0 : \mu = 80$　　　　$H_1 : \mu < 80$

确定显著性水平，α 取 0.05。

计算统计量 $\mu = \dfrac{|40 - 80|}{\sqrt{80}} = 4.472$

求概率值 P：单侧

做出推论

两样本均数的比较：对服从 Poisson 分布的样本，其样本计数可看做是样本均数。两个样本均数的比较，目的在于推断两样本所代表的两总体均数是否有差别。当两个样本的观察单位数相同时，$\mu = \dfrac{|X_1 - X_2|}{\sqrt{X_1 + X_2}} (n \geqslant 20)$，当两个样本的观察单位数不相同时，$\mu = \dfrac{\left|\dfrac{X_1}{n_1} - \dfrac{X_2}{n_2}\right|}{\sqrt{\dfrac{X_1}{n_1^2} + \dfrac{X_2}{n_2^2}}}$

六、卡方分布（χ^2 分布）

（一）概念

设随机变量 $Y_1, Y_2, \cdots, Y_n$ 相互独立，且均服从标准正态分布 $N(0,1)$，则称其平方和，随机变量 $\chi^2 = \sum\limits_{i=1}^{n} Y_i$ 服从自由度为 n 的 χ^2 分布（Chi-square Distribution），其密度函数为（图 2.7）：

$$f(x) = \begin{cases} \dfrac{1}{2^{\frac{n}{2}} \Gamma(\frac{n}{2})} e^{-\frac{x}{2}} x^{\frac{n}{2}-1}, & x > 0 \\ 0, & x \leqslant 0 \end{cases}$$

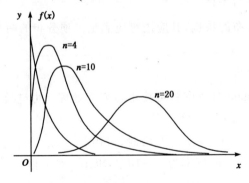

图 2.7　不同自由度下的 χ^2 分布

（二）性质

（1）χ^2 分布是一个以自由度 n 为参数的分布族，自由度 n 决定了分布的形状，对于不同的

n 有不同的 χ^2 分布。自由度 n 越大,曲线越趋于对称。当 $n \to \infty$ 时, χ^2 分布趋向正态分布。

（2） χ^2 分布是一种非对称分布。一般为正偏分布。

（3） χ^2 分布的变量值始终为正。

（4） χ^2 分布的平均值为 $\mu = n$,方差为 $\sigma^2 = 2n$ 。

（5）当 n 确定后, χ^2 分布概率密度曲线下右侧尾部的面积为指定值 α 时,横轴上相应的界值为 $\chi^2(\alpha)$ 。如图 2.8 所示。

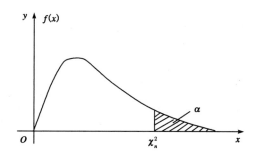

图 2.8 　 χ^2 分布的界值

（三） χ^2 分布的应用

（1）估计总体方差的置信区间。运用公式 $\dfrac{(n-1)S^2}{\chi^2_{\frac{\alpha}{2},(n-1)}} \leqslant \sigma^2 \leqslant \dfrac{(n-1)S^2}{\chi^2_{(1-\frac{\alpha}{2}),(n-1)}}$ 估计方差的 $100(1-\alpha)\%$ 置信区间。

（2）多个总体方差的齐性检验。检验多组定量资料的总体方差是否相等,常用 χ^2 检验。

（3）检验列联表资料中两属性之间的独立性。

（4）拟合优度检验。

当发现某资料可近似用某种特定的分布区描述时,可按此分布推算出理论频数。检验按 χ^2 分布推算出的理论频数与观察频数是否吻合。

七、其他分布

（一）几何分布（Geometric Distribution）

几何分布是离散型概率分布。其中一种定义为:在第 n 次伯努利试验时（后）,才得到第一次成功的概率。详细地说,是 n 次伯努利试验,前 $n-1$ 次皆失败,第 n 次才成功的概率。其公式为: $P(X = k) = (1-p)^{k-1}p$

几何分布在药品检验中不常用,常用的是超几何分布。

（二）超几何分布（Hypergeometric Distribution）

假设一个总体共有 N 个元素,其中每个元素或属于 A 类或属于 $\overline{A}$ 类。设该总体中有 M 个元素属于 A 类, $N-M$ 个元素属于 $\overline{A}$ 类。现从该总体中不放回的随机抽取 n 个元素,记 X 为这 n 个元素中属于 A 类的元素个数,则 X 为一离散型随机变量,其可能取值为 $0,1,2,\cdots,n$,它服从超几何分布,其概率函数为:

$$p(x) = \frac{\binom{Np}{x}\binom{Nq}{n-x}}{\binom{N}{n}} \qquad x = 0,1,2,\cdots,n$$

（三）Weibull 分布（图 2.13）

$$\frac{c}{\sigma}\left(\frac{x-\theta}{\sigma}\right)^{c-1}\exp\left[-\left(\frac{x-\theta}{\sigma}\right)^c\right]$$

$$\frac{c}{\sigma}\left(\frac{x-\theta_0}{\sigma}\right)^{c-1}\exp\left[-\left(\frac{x-\theta_0}{\sigma}\right)^c\right]$$

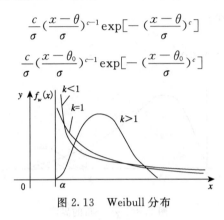

图 2.13　Weibull 分布

此外，在统计学中还有指数分布、负二项分布、均匀分布、Γ 分布、圆形分布等。

第五节　推断统计学的相关名词

统计学可分为描述统计学和推断统计学；描述统计学（Descriptive Statistics）是指用统计指标、统计图、统计表等方法，对数据的特征及其分布规律进行检测与描述。推断统计学（Inferential Statistics）是通过随机样本获取的信息推断总体特征的过程。统计推断中存在两种分布：样本分布、总体分布。从一个或一系列样本所得的统计量去推断总体结果，称为总体推断。推断统计包括两个方面内容，即假设检验（Hypothesis Test）和区间估计（Interval Estimation）。

一、假设检验

假设检验（Hypothesis Test）又称显著性检验，通常是先对总体参数或分布做出某种假设，然后用适当的方法根据样本对总体提供的信息，同时根据设定的置信度（如 95% 或 99%），推断该假设应当被拒绝或接受。如两种药物之间的疗效是否有显著性差异等。实现这一推理过程的统计学方法就是假设检验。假设检验是一种可以避免重复实验、节省时间和费用的有效手段。

二、原假设和备择假设

原假设（Null Hypothesis）也叫无效假设或零假设，是指根据检验结果准备予以拒绝或接受的假设，以 H_0 表示。备择假设（Alternative Hypothesis）也叫对立假设，是与原假设相反（对立）的假设，以 H_1 表示。例如对总体随机变量 X 的均值 u 不小于给定值 u_0 的假设是 H_0：$u \geqslant u_0$，$H_1 : u < u_0$。

三、变量

具有某一共同特性的数据称为变量(Variable)。在 SAS 数据集中,每一个观测由多个变量的数据值组成。在数据集中,每一列数据是一个变量。

变量按照是否为数值可分为数值变量和分类变量;按照相互之间的关系可分为自变量和因变量。

(一)数值变量(Numerical Variable)

数值变量为连续变量,如身高、体重、血压等。数值变量均可通过对观察单位测量取得数值,其值一般有度量衡单位。数值变量资料也称作计量资料。

(二)分类变量(Categorical Variable)

可能取值是离散的,表现为互不相容的类别。比如性别、血型、民族、职称等。分类变量资料又称为计数资料。分类变量有两种:无序分类变量和有序分类变量。

(三)自变量(Independent Variable)和水平(Lever)

自变量也叫原因变量或因子、因素(Factors),一个因子可以有多个水平。如一个药物即为一个自变量或因子,可以分成不同的给药剂量,其中的每个剂量即是一个水平。

(四)因变量(Dependent Variable)

因变量也叫结果变量、依赖变量等,是指由于自变量作用而产生的结果或效应。

有关数据资料的分类,可参见第四章第一节中的相关内容。

四、"元"与"重"

这两个概念主要在国内的一些资料中出现,在多因素分析中使用,具体参见第五章。"元"这一概念在英语中一般使用"way"这个词表示,在翻译中,有人译为"元",有人则译为"向"。

一般国内教科书所谓的"元"是指所分析的因变量的个数。只检验某一特定因变量定量指标的叫一元检验(One-way Analysis),如一元方差分析(One-way ANOVA);检验两个因变量的叫二元检验,如二元方差分析(Two-way ANOVA);检验多个定量指标的则叫多元检验。

一般资料往往包含多项定量指标,如果所分析的几个指标之间在专业上有一定联系,同时考察它们在不同条件下的变化规律,有助于得出概括性结论,这时需要多元检验。但因一元检验可以提供关于各定量指标的具体检验结果,有利于研究者对问题了解的更加深入细致,故无论是否做多元检验,一元检验往往都是需要的。

"重"的概念在国内教科书中主要用于自变量个数的描述。一个自变量时为一重分析,多个自变量时用"多重"描述,以与"元"(因变量)进行区别。

有关"元"与"重"这两个概念是否准确,仍值得商榷,该分类法对区分变量和了解统计方法分类有益,但英语中未见这种区分,并且有时在所选用的多变量分析中,也难以真正区分所要分析的变量间是否都是自变量与因变量的关系。

五、交互作用

指当一个因素各水平对实验结果的影响随另一因素的水平改变而改变。一般把两个因素之间(A * B、B * C)的交互作用(Interaction)称为一级交互作用,三个因素之间的交互作用(A * B * C)称为二级交互作用。

六、参数检验与非参数检验

(一)参数检验(Parametric Test)

用来描述总体分别特征的量数叫做参数。在一个概率分布中,参数通常是未知的常数;与统计量不同,后者是研究者通过调查样本的数据人为地计算出来的数值(如样本数据的平均数 X、样本数据的标准差),它随着所抽取的样本而有一定的变化。凡是推断假设是建立在样本所抽取的总体具有已知的分布性和分布函数,且只有有限未知参数基础上的推断方法,就称为参数检验(检验统计量的分布函数依赖于观测值的分布函数类型的检验)。

(二)非参数检验(Nonparametric Test)

推断假设不依赖于总体分布的具体函数形式,或推断假设与总体参数无关的推断方法称为非参数检验(检验统计量的分布函数不依赖于观测值的分布函数类型的检验)。其包括无分布检验(Distribution Free Test)和非参数检验两部分内容。无分布检验建立在样本函数基础上,而样本随机变量的分布与其所有抽取的总体分布函数无关,因而不需要做出有关总体的假设。而非参数检验则仅意味着一种检验假设与总体参数无关。在实际工作中,一般符合下列三种情况之一者即为非参数检验:①用于分析名义分类数据的统计方法;②用于分析有序分类数据的统计方法;③用于分析用区间或比例尺度测量的资料,而构成此种资料的随机变量的分布函数无论是特定的还是非特定的,均不能用有限实参数表达。参数检验与非参数检验的区别如表 2.7 所示。

表 2.7 参数检验与非参数检验的比较

名称	总体参数	应用数据特征	代表方法
参数检验 (Parametric Test)	需利用总体的信息,如平均数、方差等	满足正态性和方差齐性的计量资料	u 检验、t 检验、方差分析、T^2 检验、Wilks' lambda 检验等
非参数检验 (Nonparametric Test)	不需要总体的信息,不对总体形状作出推断,只对总体位置作出推断	计数资料、不满足正态性和方差齐性的计量资料。也可应用于满足正态性和方差齐性的计量资料,但精确性降低	符号检验、符号秩检验、Wilcoxon 秩和检验、Manny-Whitney 检验、Kruskal-Wallis 检验、Friedman 检验等

七、区间估计

根据抽样误差的大小,并给予一定的概率,来估计未知值参数所在的可能范围,称为总体参数的置信区间(Confidence Interval)。预先给定的概率称可信度或置信度,用 $1-\alpha$ 表示,一般取 95% 或 99%。95% 可信区间表示总体参数在此区间内的可信程度为 95%。即在同一总体抽取 n 个相等的样本,用样本统计量按一定公式估计总体参数时,总体参数有 95% 的概率在此范围内,估计正确;有 5% 的概率不在此范围内,估计错误。在对一个样本估计时,参数在此范围内则估计正确,反之则错误,但错误的概率较小。根据概率论原理,小概率事件在一次结果中出现的可能性几乎为 0,所以当我们得到一个随机样本,作总体均数的区间估计(Interval Estimation)时,即可认为总体均数在此范围内。

引入统计区间估计主要是考虑点估计不能反映估计值的精度,只能知道样本的均值,其价值有限,而区间估计则可以更好地显示正确性和实验精度,因为正确性依赖于抽样和实验设计。

区间估计的一些概念,参见本章第二节的最后一部分内容。

八、显著性水平、拒绝域和临界值

显著性水平(Significance Level):是指当原假设正确时,而被拒绝的概率的最大值,记为 α。α 值一般取 0.05 或 0.01。

拒绝域(Critical Region):如果根据观测值得出的统计量的数值集合属于拒绝原假设的子集合,这一子集合就叫拒绝域。

临界值(Critical Value.):是指作为上述拒绝域界限的给定数值。

九、双侧检验和单侧检验

当检验的统计量要求小于第 1 个临界值而大于第 2 个临界值时,所使用的检验即为双侧检验(Two-Sided Test);而当只关心检验统计量小于第 1 个临界值(或大于第 2 个临界值)时,即是单侧检验(One-Tailed Test)。如已知新研制的药物疗效不会低于老药,检验的目的是为了得出新药疗效是否明显优于老药时,可使用单侧检验。单侧检验比双侧检验更容易得出差别有显著统计意义的结论,但必须有专业知识才可使用。

十、统计学上的四型错误

Ⅰ型错误(TypeⅠ Error):也称假阳性错误。拒绝了实际上成立的 H_0 假设,这类"弃真"的错误称为Ⅰ型错误。Ⅰ型错误概率大小也用 α 表示。α 可取单尾,亦可取双尾。如规定 $\alpha = 0.05$,当拒绝 H_0 时,则理论上 100 次检验中平均有 5 次发生这样的错误。

Ⅱ型错误 (TypeⅡ Error):也称假阴性错误。"接受"了实际上不成立的 H_0,这类"取伪"的错误称为Ⅱ型错误。其概率大小用 β 表示。β 只取单尾,β 值的大小一般未知,须在知道两总体差值 α 及 n 时,才能算出。仅知道样本容量增大时,β 减小。一般 β 都是指定的,与其相关的另一个概念是"把握度",它的大小为 $1 - \beta$。

可证明,当 α 减小时,β 增大;α 增大时,β 减小。想要同时减小这两种错误发生的概率并不容易进行。在进行假设检验时,力求达到 α 充分小,β 尽量小,当假设检验结果为拒绝 H_0 时,一般取 $\alpha = 0.05$ 或 0.01,此时可以保证拒绝 H_0 时不犯大错误;当假设检验结果为接受 H_0 时,一般取 $\alpha = 0.1$,此时,β 可以尽量小,保证接受 H_0 时不犯大错误。

Ⅰ型错误与Ⅱ型错误的关系如图 2.14 所示。

Ⅲ型错误(Type Ⅲ Error):是指由于实验设计不周密、不完善,最终导致统计结论不正确的一类错误。如在实验设计中未将重要的实验因素考虑在内,导致结论错误。

Ⅳ型错误(Type Ⅳ Error):即对一个假设进行了多项正确的检验,但在对因果关系分析时,作出了错误的比较和解释的一类错误;此类错误并非由被使用的模型所定义,常出现在结果解释阶段。

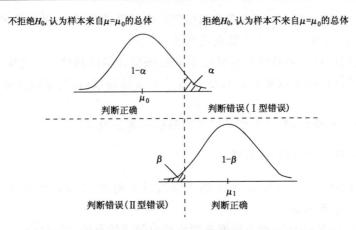

图 2.14　Ⅰ型错误与Ⅱ型错误的关系

后两型错误详见胡良平教授的介绍,但一般人们更多地关注Ⅰ型错误和Ⅱ型错误。

十一、交叉积差

交叉积差(Cross Product Difference,CPD)作为一种中间统计量的符号,相当于秩和检验中的秩和(T)或 Ridit 分析中的 Ridit 均值(R)。在四格表中,CPD=ad−bc。

CPD 有可加性,其评价准则是:CPD 是一种量化中间统计量,可根据 CPD 均值的大小评定其所代表的实验组反应变量的大小。

CPD 是一种与秩有关的中间统计量,凡与秩有关的统计量诸如秩和(T_j)、Ridit 均值($\bar{R}_j$)皆与其有等价关系,可用它计算出 T_j 和 R_j,因此,凡能用秩和或 Ridit 分析处理的问题,皆可用 CPD 分析处理,而且范围更广一些。

十二、相关和回归

关于相关(Correlation)与回归(Regression)的内容,请参考第五章第四节相关内容。

十三、比较误差率和实验误差率

比较误差率(Comparisonwise Error Rate,CER):即每做一次比较所犯Ⅰ型错误的概率。它控制的是单次比较的错误率。

实验误差率(Experimentwise Error Rate,EER):即做完全部比较时所犯Ⅰ型错误的概率。它控制的是总比较错误率。

CER 与 EER 的区别:设某因素有 10 个水平,若采用通常的 t 检验进行多重比较,则共需比较的次数为:$C_{10}^2=45$ 次,即使每次比较时,都把 α 控制在 0.05 水平上(即令 CER=0.05),但此时 EER=1−(1−0.05)45=0.90。这表明做完 45 次多重比较后,所犯Ⅰ型错误的总概率可达到 0.90。事实上,选用 t 检验进行多重比较,仅仅控制了 CER,却大大增加了 EER。这两个概念与下面的概念都是对理解定量资料进行单因素多水平的多重比较分析时有用的概念。

十四、最大实验误差率

最大实验误差率(Maximum Experimentwist Error Rate,MEER)指在任何完全或部分无

效假设下,做比较所犯Ⅰ型错误的最大概率。当在完全无效假设下进行比较时出现的实验误差率为 EERC(Experimentwise Error Rate Under the Complete Null Hypothesis);在部分无效假设下进行比较时出现的试验误差率为 EERP(Experimentwise Error Rate Under the Partial Null Hypothesis)。

在最初所作的整体方差分析中,控制的是 EERC,而不是 EERP 或 MEER。

第六节　统计方法简介

一、参数检验方法

(一)正态性检验(Test of Normality)

(1) Shapiro-Wilk 正态性检验(也叫 W 检验):用于检验一个随机样本是否取自正态分布。该检验受统计用表的限制,只能用于样本含量 $5 < n \leqslant 50$ 的情形。当 $n > 50$ 时,不能用该检验。H_0:样本的总体分布为正态分布,当检验统计量 T 值大于限定界值 W_p 时,接受 H_0 假设,即符合正态分布。

(2) D 检验:由 R. B. D. Agostino 于 1971 年提出,是正态检验的一种,适用于样本含量 $50 < n < 1000$ 的情形。该法用公式计算 D 检验统计量,然后根据样本大小和检验水准 α 查正态性检验用的 D 临界值表,以获得临界值,所算得的 D 值落在相应检验水准 α 的下限与上限之间,则表明 $P > \alpha$。

(3) Kolmogorov 检验(也称 Kolomogorov-Smirnov 单一样本检验):此法用于研究由样本资料算得的第 i 个点和第 $i-1$ 个点上的经验累计分布函数与正态分布的累计分布函数之间的最大偏差,进而根据最大偏差的分布规律做出统计推断。适用于样本含量 $n > 2000$ 的情形。

(4) 矩法:即 μ 检验,又称动差法,是以正态分布为检验统计量的理论分布而做出统计推断的一种方法。用数学上矩的原理推导出偏度系数 g_1 与峰度系数 g_2,分别对偏度系数与峰度系数进行 μ 检验[偏度系数(Skewness)/SE,峰度系数(Kurtosis)/SE],当两者的 μ 检验均无显著性($\mu < 1.96$)时,则可认为资料服从正态分布。此法样本越小,越容易满足两者都小于 2 的接受标准。所以适合大样本,如样本含量 $n > 100$。

(二)方差齐性检验(Homogeneity of Variance Test)

从两个或多个总体方差未知的总体中抽样,样本方差不符是否是由于抽样误差所致,就需要进行方差齐性检验。用 t 检验或方差分析检验两样本均数或多个样本均数的差别有无统计学意义的前提条件之一为两总体方差或多个总体方差均相等。由于抽样误差的存在,即使两总体方差或多个总体方差相等,所抽得的样本方差也不一定相等,因此在进行 t 检验或方差分析之前要对样本进行方差齐性检验。

实现此检验的方法有多种,如 Bartlett 的 χ^2 检验、Levene 检验、"0"Brien 的 F 检验和 Brown-Forsythe 的 F 检验等。

(1) Bartlett 的 χ^2 检验适用于两样本和多样本方差齐性检验,主要用于正态分布的资料,对于非正态分布的数据,检验效果不理想。

(2) Levene 的 F 检验是将原始数据通过与算数平均数的绝对差转换为一个新的数据,再

进行 F 检验。主要用于检验两个或两个以上样本间的方差是否齐性。要求样本为随机样本且相互独立。Levene 的 F 检验既可以用于正态分布的资料，也可以用于非正态分布的资料或分布不明的资料，其检验效果比较理想。所以 SAS 与 SPSS 软件作多组均数比较方差齐性检验时，以 Levene 检验作为默认方法。SPSS 软件还用 Levene 检验比较两组均数的方差是否齐性。

（3）"0"Brien 的 F 检验是 Levene 的 F 检验的修正方法。

（4）Brown-Forsythe 检验是对 Levene 检验的扩展，不但可以使用数据与算数平均数的绝对差，也可以使用数据与中位数和调整均数（Trimmed Mean）的绝对差。

（三）t 检验（t Test）

t 检验是"Student's 检验"的简称，它以 t 分布为基础，是计量资料中最常用的假设检验方法，常用于两均数比较的假设检验，属于参数检验。

t 检验是假设检验的一种常用方法，当方差未知时，可用来检验一个正态总体或两个正态总体的均值假设问题，也可以用来检验成对数据的均值假设问题。具体内容可参考《概率论与数理统计》。用于比较均值的 t 检验可以分成以下三类：

（1）单组设计的 t 检验（One Sample t-Test）：对一组同质的受试对象不按任何其他因素进行分组，直接观测或给予一种特定处理后观测这些受试对象某一个或某些定量指标的取值大小。通常用于样本均数与总体均数的比较，其检验分析的目的是推断样本是否为某总体的随机样本或样本所代表的总体均数 μ 与已知的总体均数 μ_0 有无差别，已知的总体均数一般为理论值、标准值或经大量观察所得到的稳定值等。

（2）配对设计的 t 检验（Paired t-Test）：配对设计的特点是相同指标的观测结果成对出现，每一对中的两个数据要么来自同一个体、要么来自亲代相同的两个个体、要么来自条件接近但并非同源的两个个体。根据上述三个条件，又可将配对设计细分为三个种类：同一受试对象接受某种处理前后的结果比较，称为自身配对设计；从同一亲代的子代中选择两个条件相同或相近的个体接受不同处理后的结果比较，称为同源配对设计；选择两个条件相近的个体，如性别相同、体重、年龄、病情等各方面都十分接近的配成一对，分别接受两种不同处理后的结果比较，称为条件相近者配对设计。使用配对设计的 t 检验时，要求每对数据的差量服从或近似服从正态分布，否则需要进行数据转换，或直接对差量进行符号秩和检验。

（3）成组设计的 t 检验：相同指标的观测结果是两组独立的数据。用于完全随机设计的两样本数的比较，目的是推断两样本均数 $\overline{X}_1$ 和 $\overline{X}_2$ 分别代表的两总体均数 μ_1 和 μ_2 有无差别。成组 t 检验要求两样本分别服从或近似服从正态分布。否则需要进行数据转换或直接对差量进行符号秩和检验。

（四）t' 检验（Separate Variance Estimation t-Test）

当通过方差齐性检验推断出两样本所对应的两总体方差不等时，两小样本均数的比较可以采用 t' 检验——即近似 t 检验。t' 检验有以下三种方法：

（1）Cochran&Cox 法：对临界值校正。

（2）Satterthwaite 法：对自由度校正。方法常用。

（3）Welch 法：对自由度校正。

（五）方差分析（Analysis of Variance，ANOVA）

方差分析是处理实验研究资料时重要的分析方法之一，代表数据是否具有统计意义。一般一组数据代表某个条件或因素,方差分析可以判断选取的因素是否有意义,是否是重要影响因素。

用方差分析的前提条件与成组设计定量资料进行 t 检验的前提条件完全相同,即资料符合独立性、正态性和方差齐性。

(1)一元(向)方差分析(One-way,ANOVA):对于单因素 k 水平($k \geqslant 3$)设计定量资料,只有一个因变量时,可用单因素方差分析比较各组均数。进行一元方差分析时,一般使用 F 检验。

(2)多元方差分析(Multivariate Analysis of Variance,MANOVA):对于多因素 k 水平设计定量资料,测得多个因变量时,可用多元方差分析。进行多元方差分析时,有以下四种方法:Wilks' Lambda、Pillai's Trace、Hotelling-Lawley Trace、Roy's Greatest Root。其中最常用的是 Wilks' Lambda 法,它是进行因变量方差分析的直接方法。Wilks' Lambda 统计量可转换成 F 分布,这样就很容易得到 P 值,所以一些多元方差分析用 F 值和自由度,而不使用 Wilks' Lambda 值。

在 SAS 中使用 GLM 过程对资料进行方差分析时,会有四型方差,即 Type I SS、Type II SS、Type III SS 和 Type IV SS。当所分析的资料属于平衡资料(即因素的各水平组合下观测的例数相等)时,这四型方差的结果一致。只有在不平衡资料(包括平衡不完全配伍组设计资料)时,才会面临从四型方差中选一个。在无附加特殊选择的条件下,系统将自动给出 Type I SS 和 Type III SS,通常只需在这两型方差中选择一个。有关四型方差及其选用的详细内容,可参见 SAS 帮助,表 2.8 列出了其中的主要区别。

表 2.8　四型方差的选择条件

方差类型	选择条件
Type I SS (Sequential SS)	模型中的因素顺序会影响实验结果的产生
Type II SS (Hierarchical or Partially Sequential SS)	平衡的模型、主效应模型、纯回归模型;一个效应不包含在其他效应中;各因素的离均差平方和不等于由整个模型所算得的离均差平方和
Type III SS 和 Type IV SS (Marginal or Orthogonal SS) and (Goodnight or Balanced SS)	(通常情况下,这两型方差的结果一致,除非数据有缺失)因素顺序不影响实验结果的产生;一个效应不涉及其他不包含该效应的参数;各因素的离均差平方和不等于由整个模型所算得的离均差平方和

在对均值进行假设检验时,一般有两种参数检验方法,即 t 检验与方差分析。t 检验仅用在单因素两水平设计(包括配对设计和成组设计)和单组设计(给出一组数据和一个标准值的资料)的定量资料的均值检验场合;而方差分析用在单因素 k 水平设计($k \geqslant 3$)和多因素设计的定量资料的均值检验场合。应当进一步说明的是,方差分析有十几种,不同的方差分析取决于不同的设计类型。很多人习惯于用 t 检验取代一切方差分析,这样做是很危险的。具体见本节的(九)。

(六)多组均数间的多重比较

进行方差分析,可以得知某因素对观测结果有无显著性,但这仅表明该因素各水平的均数之间总体上有显著性差异,但并不知道任何两个均数之间是否有显著性。要进一步知道哪两组之间有差异,就要使用均数间的多重比较。最简单的方法就是使用成组的 t 检验,但是随着比较次数的增多,犯 I 型错误的概率就会增大。为了控制犯 I 型错误的概率,统计学发展了一系列两两比较的方法。

下面是 SAS 可以使用的多重比较方法:BON、DUNCAN、DUNNETT(包括 DUNNET-TL、DUNNETTU)、SNK、REGWQ、WALLER、TUKEY、LSD、SCHEFFE 等。

在这些方法中,应根据不同的使用条件和使用环境来选择不同的方法。一般当需要对所有处理组均数分别与对照组比较时,选用 DUNNETT 法;当需要对所有各组进行两两比较时,一般最常见的是选用 SNK 法、DUNCAN 法和 TUKEY 法,这里我们也建议大家使用 REGWQ 法,该法是控制总比较错误率(EER)的比较方法,并且比较保守、稳健,适于药品检验的性质。当然,为了探索,使用一些较敏感的方法也是必要的,因此在选择这些方法时,需要对这些方法有更多的了解。有关这些方法的详细使用方法,请参见 SAS 帮助。

应该强调的是,这类两两比较的方法主要是用 means 语句对该语句中的主效应(即单个因素)进行各水平之间的比较。当有显著交互作用时,无法实现某一固定因素水平与另一因素的诸水平之间进行两两比较。而应使用 contrast 语句[见本部分的(八)]。

(七)协方差分析(Analysis of Covariance)

协方差分析又称带有协变量的方差分析(Analysis of Variance with Covariates)。在比较两组或两组以上均数间的差异有无统计学意义时,要求除了比较处理因素对观测指标有影响外,其他可能影响观测指标的因素在各处理组间保持基本一致,以达到均衡可比。然而在实际工作中,有时受实验条件的限制或试验设计的疏忽,造成某些对观测指标有影响的因素在各组间不均衡,须在统计分析时,通过一定的方法来消除这些因素的影响后,再对处理因素作出统计推断,这些影响因素称为协变量(covariate)。如果所消除的影响因素是分类变量时,可用多因素的方差分析,若影响因素是数值变量,就可考虑用协方差分析。

协方差分析是将回归分析与方差分析结合的一种统计分析方法,其利用协变量与观测指标间的线性回归关系扣除协变量的影响,再对要分析的因素做方差分析。

协方差分析的作用有:①降低试验误差,矫正处理平均数,实现统计控制;②做出不同变异来源的相关关系分析;③估计缺失数据。

进行协方差分析的基本假定前提:①自变量是固定的变量,因而处理效应属固定型;②随机误差是独立的(与处理效应无关),且服从正态分布,从样本来说,即各处理的离回归方差是同质的,没有显著差异;③各个处理的总体都是线性的,且具有共同的回归系数,因而各处理总体的回归是一组平行的直线。从样本来说,误差项的线性回归是显著的,而误差项的回归系数之间的差异是不显著的。

(八)具有显著交互作用项的不同水平间的多重比较与 contrast 语句介绍

完成方差分析后,当发现某两个因素之间的交互作用项有显著性时,为了进一步分析各因素相应水平的组合效果,找到最佳试验组合,需要控制一个因素在某一水平上与另一个因素的各水平间进行两两比较。SAS 中用 contrast 语句在 Proc GLM 过程可以很容易地实现这一功能。

该语句既可用于 means 语句能解决的场合,也可用于 means 语句不能解决的场合。但由于 contrast 语句写起来很麻烦,故在 means 语句能解决的场合,一般使用 means 语句。

设因素 A 有 2 个水平,因素 B 有 3 个水平,且 A * B 有显著性,则表明 A 与 B 的不同水平组合所形成的不同实验条件对试验条结果的影响相差很大。此时,实际工作者关心的是这两个因素分别取什么水平时,效果最好。这就需要先把 A 因素分别控制在 A_1、A_2 水平上,对 B 因素的 3 个水平相互之间进行两两比较;然后,再把 B 因素分别控制在 B_1、B_2 水平上,对 A 因素的 2 个水平之间进行两两比较。

控制因素 A 的语句写法如下:

```
Proc GLM;
class a b;
model x=a b a * b /ss3;
contrast '(b1 vs b2)/a1' b 1 -1 0 a * b 1 -1 0;
contrast '(b1 vs b3)/a1' b 1 0 -1 a * b 1 0 -1;
contrast '(b2 vs b3)/a1' b 0 1 -1 a * b 0 1 -1;
contrast '(b1 vs b2)/a2' b 1 -1 0 a * b 0 0 0 1 -1 0;
contrast '(b1 vs b3)/a2' b 1 0 -1 a * b 0 0 0 1 0 -1;
contrast '(b2 vs b3)/a2' b 0 1 -1 a * b 0 0 0 0 1 -1;
run;
```

从语句中不难看出,该例中 b 后的第一列为 b_1 水平,第二列为 b_2 水平,第三列为 b_3 水平。a * b 相当于有 6 个水平,前 3 个水平与 a_1 有关,后 3 个水平与 a_2 有关。控制 a_1 时,令与 a_2 有关的后 3 列系数为 0,这 3 列的 0 可以省略不写;但当控制 a_2 时,与 a_1 有关的前 3 列为 0,这 3 列的 0 出现在前面,必须写出来。无论控制的是 a_1 还是 a_2,因素 b 都有 3 个水平,每次只能比较其中的 2 个,其中的一个用 1 表示,另一个用 -1 表示,暂时不参加比较的低水平用 0 表示。

控制因素 B 的语句写法如下:

```
Proc GLM;
class b a;
model x= b a b * a /ss3;
contrast '(a1 vs a2)/b1 a 1 -1 b * a 1 -1;
contrast '(a1 vs a2)/b2 a 1 -1 b * a 0 0 1 -1;
contrast '(a1 vs a2)/b3 a 1 -1 b * a 0 0 0 0 1 -1;
run;
```

正确写 contrast 语句需要注意以下几点:

(1) 把其他因素固定在某水平上,对与该因素有显著交互作用的另一因素的任何 2 个水平之间进行比较。如前面的例子。

(2) 把其他因素固定在某水平上,对与该因素有显著交互作用的另一因素的全部水平之间进行方差分析。沿用上面的假设,则在 a_1 条件下对 b 因素各水平进行两两比较的语句可写成:

```
Contrast '(b1-b3)/ a1' b 1 -1 0 a * b 1 -1 0,
b 1 0 -1 a * b 1 0 -1;
```

因为 b 的水平数为 3,自由度为 2,每做一次 2 水平之间的比较,自由度为 1,所以需要写两句,中间用逗号,句末用分号结束。

(3) 仅对主效应的各水平之间进行比较。要弄清楚该主效应共有多少水平,每次是比较 2 个水平还是 2 组水平。设 a 有 7 个水平,则第 1 与第 4 两水平比较可写成:

Contrast 'a1 vs a4' a 1 0 0 −1 0 0 0;

而 1、2、3 水平合并与第 7 水平的比较可写成:

Contrast 'a1a2a3 vs a7' a 1 1 1 0 0 0 −3;

必须使要比较的两部分各自的系数之和的绝对值相等,符合相反,其他比较方法相同,依次类推。

有关 Contrast 语句的实际应用,可参见黄燕、吴平等编写的《SAS 统计分析及应用》。

(九)t 检验与方差分析处理资料的区别

在对均值进行假设检验时,一般有两种参数检验方法,即 t 检验与方差分析。t 检验仅用在单因素两水平设计(包括配对设计和成组设计)和单组设计(给出一组数据和一个标准值的资料)的定量资料的均值检验场合;而方差分析则用在单因素 k 水平设计($k \geqslant 3$)和多因素设计的定量资料的均值检验场合。应当进一步说明的是,方差分析有十几种,不同的方差分析取决于不同的设计类型。很多人习惯于用 t 检验取代一切方差分析,这是很危险的。下面是一个六次均值比较的 t 检验与方差分析的主要区别,如表 2.9 所示。

表 2.9　用 t 检验与方差分析处理资料的区别

项目	t 检验	方差分析加 q 检验
资料的利用率	低:每次仅用两组	高:每次要用全部数据
对原实验设计的影响	残:割裂了整体设计	全:与原实验设计相呼应
犯假阳性错误的概率(假定 $\alpha = 0.05$)	大:$1 - (1 - 0.05)6 = 0.265$	小:0.05
因素之间的交互作用分析能力	不能	能
结论的可靠性	低:统计量的自由度小($v = 18$)	高:统计量的自由度大($v = 36$)

注:自由度大,所对应的统计量的可靠性就高,它相当于"权重",也类似于产生"代表"的基数,基数越大,所选出的"代表"就越具有权威性。

(十)多元方差分析及其优点

多元方差分析用于对多个变量同时进行的方差分析(Several Dependent Variables),与 ANOVA 的方式相似。如果多元方差分析有显著差异,必须进行单一变量效应的分析,如对每个因变量进行方差分析。如果某一变量效应有显著意义,还要进行必要的 Post Hoc Tests。多元方差分析主要用于回答以下问题:①几个因变量联合在一起,是否因自变量的不同而不同?如外科医生和心理学家是否在如下人格特质上有区别?谦卑(Abasement)、野心(Aggression)、成就感(Achievement)、控制力(Dominance)、冲动性(Impulsivity)等。②在多元方差分析中,所建立的一个新的因变量试图使各处理组之间的差异最大化。③新的因变量是各因变量的线性联合。

使用 MANOVA 有下列优点:

(1) 实验者可以用 MANOVA 改进因实验处理导致的不同的差异性。

(2) 由于只有"一个"因变量用于分析,可以防止因为多项比较造成的 Yype I 方差的扩大。

（3）能够更有效地显示单独使用 ANOVA 不能显示的差异。

但应记住，进行多元方差分析也需要如下一些假设前提：

（1）多变量的正态性。

（2）各因变量的抽样和它们的所有联合曲线都为正态分布。

（3）方差与协方差矩阵是方差齐性的。

（4）用 Box's M tests 进行检验时，建议其 $p < 0.001$ 为一项判断标准。

（5）符合线性叠加原理，即总体等于部分之和。

（6）符合如下假设：即所有的因变量对子之间均为线性关系。

（7）多重共线性中的变量对子之间的相关性较高（$r > 0.8$）；并且其变异性丰富。这种变异性是两个或多个其他变量的联合变异。

二、非参数检验方法

（一）指数分布的 Lilliefors 检验

该检验方法于 1969 年问世，用于检验总体分布是否为指数分布的检验。H_0：样本的总体分布为指数分布。根据 n，$p = 1 - \alpha$，如果 $n > 100$，用查得的表中数值再除以 $\sqrt{n}$ 即为界值 W_p，如果检验统计量 T 值大于界值 W_p，则在 α 水平上拒绝 H_0，反之则不拒绝 H_0。

（二）Hollander 极端反应检验

该方法于 1963 年提出。当对试验组和对照组进行比较研究时，发现试验组在接受处理因素后出现的反应有时并不是倾向于一个方向，而是倾向于出现向两个相反方向反应，这种现象称为极端反应。要对极端反应进行检验，必须设置对照组。该检验方法可用于对抑郁药品的检验。

H_0：为两样本来自同一个总体，即试验组不产生极端反应。根据 n_1，$N = n_1 + n_2$ 和 α 查表得 $C\alpha$ 值，如果检验统计量 G 值小于或等于表中相应的 $C\alpha$ 值，则在 α 水平上拒绝 H_0，反之则不拒绝 H_0。

（三）配对计数资料的 McNemar 检验

该方法于 1947 年提出，用于配对计数资料的检验，主要分析配对资料中对照组和处理组的频数或比率是否有差异；也可分析同一批观察对象用药前后或试验前后的结果有无差异。应用条件是，配对的样本为随机样本，对子之间相互独立，资料为两类结果的计数资料。如"是"或"否"、"阴性"或"阳性"、"有反应"或"无反应"。

H_0：为对照组和处理组阳性率相等。若是双侧检验：按正态分布取 $\mu_{\frac{\alpha}{2}}$ 值作为界值。如果检验统计量 $|\mu|$ 大于或等于界值的绝对值 $|\mu_{\frac{\alpha}{2}}|$，则在 α 水平上拒绝 H_0。若是单侧检验，如果计算的 μ 值大于或等于右尾界值 μ_α，或小于或等于左尾界值 μ_α，则在 α 水平上拒绝 H_0。

（四）符号检验（Sign Test）

符号检验是根据正、负号进行假设检验的方法。不要求观察值服从何种分布，仅要求配对数据能比较大小，其目的仅要求检测两组数据是否有差别或一组是否优于另一组。常用以下两种检验方法。

1. 配对资料的符号检验

当配对计量资料不具备参数检验条件时，可采用符号检验法。其以各对数值间的差值之正负号为依据,来检验两种处理或一组受试对象处理前后的效果有无差别。

两组配对资料中,每一对观察值的差值,大于 0 的记为"+",小于 0 的记为"-",等于 0 的记为"0"。分别计算"+"、"-"号的个数,并以个数较少的定位统计量 K,"+"、"-"号个数之和为 n。根据 n 值和 K 值查表,得到 P 值,最后按选择的检验水准(α)做出结论。

2. 样本中位数与总体中位数比较的符号检验

将样本中位数与总体中位数(常为标准值或大量观察的稳定值)做比较,目的是推断样本是否来自已知中位数的总体,即样本所代表的总体中位数是否等于某一已知的总体中位数。检验的方法与配对资料的符号检验相同,只是这里将各观察值大于、小于与等于已知总体中位数者分别记为"+"、"-"与"0"。

由于符号检验利用的信息量较少,因此效率较低。一般常应用于无法正确定量的数据。应用于符号检验的数据即使估计不正确,只要能得到配对数据的相对大小就能满足要求,但这样的数据不能用 t 检验处理。

(五)符号秩次检验

"秩"又称等级,按数据大小排定的次序就叫"秩次"。上述次序号的和称"秩和",秩和检验就是用秩和作为统计量进行假设检验的方法。

符号秩次检验也叫配对符号秩和检验法、Wilcoxon 秩和检验或 Wilcoxon 配对比较法,是配对资料符号检验法的改进,用于配对设计资料中比较两处理效应。检验效率比符号检验高。其基本思想为若两种处理的效应相同,则每对变量的差数之总体分布以 0 对称,这时差数总体的中位数为 0。因此若 H_0(差数的总体中位数为 0)成立,则样本的正、负秩和应相近,T 值较大,这时的 P 值越大。反之,若正、负秩和相差愈大,则 T 值愈小,假设检验成立的可能性也愈小。

其检验方法是:将各对数据的差值的绝对值从小到大编秩,并标明原差值的正负号。编秩时,若差值为 0,弃去不计;若有几个差值的绝对值相等,则取其平均秩次。分别求正、负秩次之和,并以绝对值较小者为统计量 T 值,以正、负差值的总个数为 n。根据 n 及 T 值查表得 P 值,按所取检验水准作出推断结论。当 $n>25$ 时,可按正态分布进行 u 检验并得出结论。

(六)两组比较的秩次检验

符号检验和符号秩次检验都需要应用配对比较,一个更普遍的两组秩次比较要比符号检验与符号秩次检验应用得更广泛,该检验法又称 Mann-Whitney U 检验,是 1947 年建立的利用两样本观察值的秩来推断两样本分别代表的总体中位数有无差别。检验假设 H_0:两总体分布相同,备择假设 H_1:两总体分布形式相同但位置不同。适用于数值变量和有序分类变量资料。

该法的检验效率等价于 Wilcoxon 秩和检验,高于其他用于未知差别的检验。

(七)多组比较的秩次检验

也叫 Kruskal-Wallis(K-W)检验或 H 检验法。本检验是利用多个样本的秩和来推断各样本分别代表的总体的位置有无差别。相当于单因素方差分析的非参数方法。适用于数值变量和有序分类变量,前提是样本来自的总体分布除位置可能不同外,其他均相同,故检验假设为 H_0:各总体的分布相同。该法也适用于两样本的比较,此时与 Mann-Whitney 完全等价。

当结论为各组有显著差别时,Kruskal-Wallis 检验法没有给出差别在哪些组的检验方法。

当组数不多时(3~4 组),可应用两组比较的秩次检验;当组数较多,进一步要作多个样本间的两两比较时,可使用 u 统计量的方法进行。

（八）各组与对照组比较的秩次检验

该法属于多组比较的各组与对照组比较的秩次检验,要求所有组的观察数相等。

（九）两因素多个样本比较的秩次检验

也叫配伍组(随机区组)设计多个样本比较的秩和检验或 Friedman 秩和检验。对于配伍组设计的实验数据,若各实验组不能满足方差分析的正态性和方差齐性要求,不宜做配伍组设计方差分析,可采用 Friedman 秩和检验。其基本思想是:各区组内的观察值按从小到大的顺序进行编秩;如果各处理的效应相同,各区组内秩 $1,2,\cdots,k$ 应以相等的概率出现在各处理(列)中,各处理组的秩和应该大致相等,不太可能出现较大差别。如果按上述方法所得各处理样本秩和 $R_1,R_2,\cdots,R_k$ 相差很大,便有理由怀疑各处理组的总体分布是否相同。

（十）K 个独立样本的 Smirnov 检验

用于处理完全随机设计的资料,这类资料也可用 Kruskal-Wallis 检验和正态计分检验来处理。后两种方法只对不同总体的均数和中位数的差异敏感,对其他差异尤其是方差的差异不敏感。而实际工作中遇到的资料不但均数可能有差异,而且也可能还伴有方差的差异和其他差异。此时用 Smirnov 检验处理资料更有效。但此种检验方法的主要限制是只能处理 n 相等的样本。对于 n 不相等的样本资料,尚未制定出可用的统计用表。故使用不多。

Smirnov 检验方法主要有 Birnbaum-Hall 检验、单侧以及双侧 K 个样本 Smirnov 检验。由于使用不广泛,在这里不再详述。

（十一）Spearman 等级相关

简单相关系数只适用于呈正态分布的计量资料,如果遇到一些成对资料,它们不服从正态分布,其结果不能用具体数字表示;而是等级资料以半定量的级别表示,若要研究其相关性,常用 Spearman 等级相关法。其基本思路是:将成对资料按从小到大的顺序分别进行编秩,根据秩次之差 d 和变量值的对子数 n 求出 Spearman 等级相关系数 r_s,r_s 值界于 -1 与 1 之间,r_s 为正时,表示正相关,r_s 为负时,表示负相关,r_s 为零时,表示无相关。

（十二）Kendall 秩相关

1938 年提出的一种可用于非正态分布计量资料或等级资料的相关测度,称为 Kendall τ。符号 τ 表示相关测度的总体指标,$\hat{\tau}$ 表示相应的样本指标。该法以样本观察值的秩次为基础,Kendall τ 值变化范围为 -1~$+1$ 之间。$\hat{\tau}$ 的绝对值越大,表示两变量相关程度越密切,$\hat{\tau}$ 的正负号代表正相关和负相关。$\hat{\tau}$ 和 r_s 有相似性,但两种统计量测度相关的方式不同,因此计算的数值也不同。$\hat{\tau}$ 和 r_s 之间的重要差异之一是:$\hat{\tau}$ 为总体参数 τ 无偏估计。其基本思路是:$H_0:\tau=0$,即 X 和 Y 无相关。根据对子数 n 和 $\alpha/2$,得到界值 $\tau*$,如果计算的 $|\hat{\tau}|$ 值大于界值 $\tau*$,$P<\alpha$,则在 α 水平上拒绝 H_0,接受 H_1。

（十三）等级分组资料的 Ridit 检验

Ridit 是指与特定分布(Relative to an Identified Distribution)相对应的单位(unit)的缩写。实际上是将等级资料的等级变量看成是一种连续性变量,通过对资料的频数分布作积分变换,给每一等级赋予所谓的 Ridit 值,在此基础上对各组进行分析和比较。

1. 样本与总体比较的 Ridit 检验

总体可作为比较时的标准组,但总体常常不易获得,通常可选择一个公认比较稳定,而且例数较多的组作为标准组,把它作为总体看待。进行 Ridit 分析时,先计算标准组各等级的 Ridit 值 R 以及标准组的平均 Ridit 值 $\bar{R}$(此值恒为 0.5),然后以标准组各等级的 R 值为标准,分别算出对比组的平均 R 值及可信区间。如果对比组的 95% 可信区间包含 0.5,就认为样本与总体在 0.05 水平上没有显著差别,反之,则有显著差别。

2. 两样本比较的 Ridit 检验

将对比的两组合并作为标准组,求出各等级的 R 值,再据此分别计算两组的平均 Ridit 值 $\bar{R}$,进行 U 检验。

3. 多个样本比较的 Ridit 检验

将各组合并作为标准组,求出各等级的 R 值,再据此分别计算各组的平均 Ridit 值 $\bar{R}$,进行 χ^2 检验。

(十四)Cox-Staurt 趋势检验

目的是检验一个时间序列是否存在上升或下降趋势。其基本思想是:如果存在上升趋势,则序列中后面的数值倾向于大于前面的数值,反之亦然。因此在序列中取出一些数据对,观察这些数据对中前后两个数据大小,若大多数数据对中后面的数据大于前面的,我们就倾向于认为序列存在上升趋势,反之,则倾向于认为序列存在下降趋势。当然对数据对中前后数据的间隔 c 有一定的要求,c 太小易受序列随机波动影响,c 太大易导致数据对的数目太小。因此,当 n 为偶数时,$c=n/2$,此时可配成 c 对数据。当 n 为奇数时,$c=(n+1)/2$,此时可配成 $c-1$ 对数据,中间的一个数据(第 c 个数据)没有配上对。在所有的数据对中,若前面的数据大于后面的数据,则将此数据对记为一个"$+$";若前面的数据小于后面的数据,则将此数据对记为一个"$-$";前后数据一样的数据对不记。然后统计"$+$"的总个数,记为 S_+,统计"$-$"的总个数,记为 S_-,即为检验统计量。若序列不存在趋势,则 S_+ 与 S_- 都服从 $P=0.5$ 的二项分布,据此确定检验的拒绝域。

(十五)拟合优度检验(Goodness of Fit Test)

又称拟合适度检验,是关于"实际观测结果与理论期望结果一致"的拟合(或描述)效果的统计检验。与显著性检验不同,拟合优度的结论不是简单的"否定"和"接受",其检验对象是拟合优度,即实际观测结果与理论期望结果接近程度的度量。不拒绝 H_0,认为用给定分布族中的分布拟合观察数据是可以接受的。拟合优度检验主要有以下两种。

1. 卡方拟合优度检验

该检验于 1900 年提出,目的是判断样本是否来自某个特定的分布。其基本思想是:将样本分为 k 个组段,得到 k 个频数,根据 k 个组段值域,计算总体分布为 $F(X)$ 时,X 取值于这些组段的概率,将这些概率乘以 n 得到 k 个期望频数。根据 χ^2 值大小确定 P 值,作出推断。

卡方拟合优度检验不仅可用于检验样本的理论分布,也可用于检验任何"理论值与实际值的偏离",例如曲线拟合中的拟合优度检验。

2. Kolmogorov-Smirnov 拟合优度检验

这也是一种拟合优度检验,即判断样本是否来自某个特定分布为一致累积分布函数。

卡方与 Kolmogorov-Smirnov 拟合优度检验的区别如表 2.10 所示。

表 2.10　卡方与 Kolmogorov-Smirnov 拟合优度检验的比较

拟合优度检验	对总体分布的要求	适用数据类型	样本含量	功效
卡方	可未知	可用于分类资料	大样本	较差
Kolmogorov-Smirnov	已知并连续	不可用于分类资料	小样本	较好

（十六）Kappa 评价

用 Kappa 值作为评价判断一致性程度的指标,在疾病流行学调查和临床试验等方面已得到广泛应用。Kappa 值为两个差值之比,在 $+1 \sim -1$ 之间波动,若 Kappa 值为 $+1$,说明两次判断完全一致;若为 -1,说明两次判断完全不一致;若为 0,说明两次观察结果是由于机遇造成的。在实际应用中,Kappa 值只有在 $0 \sim +1$ 间判断一致性才有意义。Kappa 值越大,表明一致性越好。一般来说,Kappa 值 ≥ 0.75,说明已取得相当满意的一致程度,若 Kappa 值 ≤ 0.4,则说明一致程度不够理想。

三、多元统计分析方法

前面讲述的各种计量资料的分析方法着重于研究一个变量的分布特征或比较该变量在各因素水平间的差异,这种分析是单变量的分析。在自然界中,许多事物和现象之间是相互联系与相互制约的,因而研究的问题不能只限于一个变量,而是涉及研究两个甚至更多变量之间的关系,这时,我们就需要用到多元统计分析方法。

多元统计是最复杂的一类统计分析,近年来随着现代计算机技术和统计学的发展,已经出现越来越多的方法及分析模型。一般多元分析包括多元方差分析、多元回归(包括多元线性回归模型、非线性回归和多项式回归)等。一般根据多元分析的目的进行方法的选择。具体可参见本书第五章第五节。

（一）多元方差分析

当我们的试验设计中有两个或多个因素对试验结果有影响时,就需要应用到多元方差分析。如在拉丁方设计、析因设计、正交设计中都需要进行多元方差分析。有关多元方差分析的内容已经在本节中的方差分析中谈过,这里不再赘述。

（二）判别分析（Discriminant Analysis）

判别分析是根据已掌握的一批分类明确的样品的某些特征指标构造判别函数(即分类标准),来指导对未知类别的新样品进行归类的一种多元统计分析方法。

判别分析在生产、科研和日常生活中应用非常广泛。例如,在医疗诊断中,根据某人多种体检指标(如体温、血压、白细胞等)来判别此人是有病还是无病。总之,在实际问题中,需要判别的问题几乎到处可见。

判别分析的一般步骤为:

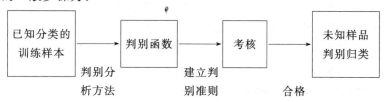

判别函数及判别准则建立后必须进行考核。考核就是将样品逐一用所建立的判别准则进

行归类,求出其假阳性率、假阴性率及总的错误率。

判别分析的方法有 Fisher 判别、Bayes 判别和最大似然法判别等,不同的判别分析有其特定的使用条件,同一批数据用不同的方法处理可能得出不尽相同的结果。

在 SAS 中使用 Discrim 过程进行判别分析,它根据一个分类变量和若干数值变量的数据计算出各种判别函数(判别准则),再将该批数据或其他数据中的观测分别归入已知类别中去。具体参见 SAS 帮助。

(三)聚类分析(Clustering Analysis)

聚类分析是将随机现象归类的统计学方法。其实质就是寻找一种能客观反映元素之间亲疏关系的统计量,然后根据这种统计量把元素分成若干组或类。这些组或类不是事先给定的,而是根据数据特征而定的。从某种意义上说,组内各个成分相似,而组间成分相异。聚类分析有许多种,不管哪一种方法都不能说是分类最准确的一种方法。

在进行聚类分析时,要把分类依据的条件变为指标或变量,并要使对其进行分类的对象成为样品。常用的聚类统计量有距离系数和相似系数两类。距离系数一般用于对样品分类,而相似系数一般用于对变量聚类。

判别分析与聚类分析都是研究分类问题的多元统计分析方法,但前者是在已知分为若干个类的前提下,判定观察对象的归属;而后者是在不知道应分多少类合适的情况下,试图借助数理统计的方法用已收集的资料找出研究对象的适当归类方法。

聚类分析方法较多,其中以系统聚类法及在其基础上发展起来的一些方法较常见。

1. 系统聚类(Hierarchical Clustering Analysis)

将相似的样品或变量归类的最常用聚类方法。其基本思想是逐步把距离近的类合并在一起。步骤是先将 n 个元素(样品或变量)看成 n 个类,然后将性质最接近(或相似程度最大)的两类合并为一个新类,得到 $n-1$ 类。再从中找出最接近的两类加以合并,变成了 $n-2$ 类。如此下去,最后所有的元素全聚在一类之中。常用的系统聚类方法有最小距离法、最长距离法、中间距离法、重心法、类平均法、可变类平均法和离差平方和法等。

用系统聚类法进行聚类时,样品一旦划分到某个类以后就不变了,这就要求分类方法准确。

在 SAS 中使用 Cluster 过程进行系统聚类分析,提供了 11 种方法对数据集中的观测进行系统分类。数据可以是数值型的坐标,也可以是距离值。尽管这 11 种方法各不相同,但基本思想是一致的。具体可参见 SAS 帮助。

2. 动态样品聚类

也叫逐步聚类法。当待分类样品较多时,即大样本时,系统聚类分析将耗费较多的计算资源来储存相似系数矩阵,计算速度缓慢。另外,用系统聚类方法聚类,样品一旦归类后就不再变动了,这就要求分类十分准确。针对系统聚类方法的这些缺陷,统计学者提出动态聚类分析方法,这种分类方法既解决了计算速度问题,又能随着聚类的进展对样品的归类进行调整。动态样品聚类的原理是:首先确定几个有代表性的样品,称之为凝聚点,作为各类的核心,然后将其他样品逐一归类,归类的同时按某种规则修改各类核心直至分类合理为止。最常用的一种是 k-means 法。在 SAS 中使用 Fastclus 过程进行动态样品聚类,具体可参见 SAS 帮助。

3. 有序样品聚类(Ordinal Clustering Methods)

前面讲到的样品聚类分析方法,适用于无序样品的分类。在科学研究中还存在另一类型的资料,各样品在时域或空域存在自然顺序,如生长发育资料的年龄顺序,发病率的年代顺序。我们称这种样品为有序样品。对有序样品分类时要考虑到样品的顺序特性这个前提条件,分类时不破坏样品间的顺序,由此形成的样品聚类方法称为有序样品聚类。

4. 应用注意事项

聚类分析方法常用于数据的探索性分析,聚类分析的结果解释应密切结合专业知识,同时尝试用多种聚类方法分类,才能获得较理想的结论。

聚类前应对变量作预处理,剔除无效变量(变量值变化很小)、缺失值过多的变量。一般需对变量作标准化变换或极差变换,以消除量纲和变异系数大幅波动的影响。

较理想的样品分类结果应使类间差异大,类内差异较小。分类后,单变量时应用方差分析,多变量时应用多元方差分析检验类间差异有无统计学意义。

聚类分析还有其他一些新的方法,如模糊聚类(Fuzzy Clustering Analysis)、神经网络(Neuro-networks)聚类等在药品检验领域应用较少,本章不作介绍,如有需要,可查阅其他书籍或网络。聚类分析的实例可参考第二十三章。

（四）主成分分析（Principal Component Analysis）

主成分分析也称主分量分析,1933 年由 Hotelling 提出,是从多个数值变量(指标)之间的相互关系入手,利用降维的思想,将多个变量(指标)化为少数几个互不相关的综合变量(指标)的统计方法。在实际工作中,经常会遇到同时用多个观察指标并考虑众多的影响因素来评价某一事物,这时需要从众多指标之间是相互联系和影响这一点出发,通过对原始指标相互关系的研究,找出少数几个综合指标,这些综合指标是原始指标的线性组合,它既保留了原始指标的主要信息,又互不相关。这样一种从众多原始指标之间相互关系入手,寻找少数综合指标以概括原始指标信息的多元统计方法称为主成分分析。综合后的新指标则称原来指标的主成分,主成分分析还可用于揭示变量间的共线性。在 SAS 中使用 Princomp 过程进行主成分分析,具体可参见 SAS 帮助。

（五）因子分析（Factor Analysis）

在研究中有一些现象是难以直接观测的,通常称为不可测现象,它们只能通过其他多个可观测的指标来间接地反映。如"意识清醒"状态是一个不可测的现象,但可以通过患者的语言能力、辨识能力、记忆能力、理解能力、思维逻辑能力等一系列可观测的指标通过线性组合来反映。这里,由于各个可观测指标虽然彼此独立,但都不同程度地反映了"意识清醒"状态这一不可测现象,因此,人们可以通过这些可观测指标与"意识清醒"状态之间的线性相关性来反映这种不可测现象。

一般的,对于这种从分析多个相互独立而且可以解释的变量(原始指标)组合的相关关系入手,找到支配这种相关关系的有限个无法观测的潜在变量,并用这些潜在变量来解释原始指标之间的相关性或协方差关系的多元统计分析方法,即为因子(或因素)分析。

这里的"因子"是指一个(或一组)假设的、抽象的变量,其对观测变量发挥着支配或影响作用,因子可以分为公共因子(主因子)和特殊因子两种。公共因子是指一个假设的、抽象的变量,它可以用来解释两个或两个以上的原始变量;特殊因子则指一个假设的抽象的变量,它只能用来解释一个原始变量,与其他变量无关。

因子分析要求数据是定距变量以上的资料,根据研究的对象可以分为 Q 型因子分析和 R

型因子分析。通常研究变量之间的相互关系的因子分析称为 R 型因子分析,而研究样本之间的相互关系的因子分析,称为 Q 型因子分析。

在 SAS 中使用 FACTOR 过程进行因子分析,具体参见 SAS 帮助。

（六）典型相关（Canonical Correlation）

研究一组变量 $(Y_1, Y_2, \cdots, Y_n)$ 与另一组变量 (X_1, X_2, X_3) 之间的相关关系的方法即为典型相关。在 SAS 中使用 Cancorr 过程进行典型相关分析,具体参见本书第五章第四节和 SAS 帮助。

（七）多元回归（Multivariable Reggresion）

多元回归又称复回归,当一个（或多个）要素受多个要素的影响而随机变化时,其因变量的回归关系,称为多元回归。回归分析是处理变量的统计相关关系的一种数理统计方法。回归分析的基本思想是:虽然自变量和因变量之间没有严格的、确定性的函数关系,但可以设法找出最能代表它们之间关系的数学表达形式。

回归分析主要解决以下几个方面的问题:

（1）确定几个特定的变量之间是否存在相关关系,如果存在的话,找出它们之间合适的数学表达式;

（2）根据一个或几个变量的值,预测或控制另一个变量的取值,并且可以知道这种预测或控制能达到什么样的精确度;

（3）进行因素分析。例如,在对于共同影响一个变量的许多变量（因素）之间,找出哪些是重要因素,哪些是次要因素,这些因素之间又有什么关系等。

回归分析有很广泛的应用,例如实验数据的一般处理、经验公式的求得、因素分析、产品质量的控制、气象及地震预报、自动控制中数学模型的制定等。

多元回归分析是研究多个变量之间关系的回归分析方法,按因变量和自变量的数量对应关系可划分为一个因变量对多个自变量的回归分析（简称为"一对多"回归分析）及多个因变量对多个自变量的回归分析（简称为"多对多"回归分析）;按回归模型类型可划分为线性回归分析和非线性回归分析。使用的分析模型最常见的是多元线性回归、logistic 回归和 Cox 回归,有关该部分的详细内容,可参见本书第五章第五节。

四、卡方检验（χ^2 检验）

χ^2 检验是一种用途较广的计数资料的假设检验。主要是比较两个及两个以上样本率（构成比）以及两个分类变量的关联性分析。其根本思想就是在于比较理论频数和实际频数的吻合程度或拟合优度问题。对于 χ^2 检验,在众多统计书中说法不一,大多数书中将其归为非参数检验的范畴。在这里,我们将 χ^2 检验作为一个特殊的检验方法,单独进行讲述。

在计算自由度为 1 的 χ^2 时,如果总例数较大,用连续性校正与未用连续性校正的 χ^2 值相差很小,因此一般不影响结论;但当总例数较小时,用连续性校正与未用连续性校正的 χ^2 值相差较大,因此应用连续性校正是必要的,这样可避免较多的假阳性出现。

在进行 χ^2 检验时,如果每个细格内的理论频数小于 5,即使使用连续性校正,仍不能得出一个满意的 χ^2 近似值。1934 年,Fisher 提出精确概率计算法可用于细格内理论频数不大于 5 的情况。他的理论依据是超几何分布,并非 χ^2 检验的范畴,但由于在实际应用时常用它做四格表资料假设检验的补充,故把此法列入 χ^2 检验。

还有其他一些统计分析方法,如 Fisher 精确概率环套方法、Buker's 对称性检验、CMH 检验等。有的在后面的一些章节会涉及,这里就不再单独介绍了。

参考文献

[1]　徐天和,唐军.中国医学统计百科全书单变量推断统计分册[M].北京:人民卫生出版社,2004.

[2]　徐天和,田考聪.中国医学统计百科全书描述性统计分册[M].北京:人民卫生出版社,2004.

[3]　徐天和,王广仪.中国医学统计百科全书非参数统计分册[M].北京:人民卫生出版社,2004.

[4]　王炳顺.医学统计学及 SAS 应用[M].上海:上海交通大学出版社,2007.

[5]　孙振球.医学统计学[M].北京:人民卫生出版社,2003.

[6]　徐端正.生物统计在实验和临床药理学中的应用[M].北京:科学出版社,2004.

[7]　胡良平,李子建.医学统计学基础与典型错误辨析[M].北京:军事医学科学出版社,2003.

[8]　(美)S 伯恩斯坦,R 伯恩斯坦.全美经典学习指导系列统计学原理(上册)——描述性统计学与概率[M].北京:科学出版社,2004.

[9]　(美)S 伯恩斯坦,R 伯恩斯坦.全美经典学习指导系列统计学原理(上册)——推断性统计学[M].北京:科学出版社,2004.

[10]　http://www.medstatstar.com/coach/stat/classroom/ranktest.htm.

[11]　http://www.blackwellpublishing.com/specialarticles/jcn_9_381.pdf.

[12]　http://211.86.56.141/EWebEditor/UploadFile/200842411956651.ppt#256,1.

[13]　黄燕,吴平,等.SAS 统计分析及应用[M].北京:机械工业出版社,2006.

张　潇　谭德讲

第三章 实验设计的重要性、原则和主要类型

一切事物的发展,均是偶然性作用与必然性作用两个方面合力的结果。偶然性作用对事物的发展起次要的、不固定的作用关系。它的存在给人们认识事物的必然规律造成了极大的困惑。

科学研究的使命就是通过正确的实验设计和概率运算,揭示和/或排除偶然性因素,认识事物发展的必然性规律。如果忽略掌握正确的实验设计和数据处理,就可能给科研工作者带来错误的结论。本章主要对实验设计的相关问题进行概述。

第一节 实验设计的重要性

由于药品监测领域研究的对象(特别是生物体)具有极大的变异性,故往往导致实验结果有很大的随意性。在进行具体的实验之前,对所研究的问题进行全面的了解和调查,制定出切实可行的实验设计方案,不仅可以有效排除偶然因素造成的变异性,使实验误差降到最低限度,获得较为可靠的实验结果,而且还可节省人力、时间,降低实验成本,达到高效的实验目的。

例如[1]:有人用醋酸纤维素薄膜进行血红蛋白分离、鉴定。由于电泳方法不同,效果各异,为达到分离清晰、区带整齐、区带间距较宽、便于定量等要求,进行如下条件的摸索(表3.1)。

表 3.1 血红蛋白分离、鉴定条件

	A:槽液	B:电泳电压	C:平衡条件	D:点样量
1	pH8.6,0.05 μg 巴比妥缓冲液	80 V	点样后立即通电电泳	1 $\mu L/cm$
2	pH8.6,硼酸—氢氧化钠缓冲液	100 V	静置平衡 10 min 后通电电泳	1.5 $\mu L/cm$
3	阴极:pH8.6,0.05 μg 巴比妥缓冲液 阳极:pH9.1,0.26MTEB缓冲液	120 V	30 V维持 10 min 后升至电压电泳	2.5 $\mu L/cm$

如果用全面实验法,需要进行 3^4 即 81 次实验才能完成,故需要浪费大量的人力、物力和时间才能得出正确结论。随意选用其中几种实验组合,虽可找到较好的分析方法,但无法用数据证明选出的这几种条件组合就是最优的组合。若选用正交设计,仅通过 9 次实验,即可凭借数据说明在 A2B3C1D1 条件组合下,是电泳法分离、鉴定血红蛋白的最优条件组合。由此可见实验设计的重要性。要想获得简便有效、适时可行的实验设计方案,必须掌握以下内容。

(1)实验设计的四个原则:即随机、对照、重复和均衡。此四原则是控制重要的非实验因素的影响、减小误差、准确得出正确结论的前提条件。

(2)实验设计的三要素:即受试对象、实验因素和实验效应。在具体实验中,选用什么研究对象、所关注的实验效应通过哪些观测指标(效应评价的关键)来体现才能做到既经济、敏感

又有说服力？重点需要考察哪些实验因素及各因素应取哪些水平？如何根据指标的性质合理地收集实验数据？这些主要取决于专业知识的积累。

（3）选用正确合理适用的"实验设计类型"。"实验设计类型"，就是根据具体实验研究中涉及的实验因素的个数和拟加以控制的重要的非实验因素的个数及水平数等多方面的情况统筹考虑，选择合适的方案安排各因素，以便尽可能准确地估计各实验因素及其交互作用的效应大小。该内容属于数理统计知识范畴，来源于实践的归理化。实验设计人员若缺乏该方面的知识，对研究多因素实验，特别是因素之间存在交互作用时，可能将会得出错误的或不全面的结论。

第二节　实验设计的四个原则

为了确保实验研究的科学、严谨、高效、经济，实验设计必须遵循随机、对照、重复和均衡四个基本原则[2-3]。

一、随机

（一）概念

在抽样或分组时，要确保总体中任何一个个体都有同等的机会被抽取进样本以及样本中任何一个个体都有同等机会被分配到任何一个组中去。

（二）作用

随机化是在大量未知或不可控的非实验因素存在的情况下，使各组受试对象在重要的非实验因素方面具有很好的均衡性，降低系统误差的影响，提高实验资料的可比性，从而使样本具有很好的代表性；同时它也是对资料进行统计推断的前提。研究资料只有满足随机化原则，才能应用各种统计方法对其进行分析。

（三）方法

抽签、查随机数字表或随机排列表、系统抽样、分层抽样、整群抽样、利用计算机产生的伪随机数等。

二、对照

（一）概念

进行药品实验研究时，必须设立对照组。对照组是对实验假设而言，是不接受实验变量处理的对象组，它应满足均衡性原则。

（二）作用

寻找一个参照物进行比较，通过对照以鉴别实验因素与非实验因素之间的差异，进而抵消或减少实验误差，使研究结论更有说服力。

（三）方法

空白对照、自身对照、相互对照、安慰剂对照、实验对照、潜在对照、标准对照等。

三、重复

(一)概念

重复(Replication)包括重复实验、重复测量和重复取样三层含义。因存在个体差异等影响因素,同一种处理对不同的受试对象所产生的效果不尽相同,其具体指标的取值也会有高低之分,故需要大量的重复实验,才可比较确定地显露该处理的真实效应。重复实验是指在相同实验条件下进行多次(要足够多)独立重复观测;重复测量是指在不同时间点或对称的不同部位上对受试对象进行某种处理后,重复观测其某定量指标数值的大小;重复取样是指同一受试对象(或样品)在同一时间点被取得的多个标本。

(二)作用

控制和估计实验中的随机误差,以确保真实地反映随机变量的统计规律性。重复实验可降低以个体差异为主的各种实验误差;重复测量有利于排除个体差异对观测结果的影响;重复取样可看出各标本中某定量观测指标含量分布是否均匀。

(三)方法

经验法、计算法、查表法等。

四、均衡

(一)概念

在同一个实验因素各水平之间除了要考察的因素取不同水平外,还要设法使对照组与实验组中的一切非实验因素尽量达到均衡(Equal)一致。

(二)作用

真实地反映实验因素的实验效应,确保实验因素各水平组间不受重要的非实验因素的不平衡的干扰和影响。

(三)方法

正交设计(Orthogonal Design)、区组设计(Block Design)和析因设计(Factorial Design)等。

第三节　实验设计的三个要素

实验设计的三个要素是受试对象、实验因素和实验效应,三者缺一不可。实验研究只有明确三要素,才能选择具体适用的设计类型[4]。

一、受试对象

(一)概念

受试对象(Subject)就是实验因素的承受者,也称实验单位或实验对象。

(二)种类

根据受试对象的特征和属性可分为生物体与非生物体。生物体又可分为人体(患者与非患者)与非人体(动物、植物,也可是人体的离体标本或细胞等生物材料)两类。

（三）特点

（1）受试对象对实验因素要敏感,反应必须稳定,且同质性要强。

（2）受试对象的选用与数量都需要结合专业知识和估计样本大小方面的统计知识来确定。

二、实验因素

（一）概念

实验因素(Experimental Factors)就是研究者在实验中特别着重考察的某个或某几个实验条件,也称处理因素。实验因素在实验中所处的不同状态称为水平或处理。与实验因素同时存在的还有非实验因素(简称区组因素),即实验因素以外的对观测结果有确实影响的因素(如受试对象的自身条件——种属、性别、体重等)。

（二）种类

按实验因素性质可分为物理因素(如电、磁、射线、理疗等)、化学因素(如药物、激素、毒物等)和生物因素(如细菌、病毒、生物制品等);按实验因素的多少可分为单因素实验和多因素实验。

（三）特点

（1）实验因素是实验中根据研究目的所确定的主要因素,确定其的同时要找出并控制其他重要的非实验因素。

（2）实验因素必须标准化,即在整个实验过程中,实验因素的施加方法、性质、强度和持续时间等应始终保持不变。

三、实验效应

（一）概念

实验效应(Experimental Effect)就是实验因素施加于受试对象后所产生的作用效果,它是通过选用某些观测指标来反映的。

（二）种类

定量指标(如身高、体重、龋齿数等)和定性指标(如性别、职业等)。

（三）特点

（1）观测指标的选取依据:应基于专业知识选用与所要研究的问题有较高关联性的指标。

（2）观测指标的选取原则:指标应具有客观性、特异性、灵敏性和精确性,即多选定量指标少选主观性强的定性指标。

第四节 高效实验设计的步骤

一、选择问题

为了进行设计实验,首先要选择和阐述一个问题。选择和阐述的问题将直接影响设计和实验结果。阐述一个问题最简单明了的方式,就是明确所解决问题的"属性",即"Who,What,When,Why and How"。下面用一个机动车事故的实例对该步骤的目的进行解释。根据所关注问题的要求,实验既可以设计一个新的汽车,也可以设计一个新的路面。因此,即使使用相同的一组数据,实验的目的也可大不相同,这取决于如何关注所设定的问题。一般情况下,所做的研究或者实验已经解决了这个问题或类似你提出的问题。在实验设计中,应该考虑采用那些已经被证实的基本模式,以便使你的研究更加深入和准确。在设计你的研究之前,最重要的是对研究问题做出一些区分。首先区分状态与过程(处理)问题,这是研究问题的两个主要类型,可以导致不同的设计。问题的状态是指所关心问题的特定状态,而问题的处理过程主要是指关心所研究现象随着时间发生变化的过程。例如,如果你对8岁女孩的创造力的描述感兴趣,意味着你的研究问题是"状态描述问题";但如果你对2岁到青春期小孩创造力的描述感兴趣,你的问题将被划为"过程描述问题"。这个区分是2008年由H. J. Ader和G. J. Mellenbergh确定的。此外,他们还制定了第二种区分,可以帮助研究者根据研究问题的分类找到完善的实验设计。第二种区分包括描述性、探索性、预测和假设检验的问题。他们将研究所关注的"问题"分类,如表3.2所示。

表3.2　研究问题分类表

	描述性	探索性	预测	假设检验
实验状态	状态描述	状态探索	状态预测	状态假设检验
实验过程	过程描述	过程探索	过程预测	过程假设检验

通过参考这个研究问题表格,研究者可以很容易地区分他们的问题,还可进一步选择适当的实验设计。例如,如果你发现你的研究问题归入"过程描述"类别,你可以考虑横断面设计、纵向设计,也可以考虑时间序列。

二、确定因变量

因变量是在实验中始终测量的变量。在一个实验中可以有很多可测量的因变量。首先,你可以将因变量分为两个不同的亚类,即(总体)"系统水平变量"和"个体水平变量"。在总体系统水平上,对所关注的"研究问题"需要考虑实验本身发生的问题。建立"系统水平变量"需要在确保达到结论时,尽可能多地从不同角度去支持该结论。该理念被认为是"汇聚操作"(Converging Operations)。例如像"有多少实验者参加该特定任务"这个变量就是系统水平上的因变量。在某个个体水平中,因变量是一个特定指标的测量值。这种因变量需是一个可以简化和分析的测量值。如果重复相同的实验,个体水平因变量在排除所有可能的风险因素后,应得出相同的数据,例如像"某一参与者完成实验所需的时间"这样的因变量即属此类变量。系统水平和个体水平的因变量均要足够具体,以便让读者看完实验后能够接受实验数据。

因变量包括性能测量指标(Performance Measures)、主观测量指标(Subjective Measures)和各类生理反应指标(Physical Responses)等。性能测量指标如"参与者完成实验花费多长时间"、"犯错的次数"等;主观测量指标如"参与者是否满意所使用的方法"、"在实验过程中使用了多少等级"等;生理反应指标如"产生的损伤"或"生理指标的变化"等。

三、确定自变量

自变量是指在实验中被控制的变量。如果我们以实验设计为焦点,我们必须控制自变量,例如每组的"给药剂量"或者"压力水平";如果所做的研究不是实验设计,研究者则不必控制自变量。例如,研究者对"吸烟"和受访者"社会经济地位"之间的关系感兴趣。在这个例子中,"社会经济地位"是不可控的,但它仍是一个可观测的自变量。自变量是一个关系或者影响到一个结果变量的变量。在变量范畴内另一个需要注意的是别把变量与自变量混淆。有时,一些变量如在实验设计中包括年龄或种族,并不是因为研究者对它们与结果变量的影响感兴趣,而是为进一步探索自变量与结果变量之间的关系而采用的。这些变量被称为"背景变量"(Background Variable)。例如,在一项研究药物效用(自变量)对病人的健康状况(结果变量)的研究中,年龄就是一个背景变量,通过它可以探索药物作用是否在不同年龄的病人中效用有差异。

四、确定自变量的水平

自变量的水平数决定了可被操控的实验条件数量,这对限定实验的范畴很重要。例如,如果一个实验设计想检测 10 辆汽车的相对性能,此例中的汽车类型就是自变量,有 10 个水平。

五、确定自变量的可能组合

建立自变量之间的组合,必须以实验有效为前提。使用前面提到的汽车研究例子,把自动变速车(A 型)与手动变速车(B 型)进行比较是不可行的。因此,建立可行的组合类型是很重要的。

六、确定需观察的样本量

只有一个观测是不够的。当确定观测样本量时,应根据所期望的分析目的、需要考虑的某些特定因素等来决定需要观察的样本量,这包括受试体熟悉实验前的实验次数、疲劳开始前的实验次数以及获得有显著统计意义时的实验次数等资料。

七、重新设计

为了优化实验设计,必须进行重新设计。若在当前的实验设计中发现缺陷或不一致,必须进行重新设计以纠正它们。缺陷或不一致的例子包括所关注"问题"的不准确表述、选择错误的变量和不能获得必需的仪器。进行重新设计的时间表建议如下安排:45%的时间用于计划和日程安排;5%～10%的时间用于实验;45%～50%的时间用于简化、分析和书写。

八、随机化

一个随机化的对照实验被认为是最可靠和最公正的获取所需数据的方法。随机化是将研究对象随机地而不是有选择地分配到实验组或对照组的过程。通常在实验中,将受试者按照年龄、性别和教育程度等进行(区组化)分组,以便收集具体的数据。这个过程可确保实验不被设置成有倾向性地选择结果。有时,不能将受试个体随机分配到处理组或对照组。例如,在医学实验中,由于病人其他的健康状况如肝功能差,无法服用治疗药物,而不能将他们分配到治疗组。

九、符合伦理和法律

十、使用数学模型

为了确保实验有效,对整个系统研发一个数学模型是很有用的。通过数学模型,可以立即剔除异常现象和不可行的想法。实验立足于有效的数学原理,从而确保实验的所有方面的实用性和可行性。

十一、原始数据资料的收集

实验设计的数据收集部分必须确保用真实数据来支持实验,包括按照实验条件收集原始数据。这部分的数据越多越好。

十二、原始数据资料的筛选

这部分包括将那些可利用的原始数据整理到可处理的组块中。某些不相关的数据将会在分析中被剔除。

十三、数据资料的验证

数据验证是整个过程中最重要的部分。通常是通过作图等手段剔除异常值等。如果数据在任何情况下不对称(均衡),实验者要么回顾采用的实验方法,要么重新设计实验的某个阶段,要么忠实地引用他们的研究结果。

第五节　常用实验设计的类型

统计研究设计主要包括调查设计、实验设计和临床实验设计。其中,实验设计是核心,因为各类设计最主要的内容几乎都包括在实验设计之中。实验设计依据标准的不同而划分为不同类型。这里主要根据因素个数的多少,分为单因素设计和多因素设计两大类,每类中还有具体的设计类型。

正确划分并确定因素的数量,对实验的统计分析非常重要。一般当比较不同药物(甲、乙、丙)之间的作用差异时,若只有一个剂量,可将"药物"看做单一因素,不同药物(甲、乙、丙)看做不同水平即可;若每个药物都有两个剂量时,则必须将其看为三因素,应使用三因素两水平设计进行分析。

本节将对实验设计的常用类型进行介绍,以供读者参考。

一、单因素 k 水平

(一)概念

在实验研究中仅涉及一个实验因素,但其水平可以有一个、两个或多个。设这个实验因素的水平数为 k,当 $k=1$ 时,称为单组设计;$k=2$ 时,包括配对设计(分为自身配对设计、同源配对设计和条件相近者配对设计)和成组设计;$k \geq 3$ 时,称单因素多水平设计。

（二）特点

除配对设计外，完全依靠随机化对重要的非实验因素进行控制，尽量使各组间在重要的非实验因素上达到均衡一致。

（三）单因素 k 水平设计类型

见表 3.3 [5-9]。

表 3.3　单因素 k 水平设计类型汇总表

设计类型	定义	特点	设计	应用场合	优缺点
单组设计 (One Group Design) ($k=1$)	观测某特定总体的一个随机样本的某个或某些定量指标的数值。若定量指标仅有 1 个，资料称为单组设计一元定量资料；若定量指标有 1 个以上，资料称为单组设计多元定量资料	研究一个实验因素的单个特定水平，必须给出定量指标的总体均值或标准值	从需考察的特定总体中随机抽取一定数目的受试对象，测定它们身上的某个（或某些）定量指标的数值。同时需要有相应的定量指标的标准值或理论值	仅需研究一个实验因素的一个特定水平，有公认的标准值或理论值	—
配对设计 (Paired Design) ($k=2$)	按照一定条件将受试对象配对，再随机化分配每对中的两个受试对象到不同处理组。可分为自身配对设计（数据来自同一个个体）、同源配对设计（数据来自母体相同的两个个体）、条件相近者配对设计（数据来自条件相近的两个个体）。若定量指标仅有 1 个，资料称为配对设计一元定量资料；若定量指标有 1 个以上，资料称为配对设计多元定量资料	研究一个实验因素的两个水平，从而获得一系列的成对数据	根据实验具体情况选择配对形式；严格控制配对条件，使其成为实验中唯一重要的非实验因素的综合体现；保证有足够的样本量；每对受试对象随机化分配接受不同处理	仅需研究一个实验因素的两个水平，有条件且适合选用配对设计	优点：减少实验误差，样本含量小，提高检验效率 缺点：配对时损失样本量，配对条件不严格时会降低效率
成组设计（完全随机设计） (Completely Randomized Design) ($k=2$)	当实验因素独立于受试对象时，可完全随机地将受试对象分入两个水平组中；反之，需从随机的两个特定的子总体中抽取受试对象。观测受试对象在两个不同处理条件下某个或某些定量指标的数值。若定量指标仅有 1 个，资料称为成组设计一元定量资料；若定量指标有 1 个以上，资料称为成组设计多元定量资料	研究一个实验因素的两个水平，要求组间条件一致，均衡可比。所有重要的非实验因素在两组间对观测结果的干扰与影响均通过随机化分组来平衡	单因素两水平完全随机设计：实验因素的水平与受试对象的分组无关，将同质的受试对象完全随机地分配到两个不同的处理组中；单因素两水平组内随机设计：实验因素的水平与受试对象的分组有关，只能在特定的子总体中随机抽取受试对象	仅需研究一个实验因素的两水平，且不具备配对设计的条件	优点：设计方法简便易行，出现缺失数据仍可进行统计分析 缺点：仅分析一个因素，未考虑个体间的差异，缺乏对非处理因素的有效控制，需要受试对象均衡一致，样本量小时会有较大的抽样误差

续表

设计类型	定义	特点	设计	应用场合	优缺点
单因素多水平设计（Multi-level of Single-factor Design）（$k \geq 3$）	在实验研究中仅涉及一个实验因素，但其具有 k 水平（$k \geq 3$）。当实验因素独立于受试对象时，可完全随机地将受试对象分入 k 个水平组中；反之，需从随机的 k 个特定的子总体中抽取受试对象。观测每组受试对象在不同处理条件下某个（或某些）定量指标的数值。若定量指标仅有 1 个，资料称为单因素 k 水平设计一元定量资料；若定量指标有 1 个以上，资料称为单因素 k 水平设计的多元定量资料	研究一个实验因素的 k 个水平，希望依靠随机化对重要的非实验因素进行控制，尽量均衡重要的非实验因素对各组间观测结果的干扰与影响	单因素 k 水平完全随机设计：实验因素的水平与受试对象的分组无关，将同质的受试对象完全随机地分配到 k 个不同的处理组中；单因素 k 水平组内随机设计：实验因素的水平与受试对象的分组有关，只能在特定的子总体中随机抽取受试对象	仅需研究一个实验因素的 k 水平，通过随机化以降低或消除重要非实验因素对观测结果的干扰与影响	—

（四）实例

1. 单组设计

【例 3.1】 对大黄干燥失重进行检测，要求在 105℃干燥 6 h，减失重量不得超过 15.0%。现随机抽取 $n = 10$ 的供试品进行检测，检测结果如下：

样品编号： 1 2 3 4 5 6 7 8 9 10
减失重量（%）：14.9 14.8 15.2 15.0 14.3 14.5 14.7 14.6 14.2 15.1

设计类型解析：为单组设计一元定量资料。①受试对象：10 个供试品；②定量指标：减失重量，该指标的标准值为"$\leq 15.0\%$"。

【例 3.2】[5] 根据临床经验，CEA 和非组蛋白对诊断消化性肿瘤有意义。某医师测得 14 位消化系统肿瘤患者这两项指标的数值，并已知 CEA 的正常值为 CEA$\leq$5ng/mL；非组蛋白含量（简写为：FZP）$\geq$5.55%。考察这两项指标与正常值之间的差别有无统计学意义。

患者编号： 1 2 3 4 5 6 7 8 9 10 11 12 13 14
CEA 值（ng/mL）： 9.6 17.7 7.0 4.0 4.6 8.8 7.6 7.3 8.3 5.8 6.8 8.0 10.2 10.0
FZP 值（%）： 4.46 5.32 4.37 4.96 5.18 5.64 5.14 5.64 3.73 5.17 6.14 4.62 3.69 4.97

设计类型解析：为单组设计二元定量资料。①受试对象：14 位消化系统肿瘤患者；②定量指标：CEA 与 FZP，该两项指标的标准值分别为"CEA$\leq$5ng/mL"与"FZP$\geq$5.55%"。

2. 配对设计

【例 3.3】 检测某生物制品的非特异性毒性，用 5 只小鼠，给药 7 d 后，测定给药前后的体重变化，据此考察该制品是否为污染外源性毒性物质以及是否存在意外不安全因素。

小鼠编号： 1 2 3 4 5
给药前体重（g）： 18 19 19 20 21
给药后体重（g）： 23 24 25 25 26

设计类型解析:为自身配对设计的一元定量资料。①受试对象:5只小鼠;②定量指标:体重;③配对条件:自身给药前后;④实验因素:时间;⑤水平:给药前与给药后,共两个水平。

【例 3.4】 从8窝大白鼠的每窝中选出同性别、体重相近的两只,分别喂以配方1和配方2饲料,4周后测定其体重增加量(g),结果如下,考察两种配方饲料对大白鼠体重的增加量的影响有无统计学意义。

鼠窝编号:	1	2	3	4	5	6	7	8
服用配方1后体重增加量(g):	80	69	72	75	83	77	80	73
服用配方2后体重增加量(g):	12	30	26	33	26	35	25	33

设计类型解析:为同源配对设计的一元定量资料。①受试对象:16只大鼠;②实验因素:配方;③水平:配方1与配方2;④配对条件:窝别;⑤定量指标:4周内体重增加量。

【例 3.5】 为研究奥沙利铂注射液的抑瘤效果,将20只小鼠按某些重要的非处理因素配成10对,然后把每对的两只小鼠随机分到实验组和对照组中,两组小鼠都接种肿瘤,实验组在接种肿瘤3 d后按照体重注射奥沙利铂注射液 0.2 mL/g,对照组则不加任何处理,瘤体改变量(mm)数据如下,考察两组小鼠瘤体大小的总体均数之间的差别有无统计学意义。

小鼠对子号:	1	2	3	4	5	6	7	8	9	10
对照组瘤体改变量(mm):	4.3	4.0	4.5	5.0	5.3	6.0	3.6	4.2	3.0	4.5
实验组瘤体改变量(mm):	2.5	1.9	2.3	2.4	3.4	3.7	4.1	2.3	2.7	1.2

设计类型解析:为条件相近者配对设计的一元定量资料。①受试对象:20只小鼠;②实验因素:奥沙利铂注射液;③水平:注射与未注射药液;④配对条件:体重;⑤定量指标:瘤体改变量(mm)。

3. 成组设计

【例 3.6】[10] 研究单味中药对烫伤后受损免疫功能的调节作用,把24只小鼠随机分为两组,每组12只,雌雄各半,用药7 d后,测定淋巴细胞增殖率,结果如下。考察两组淋巴细胞增殖率总体平均数之间的差别有无统计学意义。

服用三七组淋巴细胞增殖率:	58	60	55	62	64	56	68	53	62	61	59	57
服用金银花组淋巴细胞增殖率:	75	80	69	72	71	76	68	74	73	77	67	79

设计类型解析:为完全随机成组设计的一元定量资料。①受试对象:20只小鼠;②实验因素:单味中药;③水平:三七组与金银花组;④定量指标:淋巴细胞增殖率。

【例 3.7】[11] 测定12只幼年与20只成年雄性猕猴血清中促黄体素分泌水平,结果如下。考察幼年与成年雄性猕猴促黄体素分泌水平的差别是否有统计学意义。

幼年组: 5.2 3.8 5.6 6.2 5.6 3.2 2.8 7.9 4.9 6.9 5.8 8.5

成年组: 56 50 30 62 34 45 49 25 58 44 29 42 33 46 63 43 30 47 45 65

设计类型解析:为组内随机成组设计的一元定量资料。①受试对象:12只幼年猕猴和20只成年猕猴;②实验因素:是否为成年;③水平:幼年组与成年组;④定量指标:促黄体素分泌量。

4. 单因素多水平设计

【例 3.8】[10] 研究单味中药对烫伤后受损免疫功能的调节作用,把48只小鼠随机分为4

组,每组 12 只,雌雄各半,用药 7d 后,测定淋巴细胞增殖反应,结果如下。

对 照 组: 35　39　41　43　40　37　43　42　41　40　36　46

三 七 组: 58　60　55　62　64　56　68　53　62　61　59　57

金银花组: 75　80　69　72　71　76　68　74　73　77　67　79

虎 杖 组: 62　61　56　63　65　57　68　54　61　62　59　58

设计类型解析:为完全随机单因素 4 水平设计的一元定量资料。①受试对象:48 只小白鼠;②实验因素:中药种类;③水平:对照组、三七组、金银花组和虎杖组;④定量指标:淋巴细胞增殖率。

【例 3.9】[11]　　测定不同年龄段雄性猕猴血清中促黄体素分泌水平,结果如下,考察 3 个年龄段雄性猕猴促黄体素分泌水平的差别是否有统计学意义。

幼年组: 5.2　3.8　5.6　6.2　5.6　3.2　2.8　7.9　4.9　6.9　5.8　8.5

成年组: 56　50　30　62　34　45　49　25　58　44　29　42　33　46　63　43　30　47　45　65

老年组: 81　88　42　68　86　87　38　79　36　80

设计类型解析:为组内随机单因素 3 水平设计的一元定量资料。①受试对象:不同年龄段猕猴;②实验因素:年龄;③水平:幼年组、成年组和老年组;④定量指标:促黄体素分泌量。

二、无交互作用的两因素设计

(一)概念

研究两个因素,但此两因素之间的交互作用不存在或对观测结果的影响无统计学意义。

(二)特点

研究一个实验因素的同时还需考察某个(或某些)重要的非实验因素(即区组因素)。

(三)设计类型

见表 3.4[5,8]。应该注意的是,虽然在判定所研究的实验因素与非实验重点因素无交互作用时,一般使用该类设计类型,但该类设计也可以用于有交互作用的两因素设计。

表 3.4　无交互作用的两因素设计类型汇总表

设计类型	定义	特点	设计	应用场合	优缺点
配伍组设计(Randomized Block Design)(随机区组设计)	在单因素多水平中,受试对象先按某个(或某些)重要的非实验因素(即区组因素)分成 n 个区组,再随机化将每组中的 k 个受试对象分到 k 个水平组中去。若定量指标仅有 1 个,资料称为配伍组设计一元定量资料;若定量指标有 1 个以上,资料称为配伍组设计的多元定量资料	研究一个实验因素的同时还需考察某个(或某些)重要的非实验因素(即区组因素)	将受试对象先按区组因素分成 n 个区组,再随机化将每组中的 k 个受试对象分配到 k 个水平组中去	研究一个 k 水平的实验因素,其受试对象可按照某个(或某些)非重要实验因素分组	优点:区组内 k 个受试对象的同质性较好,各组受试对象个数相同,组间有较好的均衡性。比完全随机设计更易察觉处理组间差别,从而提高实验效率 缺点:无法解决交互作用的影响,配伍时会损失样本量,若结果中有数据缺失,统计分析较麻烦

设计类型	定义	特点	设计	应用场合	优缺点
平衡不完全随机区组设计（Balanced Incomplete Randomized Block Design）	当实验因素的水平数多于每个区组内受试对象的个数时,在实验因素各水平组间使区组因素对观测结果的影响尽量达到动态平衡,所做的类似随机区组设计	实验因素的水平数多于每个区组内受试对象的个数	①需 $rv=ab$;②$\lambda=r(a-1)/(v-1)$ 必须是整数。r:实验因素各水平重复次数;v:实验因素的水平数;a:每个区组内受试对象的个数;b:区组个数;λ:实验因素任何两个水平同时出现的区组数	随机区组设计时,实验因素的水平数多于每个区组内受试对象的个数	优点:可以补充和完善随机区组设计缺点:设计较烦琐,有特殊要求
双因素无重复（No Duplication of Two-factor Design）	研究两个实验因素,由该两个实验因素的水平组成全部的实验条件,且在各水平组合条件下无重复实验	两个实验因素水平数之积为实验条件个数;因各水平组合下无重复实验,所以不能考察两因素间交互作用	横向放置一个 R 水平的实验因素,纵向放置另一个 C 水平的实验因素,完全随机地将 $R \times C$ 个受试对象分到此两个因素的各水平组合中,且每组仅有一个受试对象	考察两个实验因素,此二者间交互作用无统计意义,在同一实验条件下观测的定量指标取值离散度很小	优点:完全随机地将受试对象分到两个因素的任一个水平组合中缺点:需要预实验结果或专业知识为依据

（四）实例

1. 配伍组设计（随机区组设计）

【例3.10】[12] 为研究 A、B 和 C 三种药物治疗肝炎的效果,将 32 只大白鼠感染肝炎后,按性别相同、体重接近的条件配成 8 个配伍组,然后将各配伍组中 4 只大白鼠随机分配到各组:对照组不给药物,其余三组分别给予 A、B 和 C 药物治疗。一定时间后,测定大白鼠血清谷丙转氨酶浓度(IU/L),结果见表 3.5。考察 4 组大白鼠的血清谷丙转氨酶是否相同。

表 3.5　4 组大白鼠血清谷丙转氨酶浓度

区组	血清谷丙转氨酶浓度(IU/L)			
	对照组	A 药组	B 药组	C 药组
1	845.1	652.4	624.3	445.1
2	834.7	741.3	772.3	432.5
3	826.5	675.6	632.5	362.7
4	812.8	582.8	473.6	348.7
5	782.8	491.8	462.8	345.9
6	745.6	412.2	431.8	312.8
7	730.4	494.6	484.9	296.3
8	684.3	379.5	380.7	228.4

设计类型解析:为配伍组设计一元定量资料。①受试对象:32 只感染肝炎的大白鼠;②实验因素:药物种类;③区组因素:性别、体重;④水平:对照组、A 药组、B 药组和 C 药组;⑤定量指标:血清谷丙转氨酶浓度。

2. 平衡不完全随机区组设计

【例 3.11】[5]　研究制造某抗生素的适宜条件,采用 9 种培养时间,A:1 h、B:3 h、C:12 h、D:24 h、E:30 h、F:36 h、G:48 h、H:60 h、I:72 h,由于条件所限,每批实验只能采用其中 3 种培养时间,选用表 3.6 格式进行实验,以分析不同培养时间抗生素产量间的差别有无统计学意义。

表 3.6　某抗生素产量

编号	批次	培养时间和抗生素产量(单位)																						
		1		2		3		4		5		6		7		8		9		10		11		12	
1		A	1	D	7	G	20	A	0	B	13	C	5	A	2	B	3	C	2	A	1	B	4	C	5
2		B	6	E	15	H	12	D	11	E	14	F	15	E	16	F	16	D	12	F	14	D	11	E	14
3		C	8	F	12	I	10	G	12	H	13	I	18	I	17	G	14	H	19	H	18	I	20	G	15

设计类型解析:为平衡不完全随机区组设计,$v=9$(9 种培养时间),$a=3$(每批实验为一个区组,只能用 3 种培养时间),$r=4$(每种培养时间被重复使用的次数),$b=12$(批数,即区组个数),满足 $rv=ab$ 及 $\lambda=r(a-1)/(v-1)$ 为整数,即 $4\times9=3\times12$ 及 $4(3-1)/(9-1)=1$。①受试对象:样品;②实验因素:培养时间;③区组因素:实验批次;④定量指标:抗生素产量。

3. 双因素无重复实验设计

【例 3.12】[5]　将落叶松苗木栽在 4 块不同的苗床(B)上,每块苗床的苗木又分别使用 3 种不同的肥料(A)以观察肥效差异,两年后于每一苗床的各施肥小区内用重复抽样方式,各抽取苗木若干株,测其平均高,资料见表 3.7。分别对因素 A、B 来说,设苗高的分布近似正态、等方差,且 A、B 之间的交互作用无统计学意义。分析不同肥料 A 和不同苗床 B 对苗木生长高度的影响有无统计学意义。

表 3.7　不同肥料 A 和不同苗床 B 对落叶松苗高影响的测定结果

肥料 A	苗床 B:	苗　高(cm)				合计
		B₁	B₂	B₃	B₄	
A₁		55	47	47	53	202
A₂		63	54	57	58	232
A₃		52	42	41	48	183
合　计		170	143	145	159	617

设计类型解析:为双因素无重复实验设计。①受试对象:落叶松苗木;②实验因素:肥料和苗床;③定量指标:苗高。

三、拉丁方设计

(一)概念

考察一个 k 水平的实验因素和两个 k 水平的区组因素,且这 3 个因素之间无交互作用(或交互作用可忽略不计),并以实验因素的水平数为基准,因最早是用 k 个拉丁字母将它们表达出来,所以将这种实验设计称为拉丁方设计(Latin Square Design)。

(二)特点

(1) 1 个实验因素,2 个区组因素;

(2) 3 个因素水平数相同,并以实验因素的水平数为基准;

(3) 3 因素间的交互作用无统计学意义。

(三)设计类型

见表 3.8[5-7,9]。

表 3.8 拉丁方设计类型汇总表

设计类型	定义	特点	设计	应用场合	优缺点
拉丁方设计(Latin Square Design)(可重复测量,Repeatable Measurement)	考察一个 k 水平的实验因素和两个 k 水平的区组因素,且这 3 个因素之间无交互作用(或可忽略不计),并以实验因素的水平数为基准,因最早用 k 个拉丁字母将它们表达出来,所以将这种设计称为拉丁方设计	1 个实验因素,2 个区组因素;3 个因素水平数相同,并以实验因素的水平数为基准;3 因素间的交互作用无统计学意义;实验因素对观测指标的影响是短效的,经一定的时间间隔,观测指标的取值基本能恢复到原状	随机排列实验因素的 k 个水平,形成 k 行 k 列方阵,需要满足:①实验因素的任一水平在每行、每列中仅能出现一次;②将两个 k 水平的区组因素分别安排在方阵的左侧和上方	涉及水平数相同的一个实验因素和两个重要的非实验因素,且这 3 个因素间的交互作用无统计学意义(或交互作用可以忽略不计),并以实验因素的水平数为基准	优点:减少受试对象个数,可增加均衡性,减少误差,提高效率;缺点:处理数必须等于拉丁方的行(或列)数,当数据缺失时会增加统计分析的难度
正交拉丁方(Orthogonal Latin Square Design)或希腊拉丁方设计(Greek Latin Square Design)(不可重复测量,Not Repeatable Measurement)	考察一个 k 水平的实验因素和 3 个 k 水平的区组因素,且这 4 个因素之间无交互作用(或交互作用可忽略不计),因其是由拉丁字母和希腊字母组成的两个 $k×k$ 方阵叠合而成,所以称为正交拉丁方设计(或希腊拉丁方设计)	1 个实验因素,3 个区组因素;4 个因素水平数相同,并以实验因素的水平数为基准;4 因素间的交互作用无统计学意义;两个 $k×k$ 方阵必须相互正交,即每个拉丁字母与每个希腊字母在每行或每列中仅出现 1 次,每个拉丁字母与每个希腊字母都仅相遇 1 次	两个互为正交的 $k×k$ 方阵,一个是实验因素 k 个水平随机排列的方阵,用拉丁字母表示;另一个是区组因素 k 个水平随机排列的方阵,用希腊字母表示。在方阵的 k 行和 k 列上分别安排一个 k 水平的区组因素	需要多考察一个区组因素的拉丁方设计	—
不完全拉丁方(Incomplete Latin Square Design)	客观条件只能用拉丁方的一部分进行实验安排的	—	—	拉丁方设计中某一行(或某一列)缺失较多的数据且无法补救时	—

（四）实例

1. 拉丁方设计

【例 3.13】[13]　　比较不同方法对不同洁净室的空气灭菌效果,以灭菌率(％)为指标。其中方法分为 A(甲醛熏蒸法)、B(乳酸熏蒸法)、C(紫外线灭菌法)。洁净室分为 Ⅰ、Ⅱ、Ⅲ。共检测 3 次,结果见表3.9。

表 3.9　3 种灭菌方法的实验安排

检测次数	洁净室		
	Ⅰ	Ⅱ	Ⅲ
1	A	B	C
2	B	C	A
3	C	A	B

设计类型解析:为 3×3 拉丁方实验设计。①实验因素:灭菌方法;②区组因素:洁净室与检测顺序;③水平:甲醛熏蒸法、乳酸熏蒸法和紫外线灭菌法;④定量指标:灭菌率(％)。实验因素(灭菌方法)和两个区组因素(洁净室与检测顺序)间不存在交互作用。

2. 希腊拉丁方设计

【例 3.14】　为检查 4 台电子天平测定的结果是否一致,让 4 名实验者测定 4 只家兔的体重,每台电子天平称重每只家兔 1 次,设计见表3.10。

表 3.10　4 台电子天平测定结果

家兔号	电子天平代号与实验者代号[体重(kg)]				
	顺序号	1	2	3	4
1		Aα(　)	Bβ(　)	Cγ(　)	Dδ(　)
2		Bγ(　)	Aδ(　)	Dα(　)	Cβ(　)
3	—	Cδ(　)	Dγ(　)	Aβ(　)	Bα(　)
4		Dβ(　)	Cα(　)	Bδ(　)	Aγ(　)

设计类型解析:为 4×4 的正交拉丁方实验设计。①实验因素:电子天平;②区组因素:家兔、实验者和测定顺序;③水平:电子天平 1~4;④定量指标:体重(kg)。其中,拉丁字母 A、B、C、D 代表 4 台电子天平;希腊字母 α、β、γ、δ 代表 4 名实验者;在叠合方阵的左边放置的区组因素为家兔;在它的上方放置的区组因素为测定顺序。这里,实验因素(电子天平)和 3 个区组因素(家兔、实验者和测定顺序)间不存在交互作用。

四、交叉设计

（一）概念

研究一个两个水平的实验因素和两个与实验因素无交互作用的区组因素对观测指标的影响,该实验因素的两个水平先后作用于同一个受试对象,此种实验设计叫做交叉设计(Cross-over Design)。

（二）特点

（1）只研究一个两个水平的实验因素和两个区组因素对观测结果的影响。

（2）实验因素的两个水平先后作用于同一个受试对象。

（3）每一个受试对象均有一个洗脱期。

（4）受试对象应为偶数。

（三）设计类型

交叉设计类型汇总见表 3.11[5-7,9]。

表 3.11　交叉设计类型汇总表

设计类型	定义	特点	设计	应用场合	优缺点
二阶段交叉设计（1 次交叉设计或 2×2 交叉设计，2 × 2 Crossover Design）	研究一个实验因素的两个水平（设为 A、B）先后作用于同一个受试对象，顺序为 AB 或 BA。当在条件相近的同一对受试对象中交叉作用时称为配对二阶段交叉设计；当在两组受试对象中交叉作用时，称为成组二阶段交叉设计	只研究一个两水平的实验因素和两个区组因素（个体差异与测定顺序）对观测结果的影响；实验因素的两个水平先后作用于同一个受试对象；每一个受试对象均有一个洗脱期；受试对象应为偶数	配对二阶段交叉设计：将 $2n$ 个受试对象按照某些条件配成 n 对，随机决定两个水平在每对中对一个受试对象作用的先后顺序，另一个作用的顺序则正好相反；成组二阶段交叉设计：完全随机地将 $2n$ 个受试对象分成两组，再随机决定两个水平对某一组受试对象作用的先后顺序，另一组作用的顺序则正好相反	研究一个实验因素的两个水平先后作用于每一个受试对象，同时还涉及两个重要的非实验因素	优点：可减少受试对象个数和个体变异，可比性好，提高检验效率。缺点：若前一个处理的效应尚未彻底清除就对受试对象施加第二种处理，易造成两种处理的效应混杂
三阶段交叉设计（二次交叉设计，Three-stage Crossover Design）	研究一个实验因素的两个水平（设为 A、B），在 3 个时期 A、B 作用于同一个受试对象，顺序为 ABA 或 BAB。当在条件相近的同一对受试对象中交叉作用时称为配对三阶段交叉设计（或配对二次交叉设计）；当在两组受试对象中交叉作用时，称为成组三阶段交叉设计（成组二次交叉设计）	只研究一个两水平的实验因素和两个区组因素（个体差异与测定顺序）对观测结果的影响；实验因素的两个水平在同一配对组或两个实验分组中的作用先后达到动态平衡；每一个受试对象均有一个洗脱期；携带效应更加突出	配对三阶段交叉设计：将 $2n$ 个受试对象按照某些条件配成 n 对，随机决定两个水平在 3 个时期作用于每对中的一个受试对象的先后顺序，另一个作用的顺序则正好相反；成组三阶段交叉设计：完全随机地将 $2n$ 个受试对象分成两组，再随机决定两个水平在 3 个时期作用于某一组受试对象的先后顺序，另一组作用的顺序则正好相反	研究一个实验因素的两个水平在 3 个时期作用于每一个受试对象，同时还涉及两个重要的非实验因素	—
3×3 交叉设计（3 × 3 Crossover Design）	研究一个实验因素的 3 个水平（设为 A、B、C）在 3 个时期先后作用于同一个受试对象，顺序为 ABC、ACB、BAC、BCA、CAB、CBA，观测不同处理对受试对象的影响的实验设计称为 3×3 交叉设计	只研究一个 3 水平的实验因素和两个区组因素（个体差异与测定顺序）对观测结果的影响；实验因素的 3 个水平排列的顺序要随机化，6 个排列组需达到动态平衡；每一个受试对象均有两个洗脱期；携带效应更加突出	将 $6n$ 个受试对象完全随机地分到 6 个处理组中，每组受试对象在 3 个时期接受实验因素 3 水平的顺序应为 ABC、ACB、BAC、BCA、CAB、CBA	研究一个实验因素的 3 个水平在 3 个时期作用于每一个受试对象，同时还涉及两个重要的非实验因素	—

（四）实例

1. 二阶段交叉设计

【例 3.15】[14]　比较某降压药两种剂量的效果，将 12 例高血压患者随机分为两组，第一组在第一阶段用低剂量（A），在第二阶段用高剂量（B），顺序为 AB；第二组顺序与第一组相反，即顺序为 BA。结果见表 3.12，考察两个剂量之间有无统计学意义。

表 3.12　心舒张压下降值（mmHg）

组别	病例号	血压下降值（mmHg）		组别	病例号	血压下降值（mmHg）	
		第一阶段	第二阶段			第一阶段	第二阶段
BA	1	22	20	AB	3	30	28
	2	12	16		5	24	20
	4	14	26		6	28	22
	9	18	12		7	26	20
	10	20	14		8	18	26
	11	26	26		12	18	16

设计类型解析：为成组二阶段交差设计。①实验因素：某高血压药；②区组因素：实验阶段和病例号；③水平：高剂量和低剂量；④定量指标：心舒张压下降值（mmHg）。

2. 三阶段交叉设计

【例 3.16】　随机选取高血压患者 12 名，再随机让其中 6 名患者在 3 个时期按照 ABA 的顺序接受治疗；另外 6 名患者在 3 个时期则按照 BAB 的顺序接受治疗。记录血压下降值（kPa），结果见表 3.13，以研究 A 与 B 两种药物在治疗高血压的疗效之间的差异有无统计学意义。

表 3.13　两种药物治疗高血压的血压下降值（kPa）

患者号	药物和血压下降值（kPa）			
	时期	1	2	3
1		B 3.3	A 3.3	B 2.2
2		B 2.4	A 2.0	B 3.3
3		B 1.0	A 1.4	B 2.3
4		B 1.8	A 3.5	B 2.4
5		B 1.4	A 1.6	B 2.4
6		B 3.0	A 2.7	B 2.0
7		A 2.3	B 1.8	A 3.0
8		A 1.2	B 1.5	A 3.4
9		A 4.0	B 2.8	A 3.0
10		A 3.7	B 1.5	A 3.3
11		A 3.3	B 2.8	A 3.8
12		A 4.3	B 3.6	A 3.9

设计类型解析:为成组三阶段交差设计。①实验因素:药物;②区组因素:时期与患者号;③水平:A 药和 B 药;④定量指标:血压下降值(kPa)。

若将随机选取的 12 名高血压患者,按照性别、年龄和病情等重要的非实验因素配成 6 对(要求每对中的两名患者间重要的非实验因素非常接近),再随机让每对中的 1 名患者在 3 个时期内按照 ABA 的顺序接受治疗,另外 1 名患者在 3 个时期内则按照 BAB 的顺序接受治疗,记录血压下降值(kPa)。此实验设计即为配对三阶段交叉设计。

3. 3×3 交叉设计

【例 3.17】[15]　研究同一药物两种剂型是否具有相同的生物效应,随机选取 18 名健康志愿者,随机分为 6 组,每组 3 名,分别给予受试品头孢羟氨苄胶囊(A)、头孢羟氨苄颗粒剂(B)和参比品(C),每组患者接受药物的顺序依次为 ABC、ACB、BCA、BAC、CAB、CBA,测定口服药物后血药浓度—时间曲线下面积(AUC,μg/mL),实验间隔周期为 7 d,设计见表 3.14。

表 3.14　三交叉设计受试者给药方案

组别	受试者编号	周期		
		1	2	3
1	1,4,7	A	B	C
2	2,3,15	A	C	B
3	5,12,17	B	C	A
4	6,11,18	B	A	C
5	8,9,14	C	A	B
6	10,13,16	C	B	A

设计类型解析:为 3×3 交叉设计。①实验因素:药物剂型;②区组因素:受试者和组别;③水平:头孢羟氨苄胶囊、头孢羟氨苄颗粒剂和参比品;④定量指标:血药浓度—时间曲线下面积(AUC,μg/mL)。

五、析因设计

(一)概念

实验条件由所有实验因素全面组合形成,在各实验条件下进行 k 次独立的重复实验,此种实验设计叫析因设计(Factorial Design),又叫全因子实验设计。

(二)特点及设计类型

见表 3.15[5-9]。

表 3.15　析因设计类型汇总表

设计类型	定义	特点	设计	应用场合	优缺点
析因设计 (Factorial Design or Full-factorial Design)	研究两个以上的实验因素($m \geqslant 2$,一般不超过 4 或 5 个),各实验因素在实验中所处的地位平等且同时加入,因素之间存在交互作用且需要考察,此种设计叫析因设计或全因子实验设计	实验因素的个数 $m \geqslant 2$;实验条件 s 为 m 个实验因素水平数之积;总实验次数 $N \geqslant 2s$,即每个实验条件下独立重复的实验次数至少为两次;实验因素在实验中同时施加;实验因素之间地位平等(要以专业知识为依据),即统计分析时所用的误差项相同	将全部实验因素及其水平分横向与纵向排列,使各因素间水平组合,在各实验条件下做至少两次独立重复实验	实验因素 $m \geqslant 2$,且需要考察各因素间的各级交互作用;同时人力、时间和经费均允许	优点:可以比较准确地估计各实验因素的主效应;可估计实验因素之间的各级交互作用的效应大小;可寻求多个因素最佳组合 缺点:当实验因素及其水平数较多时,所需的实验次数太多、实验时间较长和实验花费较大
含区组因素析因设计(Blocking Factorial Design)	在析因设计中,将受试对象按某些重要的非实验因素形成区组,然后将每个区组中的受试对象随机地分配到由各实验因素各水平全面组合而成的各组中去,此种设计叫含区组因素析因设计	实验因素的个数 $m \geqslant 2$;实验条件 s 为 m 个实验因素水平数之积;总实验次数 $N \geqslant 2s$,即每个实验条件下独立重复的实验次数至少为两次;实验因素在实验中同时施加;实验因素之间地位平等(要以专业知识为依据),即统计分析时所用的误差项相同;需多考察一个区组因素对观察结果的影响	将实验因素全部水平组合,将受试对象按照某个(或某些)重要的非实验因素分成区组,再完全随机地将各区组内的受试对象分配到实验因素的全部水平组合中去,在各实验条件下做至少两次独立重复实验	析因设计中可将受试对象按某个(或某些)重要的非实验因素分成区组时	优点:可提高各处理组间受试对象的均衡性,效果要优于析因设计

(三)实例

1. 析因设计

【例 3.18】[16]　研究甲、乙两种新药降低高胆固醇血症患者血胆固醇的疗效,随机抽样 20 例高胆固醇血症患者并检测其血胆固醇含量,然后将其随机分为 4 组,应用不同疗法治疗。A 组为常规疗法,B 组为常规疗法加服甲药,C 组为常规疗法加服乙药,D 组为常规疗法加服甲药及乙药,一个疗程后检测患者血胆固醇降低值(mmol/L),结果见表 3.16。

表 3.16　4 组患者血胆固醇降低值

甲药用否	乙药用否	血胆固醇降低值(mmol/L)										
		用						不用				
用	—	D	1.7862	2.0123	2.3242	1.9892	2.0012	B	1.1365	1.1025	1.4213	1.1876	1.1564
不用	—	C	1.1532	0.9918	1.2121	0.9857	0.8832	A	0.8565	0.7352	0.9357	1.2698	0.9217

设计类型解析:为两因素(或 2×2)析因设计。①受试对象:20 例高胆固醇血症患者;②实验因素:甲药使用与否和乙药使用与否;③定量指标:血胆固醇降低值(mmol/L)。

【例 3.19】[5]　某医科大学病理生理教研室研究 3 种因素"小鼠种别 A"、"体重 B"和"性别 C"对皮下移植 SRS 瘤细胞生长特性影响的结果,A、B、C 三因素各有两个水平。A 分为 A_1:昆明种,A_2:沪白 1 号;B 分为 B_1:24~25g,B_2:13~15g;C 分为 C_1:雄性,C_2:雌性。共选了 24 只小鼠,在接种后第 8 天测得肿瘤体积资料见表 3.17。

表 3.17　三因素影响下小鼠第 8 天的肿瘤体积

| 因素 C | 因素 A 与 B | 肿瘤体积(cm³) | | | |
		$A_1(B_1$	B_2)	$A_2(B_1$	B_2)
C_1		0.7069	1.0838	0.0628	0.4712
		0.7854	0.9425	0.0942	0.0880
		0.3581	0.3335	0.0471	0.1759
C_2	—	0.0785	0.5027	0.0126	0.2446
		0.1885	0.9550	0.0126	0.2513
		0.3403	0.9215	0.0094	0.3676

设计类型解析:为三因素(或 $2 \times 2 \times 2$)析因设计。①受试对象:小鼠;②实验因素:小鼠种别 A、体重 B 和性别 C;③定量指标:接种后第 8 天测得肿瘤体积(cm³)。

2. 含区组因素析因设计

【例 3.20】[5]　为了研究小鼠在以不同注射剂量(每天总注射剂量,因素 A)和不同注射频率(每天注射次数,因素 B)下药剂 ACTH 对尿总酸度的影响。因素 A 有 3 个水平:A_1、A_2、A_3(即 3 种不同的日注射量);B 有两个水平:B_1(每天注射次数很少)、B_2(每天注射次数很多)。这两个因素共有 6 种水平组合,称为 6 个处理组。将 24 只小鼠按某些条件(即重要的非处理因素)分为 4 个区组,每个区组中的 6 只小鼠在规定的条件方面最为接近。然后,将每个区组中的 6 只小鼠随机地分入 6 个处理组中去,资料见表 3.18。

表 3.18　A、B 两因素对尿总酸度影响的实验结果

| 随机区组编号 | 尿总酸度(单位) | | | | | |
	$A_1(B_1$	B_2)	$A_2(B_1$	B_2)	$A_3(B_1$	B_2)
1	33.6	33.0	33.0	28.5	31.4	30.7
2	37.1	30.5	29.5	31.8	28.3	28.2
3	34.1	33.3	29.2	29.9	28.9	28.4
4	34.6	34.4	30.7	28.3	28.6	30.6

设计类型解析:为含区组因素析因设计。①受试对象:24 只小鼠;②实验因素:注射剂量(3 个水平)和注射频率(2 个水平),故处理组为 6 个;③区组因素:由重要的非处理因素所形成的区组;④定量指标:尿总酸度(单位)。

六、重复测量设计

重复测量设计(Repeated Measurement Design)的类型按实验涉及的因素个数与重复测量方向上涉及的因素个数可分为具有一个重复测量的单因素设计、具有一个重复测量的两因素设计、具有一个重复测量的三因素设计、具有两个重复测量的两因素设计和具有两个重复测量的三因素设计。它主要应用于需了解观测的定量指标随时间推移或部位改变时的动态变化情况的实验。有关该设计的概念、特点及实例请详见第八章。

七、正交设计

(一)概念

根据各实验因素及其水平数,选择适当的正交表来安排实验,并用统计分析的方法处理数据,这种多因素的实验设计就叫正交设计(Orthogonal Design)[1,5,6,9,17]。

(二)特点

(1)实验点在空间分布上具有均匀分散性。

(2)统计分析时实验点具有整齐可比性。

(3)可通过统计分析发现一些未包括在正交表中的好的实验点。

(三)设计

(1)根据实验因素个数及其水平数选择合适的正交表。

(2)将实验因素及其交互作用安排到已选定的正交表的表头中。

(3)将表头中含有单个实验因素的那几列及其下的"水平代码"一起挑出来。

(4)将挑出来的"水平代码"转换成"真实代码",即实验因素各水平的真实内容。正交表一般分为两类,即同水平正交表和混合水平正交表。

(四)应用场合

当实验需应用析因设计来研究,因实验次数太多,难以实现时,可以选用正交设计,以减少实验次数。正交设计特别在忽略交互作用时,可大大减少实验次数。

(五)实例

【例 3.21】[18] 双吡啶盐的制备实验,有 4 个因素:反应物配比、反应温度(℃)、反应时间(h)和溶剂用量(mL),各取 3 个水平,以"收率(%)"为结果。各实验条件下无需进行重复实验。为得到最高收率,如何搭配各因素?实验因素水平见表 3.19,实验方案及结果见表 3.20。

表 3.19 双吡啶盐制备实验的因素水平表

试验号	因素			
	反应物配比	反应温度(℃)	反应时间(h)	溶剂用量(mL)
1	1.2∶1	60	4	0.4V
2	1.6∶1	70	5	0.6V
3	2.0∶1	80	6	0.8V

表 3.20　双吡啶盐制备实验方案及结果

试验号	因素				收率(%)
	反应物配比	反应温度(℃)	反应时间(h)	溶剂用量(mL)	
1	1.2:1(1)	60(1)	4(1)	0.4V(1)	43
2	1.2:1(1)	70(2)	5(2)	0.6V(2)	40.8
3	1.2:1(1)	80(3)	6(3)	0.8V(3)	49.5
4	1.6:1(2)	60(1)	5(2)	0.8V(3)	38.5
5	1.6:1(2)	70(2)	6(3)	0.4V(1)	81.4
6	1.6:1(2)	80(3)	4(1)	0.6V(2)	69.3
7	2.0:1(3)	60(1)	6(3)	0.6V(2)	48.4
8	2.0:1(3)	70(2)	4(1)	0.8V(3)	49.6
9	2.0:1(3)	80(3)	5(2)	0.4V(1)	68.2

设计类型解析：为正交设计，选用 $L_9(3^4)$ 正交表。①实验因素：反应物配比、反应温度（℃）、反应时间（h）和溶剂用量（mL），各取 3 个水平；②定量指标：收率（%）。

当反应物配比为 1.6:1，反应温度为 70℃，反应时间为 6h，溶剂用量为 0.4VmL 时，双吡啶盐的收率最高。

八、其他设计

(一)设计类型

见表 3.21。

表 3.21　实验设计其他类型

设计类型	定义	特点	设计	应用场合	优缺点
嵌套设计 (Nested Design)	将实验因素根据专业知识进行主次划分，次要因素嵌套于主要因素各水平之下，各因素水平没有交叉，此种设计叫嵌套设计或系统分组设计或窝设计或套设计	实验因素对观察指标的影响有主次之分；主要因素的水平数与次要因素的水平数可以取值不同或取不同个数；无法分析因素间的交互作用	将实验因素按照主次分为主要因素组、次要因素组和更次要因素组，主要因素各水平下嵌套次要因素，次要因素各水平下又嵌套更次要因素	实验研究中实验因素对观察指标的影响有主次之分时	优点：可考察对观测结果影响地位不平等的两个实验因素

设计类型	定义	特点	设计	应用场合	优缺点
裂区设计（Split-plot Design）	实验过程分为若干阶段，每个阶段实验因素不同，首先进入实验的通常是一个单因素多水平的实验因素 A 或含 m 次独立重复实验的实验因素 A 与区组因素 B 构成的随机区组设计；然后再随机地将接受因素 A 各水平处理或因素 A 与因素 B 各组合水平处理的 m 个受试对象分配到下一个阶段的有 M 个水平的实验因素 C 中，此种设计叫裂区设计或分割设计	实验分 n 个（$n\geqslant2$）阶段完成；实验因素在施加时有先后顺序之分	第一阶段多为一个 k 水平的实验因素 A（一级处理因素）和一个区组因素 B（将各区组内的受试对象分成 k 个小组，叫 k 个一级单位）；第二阶段进入 m 水平的实验因素 C（二级处理因素），将每个区组内的 k 个一级单位按照二级处理因素的水平数 m 分成 $k\times m$ 个二级单位	实验研究需通过 n 个（$n\geqslant2$）阶段完成，每个阶段的实验因素均不相同，需等实验全部结束后方可观察的定量指标的结果	优点：可考察实验因素对观测结果的影响；引入区组因素可消除或降低重要的非实验因素对观测结果的影响，从而更好评价实验因素不同水平及实验因素之间的交互作用产生的效应大小
序贯设计（Sequential Design）	将实验分为若干阶段，每完成一个阶段，就对此阶段的数据进行分析，以确定下一阶段的实验条件，实验后再进行分析，再确定下个实验的实验条件，当可以下结论时，立即停止实验，此种实验设计叫做序贯设计	逐一试验，逐一分析，一旦可以定论时，马上停止试验，即实验—分析—实验，直到达到目的为止	规定试验标准：灵敏度、有效及无效水平、第一类及第二类错误的概率；绘制序贯试验图；在序贯图上绘制逐一试验结果的试验线；根据试验线触及序贯图的不同边界线的结果得出相应的结论[8]	当无法事先确定实验考察参数的取值范围时，可采用序贯设计	优点：实验阶段与分析阶段之间有信息的交换和反馈，利用已完成的实验所提供的信息来安排后续实验在最优条件下进行
均匀设计（Uniform Design）	研究多因素多水平，经数论理论推导，实验次数少于正交设计，实验点在空间具有"均匀分散性"的一种实验设计方法叫均匀设计	实验点在实验空间中均匀分散；因不具有整齐可比性，故实验结果需通过多重回归分析处理	将多因素实验根据情况选择合适的均匀表进行安排。均匀表包括同水平均匀表和混合水平均匀表两类	适用于定量因素的实验研究，先对因素进行筛选，减少因素和水平数目后，再用正交设计或析因设计进行确证性实验	优点：实验次数大大减少；实验点在实验空间中均匀分散。缺点：削弱实验点在数学上的正交性；当实验次数少于因素个数时，回归方程不唯一，统计分析较麻烦

（二）实例

1. 嵌套设计

【例 3.22】[19]　为了研究某种抗菌药的效果,对小白鼠进行试验。考虑 3 个试验因素,因素 A(用此抗菌药与否)可分为 A_1(对照组不用抗菌药)、A_2(试验组用抗菌药);因素 B(小白鼠代次)可分为 B_1(第一代)、B_2(第二代)、B_3(第三代);因素 C(性别)可分为 C_1(雄性)、C_2(雌性)。让第一代小白鼠被这种细菌感染,按雌雄分别统计对照组和试验组小白鼠的存活率,让存活的小白鼠分别在各自的组内(指对照组和试验组)交配,对于第二代重复上面的试验。3 因素各水平搭配下都重复两次试验,每次都有足够数量的小白鼠(因为观测指标是存活率),由专业知识得知:3 因素的主次顺序为 A→B→C。试分析 3 因素对小白鼠存活率的影响,实验数据见表 3.22。

表 3.22　抗菌药对不同代次和性别的小白鼠存活率的影响情况

实验批次	因素 A	存活率(%)											
		A_1						A_2					
		$B_1(C_1$	$C_2)$	$B_2(C_1$	$C_2)$	$B_3(C_1$	$C_2)$	$B_1(C_1$	$C_2)$	$B_2(C_1$	$C_2)$	$B_3(C_1$	$C_2)$
1		28	33	15	26	26	18	56	62	48	66	70	49
2		19	27	11	22	20	11	51	60	44	61	65	55

设计类型解析:嵌套设计。①受试对象:小白鼠;②实验因素:抗菌药用与否、代次和性别;③定量指标:存活率(%)。

2. 裂区设计

【例 3.23】[2]　观察一种全身滴注抗毒素对皮肤损伤的保护作用,考虑两个因素全身滴注(A 因素)和局部注射(B 因素),各有两个水平,将 10 只家兔随机分为两组,一组滴注抗毒素,另一组滴注生理盐水;每只家兔取甲、乙两个部位,分别随机分配注射低浓度毒素和高浓度毒素,观察家兔皮肤受损直径(mm)的大小。实验数据见表 3.23。

表 3.23　家兔局部皮肤损伤直径(mm)

注射药物(A 因素)	毒素浓度(B 因素)		注射药物(A 因素)	毒素浓度(B 因素)	
	低浓度(B_1)	高浓度(B_2)		低浓度(B_1)	高浓度(B_2)
抗毒素(A_1)	15.75	19.00	生理盐水(A_2)	18.25	22.30
	15.50	20.80		18.50	21.50
	15.50	18.50		19.75	23.50
	17.00	20.50		21.20	24.80
	16.50	20.00		20.75	23.80

设计类型解析:为完全随机 2×2 裂区设计。①受试对象:10 只家兔;②实验因素:全身滴注(A 因素)和局部注射(B 因素),其中 A 因素为一级处理,作用于家兔全身;B 因素为二级处理,作用于局部皮肤;③水平:各两个水平,A_1 滴注抗毒素,A_2 滴注生理盐水,B_1 低浓度毒素,B_2 高浓度毒素;④定量指标:局部皮肤受损直径(mm)。

3.序贯设计

【例 3.24】[2]　某研究者预观察冠心苏合丸对急性心肌梗死的冠状静脉窦血流量的影响,选择成年犬作为实验对象。规定受试犬用药后冠窦流量增加 1.8 mL/min 或以上为有效,不到 1.8 mL/min 为无效。同时规定 $\alpha=0.05, \beta=0.05$,试验用药有效率≥80%为药物有效,≤30%为药物无效。根据有效与无效界线的直线方程得出:$U:Y=1.32+0.56n$;$L:Y=-1.32+0.56n$;U 称为上界,代表受试药的界限;L 称为下界,代表拒绝试药的界限。依照上述两个方程式绘制序贯图(图 3.1)。犬逐一进入实验,将有效或无效的结果连成一条实验线,若实验线穿过有效 U 界限时判定药物有效,若实验线穿过无效 L 界限时判定药物无效,不触及界限时,实验继续进行,实验结果见表 3.24。

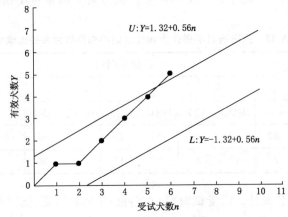

图 3.1　冠心苏合丸对犬冠窦流量的序贯设计实验

表 3.24　冠心苏合丸对犬冠窦流量的实验结果

犬号	1	2	3	4	5	6
冠窦增加反应	有效	无效	有效	有效	有效	有效

设计类型解析:为质反应开放型单向序贯设计。从图 3.1 可见,实验结果至第六只狗时,实验线触及上界,故可以认为冠心苏合丸对增加急性心肌梗死犬的冠窦流量有效。

【例 3.25】[2]　研究冠心苏合丸对急性心肌梗死犬心肌耗氧量的影响。规定如果试药能使犬心肌耗氧量至少减少 5%的容积,则认为该药有效;如果该药对心肌耗氧量无影响,则认为该药无效。根据以往资料可知,心肌耗氧量减少的标准差为 $\sigma=4.77$。同时规定 $\alpha=0.01$,$\beta=0.01$。

根据有效与无效界线的直线方程得出:$U:Y=20.9+2.5n$;$L:Y=-20.9+2.5n$;U 称为上界,代表接受试药的界限;L 称为下界,代表拒绝试药的界限。依照上述两个方程式绘制序贯图(图 3.2)。犬逐一进入实验,将有效或无效的结果连成一条实验线,若实验线穿过有效 U 界限时判定药物有效,若实验线穿过无效 L 界限时判定药物无效,不触及界限时,实验继续进行,实验结果见表 3.25。

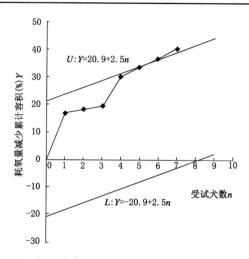

图 3.2 冠心苏合丸对犬心肌耗氧量的序贯设计实验

表 3.25 冠心苏合丸对犬心肌耗氧量的实验结果

犬 号	耗氧量减少（容积%）	减少量累计（容积%）	犬号	耗氧量减少（容积%）	减少量累计（容积%）
1	17.01	17.01	5	3.04	33.20
2	1.02	18.03	6	3.10	36.30
3	1.02	19.05	7	3.56	39.86
4	11.11	30.16			

设计类型解析：为量反应开放型单向序贯设计。从图 3.2 可见,实验结果至第六只狗时,实验线与有效上界正好相交,第七只狗时,实验线穿过有效上界,故可以认为冠心苏合丸对增加急性心肌梗死犬的心肌耗氧量减少。

4. 均匀设计

【例 3.26】[20] 在小鼠耳廓肿胀实验中,为筛选小鼠耳片肿胀模型的造模最佳条件,通过前期的预实验,确定二甲苯用量和造模时间为影响该实验结果的两个主要因素,故将这两个因素作为考察因子,各取 4 个水平,见表 3.26。取雄性小鼠 40 只,随机对应于 4 种造模条件。观测指标为耳片肿胀率（%）。实验方案和结果见表 3.27。

表 3.26 因素水平 $U_5(5^3)$

因素	1	2	3	4
造模时间（min）	60	90	120	150
二甲苯量（μL）	15	25	10	20

设计类型解析：为两因素均匀设计。采用 $U_5(5^3)$ 的均匀设计表。①受试对象：小鼠耳片；②实验因素：造模时间和二甲苯量；③定量指标：耳片肿胀率（%）。

表 3.27　实验方案及结果

实验序号	动物	造模时间 (X_1, min)	二甲苯量 (X_2, μL)	耳片肿胀率（%）	
				预测值（Y_1）	实测值（Y_2）
1	10	60	15	44.17	44.44
2	10	90	25	58.15	57.88
3	10	120	10	38.70	38.46
4	10	150	20	52.66	52.94

第六节　常用实验设计的 SAS 实现程序

一、相关 SAS 过程

（一）PLAN 过程

1. PLAN 过程概述

PLAN 过程可以为具有多个阶乘的实验产生设计方案和随机化方案，尤其是对于嵌套或者交叉的实验以及随机区组设计，该过程同时也可以用于产生排列组合清单。

PLAN 过程可以执行以下类型的实验设计：

（1）完全阶乘，随机或非随机；

（2）平衡或部分平衡不完全区组随机；

（3）一般的循环不完全区组随机；

（4）拉丁方随机。

对于其他类型的实验设计，特别是不完全阶乘、反应面、正交设计，可以使用 FACTEX 过程、OPTEX 过程，以及 SAS/QC 软件下的 ADX 界面。

PLAN 过程产生设计方案时，首先是对第一个因素安排各水平的顺序，然后在每一水平下，对第二个因素分别安排各水平的顺序。通常情况下，对于给定的因素，PLAN 过程按照一定的方式选择其每一水平与之前所有因素的组合进行匹配，选择的方式可以有 5 种：随机选择（Random）、顺序选择（Ordered）、循环选择（Cyclic）、排列选择（Perm）、组合选择（Comb）。

PLAN 过程对于嵌套的层数没有限制，而且可以产生任意数量的随机化方案。

2. PLAN 过程的基本格式

PROC PLAN ＜ 选择项 ＞ ；

　　FACTORS 因素－选项 ＜ / NOPRINT ＞ ；

　　OUTPUT OUT＝SAS 数据集 ＜ 因素值设定 ＞ ；

　　TREATMENTS 因素－选项 ；

RUN；

借助 SAS PLAN 过程可以执行常用的随机化分组方案设计，包括简单随机、分层随机、区组随机、不完全区组随机、拉丁方随机等。

使用 SAS PLAN 过程时,需要按照常规方式调用 PROC PLAN,按照研究设计定义至少一个随机化分组因素(FACTORS),这一项必须在 RUN 语句之前,其他(OUTPUT、TREATMENTS、其他 FACTORS)位置相对独立,可以在 RUN 语句之后。

以上只是简单介绍 PLAN 过程的基本结构,详细讲解可见 SAS 帮助文件。

(二)FACTEX 过程

1. FACTEX 过程概述

FACTEX 主要用来完成析因设计,包括完全的析因设计和部分的析因设计,例如 4 个因素的 1/2 析因设计、6 个因素的 1/4 析因设计以及利用部分析因设计中更为特殊的正交设计。同时,FACTEX 过程也可以对单一因素的实验直接进行随机安排。

2. FACTEX 过程的基本格式

PROC FACTEX < options> ;
     FACTORS factor-names < / option> ;
     SIZE size-specification ;
     MODEL model-specification <MINABS<(d)>>;
     BLOCKS block-specification ;
     EXAMINE <options> ;
     OUTPUT OUT=SAS-data-set <options> ;

调用 PROC FACTEX ,并利用 FACTOR 定义因素及水平,利用 OUTPUT 将设计结果存入指定的 SAS 数据集。其中,FACTOR 语句必须紧跟在 PROC FACTEX 之后。

使用 MODEL 和 SIZE 语句可以实现不完全重叠(例如部分的析因设计),可以利用 BLOCKS 语句进行含有区组的设计,需要的时候可以使用 EXAMINE 语句。

以上只是简单介绍 FACTEX 过程的基本结构,详细讲解可见 SAS 帮助文件。

二、因素与水平的组合设计及实例分析

(一)单因素设计(Single Factor Design)

单因素设计是实验设计中最简单的情形,设计原理即将实验因素的各水平直接对应于不同的组别,结合不同的随机化方法,可以很方便地产生实验方案,此设计将在第三部分随机化方法加以介绍,此处不再赘述。

(二)两因素及多因素设计

1. 析因设计(Factorial Design)

见本章第五节中的【例 3.19】

【程序 3.19】 prg3_19 三因素两水平的析因设计程序

proc factex;

factors A B C /nlev= 2;   * factors 指定因素名称和数量,nlev 指定各因素水平数,默认两水平,更多水平时修改参数 nlev 即可;

examine design;   /* 指定按照标准顺序列出设计点 */

output out=FACT332

     A cvals=('A1:昆明种''A2:沪白 1 号')   /*指定水平名称*/

B cvals＝（′B1：24～25g′′B2：13～15g′）

C cvals＝（′C1：雄性′′C2：雌性′）；

run；

Proc print data＝FACT332；run；

【运行结果】

上述程序运行产生一个名为 FACT332 的 SAS 数据集，数据如下。

```
Obs        A              B              C
 1    A1：昆明种     B1：24～25g     C1：雄性
 2    A1：昆明种     B1：24～25g     C2：雌性
 3    A1：昆明种     B2：13～15g     C1：雄性
 4    A1：昆明种     B2：13～15g     C2：雌性
 5    A2：沪白1号    B1：24～25g     C1：雄性
 6    A2：沪白1号    B1：24～25g     C2：雌性
 7    A2：沪白1号    B2：13～15g     C1：雄性
 8    A2：沪白1号    B2：13～15g     C2：雌性
```

本例给出三个因素各两个水平下的完全组合：一共有 8 种组合，即实验分为 8 组，每组对应的因素水平设计已经显示在上述数据集中。

2. 正交设计（Orthogonal Factorial Design）

见本章第五节中的【例 3.21】

【程序 3.21】 prg3_21 四因素 3 水平的正交设计程序

```
proc factex；
factors A B C D /nlev＝3；          * 4 个因素，各 3 个水平；
size fraction＝ 3 ；                 * 要求总的组合数是所有完整组合数的 1/3；
model estimate＝（ A B C D ）       /* estimate 指定模型中考虑的因素  */
nonneg ＝（ B＊C）；                 *  nonneg 指定不能忽略的相互作用；
output out ＝ FACT333
        A cvals＝（′反应物配比 1′′反应物配比 2′′反应物配比 3′）
        B cvals＝（′反应温度 1′′反应温度 2′′反应温度 3′）
        C cvals＝（′反应时间 1′′反应时间 2′′反应时间 3′）
        D cvals＝（′溶剂用量 1′′溶剂用量 2′′溶剂用量 3′）；
run；
proc print data＝FACT333；
quit；
```

【运行结果】

上述程序运行产生一个名为 FACT333 的 SAS 数据集，数据如下：

```
Obs       A            B            C            D
1      反应物配比1    反应温度1     反应时间1     溶剂用量1
2      反应物配比1    反应温度1     反应时间2     溶剂用量3
3      反应物配比1    反应温度1     反应时间3     溶剂用量2
4      反应物配比1    反应温度2     反应时间1     溶剂用量3
5      反应物配比1    反应温度2     反应时间2     溶剂用量2
6      反应物配比1    反应温度2     反应时间3     溶剂用量1
7      反应物配比1    反应温度3     反应时间1     溶剂用量2
8      反应物配比1    反应温度3     反应时间2     溶剂用量1
9      反应物配比1    反应温度3     反应时间3     溶剂用量3
10     反应物配比2    反应温度1     反应时间1     溶剂用量3
11     反应物配比2    反应温度1     反应时间2     溶剂用量2
12     反应物配比2    反应温度1     反应时间3     溶剂用量1
13     反应物配比2    反应温度2     反应时间1     溶剂用量2
14     反应物配比2    反应温度2     反应时间2     溶剂用量1
15     反应物配比2    反应温度2     反应时间3     溶剂用量3
16     反应物配比2    反应温度3     反应时间1     溶剂用量1
17     反应物配比2    反应温度3     反应时间2     溶剂用量3
18     反应物配比2    反应温度3     反应时间3     溶剂用量2
19     反应物配比3    反应温度1     反应时间1     溶剂用量2
20     反应物配比3    反应温度1     反应时间1     溶剂用量1
21     反应物配比3    反应温度1     反应时间1     溶剂用量1
22     反应物配比3    反应温度2     反应时间1     溶剂用量1
23     反应物配比3    反应温度2     反应时间1     溶剂用量3
24     反应物配比3    反应温度2     反应时间1     溶剂用量2
25     反应物配比3    反应温度3     反应时间1     溶剂用量3
26     反应物配比3    反应温度3     反应时间2     溶剂用量2
27     反应物配比3    反应温度3     反应时间3     溶剂用量1
```

本例通过"折叠"的使用,给出四个因素各三个水平下的正交组合:一共有 27 种组合,实验分为 27 组。

【例 3.27】（考虑交互作用）用有机溶液提取某中药的有效成分,以浸出率（%）为效应指标,欲寻找浸出率的影响因素和适宜水平。选取的因素及水平见表 3.28,考虑主效应以及 A、B、C 之间两两的相互影响,如何进行实验组设计。

表 3.28　因素与水平

水平	溶液浓度（%） A	催化剂的量（%） B	溶液的 pH 值 C	温度（℃） D
1	70	0.1	6.8	80
2	80	0.2	7.2	90

【程序 3.27】 prg3_27 四因素 2 水平有交互作用的正交设计程序

```
proc factex；
factors A B C D /nlev＝2 ；
size fraction＝ 2 ；/＊要求总的组合数是所有完整组合数的 1/2 ＊/
model estimate＝（A B C D）/＊ estimate 指定模型中考虑的因素 ＊/
nonneg ＝（A＊B A＊C B＊C）；
output out ＝ FACT334
        A cvals＝（'70%' '80%'）
```

```
B cvals＝('0.1' '0.2')
C cvals＝('6.8' '7.2')
D cvals＝('80' '90')
;
run；
proc print data＝FACT334；
quit；
```

【运行结果】

上述程序运行产生一个名为 FACT334 的 SAS 数据集，数据如下：

```
Obs    A      B     C     D
1     70%    0.1   6.8   80
2     70%    0.1   7.2   90
3     70%    0.2   6.8   90
4     70%    0.2   7.2   80
5     80%    0.1   6.8   90
6     80%    0.1   7.2   80
7     80%    0.2   6.8   80
8     80%    0.2   7.2   90
```

以上结果显示，在考虑 A、B、C、D 四项主效应，同时考虑 A、B、C 之间两两的相互影响（交互作用）的情况下，需要安排 8 组实验，具体的条件组合见以上结果。

三、基本的随机化方法

上面部分给出了实验设计中各种因素的水平组合形成具体干预方式的设计方法，以下要介绍的随机化方法将解决如何安排这些干预方式，将其作用于相应的实验单元。二者结合将形成完整的或可实施的实验设计方案。

（一）完全随机（Complete Randomization）

【例 3. 28】 为比较 5 种药物的药效学作用，按照在因素与水平设计中的叙述，拟进行单因素 5 水平设计，计划选取 25 只受试动物，请对此 25 只动物进行随机化。

【程序 3. 28】 prg3_28 单因素多水平完全随机设计程序

```
proc factex；
    factors drug / nlev＝5；
    size design＝25；              /* 指定总例数 */
    output out＝FACT335 randomize；  /* 随机安排顺序 */
    proc print data＝ FACT335； run；
```

【运行结果】

以下按照完全随机方法将 25 只动物分配相应药物组。

25 只动物被随机分入 5 组，使用相应的药物，举例：1、2、10、13、18 号动物使用代码为 0 的药物，余类似。

```
          Obs      drug
           1        0
           2        0
           3        4
           4        1
           5        3
           6        1
           7        3
           8        1
           9        4
          10        0
          11        4
          12        2
          13        0
          14        3
          15        4
          16        2
          17        2
          18        0
          19        2
          20        3
          21        2
          22        1
          23        1
          24        4
          25        3
```

(二)完全区组随机(Complete Block Randomization)

每个处理的每个水平在一个区组中只出现一次,而且每个区组中包含所有的处理,这种情况称为完全区组。

见本章第五节【例 3.20】

【程序 3.20】 prg3_20 完全区组设计程序

```
proc factex;
    factors block / nlev=4;
    output out=blocks
        block nvals=(1 2 3 4);
run;
    factors trt / nlev=6;
    output out=rcbd
        designrep=blocks    /* 指定按照前面定义的 block 的数量作为设计时的
重复次数 */
        randomize(101)      /* 要求随机安排,101 为随机化的初始种子值,也可
以换其他数字 */
        trt cvals=('A1B1' 'A1B2' 'A2B1'
            'A2B2' 'A3B1' 'A3B2');
run;
  proc sort data=rcbd; by block; run;
proc print data=rcbd; run;
```

```
run;
```

【运行结果】

Obs	block	trt
1	1	A1B2
2	1	A2B1
3	1	A3B1
4	1	A1B1
5	1	A3B2
6	1	A2B2
7	2	A1B2
8	2	A2B1
9	2	A1B1
10	2	A2B2
11	2	A3B1
12	2	A3B2
13	3	A2B2
14	3	A1B1
15	3	A2B1
16	3	A3B2
17	3	A1B2
18	3	A3B1
19	4	A1B1
20	4	A3B2
21	4	A1B2
22	4	A2B1
23	4	A2B2
24	4	A3B1

以上列出了 4 个区组（block）中每只小鼠（obs）对应的实验条件（trt）。

（三）平衡不完全区组随机（Balanced Incomplete Block Randomization ）

见本章第五节【例 3.11】。

【问题分析】

由于需要分批进行，同批次的条件之间受其他因素影响较不同批次要小，形成区组，但是显然无法在一个区组内安排所有条件，为达到设计的平衡，需满足两个条件：①$rv=ab$；②$\lambda=r(a-1)/(v-1)$ 为整数，其中，r 是每种条件重复（replication，rep）的次数，v 是总的条件数（9 种），a 是每个区组的长度，b 是区组的数量。

根据以上条件，本实验最小的设计是每种条件重复（rep）4 次，总共需安排 12 个区组，每个区组的长度是 3。以下程序将实现本实验的具体随机化安排。

【程序 3.11】 prg3_11 平衡不完全随机化实验方案设计程序

```
/* 通过两步实现平衡不完全随机化方案设计 */
/* 第一步:产生原始的设计组合,即重复 4 次(rep),每次含 3 区组(block),每段含 3 个时间(time),在为每段安排时间条件的时候,使用了 SAS 数据步的一点小技巧,利用了一个条件语句(if, then),而 plot 只是用于安排时间条件的中间变量 */
data a;
    keep rep block plot time;
    do rep = 1 to 4;
        do block = 1 to 3;
            plot = 0;
```

```
do n = 1 to 9;
    if ((block-1) * 3<n<=block * 3) then do;
        time = n;
        plot = plot + 1;
        output;
    end; end; end; end; stop; run;
```

proc print; run;

/ *第二步:借助 PLAN 过程对原始组合进行随机化,PLAN 过程中调用第一步的数据集 a,随机后输出数据集 b * /

```
proc plan seed=54321;
    factors rep=4 block=3 plot=3;
    output data=a out=b;
run;
```

/ *接下来只是为了方便显示而进行的排序 * /

```
proc sort;
    by rep block plot;
run;
proc print;run;
```

【运行结果】

第一步结果:产生原始的组合方式

Obs	rep	block	plot	time
1	1	1	1	1
2	1	1	2	2
3	1	1	3	3
4	1	2	1	4
5	1	2	2	5
6	1	2	3	6
7	1	3	1	7
8	1	3	2	8
9	1	3	3	9
10	2	1	1	1
11	2	1	2	2
12	2	1	3	3
13	2	2	1	4
14	2	2	2	5
15	2	2	3	6
16	2	3	1	7
17	2	3	2	8
18	2	3	3	9
19	3	1	1	1
20	3	1	2	2
21	3	1	3	3
22	3	2	1	4
23	3	2	2	5
24	3	2	3	6
25	3	3	1	7
26	3	3	2	8
27	3	3	3	9
28	4	1	1	1
29	4	1	2	2
30	4	1	3	3
31	4	2	1	4
32	4	2	2	5
33	4	2	3	6
34	4	3	1	7
35	4	3	2	8
36	4	3	3	9

第二步结果:对生成的组合进行随机化

```
                    The PLAN Procedure

        Factor      Select      Levels      Order

        rep           4           4         Random
        block         3           3         Random
        plot          3           3         Random


                rep     block      --plot-

                 2        1        3   1   2
                          2        1   2   3
                          3        1   2   3
                 3        2        3   1   2
                          3        1   3   2
                          1        2   1   3
                 4        1        2   3   1
                          2        2   3   1
                          3        3   1   2
                 1        3        1   3   2
                          2        3   2   1
                          1        1   2   3


        Obs     rep     block     plot      time

         1       1        1         1         7
         2       1        1         2         8
         3       1        1         3         9
         4       1        2         1         6
         5       1        2         2         5
         6       1        2         3         4
         7       1        3         1         1
         8       1        3         2         3
         9       1        3         3         2
        10       2        1         1         2
        11       2        1         2         3
        12       2        1         3         1
        13       2        2         1         4
        14       2        2         2         5
        15       2        2         3         6
        16       2        3         1         7
        17       2        3         2         8
        18       2        3         3         9
        19       3        1         1         8
        20       3        1         2         7
        21       3        1         3         9
        22       3        2         1         2
        23       3        2         2         3
        24       3        2         3         1
        25       3        3         1         4
        26       3        3         2         6
        27       3        3         3         5
        28       4        1         1         3
        29       4        1         2         1
        30       4        1         3         2
        31       4        2         1         6
        32       4        2         2         4
        33       4        2         3         5
        34       4        3         1         8
        35       4        3         2         9
        36       4        3         3         7
```

以上是 PLAN 过程的运行结果，共重复（rep）4 次，每次安排 3 个区组（block），共形成 12 个区组，每个区组包含 3 个培养时间（time），从而实现实验条件在区组间的平衡。

（四）拉丁方随机（Latin Square）

【例 3.29】　用猫血糖升高法观察 4 批 4 种剂量胰高血糖素作用的效价，拟用 4 只猫完成实验，如何设计？

【简要分析】

可以借助 4×4 拉丁方完成以上设计，具体方法是：将各批胰高血糖素按照标示效价配成 $d_1 / d_2 / d_3 / d_4$ 四种不同剂量，静脉注入麻醉猫体，给药前及给药后 15min 分别测定每只猫的血糖值，以增加的血糖值（mg/100mL 血）为反应指标，相隔一定时间后，按拉丁方完成第二、第三及第四次注射。具体的随机化方案可以借助以下程序实现。

【程序 3.29】　prg3_29_1 拉丁方设计的实验方案设计程序

```
proc factex;
    factors cat batch dose / nlev=4;
    size design=16;
    model resolution=3;        /* 执行不完全析因设计方案时，须指定设计的分辨
率，分辨率为 3 或 3 的倍数 */
    output out=graeco
            cat nvals=(1 2 3 4)
            batch nvals=(1 2 3 4)
            dose cvals=('d1' 'd2' 'd3' 'd4');
run;
proc print; run;
```

【运行结果】

Obs	cat	batch	dose
1	1	1	d1
2	1	2	d4
3	1	3	d2
4	1	4	d3
5	2	1	d4
6	2	2	d1
7	2	3	d3
8	2	4	d2
9	3	1	d2
10	3	2	d3
11	3	3	d1
12	3	4	d4
13	4	1	d3
14	4	2	d2
15	4	3	d4
16	4	4	d1

上述结果显示：本实验共进行 16 次观察，每只猫各 4 次。第一只猫的 4 次观察包括给第一批胰岛素的第一个剂量、第二批的第四个剂量、第三批的第二个剂量和第四批的第三个剂量。其他猫的给药剂量和顺序以此类推。

以上拉丁方也可借助 PLAN 过程实现，程序如下：

【程序 3.29.2】　prg3_29_2 拉丁方设计的实验方案设计程序

```
Proc plan seed=1234;
  factors cat=4 batch=4 / noprint;
  treatments dose=4;
  output out=g
    cat nvals=(1 2 3 4)        random    /* random 指定随机安排顺序,如不加则将
按照自然顺序安排 */
              batch nvals=(1 2 3 4)        random
              dose cvals=('d1' 'd2' 'd3' 'd4')    random;
  Proc sort; by cat batch;run;
  Proc print; run;
```

【运行结果】

```
Obs    cat    batch    dose
 1      1       1       d1
 2      1       2       d2
 3      1       3       d4
 4      1       4       d3
 5      2       1       d2
 6      2       2       d4
 7      2       3       d1
 8      2       4       d3
 9      3       1       d3
10      3       2       d4
11      3       3       d1
12      3       4       d2
13      4       1       d1
14      4       2       d4
15      4       3       d3
16      4       4       d2
```

具体解释同上。

四、一些特殊的设计

（一）交叉设计（Cross Over Design）

从因素与水平的角度考虑,交叉设计并非一种新的组合方式,只是在上述组合的基础上引入实验顺序,从而可以利用一个实验对象进行多次实验。因此,交叉设计可以在上述组合的基础上,加入一个顺序变量,借助上面的随机化方法完成交叉顺序的安排即可,此处不再列举实例。

（二）分层设计（Hierarchical Design）

【例 3.30】 这是一个模拟的例子,三间房子（house）、四种花盆（pot）、三种植物（plant）,每间房子必须放全部种类的花盆,而且每种花盆必须放所有植物,而且三个房间摆放不能相同,问应该如何安排?

【问题分析】

这是一个分层设计的情况,第一层是房子,第二层是花盆,第三层是植物,必须实现每一层下包含所有情况,而且所有情况必须随机搭配。

【程序 3.30】 prg3_30 分层实验方案设计程序

```
        proc plan seed＝17431；
            factors Houses＝3 Pots＝4 Plants＝3 / noprint；
            output out＝nested；
        run；
```

【程序说明】

FACTORS 语句首先要求一个数字 1、2、3 的随机排列,用于随机选择房子,第二步对应于上述三个数字中每一个产生一个 1、2、3、4 的随机排列,用于随机安排花盆的区域,最后,对上面 12 个整数分别产生 1、2、3 的随机排列,最后一步用于安排植物种在哪个位置的花盆里。程序最后将随机化方案输出至数据集 nested。

【运行结果】

Obs	Houses	Pots	Plants
1	1	3	2
2	1	3	3
3	1	3	1
4	1	1	3
5	1	1	1
6	1	1	2
7	1	2	2
8	1	2	3
9	1	2	1
10	1	4	3
11	1	4	2
12	1	4	1
13	2	4	1
14	2	4	3
15	2	4	2
16	2	2	2
17	2	2	1
18	2	3	2
19	2	3	3
20	2	3	3
21	2	3	1
22	2	1	2
23	2	1	3
24	2	1	1
25	3	4	1
26	3	4	3
27	3	4	2
28	3	1	3
29	3	1	2
30	3	1	1
31	3	2	1
32	3	2	2
33	3	2	3
34	3	3	3
35	3	3	2
36	3	3	1

以上显示了例中要求的实现结果,即:每个房子中花盆的摆放种类以及每种花盆具体栽种的植物及植物的摆放顺序。

(三)裂区设计(Split-plot Design)

【例 3.31】 考虑 3 个区组(block),每个区组下安排 4 个主水平(点),每个主水平下有两个亚水平(点),给出一个设计方案。

【程序 3.31】 prg3_31 裂区实验方案设计程序

```
    proc plan seed＝37277；
        factors block＝3 ordered a＝4 b＝2；   / * ordered 指定 block 按照顺序排列,如
```

不指定,则为随机排列 */

    run;

【程序说明】

　　首先产生三个对于 1、2、3、4 的随机排列,对应于 3 个区组,这 4 个整数对应于因素 a 的 4 个水平,4 个整数的排列对应于 a 的 4 个水平在一个区组内的安排,对于这 12 个数,随机产生整数 1 和 2 的排列,每个排列对应于两个亚水平的安排。

【运行结果】

```
                        The PLAN Procedure

        Factor      Select      Levels      Order

        block         3           3         Ordered
        a             4           4         Random
        b             2           2         Random


        block           a        -b-

          1             4         2 1
                        3         2 1
                        1         2 1
                        2         2 1
          2             4         1 2
                        3         1 2
                        1         1 2
                        2         1 2
          3             4         2 1
                        2         2 1
                        2         2 1
                        1         2 1
```

　　这个例题只是一个裂区设计的示例,3 个区组中各随机安排了 4 个主效应(a),在主效应 a 下嵌套了下一级的效应 b(附属于 a)。

参考文献

[1] 徐吉民.正交法在医药科研中的应用[M].北京:中国医药科技出版社,1987.

[2] 蒋知俭.统计分析在医学课题中的应用[M].北京:人民卫生出版社,2008.

[3] 胡良平.现代统计学与 SAS 应用[M].北京:军事医学科学出版社,2000.

[4] 周海钧.药物生物检定[M].北京:人民卫生出版社,2005.

[5] 胡良平.统计学三型理论在实验设计中的应用[M].北京:人民军医出版社,2006.

[6] 孙振球.医学统计学(第二版)[M].北京:人民卫生出版社,2005.

[7] 胡良平.检验医学科研设计与统计分析[M].北京:人民军医出版社,2006.

[8] 胡良平.科研课题的研究设计与统计分析错误案例辨析与释疑(第一集)[M].北京:军事医学科学出版社,2008.

[9] 范杉,吴基良,余英宏.医学统计与科研设计[M].北京:科学出版社,2003.

[10] 何保斌.三昧中药配伍应用对改善烫伤小鼠受损免疫功能的作用[J].第三军医大学学报,2001,23(10):1164-1166.

[11] 王训立.雄性猕猴血清中促黄体素的分泌水平[J].动物学杂志,1996,31(1):41-43.

[12] http://www.foodmate.net/lesson/41/5-3.php.

[13] 叶玉山.不同方法对洁净室空气灭菌效果比较[J].海峡药学,2000,12(3):114-116.

[14] 姚晨.交叉试验设计资料的等效性检验[J].中国临床药理学杂志,2001,17(4):294-297.

[15] 林建阳.三交叉设计头孢羟氨苄两剂型的药动学及人体生物等效应[J].中国医院药学杂志,2007,

27(1):41-43.

[16] 李河.析因实验设计资料的统计学分析[J].循证医学,2005,5(1):35-38.

[17] 中国现场统计研究会三次设计组,全国总工会电教中心.正交法和三次设计[M].北京:科学出版社,1985.

[18] 盛永莉.正交试验设计及其应用[J].济南大学学报,1997,7(3):69-73.

[19] http://www.cnpsy.net/ReadNews.asp? NewsID=5029.

[20] 辛志伟.均匀设计和回归分析法用于小鼠耳廓肿胀优化实验条件探索的研究[J].西南国防医药,2009,19(1):33-34.

杜 颖 谭德讲 张高魁

第四章　数据资料的类型和统计表达

第一节　资料类型

资料收集完后,正确区分这些数据资料的类型,特别是结果变量的数据类型,同时结合其他如实验设计和分析目标等,是正确选用统计方法的首要前提。目前国内外的教科书中,对资料类型的描述有多种方式,都是在研究特定资料时被使用。各种分类描述方法都有自己的优缺点,虽然并不完备,仍有实际意义。

一、按照数字特征

（一）计量资料（Measurement Data）

计量资料也叫量反应资料,是指从观测对象中观测到的是一个量化的数值,一般具有计量单位,可带有小数点,如仪器等方法精确测量的结果。计量资料的信息量最丰富,也是药学和药理研究中最为常见的资料。

（二）计数资料（Enumeration Data）

计数资料也叫质反应资料,通常为正整数,如动物死亡数等。常用反应的百分率来对这类资料进行比较。

（三）计时资料（Timing Date）

血液的凝结时间、血栓的溶解时间、出现睡眠的时间等。它属于定量资料中以时间为特征的一类特殊资料。由于其分布特征多不属于正态分布,且分析目的等存在不同,故其统计处理方式也有其特殊性,因此,一些人将其单独列为一类。

另外,教科书中也经常看到将数据分类成"连续型变量与离散型变量"的情况。在 SAS 系统中,一般将资料分为三类:连续型资料（Continuous data）、离散型资料（Discrete or categorical data）和等级序列（Ranking or ordinal data）。

二、按需要统计分析观测指标的性质

（一）定量资料（Quantitative Data）

定量资料是指对每个观察记录用计量方法测量某项指标数值大小的指标资料,它是常见的数据资料类型,包括上述的计量资料和计时资料。如血压、心率、血流量记录、酶活力数字变化值、血液的凝结时间、血栓的溶解时间等都属于定量资料。

（二）定性资料（Qualitative Data）

定性资料是指每个观察记录用其某一方面的特征和性质来表达的指标资料,其观测结果

用计数资料表示。定性资料又分名义资料(Nominal Data)(即从每个受试对象身上观察的结果不是一个具体数值,而是一种状态和名称,如检测结果为"阳性"或"阴性"、血型等。其取值通常是文字、字母或代号,即使用数字表示,也只是一种分组的标志,并不代表数量的大小)和有序资料(即与名义资料的取值相同,但不同取值之间有半定量关系,可按数量的相对大小或程度进行高低排序,故该类资料也叫等级有序资料。如溶血的分级、治疗效果的分级等)。

另外,教科书中也经常看到将数据分类成"连续型变量与离散型变量"的情况。这些概念都有相互交叉的地方,根据所用环境的不同而选择使用。

三、现实资料的分类应根据具体情况确定

上述各种分类方法都只从某一侧面反映数据资料的性质,还有相互交叉的地方。其实对于日常收集的原数据(如病案首页数据)在不同的分类法中,可能对应的并不完全相同的类别,故一般建议根据所用的研究目的和环境而进行选择。

Stevens(1946)提出的数据分类(见图4.1),也许对我们更好地理解数据资料的分类更具有借鉴意义。他按变量测量的精确程度由低到高,将数据分类为:名义变量(如性别、血型)、有序变量(如疗效,类别间差别大小难以度量)、区间变量(如摄氏体温,类别间差别有实际意义)、比变量(如身高,除具有区间变量的特征外,还具有真实意义的零点。摄氏温度的零点为水结冰时温度,并非绝对意义的零点,所以它不属于比变量)。根据统计分析的实际需要,通常将区间变量与比变量合并为一类,只将数据分类为:名义、有序和区间变量三类。这正是SAS系统中所采用的方式(将区间变量和比变量合并为连续性变量)。

更精确类别的数据可以转换为较粗类别的数据,如年龄一般为区间变量,分析时出于实际需要,也可将它当作有序或名义变量处理;反过来则不成立,如血型为名义变量,就不能将其当做其他类型变量处理。

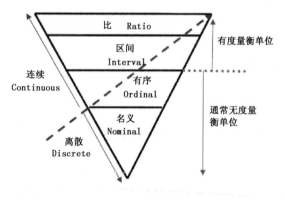

图 4.1　数据的分类

第二节　统计资料的整理表达

在科研论文中,常见的统计资料表达方式有统计量、统计表和统计图三种类型。其中,统计量是最常见的方式;而统计表和统计图是表达统计结果的重要方式,具有表达力强(数据更清晰、有力,同时能够表达更多信息)、直观且节省篇幅的优点。

一、统计量

统计量不仅可对总体特征进行估计和推断,还可对样本的某些特征进行描述。对于数值型变量,除需要描述资料的取值特征外,还需要确定资料的分布等更多详细的特征描述,如描述其平均水平、变异程度,这样才能全面地描述资料。所以,需要使用描述性统计量来表达。

一般描述性统计指标划分为两大类:集中趋势指标和离散趋势指标。其中,集中趋势指标包括算术平均数、几何平均数、众数、中位数和百分位数。离散趋势指标包括全距或极差、方差(S^2)、标准差(SD)、四分位数间距(Interquartile Range,IQ_R)和变异系数(Coefficient of Variation,CV)等。这些概念已经在第二章中列出,本文不再详述。

应该指出的是,上述各种指标应根据资料的分布,采用不同的描述方法。此外,这些集中趋势与离散趋势指标往往是根据不同的数据分布特征而进行成对搭配使用的。如对于正态分布或近似正态分布的连续性资料,一般使用均数和标准差共同描述资料的平均水平和变异程度,这样能够表达最多的数据信息量。当采集的数据资料为初次分析,无法确定何种分布时,可首先采用中位数和四分位间距(结合箱型图)对资料进行描述,并验证其是否符合正态分布,当符合或近似符合时,则采用均值和标准差进行描述。用众数与极差这对数值描述集中和离散趋势时,无论是否符合正态分布,都可以这样使用;但一般只有在无法确定数据的分布特征时才使用,这是由于它们反映的数据信息量最少所致。

这里还要指出的是,虽然"均数±标准差"和"均数±标准误"都可以用来表达正态分布资料的研究结果,但含义却不同。"均数±标准差"反映的是相同实验条件下,观测值在样本均数附近的波动情况,标准差小,说明实验精度高、重现性好、离散度小;"均数±标准误"反映的则是在相同条件下的重复研究中,样本均数与总体均数的接近程度,标准误小,说明研究的稳定性好。因此,若要说明一个样本某个指标各变量值的变化情况,常用"均数±标准差"来表示,而不宜使用"均数±标准误"。

二、统计表

统计表可更好地显示数据结构等信息,从而使数据更清晰、表达更直观、有力且节省篇幅。统计表一般可分为频数表、列联表和汇总表等。

(一)统计表的构成

统计表一般由表号、表标题、表头、表身和备注组成。在表中应含有下列基本要素:纵/横标题(构成表头)、线条、数字等。

(1)表号。指给每张统计表指定的一个编号,便于上下文的引用和查找。表的编号可按章节进行,如将第五章第三节的第四个表编号为"表5.3.4";也可只按章进行排序,如"表5.5"表示第五章第五个表。本书即采用后一种表编号方式。

(2)表标题。即统计表的总名称,位于表头的上端。表标题应用一句简单、明确的话将表要表达的核心思想表达出来,做到言简意赅、中心突出。它一般可从表中的纵横标题中提炼而出,用表中的横标题作主语,纵标题作谓语。如:"表4.1《中国药典》与《欧洲药典》对879批制品的热原判断结果"。

(3)纵/横标题。指位于统计表行、列中的标题。纵标题用于从上向下说明内容,横标题用于从左到右说明内容。总的纵标题一般是表中"数字"的总称,其名称必须与其下数字的含

表 4.1 《中国药典》与《欧洲药典》对 879 批制品的热原判断结果

	CHPIII 判定结果	可疑批数	合格批数	合计
EP6.0	可疑批数	139	30	169
	合格批数	67	643	710
—	合计	206	673	879

注:McNemar's test:$P<0.0002$;两者的差异部分有显著差异。

义相吻合。细分的纵标题一般是表中的第二个"分组标志"(第二主语)。

(4)线条。目前根据各主要专业期刊的要求,在表中一般只画横线,不画纵线。一般表头和表底各有一条较粗的横线条,而表头与表身交界的线条相对细一些。若表的最后一行为合计栏,合计行与表身交界也用一条较细的线条表示出来。

(5)数字。即位于表身中的数据。它是统计表中的"灵魂"。在统计表中的数字必须准确可靠、含义明了;有小数时,必须统一保留相同的位数;数字为零时,必须写出"0",不应为空。当表中某格确实没有数字时,则用"—"表示。

(6)备注。当一些内容需要说明,而又不能在表中显示时,可用备注的方式在表的底线下方注明,如"* 表示 $P<0.05$"等。备注不是统计表中的必需组成部分,但可以使读者更好地理解表格中的内容。

(二)频数表(Frequency Table)

这是最常见的一种统计表。当观察值个数较多时,为了解一组同质观察值的分布规律和便于质变的计算,可编制此表。编制过程需要确定全距、组段或组距、列表划记等。从该表中可以看出分布的集中趋势和离散程度。故经常使用该表揭示资料的分布类型和分布特征,从而便于选取适当的统计方法,便于进一步计算指标和统计处理,便于发现某些特大或特小的可疑值等。表 4.2 即为频数表。

表 4.2 110 人的收缩压频数表

收缩压组段	频数(f)	组中值(X)
108～	1	109
110～	3	111
112～	9	113
114～	9	115
116～	15	117
118～	18	119
120～	21	121
122～	14	123
124～	10	125
126～	4	127
128～	3	129
130～	2	131
132～134	1	133
合计	110	—

（三）列联表（Contingency Table）

列联表也叫交叉表（Cross Table）或行×列表，是指观测数据按两个或更多属性（指定性变量或分类标志）同时分类所列出的频数分布表，并分析表中因素之间有无关联关系。列联表分析在应用统计，特别是在医学、生物学及社会科学中，均有重要的应用。

只有两个分类标志者为二维列联表，超过三个者为高维列联表。在二维以上列联表中，因为分类标志的性质不同，可将列联表概分为两类。即如果分类标志中有一个属于反应分类标志（指标分组），而其余皆为条件分类标志（实验组部分）者为一类；另一类就是表中没有反应分类标志或很难确认哪个属于反应分类标志者。根据构成列联表的分类标志的性质不同，对列联表的分析方法也应随之而异，否则便会得出不符合实际情况的分析结论。二维列联表的实例（3×3 表）见表 4.3，三维列联表的实例见表 4.4。

表 4.3　《中国药典》与《欧洲药典》对 879 批制品的热原判断结果（3×3）

	CHPIII 判定结果	合格（批）	复试（批）	不合格（批）
	合格	673	115	1
JIXV	复试	0	59	27
	不合格	0	0	4

表 4.4　脑溢血与酗酒关系的调查结果

年龄分层	服药与否	病例数	对照数	年龄分层	服药与否	病例数	对照数
30～34	服药	9	33	40～44	服药	6	9
	不服	12	390		不服	65	362
35～39	服药	4	26	45～49	服药	6	5
	不服	33	330		不服	93	301

用统计表表达资料，特别是用相对数时，要注意区分"百分比"与"百分率"；分母过小时，不宜计算相对数。

（四）汇总表（Summarized Table）

有时，有很多资料需要显示，以便其他人员正确把握总体信息，为了简明，将这些资料的一些特征参数汇总在一起，列成一个表格，以便于人们参考，这种表即为汇总表。如本书中第二十二章中的表 22.3。

三、统计图

统计图是由线、点或面等组成的不同图形或图形组合，它是统计学的另外一个主要工具。主要包括散点图、直方图、概率图、残差图、箱形图、区域图和双投影图等。

选择最有效的统计图类型不仅可使数据更加清晰有力，而且还可表达更多的信息。同时也可为数据的深入、准确分析，如模型选择、参数估计、关系分析、因子效应确定以及异常值判断等提供直观、快捷的手段。使用统计图时，务必确保坐标轴上所标的刻度不违背数学原则，同时还应注意资料类型与统计图形要相匹配。

　　统计图有 4 方面的作用:探索资料中的内容;分析资料结构;检查统计模型的假设;交流分析结果。如果不使用统计图,研究者就可能失去对数据资料结构中内在的、很多方面的信息。

　　统计图的种类很多,按其所表达的资料性质划分为表达离散资料的统计图和表达连续资料的统计图;按几何类型划分为二维平面图和三维立体图;按区域或空间分布等分为统计地图、曲面图等。下面是按形状分类的常见统计图。

（一）条柱形图(Bar Chart)

　　一种用若干细长的矩形条的高度来表达彼此之间相互独立的离散资料各组数量大小的图形。横坐标轴上表示的是名义变量(如眼睛颜色),可以任意顺序放置;效应指标放置在纵坐标轴上,数值彼此相互独立。二维时叫条形图,三维时叫柱形图。有单式条图、复式条图、分段条图、百分条图、构成图等。条柱形图的形态如图 4.2 所示。

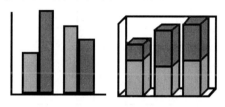

图 4.2　条柱形图的形态

（二）直方图(Histogram)

　　一种用各组段上矩形的面积表示数量大小、用于描述定量数据频数分布的统计图。该图形经常可见。但要注意与条柱形图之间的区别。它主要描述的是按照相同区段划分的连续资料,矩形的高度与频数或相对频数大小有关。直方图的总面积等于资料中的总数(在相对频数中总和为 1)。它主要用来进行概率密度函数的估计,是质量控制中的 7 个基本工具之一。直方图的形态如图 4.3 所示。

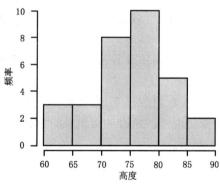

图 4.3　直方图的形态

（三）箱形图(Box Plot)

　　一种用于粗略表达一组定量资料分布情况的图形,它可以很方便地通过最小观察值、低四分位数、中位数、高四分位数和最大观察值 5 个数值来描述数据资料,甚至可以查看异常值。该图形不需要对数据总体进行特殊的假设,但可以显示出数据的离散程度和峰度,并可识别异常值等。箱形图的形态如图 4.4 所示。

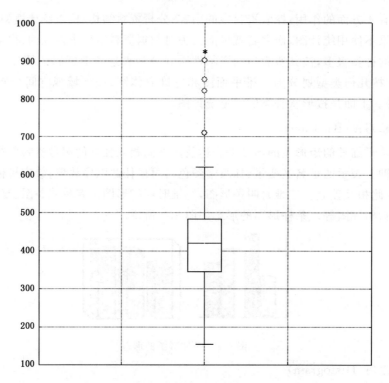

图 4.4　箱形图的形态

注：□箱形内数据表示四分位之间（25％～75％）的数值（345～484）；＊表示异常值；○代表普通偏离值。

（四）线性图（Line）

一种适于表达连续资料的统计图，反映事物或现象随时间推移的变化趋势，或堆积点线性图。这时横坐标表示的是连续性变量如时间，或者有大小顺序的计量资料如剂量等；观测指标通常被安排在纵轴上。有普通线性图、半对数线性图等。二者的意义和适用场合区别甚大，使用时应根据具体情况正确选用。

普通线性图的纵横轴的尺度一律用算术数值，它适于表达事物或现象随时间的推移，数量的增减幅度。

半对数线性图是对纵轴的尺度取对数尺度，横轴使用算术尺度的线性图，它适合于表达事物或现象随时间推移，速度的变化快慢。还有一类是双对数线性图，是将纵轴和横轴都取对数尺度。线性图的形态如图 4.5 所示。

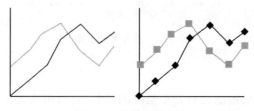

图 4.5　线性图的形态

（五）散点图（Scatter Plot）

将成对的数据（X,Y）在直角坐标系中用圆点表示出来，就是散点图，又叫散布图。它适于表达连续资料,可以同时反映两个定量指标的变化趋势。借助散点图可以帮助判断是否值得进行直线相关和回归分析或拟合何种类型的曲线方程。散点图的形态如图 4.6 所示。

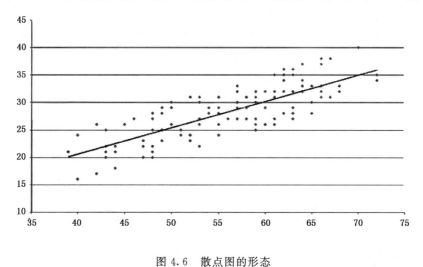

图 4.6　散点图的形态

（六）茎叶图(Stem-and-Leaf Plot)

与直方图有相似作用,是对定量资料分布表达的一种有效手段。在 20 世纪 80 年代的打字机时代使用较多,现在已经基本不用了。与直方图相比,它有一个优势,即可以使原始数据保留至少两位的有效数字。茎叶图一般包括两栏,之间用一条垂直线间隔。左侧栏含有的是"茎秆",右侧栏含有的是"叶"。茎叶图的形态如下：

```
 4 | 4 6 7 9
 5 |
 6 | 3 4 6 8 8
 7 | 2 2 5 6
 8 | 1 4 8
 9 |
10 | 6
key：6|3＝63
leaf unit：1.0
stem unit：10.0
```

这是对数据 44,46,47,49,63,64,66,68,68,72,72,75,76,81,84,88,106 所做的茎叶图。

（七）Q-Q 图(Quantile-Quantile Plot)

一种用来反映变量分布的分位数与正态分布的分位数之间关系的图形。它是概率图(Probability Plot)的一种;另一种概率图是 P-P 图(Probability-Probability or Percent-Percent Plot),用来反映变量分布累积比与正态分布累积比之间的关系,现在一般很少使用。

通常将定量观测指标按由小到大的顺序排列,然后计算其累计百分位数,并将各观测点上的累计百分位数与特定概率分布的分布函数对应起来,从而找到各分位点与服从特定概率分布的随机变量之间的对应关系。这样就获得了两个定量的变量,一个是原始的定量观测指标,另一个是服从特定概率分布的随机变量,若原始资料确实服从假定的概率分布,那么,这两个定量变量之间就应呈直线关系。

Q-Q 图是一种用于比较不同分布的图形,不需对数据要求成对观察,可从图形上查看变量间位矩、范围和峰度等特征是否一致;在比较所收集资料的理论分布或潜在分布等方面,其能力比直方图强。图 4.7 是两个常见的 Q-Q 图类型。

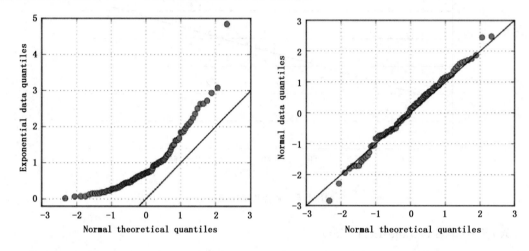

图 4.7 常见的 Q-Q 图

(八)圆形图(Pie Chart)

当分组变量为名义变量、效应指标为百分比,且各项百分比之和为 100%时,易选用圆形图来反映这种局部与整体的关系。它是百分条图的另一种表达形式,通常用于反映局部与整体之间的数量关系。二维时叫圆图,三维时叫饼图(图 4.8)。

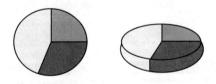

图 4.8 圆形图的形态

(九)曲面图(Area)

一种表达事物或现象在区域或空间上分布情况的统计图,有统计地图、曲面图(图 4.9)等。如疾病的地区分布可用统计地图直观显示。

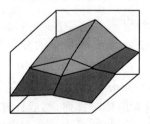

图 4.9 曲面图的形态

（十）其他

除上述统计图外，还有 ROC 曲线图、空间图（或网格图）（Surface Plot）和等值线图（Contour Plot）等。

绘制统计图的要领主要有：要根据资料的性质选用相应的统计图；要确保坐标轴上所标的刻度符合数学原则。也就是说，如果采用的是普通算术尺度，同一个坐标轴上等长的线段所代表的数量应该相等。

第三节 用 SAS 实现资料表达的方法

一、用 SAS 编程方法计算常用描述性统计指标

SAS 系统中的 UNIVARIATE、MEANS、SUMMARY、TABULATE、CORR 过程语句可提供各种描述性统计指标。常用的是前 3 个过程语句。

（一）UNIVARIATE 过程

UNIVARIATE 过程语句可提供单个变量的详细描述和对该变量分布类型的检验及正态概率图等描述。其运行程序的基本语法格式如下：

Proc univariate[data=<数据集名>]【选项】;
VAR <变量名 1 变量名 2 变量名 3>;
By <分组变量>;（注：要求先对分组变量排序）
Run ;

【选项】可用 all、normal、plot 等。其中的 all 选项要求程序给出所有统计指标和图表等；normal 选项要求程序只给出常用统计量和正态性验证选项的各项内容；plot 选项只要求给出茎叶图、箱形图和正态分布概率图。

这里 VAR 语句用来指定所要分析的变量和它们在输出结果中的顺序。当需要使用 OUTPUT 语句输出分析结果时，必须使用 VAR 语句。如果没有设置该语句，Proc univariate 将分析所有的数字型变量，即使这些变量没有在其他语句中指定。BY 语句是用来得到其指定的每个变量的分组分析资料。使用该语句前，需要首先对该语句后面指定的变量进行分类排序，或首先进行正确安排。

（二）MEANS 过程

该过程语句提供单个或多个变量的简单描述，对于多个变量，它的输出格式紧凑，方便阅读。与 UNIVARIATE 过程语句比较，它主要描述已经明确样本所在的总体符合正态分布的变量，因此它不提供百分位数。其运行程序的格式如下：

Proc means[data=<数据集名>]【选项】;
VAR <变量名 1 变量名 2 变量名 3>;
Class <分组变量>;（注：不要求先对分组变量排序）
Run ;

在上述的格式中如果省略了【选项】,在默认的情况下,会对每个选定的变量计算 5 个基本指标:样品量 N、均数 MEAN、标准差 s、最大值 max 和最小值 min。

可以在选项中加上如下一些参数:MEAN(均值)、MEDIAN(中位数)、STDDEV(标准差)、STDERR(标准误)、CLM(95%的置信上下限)、CV(变异系数)、CSS(校正平方和)、USS(非校正平方和)、KURTOSIS(峰度)、SKEWNESS(偏度)、MAX(最大值)、MIN(最小值)、MISSING(缺失值)、N(观察数)、P1~P99(各种百分位数)、PROBT(p 值)、Q1(第一个四分位数)、Q3(第三个四分位数)、QRANGE(四分位间距)RANGE(极差)、T(t 值)等以便程序输出所需的参数。

(三)其他

除了上述两个经常使用的表达描述性变量指标的程序过程外,其他一些程序也可实现这个功能,如在 GLM 过程中,加入 MEANS 过程。

二、用 SAS 编程方法绘制常见统计图

SAS 软件中的 GRAPH 模块具有强大的绘图功能,可以绘制和输出各种所需的统计图,从而使调查分析结果生动形象。一般在 SAS 中,采用编程法绘制的统计图效果要好于用对话框完成的绘图。

在该模块中共有 15 种图形应用程序:GCHART 过程、GPLOT 过程、G3D 过程、G3GRID 过程、GOPTIONS 过程、GPRINT 过程、GREPLAY 过程、GMAP 过程、GREDUCE 过程、GFONT 过程、GANNO 过程、GTESTIT 过程、GCOUNTOUR 过程。还有两个并不常用,如 GPROJECT 过程、GREMOVE 过程。因使用不多,就不多介绍了。

该模块中最常用的是前 3 个应用程序,其中前两个将在后面详细解释。

(1) G3D 过程:用于绘制三维曲面图或三维散点图,是一种用"Rotate 值 1 值 2 值 3 by 增量"等语句旋转或倾斜图形。

(2) G3GRID 过程:

(3) GOPTIONS 过程:可列出当前 GRAPH 系统的任选项及 SYMBOL、PARRERN、TI-TLE、FOOTNOTE 语句设置情形。

(4) GPRINT 过程:可加标题、脚注以便改善图形的输出。

(5) GREPLAY 过程:可重放或合并图形。

(6) GMAP 过程:用于产生分区着色地图;棱柱图;表面图;长方块地图。GMAP 非常好用,但在我国使用很少。

(7) GREDUCE 过程:可缩小地图而保持原轮廓。

(8) GFONT 过程:产生新字型和符号,并可用于其他图形程序中。

(9) GANNO 过程:标注数据集的内容。

(10) GTESTIT 过程:用于测试 Graph 系统。

(11) GCOUNTOUR 过程:用于绘制等值(等高)线图。

(12) GPROJECT 过程:用已有地图数据的投影获得新地图。

(13) GREMOVE 过程:可以通过取消原地图的边界而获得新地图。

（一）SAS 中 GRAPH 模块中的公共语句

1．文本控制语句。

TITLE/NOTE/FOOTNOTE

在该三项内容中,所用参数主要如下:

（1）C＝red/green/bluc/white/yellow,用于规定文字的颜色。

（2）F＝字型:用于规定文字的字型,如 swiss/gitalic/centxi/centx/centb 等。

（3）J＝C/L/R:用于指定文字的位置,分别为"中央"、"位于左侧"和"位于右侧"。

（4）H＝2cm,用于指定字体的高度。

如语句 title1 C＝red F＝swiss "图形标题"C＝blue F＝centxi "演示实例"H＝2cm J＝C:表示在标题中,"图形标题"使用红色的 swiss 字体,而"演示实例"使用蓝色的 centxi 字体组成整个标题,放置位置在中央位置,字体高度为 2cm。

2．图形设计语句

（1）SYMBOL（定义线条及色彩）:具体解释见 GPLOT 中的相关内容。

（2）PATTERN（图案模型）:具体解释见 GCHART 中的相关内容。

（3）LEGEND（插图注解）。

（4）AXIS（定义坐标轴）。

3．系统控制语句

GOPTIONS（选择绘图系统的字型、颜色等）。

本书通过几个实用的典型统计图编写过程为例,让读者可以通过修改相应内容从而达到自己编写的目的。

（二）GCHART 过程语句

当相互独立的资料（统计指标为数量大小）需要绘制统计图时,一般采用 GCHART 过程语句,产出的图形有条图（直方图）、圆形图和星形图等,还可以显示数据的分布情况或变量之间的相关程度、某变量的总和、均值等。其中,条形图和区域图可以分组、分段,还可以画出多种颜色和各种花纹图案。

有关在 GCHART 中的一些基本概念见图 4.10（摘自 Perry Watts）。

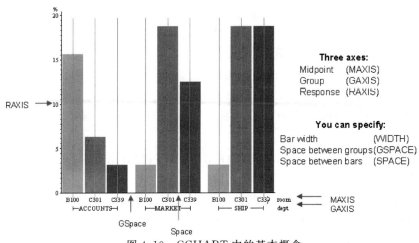

图 4.10　GCHART 中的基本概念

坐标轴包括:GAIXS 即 Group Axis,表示组的轴;MAXIS 即 Midpoint Axis,表示各个组内数值的中位点轴;RAXIS 即 Response Axis,表示响应量。

各组之间的间距用 GSpace 表示,而组内各成分之间的间距用 Space 表示。SAS 程序可以对这些参数进行设定并调节。

1. GCHART 在使用时的语句及选项

PROC GCHART DATA=GCHA1 GOUT=GCHA2;

【DATA=GCHA1,指定分析用的数据集名称为 GCHA1;GOUT=GCHA2,指将图形存入 GCHA2,该两项为可选项,可以省略。】

HBAR 变量名 /选项 1;(水平条形图)

VBAR 变量名 /选项 1;(垂直条形图)

BLOCK 变量名 /选项 2;(区域图)

PIE 变量名 /选项 3;(圆/饼图)　　　　　一个 GRAPH 过程至少要写其中一个语句

STAR 变量名 /选项 4;(星形图)

AXISn 选项 5;(定义坐标轴)

By 变量名;

LEGENDn 选项 6;(增加插图的注解项)

PATTERNn 选项 7;(规定图案模型)

TITLEn 选项 8"标题名称";

FOOTMOTEn 选项 9"脚注";

NOTE 选项 10"注解";(内容说明)

2. HBAR 语句中"选项 1"内容的选择及解释

(1) 用于 GCHART 外观和 HBAR 描述语句选项。

GAXIS=axis 值:x 坐标轴的刻度。

RAXIS=AXISn:指定 x 轴的范围(刻度)。RAXIS 代表 Range of Axis。

MINOR=n:横轴的细小刻度数。

GSPACE=n:组间距离。该项仅与"GROUP="连用。

CAXIS=red:指定坐标轴颜色为红色(或其他颜色)。CAXIS 代表 Color of Axis。

CFRAME=red:指定坐标平面的颜色为红色。

COUTLINE=red:指定条形外框的颜色为红色。

CTEXT=red:指定图中文本颜色为红色。

Cerror=green,指定 error bar 的颜色为绿色。

ASCENDING/DESCENDING:在每组内,升序/降序排列条形。

LEGEND=LEGENDn:当配有"SUBGROUP="选项时,则注解条形的分段图案。当不需要 legend 时,可使用 nolegend。

PATTERNid=SUBGROUP/GROUP/MIDPOINT:设置条形中各段的图案花样。SUBGROUP 为默认值。

REF=参考值:给水平条形图横轴的值画线。

WIDTH=n:指定条形的宽度为 n。

WOUTLINE=n:指定条图外形的宽带(in pixels)。

SHAPE＝HBAR3D/VBAR3D：仅在 3D 图中使用该语句。

NAME＝"图名"：图的名称，仅与 GREPLAY 过程连用。

（2）关于统计性指标的选项。

Type＝FREQ（频次）|CFREQ（累积频次）|PERCENT（百分比）|CPERSENT（累积百分比）|SUM（另一变量的和）|MEAN（另一变量的均值）。程序默认值为 FREQ。

SUMVAR＝变量：通常用于计算指定变量的均值与和。默认为计算和数。

CLM＝95％：指定置信水平。

ERRORBAR＝bars|both|top。

Freqlabel＝'column＝label'：指定频次图的标签，该选项仅用于 Hbar 中。

Inside＝统计指标如 mean 等：指定在条柱图内部显示的统计指标值。

Outside＝统计指标如 sd 等：指定在条柱图外部显示的统计指标值。

（3）条柱图 midpoint 选项。

在 GCHART 中，由于描述的是离散性资料，故横轴一般很少含有数值大小比较的意思，故与 GPLOT 使用的 x 轴不同，一般横轴用于放置各组的中间值（midpoint）。对中值的设置选项有：

MIDPOINTS＝值：一般系统约定的中间位置显示的值。

Discrete：画出不连续、不累积的条形图。

LEVEL＝n：表示区间变量的数据。

GROUP＝x：给变量 x 的每个值画一组条型。

SUBGROUP＝变量：变量必须是离散型。而且将每一条形分为几段，每段的长度表示该变量的一个取值所对应的频率、和数等。

【例 4.1】 对 a、b、c、d、e 5 个自变量所对应的数值做 Chart 图（图 4.11）。其数值见程序。

【程序 4.1】 prg4_1 5 个自变量所对应的 Chart 图程序

```
Data a;
Input x $ y @@;/*x表示变量名,有5个变量a～e;y为变量的数值*/
Cards;
a 5 b 10 a 10 c 9 d 7 b 10 c 2 c 4 d 1 b 3 c 5 d 15
a 20 b 25 e 18
; run;
Title1 C＝blue F＝centxi 'Gchart' C＝green 'function' c＝centxi 'demo';
Proc Gchart data＝a;
Vbar x /subgroup＝x sumvar＝y;
vbar x /subgroup＝x sumvar＝y type＝mean REF＝10,15;
run;quit;
```

这是以 vbar x /subgroup＝x sumvar＝y 语句运行所形成的图形。该语句以 x(a、b、c、d、e)为分组，对每组内的 y 值进行求和所得的图形。

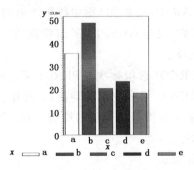

图 4.11　5 个变量的条柱图

这是以 vbar x /subgroup＝x sumvar＝y type＝mean REF＝10,15 语句运行所形成的图形。将所有各组(a、b、c、d、e)所对应的 y 值取均值画出的图形,并在图形中增加了两条参考线(10、15),如图 4.12 所示。

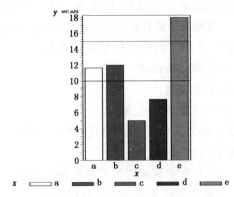

图 4.12　加参考线后的 5 个变量的条柱图

3. BLOCK(区域图)中"选项 2"内容的选择及解释

BLOCK 与 HBAR 中的选项大多数相同。但它有以下两个独特的选项:

1) BLOCKMAX＝n:区域块的长方块高度小于 n 个字符高度。

2) COUTLINE＝C:C 为长方块表面轮廓的颜色。

4. PIE 和 STAR 语句中的任选项(选项 3、选项 4)

STAR 语句与 PIE 语句的功能相似,但 STAR 语句靠星角的面积来区分统计量大小。

(1) 这两种语句中的选项有下列相同点。

DISCRETE TYPE＝SUMVAR＝MIDPOINTS＝以及 MISSING

GROUP＝V:对分组变量 V,每一个值画一个扇面。

DOWN＝n:分组时,每页显示 n 行扇面。N 为自然数。

ACROSS＝n:分组时,每页显示 n 列扇面。

(2) STAR 语句中的任选项 5 的独特项。

MATCHCOLOR:星形图的文字与图形用同一种颜色。

NOCONNECT:星形外的边缘不连线。它与 FILL＝或 PATTERN 互斥。

(3) PIE 语句中的 13 个特有选项。

ANGLE＝n:第一片扇区的起始角度。

CFILL＝C：C 为整个圆形(所有扇区)的颜色。

COUTLINE＝C：扇区边缘的颜色。

CTEXT＝C：文本颜色。

EXPLODE＝数组表：使数组表中数值所对应的扇区离开中心。

FILL＝SOLID：使扇区实心。

FILL＝X：扇区用"X"线填充。

INVISIBLE＝表：不画出表中的值所对应的扇区。

NOGROUPHEADING：分组时不用组值作为扇面的标题。

OTHER＝n：0＜n＜100，n 为其他类扇区的百分比。

PERCENT＝ARROW｜INSIDE(标在扇区内)｜NONE(不标值)、OUTSIDE(标在扇区外边的相邻处)：百分比的标法。

SLICE＝方法：方法同 PERCENT＝ARROW｜INSIDE 诸点,用以标明各扇区的频次。

VALUE＝方法：方法同 PERCENT＝ARROW｜INSIDE 等,将标出各个扇区所代表的统计量。

5. PATTERN 语句中的"选项 8"

PATTERNn 选项 8；(式中,0＜n＜255 种图案)

该语句的用法与 TITLEn 类似,其选项有：

(1) C＝颜色：规定图案色彩。若省略"R＝n"项,则默认重复次数为 1。

(2) V＝种类：图案花样种类。例：方块形可用 V＝S 作为实心。扇形图和星形图可用 FILE＝X 选项。

(3) R＝n：一种图案重用 n 次。如果是打印输出,应加上 R＝1 和"C＝颜色"选项。

注意：画扇形图、星形图、直方图等,应使用 PATTERN 语句填上花纹图案,而不能使用 symbol 语句。

如：PATTERN2　V＝x2　C＝BLUE；

其中,v＝x2 给出"X"的花纹图案,C＝BLUE 给定蓝色的花纹。

【例 4.2】 研究单味中药对小鼠细胞免疫机能的影响,把 40 只小鼠随机均分为 4 组,每组 10 只,雌雄各半,用药 15d 后测定 E-玫瑰结成率(%),结果如下,试比较各组总体均值之间的差别有无显著性意义。

对 照 组：14、10、12、16、13、14、12、10、13、9

党 参 组：21、24、18、17、22、19、18、23、20、18

黄 芪 组：24、20、22、18、17、21、18、22、19、23

淫羊藿组：35、27、23、29、31、40、35、30、28、36

【程序 4.2】 prg4_2 用 Gchart 对 4 组药效进行条柱图描述

```
dm "clear output"; dm "clear log";
proc format ;
        value $ group "1"="对照组"   "2"="党参组"   "3"="黄芪组"   "4"="淫羊藿
        组";
        run;
DATA p1;
```

```
do a＝1 to 4；＊1 对照组,2 党参组,3 黄芪组,4 淫羊藿组；
do b＝1 to 10；
input x @@；output；end；end；
cards；
14 10 12 16 13 14 12 10 13 9
21 24 18 17 22 19 18 23 20 18
24 20 22 18 17 21 18 22 19 23
35 27 23 29 31 40 35 30 28 36
；run；
data abc；
    set pl；a1＝put(a,1. )；run；
```
＊正态性检验；
```
proc univariate normal plot；
    by a；var x；run；quit；
```
＊方差齐性及参数检验；
```
PROC GLM；
    CLASS a；
    MODEL x＝a/SS1 SS3；
    MEANs a /HOVTEST SNK   DUNNETT REGWQ ；
    MEANs a ；run；quit；
```
＊非参数检验；
```
proc NPAR1WAY savage wilcoxon；
    class a；   RUN；quit；
```
＊柱形图；
```
PROC GCHART data＝abc；
    vbar a1 / sumvar＝x errorbar＝TOP type＝mean   REF＝20；
    format a1 ＄group. ；run；quit；
```
＊图形总体规定；
```
    symbol1 c＝green v＝a ；
    symbol2 c＝red   V＝star ；
    symbol3 c＝yellow v＝dot ；
    symbol4 c＝black v＝cross；
```
＊散点图；
```
    proc Gplot data＝abc；
    plot x ＊ a1 /haxis＝0.5 to 4.5 by 1；
    format a1 ＄group. ；run；quit；
```
该程序的运行结果如图 4.13 所示。

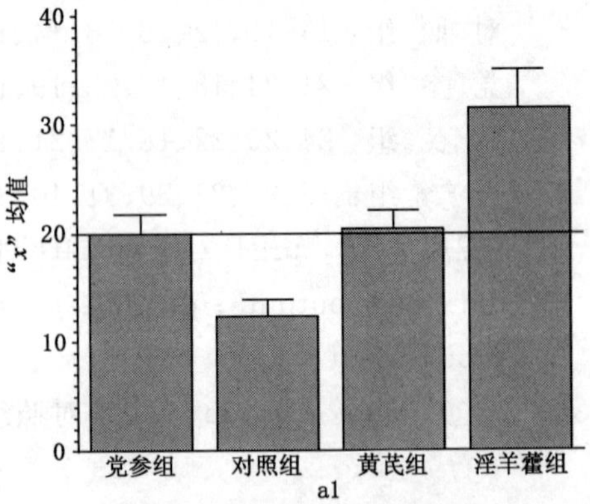

图 4.13 ［程序 4.2］运行结果图

有关 GCHART 在该领域使用的一个典型实例,可参见第十三章的【例 13.2】。

(三)GPLOT 过程语句

GPLOT 过程用于绘制一对坐标变量(二维)的散点图,并将散点用连线连成一幅曲线图,包括普通线图和半对数线图等。如果读者不定义坐标轴及刻度,系统将按默认的指标画之。它可以实现散点图、在一个坐标系内同时显示多组资料形成的曲线、第二纵轴图、泡状图和(半)对数线图等。

GPLOT 绘制出来的图形效果比 PLOT 好,能够实现:①用线段作为连线;②用复杂的平滑线进行连线;③可用拟合、回归曲线,并画出置信度;④用图案或特定线条得到区域图;⑤可从每个图点画垂线与水平轴相交;⑥画对数刻度的坐标轴。

1. GPLOT 在使用时的语句及选项

PROC GPLOT DATA＝d1 ANNOTATE＝a1 GOUT＝01 UNIFORM /＊DATA＝d1 表示用 d1 数据集进行分析;ANNOTATE＝a1 表示用户用数据集 a1 设计作图;GOUT＝01 表示输出图形存于 01 文件中;UNIFORM 表示同一程序中,图形的坐标刻度相同＊/

PLOT Vy＊Vx /选项 1;/＊绘图语句。可画各对变量的散点图、连线(即折线、拟合、回归、特定线条)组成的曲线图＊/

BUBBLE Vy＊Vx＝Vz /选项 2;/＊气泡图。按 Vz 值在(Vy,Vx)处画圆;Vz 为负值时则画虚线圆＊/

PLOT2 Vy＊Vx /选项 1;/＊与 POLT 配对。但两语句的横坐标应相同,以便把两条曲线合成为一图,左右显示两个不同的纵坐标＊/

BUBBLE2 Vy＊Vx＝Vz /选项 2;/＊气泡图。按 Vz 值在(Vy,Vx)处画圆,并把纵轴也画在右边＊/

BY 变量;/＊对 BY 后的变量的每个值画一幅图＊/

SYMBOLn 选项 3;/＊指定画图的连线,默认为＋＊/

PATTERNn 选项 3;/＊规定图案模型＊/

TITLEn 选项 3'标题名称';/＊标题内容,n 表示第 n 行＊/

FOOTMOTEn 选项 3 /＊脚注内容,n 为第 n 行＊/

NOTE 选项 3;/＊内容说明＊/

2. 绘图语句 PLOT 中的"选项 1"可使用下列选项命令

OVERLAY:同一坐标系中重叠 n 个图;但只标注首变量的名字及变量标签。

GRID:给坐标系画网格。

FRAME:给坐标系画出边框。

HAXlS＝AXISn(或值):定义横轴刻度(HAXIS＝10 to 100 BY 10)。若 HAXIS＝AXISn,则用先前定义的 AXISn 刻度。

VAXIS＝AXISn(或值):参阅 HAXIS＝AXISn(或值),对纵轴定义刻度。

HMINOR＝n(或 VMINOR＝n):在横轴(或纵轴)两个粗刻度内再细分为 n 段。

AREAS＝n:对被曲线分割的区域,从下至上用图案填充成 n 个小区域,图案可由 PATTERNn 语句规定。

LEGEND＝LEGENDn:用第 n 个 LEGEND 中的规定注解;可用于 PLOT Y＊X＝n 形式的 PLOT 语句。

NOLEGEND：取消注解。

SKIPMISS：在缺少值处断开连线。

AUTOHREF：给横轴粗刻度位置画格线。

AUTOVREF：给纵轴粗刻度位置画格线。

HREF＝值：画竖线(参考线)时所通过的横坐标值，比如 HREF＝5,10.5。

VREF＝值：画横线(参考线)时所通过的纵坐标值。

CVREF＝颜色(或 CHREF＝颜色)：垂直(或水平)参考线的颜色。

LHREF＝线型(或 LVREF＝线型)：线型可取 1～46(种)。

NOAXES：取消坐标系。

HZERO(或 VZERO)：横轴(或纵轴)必须包括原点。

VREVERSE：y 轴方向朝下。

CAXIS＝颜色：坐标轴的颜色。

CFRAME＝颜色：给坐标平面上色。

CTEXT＝颜色：刻度值和标签的颜色。

总之，"任选项 1"中的这些选项的语法可参阅下列语句。

语句一：PLOT a * b c * d/OVERLAY；

　　／＊ 在同一坐标系中画两个图，且在同一坐标系中 ＊／

语句二：PLOT(d c) (b a) /HMINOR＝4；

　　／＊ 以(a,c)、(a,d)、(b,c)、(b,d)为坐标画出 4 个图。且横轴两个刻度之间细分成 4 段 ＊／

语句三：PLOT a x/VAXIS＝0 to 30 by 5；

　　＊ x 为横轴变量 ＊／

语句四：PLOT2 b x/VAXIS＝20 to 50 by 10；

　　／＊ PLOT2 中的横轴变量 x，必须与上一条 PLOT 中 的 x 相同 ＊／

语句五：PLOT Y * X＝z /AREAS＝2 SKIPMISS VREF＝1.5,3.5 CFRAME＝white；

3. BUBBLE 语句中的"选项 2"可使用下列选项命令

BUBBLE 语句的格式是：BUBBLE Vy * Vx＝Vz/选项 2；

其中的"选项 2"除了与 PLOT 中的"选项 1"雷同外，还可使用以下 5 个：

(1) BLABEL：在图中标注 z 轴变量的值，通常默认为不标注。

(2) BSCALE＝AREA(或 BSCALE＝RADIUS)：按面积(或半径)计算圆的大小；默认为按面积计算。

(3) BSIZE＝n：以 n 值调整圆的大小。增大 n 可使圆的大小差别明显些。默认为 $n＝5$。

(4) BCOLOR＝green：指定圆的颜色为绿色(或其他)。

(5) BFONT＝字型：指定圆的标志字型。

4. SYMBOL 语句中的"选项 3"可使用下列选项命令

SYMBOL 语句的格式为：SYMBOLn，指第 n 条曲线的格式。其"选项 3"可设定该曲线的颜色、其上各点的形状和线型，分别用"C＝"、"V＝"和"I＝"进行设定，其中的 I 值可设定几种类型。

(1) 选项 3 中 C(曲线颜色)的设置，除了用 C＝red 外，其他颜色都可使用，如 green/

yellow/blue/black/brown/purple/orange 等。

（2）选项 3 中 V(value)的设置，除 Square(方形)外，下面的一些标注均可选用：

Cube(立方块)　　　Cylinder(小圆筒)

Club(梅花)　　　　Cross(十字)

Balloon(圆球)　　　Blamond(菱形)

Flag(三角旗)　　　Heart(心形)

Point(点)　　　　　Pyramid(金字塔形)

Spade(桃形)　　　　Prism(棱柱)

Pillar(圆柱)

（3）选项 3 中 I 的设置，有下述几种选择：

1)I＝JOIN：用最简单的连线和折线连接各点，其中的 n 代表第 n 条线图。

2)I＝NEEDLE：点与点之间不连，但每点向横轴画垂线。

3)I＝SPLINE：用特定线条——平滑曲线中的连线。

4)I＝SMnn：随机的平滑曲线。$0 < nn < 99$，nn 越大越平滑。

5)I＝Ra-b-cde-fg：回归拟合(R 表示 Regression)。R 后面的小写 abcdefg 分别表示：

a＝L 为线性回归(例如:RL)。

a＝Q 为二次回归(例如:RQ)。

a＝C 为三次回归(例如:RC)。

b＝0 是取消回归方程中的截距(即通过原点)。

b＝1 有截距。此句可省略。

c～e 这 3 位数为 CLM 或 CLI，分别表示期望置信度或预报的置信度。

f～g 此两项为 90｜95｜99，设定置信度。

如 SYMBOL2 C＝red V＝cross I＝JOIN I＝SM55 I＝RC0CLM95，指第二条曲线的各项内容定义。表示曲线颜色为红色，线上的各点用十字表示，I＝JOIN 表示用基本折现，I＝SM55 表示基本折线的平滑度为 55；I＝RC0CLM95 表示用三次回归，回归线通过原点(截距为 0)，期望的置信度为 95%。

6)I＝Mabcde：多种填图方式(M 表示 Mapping)。小写字母 a～e 分别表示填图的密度、交叉线、倾角、颜色等。其中：

a＝1｜2｜3｜4｜5：填 1 时，密度最稀；填 5 则密度最密。

b＝X｜N：表示连线。X 表示交叉线，N 表示单线(比如 SYMBOL I＝M5X)。

c～e：自选的倾角角度，$0° \sim 180°$。

如 SYMBOL2 C＝red I＝M1N60 表示的是第二条曲线的颜色为红色、各点的填图密度为 1 级(共分 5 级)，且与水平线夹角为 60°的单线。

7)I＝SPLINEP：参数特定线条方法。

8)I＝LX：用 Lagrange 插值法平滑图点。x＝1,3,5(或 1P, 3P, 5P)。

下面是一些语句的含义解释：

SYMBOL1 C＝BLUE V＝diamond I＝none;

　　/＊第 1 种图形用菱形图点,图点用蓝色表示,但图点之间不连接＊/

SYMBOL2 C＝green V＝star I＝RC;

/＊星形绿色点通过三次回归拟合连接＊/

SYMBOL3 C＝red V＝square I＝RCCLM95；

　　/＊用红色、正方形"口"号、画出三次回归线及 95％置信度＊/

一些常见实例如下：

PROC GPLOT data＝d2；

PLOT y＊x＝1 /CAXIS＝＝WHITE；

　　/＊用第 1 个 SYMBOL 语句中所规定的颜色画出曲线＊/

PLOT y＊x＝2/CTTEXT＝＝CYAN；

　　/＊用第 2 个 SYMBOL 语句中的颜色画曲线＊/

PLOT y＊x＝3/HMINOR＝0 VMlNOR＝0；

　　/＊用第 3 个 SYMBOL 中的颜色画曲线；坐标为粗刻度,不再细分＊/

本书中的一些实例均对 GPLOT 的使用进行了说明,如第十章中的【例 10.4】就使用了二变量的 GPLOT 功能画出了回归直线并将置信区间显示在图中。本章的【例 4.1】也附上了 GPLOT 图形。

【例 4.3】　三变量的 GPLOT 作图举例

有人对三个不同地区的不同年龄的居民进行了血压调查,调查结果见表 4.5,试比较三个地区居民的年龄与血压的关系是否一致。

表 4.5　三个不同地区的不同年龄的居民血压调查表(mmHg)

地区 1		地区 2		地区 3	
年龄	血压	年龄	血压	年龄	血压
20	110	21	102	22	123
25	115	30	115	35	135
35	120	40	125	42	144
45	126	45	128	48	151
55	136	55	130	52	156
60	148	60	138	60	166
65	153	65	143	65	172
70	165	70	152	72	182

【程序 4.3】　prg4_3 用 Gplot 对三因素画回归直线

```
dm 'clear log'；dm 'clear output'；
option nodate ls＝74 ps＝200；
data comp；
    input exp x y @@；
    cards；
1 20 110 1 25 115 1 35 120 1 45 126 1 55 136 1 60 148 1 65 153 1 70 165
2 21 102 2 30 115 2 40 125 2 45 128 2 55 130 2 60 138 2 65 143 2 70 152
```

```
3 22 123 3 35 135 3 42 144 3 48 151 3 52 156 3 60 166 3 65 172 3 72 182
;
title 'simple linear regression by exp';
proc reg; by exp;
    model y＝x;run;
proc means; by exp; var x y;run;
proc glm;class exp; model y＝exp x x＊exp /ss1 solution;
    contrast 'b1 vs b2' x＊exp 1-1 0;
    contrast 'b1 vs b3' x＊exp 1 0-1;
    contrast 'b2 vs b3' x＊exp 0 1-1;
run;quit;
title 'comparison of slopes';
proc glm; class exp; model y＝exp x/ss3 solution;
    contrast 'a1 vs a2' x＊exp 1-1 0;
    contrast 'a1 vs a3' x＊exp 1 0-1;
    contrast 'a2 vs a3' x＊exp 0 1 1,
    lsmeans exp/stderr tdiff;
title 'comparisons of intercepts (adjusted means)';
proc glm; class exp;
    model y＝exp/solution;
    contrast 'a1 vs a2' exp 1-1 0;
    contrast 'a1 vs a3' exp 1 0-1;
    contrast 'a2 vs a3' exp 0 1-1;
    lsmeans exp/stderr tdiff;
title 'comparisons of intercepts (adjusted means)';
/＊定义新的 symbol 特性 ＊/
    symbol1 color＝green I＝Ra   width＝2 value＝triangle height＝3;
    symbol2 color＝blue I＝Ra    width＝2 value＝circle height＝3;
    symbol3 color＝red I＝Ra    width＝2 value＝square   height＝3;
data b;
    set comp;
    logx＝log10(x); logy＝log10(y);
/＊产生加强型的图形 ＊/
proc gplot data＝b;
    plot y＊x＝exp /hminor＝1 ;
    plot y＊logx＝exp /hminor＝1 ;
    plot logy＊logx＝exp /hminor＝1;
    plot logy＊x＝exp /hminor＝0; run; quit;
```

运行 GPLOT 后产生 4 个图形。图 4.14 为 plot y＊x＝exp /hminor＝1 语句的运行结果：

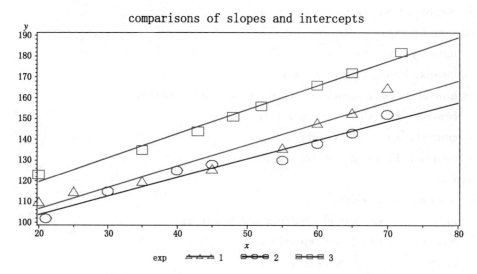

图 4.14　plot y＊x＝exp /hminor＝1 语句的运行结果

图 4.15 为 plot y＊logx＝exp /hminor＝1 语句的运行结果：

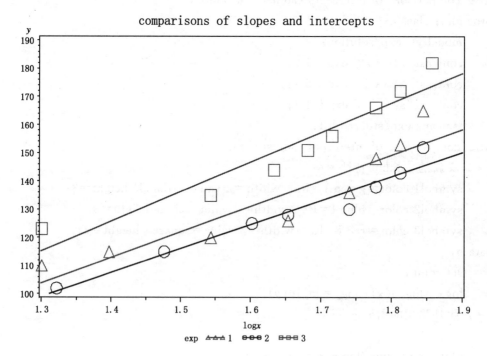

图 4.15　plot y＊logx＝exp /hminor＝1 语句的运行结果

图 4.16 为 plot logy * logx＝exp /hminor＝1 语句的运行结果：

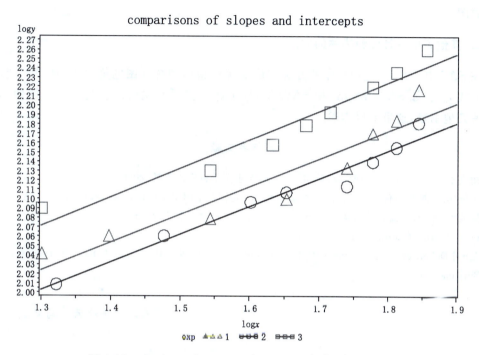

图 4.16　plot logy * logx＝exp /hminor＝1 语句的运行结果

图 4.17 为 plot logy * x＝exp /hminor＝0 语句的运行结果：

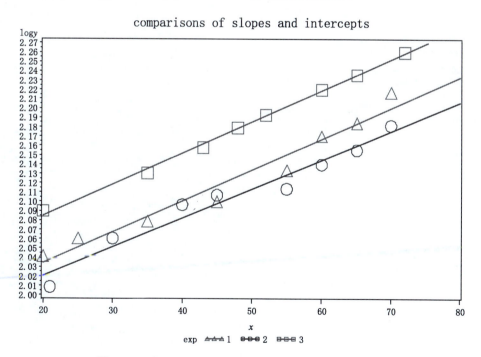

图 4.17　plot logy * x＝exp /hminor＝0 语句的运行结果

本书中,典型使用 GPLOT 的一个实例是第十七章中的【例 17.3】关于生存分析的累积分布函数图。

三、其他完成统计资料描述的方法

在 SAS 中,除了上述用程序的方法完成对统计指标和统计图的描述外,还可以使用其他模块方式完成,如 SAS/Insight 和 SAS/Analyst 都能实现上述功能。关于其中的使用方法,请参考其他书籍,这里不再详述。

参考文献

[1] 胡良平. 现代统计学与 SAS 应用[M]. 北京:军事医学科学出版社,2000.

[2] 宇传华. 计算机时代《医学统计学》教学的几点思考[J]. 中国卫生统计,2005,22(3):171-173.

[3] 阮桂海,等. SAS 统计分析实用大全[M]. 北京:清华大学出版社,2003.

[4] Perry Watts. Charting the basics with Proc Gchart.

[5] Apryl DeLancey. Easy Graphs with PROC FORMAT,PROC GPLOT,and ODS. Warner Home Video,Burbank.

谭德讲　马玲云　马双成　胡江堂

第五章　统计推断方法的选择

第一节　统计推断方法选择的原则和常见概念

在本书的第一章,我们叙述了整个科研工作程序中所包含的环节和统计学的总体内容等;第二章就统计学中常见的统计概念进行了解释,其中有很大一部分是统计学方法的名词解释;第三章和第四章,主要谈实验设计种类以及资料的类型与表达形式等。虽然一些科研工作者了解了上述内容,但当对资料进行分析时,仍然不知该如何选择恰当的统计推断方法,而只能使用一些简单、常见的假设检验方法来处理所有资料,最终导致结论的不准确。例如,重复测量资料用简单的 t 检验;多组均值的两两比较也仅选 t 检验;使用简单卡方进行小样本计数资料的统计等;用 t 检验进行生存资料的处理等。因此,如何选择恰当的统计方法对实验数据进行科学有效的分析,已成为日前科研工作者需要掌握的基本技能。

现代统计软件,如 SAS 和 SPSS 等国际公认性软件,对每类资料的分析都会出现很多种统计推断方法的结果,使很多初学者看后眼花缭乱。同时由于不了解各种统计推断方法应用的前提条件,而导致不知该选哪个统计方法的结果。如在 SAS 的四格表(2×2 表)分析结果中,既可以出现 Kappa、McNemar,同时也会出现各种卡方和 Fisher 检验值。那么在实际工作中,如何就已经获得的资料来正确选用统计方法,并查看与之相应的最终结果呢? 这就是本章需要尝试解决的问题。

在第一章,我们已经谈到,统计学包括描述性统计和推断性统计。描述性统计是指用统计指标、统计图、统计表等方法,对数据的特征及其分布规律进行检测和描述;而推断性统计是通过随机样本获取的信息推断总体特征的过程,它实际是一个用样本分布信息(统计量)来推断总体分布信息的过程。统计推断学包括两个基本内容:即假设检验和区间估计。在本章中,重点是介绍假设检验中常用的一些统计方法的选择;关于区间估计的方法,将在第十章中进行介绍。

一、统计推断方法选择一般应掌握的原则

(1) 首先要区分资料的类型(定量或定性资料)和资料中的变量类型。了解哪些是自变量,哪些是因变量。

(2) 辨析资料所对应的实验设计类型或列联表类型。

(3) 检查定量资料或定性资料所具备的前提条件。即定量资料是否具备参数检验的前提条件(正态性、方差齐性和有独立性),定性资料是否具备特定方法所要求的前提条件。

(4) 分析的最终试验目的要清晰。如在进行药品的生物等效性研究中,就需要进行区间估计的双单侧检验等。在四格表问题中,若关注两种方法的一致性,需要选用 Kappa 值进行

说明;若关注两种方法不同部分的差异大小,需要选用 McNemar 检验的 P 值进行说明,或者两个部分都参考,进行综合考量。

（5）数据资料的整理方式。有些资料需要经过转换后才能进行分析,这些转换是以专业经验和数学模型条件的满足为前提的。如对于生物反应常采用对数转换。还有一种方式是简化转换,即将定量资料转换为定性资料进行分析。

本章重点是根据实验目的、实验设计的方案和资料的类型,来进行统计方法的选择。

二、选择统计推断方法的流程

图 5.1 是对选择统计推断方法的基本流程进行的总结,它可以使我们很直观地分析并找到所需要的大致统计方法。

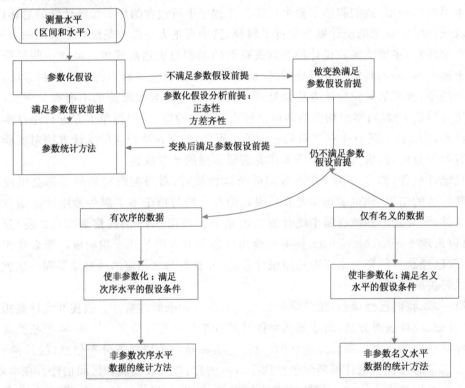

图 5.1 统计推断方法的选择流程简图

三、统计推断中的常见概念

为了更好地掌握统计推断,首先要掌握一些基本的统计学概念,如样本(sample)是指实际观察或调查的一部分个体;而对应的总体(population)则是指研究对象应具有某种共同性质的所有个体;观测(observation)是指描述对研究对象的单一整体(如一个人、一个实验动物等)的某些研究特性的一系列数据值,又称观察。在 SAS 数据集中每一行数据是一个观测。每一个观测可以包含很多变量(包括自变量与因变量)。

其他一些常用的概念如假设检验、自变量水平、交互作用、显著性水平、双侧检验与单侧检验以及统计错误类型(Type I～IV error)、均方差类型(Type I SS～Type IV SS)等的定义、应用等,请参见第二章。

四、假设检验的基本思想和方法

假设检验是逻辑推理的一个延伸。在逻辑学中,往往是 if A,then B。如假设你打了某种疫苗(A),就不会得某种流行病(B)。当观察到某人得了该流行病时,就可以推断他没打该疫苗;但如果该人没得该流行病,是不能推断出他是否打了该疫苗的。在假设检验中,我们的描述基于逻辑学和概率两个方面的内容。在假设中,我们往往说"if A, then 95% B",如"如果你打了疫苗 A,就有 95% 的把握不会得流行病 B"。从这里可以看出,统计学更具有现实意义。

在假设检验中,我们的主要目的是通过不同来源的两个样本:①比较两总体的平均值是否相同,或一个总体平均数是否等于某个值的问题;②比较两个样本的方差,或样本方差与总体方差的一致性问题;③差异产生的原因,一是纯粹地由于实验误差引起,二是结果本身存在着实质性的差异,即有系统误差存在。

需要强调的是,应首先提出需要检验的假设,然后再去收集证据,这是统计推断的原则之一。如果看到了数据之后再提出假设,你几乎可以得到所有你需要的结果,这样并不科学。

在假设检验中,首先需要确定一个检验的显著性水平 α,即确定一个在一次抽样中,可以认为基本不会发生的事件的水平,如 5%。这种不超过一定概率水平 $(1-\alpha)$ 发生的事件称为小概率事件。

在确定显著性水平时,需要注意如下问题:①在对原假设 H_0 作出否定判断时,若 α 取得越小,事件越不显著,则否定判断的可信程度越高,但若 α 取得过小,反而容易把该否定的不正确的假设给肯定了。②在对原假设 H_0 作出肯定判断时,若 α 取得越大,事件越易显著,则肯定判断的可信程度越高;但若 α 取得过大,反而容易把该肯定的正确的假设给否定了。③根据某些保守或稳健的原则,在假设检验里,我们认为犯第一类错误的后果比犯第二类错误的后果更为严重。即我们认为,把一个无辜的人判决为有罪,比放掉一个有罪的人,后果更为严重。我们要尽量把犯 I 类"弃真"错误的概率控制在一个很小的水平里,故需要权衡取舍。

五、假设检验的基本步骤

假设检验一般按照如下步骤进行:

(1) 提出原假设(记作 $H_0:\mu_1=\mu_2$)和备择假设(记作 $H_A:\mu_1\neq\mu_2$);

(2) 确定显著性水平 α 值(0.05);

(3) 选择和计算统计量(如 t 检验、F 检验 和 χ^2 检验等);

(4) 统计推断:

　　$\alpha>0.05$,不拒绝 H_0,即差异无显著意义,或使用"尚不能认为 μ_1 不等于 μ_2"。

　　$\alpha\leq0.05$,拒绝 H_0,接受 H_A,即差异有显著意义。

　　$\alpha\leq0.01$,差异有非常显著意义。

这里需要注意,在下统计检验结论时,只能说有、无统计学意义,而不能说明专业上的差异大小。P 值越小,只能说明得出拒绝 H_0、接受 H_A 的统计学证据越充分,推论时,犯错误的概率越小,与专业上的差异大小不一定有直接关系。

第二节　定量资料的假设检验方法选择

定量资料,主要是指结果变量是定量的资料(原因变量可为定性资料)。一般该类资料的分析目的是检验不同条件下结果变量指标的平均值之间的差别是否有统计学意义。通常选用参数检验方法和非参数检验方法。

一、选用参数检验方法的原则

当资料满足下列条件时,即可选用参数检验方法,否则需选用非参数检验方法。

(1) 资料符合独立性;

(2) 资料符合正态性。可使用 SAS 中的 PROC UNIVARIATE NORMAL 过程进行正态性检验;

(3) 资料满足方差齐性。可使用在 GLM 程序中的 MEANS 语句的 HOVTEST 选项进行检验。

参数检验和非参数检验的方法很多。本书第二章中解释了一些常见的检验方法,若要准确选用,需做到:①准确判定定量资料所取自的实验设计类型;②明确试验目的;③资料是否具有独立性等。

二、定量资料统计方法选用时的要领汇总表

表 5.1 是对定量资料统计方法选择的一些基本要领汇总。

表 5.1　定量资料统计分析方法综合选用表

因素数	水平数(k)	实验设计类型	统计目的	当资料满足正态性和方差齐性时所用假设检验方法(参数检验)	当资料不能满足正态性和方差齐性时所用假设检验方法(非参数检验)	表述方法
单实验因素(如各种药物仅有一个剂量时,看做一个因素,比较组间差异)	1	单组设计	样本均值与标准值是否有显著性差异	单组设计 t 检验	符号检验(Sign Test)或符号秩检验(Signed Rank)	单组设计的 t 检验或符号(秩)检验
	2	配对设计	样本本身处理前后是否有显著性差异	配对设计 t 检验	符号检验(Sign Test)或符号秩检验(Sign Rank)	配对设计的 t 检验或符号(秩)检验
	2	成组设计	两个样本之间是否有显著性差异	成组设计 t 检验	当 $k=2$ 时,Wilconxon 秩和检验	成组设计的 t 检验或 Wilconxon 秩和检验
	≥3	单因素 k 水平设计	不同水平之间是否有显著性差异	方差分析(ANOVA),包括各水平之间均值两两比较的 Q 检验(参见第二章多组均值比较的方法)	当 $k≥3$ 时,用 Kruskal-Wallis 秩和检验	单因素 k 水平设计的方差分析或 Kruskal-Wallis 秩和检验

续表

因素数	水平数(k)	实验设计类型	统计目的	当资料满足正态性和方差齐性时所用假设检验方法（参数检验）	当资料不能满足正态性和方差齐性时所用假设检验方法（非参数检验）	表述方法
单实验因素＋重要的非实验（区组）因素（如体重、年龄、性别等）。这些因素之间无交互作用或交互作用可以忽略不计,当这些因素之间有交互作用时,也可以选用相关方法进行分析	单实验因素（$k \geqslant 1$）与一个随机区组（重要非实验）因素	配伍组设计（随机区组设计）	单实验因素各自不同水平之间是否对因变量有显著性影响差异；重要非实验因素对实验的影响分析	两因素方差分析（ANOVA）,包括各因素不同水平之间均值两两比较的Q检验（参见第二章多组均值比较的方法）	Friedman 秩和检验	两因素一元或多元随机区组设计的方差分析或 Friedman 秩和检验
	单实验因素只有两水平（$k=2$）与两个随机区组（重要非处理）因素多水平	交叉设计	单实验因素两不同水平之间是否对因变量有显著性影响差异；重要非实验因素对实验的影响分析	三因素方差分析（ANOVA or MANOVA）,包括各因素不同水平之间均值两两比较的Q检验（参见第二章多组均值比较的方法）	Friedman 秩和检验	多因素一元或多元交叉设计的方差分析或 Friedman 秩和检验
	单实验因素多水平与2~3个随机区组（重要非处理）因素,如受试对象、实验顺序和操作者	拉丁方设计；不完全拉丁方（尧敦方）设计和希腊拉丁方设计	单实验因素k水平之间是否对因变量有显著性影响差异；重要非实验因素对实验的影响分析	各因素方差分析,包括各因素不同水平之间均值两两比较的Q检验（参见第二章多组均值比较的方法）	Friedman 秩和检验	多因素一元或多元拉丁方设计的方差分析或 Friedman 秩和检验
实验因素个数$\geqslant 2$,因素之间地位平等、存在交互作用	每个实验因素的水平$k \geqslant 2$	析因设计	多实验因素各自k水平之间是否对因变量有显著影响差异	方差分析（ANOVA or MANOVA）	非参数检验法较少,尽量用变化法转换成参数法	k因素一元或多元析因设计的方差分析
	每个实验因素的水平$k \geqslant 2$	正交设计	多实验因素各自k水平之间是否对因变量有显著影响差异	方差分析（ANOVA or MANOVA）	非参数检验法较少,尽量用变化法转换成参数法	k因素一元或多元正交设计的方差分析
实验因素个数$\geqslant 2$,因素之间地位平等或不平等（如原因变量全是定性变量、无原因变量等）、存在交互作用（误差项不固定）		平衡不完全区组设计	相应设计的方差分析（包括多元方差分析、判别分析、多元协方差分析、聚类分析、主成分分析等）	非参数检验法较少,尽量用变化法转换成参数法	参照上述表达方法
		系统分组或嵌套设计			
		裂区设计或叫分割设计			
		重复测量设计			
		正交设计等其他设计			

三、选用统计推断方法时常见错误举例分析

选择统计分析方法处理定量资料时常见的错误有：

（1）将定性资料误当做定量资料而使用 t 检验；

（2）定量资料不满足参数检验的前提条件而盲目套用参数检验方法；

（3）不考虑实验设计类型而盲目套用统计方法,如将成组设计定量资料误用配对设计定量资料的 t 检验处理;单因素多水平设计的定量资料误用成组设计的定量资料的 t 检验处理,而不是使用方差分析;各种复杂多因素设计误用简单的成组设计 t 检验或单因素多水平设计的方差分析处理等。

【例 5.1】 氯化锂或烟碱注射后不同时间大鼠体温的影响。实验结果见表 5.2。

表 5.2 注射氯化锂或烟碱后不同时间大鼠体温的下降值

使用氯化锂与否	使用烟碱与否	第二次注射后不同时间体温下降值（℃）			
		0.7h	1.5h	3h	5h
−	−	0.0±0.4	0.2±0.5	0.1±0.4	0.3±0.5
+	−	0.7±0.5	0.1±0.5	0.1±0.6	0.2±0.5
−	+	1.2±0.8	0.1±0.6	0.4±0.5	0.4±0.3
+	+	1.7±0.6	0.7±0.6	0.3±0.6	0.1±0.5

显然,表 5.2 中涉及 3 个实验因素,即"使用氯化锂与否"、"使用烟碱与否"、"药物在体内作用时间"。这些因素之间一般都存在不同程度的交互作用,应当选用与设计类型（本例为具有一个重复测量的三因素设计）相对应的方差分析方法。

对于处置复杂的实验设计问题,人们常犯的错误有:①将多因素各水平的不同组合（本例中共有 16 种不同的组合,相当于 16 种不同的实验条件）,简单地看做单因素的多个水平（即视为单因素 16 水平）,混淆了因素与水平之间的区别,从而错误地确定了实验设计类型;②分析资料时,常错误地用单因素多水平设计或仍采用多次 t 检验进行两两比较。误用这两种方法的后果是:不仅无法分析因素之间交互作用的大小,而且因所选用的数学模型与设计不匹配,容易得出错误的结论。

第三节 定性资料的假设检验方法选择

一、选用定性资料分析方法的原则

定性资料是指变量为名义资料或有序资料的数据资料。选择正确统计方法的关键是:
（1）正确判定定性资料的性质;
（2）选用正确的列联表;
（3）确定统计分析的目的。

二、定性资料统计方法选用时的要领汇总表

表 5.3 是定性资料统计方法选择的汇总。

三、选用统计推断方法时的常见错误

选择统计分析方法处理定性资料时常见的错误有:
（1）将定量资料误当做定性资料进行卡方检验;

（2）误用一般卡方检验取代 Fisher 的精确检验（普通卡方检验仅适于 $n \geqslant 40$，理论频数 $T > 5$ 的情况下）；

（3）所采用的统计方法与拟达到的统计分析目的不吻合；

（4）把卡方检验当做处理定性资料的万用工具，如将复杂定性资料（特别是高维列联表）随意拆分成简单的列联表后再简单套用卡方检验；误用一般（校正）卡方检验处理隐含金标准的配对设计的定性资料；

（5）将有序原因变量进行打分，采用秩和检验。

表 5.3　定性资料统计分析方法选用表

列联表类型		统计分析目的	可选用的统计方法	表述方法
四格表	一般四格表（横断面设计）	分析甲、乙两变量是否相互独立，用其总体率之间差异显著性分析	首选 Fisher 精确检验（通用）；一般卡方检验（$n \geqslant 40$，$T > 5$）校正的卡方检验（$n \geqslant 40$，$1 < T \leqslant 5$）	对乙变量的某水平而言，甲变量的两个水平有（无）显著性差异
		分析甲、乙两变量（一个看做原因变量，一个看做结果变量）是否存在一般关联性分析	在 SAS 中用一般性关联方法（General Association）进行分析。公式为 $r^2 = (ad-bc)^2 / [(a+b) * (c+d) * (a+c) * (b+d)]$	甲乙两个变量有（无）一定的相关性
	队列研究（Cohort Study）四格表	当侧重于对甲变量中两个水平（甲1和甲2）对乙变量中两水平的影响进行分析时，相当于进行有原因推导结果的关联性探索研究	先视为一般四格表，当 $P < 0.05$ 时，计算 Relative Risk（简称 RR）并用 Mantel-Haenzel 卡方（MH 卡方）检验之。在 SAS 中选用行中相对危险度差异（Row Mean Scores Differ）检验值	判定甲变量中两水平的相对危险度是否对乙变量有显著影响
	病例—对照研究（Case-control Study）四格表	由结果追溯原因的关联性分析	先视为一般四格表，当 $P < 0.05$ 时，计算 Odds Ratio（简称 OR）并用 Mantel-Haenzel 卡方（MH 卡方）检验之。在 SAS 中是非零相关（Nozero Correlation）统计检验值	判定乙变量中不同水平对甲变量中（甲1甲2）两水平的优势比是否有显著性影响
	配对设计四格表一致性检验（有金标准或有隐含金标准）	检验两种方法检测结果不一致部分是否有差异	配对设计的 McNemar 差异部分一致性检验	（配对设计四表格中两种检测方法的）不同数据部分的配对卡方检验或 McNemar 卡方检验
		检验两种检测方法的检测结果是否具有一致性	资料属于定性资料，可用 Kappa 一致性检验	（配对设计四表格中两种检测方法的）相同数据部分的一致性检验或 Kappa 检验

列联表类型		统计分析目的	可选用的统计方法	表述方法
R × C 表	甲乙两变量均为名义变量,且属性不同的双向无序 R×C 表	分析甲、乙两变量是否相互独立,无显著性表示甲乙两变量相互独立	当小于 5 的理论频数的个数未超过总格子数的 1/5 时,一般用拟合化优度卡方即 Pearson 卡方检验和似然比卡方进行检验,否则选用 Fisher 精确检验,还可选用对数线性模型分析有无交互作用	双向无序的 R×C 表 Fisher 精确检验(或 Pearson 卡方检验或对数线性模型分析)
	结果变量(甲)为有序变量,原因变量为名义变量的单向有序 R×C 表	分析原因变量是否对结果变量有显著性影响	秩和检验 Ridid 分析(其值越小越好) CPD 检验(其值越小越好) 有序变量的 Logistic 回归分析 有序变量的对数线性模型分析	结果变量为有序变量的单向有序 R×C 表的 XX 检验(方法)无($P \geq 0.05$)显著性影响
	双向有序且属性不同的 R×C 表	关注分组之间的差别时,视为结果变量有序变量的 R×C 单向有序列联表	秩和检验 Ridid 分析(其值越小越好) CPD 检验(其值越大越好) 有序变量的 Logistic 回归分析	双向有序且属性不同的原因变量对结果变量有 XX 影响
		关注自变量与因变量是否有相关性时	用 Spearman 秩相关分析或典型相关分析	双向有序且属性不同的两变量具有 XX 相关性
		关注自变量与因变量是否呈直线关系时	用线性趋势检验	双向有序且属性不同的两变量(不)具有显著线性趋势
		关注各行(或列)频数分布是否相等时	卡方或 Fisher 精确检验处理资料	双向有序且属性不同的两变量各行或列中的分布频数是否有显著差异
	双向有序且属性相同的 R×C 表	检验两种检测方法检测结果是否具有一致性	Bowker's 对称性检验	双向有序且属性相同的两种检测方法的检测结果不一致部分的对称性检验
			加权 Kappa 检验	双向有序且属性相同的两种检测方法检测结果是否具有一致性的加权 Kappa 检验
			采用特殊模型分析(复杂少用)	—

续表

列联表类型		统计分析目的	可选用的统计方法	表述方法
高维列联表以结果变量类型分	结果变量为二值变量（指只有两个值的变量，如死、活）	只考虑一个原因一个结果的分析	加权卡方检验（CMH）（限三维）	—
		分析自变量对因变量的影响	多元 Logistic 回归分析	—
		分析全部变量及其交互作用对列联表中各网格上的理论频数值对数的影响	对数线性模型	—
	结果为多值有序变量	分析自变量对因变量的影响	多元有序变量的 Logistic 回归分析	—
			CMH 校正的秩和检验	—
	结果为多值名义（无序）变量		扩展的 Logistic 回归分析（多项 Logit 模型）	—
			对数线性模型	—

注：①各种列联表资料根据统计分析目的，几乎都可运用对数线性模型和 Logistic 回归模型进行分析。一些新的探索性模型没有列入。②设列联表中的行资料（R）为甲变量，列资料（C）为乙变量。

第四节　相关与回归分析

当研究在专业上有一定联系的两个或多个变量之间是否存在特定关系时：①若仅仅是为了解变量之间成特定关系的密切程度和方向时，宜选用线性相关分析；②若仅仅为研究两个或两个以上变量的依存关系，或是建立由自变量推算因变量的（直线）回归方程时，宜选用直线回归分析。做相关分析时，要求两变量都是随机变量（如身高与体重）；做回归分析时，首先要根据实验目的确定哪是自变量，哪是因变量，并要求因变量是随机变量，自变量可以是随机的，也可以是一般变量（如用药剂量与药效，药物随时间的溶出度等）。在实际应用中，当两变量都是随机变量时，常需要同时给出两种方法的分析结果。

一、相关分析及其种类

相关分析（Correlation Analysis），是指研究现象之间是否存在某种依存关系，并对具体有依存关系的现象探讨其相关方向以及相关程度，即是研究随机变量之间相关关系的一种统计方法。其种类根据分类依据的不同而不同。

（一）按相关程度划分

（1）完全相关：指某变量的变化，另一变量有一确定的值与它对应。

（2）不完全相关：指两个变量之间有数量联系，但是数量是不确定的关系。

（3）零相关：指两个现象在数量上完全独立，在一定的形式下，互不影响，互不相干（零相关不能称为不相关，因为事物的联系是绝对的，而孤立是相对的，只有在某种形式下它才能互不影响，互不相干）。

（二）按相关的方向划分

（1）正相关：指两个变量按照相同的方向变化；或者说某个现象的数量增加，另一个现象的数量也增加。

（2）负相关：指两个变量按照相反的方向变化；或者说某个现象的数量增加，另一个现象的数量则减少。

（三）按相关形式划分

（1）线性相关：指两个变量之间呈线性关系的相关。

（2）非线性相关：指变量之间为非线性的相关关系。

（四）按变量多少划分

（1）单相关：指只有两个因素之间的相关关系，是一种理想的相关。

（2）偏相关：又称净相关或部分相关。指在某一现象和多种现象相关的场合，假定其他变量不变，而只对其中的两个变量之间的相关关系。如控制年龄和工作经验的影响，估计工资收入与受教育水平之间的相关关系。偏相关系数较简单直线相关系数更能真实反映两变量间的联系。

（3）复（多重）相关：研究一个变量 X_0 与另一组变量（一般三个以上）$(X_1, X_2, \cdots, X_n)$ 之间的相关关系。复相关系数值愈大，变量间的关系愈密切。

（4）典型相关（Canonical Correlation Analysis）：是一种利用综合变量对之间的相关关系来反映两组随机变量之间的整体相关性的多元统计分析方法。它的基本原理是：为了从总体上把握两组指标之间的相关关系，分别在两组变量中提取有代表性的两个综合变量 U_1 和 V_1（分别为两个变量组中各变量的线性组合），利用这两个综合变量之间的相关关系来反映两组指标之间的整体相关性。

单相关、偏相关、复相关和典型相关之间的关系见表5.4。

表 5.4　各种相关的类型及特点

相关类型	两类变量的数量	两类变量的性质	系数名称
单相关	只有两个随机变量 Y 与 X		单相关系数
偏相关	一个随机变量与一组随机变量中的两个主要变量的相关性（其他变量固定不变）	皆为随机变量；两类变量的地位相等	偏相关系数
复相关	一个随机变量 Y 与一组随机变量 $X_1, X_2, \cdots, X_p$		复相关系数
典型相关	一组随机变量 $Y_1, Y_2, \cdots, Y_q$ 与另一组随机变量 $X_1, X_2, \cdots, X_p$		典型相关系数

典型相关是单相关、复相关的推广,或者说单相关系数、复相关系数是典型相关系数的特例。因此,典型相关分析比单相关和复相关更加全面地反映了变量之间的内在关系,故其广泛地应用于变量群之间的线性关系分析。

（五）按相关性质划分

（1）真实相关:现象之间确定具有内在联系的相关。

（2）虚假相关:现象之间只是表面存在,实质上并没有内在联系的相关。

二、相关系数的计算、意义及表达方式

一般的,相关系数 r 的计算有三种:

（1）Pearson 相关系数:对定距（等间距）连续变量的数据进行计算。

（2）Spearman 和 Kendall 相关系数:当分类变量的数据或变量值的分布明显非正态或分布不明时,计算时先对离散数据进行排序或对定距变量值排（求）秩。

$|r| > 0.95$,存在显著性相关;

$|r| \geqslant 0.8$,高度相关;

$0.5 \leqslant |r| < 0.8$,中度相关;

$0.3 \leqslant |r| < 0.5$,低度相关;

$|r| < 0.3$,关系极弱,认为不相关。其中 $|r| = 0$ 是零相关。

相关系数具有如下几种意义:①协变的意义;②消减误差的意义;③变量向量方向的意义;④变量关系关联的意义。在 SAS 分析中,用于两定类变量时,可选用 λ 系数;用于两定序变量时,可选用 G 系数和 Spearman 系数;用于一定类变量与一定距变量时,可选用相关比 E^2;用于一定类变量与一定序变量时,可选用 Lambda 系数。

三、回归分析及其种类

回归分析（Regression Analysis）是一种确定两种或两种以上变数间相互依赖的定量关系的统计分析方法。回归分析是一类数学模型,主要内容为:①从一组数据出发确定某些变量之间的定量关系式,即建立数学模型并估计其中的未知参数。估计参数的常用方法是最小二乘法;②对这些关系式的可信程度进行检验;③在许多自变量共同影响着一个因变量的关系中,判断哪个（或哪些）自变量的影响是显著的,哪个（或哪些）自变量的影响是不显著的,将影响显著的自变量选入模型中,而剔除影响不显著的变量,通常用逐步回归、向前回归和向后回归等方法;④利用所求的关系式对某一生产过程进行预测或控制。回归分析的应用是非常广泛的,应用统计软件包可使各种回归方法的计算变得十分方便。

回归分析的分类也依划分标准的不同而不同。一般根据自变量与因变量的数目以及相互关系进行划分。具体参见表 5.5。

四、相关分析与回归分析的联系与区别

由于相关分析和回归分析都是对客观事物数量依存关系的分析,因此两者之间具有一定的联系。表现在:

（1）回归分析是以相关分析为前提条件的,是必要条件,但不是充分条件。回归分析除首先要确定其相关系数较大外（如果相关系数 r 很小,就不能用线性回归分析法来预测数值,因

表 5.5　回归分析的类别及名称

自变量 x 的数量(个)	因变量 y 的数量(个)	相互关系的类别	回归分析的名称
1	1	线性关系	一元一重线性回归,简称一元线性回归 $[y=a+bx+\varepsilon$(ε 是随机误差)$]$
≥2	1		一元多重线性回归,或多元线性回归 $Y=a+b_1 X_1+b_2 X_2+\cdots+b_n X_n+\varepsilon$
1	≥2		多元一重线性回归
≥2	≥2		多元多重线性回归
1	1	非线性关系	一元一重非线性回归 (简称一元非线性回归)
≥2	1		多元一重非线性回归 (简称多元非线性回归)
1	≥2		一元多重非线性回归
≥2	≥2		多元多重非线性回归

为这样做误差会很大),还必须确定两者之间是否具有因果关系。如果利用不是因果相关的变量进行回归分析,对预测而言,则没有实际意义。

(2)回归分析的效果也是以相关系数(包括单相关系数和复相关系数)来表达的。由于相关系数的平方值等于消减误差与全部误差的比值,其值越大,说明由自变量解释的变差占 y 的总变差的比例越大,说明回归分析效果越好。

(3)回归分析模型中的参数与相关系数可以相关表示。

然而,相关分析与回归分析的选用经常困扰着人们,这主要是对其区别之处了解不够所致。现将主要区别归纳如下:

(1)概念上的区别。相关是指一个变量的值与另一个变量值有连带性。换言之,如果一个变量的值发生变化,另一个变量的值也有变化,则两个变量就相关了。这种相关关系是指变量之间的不确定的依存关系,不一定是因果关系,如人的身高和体重。也可能是两变量之间相互影响(如收缩压和舒张压之间的关系);也可能是两变量同时受到其他因素的影响(如兄弟的身高同时受父母遗传的影响);还可能是假象(如工龄和高血压患病率之间的正相关关系可能是由于年龄的干扰造成的)。相关分析是研究变量间密切程度的统计分析方法;而回归分析是把具有密切相关关系的其中一些变量作为所控变量,而另一些随机变量作为它们的因变量,对它们之间的依存关系所进行的分析。

(2)研究目的不同。相关分析的目的是测量变量间关系的密切程度和变化方向;而回归分析的目的是找出一个错误最小的方法,由所控制的变量用函数公式来估计或预测因变量的数值。

(3)统计意义不同。相关分析只用一个统计量,即相关系数来描述变量间的密切程度,这种关系是相互的、对等的,不区分变量的主从或因果;回归分析是通过建立变量间一个数学模型来描述它们之间所确定的数学依存关系,必须区分哪些对象是自变量,哪些是因变量。一般将"因"或较易测定、变异较小者定为自变量。这种依存关系可能是因果关系或从属关系。回归分析可以通过自变量估计或预测因变量的值,并能给出每个自变量对因变量的影响力的大小;而相关分析却不能回答这些问题。

(4) 应用范围有区别。相关分析在定性资料(定类、定序)和定量资料(定距包括不同测量层次)中均可使用,而回归分析只能在定距变量之间使用。

(5) 相关系数与回归系数的区别。①相关系数用 r 表示,而回归系数用 b 表示;②相关系数的取值范围在 -1 至 $+1$ 之间,具有对称性;而回归系数 b 在 $-\infty < b < +\infty$ 范围,且不具有对称性;③相关系数不因变量的测量单位变化而变化,而回归系数则随变量的测量单位变化而改变。

五、直线相关与直线回归中还应注意的问题

直线相关或直线回归分析是实际应用中使用最多的相关和回归分析。在进行直线相关或回归分析时,还需要注意以下一些问题:

(1) 作相关或回归分析时要有实际意义,不能把毫无本质联系的两种现象作相关分析。例如,分析小树高度同儿童身高之间的关系,可能相关系数较大,但无任何实际意义。

(2) 在进行相关回归分析之前,应先绘制散点图,当观察点的分布有直线趋势时才适宜作直线相关回归分析。如散点图明显呈曲线趋势,应先通过变量变换使之直线化再作分析,如指数变换、对数变换等。散点图还有助于发现异常点,例如某个点离其他点很远,则值得高度关注。

(3) 相关系数的意义或回归方程的应用仅限于原始资料的实测范围之内,不可任意延长回归直线,不能随意"推算"到原数据范围之外。如青少年身高(y)对年龄(x)的回归方程不能应用于成人,否则用成人年龄所估计出的身高无疑都成"超级巨人"了。

(4) 严格来说,相关分析要求资料是服从双变量正态分布的随机变量。若不满足该条件,可考虑用等级相关分析。

(5) 相关系数的假设检验结果仅是用于推断总体相关系数 P 是否不等于 0,相应的 P 值越小,只是越有把握认为两变量是相关的,但二者相关性不一定大。两者相关性的大小可由样本相关系数 r 来反映。

(6) 由于同一资料中由 X 推算 Y 与由 Y 推算 X 的两个直线回归方程不同,因此要根据专业知识正确选定自变量。若两变量间有因果关系,应以原因作为 X;若无因果关系,则以较易被测量者或可以严格控制者为 X。

(7) 对于同一样本资料若同时计算 r 与 b,两者的正负号是一致的,而且两者的假设检验结果是完全等价的。这一点我们从前面的例子即可看到,所以如果相关系数有统计学意义,则回归系数必然也有意义,反之亦然。若回归或相关关系无统计学意义,则不要绘制回归直线,以免引起误解。

(8) 相关系数 r 的平方称为决定系数,它反映了因变量 Y 在多大程度上决定于自变量 X 的变化。从实用的角度考虑,分析两变量之间的相关关系不能只看其 r 是否有统计学意义,还要看其 r^2 的大小。r^2 愈接近 1,说明回归效果愈好,越有实际应用价值。即 r 有统计学意义并不一定有实用价值。例如 $r=0.6$,$r^2=0.36$,假如经过检验,该 r 有统计学意义,其相应的回归方程用于预测时的实用价值也是值得商榷的,因为 Y 的变化只有 36% 是由 X 引起的,还

有大部分原因未知。

在直线相关分析中,若资料为定量资料时,不能使用 Pearson 相关分析和配对设计的 t 检验,应使用直线回归方程并检验总体斜率与 1 之间和总体截距与 0 之间的差别是否具有统计意义。Pearson 相关分析只适合于定量资料属于"双变量正态分布资料"时使用。当所用资料不满足这些条件时,应使用 Spearman 秩相关分析。

进行简单线性回归分析的关键在于:专业知识、绘制和分析散布图(以便直观分析两变量之间是否呈现线性变化趋势)以及确定所分析的资料必须来自同质的总体。使用回归分析必须具有专业知识,确认两者之间具有因果关系。

六、进行简单线性相关或回归分析时常犯的错误

(1) 在缺乏专业知识前提下,盲目研究变量之间的相互关系或依赖关系;

(2) 仅凭"$P<0.05$"而不看两变量之间的变化趋势散布图就作出两变量之间存在线性关系的结论;

(3) 将不同质的某些定量指标放在一起进行简单线性相关和回归分析。

第五节 多元或多重统计分析方法的选择

多元或多重统计分析是统计中最为复杂的一类分析,也是发展最晚的一类分析方法。一般对于该类分析的目的是确定主要实验影响因素,并对之加以控制。多元统计包括多元方差分析和多元回归分析模型等。在进行回归分析时,根据某些特殊的分类,用到一些特殊的工具,如典型相关分析、主成分分析、因子分析、聚类分析和判别分析等方法。无论使用哪种分析工具,都是为了建立一个可信可行的模型。关于这些分析工具的相关概念,请参见第二章第六节和本章第四节。

多元或多重回归分析的关键在于:专业知识和因变量的类型。表 5.6 为多重回归分析方法合理选用的汇总表。表 5.7 对多元回归分析中经常使用的多元线性回归法、Logistic 回归法和 Cox 回归法的使用前提和要求等进行了比较分析,可供大家参考。

表 5.6 多重回归分析方法的合理选用

因变量的类型	统计目的	可选用的回归分析类型
非时间的连续变量	研究依赖关系	多重线性回归分析或反应曲面回归分析
二值变量	研究依赖关系	多重 Logistic 回归分析
多值有序变量	研究依赖关系	有序变量的多元 Logistic 回归分析
生存时间变量	生存分析	Cox 回归分析或参数回归分析
因变量随时间变化的连续性变量	时间序列分析	时间序列分析模型

表 5.7　多元线性回归、Logistic 回归和 Cox 回归的比较

	多元线性回归	Logistic 回归	Cox 回归
数据类型	Y 为数值变量	Y 为分类变量	Y 为二分类变量＋时间
	X 为数值变量、分类变量或等级变量		
模型结构	—		
变量筛选	前进法、后退法、逐步法		
参数估计	最小二乘法	最大似然法	最大似然法
参数检验	Wilks' Lambda F 检验 t 检验	似然比检验 Wald 检验 Score 检验	似然比检验 Wald 检验 Score 检验
参数解释	回归系数 b	优势比 OR	风险比 RR
样本含量	至少变量数的 10 倍	至少变量数的 20 倍	非截尾例数至少 变量数的 10 倍
应用	因素分析 预测预报 Y	因素分析 预测、判别 $P(Y=1)$	因素分析 生存预测 $S(t)$

参考文献

[1]　白雪梅,赵松山. 关于相关分析与回归分析的比较研究[J]. 浙江统计,2003,(5).

[2]　安胜利.统计学系列讲座第 9 讲线性相关与回归分析[J]. 护理学报,2006,13(10):93.

[3]　高辉,胡良平,李长平,等.如何正确进行直线相关与回归分析[J].中西医结合学报,2008,6(12).1314.

谭德讲

第六章　检验效能与实验样本量估计

第一节　检验效能与样本量估计的概念

一、检验效能与样本量的定义

1. 假设检验的两类错误

假设检验是依据反证法思想和否定小概率事件原则从样本统计量出发对总体作出推断，因而其结论具有概率性。对于任何一次假设检验，都有判断错误的可能。假设检验的错误通常可以分为两种情况，即Ⅰ型错误和Ⅱ型错误（见表6.1）。Ⅰ型错误表示拒绝了实际上成立的无效假设（H_0），即组间差异实际上不存在，却错误地判断组间差异存在，此错误又称假阳性。Ⅰ型错误的大小取决于小概率事件的标准（即下文的检验水平）α，故又称 α 错误；Ⅱ型错误表示不拒绝实际上不成立的 H_0，或者说，当组间的差异确实存在时，假设检验无法发现该差异的存在，此错误又称为假阴性；Ⅱ型错误与样本量和检验水平 α 有关，其大小用 β 表示，故也称为 β 错误。

表 6.1　Ⅰ型错误、Ⅱ型错误

统计推断	真实情况	
	两组有差别	两组无差别
两组有差别	判断正确	判断错误 Ⅰ型错误，假阳性
两组无差别	判断错误 Ⅱ型错误，假阳性	判断正确

2. 检验水平

进行假设检验时通常预先设定用于作出判断的小概率事件标准，这一标准称为检验水平，通常习惯上选用 0.05，有时也可选用 0.01。检验水平与Ⅰ型错误相对应。

3. 检验效能

又称把握度（Power），是指当待检验的总体确有差别时，按预先设定的检验水平 α 能够发现该差别的能力。作为上述Ⅱ型错误的对立面，检验效能通常用 $1-\beta$ 表示。它不可知，一般认为大于 75% 即可认为检验效能足够高，通常设定为 0.9 或 0.8。当 $\beta=0.1$ 时，把握度＝0.9，意味着若组间确有差别，进行 100 次试验，有 90 次能够得出组间有差别的结论。

4. 样本量(Sample Size)

简单讲，样本量是指研究中个体或观察单位的数量。通常情况下，在检验水平 α 下能够获得一定的检验效能,该数量需要借助样本量的估计方法进行估算,以使得研究获得预期结果有一定的把握。

二、检验效能与样本量估计的重要性

样本量和检验效能在实验设计时非常重要,在科研和检定中,研究者特别感兴趣的:①为了在希望的把握度下得出有意义的差异,需要多少样本含量? ②如果由于预算问题或某些考虑,只能对一个小样本进行研究,所得出的结果有多大的把握度(或者说其检验效能有多大)? 为了回答上述问题,基于一项研究的主要目的,样本含量和把握度的计算是必要的。在临床研究方案设计过程中,样本含量估算扮演着重要角色。在临床前的药品检定和科研中,尤其按规定的实验设计完成实验后,当我们得到阴性结论时($P>0.05$),我们更关心的是检验效能的大小,即阴性结果是由于检验效能过低,还是由于比较的两组间差别确实没有统计学意义。如果此时检验效能较高(如$>75\%$),阴性结果可解释为后者;反之,如果检验效能低于75%,需适当增加样本含量后再作分析。

样本含量估算的重要意义在于:合适的样本含量有助于研究者用最合理的资源发现有意义的差异(如果这个差异确实存在的话)。过少的样本含量会导致检验效能下降,难以准确回答试验所研究的科学问题;而过多的样本含量将是资源的浪费,会影响实验的可行性。

样本含量和检验效能估算是诊断性试验、病因学和临床试验研究设计的核心内容。两者可以在收集数据之后确定估计的精度,在估计的精度和持续增长的样本大小之间进行既经济又准确的选择等。

在中国医学文献中有非常多的研究论著没有使用或正确运用样本含量估算方法,严重影响了国内医学研究的水平,其根本原因在于研究者对样本含量估算方法认识不清,掌握不够,也没有合适的文章和著作可供参考。

三、影响样本含量估算的基本因素

1. 研究目标

按照研究目标可以将研究分为探索性研究和验证性研究。探索性研究通常只是期望获得早期的或者基础的数据以及初步的线索,而不需要获得确切的结论性成果,因而对于把握度的要求较低,样本量较小。验证性研究按照组间的比较关系可以分为优效性研究、等效性研究、非劣效研究。优效性研究的目标是验证组间差异的客观存在,进而获知两组或多组中何者为优;等效性研究通常是验证一种方法(通常是新方法)与另一种方法(通常是经典或公认方法)相当,生物等效性研究是典型的例子;非劣效研究是验证一种方法与另一种方法间存在的差距在实际应用中可以忽略,这一概念通常用于临床研究,在实验室研究中较少应用。

2. 设计方案

与研究目标相对应,需要采用不同的设计方案,通常样本量是基于每个独立的组,因而考虑的因素或水平越多,需要的样本量越大,这一点不仅适用于实验室研究,对于人群的调查或干预性研究同样适用。

3. 检验水平(α)

检验水平即实验设定的检验显著性概率水平,通常取$\alpha \leqslant 0.05$。检验水平与样本量成负相关,检验水平设定越低,所需样本量越大,反之则越小。

4. 检验效能(1-β)

检验效能也叫把握度。检验效能与样本量成正相关,检验效能要求越高,所需样本量越大,反之则越小。如果某项试验的把握度不够大,所得到的结果没有显著性意义,其原因可能是无效假设确实是真的,也可能是把握度低。检验效能一般不可知,通常设定为 0.9 或 0.8。

5. 变异(σ)

变异指样本中所包含的个体的差异程度,即随机误差。个体之间的差异越大,随机误差越大,所需要的样本含量越大;反之,若个体之间的差异越小,随机误差越小,则所需要观察的例数越少。

6. 处理效果(δ)

处理效果也可称组间效应的差异程度,如不同药物可能的疗效差异。效果越明显,组间差异越大,所需的样本量越小;反之,则所需样本量越多。

7. 效应指标的性质

一般以定量变量为效应指标时较以定性变量为指标时所需样本量要小。

8. 单侧检验和双侧检验

单侧检验所需样本含量少于双侧检验。差异性研究和等效性研究需要双侧检验和单侧检验,而非劣效性研究和优效性研究需要单侧检验。

第二节　样本量和检验效能的估计方法

样本含量估算方法必须基于明确设计方法、假设检验和主要研究目的指标的特性。例如,诊断性试验、病因学研究有不同的样本含量估算方法;实验研究中平行对照设计、交叉对照设计、Williams 设计、序贯设计、连续测量设计等都有不同的样本含量估算方法;主要目的指标是计数资料或计量资料需要不同的样本含量估算方法;基于计量资料的 t 检验和 F 检验,基于计数资料的卡方检验和 Fisher's exact test 等都有不同的样本含量估算方法;差异性检验、非劣效性检验和等效性检验也有不同的样本含量估算方法;至今还有一些统计方法的上述两指标的估计在探讨之中。

有关样品量与检验效能的估计,过去多用公式进行计算,现在已扩展到通过利用计算机模拟计算的方法进行估算。多数统计软件都提供了样本量估计方法,也出现一些专门用于样本量估计的软件,接下来介绍以 SAS 为基础的常见情况的样本量估计和检验效能计算方法。通过 SAS STAT 下的 POWER 过程(PROC POWER)实现。

一、POWER 过程的基本格式

PROC POWER;
　　DESIGN * 实验设计
　　STATISTICAL MODEL AND TEST * 统计模型和检验方法
　　SIGNIFICANT LEVEL (ALPHA) * 显著性水平(α)
　　SURMISED EFFECTS AND VARIABILITY * 估计值和估计方差
　　POWER * 效能
　　SAMPLE SIZE * 样本量
　　RUN;

在写过程的时候,把需要估计的参数用缺失'.'代替即可,这个过程就会把该参数(检验效能或样本量)估计出来,因此,估算样本量和检验效能的程序是相通的,区别在于:给出例数时设置"POWER=."将进行检验效能估算,给出效能要求时设置"NTOTAL=."将进行样本量估算并给出总例数,设置"NTOTAL=."将进行等比例设计的样本量估算并给出每组例数。

需要指出的是,PROC POWER 过程只适合于对前瞻性研究方案的效能和样本量大小进行计算,并不适合于对过去研究进行回顾性的检验效能分析(Retrospective Power Analysis)。

二、以连续变量为指标(定量资料)时的样本量估计与检验效能估计

(一)单组均数与总体均数比较的样本量计算——ONESAMPLEMEANS

【例 6.1】 拟对一批产品进行抽检,为确定抽检规模,进行了预抽样,获得样本均数=5,标准差=30,假定质量标准为总体均数不低于 8,问:①为判断此批产品是否为不合格品,要想获得 80%的把握度,需要抽多少份样品?②若因条件所限,仅能抽 150 份样品,检出产品不合格的把握度是多少?

这是一个基于单样本均数的样本量估计和检验效能估计问题,希望了解样本所代表的未知总体与已知总体是否有差异。

【程序 6.1.1】 prg6_1_1 单组均数与总体均数比较的样本量计算

```
PROC POWER;
ONESAMPLEMEANS   TEST=T
MEAN=5  STDDEV=30  NULLM=8  NTOTAL=.  POWER=0.8;
PLOT Y=POWER MIN=0.6 MAX=0.95;   RUN;
```

【程序 6.1.1】调用 POWER 过程,估计问题 1 所要求的样本量,同时绘出检验效能 60%~95%时所需样本量的曲线。

结果如下:若要获得 80%的把握度,需要抽取 787 份样品,相应的图形见图 6.1:

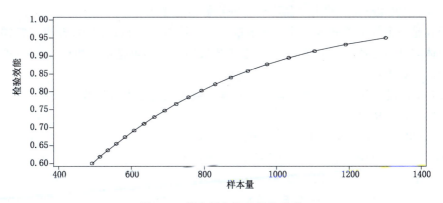

图 6.1 样本量与检验效能曲线

【程序 6.1.2】 prg6_1_2 单组均数与总体均数比较的把握度计算

PROC POWER；

ONESAMPLEMEANS　TEST＝T

MEAN＝5　STDDEV＝30　NULLM＝8　NTOTAL＝150　POWER＝.；

PLOT X＝N MIN＝100 MAX＝2000；　RUN；

【程序 6.1.2】调用 POWER 过程,估计问题 2 所要求的检验效能,同时绘出样本量从100～2000时把握度的变化曲线。

结果如下:当抽取 150 份样品时,把握度为 0.229,相应的图形见图 6.2:

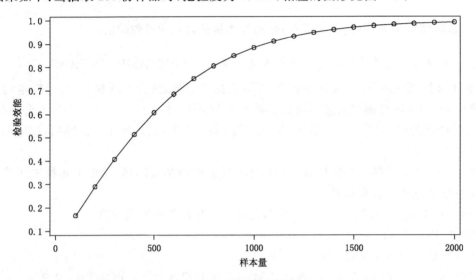

图 6.2　样本量与检验效能曲线

【例 6.2】　与【例 6.1】相似,对另一产品抽样,获得样本均数＝4,标准差＝3,假定质量标准为总体均数在 2～7 之间,问:

(1) 为判断此批产品是否合格,要想获得 80％的把握度,需要抽多少份样品?

(2) 若抽 100 份样品,检出产品不合格的把握度是多少?

这同样是一个基于单样本均数的样本量估计和检验效能估计问题,希望了解样本所代表的未知总体与已知总体是否有差异,区别在于比较的对象不再是单一的点,而是一个范围。具体的估计过程如下:

【程序 6.2.1】　prg6_2_1 单组均数与总体均数比较的样本量计算

PROC POWER；

ONESAMPLEMEANS TEST＝EQUIV

LOWER＝2　UPPER＝7　MEAN＝4　STDDEV＝3

NTOTAL＝.　　POWER＝0.8；

PLOT Y＝POWER MIN＝0.6 MAX＝0.95；　RUN；

【程序 6.2.1】调用 POWER 过程,估计问题 1 所要求的样本量,同时绘出检验效能60％～95％时所需样本量的曲线。

结果如下:若要获得 80％的检出把握度,需要抽取 16 份样品,相应的图形见图 6.3:

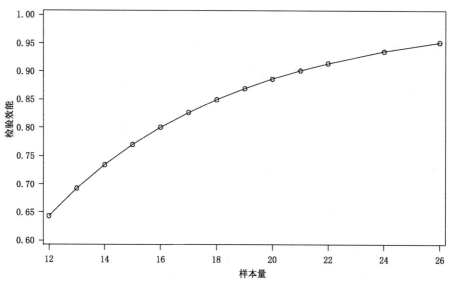

图 6.3　样本量与检验效能曲线

【程序 6.2.2】　prg6_2_2 单组均数与总体均数比较的把握度计算

PROC POWER；

ONESAMPLEMEANS TEST＝EQUIV

LOWER＝2　　UPPER＝7　　MEAN＝4　　STDDEV＝3

NTOTAL＝100　　　POWER＝.　；

PLOT X＝N　　MIN＝10　　MAX＝100　；　RUN；

【程序 6.2.2】调用 POWER 过程，估计问题 2 所要求的检验效能，同时绘出样本量从 10～100 时把握度的变化曲线。

结果如下：当抽取 100 份样品时，把握度为＞0.999，即＞99.9%，相应的图形见图 6.4：

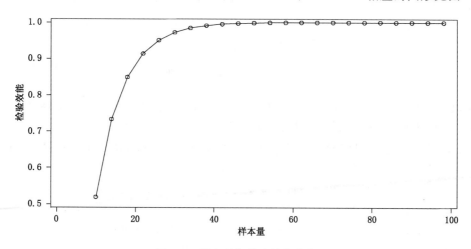

图 6.4　样本量与检验效能曲线

（二）两组均数比较的样本量计算 ——TWOSAMPLEMEANS

【例 6.3】 经初步观察，一种新的药物治疗某病获得的效果（治疗后变化）结果如下：均数＝15，标准差＝2，根据文献报道，安慰剂治疗的效果可以达到 12，拟开展一项随机对照试验，评价此新药物是否有效（优于安慰剂），为获得更多新药的安全性数据，拟进行 2∶1 设计，问：要想获得 80％的把握度，需要入选多少病例？

这是一个基于均数的两组平等随机对照试验，目的在于检验两样本所代表的总体是否相同（差异是否有意义），设计比例为 2∶1。

【程序 6.3】 prg6_3 两组均数比较的样本量计算

```
PROC POWER;
TWOSAMPLEMEANS TEST＝DIFF
GROUPMEANS＝(15 12) STDDEV＝2 GROUPWEIGHTS＝2|1
POWER＝0.9 NTOTAL＝. ;
PLOT Y＝POWER MIN＝0.6 MAX＝0.95；  RUN；
```

结果如下：总共需要 24 例即可检出两组差异，即可获得 90％把握度。由于是 2∶1 设计，即试验组 16 例，对照组 8 例，相应图形见图 6.5 所示：

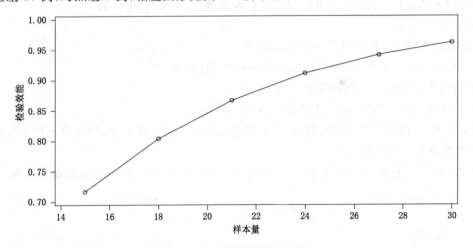

图 6.5　样本量与检验效能曲线

类似也可获得期望例数下的把握度及按照样本量变化范围绘制的检验效能图，程序可在【程序 6.3】基础上参考【例 6.1】、【例 6.2】修改即可，这里不再叙述。

【例 6.4】 某克山病区测得 10 例急性克山病患者与 10 例健康人的血磷值（mmol/L）如下：患者：0.84，1.05，0.96，1.20，1.39，1.53，1.67，1.80，1.87，2.20；健康人：0.83，0.89，1.01，0.95，1.16，1.20，1.34，1.35，1.48，1.35。问该地区急性克山病患者与健康人的血磷值是否不同？结论是否可信？

这是一个两组均数比较的问题，我们采用 t 检验对两组进行比较：

【程序 6.4.1】 prg6_4_1 两组均数比较的 t 检验程序

```
DATA D_6_4_1;
INPUT GROUP  $  N @@;
DO I＝1 TO N；INPUT X @@；OUTPUT；END；
```

```
CARDS；
患者 10 0.84 1.05 0.96 1.20 1.39 1.53 1.67 1.80 1.87 2.20
健康 10 0.83 0.89 1.01 0.95 1.16 1.20 1.34 1.35 1.48 1.35
；
PROC   TTEST   DATA＝D_6_4_1；
CLASS   GROUP；   VAR   X；   RUN；
```

经检验，$t＝1.88$，$P＝0.0761＞0.05$，没有统计学意义，暂不能认为该地区急性克山病患者和健康人的血磷值水平不同。此结论与理论上的推理存在不一致，是否可信？

得到没有统计学意义的结论，通常考虑两种可能：一是组间确实没有差异；另一种可能是样本量不够。那么，是不是样本量不够所致呢？我们借助事后的检验效能测算寻找间接证据。

【程序 6.4.2】 prg6_4_2 两组均数比较的效能验证程序

```
PROC POWER；
TWOSAMPLEMEANS
TEST＝DIFF   ALPHA＝0.05   POWER＝.
GROUPMEANS＝1.45 | 1.16   STDDEV＝0.4   NPERGROUP＝10；
RUN；
```

注：该程序中，STDDEV 的值，原则上选择各组中最大 STDDEV 值。

结果显示：检验效能为 0.336，揭示可能与样本量不足有关。

需要注意的是：这里进行的计算只是基于样本的事后测算，如前所述，其检验效能的意义与设计时的检验效能并不相同，事后计算只能作为一种间接的参考。

（三）两组均数等效的样本量计算 ——TWOSAMPLEMEANS

【例 6.5】 为比较新药 A Ⅱ 与阳性对照药 ACE 对高血压病的治疗效果，采用等效性验证，按照 2：1 设计，评价指标为用药前后舒张压下降值。事先设定 $d＝0.4$ kPa，$\alpha＝0.05$，$1-\beta＝0.9$，已知两组公共标准差 $\sigma＝1.06$ kPa，试计算两组各需多少例。

【程序 6.5】 prg6_5 两组均数等效性比较的样本量计算

```
PROC POWER；
TWOSAMPLEMEANS TEST＝EQUIV_DIFF   GROUPWEIGHTS＝(2 1)
LOWER＝－0.4   UPPER＝0.4   MEANDIFF＝0 STDDEV＝1.06
POWER＝0.9 NTOTAL＝. ；   RUN；
```

结果：共需 345 例，其中试验组 230 例，对照组 115 例。

（四）均数可信区间已知时的样本量计算 —— ONESAMPLEMEANS

【例 6.6】 希望了解一组样品的平均值的可信区间，小量抽样后获知标准差是 8，若希望将可信度控制在 0.95，可信区间的宽度（精度）控制在 4 以内，预计需要多少例。

【程序 6.6】 prg6_6 单样本均数与可信限已知的等效性样本量计算

```
PROC   POWER；
ONESAMPLEMEANS   CI＝T
HALFWIDTH＝2   STDDEV＝8   PROBWIDTH＝0.95   NTOTAL＝.；
RUN；
```

结果:需要 81 例。

(五)多组均数比较的样本量计算 —— ONEWAYANOVA

【例 6.7】 为了解血糖代谢是否与血脂代谢有关,以载脂蛋白(g/L)为研究指标,分别对糖尿病人、糖耐量减低(IGT)、正常人进行了小样本抽样,获得初步数据如下:糖尿病人:10.0,IGT 患者:10.5,正常人:11.5,标准差均为 1.2,以此数据为基础进行一项研究,若希望以 95% 把握度获得三组间是否有差异的结论,每组需要多少例。

【程序 6.7】 prg6_7 多组均数等效性比较的样本量计算

```
PROC POWER;
ONEWAYANOVA TEST=OVERALL
GROUPMEANS=10.0 | 10.5 | 11.5  STDDEV=1.2
ALPHA=0.05  POWER=0.95  NPERGROUP=.  ;
RUN;
```

结果:每组需要 21 例。

三、以分类变量为指标(定性资料)时的样本量估算与检验效能测算

两组率的比较的样本量计算 —— TWOSAMPLEFREQ

【例 6.8】 欲了解某中药与某西药治疗糖尿病患者的疗效有无差别。某西药的有效率为 0.32,预计中药可以提高 0.08,若按两组等比例设计,问需要多大的样本量,可以获得 95% 检验把握度检出上述差异。

【程序 6.8】 prg6_8 两组率比较的样本量计算

```
PROC POWER;
TWOSAMPLEFREQ    TEST=PCHI
PROPORTIONDIFF=0.08  REFPROPORTION=0.32
ALPHA=0.05  POWER=0.9  NPERGROUP=.;
RUN;
```

结果:每组需要 755 例。

四、以时间为指标(生存资料)时的样本量估算与检验效能测算

两组生存时间比较的样本量计算 ——TWOSAMPLESURVIVAL

【例 6.9】 已知常规 Co^{60} 放疗产生的 1 年生存率为 0.5,一种新的放疗模式若能将 1 年生存率提高 0.2 便可被临床接受。为评价新的放疗模式,考虑一个食管癌临床研究,计划整个研究持续 3 年,研究病例招募工作要在整个临床试验期的第 1 年完成,取 $\alpha=0.05$(单侧),$\beta=0.1$,按等比例设计,需入选多少例患者。

【程序 6.9】 prg6_9 两组生存时间比较的样本量计算

```
PROC POWER;
TWOSAMPLESURVIVAL    TEST=LOGRANK
CURVE("Control")=(1):(0.5)   CURVE("Treatment")=(1):(0.7)
GROUPSURVIVAL="Control" | "Treatment"
ACCRUALTIME=1 FOLLOWUPTIME=2 TOTALTIME=3
```

ALPHA＝0.05 POWER＝0.9 SIDES＝1 NPERGROUP＝.；

RUN；

结果：每组需入选 55 例患者。

五、其他情形下的样本量估算与检验效能测算

本章所介绍的方法多针对实验性研究，关于样品抽样时的样本量估计方法，在本书第二十八章中将另外进行详细介绍，本章不再赘述。

SAS 中还有如 PROC GLMPOWER 等过程，主要用于支持更加复杂的线性模型中的效能与样本量估计，如用于简单双向方差分析（Simple Two-Way ANOVA）和合并对照（Incorporating Contrasts）、非平衡实验设计（Unbalanced Designs）和多均数比较（Multiple Means Scenarios）等场合的样本量和效能计算等，这里将不再讲述，有兴趣者可以参考 SAS 帮助。

六、关于样本量的政策性要求

对于以注册为目的的研究而言，样本量除源于上述计算外，还需要满足政策法规规定的最低病例数。

若上述计算的例数少于国家规定的例数，需按规定为准；多于国家规定的则以计算值为准。具体规定的最小样本量如下：Ⅱ期：试验组 100 例；Ⅲ期：试验组 300 例，随机对照临床验证（如 3 类化药）试验组 100 例；Ⅳ期：2000 例。疫苗和避孕药与上述要求不同。

张高魁

第七章 数据资料的正态性、方差齐性检验

在对实验数据进行统计处理时,为进一步选择合理的统计方法,以确保统计结果的科学性、准确性和精密性,尤其是当样本数据量较小(一般为 60 以下)使用参考检验时,就需要对实验数据进行正态性检验和方差齐性检验。

应用经典的参数检验对资料进行统计推断之前应注意其使用条件,这包括:

(1)可比性,若资料中各组均数本身不具可比性则不适用参数检验。

(2)正态性,即偏态分布资料不适用方差分析。对偏态分布的资料应考虑用对数变换、平方根变换、倒数变换、平方根反正弦变换等变量变换方法转换为正态或接近正态分布后再进行参数检验。

(3)方差齐性,即组间方差不齐则不太适用参数检验。

虽然现在一些新的统计方法越来越不依赖是否方差齐性和正态性,但经典的参数检验方法毕竟对数据的处理有更多的优点。故至今人们仍在大量使用这些经典方法,而这些方法的使用,都离不开样本数据的分布以正态性和方差齐性为前提。当所分析的资料不能满足正态性和方差齐性时,再选用经典的方差分析或 t 检验应特别慎重,一般应选择非参数检验,如 SAVAGE SCORES 法、WILCOXON SCORES 法、KLOTZ SCORES 法或精确(Exact)法等。

本章将结合 SAS 和 SPSS 软件对样本数据的正态性和方差齐性内容进行简要介绍,重点在于使用,而不阐述其计算原理和公式。

第一节 正态分布的描述与正态性检验

正态分布是 Demoive 于 1730 年在研究二项式概率的逼近时发现的,其在数理统计中处于非常重要的中心地位。它之所以如此重要,一是其可用来描述实际中的观察数据,可以说它是自然界中最重要的分布;二是 Fisher 等统计学家对正态总体下一系列重要的统计量建立了形式完善且在计算上可行的小样本理论,为统计推断提供了极大的方便。

正态分布的特征是对称和正态(对称)峰型。对峰形态的描述主要使用偏度(Skewness)和峰度(Peakness 或 Kurtosis)两个指标进行衡量。对正态峰检验的方法有三类,具体将在本节第三部分详述。

一、偏度

偏度(Skewness)是描述一个概率分布密度曲线相对于平均值不对称程度的特征数。

当一个分布呈正态分布时,众数、中位数与均数密合,偏度为 0,这时峰型是对称的。若均数—众数<0,则称峰型呈负偏态。因为有少数变量值很小,使曲线左侧尾部拖得很长,故又称左偏态;若均数-众数>0,则称峰型呈正偏态。因为有少数变量值很大,使曲线右侧尾部拖得

很长,故又称右偏态。负偏态与正偏态的分布特征见图 7.1。

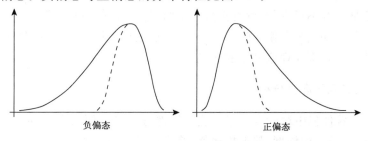

图 7.1　负偏态与正偏态的分布特征

当一个样本分布有可能在偏度上偏离正态分布时,可用偏离值来描述分布的偏离度。在 SAS 的位矩(moment)中即可显示其值。

由于样本数据多不符合完全正态分布,用偏度值可以更加清晰地发现均值是偏大还是偏小。D'Agostino's K-squared test(D 检验)就是根据样本偏度和峰度进行正态性检验的一个较好的模型。

二、峰度

峰度(Peakness,Kurtosis)是描述一个概率分布密度曲线在平均值处峰值高低的特征数,即峰尖度的指标。正态分布的峰度为 3。峰度>3 称尖峭峰,表示有更多的变量值距离均数更近或很远,即峰尖、尾长的分布;峰度<3 称平阔峰,表示有更少的变量值距离均数更近或很远,即峰平、尾短的分布。

由于样本数据多不符合完全正态分布,用峰度值可以更加清晰地发现分布与正态峰的差异是偏大还是偏小。在 SAS 的位矩中即可显示其值。

三、正态性检验的统计方法

对于小样本计量资料($n<60$),一般都需要进行正态性检验,以确认其是否呈正态分布或近似正态分布,从而选择适宜的定量统计方法。

检验分布是否具有正态性的方法有三类:

(1) 计算综合统计量,如夏皮罗-威尔克(Shapiro-Wilk)法(W 检验)、达戈斯提诺(D'Agostino)法(D 检验)、Shapiro-Francia 法(W'检验)和动差法等;

(2) 正态分布的拟合优度检验,如皮尔逊 χ^2 检验、对数似然比检验、柯尔莫哥洛夫(Kolmogorov-Smirov)法检验;

(3) 图示法(正态概率图 Normal Probability Plot),如分位数图(Quantile Quantile Plot, QQ)、百分位数(Percent Percent Plot,PP)和稳定化概率图(Stabilized Probability Plot, SP)等。

关于这些方法的选用,一般遵循以下原则:大样本以 Kolmogorov-Smirnov 检验(或 D 检验)为准,小样本以 W 检验为准。因为在大样本时,Kolmogorov-Smirnov 的检验效能更高一些。但最终的判断仍取决于肉眼判断(eyeball test)。如果影响轻微,可"艺术"地接受正态假定,即使在大样本时 Kolmogorov-Smirnov 检验拒绝正态假定。因为 Kolmogorov-Smirnov 检验只能回答"符合正态"还是"不符合正态",而不管偏离正态是多是少。实际上,样本数据完全符合正态的情况少之又少,大样本更是如此。所以,无论用何种方法做正态性检验,频数分布图肉眼判断的依据是为不可少的,没有频数分布图不仅无法知道样本数据偏离正态是多是少,而且也无法知道是正偏还是负偏。QQ 图或 PP 图也是正态性检验肉眼判断的依据,即看看图上中心部分的数据是否都在理论分布的直线周围。

四、用软件包实现正态性分析

SAS 和 SPSS 软件包中对样本的正态性分析都有比较方便的实现方式,并且均包括上述各项指标,如对样本分布的峰度、偏度描述值、综合统计量分析及统计图等。但每个软件在对指标选择上还是存在一些差异的,如在 SAS 中小样本量($n \leqslant 2000$)用 Shapiro-Wilk (W 检验)法(该法特别适合于样本量在 $3 \leqslant n \leqslant 50$ 的分布分析),大样本量($n \geqslant 2000$)则用 Kolmogorov-Smirnov 法(D 检验)。而 SPSS 则规定:当样本含量 $3 \leqslant n \leqslant 5000$ 时,结果以 Shapiro-Wilk (W 检验)为准,当样本含量 $n > 5000$ 时以 Kolmogorov-Smirnov (D 检验)为准。对于我们医药行业可能应用 SAS 中的判定标准更为准确。

五、实例分析

【例 7.1】 4 组样本的正态性检验

某医生为了研究一种降血脂新药的临床疗效,按统一纳入标准选择 120 名高血脂患者,采用完全随机设计方法将患者等分为 4 组,进行双盲试验。6 周后测低密度脂蛋白作为试验结果,见表 7.1。问:4 个处理组患者的样本数据是否符合正态性?(最终要回答各处理组的低密度脂蛋白含量总体均数有无差别。)

表 7.1　4 个处理组低密度脂蛋白测量值(mmol/L)

分　组	测量值									
	3.53	4.59	4.34	2.66	3.59	3.13	2.64	2.56	3.50	3.25
安慰剂组	3.30	4.04	3.53	3.56	3.85	4.07	3.52	3.93	4.19	2.96
	1.37	3.93	2.33	2.98	4.00	3.55	2.96	4.30	4.16	2.59
	2.42	3.36	4.32	2.34	2.68	2.95	1.56	3.11	1.81	1.77
降血脂新药 2.4g 组	1.98	2.63	2.86	2.93	2.17	2.72	2.65	2.22	2.90	2.97
	2.36	2.56	2.52	2.27	2.98	3.72	2.80	3.57	4.02	2.31
	2.86	2.28	2.39	2.28	2.48	2.28	3.21	2.23	2.32	2.68
降血脂新药 4.8g 组	2.66	2.32	2.61	3.64	2.58	3.65	2.66	3.68	2.65	3.02
	3.48	2.42	2.41	2.66	3.29	2.70	3.04	2.81	1.97	1.68
	0.89	1.06	1.08	1.27	1.63	1.89	1.19	2.17	2.28	1.72
降血脂新药 7.2g 组	1.98	1.74	2.16	3.37	2.97	1.69	0.94	2.11	2.81	2.52
	1.31	2.51	1.88	1.41	3.19	1.92	2.47	1.02	2.10	3.71

(一)SAS 程序实现方式

该方法的检验假设为 H_0:样本总体服从正态分布。

【**程序 7.1**】 prg7_1 4 组样本的正态性检验程序

```
/* 正态分析常用程序及方法 */
DATA aa;                          /* 数据读入方法 */
/* g 代表组别 group；r 代表组内样本数；x 代表因变量即测定值 */ /* 在原始数据中
的"."表示缺失值 */
do g=1 to 4;    * g₁ 为安慰剂组，g₂ 为新降脂药低剂量组，g₃ 为中剂量组，g₄ 为高剂
量组；
do r=1 to 30；
  INPUT x @@；
OUTPUT；end；end；
 CARDS；
3.53  4.59  4.34  2.66  3.59  3.13  2.64  2.56  3.50  3.25
3.30  4.04  3.53  3.56  3.85  4.07  3.52  3.93  4.19  2.96
1.37  3.93  2.33  2.98  4.00  3.55  2.96  4.30  4.16  2.59
2.42  3.36  4.32  2.34  2.68  2.95  1.56  3.11  1.81  1.77
1.98  2.63  2.86  2.93  2.17  2.72  2.65  2.22  2.90  2.97
2.36  2.56  2.52  2.27  2.98  3.72  2.80  3.57  4.02  2.31
2.86  2.28  2.39  2.28  2.48  2.28  3.21  2.23  2.32  2.68
2.66  2.32  2.61  3.64  2.58  3.65  2.66  3.68  2.65  3.02
3.48  2.42  2.41  2.66  3.29  2.70  3.04  2.81  1.97  1.68
0.89  1.06  1.08  1.27  1.63  1.89  1.19  2.17  2.28  1.72
1.98  1.74  2.16  3.37  2.97  1.69  0.94  2.11  2.81  2.52
1.31  2.51  1.88  1.41  3.19  1.92  2.47  1.02  2.10  3.71
;
/* Test of normality for all data */
proc univariate normal plot；
var x； histogram x/normal； probplot； run；
/* Test of normality in groups */
PROC UNIVARIATE DATA=aa NORMAL；
VAR x； class g； histogram x/normal；probplot x； RUN；
```

("normal"后可加关键字"plot"，表示:绘制茎叶图、盒形图和正态概率图)

下面是第一个过程运行的结果,即 4 组样本作为总体进行正态性检验的程序运行结果
如下:

正态性检验

检验		----统计量----		-------P 值-------	
Shapiro-Wilk	W	0.987651	Pr < W		0.3495
Kolmogorov-Smirnov	D	0.060804	Pr > D		>0.1500
Cramer-von Mises	W-Sq	0.060046	Pr > W-Sq		>0.2500
Anderson-Darling	A-Sq	0.369343	Pr > A-Sq		>0.2500

结果解释:在检验中,我们的零假设是变量服从正态分布,如果正态性检验的检验结果的 P 值小于 0.05 水平,则拒绝零假设,否则接受零假设。从上面的结果可以看出,W 检验的 P 值>0.05,因此,接受 H_0 假设,即样本总体服从正态分布。同时,在 SAS 的运行结果中可以看到统计数据的概率图和直方图。从图中也可以直观地分析统计数据的分布特征。

4 组样本各自的正态性检验结果如下:

正态性检验

检验		----统计量----		-------P 值-------	
Shapiro-Wilk	W	0.952294	Pr < W		0.1947
Kolmogorov-Smirnov	D	0.138803	Pr > D		0.1439
Cramer-von Mises	W-Sq	0.06523	Pr > W-Sq		>0.2500
Anderson-Darling	A-Sq	0.420853	Pr > A-Sq		>0.2500

正态性检验

检验		----统计量----		-------P 值-------	
Shapiro-Wilk	W	0.966675	Pr < W		0.4527
Kolmogorov-Smirnov	D	0.139168	Pr > D		0.1415
Cramer-von Mises	W-Sq	0.058496	Pr > W-Sq		>0.2500
Anderson-Darling	A-Sq	0.368941	Pr > A-Sq		>0.2500

正态性检验

检验		----统计量----		-------P 值-------	
Shapiro-Wilk	W	0.944498	Pr < W		0.1202
Kolmogorov-Smirnov	D	0.165062	Pr > D		0.0362
Cramer-von Mises	W-Sq	0.118633	Pr > W-Sq		0.0623
Anderson-Darling	A-Sq	0.699903	Pr > A-Sq		0.0636

正态性检验

检验		----统计量----		-------P 值-------	
Shapiro-Wilk	W	0.958332	Pr < W		0.2806
Kolmogorov-Smirnov	D	0.092484	Pr > D		>0.1500
Cramer-von Mises	W-Sq	0.041802	Pr > W-Sq		>0.2500
Anderson-Darling	A-Sq	0.330124	Pr > A-Sq		>0.2500

从上面的结果可以看出,W 检验的 P 值>0.05,因此,4 组样本均符合正态分布。

(二)用 SPSS 软件实现正态性分析

操作步骤:

(1) 在主菜单中选择"分析(Analyze)"→"描述统计(Descriptive Statistics)"→"探索(Explore…)"方法,如图 7.2 所示。

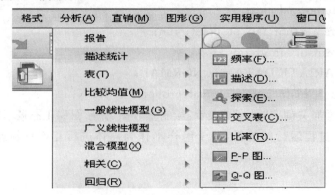

图 7.2　正态性分析步骤(1)

（2）在"探索（Explore…）"方法中，首先导入想要分析的数据项，如"V1～V4"到"因变量列表（Dependent List）"中（图 7.3）。然后点击"绘制（Plot）"，在"探索：图"窗口中必须选择"带检验的正态图（Normality Plots with Tests）"图示，才能得到正态性分析结果，如图 7.4 所示。

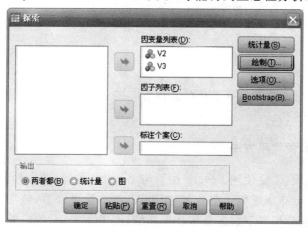

图 7.3　正态性分析步骤（2）

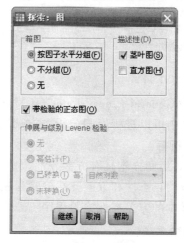

图 7.4　正态性分析步骤（3）

方法运行结果见表 7.2。

表 7.2　正态性检验

	Kolmogorov-Smirnov[1]			Shapiro-Wilk		
	统计量	df	Sig.	统计量	df	Sig.
V1	0.126	29	0.200[2]	0.953	29	0.218
V2	0.140	29	0.152	0.969	29	0.533
V3	0.184	29	0.014	0.937	29	0.084
V4	0.100	29	0.200*	0.959	29	0.303

注：①Lilliefors 显著水平修正；②这是真实显著水平的下限。

结果解释：在检验中，我们的零假设是变量服从正态分布，如果正态性检验的检验结果的

P 值 < 0.05 水平,则拒绝零假设,否则接受零假设。从表 7.2 的结果可以看出,W 检验的 P 值 > 0.05,因此,接受 H_0 假设,即样本总体服从正态分布。

第二节　方差齐性检验

一、定义

对两个或者多组独立样本所属总体的总体方差的差异进行显著性检验,统计学上称为方差齐性检验(HOVTEST)。

二、方差齐性检验的常用方法

进行方差齐性检验,主要使用 Levene 检验与 Bartlett 检验,两种检验的方法各有其特点。当已知数据服从正态分布或近似正态分布时,Bartlett 检验更合适,该法也适合数据分布服从卡方分布的资料;但通常情况下数据分布是未知的,由于 Levene 检验并不要求数据服从正态分布,其对偏离正态分布的假定不敏感,所以,SAS 与 SPSS 软件做多组均数比较的方差齐性检验时,将 Levene 检验作为默认方法。

三、用统计软件包实现方差分析

(一)SAS 方差齐性检验——GLM

GLM 过程即广义线形模型(General Liner Model,GLM)过程,它使用最小二乘法对数据拟合广义线形模型。GLM 过程中可以进行回归分析、方差分析、协方差分析、剂量-反应模型分析、多元方差分析和偏相关分析等。

该方法的检验假设为:H_0:各组间样本具有方差齐性。

下面是对【例 7.1】数据进行的正态性和方差齐性检验程序。

【程序 7.2】 prg7_2 4 组样本的方差齐性检验程序

```
/*方差分析常用程序及方法*/
DATA aa;      /*数据读入方法*/
              /*g 代表组别 group;r 代表组内样本数;x 代表因变量即测定值*/
              /*在原始数据中的"."表示缺失值*/
do g=1 to 4;   *g₁ 为安慰剂组,g₂ 为新降脂药低剂量组,g₃ 为中剂量组,g₄ 为高剂
量组;
do r=1 to 30;
  INPUT x @@;
OUTPUT;end;end;
  CARDS;
  3.53  4.59  4.34  2.66  3.59  3.13  2.64  2.56  3.50  3.25
  3.30  4.04  3.53  3.56  3.85  4.07  3.52  3.93  4.19  2.96
  1.37  3.93  2.33  2.98  4.00  3.55  2.96  4.30  4.16  2.59
  2.42  3.36  4.32  2.34  2.68  2.95  1.56  3.11  1.81  1.77
```

```
1.98  2.63  2.86  2.93  2.17  2.72  2.65  2.22  2.90  2.97
2.36  2.56  2.52  2.27  2.98  3.72  2.80  3.57  4.02  2.31
2.86  2.28  2.39  2.28  2.48  2.28  3.21  2.23  2.32  2.68
2.66  2.32  2.61  3.64  2.58  3.65  2.66  3.68  2.65  3.02
3.48  2.42  2.41  2.66  3.29  2.70  3.04  2.81  1.97  1.68
0.89  1.06  1.08  1.27  1.63  1.89  1.19  2.17  2.28  1.72
1.98  1.74  2.16  3.37  2.97  1.69  0.94  2.11  2.81  2.52
1.31  2.51  1.88  1.41  3.19  1.92  2.47  1.02  2.10  3.71
;
/* Test of normality in groups */
PROC UNIVARIATE DATA=aa NORMAL;
VAR x  ; class g;                RUN;
/* test for homogeneity of variance=HOVTEST */
PROC GLM ;
CLASS g;
MODEL x=g/SS1 SS3;
MEANs g /HOVTEST SNK   DUNNETT REGWQ;
MEANs g;
run; quit;
* 当不满足正态性或方差齐性时，采用如下程序进行分析；
proc NPAR1WAY savage wilcoxon;
class g; var x;
RUN; quit;
```

程序运行结果：

The GLM Procedure

Levene's Test for Homogeneity of x Variance
ANOVA of Squared Deviations from Group Means

Source	DF	Sum of Squares	Mean Square	F Value	Pr > F
g	3	1.5906	0.5302	1.35	0.2629
Error	116	45.6882	0.3939		

结果解释：在检验中，我们的零假设是各组间样本具有方差齐性，如果方差齐性检验的检验结果的 P 值 <0.05 水平，则拒绝零假设，否则接受零假设。从上面的结果可以看出，方差齐性检验的 P 值 >0.05，因此，接受 H_0 假设，即各组间样本具有方差齐性。

通过上述正态性和方差齐性检验，发现【例 7.1】中的各组数据均符合正态分布和方差齐性，故上述 4 组试验的均值可以进行参数检验，采用方差检验并对各组均值进行比较即可。

应该注意的是，当所分析的数据不满足正态分布和方差齐性时，应尽量进行校正或使用非参数检验方法。

（二）SPSS方差齐性检验

假设同前。

在 SPSS 中有三种方法进行方差齐性检验，下面详细介绍第一种方法，其他两种方法仅简单介绍一下操作步骤。

方法一：适用于单因素 ANOVA 检验（完全随即设计）

实验所用数据参见【例7.1】

操作步骤：

（1）在主菜单中选择"分析（Analyze）"→"比较均值（Compare Means）"→"单因素 ANO-VA…（One-way ANOVA…）"方法，如图 7.5 所示。

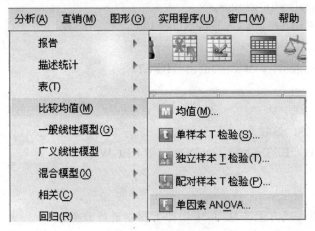

图 7.5　单因素 ANOVA 检验步骤（1）

（2）在"单因素 ANOVA（One-way ANOVA）"方法中，首先导入想要分析的数据项，设置"因变量列表（Dependent List）"和"因子（Factor）"，如图 7.6 所示。

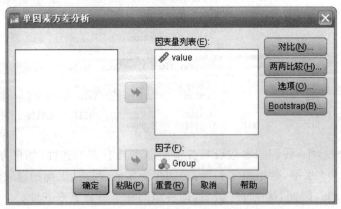

图 7.6　单因素 ANOVA 检验步骤（2）

（3）方差齐性检验设置在"选项（Options）"中，勾选"方差同质性检验（Homogeneity of Variance Test）"，即可得方差齐性检验结果，如图 7.7 所示。

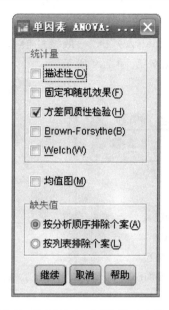

图 7.7　单因素 ANOVA 检验步骤(3)

方法运行结果见表 7.3。

表 7.3　方差齐性检验

value			
Levene 统计量	df1	df2	显著性
0.453	2	27	0.641

结果解释:在检验中,我们的零假设是变量具有方差齐性,如果检验结果的 P 值<0.05 水平,则拒绝零假设,否则接受零假设。从表 7.3 的结果可以看出,方差齐性检验的 P 值>0.05,因此,接受 H_0 假设,即样本各组间具有方差齐性。

方法二:适用于多自变量

【例 7.2】　方差齐性检验

某研究者采用随机区组设计进行实验,比较 3 种抗癌药物对小白鼠肉瘤抑瘤效果,先将 15 只染有肉瘤小白鼠按体重大小配成 5 个区组,每个区组内 3 只小白鼠随机接受 3 种抗癌药物,以肉瘤的重量为指标,试验结果见表 7.4。问 3 种不同药物的抑瘤效果有无差别?

表 7.4　不同药物作用后的小白鼠肉瘤重量(g)

区组	A 药	B 药	C 药	$\sum_{i=1}^{g} X_{ij}$
1	0.82	0.65	0.51	1.98
2	0.73	0.54	0.23	1.50
3	0.43	0.34	0.28	1.05
4	0.41	0.21	0.31	0.93
5	0.68	0.43	0.24	1.35

操作步骤：

（1）在主菜单中选择"分析（Analyze）"→"一般线性模型（General Linear Model）"→"单变量……（Univariate…）"方法，如图7.8、图7.9所示。

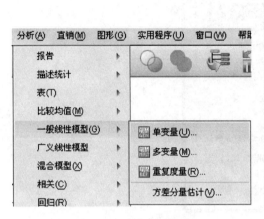

图7.8　多自变量检验步骤（1）　　　　图7.9　多自变量检验步骤（2）

（2）在"选项（Options）"中选"方差齐性检验（Homogeneity Tests）"，如图7.10所示。

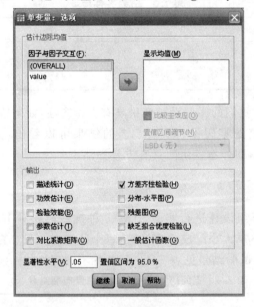

图7.10　多自变量检验步骤（3）

方法三：适用于多因变量

操作步骤：

（1）在主菜单中选择"分析（Analyze）"→"一般线性模型（General Linear Model）"→"多变量……（Multivariate…）"方法。

（2）其余操作基本同方法二。

李秀记

第八章　重复测量数据的统计处理方法

第一节　重复测量数据及其特点

一、重复测量数据的概念

重复测量数据(Repeated Measures Data,RMD)是指给予一种或多种处理后,在多个不同的时点上从同一个受试对象(Subject)重复获得指标的观察值,或从同一个体的不同部位(或组织)上重复获得指标的观测值。

重复测量的目的在于在研究各种处理间是否存在显著性差异的同时,研究受试者之间的差异、受试者几次测量之间的差异以及测试者与各种处理之间的交互效应。也可以是在不同条件下的重复测度,目的在于在研究各种处理之间是否存在显著性差异的同时,研究形成重复测量条件间的差异以及这些条件与处理间的交互效应。该种设计可对观察指标进行动态观察或监测,更加符合临床试验、药理学及毒理学的特点,故颇为常见。

重复测量数据属于非独立数据(Non-independent Data)范畴,即数据不独立或不完全独立。该类数据具有系统结构的特点,即数据间存在一定的自相关性和随机误差至少分布于两个层次水平上,常常不满足常规统计分析方法所要求的独立性假定,使得其分析方法有别于一般的统计分析方法。重复测量值在不同实验受试者间是独立的,但就同一受试者而言,不同时点的测量值之间不独立,即存在相关性,这种不独立性可用组内相关(Inter Class Correlation)来度量。资料性质不同,组内相关形式亦不同,常见的有等相关、自相关[自相关函数是描述随机信号 $X(t)$ 在任意两个不同时刻 t_1、t_2 的取值之间的相关程度]。统计分析中忽略相关性的存在是有风险的,这就与传统的统计学要求的独立性条件相矛盾,使得传统的统计推断不够严谨,给该类资料的统计分析工作带来了一定的复杂性。

二、重复测量数据的特点

重复测量设计的主要优点是可以减少样本含量,能够控制个体变异,即个体差异。例如,在单因素试验中,可以用随机区组(配伍组)设计方法来缩小随机误差,而重复测量设计是以同一个受试者作为一个区组的,故可以把它看成为随机区组设计的一种极端形式。但随机区组设计的每一次测量都是在不同的受试者身上进行的,符合独立性的前提条件;而重复测量是对同一个受试对象连续观测,后一次的观测结果势必会受到前一次观测结果的影响,即存在相关关系,间隔越近数据之间的相关性越强,这给统计分析带来了一定的复杂性。

重复测量数据主要有如下特点:①它是单因素或平行设计的扩展;②观察值之间有随重复

测量时间(或部位等)变化的趋势;③同一观察对象的不同观察值间往往存在着时间或空间上的自相关性,观测点间隔越近,观察值间的相关性越大;④不同观测对象的多次观察值之间相互独立;⑤重复测量的时间不能随机分配给实验单位的伴随因素。

三、重复测量数据的格式

重复测量资料来源于同一受试对象的某一观测值的多次重复测量,若有 N 个观测个体,分为 g 个处理组,X 为观测指标,p 为重复测量次数,则其重复测量数据的基本格式如表 8.1 所示。

表 8.1 重复观测数据的基本格式

受试对象	组别	重复观测次数				
		1	2	3	⋯	p
1	1	X_{11}	X_{12}	X_{13}	⋯	X_{1p}
2	1	X_{21}	X_{22}	X_{23}	⋯	X_{2p}
⋮	⋮	⋮	⋮	⋮	⋮	⋮
N	g	X_{n1}	X_{n2}	X_{n3}	⋯	X_{np}

第二节　重复测量设计类型

一、具有一个重复测量的单因素设计

1. 研究目的

研究者对某特定总体中的全部受试对象分别在 $k(k \geqslant 3)$ 个实验条件下被重复测得某定量指标取值的平均值感兴趣,并且希望尽可能消除来自受试对象个体差异对结果产生的影响。

2. 应用场合

研究者要求在 k 个实验条件下观测每一个受试对象某定量指标的取值,前面各个实验条件对受试对象应当是无创伤的、对观测指标取值的影响是可以忽略不计的,且任何两次检测之间的间隔不应过长。

3. 设计类型

选用具有一个重复测量的单因素设计。

4. 具体实施

通常在处理(或治疗)前后对同一组受试对象检测同一个定量指标的取值,将测自同一个受试对象的 k 个数据写成一行,即形成一个区组。

例如,在用尾静脉注射四氧嘧啶(70mg/kg)造 1 型糖尿病小鼠模型过程中,在 3 个时间点测定每只小鼠的血糖,以造模后 7 d 内血糖持续大于 200mg/dL 为造模成功。具体时间和测量值参见表 8.2。问该定量资料所代表的实验属于什么实验设计类型?

表 8.2　10 只小鼠在造模后不同时间点的血糖水平

编号	血糖浓度(mg/dL)		
	造模后 3 d	造模后 5 d	造模后 7 d
1	200	232	280
2	305	364	427
3	216	290	380
4	212	269	317
5	234	284	338
6	184	122	120
7	211	272	321
8	270	254	410
9	274	281	380
10	111	106	119

本例仅涉及一个实验因素,即"时间",有 3 个时间点,因此很容易被误认为是单因素 3 水平设计。事实上,观测指标在同一只小鼠不同阶段的观测值是不独立的,如果按单因素 3 水平设计定量资料处理,则人为地割裂了各水平之间的联系,不但不能充分利用资料所提供的信息,还会使统计分析的结论变得不可信,甚至有可能得出错误的结论。由于是在不同时间点从同一只小鼠身上重复测得血糖浓度,所以,"时间"是一个重复测量因素,该资料所代表的实验属于具有一个重复测量的单因素设计。在本例中,受试对象为"小鼠",实验因素为"观测时间点",观测指标为"血糖浓度(mg/dL)"。

5. 离均差平方和的分解

该重复测量资料的总变异包括受试对象间的变异和受试对象内的变异两个部分,其中受试对象间的变异是个体间变异,受试对象内的变异则可分为时间因素的变异和个体内误差两部分。

$$SS_{总} = SS_{受试对象间} + SS_{受试对象内} = SS_{个体间误差} + SS_{时间} + SS_{个体内误差}$$

$$f_{总} = f_{受试对象间} + f_{受试对象内} = f_{个体间误差} + f_{时间} + f_{个体内误差}$$

(SS 指方差分析各项变异的差方和,f 指自由度)

二、具有一个重复测量的两因素设计

1. 研究目的

研究者对 m 个特定总体的每一个总体中全部受试对象分别在 $k(k \geqslant 3)$ 个实验条件下被重复测得某定量指标取值的平均值感兴趣,并且希望尽可能消除来自受试对象个体差异对结果产生的影响。

2. 应用场合

实验共分为 m 个独立组(即有一个实验分组因素,其水平数为 m),研究者要求在 k 个实验条件下观测每组中的每一个受试对象某个或某些定量观测指标的取值,前面各个实验条件对受试对象应当是无创伤的、对观测指标取值的影响是可以忽略不计的,且任何两次检测之间的间隔不应过长。

3. 设计类型

选用具有一个重复测量的两因素设计。

4. 具体实施

通常在每个特定处理(或治疗)前后对同一组受试对象检测同一个(或多个)定量指标的取值,将测自同一个受试对象的 k 个数据写成一行,即形成一个区组。

例如,观察某药物 3 个剂量组对大鼠心率的影响,每一行中的 3 个数据测自同一只大鼠(表 8.3),问此资料来自什么实验设计类型?

表 8.3 大鼠分别接受某药 3 种不同剂量后在 3 个不同时间点上心率的测定结果

药物剂量	大鼠编号	心率(次/min)		
		给药后时间(h)　0	2	4
低剂量组	1	205	246	215
	2	313	338	340
	3	318	325	316
	4	325	338	340
	5	250	313	330
	6	231	310	254
中剂量组	1	277	268	275
	2	339	296	284
	3	244	290	300
	4	311	240	321
	5	250	270	261
	6	280	271	244
高剂量组	1	238	290	264
	2	239	280	237
	3	213	231	311
	4	221	241	229
	5	221	193	205
	6	278	245	253

本例涉及“剂量”和“给药后时间”两个实验因素,由于是在不同时间点上从同一只大鼠身上重复测定观察指标的值,所以“给药后时间”是一个重复测量因素,该定量资料来自具有一个重复测量的两因素设计。值得注意的是,若第一个时间点是用药前,则将该列数据作为“协变量”的值更为妥当。在本例中,受试对象为“大鼠”,两个实验因素分别为“某药物的剂量”与“用药后的时间”,定量的观测指标为“心率(次/min)”。

5. 离均差平方和的分解

该重复测量资料的总变异包括受试对象间的变异和受试对象内的变异两个部分,其中,受试对象间的变异分为处理因素的变异和个体间误差两部分,受试对象内的变异则可分为时间因素的变异、处理因素和时间因素的交互作用以及个体内误差三部分。

$$SS_{总} = SS_{受试对象间} + SS_{受试对象内} = (SS_{处理} + SS_{个体间误差}) + (SS_{时间} + SS_{处理与时间交互} + SS_{个体内误差})$$

$$f_{总} = f_{受试对象间} + f_{受试对象内} = (f_{处理} + f_{个体间}) + (f_{时间} + f_{处理与时间交互} + f_{个体内})$$

三、具有一个重复测量的三因素设计

1. 研究目的

研究者对两个因素不同水平组成的 m 个特定总体的每个总体中全部受试对象分别在 $k(k \geqslant 3)$ 个实验条件下被重复测得某定量指标取值的平均值感兴趣,并且希望尽可能消除来自受试对象个体差异对结果产生的影响。

2. 应用场合

实验共涉及两个实验分组因素,它们的水平组合共有 m 个独立组,在 k 个实验条件下观测每组中的每一个受试对象,前面各个实验条件对受试对象应当是无创伤的、对观测指标取值的影响是可以忽略不计的,且任何两次检测之间的间隔不应过长。

3. 设计类型

选用具有一个重复测量的三因素设计。

4. 具体实施

先将全部受试对象按两个实验分组因素的水平组合数 m 随机均分成 m 个小组,通常在处理(或治疗)前后对每一组内的受试对象检测同一个(或多个)定量指标的取值,将测自同一个受试对象的 k 个数据写成一行,即形成一个区组。

例如,某研究者为了探讨两种药物(因素 A)和不同剂量(因素 B)作用下不同时间点(因素 T)上对肿瘤细胞 HepG2 的单克隆形成情况,将全部样品随机地均分为 6 个组,每组含 3 个样品。对各组中的每个样品在处理后 3 个不同时间点上观察单克隆的形成个数。因素 A 分为 A_1(药物 1)、A_2(药物 2),各处理组药物的浓度(因素 B,nM)分为 0、1、10nM。涉及格式和资料见表 8.4,试判断此资料所取自的实验设计类型。

该实验涉及"处理"、"浓度"和"时间"3 个实验因素,由于是在不同时间点上从同一个样品上重复获得 HepG2 细胞单克隆形成的观测结果,所以,"时间"是一个重复测量因素,该定量资料所对应的实验设计类型为具有一个重复测量的三因素设计,应采用相应设计定量资料的方差分析。在本例中,受试对象为"样品",3 个实验因素分别为"处理"、"浓度"和"时间",定量的观测指标为"单克隆形成个数"。

5. 离均差平方和的分解

该重复测量资料的总变异包括受试对象间的变异和受试对象内的变异两部分,其中,受试对象间的变异分为两种药物处理组间的变异、药物 1 不同浓度组间的变异、处理组和不同浓度的交互作用及个体间误差 4 部分,受试对象内的变异则可分为时间因素的变异、时间和浓度的交互作用、时间和处理组的交互作用、时间和浓度与处理组的交互作用及个体内误差五部分。

表 8.4　不同处理和不同剂量作用下不同时间点上 HepG2 细胞单克隆形成情况

处理组 (因素 A)	药物浓度(nM) (因素 B)	样品编号	单克隆个数		
		时间 T(h)	48	72	96
A₁ (药物 1)	0	1	6	8	18
		2	4	6	12
		3	5	8	15
	1	1	3	5	9
		2	3	4	14
		3	4	7	10
	10	1	3	7	7
		2	3	5	5
		3	5	6	8
A₂ (药物 2)	0	1	5	10	16
		2	4	12	12
		3	3	9	14
	1	1	5	7	7
		2	3	5	9
		3	6	7	7
	10	1	4	4	6
		2	2	6	6
		3	3	3	4

$\text{SS}_{总} = \text{SS}_{受试对象间} + \text{SS}_{受试对象内} = (\text{SS}_{浓度} + \text{SS}_{处理} + \text{SS}_{浓度与处理交互} + \text{SS}_{组间误差}) + (\text{SS}_{时间} + \text{SS}_{时间与浓度交互} + \text{SS}_{时间与处理交互} + \text{SS}_{时间与浓度与处理交互} + \text{SS}_{组内误差})$

$f_{总} = f_{受试对象间} + f_{受试对象内} = (f_{浓度} + f_{处理} + f_{浓度与处理交互} + f_{组间}) + (f_{时间} + f_{时间与浓度交互} + f_{时间与处理交互} + f_{时间与浓度与处理交互} + f_{组内})$

四、具有两个重复测量的两因素设计

1. 研究目的

研究者对某特定总体中全部受试对象分别在两因素不同水平组合的 $k(k \geqslant 3)$ 个实验条件下测得某定量指标取值的平均值感兴趣,并且希望尽可能消除来自受试对象个体差异对结果产生的影响。

2. 应用场合

实验组仅有一个,在 k 个实验条件下(由两个实验因素的水平组合而成)观测的是该组中的每一个受试对象某个(或某些)定量观测指标的取值,前面各个实验条件对受试对象应当是无创伤的、对观测指标取值的影响是可以忽略不计的,且任何两次检测之间的间隔不应过长。

3. 设计类型

选用具有两个重复测量的两因素设计。

4. 具体实施

通常在每个特定处理(或治疗)前后对同一组受试对象检测同一个(或多个)定量指标的取值,将测自同一个受试对象的 k 个数据写成一行,即形成一个区组。

例如,用来自健康受试者的单核细胞,在 3 种不同处理条件下观测 IL-6 的分泌情况。现有来自 10 名健康受试者的单核细胞,每孔种 10^6 个细胞,每人的细胞种 3 个孔,分别给予 3 种不同的处理(因素 A),即 A_1(加入 5EU LPS)、A_2(加入 10EU LPS)和 A_3(单用细胞培养液),并检测每种处理后不同时间点(因素 B)的细胞所分泌的 IL-6 细胞因子的情况。时间点为 6 h(B_1)和 12 h(B_2)。试验结果见表 8.5。判断此资料所取自的实验设计类型。

表 8.5　人单核细胞经 3 种处理后两种细胞因子的分泌情况

受试者编号	细胞因子的分泌量(ng/mL)					
	A_1		A_2		A_3	
	(B_1)	(B_2)	(B_1)	(B_2)	(B_1)	(B_2)
1	43	53	78	114	2	10
2	38	63	83	116	4	8
3	39	54	93	128	3	9
4	36	73	82	173	5	7
5	49	60	84	106	4	8
6	38	51	91	114	3	10
7	46	65	83	149	7	8
8	25	55	78	137	4	9
9	38	57	64	173	3	4
10	43	50	90	96	5	12

本例涉及两个实验因素,即"处理"和"时间",前者有 3 个水平,后者有两个水平。由于是从同一个人的标本上采用不同的处理、同时重复获得指标"细胞因子分泌的量"的 6 个观测值,因而两个实验因素都是重复测量因素。所以,该定量资料所对应的实验设计类型为具有两个重复测量的两因素设计。在本例中,受试对象为"人单核细胞",两个实验因素分别为"处理"和"时间",定量的观测指标为"细胞因子分泌量"。

五、具有两个重复测量的二因素设计

1. 研究目的

研究者对 m 个特定总体中每一个总体内的全部受试对象分别在两因素不同水平组合的实验条件下测得某定量指标取值的平均值感兴趣,并且希望尽可能消除来自受试对象个体差异对结果产生的影响。

2. 应用场合

实验共分为 m 个独立组(即有一个实验分组因素,其水平数为 m),在 k 个实验条件下(由

两个实验因素的水平组合而成)观测的是每组中的每一个受试对象,前面各个实验条件对受试对象应当是无创伤的、对观测指标取值的影响是可以忽略不计的,且任何两次检测之间的间隔不应过长。

3. 设计类型

选用具有两个重复测量的三因素设计。

4. 具体实施

通常在每个特定处理(或治疗)前后对同一组受试对象检测同一个(或多个)定量指标的取值,将测自同一个受试对象的 k 个数据写成一行,即形成一个区组。

例如,某研究者为了研究阿托品累计用量对有机磷药物中毒后的治疗效果,将 10 只大鼠随机均分成两组,第一组 5 只接受有机磷农药使之中毒,第二组 5 只未接受有机磷农药。两组大鼠均给予一次乙酰胆碱,同时给予 3 次阿托品治疗,每次均为 2 mg/kg,在每次给予阿托品治疗后的 2、5、10 min 观测膈肌对电刺激产生的反应,用"面积"表示,面积越大,治疗效果越好(表 8.6)。

表 8.6 连续 3 次给阿托品治疗不同时间点上膈肌对电刺激产生反应的观测结果

中毒与否 (A)	大鼠编号	面积(cm^2)								
		B_1			B_2			B_3		
		(C_1)	(C_2)	(C_3)	(C_1)	(C_2)	(C_3)	(C_1)	(C_2)	(C_3)
是	1	48	49	51	53	51	50	56	61	63
	2	45	48	49	47	46	42	48	51	57
	3	45	48	49	46	46	44	48	49	56
	4	41	41	42	39	38	35	57	48	52
	5	46	41	43	59	57	52	55	57	68
否	1	65	66	67	66	65	62	67	68	72
	2	60	60	59	59	59	59	62	64	58
	3	53	55	55	52	52	49	55	54	52
	4	61	63	61	57	53	47	58	61	61
	5	85	85	84	80	77	72	88	87	83

注:A:中毒与否;B:给予阿托品的次数;C:观测时间(2、5、10 min)。

本例涉及 3 个实验因素,即"分组"、"处理"和"时间",第一个因素(中毒与否)有两个水平,第二个因素(处理,即给予阿托品次数)有 3 个水平,第三个因素(观察时间)有 3 个水平。由于是从同一只大鼠上采用不同的处理、在不同时间点重复获得指标"面积"的观测值,因而,"处理"和"时间"这两个实验因素都是重复测量因素。所以,该定量资料所对应的实验设计类型为具有两个重复测量的三因素设计。在本例中,受试对象为"大鼠",3 个实验因素分别为"分组"、"处理"和"时间",定量的观测指标为"膈肌对电刺激产生的反应面积"。

第三节　重复测量数据的分析

一、重复测量设计方差分析的前提条件

在对重复测量资料进行方差分析时,除要求样本是随机的、在处理的同一水平上观测是独立的及每一水平的测定值都来自正态总体外,特别强调协方差的复合对称性或球形性。即在进行重复测量资料的方差分析前,为克服该类数据的自相关性,先考察协方差阵是否满足 Huynh-Feldt 条件(HF 条件,由 Huynh 和 Feldt 等统计学家于 1970 年提出),即齐性条件与球对称(Sphericity)条件。在 SAS 中,只要在 REPEATED 语句中加上选择项/PRINTE(样本含量不能太小),便可实现此检验。若资料满足 HF 条件,可用重复测量设计资料的单变量方差分析方法来处理。若不满足 HF 条件,那么,得到的 F 检验统计量的值正偏,拒绝无效假设的概率增大,即犯第一类错误的概率增大。此时可依据下列两种方法继续进行分析:

(1) 对一元 F 统计量进行校正,通过求出球对称系数 ε(Index of Sphericity)以校正分子、分母的自由度,从而获得校正的概率。

(2) 进行多元方差分析,如 Hotelling $T2$ 检验、多元方差分析、轮廓分析(Profile Analysis)和拟合生长曲线模型、混合效应模型等。混合线性模型考虑了数据的非独立性和分布于不同水平上的误差,可以同时考虑各处理因素和时间因素的作用及其交互作用(不考虑最高级交互作用),且计算简便。

当接受"球对称"假设时,可认为重复测量数据满足方差独立性要求,故可采用普通的一元方差分析;如不接受"球对称"假设时,SPSS11.0 采用 Greenhouse-Geisser、Huynh-Feldt、Lower-bound 3 种方法对组内效应的自由度进行校正,同时还给出 Pillai's Trace、Wilks' Lambda、Hotelling-Lawley Trace、Ray's Reatest Root 4 种多元方差分析结果。

二、重复测量设计方差分析的步骤

一般来说,重复测量的方差分析可分为 3 个主要步骤。

1. 球形性检验

这里的球形性指的是协方差矩阵的球形性质,即矩阵的主对角线元素(方差)相等、非主对角线元素(协方差)为零。常用 Mauchly 氏法检验球形性。检验的 P 值若大于研究者所选择的显著性水准 α 时,说明协方差阵的球形性质得到满足。当球形性没有得到满足时,必须对与时间有关的 F 统计量的分子、分母自由度进行调整,以便减少犯第一类错误的概率。使用 SAS 软件的 GLM 语句时需进行球形性检验,而使用 MIX 语句时只需进行拟合检验即可。

2. 方差分解及 F 检验

方差分解及 F 检验与传统方差分析不同的是,重复测量数据的误差结构分成两个层次:一层误差来自不同时间点的测量;另一层误差来自不同的观察对象。而每一层的误差可能与若干个解释变量有关,从而构成了相对复杂的误差结构。一般用来自不同观察对象的误差检验组间效应(如不同药物),用来自不同时间点的误差分别检验组内效应(如不同时间)和组间效应与组内效应之间的交互作用。

3. 绘制轮廓图

除了定量分析之外,还可以用可视化的方式(如轮廓图)来绘制测量指标在组间变量的不同水平上、不同测量时间点时的变化曲线(具体形式参见下文),以此反映组间效应的显著程度和指标随时间变化的趋势。测量时间间隔可以是等距的,也可以是不等距的。

三、重复测量数据的统计软件

目前,对于重复测量资料可采用 SAS 软件"PROC MIXED"过程、"GLM"过程;Stata 软件以及多水平模型专用统计软件 Mlwin、HLM 等进行统计分析;此外,"MIXOR"及"MIXREG"两个免费软件亦可被选择。目前还有一种六西格玛质量管理软件 JMP,该软件是全球专门面向六西格玛和质量管理的高端统计分析软件,是 FDA(美国食品药品管理局)权威指定的专业统计软件之一,已为全球绝大多数知名药企用于质量改进和药品研发。

四、重复测量数据统计不当的原因

此类数据统计分析不当的现象在国内医学期刊中较为普遍,常见的误用情况有:①重复采用 t 检验或方差分析做各测量时间点上的差别检验;②不考虑数据间自相关性结构,用随机区组设计方差分析方法处理重复测量设计资料;③虽然采用了重复测量设计的方差分析,但结果解释有误;④将不等距重复测量设计资料,按等距进行处理。还有一些概念容易与重复测量混淆,例如①重复实验:指相同实验条件下的独立重复实验,其目的是确保能真实地反映随机变量的统计规律性;②重复取样:指在同一个时间点从同一受试对象身上或同一个样品中取得多个标本,其目的是看各标本中某定量观测指标含量的分布是否均匀。

因此,分析重复测量资料并对统计结果进行解释时应注意:①重复测量资料多元方差分析的前提条件与一般的多元方差分析条件相同,要求进行 Box's M 组间方差-协方差矩阵齐性检验;②重复测量资料一元方差分析对组间效应不需校正,仅在不满足球对称性时,需对组内效应进行校正;③重复测量资料的对比检验结果比较复杂,在结果解释时应慎重;④当重复测量时间间隔不等时,可参照表 8.1 给出的程序进行处理,绘制轮廓图时应考虑重复测量的时间间隔,以便反映实验指标随时间的变化趋势。通常情况下,重复测量设计的多元方差分析与一元方差分析的结果一致;当不一致时,应以多元方差分析结果为准。重复测量设计资料一元方差分析对资料的假定要求严格,不容易满足。当重复测量因素为时间时,组内因素的方差分析,可以分析反应变量随时间变化的趋势及时间与处理因素有无交互作用。若无交互作用,则各处理组之反应变量的轮廓图是平行的;若有交互作用,可进一步做多项式对比变换,以便确定实验指标随时间变化的具体趋势。组内效应方差分析与多项式对比检验结果不一致可能是由于样本量较小,可增大样本量,以便作进一步研究。

1. 错误举例

【错例 8.1】 研究 17β-雌二醇(17β-E2)对细胞膜雌激素受体 α(mERα)调控的时效和量效关系。方法:以 $10\mu M$ 的 17β-E2 分别作用于 Ishikawa 细胞 0 min、30 min、2 h、12 h 和 48 h,对各组细胞均进行 mERα 的免疫荧光染色,以流式细胞仪分别测定细胞膜荧光染色阳性率。统计方法采用方差分析。

表 8.7　17β-E2 对 Ishikawa 细胞 mERα 表达调控的时效关系

17β-E2 作用时间	荧光染色阳性率(%)		
	样本 1	样本 2	样本 3
0	4.29	4.40	4.19
30 min	13.76	13.93	13.48
2 h	13.37	13.21	13.48
12 h	13.49	13.29	13.37
48 h	3.21	3.10	3.49

从表 8.7 可以看出,此样本在不同的时间点上被重复测量了 5 次,因此,该实验设计属于具有一个重复测量的单因素设计。原文中采用的是单因素多水平设计定量资料的方差分析,该方法不适合分析此类定量资料。记录数据的格式应当采用表 8.8 的形式,重复测量的指标是“时间”,单因素是“17β-E2”,此为“具有一个重复测量的单因素设计”。

表 8.8　17β-E2 对 Ishikawa 细胞 mERα 表达调控的时效关系

17β-E2 作用	血糖(mg/dL)					
	时间	0	30 min	2 h	12 h	48 h
样本 1		4.29	13.76	13.37	13.49	3.21
样本 2		4.4	13.93	13.21	13.29	3.1
样本 3		4.19	13.48	13.48	13.37	3.49

【错例 8.2】　误将多因素重复测量设计判断为多个成组设计实例。

将 40 只小鼠尾静脉注射四氧嘧啶,第 4 天测定血糖,根据血糖水平随机地均分成 4 个组,分别给予不同处理:第一组,空白对照;第二组,灌胃给予二甲双胍;第三组,皮下注射胰岛素;第四组,灌胃给予二甲双胍＋皮下注射胰岛素。每组小鼠均在造模前、造模后 4、7、14、21d 等 4 个不同时间点上重复观察血糖值,设计格式和资料见表 8.9。很多医学科研工作者分析此种资料时,都是将资料拆分成多个成组设计定量资料,逐一进行“成组设计资料的 t 检验”,这是很普遍的错误做法,关键是正确判断该资料所取自的设计类型。

表 8.9　小鼠尾静脉注射四氧嘧啶后血糖浓度的动态变化情况(mean±SD)

注射后天数	血糖(mg/dL)			
	组别　　对照	一甲双胍	胰岛素	二甲双胍＋胰岛素
4	297±18	293±16	299±19	295±16
7	318±27	237±28	220±20	222±15
14	367±20	229±20	217±26	196±21
21	394±38	197±42	167±30	153±27

在表 8.9 中，许多人认为它涉及了两个因素，一个是"药物种类"，另一个是"监测时间"。其实，它涉及了 3 个实验因素，除"监测时间"外，纵向所列的 4 组是各有二水平的两个因素的 4 种组合，并非是 1 个药物因素的 4 个水平。这个组合因素的 4 个水平就是由"二甲双胍用（A_1）与不用（A_2）"、"胰岛素用（B_1）与不用（B_2）"的 4 种组合。将这 4 种组合视为 4 个实验条件，每个实验条件下的 10 只小鼠在 4 个不同时间点上被重复监测血糖值，故与表 8.9 对应的实验设计应叫做"具有一个重复测量的三因素设计"。改后见表 8.10。

表 8.10　小鼠尾静脉注射四氧嘧啶后血糖浓度的动态变化情况（mean±SD）

二甲双胍 使用否	胰岛素 使用否	血糖（mg/dL）			
		时间(d)	4	7	14	21
A_1（用）	B_1（用）		295 ± 16	222 ± 15	196 ± 21	153 ± 27
	B_2（不用）		293 ± 16	237 ± 28	229 ± 20	197 ± 42
A_2（不用）	B_1（用）		299 ± 19	220 ± 20	217 ± 26	167 ± 30
	B_2（不用）		297 ± 18	318 ± 27	367 ± 20	394 ± 38

2. 重复测量设计与随机区组设计的区别

（1）重复测量设计中，"处理"是在区组（受试者）间随机分配，区组内的各时间点是固定的，不能随机分配；随机区组设计则要求每个区组内的实验单位彼此独立，处理只能在区组内随机分配，每个实验单位接收的处理是不相同的。

（2）重复测量设计区组内，每试验单位得到的数据彼此不独立。如在表 8.11 中，每个受试者血糖浓度的个体特征是用 4 个时间点的测量值刻画的，同一受试者的血样重复测量结果是高度相关的，相关系数见表 8.12。先检验数据是否满足"球对称"假设，见表 8.13。根据 Mauchly"球对称"检验结果，$\chi^2=15.44$，$\nu=5$，$P=0.01$，拒绝"球对称"假设。需要校正，方法使用"球对称"系数 ε 乘以处理组间效应 F 界值的自由度 ν_1 和 ν_2，得 $\tau_1=\nu_1\varepsilon$，$\tau_2=\nu_2\varepsilon$，用 $F\alpha$，(τ_1,τ_2) 作为检验界值。表 8.11 组内效应 F 界值为 $F\,0.05,(3,21)=3.07$。

表 8.11　受试者血糖浓度（mmol/L）

受试者 编号	放置时间（min）			
	0	45	90	135
1	5.32	5.32	4.98	4.65
2	5.32	5.26	4.93	4.70
3	5.94	5.88	5.43	5.04
4	5.49	5.43	5.32	5.04
5	5.71	5.49	5.43	4.93
6	6.27	6.27	5.66	5.26
7	5.88	5.77	5.43	4.93
8	5.32	5.15	5.04	4.48

表 8.12　各放置时间点血糖浓度的相关系数

放置时间 (min)	放置时间（min）			
	0	45	90	135
0	1	0.978	0.936	0.860
45		1	0.879	0.876
90			1	0.896
135				1

表 8.13　血糖浓度数据的"球对称"检验结果

χ^2 值	自由度	P	Greenhouse-Geisser	Huynh-Feldt	Lower-bound
15.44	5	0.010	0.536	0.671	0.333

五、重复测量设计时的样本含量估计

对于重复测量设计的样本含量估计，Barcikovski 和 Robey 提供了单组重复测量设计的样本含量估计用表，选录部分列于表 8.14 中。该表的检验效能 $1-\beta=0.80$，列出了在不同给定条件下的单组重复测量设计的样本含量估计值，也可作为多组重复测量设计的估计样本含量的参考。

表 8.14　重复测量设计时样本含量

平均相关系数 $\bar{r}$	效应值 f	I 类错误概率 $\alpha=0.01$						I 类错误概率 $\alpha=0.05$					
		重复测量数 p						重复测量数 p					
		2	3	4	5	6	7	2	3	4	5	6	7
	0.12	404	324	273	238	214	195	268	223	192	170	164	141
0.30	0.30	68	56	49	44	41	39	45	39	35	32	30	29
	0.48	28	24	22	21	21	21	19	17	16	16	16	16
	0.14	298	239	202	177	159	146	199	165	142	126	114	106
0.50	0.35	51	43	38	35	33	31	34	30	27	25	24	23
	0.57	22	19	18	18	18	18	14	14	13	13	13	14
	0.22	123	100	86	86	69	65	82	69	60	54	50	47
0.80	0.56	22	20	19	19	18	18	15	14	13	13	14	14
	0.89	11	11	11	11	12	13	8	8	8	9	10	10

表中第一列的平均相关系数 $\bar{r}$ 是重复测量值之间相关系数的平均值，第二列为在每一平均相关系数下列出的 3 个等级的效应值 f。

$$f = \frac{ES}{\sqrt{1-\bar{r}}}$$

Cohen 把处理效应大小（Effect Size，ES）分为 3 个等级：ES＝0.10 为弱效应，ES＝0.25 为

中等效应，ES 为 0.40 为强效应。

当 $\bar{r}=0.30$ 时的 3 个 f 值的计算为：

$$0.12=0.10/\sqrt{1-0.30},\ 0.30=0.25/\sqrt{1-0.30},\ 0.48=0.40/\sqrt{1-0.30}$$

当 $\bar{r}=0.50$ 时的 3 个 f 值的计算为：

$$0.14=0.10/\sqrt{1-0.50},\ 0.35=0.25/\sqrt{1-0.50},\ 0.57=0.40/\sqrt{1-0.50}$$

当 $\bar{r}=0.80$ 时的 3 个 f 值的计算为：

$$0.22=0.10/\sqrt{1-0.80},\ 0.56=0.25/\sqrt{1-0.80},\ 0.89=0.40/\sqrt{1-0.80}$$

例如，一项对每一受试者进行 3 次重复测量（$p=3$）的设计，选用平均相关系数 $\bar{r}=0.80$，效应值 $f=0.56$，$\alpha=0.05$，从表 8.14 中查出 $n=14$ 例。即在保证检验效能 $1-\beta=0.80$ 条件下，需用 14 例患者，对每例做 3 次重复测量。

第四节　重复测量在药品监测领域的应用实例

重复测量在药品监测领域主要应用在新药临床前开发，Ⅰ、Ⅱ期临床试验，已上市的药物在临床的疗效考察等方面。以下通过一些实例讲解该种统计方法的实际应用。

【例 8.1】　同一药物不同剂型对血药浓度的影响。

某药物有胶囊和片剂两种剂型，各给予 8 名健康受试者后，在给药后 1h、2h、3h、4h、5h 抽血，测定血中的药物浓度，以观察同一种药物的不同剂型对血药浓度的影响差异。试验结果见表 8.15。

表 8.15　同一种药物的不同剂型在不同时间的血药浓度（μg/mL）测定值

| 受试号 | 胶囊组（group=1） | | | | | 受试号 | 片剂组（group=2） | | | | |
| | 测定时间 | | | | | | 测定时间 | | | | |
	1 h	2 h	3 h	4 h	5 h		1 h	2 h	3 h	4 h	5 h
1	9.73	54.61	55.91	46.81	47.56	1	14.66	29.00	48.88	52.24	31.65
2	5.50	50.87	79.90	62.37	55.03	2	0.84	25.00	53.80	44.25	32.38
3	7.96	23.43	64.10	56.00	45.15	3	0.68	17.34	64.56	61.60	55.80
4	2.37	18.63	73.10	76.05	60.80	4	2.14	14.10	69.77	66.65	54.43
5	2.37	55.24	93.35	65.47	62.37	5	2.30	53.40	73.83	62.00	57.31
6	6.50	32.08	73.45	76.27	60.23	6	6.17	25.85	45.80	53.25	47.95
7	8.34	132.10	102.00	97.83	92.83	7	2.45	53.30	58.80	57.80	71.10
8	1.80	5.40	82.80	73.95	60.14	8	1.58	44.00	30.30	70.20	67.06

需要说明的是，本例涉及"剂型"和"给药后时间"两个实验因素，由于是在不同时间点上从同一名受试者重复测定观察指标的值，所以，"给药后时间"是一个重复测量因素，该定量资料来自具有一个重复测量的两因素设计。值得注意的是，若第一个时间点是用药前，则将该列数据作为"协变量"的值更为妥当。在本例中，受试对象为"健康受试者"，两个实验因素分别为"药物的不同剂型（group）"与"用药后的时间（time）"，定量的观测指标为"血药浓度"。

本例属于具有一个重复测量的两因素设计的一元定量资料分析,该例的数据结果在统计显著性的边缘上,$p=0.666$。

在使用 MIXED 过程时,首先应该根据数据的结构选择不同的协方差结构。不同协方差结构计算所得结果是不同的。常见的协方差结构类型有:VC(Variance Components),CS(Compound Symmetry)、UN(Unstructured), AR(1)(First-order Autoregressive), SP(POW)(Spatial Power)、HF(Huynh-Feldt)等,有关这些协方差结构的特征,可参考 SAS 帮助。选择哪种协方差结构的标准是依据其所计算结果中的 AIC、AICC、BIC 值,值越小越好,在此基础上,可以考虑模型中所用的参数越少越好。本章在编制了相应的宏程序的基础上进行自动选择,并给出最适合协方差结构的模型所计算的结果。

【程序 8.1】 prg8_1 Mixed Model Choose for 2 factors disolution

```
%include "macro of mixed modelchoose. sas";
data formixed(keep=No group time y);
input No group $  y1-y5;
output formixed;
y=y1; time=1; output formixed;
y=y2; time=2; output formixed;
y=y3; time=3; output formixed;
y=y4; time=4; output formixed;
y=y5; time=5; output formixed;
datalines;
1   capsule 9.73 54.61 55.91 46.81 47.56
2   capsule 5.50 50.87 79.90 62.37 55.03
3   capsule 7.96 23.43 64.10 56.00 45.15
……
15 tablet 2.45 53.30 58.80 57.80 71.10
16 tablet 1.58 44.00 30.30 70.20 67.06
;
run;
%modeltype(dataset=formixed,
              class=group time No,
          respvar=y,
              effect=group|time,
          subeffect=No
                  );
```

主要运行结果:

MEANS 过程

分析变量：y

group	time	观测的个数	N	均值	标准差	最小值	最大值
capsule	1	8	8	5.5712500	3.0764843	1.8000000	9.7300000
	2	8	8	46.5450000	39.0872807	5.4000000	132.1000000
	3	8	8	78.0762500	14.9480844	55.9100000	102.0000000
	4	8	8	69.3437500	15.4693032	46.8100000	97.8300000
	5	8	8	60.5137500	14.5504236	45.1500000	92.8300000
tablet	1	8	8	3.8525000	4.6871702	0.6800000	14.6600000
	2	8	8	32.7487500	15.5025947	14.1000000	53.4000000
	3	8	8	55.7175000	14.1827931	30.3000000	73.8300000
	4	8	8	58.4987500	8.4132131	44.2500000	70.2000000
	5	8	8	52.2100000	14.4185951	31.6500000	71.1000000

这时程序给出的是两组在不同时间观测样本的样本量、均值、标准差、最大值和最小值。

The Mixed Procedure

Model Information

Data Set	WORK.FORMIXED
Dependent Variable	y
Covariance Structure	Unstructured
Subject Effect	No
Estimation Method	REML
Residual Variance Method	None
Fixed Effects SE Method	Model-Based
Degrees of Freedom Method	Between-Within

Class Level Information

Class	Levels	Values
group	2	capsule tablet
time	5	1 2 3 4 5
No	16	1 2 3 4 5 6 7 8 9 10 11 12 13 14 15 16

Dimensions

Covariance Parameters	15
Columns in X	18
Columns in Z	0
Subjects	16
Max Obs Per Subject	5

Number of Observations

Number of Observations Read	96
Number of Observations Used	80
Number of Observations Not Used	16

Iteration History

Iteration	Evaluations	-2 Res Log Like	Criterion
0	1	617.62583951	
1	1	532.95502787	0.00000000

上述是采用无结构协方差矩阵的模型基本信息。

Fit Statistics

-2 Res Log Likelihood	533.0
AIC (smaller is better)	563.0
AICC (smaller is better)	571.8
BIC (smaller is better)	574.5

上述是采用无结构协方差矩阵的模型拟合检验结果。

```
                        The Mixed Procedure
                 Null Model Likelihood Ratio Test
                    DF     Chi-Square       Pr > ChiSq
                    14       84.67           <.0001

                 Type 3 Tests of Fixed Effects
                          Num     Den
            Effect         DF      DF     F Value    Pr > F
            group           1      14       3.96     0.0666
            time            4      14      88.39     <.0001
            group*time      4      14       1.94     0.1599

                     Least Squares Means
                                           Standard
     Effect    group      time    Estimate   Error     DF   t Value   Pr > |t|
     group     capsule            52.0100    4.0544     14    12.83     <.0001
     group     tablet             40.6055    4.0544     14    10.02     <.0001
     time                  1        4.7119   0.9911     14     4.75     0.0003
     time                  2       39.6469   7.4333     14     5.33     0.0001
     time                  3       66.8969   3.6428     14    18.37     <.0001
     time                  4       63.9212   3.1129     14    20.53     <.0001
     time                  5       56.3619   3.6212     14    15.56     <.0001

                 Differences of Least Squares Means
                                                   Standard
   Effect   group    time   _group   _time  Estimate   Error   DF   t Value  Pr > |t|
   group    capsule         tablet           11.4045   5.7338   14    1.99    0.0666
   time             1               2        -34.9350   7.2698   14   -4.81   0.0003
   time             1               3        -62.1850   4.0406   14  -15.39   <.0001
   time             1               4        -59.2094   3.4760   14  -17.03   <.0001
   time             1               5        -51.6500   4.0541   14  -12.74   <.0001
   time             2               3        -27.2500   6.9881   14   -3.90   0.0016
   time             2               4        -24.2744   6.7419   14   -3.60   0.0029
   time             2               5        -16.7150   5.8353   14   -2.86   0.0125
   time             3               4         2.9756    3.3957   14    0.88   0.3957
   time             3               5        10.5350    3.7871   14    2.78   0.0147
   time             4               5         7.5594    2.0396   14    3.71   0.0023
```

结果解释：上述是程序给出的 type＝UN 的计算结果。从结果可见，按照"Type 3 test of fixed effects"给出的结果，两种不同剂型组之间，差异的显著性是 $f＝3.96$，$P＝0.0666$，说明差异不显著。5 个不同时间点之间有显著性差异，$f＝88.39$，$P＜0.0001$；而不同剂型与时间之间的交互作用不显著，$f＝1.94$，$P＝0.1599$。

"least squares means"和"differences of least squares means"部分给出了分组（group）和不同时间（time）因素不同水平的更详细的信息。如在"Differences of Least Squares Means"部分给出了两个不同组之间均值差值为 11.1045，其标准误为 5.7338，自由度为 14，$t＝1.99$，$P＝0.0666$。其他各时间点之间的两两比较也可以清晰地看到，因不是关注焦点，这里就不再解释。

【例 8.2】　某降压药物的降压效果分析。

在某一降压药物临床试验中，采用随机对照的方法观察疗效。某临床中心共有 20 位原发性高血压患者入选，随机分成两组，1 组为试验组，0 组为对照组。观察 0、2、4、6 和 8 周收缩压的变化，通过比较给药组与对照组收缩压的变化，考察该药物在不同时间段的降压效果表 8.16。

表 8.16　20 例高血压患者临床试验收缩压观察结果(kPa)

Patient	Treat	SBP0	SBP2	SBP4	SBP6	SBP8
1	1	20.2	18.0	16.6	16.1	16.0
2	1	19.2	18.0	17.3	17.4	16.6
3	1	20.1	20.0	18.6	19.0	17.6
4	1	18.2	18.0	17.3	17.0	15.8
5	1	19.7	16.4	17.4	16.8	16.9
6	1	21.5	17.3	16.1	16.0	16.0.
7	1	19.7	18.6	17.3	17.3	17.3
8	1	20.8	19.9	18.5	18.0	17.0

Patient	Treat	SBP0	SBP2	SBP4	SBP6	SBP8
9	1	18.9	17.4	17.2	16.6	15.6
10	1	20.6	19.5	19.0	19.0	18.8
11	0	20.8	19.8	18.7	18.1	18.0
12	0	19.7	18.7	17.3	17.7	17.6
13	0	22.1	20.0	18.5	19.1	17.5
14	0	21.1	19.9	18.0	17.3	17.1
15	0	20.7	18.4	18.8	17.9	17.1
16	0	23.5	22.5	23.0	21.5	20.0
17	0	22.5	21.0	21.0	20.0	20.0
18	0	18.0	23.5	23.0	22.5	22.5
19	0	21.5	21.0	20.0	20.0	18.5
20	0	18.6	22.0	21.0	20.5	20.6

注：1 kPa＝7.5 mmHg。

本例涉及"给药与否"（group）和"给药后时间"（time）两个实验因素，由于是在不同时间点上从同一名受试者重复测定观察指标的值，所以，"给药后时间"是一个重复测量因素，该定量资料来自具有一个重复测量的两因素设计。在本例中，受试对象（No）为"原发性高血压患者"，两个实验因素分别为"是否给予药物"与"用药后的时间"，定量的观测指标为"收缩压"（y）。

【程序 8.2】 prg8_2 Mixed ModelChoose for BP

```
data formixed(keep＝No group  time y);
input No group$ y1-y5;
output forglm;
y＝y1；time＝1；output formixed;
y＝y2；time＝2；output formixed;
y＝y3；time＝3；output formixed;
y＝y4；time＝4；output formixed;
y＝y5；time＝5；output formixed;
datalines;
1 test 20.2 18.0 16.6 16.1 16.0
2 test 19.2 18.0 17.3 17.4 16.6
3 test 20.1 20.0 18.6 19.0 17.6
……
19 control 21.5 21.0 20.0 20.0 18.5
20 control 18.6 22.0 21.0 20.5 20.6
;
run;
```

```
%include "macro of mixed modelchoose. sas";
%modeltype(dataset＝formixed，
           class＝group time No，
    respvar＝y，
         effect＝group|time，
    subeffect＝No
              )；
```

主要运行结果：

group	time	观测的个数	N	均值	标准差	最小值	最大值
control	1	10	10	22.0500000	1.5890249	19.7000000	24.6000000
	2	10	10	20.6800000	1.6389699	18.4000000	23.5000000
	3	10	10	19.9300000	2.0171762	17.3000000	23.0000000
	4	10	10	19.4600000	1.7398595	17.3000000	22.5000000
	5	10	10	18.8900000	1.8064391	17.1000000	22.5000000
test	1	10	10	19.8900000	0.9689055	18.2000000	21.5000000
	2	10	10	18.3100000	1.1864513	16.4000000	20.0000000
	3	10	10	17.5300000	0.9092732	16.1000000	19.0000000
	4	10	10	17.3200000	1.0664568	16.0000000	19.0000000
	5	10	10	16.7600000	0.9822876	15.6000000	18.8000000

程序首先给出的是两组在不同时间观测样本的样本量、均值、标准差、最大值和最小值。

```
model: SP(POW)(_numeric_)      2011年03月31日
                The Mixed Procedure
              Model Information

Data Set                        WORK.FORMIXED
Dependent Variable              y
Covariance Structure            Spatial Power
Subject Effect                  No
Estimation Method               REML
Residual Variance Method        Profile
Fixed Effects SE Method         Model-Based
Degrees of Freedom Method       Between-Within


              Class Level Information

Class      Levels      Values

group        2         control test
time         5         1 2 3 4 5
No          20         1 2 3 4 5 6 7 8 9 10 11 12 13
                       14 15 16 17 18 19 20


                 Dimensions

        Covariance Parameters            2
        Columns in X                    18
        Columns in Z                     0
        Subjects                        20
        Max Obs Per Subject              5


           Number of Observations

     Number of Observations Read        120
     Number of Observations Used        100
     Number of Observations Not Used     20


               Iteration History

teration    Evaluations     -2 Res Log Like        Criterion
     0           1           344.54671604
     1           2           225.49147280          0.00878155
     2           1           225.20121221          0.00025355
     3           1           225.19348913          0.00000021
     4           1           225.19348278          0.00000000
```

上述是采用 SP(POW)协方差矩阵的模型基本信息。

```
                 Convergence criteria met.

              Covariance Parameter Estimates

          Cov Parm      Subject     Estimate

          SP(POW)       No          0.9287
          Residual                  2.1844


                      Fit Statistics

          -2 Res Log Likelihood            225.2
          AIC (smaller is better)          229.2
          AICC (smaller is better)         229.3
          BIC (smaller is better)          231.2


                Null Model Likelihood Ratio Test

            DF      Chi-Square       Pr > ChiSq

             1        119.35          <.0001
```

上述是采用 SP(POW)协方差矩阵的模型拟合检验结果。

```
                    The Mixed Procedure
                Type 3 Tests of Fixed Effects

                      Num    Den
          Effect       DF     DF    F Value   Pr > F

          group         1     18     12.78    0.0022
          time          4     72     27.60    <.0001
          group*time    4     72      0.20    0.9361


                   Least Squares Means

                                        Standard
    Effect   group     time  Estimate     Error    DF  t Value  Pr > |t|

    group    control         20.2024    -0.4335    18   46.61   <.0001
    group    test            18.0116     0.4334    18   41.56   <.0001
    time              1       20.6293    0.3278    72   62.93   <.0001
    time              2       19.5054    0.3282    72   59.43   <.0001
    time              3       18.8389    0.3289    72   57.29   <.0001
    time              4       18.5075    0.3290    72   56.26   <.0001
    time              5       18.0539    0.3292    72   54.85   <.0001


                Differences of Least Squares Means

                                              Standard
 Effect group   time _group _time  Estimate    Error    DF  t Value  Pr > |t|

 group  control       test         2.1909     0.6129   18   3.57    0.0022
 time           1            2      1.1239     0.1557   72   7.22    <.0001
 time           1            3      1.7904     0.2007   72   8.92    <.0001
 time           1            4      2.1218     0.2284   72   9.29    <.0001
 time           1            5      2.5754     0.2537   72  10.15    <.0001
 time           2            3      0.6666     0.1435   72   4.64    <.0001
 time           2            4      0.9980     0.1830   72   5.45    <.0001
 time           2            5      1.4516     0.2183   72   6.65    <.0001
 time           3            4      0.3314     0.1319   72   2.51    0.0142
 time           3            5      0.7850     0.1810   72   4.34    <.0001
 time           4            5      0.4536     0.1354   72   3.35    0.0013
```

结果解释:这是程序最终以 type=SP(POW)协方差矩阵给出的计算结果,可以看到,按照"Type 3 Test of Fixed Effects"给出的结果,"给药与否"两组资料对收缩压有显著性差异,

$F=12.78$，$P=0.0022$；"给药后时间"的 5 个点之间的收缩压有显著性差异，$F=27.60$，$P<0.001$；而两个实验因素，即"给药与否"与"给药后时间"两因素之间对收缩压无交互作用，$F=0.20$，$P=0.9361$。"Least Squares Means"和"Differences of Least Squares Means"部分给出了分组（group）和不同时间（time）因素不同水平的更详细的信息。如在"Differences of Least Squares Means"部分给出了两个不同组之间均值差值为 2.1909，其标准误为 0.6129，自由度为 18，$t=3.57$，$P=0.0022$。其他各时间点之间的两两比较也可以清晰地看到，这里就不再解释。

综上结果，可以发现，该药物对收缩压的降低作用与对照组相比具有显著性差异。

【例 8.3】　研究脑梗死患者脑脊液中不同的分子质量的蛋白磷酸化情况。

取两名脑梗死患者和两名对照组患者的脑脊液，在不同时间点用同位素法测定脑脊液中不同分子量的底物蛋白磷酸化的放射活性，以考察脑梗死组患者脑脊液中底物蛋白的磷酸化水平是否随时间呈上升趋势，且与对照组有显著性差异（摘自胡良平），见表 8.17。

这是具有一个重复测量的三因素定量资料统计分析。

表 8.17　两例对照组及脑梗死组底物蛋白磷酸化放射活性测定（cpm）结果

受试者组别（group）	不同分子量组（test）	底物蛋白磷酸化放射活性（cpm）		
		测定时间·0	3	10
对照组	47000	2119	2608	3213
		2130	2630	3305
	20000	1942	2489	2824
		2001	2499	2903
脑梗死组	47000	4190	5319	7010
		4199	5327	6995
	20000	2318	3247	4305
		2438	3348	4509

本例涉及"是否为脑梗死患者（group）"、"不同分子量组（f）"和"测定时间（time）"三个实验因素，由于是在不同时间点上从同一名受试者重复测定观察指标的值，所以"测定时间"是一个重复测量因素，该定量资料来自具有一个重复测量的三因素设计。定量的观测指标即因变量为"脑脊液中底物蛋白的磷酸化水平"。其计算程序如下：

【程序 8.3】　prg8_3 Mixed ModelChoose for 3 factors

```
%include " macro of mixed modelchoose. sas";
data formixed(keep=No group f time y);
input No group $ f $ y1-y3;
output forglm;
y=y1; time=1; output formixed;
y=y2; time=2; output formixed;
y=y3; time=3; output formixed;
```

```
datalines;
1   g1  f1  2119    2608    3213
2   g1  f1  2130    2630    3305
3   g1  f2  1942    2489    2824
4   g1  f2  2001    2499    2903
5   g2  f1  4190    5319    7010
6   g2  f1  4199    5327    6995
7   g2  f2  2318    3247    4305
8   g2  f2  2438    3348    4509
;
run;
%modeltype(dataset=formixed,
        class=group f time No,
            respvar=y,
              effect=group|f|time,
            subeffect=no
                    );
RUN;
```

主要运行结果：

group	time	观测的个数	N	均值	标准差	最小值	最大值
g1	1	4	4	2048.00	91.6696969	1942.00	2130.00
	2	4	4	2556.50	72.8400073	2489.00	2630.00
	3	4	4	3061.25	233.6469916	2824.00	3305.00
g2	1	4	4	3286.25	1049.91	2318.00	4199.00
	2	4	4	4310.25	1170.15	3247.00	5327.00
	3	4	4	5704.75	1500.84	4305.00	7010.00

这时程序给出的是两组在不同时间观测样本的样本量、均值、标准差、最大值和最小值。

```
                          model: UN              2011年03月31日
                     The Mixed Procedure
                     Model Information

   Data Set                            WORK.FORMIXED
   Dependent Variable                  y
   Covariance Structure                Unstructured
   Subject Effect                      No
   Estimation Method                   REML
   Residual Variance Method            None
   Fixed Effects SE Method             Model-Based
   Degrees of Freedom Method           Between-Within

                    Class Level Information

       Class      Levels     Values

       group        2        g1 g2
       f            2        f1 f2
       time         3        1 2 3
       No           8        1 2 3 4 5 6 7 8

                         Dimensions

           Covariance Parameters          6
           Columns in X                  36
           Columns in Z                   0
           Subjects                       8
           Max Obs Per Subject            3

                   Number of Observations

       Number of Observations Read            24
       Number of Observations Used            24
       Number of Observations Not Used         0

                    Iteration History

   Iteration     Evaluations     -2 Res Log Like     Criterion

       0              1           140.50781674
       1              1           119.70264400       0.00000000
```

上述是采用无结构协方差矩阵(unstructured)的模型基本信息。

```
                  Convergence criteria met.

              Covariance Parameter Estimates

       Cov Parm      Subject      Estimate

       UN(1,1)         No          2260.37
       UN(2,1)         No          1628.00
       UN(2,2)         No          1356.13
       UN(3,1)         No          3752.25
       UN(3,2)         No          2912.25
       UN(3,3)         No          7068.25

                      Fit Statistics

       -2 Res Log Likelihood            119.7
       AIC (smaller is better)          131.7
       AICC (smaller is better)         148.5
       BIC (smaller is better)          132.2

              Null Model Likelihood Ratio Test

           DF      Chi-Square      Pr > ChiSq

            5        20.81           0.0009
```

上述是采用无结构协方差矩阵（unstructured）的模型拟合检验结果。

The Mixed Procedure

Null Model Likelihood Ratio Test

DF	Chi-Square	Pr > ChiSq
5	20.81	0.0009

Type 3 Tests of Fixed Effects

Effect	Num DF	Den DF	F Value	Pr > F
group	1	4	2329.24	<.0001
f	1	4	927.15	<.0001
group*f	1	4	609.17	<.0001
time	2	4	17434.8	<.0001
group*time	2	4	2436.89	<.0001
f*time	2	4	208.59	<.0001
group*f*time	2	4	105.38	0.0003

Least Squares Means

Effect	group	time	Estimate	Standard Error	DF	t Value	Pr > |t|
group	g1		2555.25	27.5226	4	92.84	<.0001
group	g2		4433.75	27.5226	4	161.09	<.0001
time		1	2667.13	16.8091	4	158.67	<.0001
time		2	3433.38	13.0198	4	263.70	<.0001
time		3	4383.00	29.7243	4	147.46	<.0001

Differences of Least Squares Means

Effect	group	time	_group	_time	Estimate	Standard Error	DF	t Value	Pr > |t|
group	g1		g2		-1878.50	38.9228	4	-48.26	<.0001
time		1		2	-766.25	6.7129	4	-114.15	<.0001
time		1		3	-1715.88	15.1002	4	-113.63	<.0001
time		2		3	-949.63	18.0273	4	-52.68	<.0001

结果解释：这是程序最终以"TYPE＝UN"协方差矩阵给出的计算结果。可以看到，按照"Type 3 Test of Fixed Effects"给出的结果，group 的结果：$F=2329.24$、$P<0.0001$，说明两组患者之间的脑脊液中底物蛋白的磷酸化水平具有显著性差异；对于不同分子量组（f），其结果为：$F=927.15$、$P<0.0001$，说明不同分子量的底物蛋白的磷酸化水平之间有显著性的差异，对于 time，其结果为：$F=17434.8$，$P<0.0001$ 说明时间因素之间有显著性的差异。对于 group * f，group * time，f * time，roup * f * time，其结果分别为：$P<0.0001$，$P<0.0001$ 和 $P<0.0003$，说明各因素的交互作用之间有显著性意义。

"Least Squares Means"和"Differences of Least Squares Means"部分给出了分组（group）和不同时间（time）因素不同水平的更详细的信息。如在"Differences of Least Squares Means"部分给出了两个不同组之间均值差值为-1878.50，其标准误为 38.9228，自由度为 4，$t=-48.26$，$P<0.0001$。time 中各时间点之间的两两比较也可以清晰地看到，这里就不再解释。

参考文献

[1]　马宁,龚秋红,欧燕,等.牛黄解毒片溶出度测定方法的研究[J].湖南中医药导报,2004,10(5):71-73.

[2]　孙振球.医学统计学[M].北京:人民卫生出版社,2005.

[3]　胡良平.检验医学 科研设计与统计分析[M].北京:人民军医出版社,2004.

[4]　胡良平.统计学三型理论在实验设计中的应用[M].北京:人民军医出版社,2006.

[5]　胡良平.现代统计学与 SAS 应用[M].北京:军事医学科学出版社,2000.

[6]　胡良平.科研课题的研究设计与统计分析错误案例辨析与释疑(第一集)[M].北京:军事医学科学出版社,2008.

[7]　蒋知俭.统计分析在医学课题中的应用[M].北京:人民卫生出版社,2008.

[8]　范杉,吴基良,余英宏.医学统计与科研设计[M].北京:科学出版社,2003.

[9]　徐吉民.正交法在医药科研中的应用[M].北京:中国医药科技出版社,1987.

[10]　陈平雁.定量数据重复测量的方差分析[J].中华创伤骨科杂志,2003,5(3):67-70.

[11]　李贤,刘桂芬,何大卫,等.重复测量设计样本含量估计[J].中国卫生统计,2001,18(8):204-206.

[12]　赵晋芳,刘桂芬.重复测量资料分析常见统计错误与软件实现[J].现代预防医学,2002,29(3):314-320.

刘　倩　覃　龙　曹秀堂

第九章　异常值的判定与处理

在科学实验中,离不开对实验数据的收集整理和统计分析。由于外界条件的改变和主观因素的影响,通过实验获得的数据资料有时会产生较大误差,即出现异常值,从而对实验结果产生明显的歪曲,以致无法对其进行正确的统计分析。这些异常值的存在往往会掩盖研究对象的变化规律,甚至得出错误的结论。如果在统计分析前根据数据资料的性质和分布规律,按照统计学原理对实验数据进行识别处理,对可疑数据做出合理的取舍,处理好那些可找到明确原因所造成的异常值,会使实验数据更加准确可靠,实验结果更符合客观实际。

第一节　异常值的定义

当在样本中所有观察处于完全一致的条件下,一个观察与其他大多数观察有明显的不同时,我们习惯称其为一个异常性观察,此观察值,因明显偏离它(或它们)所属样本的其余观测值,所以叫异常值(Outliers),也叫离群值。Moore and McCabe 在 1999 年给出的定义是:"异常值"是指一个观察值超出了所观察样本的总体分布的值。当有异常值出现时,通常表明有一些问题存在,如资料缺陷、错误的步骤或所用的模型超出其适用范围等。异常值也可能是总体分布中固有的随机变异性的极端值。

对于那些因技术过错、记录错误或其他检测方面的样品差异或处理差异所导致的观察值,都应该从最终的结果分析中去除,即使它们与所观察的其他正常值没有明显差异,也不能保留。对于那些总体分布中固有的随机变异性的极端值,在处理时一定要小心。它可能显示所采用的正态分布处理数据是有问题的。这时,异常值可能是有明显区别的两个亚分布中的混合样本,如在房间中有 10 个物品,其中 9 个都是室温温度(20~25℃),但一个在烤箱中的温度可能达到 90℃。这时可用混合模型进行处理。

异常值通常是在一个样本中的最大或最小值,但样本中的最大、最小值并非总是异常值。在正态分布中,大约有 1/22 的观察值将偏离或超出 2 倍标准差,1/370 的观察值超出 3 倍标准差。在 1000 个观察值中,出现 5 个以内的偏离 3 倍标准差的值属于正常观察预期。

异常值的出现遵从泊松分布(Poisson Distribution)。一般不能对异常值视而不见,除非该值的偏离不具显著性。由于异常值有时很难解释,所以需要特别关注,不能轻易忽略或舍弃。

第二节　异常值的判定与处理

一、判定异常值的目的

1. 识别和诊断

主要目的是找出异常值,从而进行生产诊断、新规律探索、技术考察等项工作。对于这种目的,要根据所判断错误带来的风险不同,选择适宜的规则。

2. 估计总体参数

主要目的在于估计总体的某个参数,寻找异常值的目的在于确定这些值是否计入样本,以估计参数。这时应注意把判断和处理异常值的方法和进一步估计或检验的准确性统一考虑。

3. 检验假设

主要目的在于判断总体是否符合所考察的要求,寻找异常值的目的主要在于确定这些值是否计入样本,以使判断结果尽量准确。这时可以不经过判断异常值的步骤,而采用稳健估计和稳健检验的方法。

二、如何判定异常值

异常值可以通过如下方式进行区别:

(1) 主观区别:基于实验专业人员的经验和意见(可能具有片面性),如可以认为一组测定值中与平均值的偏差超过 2 倍标准差的测定值即为异常值;与平均值的偏差超过 3 倍标准差的测定值,称为高度异常的异常值。

(2) 客观区别:需要对所取样本和第二个样本等的总体分布进行定义,不同的总体分布确定方法可以导致异常值。需要很多统计假设。

三、如何处理异常值

异常值是整个资料中的一个部分。异常值是否剔除或不计入总体,视具体情况而定。应首先搞清楚导致它出现的可能原因,在计算、实验结果或解释中,起什么作用或产生多大影响等;然后对异常值根据专业知识,指定检出异常值的检出水平或舍弃水平,经统计检验确定是否为异常值。无论舍弃与否,在总结报告中,都应分析、报告异常值的出现情况,说明所报告的结果是基于包含或排除异常值的计算结果,以备查询。

这里应特别提醒的是,对所有的异常值都不能忽略或删除。因为这些异常值,往往可以给出一些主要信息,如在一段时间考察出的异常值,往往能明显地发现其物理原因和系统倾向,如异常值出自某一测试者为多,说明此操作者存在有系统偏差等。一切现象的出现都是有其原因的,所不同的只是原因是什么。如果能够找到导致异常值出现的原因,也许比目标结论更有意义。

第三节　判定异常值的统计检验方法

由于组成总体的个体存在差异,因此从总体中抽取的样本其均值往往不等于总体均数,总存在一定的抽样误差,但抽样误差随样本的大小在一定范围内变动。在统计学中识别或剔除异常值的基本思想为:对一个样本,给定一个显著度(或主观决断),即发生概率,一般为 0.05 或 0.01。并确定一个相应的置信限(或阈值),凡是超过该置信限的误差,就认为超出了该样本的抽样误差。造成该误差的值就称异常值,应予以剔除。通常判别异常值,有以下检验方法(准则):

(1) 通过描述统计量显示,并用主观分析方法进行判断;

(2) t 检验(3S)准则;

(3) Grubbs 准则;

(4) Dixon 准则;

(5) 指数分布时的异常值检验。

其中 3S 准则、Grubbs 准则、Dixon 准则只适合于正态分布的数据样本。本章结合实例主要介绍 Grubbs 方法。一般当数据不符合正态分布时,如指数分布,首先要进行适当的转换,然后用 Grubbs 方法进行分析。

一、3S 法

在正态分布中,对有限次测量的数值,可首先剔除一个偏离最大的可疑值(Xi),计算剩余样本的均值(mean)和标准差(SD),然后将该偏离最大的一个值按照 $|Xi\text{-}mean|>3SD$ 舍弃该值,$|Xi\text{-}mean|\leqslant3SD$ 保留该值。若舍弃 Xi,需要再次对其中的数值进行验证,并需要重新进行计算。

二、格鲁布斯检验法(Grubbs)

处理步骤如下:

(1) 将数据由小到大排列:$x_1,x_2,\cdots,x_{n-1},x_n$;假设 X_1 或 x_n 可疑;

(2) 计算出该组数据的平均值($\overline{X}$)及标准偏差(S);

(3) 统计量:

$$T=\frac{|x_疑-\bar{x}|}{s}$$

$$T>T_{\alpha,n}(P_{表9\text{-}1}) \quad T\leqslant T_{\alpha,n}(P_{表9\text{-}1})$$

(4) 比较:弃去可疑值,保留可疑值。

表 9.1　$T_{\alpha,n}$ 值表

n	显著性水准 α		
	0.05	0.025	0.01
3	1.15	1.15	1.15
4	1.46	1.48	1.49
5	1.67	1.71	1.75
6	1.82	1.89	1.94
7	1.94	2.02	2.10

续表

n	显著性水准 α		
	0.05	0.025	0.01
8	2.03	2.13	2.22
9	2.11	2.21	2.32
10	2.18	2.29	2.41
11	2.23	2.36	2.48
12	2.29	2.41	32.55
13	2.33	2.46	2.61
14	2.37	2.51	2.63
15	2.41	2.55	2.71
20	2.56	2.71	2.88

Grubbs 优点是引入正态分布中的两个最重要的样本参数 $\overline{X}$ 及 S 参数,故准确度高。缺点是需要计算均值和 S。

【例 9.1】 测定某药物中钴的含量($\mu g/g$),得结果如下:1.25,1.27,1.31,1.40。试问 1.40 这个数据是否应保留?(置信度 95%)?

解:平均值 $x=1.31, s=0.066$

查表 $T_{0.05}, 4 = 1.46, T < T_{0.05}, 4, T = \dfrac{x_n - \overline{x}}{s} = \dfrac{1.40 - 1.31}{0.066} = 1.36$,故 1.40 这个数据应该保留。

Grubbs 检验要求数据个数一般不能少于 6 个。有关 Grubbs 方法的 SAS 程序,请参见本节的第五部分。

三、狄克逊 Q 值检测法(Dixon 检验)

这一准则应用极差比的准则,不必计算 σ,即可得到简化而严密的结果。为了判断的效率高,不同的测量次数需应用不同的极差比计算。在 n 次测量中将测量列按数值由小到大排列为 $x_{(1)} \leqslant x_{(2)} \leqslant x_{(3)} \leqslant \cdots \leqslant x_{(n)}$;若该数列符合正态分布,则按照表 9.2 进行统计量 f_0 的计算,并与相对应的 $f_{(n,\alpha)}$ 的对应值相比较。若某数值的统计量 $f_0 > f_{(n,\alpha)}$,则该数值即为异常值。该法在一些书中也叫 Q 检验法(适于 $n = 3\text{-}10$ 的情况)。

这个方法的优点就是计算简单,但缺点是只能针对小样本,并且只能对一个数据集用一次,也就是只能剔除一个异常值。

【例 9.2】 将数值大小按序排列 $x_{(1)} = 20.30, x_{(2)} = 20.39, x_{(3)} = 20.39, \cdots, x_{(13)} = 20.43, x_{(14)} = 20.43, x_{(15)} = 20.43$。由表 9.2 选择统计量计算公式,计算如下:

$$f_0 = \frac{x_{(3)} - x_{(1)}}{x_{(13)} - x_{(1)}} = \frac{0.09}{0.13} = 0.69$$

$$f_{(\alpha,n)} = f_{(0.01,15)} = 0.616$$

$0.69 > 0.616$,故 $x_{(1)}$ 是异常值,需剔除。

表 9.2　不同样本情况下 Dixon 检验统计量的计算方法和显著性水平

n	$f_{(n,a)}$		f_0 的计算公式	
	$\alpha=0.01$	$\alpha=0.05$	$x_{(1)}$ 可以时	$x_{(n)}$ 可以时
3	0.988	0.941		
4	0.889	0.765		
5	0.780	0.642	$\dfrac{x_2-x_1}{x_n-x_1}$	$\dfrac{x_n-x_{n-1}}{x_n-x_1}$
6	0.698	0.560		
7	0.637	0.507		
8	0.683	0.554		
9	0.635	0.512	$\dfrac{x_2-x_1}{x_{n-1}-x_1}$	$\dfrac{x_n-x_{n-1}}{x_{n-1}-x_2}$
10	0.597	0.477		
11	0.679	0.576		
12	0.642	0.546	$\dfrac{x_3-x_1}{x_{n-1}-x_1}$	$\dfrac{x_n-x_{n-2}}{x_n-x_2}$
13	0.615	0.521		
14	0.641	0.546		
15	0.616	0.525		
16	0.595	0.507		
17	0.577	0.490		
18	0.561	0.475		
19	0.547	0.462	$\dfrac{x_3-x_1}{x_{n-2}-x_1}$	$\dfrac{x_n-x_{n-2}}{x_n-x_3}$
20	0.535	0.450		
21	0.524	0.440		
22	0.514	0.430		
23	0.505	0.421		
24	0.497	0.413		
25	0.489	0.406		

若怀疑 $X_{(15)}$ 为异常值,则需要用如下公式计算:

$$f_0=\frac{x_{(15)}-x_{(13)}}{x_{(15)}-x_{(3)}}=0,$$ 所以 $x_{(15)}$ 不是异常值。

四、相关与回归分析时异常值的确定方法

在相关与回归分析上,如果有一个观测值离回归直线很远,则相关或回归系数的计算及预测结果的准确性会受到很大影响。在直线回归模式上,自变量(x)不会发生异常值,因为自变量是我们能控制的变量,只有因变量(y)才会发生异常值。但在相关分析上,两个变量不是我

们能控制的变量时,任意变量都有可能发生异常值。

在回归模式中,对因变量的异常值检测,可以通过画曲线来直观观察;另一种方法是依据其残差(residual)来决定。残差即是实测值(y)与推测值($\hat{y}$)之差($y_i - \hat{y}_i$),而其残差均方 $\mathrm{MSE} = \sum (y_i - \hat{y}_i)^2 / (n-2)$(若自变量有 3 个,则其自由度为 $n-3$),其计算公式为:

$$t = (y_i - \hat{y}_i) / \sqrt{\mathrm{MSE}}$$

若 $t > t_{n-1\,(\alpha/2)}$,(查 Student t 值表)。则表示该值为异常值,式中 n 为样本量大小。

【例 9.3】 回归分析实例

设下列资料为 x 与 y 两变量的资料。试分析其中 y 的最大偏离值 123.9 是否是异常值?

【程序 9.1】 prg9_1 回归分析中的异常值检测程序

```
Data r; input x y@@; Cards;
2.0  87.1  2.5  95.2  3.0  98.3  3.5  96.7  4.0  100.5  4.5  123.9  5.0
110.5  5.5  108.5  6.0  115.6
;
Run;
%include "prg9_1 回归中的异常值分析程序"
```

运行结果如图 9.1 所示。

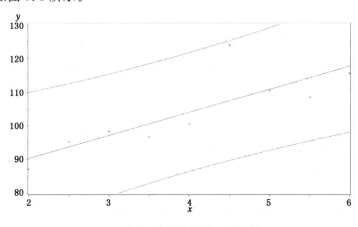

图 9.1　[程序 9.1]运行结果

这是回归线和 95% 的置信区间显示,可以发现 4.5 点处偏离回归直线最远,该值值得怀疑。

Source	DF	Sum of Squares	Mean Square	F Value	Pr > F
Model	1	703.837500	703.837500	14.06	0.0072
Error	7	350.302500	50.043214		
Corrected Total	8	1054.140000			

这是以因变量 y 建立的回归模型,其中误差均方为 50.04。

Parameter	Estimate	Standard Error	t Value	Pr > |t|
Intercept	76.63333333	7.67722513	9.98	<.0001
x	6.85000000	1.82653067	3.75	0.0072

这是回归模型的参数,即截距为 76.63,斜率为 6.85。

Obs	x	y	yhat	resid	eresid
1	2.0	87.1	90.333	-3.2333	5.58014
2	2.5	95.2	93.758	1.4417	6.08082
3	3.0	98.3	97.183	1.1167	6.41456
4	3.5	96.7	100.608	-3.9083	6.60672
5	4.0	100.5	104.033	-3.5333	6.66955
6	4.5	123.9	107.458	16.4417	6.60672
7	5.0	110.5	110.883	-0.3833	6.41456
8	5.5	108.5	114.308	-5.8083	6.08082
9	6.0	115.6	117.733	-2.1333	5.58014

这是通过模型计算出来的残差值(resid)及其残差标准误结果。由此结果可见最大残差 resid=16.442,所对应的观测值 y_6=123.9。现在想检测此值是否为异常值,下面是程序运行得出的结果。

最大残差=16.442 t=2.324 P=0.0265(诊断为异常值)

可见该残差的诊断结果为 $P<0.05$,诊断观测值 y_6 为异常值。

还有一种方法是 1975 年由 Lund 提出的,是用残差除以其标准误差 SE(r)而得的统计量。查 Lund 表进行确定。这里则不再详细介绍。

五、关于异常值确定时需要注意的问题

现以【例 9.4】说明在实际工作中,确定异常值的基本思路。

【例 9.4】 这是 EPO 生物活性测定时用同一剂量测定的 6 个吸光值:3.3745,0.3823,6.4146,6.4066,5.9243,4.3102。试分析其中 0.3823 是否为异常值?

1. 首先通过观察和主观分析对样本中的数值进行确定

对上述 6 个数据进行排序,0.3823,3.3745,4.3102,5.9243,6.4066,6.4146,并用描述性统计方法计算各统计量,必要时对数字做茎叶图或散点图。发现去掉 0.3823 数值与含有 0.3823 数值时,mean 与 median 值差异很大。从茎叶图上也发现 0.3823 这个数值与其他数值相距较远,虽然经过正态性检验未发现有显著性,但最好不计算该数值在内。

【程序 9.2】 prg9_2 异常值分析时的描述性观察

```
Data exp9_2;
Input x @@; output;
Cards;
0.3823   3.3745   4.3102   5.9243   6.4066   6.4146
;
Proc univariate Normal plot;
Var x;   histogram /normal; run;
```

Data exp9_2；

Input x @@；output；

Cards；

3.3745 4.3102 5.9243 6.4066 6.4146

；

Proc univariate Normal plot；

Var x； histogram /normal；run；

运行结果如下：

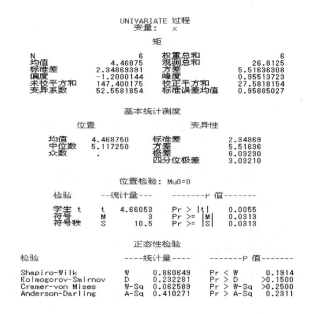

上面是含有 0.3823 值的 Univariate 过程的结果。经 Shapiro-Wilk 检验，w 值为 0.860649，$P=0.1914$，大于 0.05，正态性还是基本满足的。

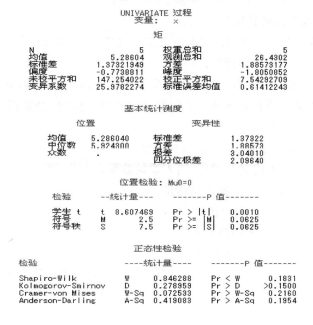

上面是不含 0.3828 值的 Univariate 过程的结果。经检验,正态性也是基本满足的。

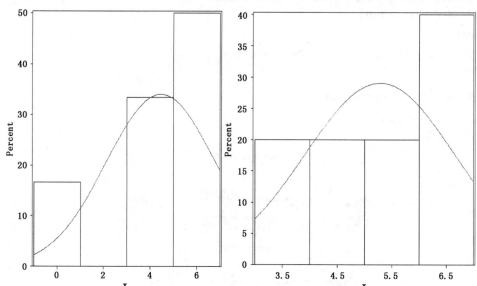

图 9.2　Histogram /Normal 运行结果

　　图 9.2 是 Histogram /Normal 运行的结果,可见含有 0.3828 值的虽然正态性没有显著性,但偏态比去掉该值有很大的不同。

2. 根据实验原理选择合适的数据转换方法

　　对活性检测结果,根据经验,多采用对数转换的方式,这样才能使实验结果符合正态分布。但对其他一些数据,还有用倒数和平方根转换的。一般经过转换后,数据才符合正态性的,更适宜用 Grubbs 方法。

　　该例的数据经过对数转换等几种形式转换后,发现原来的样本不符合正态性,说明可能有异常值存在。这时,可以采用 Grubbs 方法或 Dixon 检验进行异常值的检验。

3. 用 Grubbs 方法进行统计比较

　　Grubbs 异常值检验是建立在 SI＝(X 最大值－均值)/SD 或 SI＝(X 最小值－均值)/SD 基础上的,故只需要进行单侧检验即可。

　　下面是对原始数据和对数转换、倒数转换及平方根转换结果的 Grubbs 检查方法。关于选用何种转换,可参见第二章数据转换一节的要求。另外,选用何种数据转换,必须根据专业和数据分布等知识进行确定。

【程序 9.3】　prg9_3 异常值的 Grubbs 检查法

```
Data   exp9_3;        * 定义数据集,输入原始数据;
  Input x @@;          *   输入测量值;
  lgx＝log10(x);       * 对数转换;
  rx＝1/x;             * 倒数转换;
  sx＝sqrt(x);         * 平方根转换;
  Link＝1;             *   定义连接变量,用于与后续的计算结果集连接;
Cards;
```

0.3823　3.3745　4.3102　5.9243　6.4066　6.4146

;

Run；

%include "prg9_3 异常值的 Grubbs 检查法.sas";

运行结果如下：

原始值 原始值	原始值 原始值	Grubb t	判断结果
0.3823	0.3823	1.8220	正常
3.3745	3.3745	1.8220	正常
4.3102	4.3102	1.8220	正常
5.9243	5.9243	1.8220	正常
6.4066	6.4066	1.8220	正常
6.4146	6.4146	1.8220	正常

原始值	对数转换值	Grubb t	判断结果
0.3823	-0.4176	1.8220	离群
3.3745	0.5282	1.8220	正常
4.3102	0.6345	1.8220	正常
5.9243	0.7726	1.8220	正常
6.4066	0.8066	1.8220	正常
6.4146	0.8072	1.8220	正常

原始值	倒数转换值	Grubb t	判断结果
0.3823	2.6157	1.8220	离群
3.3745	0.2963	1.8220	正常
4.3102	0.2320	1.8220	正常
5.9243	0.1688	1.8220	正常
6.4066	0.1561	1.8220	正常
6.4146	0.1559	1.8220	正常

原始值	平方根转换值	Grubb t	判断结果
0.3823	0.6183	1.8220	离群
3.3745	1.8370	1.8220	正常
4.3102	2.0761	1.8220	正常
5.9243	2.4340	1.8220	正常
6.4066	2.5311	1.8220	正常
6.4146	2.5327	1.8220	正常

　　对经过对转换后的数据进行分析，发现 0.3823 这个数值确与其他数值有显著性偏离。如果对原数据不进行转换，贸然采用 Grubbs 方法或 Dixon 方法，会得出 0.3823 这个数值并非异常值的错误结论。在本例中，根据专业知识，应选用对数转换的方式进行异常值评价，最终确定该值为异常值。

参考文献

［1］　GB4883-1985 数据的统计处理和解释——正态样本异常值的判断和处理［S］.北京:中国标准出版社,1985.

［2］　唐启义,冯明光.DPS 数据处理系统——实验设计、统计分析及数据挖掘［M］.北京:科学出版社,2007.

［3］　沈明来.生物检定统计法(第二版)［M］.台北:九州图书文物有限公司,2007.

谭德讲　曹秀堂

第十章　置信区间分析及其意义

在第五章,我们已经介绍了统计推断中的一类方法——假设检验,并介绍了一些常用的假设检验统计方法及其选择原则。假设检验的关注角度是组间是否存在差异,而不关注差异的具体量,因而通过反证的思想借助参数或非参数的方法成功解决了大量的组间比较问题。但是,如果希望进一步了解组间差异的大小,假设检验就无法满足需求。

本章将介绍统计推断中的另一类重要方法——区间估计,这类方法将给出我们所关注参数的进一步量化信息,即给出一个带有概率意义(置信度)的数量范围(置信区间),以使我们得以更接近于实际背景,乃至于直接支持决策。

简单地说,区间估计方法是带有概率意义的对真实世界的统计推断方法。误差的客观存在和不确定性是统计推断的基础,下面将从误差分析进入,避开公式与理论推导,以释义和举例的方式介绍置信区间估计方法。

第一节　置信区间的概念与价值

一、误差客观存在于一切测量中

1. 测量对象(个体)的差异(变异)客观存在

变异作为自然界的基本特质,体现在个体,表现为不同个体间的差别以及同一个体在不同时间和空间的差别,当多个个体构成观测样本时,这种特质自然被带入样本,成为样本的一个基本特征,表现为不同样本之间的差别。

2. 测量工具的不稳定性客观存在

在观测或测量过程中,测量工具受环境不确定因素、工具本身稳定性、使用者自身状态变化的影响,同样显现出变异的特征,表现为同一样本反复测量时结果并不完全相同。

3. 误差的客观存在

由于测量对象和测量工具同时具有不确定性,测量结果的不确定性便成为必然,而测量结果与真实结果之间存在的差异,通常称为误差。

当进行抽样时,源自测量对象和测量工具的误差即被带入样本,使得样本特征的变异成为必然,不同样本间存在差异,这种差异通常称为抽样误差。

4. 抽样误差的分类

以下依据产生原因和表现特征将误差区分为3类:

(1)随机误差。当样本是通过随机化方法(无论是随机分组还是随机抽取)获得时,测量对象和测量工具的误差即被随机引入样本,误差即表现出随机的特征,即大小不固定、方向不确定,此时的抽样误差通常称为随机误差。

对随机抽样的理解:随机分配可以看做是对自然的模拟观测,随机抽样可以看做是对自然的直接观测。

由于随机误差源于测量对象和测量工具本身的变异或不稳定性,而二者均为不可控的客观存在,这一特性导致了随机误差的必然存在,无法避免。

(2)系统误差。当样本是通过非随机化方法获得,或者从中获得样本的母本本身与期望的母本之间存在系统性的(带有方向性且数量相对固定)偏差,或者测量工具存在系统性偏差时,一个固定的偏差被引入样本,表现为所有个体向同一方向偏出相同数量,这个固定的偏差通常称为系统误差。

(3)过失误差。在观测中有时会出现过错,从而导致测量结果的偏差,这种偏差不带有普遍性,仅由于个别个体的个别测量受到影响,这个偏差通常称为过失误差。

系统误差和过失误差均表现出非随机性,而且由于其产生原因通常可预见或可控,因而大家更愿意将其预防或控制在研究之外。

对于随机误差,由于其产生根源的不可控,导致其不可控,因而成为后续研究分析的重点,统计学上的推断方法基本上均针对此类误差。

二、随机误差的特征

健康成年男子的红细胞计数服从正态分布 $N(4.6602, 0.5746^2)$,从中进行以下 3 种随机抽样:

(1)随机抽样 1000 次,每次抽取 5 个个体,获得 1000 个样本,每个样本求得一个红细胞计数的均数;

(2)随机抽样 1000 次,每次抽取 10 个个体,获得 1000 个样本,每个样本求得一个红细胞计数的均数;

(3)随机抽样 1000 次,每次抽取 30 个个体,获得 1000 个样本,每个样本求得一个红细胞计数的均数。

从 3 种抽样的结果(图 10.1),可以看到以下现象:样本均数依然是一个随机变量,表现出以下特征:

(1)各样本均数未必等于总体均数($\bar{x} \neq \mu$,误差?);

(2)样本均数之间存在差异($\bar{x}_a \neq \bar{x}_b$,变异);

(3)样本均数的分布很有规律,围绕着总体均数,中间多、两边少,左右基本对称(对称、正态?);

(4)随着样本量的增大,样本均数变异范围逐渐缩小($S_{\bar{x}} = S_x / \sqrt{n}$)。

从以上抽样的结果,可以观察到随机误差的一些基本特性,即:

(1)大小不固定、方向不固定,但是具有明显的集中特征,以真实值为中心对称分布;

(2)随机误差具有良好的抵消特性,随着样本量的增加,个体间的差异相互抵消,样本的集中特征变得更为明显。

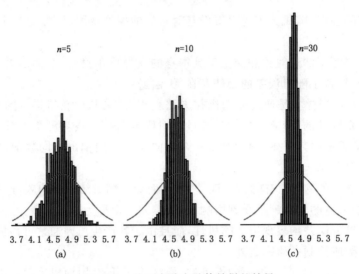

图 10.1　从正态分布总体抽样的结果

三、随机误差的测量尺度

1. 正态分布下均数随机误差的测量尺度

理论上可以证明，从正态分布 $N(\mu, \sigma2)$ 的总体中随机抽取含量为 n 的样本，其样本均数 $\overline{X} \sim N(\mu, \sigma2/n)$。

样本均数的标准差习惯上又称为样本均数的标准误（Standard Error），简称标准误，具有如下普遍规律：

$$\sigma_{\bar{x}} = \sigma/\sqrt{n}$$

在实际应用中，往往是总体标准差 σ 未知，人们只能用样本标准差 S 代替 σ，从而获得 $\sigma_{\bar{x}}$ 的估计值 $S_{\bar{x}}$，则有

$$S_{\bar{x}} = S/\sqrt{n}$$

为方便计，可称 $\sigma_{\bar{x}}$ 为理论标准误，$S_{\bar{x}}$ 为样本标准误。

2. 随机误差的一般性测量尺度

类似于以上正态分布情况下的样本均数，反映总体特征的所有统计量均对于一个随机误差的测量尺度，统计学上将这类衡量随机误差的测量尺度统称为标准误。因最早提出的是均数的标准误并将其简称为标准误，因而，后续其他统计量对应的标准误均冠以一个定语。例如，率的标准误、方差的标准误、相关系数的标准误等，具体的计算方法将在后续相应章节加以介绍。

四、置信区间——随机误差背景下带有概率意义的参数估计

由于随机误差的存在，使得样本的特征带有不确定性，而在人们对总体特征值（参数）进行估计时，希望对于不确定性加以量化，以使得基于样本的推论成为可能，因而引进了概率的概念。具体做法是：当估计一个未知参数的值时，一般通过样本的观察值给出一个范围，使得这个范围能按照足够大的概率（给定的）包含所要估计的参数，这个范围就称为置信区间，相应的概率值称为置信度。对于任意的 $\theta \in \Theta$，有 $P\{\underline{\theta} < \theta < \bar{\theta}\} \geqslant 1-\alpha$。

例如，从样本均数引出一个范围，并获知该范围包含总体均数的概率为 95%，则该范围称

为总体均数的 95% 置信区间,95% 称为该区间的置信度。

置信区间的含意:从总体中做随机抽样,根据每个样本可算得一个置信区间,如 95% 置信区间,意味着做 100 次抽样,算得 100 个置信区间,平均有 95 个置信区间包括真实值(估计正确),只有 5 个置信区间不包括真实值(估计错误)。

以下介绍的是最常用到的基于正态分布下总体均数的置信区间估计方法:

一个正态总体 $X \sim N(\mu, \sigma^2)$ 的情形,均值的置信区间的计算公式:

(1) 方差 σ^2 已知,μ 的置信区间为:

$$\left(\overline{X} - z_{\frac{\alpha}{2}} \frac{\sigma}{\sqrt{n}}, \quad \overline{X} + z_{\frac{\alpha}{2}} \frac{\sigma}{\sqrt{n}} \right)$$

(2) 方差 σ^2 未知,μ 的置信区间:

$$\left(\overline{X} - T_{\frac{\alpha}{2}}(n-1) \frac{S}{\sqrt{n}}, \quad \overline{X} + t_{\frac{\alpha}{2}}(n-1) \frac{S}{\sqrt{n}} \right)$$

以上我们只介绍了正态分布下总体均数可信区间的估计公式,应该指出的是,区间估计方法是一类方法的总称,对于不同的参数,均可形成相应的区间估计,在下一节中,我们将借助软件,介绍几种其他的置信区间及其估计方法。

置信区间的价值在于:使得我们在随机误差不可避免的情况下,在一定的概率保证下获得所关心参数的估计值。在从样本均数计算均值的置信区间时,标准误是一个重要计算项。

置信区间的长度代表着估计的精度,而置信度代表区间的准确度(可信度),二者是相互关联的,在样本量不变的情况下,二者互为矛盾,即若想获得更高的精度,只有牺牲可信度,所得区间的可信度将降低;反之,如果想获得更高的可信度,只有牺牲精度,所获得的区间范围将扩大。

五、置信区间与假设检验的关系

1. 置信区间与假设检验在一些问题上可以相互印证,假设检验提供简单直接的结论,置信区间提供进一步的量化信息

例如,当比较两组差异时,两组均数差值置信区间包括 μ_0,则相当于假设检验在相应检验水准不拒绝 H_0,相当于图 10.2 中的(4~5);如果置信区间不包括 μ_0,则相当于假设检验在相应检验水准拒绝 H_0,相当于图 10.2 中的(1~3)。

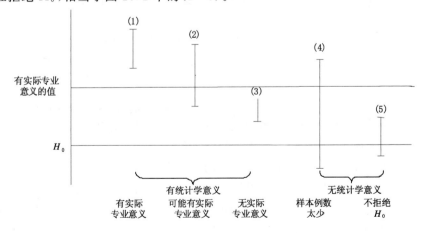

图 10.2　置信区间与假设检验的关系图

2. 区间估计与假设检验相互不能取代

置信区间可以针对特定参数给出详细的量化信息,但是必须事先明确分布的类型以及其他相关参数的信息。

假设检验虽不能提供更具体的量化信息,但是利用反证的思想,实现了一定程度上绕过分布或参数的方法,从而可以回答更广范围的问题。

因此,区间估计和假设检验方法在共同解决部分问题相互印证的同时,又各有自身所擅长的方面,在使用过程中应该结合实际问题和两类方法的特点,进行灵活选择。

第二节　置信区间的实例与计算

本节暂以临床试验的实例,介绍置信区间的计算过程,并借以解释其意义及用途。

在阳性对照的临床试验中,通常希望通过与阳性对照组的比较得到试验组在有效性方面相对于对照组的价值和地位,常见的结论包括优效、等效、非劣效,不论希望获得哪一类结论,均可以借助置信区间的方法,而对于等效和非劣效的评价,借助置信区间方法成为唯一的解决途径。

下面介绍一个定量指标的置信区间估计和两种定性指标的置信区间估计。

一、两组均数差值的置信区间

当有效性评价以定量指标为基础时,可以通过组间的均数差异来进行评价,方法是:计算出两组均数差值的置信区间,通过比较此区间与预先设定的评价界点的关系作出判断,结论可以是优效、等效、非劣效等。该置信区间可以是简单的置信区间,也可以是考虑多个因素条件下的置信区间,例如,当需要考虑基线、中心等作用时,该置信区间可以在协方差分析模型基础上通过最小二乘法进行估计。

【例 10.1】　治疗湿疹的乳膏 A,以乳膏 B 为对照,进行随机、双盲、阳性药平行对照试验,目的是判断试验乳膏 A 是否非劣于对照乳膏 B。经参与研究的临床专家讨论后设定标准:以三周治疗结束时的症状(红斑、糜烂、浸润、丘疹、水疱数目、靶皮损大小)总分为评价指标,当两组症状总分之差(B−A)的最小二乘均数的 95% 置信区间下限不低于 −2 时,可认为乳膏 A 非劣于乳膏 B。

这里提出的是一个非劣效的问题,由临床专家提出了 −2 这一非劣效的判断标准,即当乳膏 A 与乳膏 B 的症状评分差距不超过 2 分时,该差距在临床上没有实际意义,不论其在统计学上是否有意义。

回答上述问题,首先需要描述两组治疗结束时的症状总分,表 10.1 同时列出了总的症状总分和各中心的症状总分,是对有效性指标的基本描述,用于分析两组差别和各中心间的差别,是协方差分析的基础。由于篇幅原因,未列出原始数据步。

为判断非劣效是否成立,在以上统计描述的基础上,采用以基线为协变量、考虑中心和治疗作用的协方差分析模型评价两组的差异(表 10.2),并在此模型基础上计算两组总分值及其差值的最小二乘均数和差值的 95% 置信区间(表 10.3),以计算出的置信区间与 $(-2, +\infty)$ 比较并作出结论。上述协方差分析模型可以通过以下 SAS 程序实现:

表 10.1　治疗结束时的总分(TSS)[均数(标准差)]

—	乳膏 A	乳膏 B
Total	1.69(2.33)	1.40(1.89)
Center 1	1.24(1.70)	1.38(2.20)
Center 2	2.19(2.43)	2.09(2.08)
Center 3	1.70(2.94)	1.27(1.51)
Center 4	1.64(2.09)	0.88(1.60)

【程序 10.1】　prg10_1 多中心两种制剂非劣效比较的置信区间计算

PROC MIXED DATA＝TSS_TEM；＊TSS_TEM 是已经存在的 SAS 数据集,因数据量较大,不再写数据步,而是直接调用；

CLASS TREAT INVNUM；＊定义分类变量 treat:治疗分组 invnum:中心号；

MODEL TSS_4＝TREAT TSS_1 INVNUM；＊定义协方差分析模型；

ESTIMATE "B-A" TREAT-1 1/CL ALPHA＝0.05；＊估计相应的最小二乘均数及标准误；

LSMEANS TREAT；RUN；

表 10.2 为以基线为协变量、考虑中心和治疗分组作用的协方差分析模型的结果,结果显示:在考虑基线、中心作用的情况下,两组治疗药物差异没有统计学意义($P<0.05$)。

表 10.2　治疗结束时 TSS 的协方差分析结果

—	F	P
Treatment	0.95	0.3302
Baseline	10.97	0.0011
Center	3.19	0.0243

表 10.2 的结果尚不能按照事先设定的标准回答"是否非劣"的问题,要回答该问题,需要对两组的差距作出估计。表 10.3 给出在表 10.2 协方差分析模型基础上的最小二乘估计结果,分别给出了各组和组间差值的最小二乘均数、标准误以及两差值的 95％置信区间,由此可以判断:对于症状总分,乳膏 B 组与乳膏 A 组差值的 95％置信区间为（－0.7547,0.2546）,下限在－2 以上,因此可以认为乳膏 A 非劣于 B。

表 10.3　每组总分(TSS)均数(Lsmean)及两组总分差值的均数(Lsmean)及 95％ 置信区间(CI)

乳膏 A		乳膏 B		Difference (B A) and 95％置信区间			
lsmean	se	lsmean	se	lsmean	se	CI lower	CI upper
1.67	0.18	1.42	0.18	－0.25	0.26	－0.7547	0.2546

注:Lsmean:Least Square Mean;se:标准误。

SAS 程序直接输出结果:

```
                    The Mixed Procedure
                    Model Information

        Data Set                    TMP1.TSS_TEM
        Dependent Variable          TSS_4
        Covariance Structure        Diagonal
        Estimation Method           REML
        Residual Variance Method    Profile
        Fixed Effects SE Method     Model-Based
        Degrees of Freedom Method   Residual


                    Class Level Information

        Class     Levels     Values

        TREAT        2        Efficort Locoid
        INVNUM       4        5330 5331 5332 5333


                         Dimensions

           Covariance Parameters          1
           Columns in X                   8
           Columns in Z                   0
           Subjects                       1
           Max Obs Per Subject          261


                    Number of Observations

        Number of Observations Read        261
        Number of Observations Used        261
        Number of Observations Not Used      0


                    Covariance Parameter
                         Estimates

              Cov Parm        Estimate

              Residual         4.2759


                       Fit Statistics

           -2 Res Log Likelihood        1121.9
           AIC (smaller is better)      1123.9
           AICC (smaller is better)     1123.9
           BIC (smaller is better)      1127.5


              Type 3 Tests of Fixed Effects

                      Num      Den
        Effect         DF       DF     F Value    Pr > F

        TREAT           1      255       0.95     0.3302
        TSS_1           1      255      10.97     0.0011
        INVNUM          3      255       3.19     0.0243


                    The Mixed Procedure

                         Estimates

                      Standard
Label  Estimate        Error      DF   t Value   Pr > |t|   Alpha    Lower     Upper

B - A   -0.2500       0.2563     255    -0.98     0.3302     0.05   -0.7547    0.2546


                    Least Squares Means

                                        Standard
       Effect    TREATMENT   Estimate    Error     DF    t Value   Pr > |t|

       TREAT     Efficort     1.6735     0.1808    255     9.26     <.0001
       TREAT     Locoid       1.4234     0.1815    255     7.84     <.0001
```

二、两组率之差的置信区间

当疗效评价以定性指标为基础时,可以通过组间率的差异来进行评价,这一差异可以用两组率的差值及其置信区间来体现,方法是:计算出两组率差值的置信区间,通过比较此区间与预先设定的评价界点的关系作出判断。

【例 10.2】　A 为缓解急性痛风症状的新药,以目前常规使用的药物 B 为对照,进行随机、双盲、阳性药平行对照临床研究,目的是判断试验药 A 是否非劣于对照药 B。经参与研究的临床专家讨论后设定标准:当两组患者临床有效率差值(A－B)95％置信区间的下限不低于 15 个百分点时,判断 A 非劣于 B。表 10.4 为两组药品的实验结果。

表 10.4　有效率及其 95％置信区间(CMH 方法)

—	Efficacy[effective(%)/no effecctive(%)]	
	Cream A	Cream B
Total	48(60.00%)/32(40.00%)	55(67.90%)/26(32.10%)
Center 1	15(55.56%)/12(44.44%)	20(71.43%)/8(28.57%)
Center 2	13(52.00%)/12(48.00%)	16(64.00%)/9(36.00%)
Center 3	20(71.43%)/8(28.57%)	19(67.86%)/9(32.14%)

这里提出的也是一个非劣效的问题,以相差不超过 15 个百分点为非劣效的标准,即当 A 组与 B 组有效率之差(A-B)不低于－15 个百分点时,该差距在临床上没有实际意义,不论其在统计学上是否有意义。

回答上述问题,首先描述总有效率及各中心的有效率,在以中心为分层因素的 Cochran-Mantel-Haenszel (CMH) 检验基础上,计算两组有效率差值的 95％置信区间。这一过程可以参照【程序 10.2】实现。

【程序 10.2】　prg10_2 两组有效率差值的 95％的置信区间计算

```
DATA TMP;                 /* 数据步 */
DO CN=1 TO 3; DO GROUP=1 TO 2; DO EFFE=1 TO 2;
INPUT F@@; OUTPUT;
END;END;END;
CARDS;
15 12 20 8 13   12 16 9   20 8 19 9
;RUN;
PROC FREQ;/* RISKDIFF 分析过程描述组间差异及其置信区间;CMH 检验进行显著
性检验 */
TABLES CN * GROUP * EFFE /CMH RISKDIFF; /* 用于计算每个中心的两样品之
间的差异及风险置信区间 */
TABLES GROUP * EFFE /CMII RISKDIFF; /* 用于计算所有三中心间两样品的差异
及风险置信区间 */
WEIGHT F;  RUN;
```

结果(整理后):

CMHtest:CMHχ^2=1.08;P=0.298;95％ CI of Difference (A－B)of Rate:(－22.69,6.88)

第一个 TABLES 的结果(截选):

FREQ 过程

GROUP ＊ EFFE 的汇总统计量
CN 的控制

Cochran-Mantel-Haenszel 统计量（基于表得分）

统计量	对立假设	自由度	值	概率
1	非零相关	1	1.0816	0.2983
2	行均值得分差值	1	1.0816	0.2983
3	一般关联	1	1.0816	0.2983

第二个 TABLES 过程的结果（截选）：

FREQ 过程

GROUP ＊ EFFE 表的统计量

第 1 列风险估计

	风险	渐近标准误差	（渐近的）95%置信限		（精确的）95%置信限	
第 1 行	0.6000	0.0548	0.4926	0.7074	0.4844	0.7080
第 2 行	0.6790	0.0519	0.5773	0.7807	0.5660	0.7785
合计	0.6398	0.0378	0.5656	0.7139	0.5605	0.7138
差值	-0.0790	0.0754	-0.2269	0.0688		

差值为（行 1 - 行 2）

表 10.4 显示，A 组、B 组的临床有效率分别为 60.00%、67.90%，CMH 检验结果显示两组差异无统计学意义（$P > 0.05$），但此时按照预告设定的标准还不能回答"是否非劣"的问题；进一步估计的两组率的差值的 95%置信区间为（-22.69%，6.88%），按下限不低于 -15 个百分点的标准判断：不能认为 A 组疗效非劣于 B 组。

三、相对率的置信区间

当疗效评价以定性指标为基础时，组间差异的评价也可以用两组率的相对值来体现，方法是：计算出两组率的比值，即相对率，并计算其置信区间，通过比较此区间与预先设定的评价界点的关系作出判断。

【例 10.3】 A 为治疗足癣的新方法，以目前常规使用的方法 B（真菌学清除率为 80%）为对照，进行随机双盲、阳性药平行对照临床研究，目的是评价新方法 A 是否非劣于常规方法 B。经参加研究的临床专家讨论后设定标准：当治疗结束时 A 组真菌清除率达到 B 组真菌清除率的 90%（80%×90%=72%）时，判断 A 方法临床非劣效于 B 方法。实验结果见表 10.5。

这里提出非劣效的标准为一个相对率，即当 A 与 B 的相对差距不超过 10%时，该差距在临床上没有实际意义，不论其在统计学上是否有意义。与绝对率相比，相对率的提出主要考虑到相同的百分点在不同的对照水平具有不同的意义。

回答上述问题，可以在以中心为分层因素的 Cochran-Mantel-Haenszel（CMH）检验基础上，通过 Logit 估计计算相对清除率的 95%置信区间来解决。具体计算可以借助以下 SAS 程序实现。

【程序 10.3】 prg10_3 相对率的置信区间计算
DATA TMP; /＊数据步＊/

```
DO CN=1 TO 7;     DO GROUP=1 TO 2;     DO EFFE=1 TO 2;
INPUT F@@；OUTPUT；
END；END；END；
CARDS；
11 0 7 3   9 0 6 0   2 2 2 0   10 0 8 1   3 0 2 1   10 0 9 0   9 1 9 1
;RUN；
PROC FREQ；         /＊分析过程＊/
TABLES CN＊GROUP＊EFFE/CMH；
WEIGHT F；   RUN；
```

表 10.5 治愈率及相对率估计(CMH 方法)

—	Cure Rate (No of Cure/Continue)	
	Group A	Group B
Total	54/3	43/6
Center 1	11/0	7/3
Center 2	9/0	6/0
Center 3	2/2	2/0
Center 4	10/0	8/1
Center 5	3/0	2/1
Center 6	10/0	9/0
Center 7	9/1	9/1

CMHtest：CMHχ^2=1.86 P=0.172；Related Rate(A/B)and its 95％ CI：1.12(0.95,1.31)

SAS 直接输出结果：

```
                    FREQ 过程
             GROUP ＊ EFFE 的汇总统计量
                  CN 的控制

       Cochran-Mantel-Haenszel 统计量( 基于表得分 )

  统计量    对立假设            自由度      值       概率
  ------------------------------------------------------
     1      非零相关               1      1.8627   0.1723
     2      行均值得分差值          1      1.8627   0.1723
     3      一般关联               1      1.8627   0.1723

             普通相对风险的估计值( 行 1/行 2)

  研究类型         方法              值         95% 置信限
  ------------------------------------------------------
  案例对照        Mantel-Haenszel   2.7293    0.5950    12.5202
  （ 优比）       Logit ＊＊        2.0842    0.4850    8.9564

  Cohort         Mantel-Haenszel   1.0838    0.9649    1.2173
  （第 1 列风险）  Logit ＊＊        1.1157    0.9509    1.3091

  Cohort         Mantel-Haenszel   0.3766    0.0833    1.7030
  （第 2 列风险）  Logit ＊＊        0.5706    0.1623    2.0061

       ＊＊ 在那些包含零的表的每个单元格中，这些
           logit 估计值使用 0.5 修正.
         零行或零列的表，不包括在
         logit 估计值的计算中.

              对优比的齐性的
              Breslow-Day 检验
            ------------------
            卡方         6.1516
            自由度            4
            Pr > 卡方    0.1881

            总样本大小 = 108
```

表 10.5 显示，A 组、B 组的真菌清除率分别为 94.74%、87.76%，CMH 检验结果显示两组差异无统计学意义（$P>0.05$），同样，此时还不能认为 A 非劣于 B 或 A 优于 B；两组相对率的 95% 置信区间为（0.96,1.22），按下限不低于 0.9 的标准判断：A 组真菌清除率非劣于 B 组。

四、回归直线的置信区间（置信带）

【例 10.4】 已知父子身高间存在相关关系，随机测得 20 对父子的身高（cm），数据如下，拟绘出回归直线及其置信带（由一系列置信区间上下限连成的线）。

父 150 153 155 158 161 163 166 167 168 169 170 171 172 173 174 175 177 178 181 183 185

子 160 158 162 165 169 168 169 169 170 173 171 175 176 178 174 179 175 176 180 179 181

【程序 10.4】 prg10_4 回归直线的置信区间计算

```
DATA LINE;      /*数据步，成对导入父子身高数据*/
INPUT X Y @@; LABEL X='父高(cm)' Y='子高(cm)';
CARDS;
150 160 153 158 155 162 158 165 161 169 163 168 166 169 167 169 168 170 169 173
171 175 172 176 173 178 174 174 175 179 177 175 178 176 181 180 183 179 185 181
;
RUN;
proc reg;
model y=x;
PROC GPLOT DATA=LINE;       /*绘图*/
PLOT y*x=1/HMINOR=10 VMINOR=10;  /*定义图形坐标变量，纵坐标*横坐标，坐标刻度间距为10*/
SYMBOL V=DOT I=RLCLI95 H=0.5 CI=RED CV=GREEN CO=BLUE;
/*散点标志：点；连接线：一次回归线，伴随95%可信带；点大小：0.5；颜色配置：预报线红色，散点绿色，可信带蓝色*/
RUN;quit;
```

结果及图形如下（图 10.3）：

回归方程：$y=61.57945+0.652386*X$

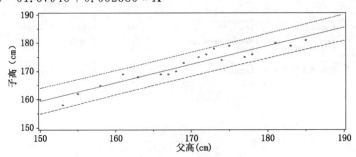

图 10.3 父子身高的回归直线及其置信带

关于 SAS 下的绘图功能,GPLOT 过程中提供丰富的功能,有兴趣者可以详细阅读 SAS 帮助,获得更多细节。

五、关于置信区间的几点说明

1. 置信区间的两个要素

一是准确度,通常以置信度($1-\alpha$)来反映,其中 α 表示该区间不包含参数值的概率,置信度即区间包括真实值的概率大小,愈接近 1 愈好,如 99% 比 95% 好;二是精确度,反映在区间的长度,愈小愈好。

准确度与精确度是存在矛盾的,在样本量确定的情况下,若考虑提高准确度,必然以降低精度为代价,反之亦然。因此,在求参数的置信区间时,通常先考虑准确性,一般情况下,95% 置信区间更为常用,在其基础上,再提高精度。

同时获得较高准确度和较高精度的方法是增大样本量,当增加样本量时,随机误差将随着个体差异的相互抵消而减小,从而精度得到提高(图 10.4)。

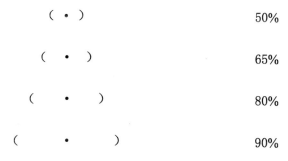

图 10.4　置信区间准确度与精度的关系(示意)

2. 置信区间与假设检验的关系

置信区间与假设检验从不同的角度出发分析同一问题,假设检验方法侧重于定性说明不同组间是否存在差异(具有统计学意义的差异),而置信区间方法则侧重于定量说明不同组之间差异的大小(并不直接针对该差异是否具有统计学意义)。

假设检验的定性推断特点,使得其更为灵活,但其无法提供进一步的数量关系,有时使得进一步的推论出现困难。而置信区间方法,由于可以提供更为详细的量化评估,对于进行更为精确的评估具有更大价值,但由于置信区间方法必须依赖于已知的统计学分布,因而在一些特殊的分布或分布类型未知的情况下,置信区间估计变得困难或难以实现。因此,二者在具体应用过程中需结合具体要求的研究目的进行选择。

3. 假设检验方法的局限性

从假设检验方法的基本思想上讲,其目标是定性地检出差异,而其检出差异的能力(检验效能)与样本量呈正相关关系,即随样本增大而增加,随样本量减小而降低。这就意味着:当假设检验结果 $P>0.05$ 而不拒绝零假设时,可能是两组参数相近,也可能是检验效能不足;另一方面,当 $P<0.05$ 而拒绝零假设时,可以认为两组参数有统计学意义上的差异,但不意味着这种差异存在实际应用价值。这正是前面例题中差异无统计学意义时不能作出非劣效评价的理论基础。

在上述【例 10.1】、【例 10.3】中,我们看到的结果是:假设检验显示两组差异无统计学意义,同时,置信区间计算结果支持试验组非劣效于对照组的结论;而在【例 10.2】中,我们看到的结果却有所不同,假设检验显示两组差异无统计学意义,但置信区间计算结果并不支持试验组非劣效于对照组的结论。

对【例 10.2】,按照两组率比较的假设检验方法,在两组样本例数各为 81 例,两组率分别为 60%、68%时,传统假设检验方法检出差别的效能只有 14%,如果差别更小,效能将更低。因此,差别无统计学意义的结果与检验效能有很大关系。

由此,我们可以清楚地看出上述不同结果的原因,同时看到了假设检验的局限。

张高魁　谭德讲

第十一章　测量不确定度在药品检验中的应用

第一节　概　述

一、引言

在我们的实际检验工作中,往往不能够得到被测物特性量值的真值,而只能对其作出相对准确的估计。随着测量技术以及测量仪器的不断发展与进步,我们的测量正向着灵敏、专属、准确、快速、自动化、最优化、智能化的方向发展,但是由于测定过程中所用的仪器和工具的限制、测试方法的不完善,验证体系的不健全,分析操作和测试环境的变化,试验人员本身的技术水平、经验的影响,使得分析测定的结果总是带有误差。如何正确地对测定过程中的误差进行评定和描述? 如何评价结果的准确性和可信度? 如何提高我们日常工作中的每一次测量结果的质量? 这便是此章将要进行讨论的内容。

我们在日常检验工作中,对所测量的结果首先就是保证它们的准确性和可靠性,但是,在现有的试验条件下是否是每间实验室在每次实验中都能够给出准确、可靠的试验结果? 我们首先举一个实例,即 10 家实验室采用相同的实验条件对同一批次的某抗生素样品进行含量测定,在表 11.1 中列出测定的结果,从这个结果中可以看出,不同实验室分析测量结果之间存在着较大的差异。

表 11.1　不同实验室对同一批样品含量测定的结果

实验室编号	测量结果(u/mg)	实验室编号	测量结果(u/mg)
1	649	6	634
2	708	7	659
3	656	8	644
4	652	9	712
5	636	10	645

通过上面的例子可以看出,测量过程中确实存在误差,而对测量误差进行合理的描述和评价是整个测量过程中不可或缺的重要环节。我们研究测量误差的目的并非希望能够完全将其消除,或是将其降到最低。因为在将测量误差降到最低的过程中,需要花费大量的人力、物力和财力,在多数情况下这样的投资收益比存在着不合理性。那么,我们研究测量误差的主要目的是什么? 笔者认为可以从以下几个方面展开讨论:

(1)误差理论是保证和提高测量准确性的必要理论依据,在我们日常检验工作中,大量的工作是为了检验待测样品是否符合规定,即是否为合格的样品,如果测量过程中误差过大时就有可能出现误判的情况,这必将带来难以估计的损失和难以预计的严重后果。因此,就需要通过对测量误差的产生原因、类型以及特性进行全面、系统的分析和研究,从而达到保证和提高测量准确性的目的。

(2)误差理论是合理选用试验仪器和确定试验方案的理论依据,一般情况下,由于我们在检验过程中选用了不同精度的试验仪器,其各自获得的测量结果的准确度会有所不同,但是否是准确度越高的仪器所测量的结果就越准确?同样,我们在日常工作中,有时会选择不同的试验方案,例如选择不同的样品前处理方法,这样不同的试验方案也会得到不同准确度的测量结果,那我们又将面临着如何选择不同准确度的试验方案的问题。在这样的情况下,我们就需要应用误差理论对试验仪器和试验方案等进行科学、合理的评定,从而为最终的选择提供充分的理论依据。

由上述内容不难理解测量误差的评定对我们日常工作的重要意义,由于测量误差的定义为测量结果减去被测量的真值,而在实际工作中真值是得不到的,这样就给测量误差的准确评定带来了不可逾越的困难。而且各国对测量误差的评定方法也存在着明显差异,这样一来就有可能造成对于同一物质的测量结果在不同国家或是同一国家的不同实验室,甚至是不同的测量人员之间进行评定时产生较大差异,从而使得利用不同测量获得的结果之间极易产生分歧并且缺乏可比性,由此会造成不可避免的人力、物力以及经济利益上的浪费与损失。

用测量不确定度来统一评定测量结果的质量就是在这种背景下产生的,测量不确定度的评定和表示方法的统一使得不同实验室之间的测量结果可以方便地进行比较,实现了相互承认从而达到共识的目的。

二、测量不确定度的发展历史

1963 年,美国国家标准局(NBS)的数理统计专家埃森哈特(Eisenhart)在研究"仪器校准系统的精密度和准确度的估计"时提出了定量表示不确定度的概念和建议,并受到了国际上的普遍关注。

20 世纪 70 年代,NBS 在研究和推广测量保证方案(MAP)时在不确定度的定量表示方面取得了新的进步。虽然"不确定度"这一术语已逐渐在各测量领域被认识和推广,但是具体表示方法并不统一,并且存在着"不确定度"和"误差"同时并用的情况。

1977 年,国际计量委员会(CIPM)要求国际计量院(BIPM)联合各国国家计量院着手解决对不确定度的具体表示进行统一的问题。

1980 年,BIMP 召集和成立了不确定度表述工作组,发出推荐采用测量不确定度来评定测量结果的建议书,即 INC-1(1980)。

1981 年,第 70 届国际计量委员会(CIPM)讨论通过了该建议书,并发布了一份 CIPM 建议书,即 CI-1981。1986 年,CIPM 再次重申采用上述测量不确定度表示的统一方法,并又发布了一份 CIPM 建议书,即 CI-1986。CIPM 建议书推荐的方法是以 INC-1(1980)为基础的。CIPM 要求所有参加 CIPM 及其咨询委员会赞助下的国际比对及其他工作中,各参加者在给出测量结果的同时必须给出合成不确定度。

由于测量不确定度及其评定不仅适用于计量领域,还适用于所有使用测量结果的领域。1986 年,国际计量委员会要求国际计量局(BIPM)、国际电工委员会(IEC)、国际标准化组织

(ISO)、国际法制计量组织(OIML)、国际理论和应用物理联合会(IUPAP)、国际理论和应用化学联合会(IUPAC)以及国际临床化学联合会(IFCC)7个国际组织成立专门的工作组,起草关于测量不确定度评定的指导性文件。

1993年,上述7个国际组织成立的工作组经过近7年的讨论,由ISO第四技术顾问组第三工作组(ISO/TAG4/WG3)负责起草,并以7个国际组织的名义联合发布了《测量不确定度表示指南》(Guide to the Expression of Uncertainty in Measurement,GUM)和第二版《国际通用计量学基本术语》(International Vocabulary of Basic and General Terms in Metrology, VIM)。

1995年又发布了GUM的修订版。这两个文件为在全世界统一采用测量结果的不确定度评定和表示奠定了基础。除了上述7个国际组织外,国际实验室认可合作组织(ILAC)也已表示承认GUM。这就是说,在各国的实验室认可工作中,无论检测实验室或校准实验室,在进行测量结果的不确定度评定时均应以GUM为基础。

1998年,我国发布了国家计量技术规范JJF1001-1998《通用计量术语及定义》,其中前6章的内容与第二版VIM完全相对应。除此之外,还增加了国际法制计量组织发布的有关法制计量的术语及定义。

1999年,我国发布了国家计量技术规范JJF1059-1999《测量不确定度评定与表示》,其基本概念以及测量不确定度的评定和表示方法与GUM完全一致。这两个技术规范成为我国进行测量不确定度评定的基础。

三、测量不确定度的适用范围

国家计量技术规范JJF1059-1999《测量不确定度评定与表示》规定了测量不确定度的评定与表示的通用规则,它不仅仅适用于各种存在准确度等级要求的测量领域,而且广泛使用于科学技术的各个领域。其主要应用于:

(1) 建立国家计量基准、计量标准;
(2) 检测实验室间的国际、国内比对;
(3) 标准物质、标准参考数据;
(4) 测量方法、检定规程、技术规范以及标准的编制与确定;
(5) 科学技术研究及工程领域的测量;
(6) 计量认证、计量确认、质量认证以及实验室认可;
(7) 测量仪器的校准和检定;
(8) 生产过程的质量保证以及产品的检验和测试;
(9) 贸易结算、医疗卫生、安全防护、环境监测及资源测量。

第二节　基本概念

测量不确定度的概念不仅涉及了统计学术语及通用计量学术语,而且它的出现及发展也引起了概率论、统计学和计量学方面相关术语的修订。

1993年,国际标准化组织将新版统计术语"ISO3534-1,1993,Statistics—Vocabulary and Symbols—Part 1:Probability and General Statistics Terms"(ISO3534-1,《统计学——词汇和

符号——第一部分:概率和通用统计学术语》,1993)与 GUM 同时发布;同年,前述 7 个国际组织还联合发布了 VIM 的修订版"ISO(1993),International Vocabulary of Basic and General Terms in Metrology,Second edition"(《国际通用计量学基本术语》,第二版,1993)。

因此,我们不仅仅需要掌握测量不确定度的基本概念,还应对相关的概率论、统计学以及计量学方面的基础知识加以了解。

一、基本的概率与数理统计概念

1. 概率(Probability)

概率是一个 0 和 1 之间隶属于随机事件的实数。概率与在一段较长时间内的事件发生的相对频率有关,或与事件发生的可信程度(degree of belief)有关,在可信度高时概率接近 1。

在对某一个被测量进行重复测量时,我们可以得到一系列数据,这些数据称为测量值或观测值。测量值是随机变量,它们分散在某个区间内,概率是测量值在区间内出现的相对频率即可能性大小的度量。在此定义的基础上奠定了测量不确定度 A 类评定的理论基础。

由于测量的不完善或人们对被测量及其影响量的认识不足,会影响到测量值的可信度。概率也可以是测量值落在某个区间内的可信度大小。在这新的定义中,对于那些我们不知道其大小的系统误差,可以认为是以一定的概率落在区间的某个位置,认为也属于随机变量,或者说某项未知的系统误差落在该区间的可信程度也可以用概率表征。这是测量不确定度 B 类评定的理论基础。

以上两种情况都可以认为是随机事件,这是对经典概率论的一个突破。

测量值 x 落在 $[a,b]$ 区间内的概率可以用 $P(a \leqslant x \leqslant b)$ 表示,概率也可简写为 P,其值在 0 到 1 之间,$0 \leqslant P \leqslant 1$(关于概率是一个事件发生相信程度的度量的观点可参见 GUM 的 E.3 和 E.6)。

2. 概率分布(Probability Distribution)

概率分布是一个随机变量取任何给定值或属于某一个给定值集的概率随取值而变化的函数,该函数称概率密度函数。随机变量在整个值集的概率为 1。

为了与经典的"概率"有所区别,在 GUM 中将 P 称为"包含概率"或"置信水平(Level of Confidence)",在 JJF1059 技术规范中也称为"置信概率"。

在概率论中将具有一定置信概率的区间 $[a,b]$ 称为置信区间,在 GUM 中称为"统计包含区间(Statistical Coverage Interval)"。在概率论中通常用置信因子乘标准偏差($k\sigma$)得到置信区间的半宽度,置信因子用符号 k 表示。而在 GUM 中是将为获得扩展不确定度(包含区间的半宽度 U,$U = ku_c$)时用以与合成标准不确定度相乘的被乘因子称为包含因子,也用符号 k 表示。

3. 总体方差(Variance)

随机变量或概率分布的方差是无穷多次测量随机误差平方的算术平均值的极限。用符号 σ^2 表示。

$$\sigma^2 = \lim_{n \to \infty} \frac{\sum_{i=1}^{n} (x_i - \mu)^2}{n}$$

4. 总体标准偏差(Standard Deviation)

概率分布或随机变量的标准偏差是方差的正平方根值,用符号 σ 表示。又称标准差。

$$\sigma = \sqrt{V(X)}$$

标准偏差是无穷多次测量的随机误差平方的算术平均值的正平方根值的极限。

$$\sigma = \lim_{n \to \infty} \sqrt{\frac{\sum\limits_{i=1}^{n}(x_i - \mu)^2}{n}}$$

5. 算术平均值(Arithmetic Mean)

在相同条件下对被测量 X 进行有限次独立重复测量,得到一系列测量值 $x_1, x_2, \cdots, x_n$,其算术平均值 $\overline{X}$ 为:

$$\overline{X} = \frac{\sum\limits_{i=1}^{n} X_i}{n}$$

6. 实验标准偏差(Experimental Standard Deviation)

有限次测量时标准偏差的估计值。

在实际工作中不可能测量无穷多次,因此无法得到总体标准偏差 σ。用有限次测量的数据得到的标准偏差的估计值称为实验标准偏差,用符号 s 表示。一般可以用贝塞尔公式法、最大残差法、极差法、较差法等方法对实验标准偏差的估计值进行计算。

其中,贝塞尔公式法是一种基本的方法,但 n 很小时其估计的不确定度很大,例如 $n=9$ 时,由这种方法估计的标准偏差具有的不确定度为 25%,而 $n=3$ 时标准偏差估计值的不确定度达 50%,因此,它适合于测量次数较多的情况。贝塞尔公式:

$$SD = \sqrt{\frac{\sum\limits_{i=1}^{n}(x_i - \overline{x})^2}{n-1}}$$

7. 算术平均值的实验标准偏差

若测量值的实验标准偏差为 $s(x)$,则算术平均值的实验标准偏差为 $s(\overline{X})$,也称算术平均值的标准误,其估计值为:

$$s(\overline{X}) = \frac{s(x)}{\sqrt{n}}$$

有限次测量的算术平均值的实验标准偏差与 $\sqrt{n}$ 成反比。测量次数增加,$s(\overline{X})$ 减小,算术平均值的分散性减小。尤其在 6 次以内时,多测量 1 次对标准偏差的减小有明显的效果。这是因为多次测量取平均时,可使正负误差相互抵消的结果,所以一般要用多次测量的算术均值作为测量结果,在对测量要求高或重复性差时更要适当增加测量次数,以减小测量的 A 类标准不确定度,但当 $n>20$ 时,随 n 的增加,$s(\overline{X})$ 的减小变得缓慢,而测量次数的增加意味着测量时间和测量成本的增长,因此选取 n 时应综合考虑。一般情况下,n 为 3~20。

8. 相关性(Correlation)

如果两个随机变量 X 和 Y,其中一个量的变化会导致另一个量的变化,就说这两个量是相关的。

目前大多数统计学的相关性度量仅仅度量线性相关的程度。

9. 独立(Independence)

如果两个随机变量的联合概率分布是它们每个概率分布的乘积,那么,这两个随机变量是统计独立的。

相关与独立的关系：

（1）如果两个随机变量是独立的，那么，它们的协方差和相关系数等于零，也就是说独立的一定不相关；

（2）不相关不一定独立，即相关系数为零时两个随机变量不一定独立；

（3）只有在两个随机变量均为正态分布时，不相关必定独立。

10. 协方差（Covariance）

协方差是两个随机变量相互依赖性的度量。

两个随机变量 X 和 Y，各自的误差之积的期望称为 X 和 Y 的协方差，用符号 cov(X,Y) 或 $V(X,Y)$ 表示。

$$V(X,Y) = E\left[(x-\mu_x)(y-\mu_y)\right]$$

定义的协方差是在无限多次测量条件下的理想概念。

11. 相关系数（Correlation Coefficient）

相关系数是两个随机变量之间相关程度的度量，它定义为两个随机变量间的协方差除以它们各自的方差乘积的正平方根。用 $\rho(X,Y)$ 表示。

$$\rho(X,Y) = \frac{V(X,Y)}{\sqrt{V(Y,Y)V(X,X)}} = \frac{V(X,Y)}{\sigma_x\sigma_y} \qquad (-1 \leqslant \rho(X,Y) \leqslant 1)$$

12. 正态分布

正态分布又称高斯分布。正态分布的概率密度函数 $p(x)$ 为

$$p(x) = \frac{1}{\sigma\sqrt{2\pi}}e^{\frac{-(x-\mu)^2}{2\sigma^2}} \qquad (-\infty < x < +\infty)$$

正态分布时，置信概率 P 与置信因子 k 的关系详见表 11.2。

表 11.2　正态分布时置信概率与置信因子 k 的关系

置信概率 P	置信因子 k
0.5	0.675
0.6827	1
0.9	1.645
0.95	1.96
0.9545	2
0.99	2.576
0.9973	3

值得注意的是，在对输入量的概率分布情况不详时，符合下列条件之一者，一般可以近似地估计为正态分布：

（1）在重复性或重现性条件下多次测量的算术平均值的分布；

（2）若给出被测量 Y 的扩展不确定度 U_P，并对其分布没有特殊注明时；

（3）若被测量 Y 的合成标准不确定度 $u_c(y)$ 中相互独立的分量 $u_i(y)$ 较多，并且它们之间的大小也比较接近时；

（4）若被测量 Y 的合成标准不确定度 $u_c(y)$ 中，有两个相互独立的界限值接近的三角分

布,或有 4 个或 4 个以上相互独立的界限值接近的均匀分布时;

(5) 若被测量 Y 的合成标准不确定度 $u_c(y)$ 的相互独立分量中,量值较大且起决定性作用的分量接近正态分布时;

(6) 当所有分量均满足正态分布时。

13. 均匀分布

均匀分布为等概率分布,又称矩形分布。

当对称分布时,可用 a 表示矩形分布的区间半宽度,即 $a = \dfrac{(a_+ - a_-)}{2}$,则矩形分布的标准偏差为:

$$\sigma(x) = \frac{a}{\sqrt{3}}$$

值得指出的是,在对输入量的概率分布情况不详时,符合下列条件之一者,一般可以近似地估计为均匀分布(矩形分布):

(1) 数据修约导致的不确定度;

(2) 数字式测量仪器的分辨力导致的不确定度;

(3) 测量仪器的滞后或摩擦效应导致的不确定度;

(4) 按级使用的数字式仪表及测量仪器的最大允许误差导致的不确定度;

(5) 用上、下界给出的材料的线膨胀系数;

(6) 测量仪器的度盘或齿轮的回差引起的不确定度;

(7) 平衡指示器调零不准导致的不确定度;

(8) 如果对影响量的分布情况没有任何信息时,则较合理的估计是将其近似看做为矩形分布(此时也可以对该分布作比较保守的估计,例如若仅已知不是三角分布,则可假设为矩形分布或反正弦分布;若仅已知不是矩形分布则假设为反正弦分布。因反正弦分布的 k 最小,此时得到的 u 最大,故反正弦分布是最保守的假设)。

14. 三角分布

三角分布呈三角形。a 为置信区间的半宽度。三角分布的标准偏差为:

$$\sigma(x) = \frac{a}{\sqrt{6}}$$

值得指出的是,在对输入量的概率分布情况不详时,符合下列条件之一者,一般可以近似地估计为三角分布:

(1) 相同修约间隔给出的两独立量之和或差,由修约导致的不确定度;

(2) 因分辨力引起的两次测量结果之和或差的不确定度;

(3) 用替代法检定标准电子元件或测量衰减时,调零不准导致的不确定度;

(4) 两相同宽度矩形分布的合成。

上述第四种情况实际上是对前三种情况的总结,大部分常见的三角分布都是由两个相同宽度的矩形分布合成得到的(相加或相减)。

15. 梯形分布

梯形分布的形状为梯形。设梯形的上底半宽度为 β,下底半宽度为 a,$0 < \beta < 1$,则梯形分布的标准偏差为:

$$\sigma(x) = \frac{a\sqrt{1+\beta^2}}{\sqrt{6}}$$

当 $\beta=0$ 时,梯形变成三角形, $\sigma(x) = \frac{a}{\sqrt{6}}$ 。

当 $\beta=1$ 时,梯形变成矩形, $\sigma(x) = \frac{a\sqrt{2}}{\sqrt{6}} = \frac{2a}{\sqrt{12}} = \frac{a}{\sqrt{3}}$ 。

16. 反正弦分布

反正弦分布常称为 U 形分布。

反正弦分布中, α 为概率分布置信区间的半宽度,则反正弦分布的标准偏差为:

$$\sigma(x) = \frac{a}{\sqrt{2}}$$

值得指出的是,在对输入量的概率分布情况不详时,符合下列条件之一者,一般可以近似地估计为反正弦分布:

(1) 度盘偏心引起的测角不确定度;

(2) 正弦振动引起的位移不确定度;

(3) 无线电测量中,由于阻抗失配引起的不确定度;

(4) 随时间正弦变化的温度不确定度。

二、常用的计量通用概念

1. 量纲(Dimension of a Quantity)

以给定量制中基本量的幂的乘积表示某量的表达式。

例:若国际单位制中 7 个基本量的量纲分别用长度 L 、质量 M 、时间 T 、电流 I 、温度 Θ 、物质的量 N 和光强度 J 表示,则某量 A 的量纲表达式为 $\dim A = L^{\alpha} M^{\beta} T^{\gamma} I^{\delta} \Theta^{\varepsilon} N^{\zeta} J^{\eta}$ 。如力的量纲 $\dim F = LMT^{-2}$,电阻的量纲 $\dim R = L^2 MT^{-3} I^{-2}$ 。

2. 量纲一的量(Quantity of Dimension One)

即无量纲量(Dimensionless Quantity)。

在量纲表达式中,其基本量量纲的全部指数均为零的量。

例:线应变、摩尔因数、马赫数、折射率、摩尔分数(物质的量分数)、质量分数。

注:在国际单位制中,任何量纲一的量其一贯单位都是一,符号是 1。

3. 量值(Value of a Quantity)

一般由一个数乘以测量单位所表示的特定量的大小。

注:对于不能有一个数乘以测量单位所表示的量,可以参照约定参考标尺,或参照测量程序,或两者都参照的方式表示。

4. (量的)真值[True Value (of a Quantity)]

与给定的特定量定义一致的值。

注:量的真值只有通过完善的测量才有可能获得,真值按其本性是不确定的,与给定的特定量定义一致的值不一定只有一个。

5. (量的)约定真值[Conventional True Value (of a Quantity)]

对于给定目的具有适当不确定度的、赋予特定量的值(有时该值是约定采用的)。

注:约定真值又称约定值,仅是真值的估计值。有时是约定采用的,有时是由测量标准或以规定的测量方法确定而赋予特定量的值,因此,它是具有不确定度的。

6. 测量(Measurement)

以确定量值为目的的一组操作。

注:测量可以是直接测量或间接测量,可以是手动测量也可以是自动测量。测量的目的是确定被测量的值及确定待测的特定量的值,所以,测量从一开始就与被测量的定义、测量方法和测量步骤有关。

7. 被测量(Measurand)

作为测量对象的特定变量。

注:测量前,首先要对被测的特定量作明确说明,这种说明还包括对有关的影响量的说明。被测量不一定是物理量,在医学测量中,被测量可能是一种生理活动。

8. 测量结果(Measurement Result)

由测量所得到的赋予被测量的值。

注:测量结果仅是被测量的估计值,其可信程度由测量不确定度来定量表示。因此通常情况下,测量结果应该表示为一个被测量的估计值及其测量不确定度,必要时还要给出不确定度的自由度,这样才是完整的表述。除非对于某些用途而言,如果认为测量不确定度可以忽略不计,则测量结果可以仅表示为单个被测量的量值;对于间接测量,测量结果是由各直接测量的量值经计算获得的,其中各个直接测量值的不确定度都会对测量结果的不确定度有贡献。

9. 影响量(Influence Quantity)

在测量中不是实际测量的量,但会影响测量结果的量。

注:间接测量的测量结果由各直接测量的量通过函数关系计算得到,此时,每项直接测量都可能受影响量的影响,从而影响测量结果。影响量不仅涵盖影响测量系统的量,而且还包含影响实际被测量的量。

10. 测量准确度(Measurement Accuracy)

测量结果与被测量的真值之间的一致程度。

注:测量准确度是一个定性的概念,它是在假定存在真值的理想情况下定义的。

11. 测量精密度(Measurement Precision)

在规定条件下,对同一个被测对象重复测量所得的测量结果间的一致程度。

注:根据对测量条件的不同规定,测量精密度由测量重复性和测量重现性等术语来表述。测量精密度一般只用于定性描述测量结果的精密程度,定量表示时用测量重复性和测量重现性等术语。需要注意的是,不要错误地将测量精密度用于指测量准确度。

12. 测量误差(Measurement Error)

测量结果与被测量的真值之差。

注:由于真值未知,因此,不能得到测量误差。测量误差包括系统误差和随机误差两类不同性质的误差。且测量误差不应与测量中产生的错误和过失相混淆。测量中的过错常称为"粗大误差"或"过失误差",它不属于定义的测量误差的范畴。

13. 系统误差(Systematic Error)

在重复测量中保持恒定不变或按可预见的方式变化的测量误差的分量。它是在重复性条件下,对同一被测量进行无穷多次测量所得结果的平均值与被测量真值之差。

注：如真值一样，系统误差及其原因不能完全获知，因此它是一个概念性的术语。对于已知来源的系统误差，如果可能，可以从测量方法上采取各种措施予以减小或消除。

14. 随机误差（Random Error）

在重复测量中按不可预见的方式变化的测量误差的分量。它是测量结果与在重复性条件下对同一被测量进行无穷多次测量所得结果的平均值之差。

注：随机误差由影响量的随机时空变化所引起，它们导致重复测量中数据的分散性。由所有影响测量结果的影响量不能完全保持恒定而引起。测量结果的随机误差不能用修正来补偿，但通常可以用增加观测次数来减小。

15. 修正值（Correction）

用代数法与未修正测量结果相加，以补偿其系统误差的值。

注：如果系统误差的估计值很小，而修正引入的不确定度很大，就不值得修正。此时往往将系统影响量对测量结果的影响按 B 类评定方法评定其标准不确定度分量。而且由于系统误差不能完全获知，因此这种补偿并不完全。

16. 测量重复性（Measurement Repeatability）

在相同测量条件下，对同一个被测量进行连续多次测量所得结果之间的一致性。这些条件成为"重复性条件"。

注：重复性条件包括相同的测量程序、相同的观测者、相同条件下使用相同的测量仪器和相同地点、在短时间内重复测量。重复性可以用重复测量结果的实验标准偏差定量表示。

17. 测量重现性（Measurement Reproducibility）

在改变了的测量条件下，同一被测量的测量结果之间的一致性。这些条件称为重现性条件。

注：可改变的条件包括测量原理、测量方法、观测者、测量仪器、参考测量标准、使用条件、测量地点、测量时间等。测量时可以改变这些条件中的一项或多项，在定量给出重现性时应说明测量条件改变的情况，用在重现性测量条件下重复测量结果的实验标准偏差定量表示。

18. 测量不确定度（Uncertainty of Measurement）

表征合理地赋予被测量之值的分散性，与测量结果相联系的参数。

测量不确定度是用来描述测量结果的，是可以定量评定的、一个说明给出的测量结果的不可确定程度和可信程度的参数。

注：测量结果是通过测量给出的（赋予的）被测量的最佳估计值，由于测量的不完善和人们的认识不足，测量值是具有分散性的，而测量不确定度是说明测量值分散性的参数，并不能说明测量结果是否接近真值。测量不确定度是由多个分量组成的，用标准偏差表示的不确定度分量按评定方法分为两类：①一些分量的标准偏差估计值可用一系列测量数据的统计分布估算，用实验标准偏差表征；②另一些分量是用基于经验或有关信息的假定的概率分布（先验概率分布）估算，也可用估计的标准偏差表征。不确定度来源于随机影响和系统影响，但是，不确定度不按系统或随机的性质分类，因为系统性和随机性在不同的情况下是可以转换的。

19. 标准不确定度（Standard Uncertainty）

以标准偏差表示的测量不确定度。标准不确定度用符号 u 表示。

注：标准不确定度是指不确定度由标准偏差的估计值表示，表征测量值的分散性。测量结果的不确定度往往由许多原因引起，对每个不确定度来源评定的标准偏差，称为标准不确定度

分量,用 u_i 表示。标准不确定度分量有两类评定方法:A 类评定和 B 类评定。

20. 不确定度的 A 类评定(Type A Evaluation of Uncertainty)

用对一系列测量值进行统计分析的方法进行不确定度评定得到的标准不确定度,用符号 u_A 表示。A 类标准不确定度用实验标准偏差定量表征。

21. 不确定度的 B 类评定(Type B Evaluation of Uncertainty)

用不同于对一系列测量值进行统计分析的方法进行不确定度评定得到的标准不确定度,用符号 u_B 表示。B 类标准不确定度用估计的标准偏差定量表征。

22. 合成标准不确定度(Combined Standard Uncertainty)

由各标准不确定度分量合成得到的标准不确定度。当测量结果由若干个其他量的值求得时,合成标准不确定度是这些量的方差与协方差的适当和的正平方根值,用符号 u_c 表示。

注:合成的方法称为测量不确定度传播律(或称传递律),由国际文件统一规定。合成标准不确定度仍然是标准偏差,它是测量结果标准偏差的估计值,它表征了测量结果的分散性。合成标准不确定度的自由度称为有效自由度,用 v_{eff} 表示,它表明所评定的 u_c 的可靠程度。

23. 扩展不确定度(Expanded Uncertainty)

确定测量结果统计包含区间的量,它由合成标准不确定度的倍数得到。用符号 U 表示,它是将合成标准不确定度扩展了 k 倍得到的,即:

$$U = ku_c$$

扩展不确定度是测量结果的统计包含区间的半宽度,即可以期望该区间包含了被测量值分布的大部分。k 即为包含因子。

24. 包含因子(Coverage Factor)

为求得扩展不确定度,对合成标准不确定度所乘的数字因子。

注:包含因子等于扩展不确定度与合成标准不确定度之比,也称覆盖因子。用符号 k 表示。当用于表示置信水平为 P 的包含因子时用符号 k_p 表示,它用于确定 U_P。

25. 不确定度评定的黑箱模型(Black Box Model for Uncertainty Estimation)

用于不确定度评定的方法或模型之一。在该模型中,是由测量所得到的输出量之值与输入量(激励源)具有相同的单位而得到的数学模型,而不是通过测量与被测量有函数关系的其他量而得到的。

注:采用黑箱模型时,影响量已被换算到被测量的单位,并且灵敏系数等于 1,于是各不确定度分量可直接合成;在许多情况下,一个复杂的测量方法可以看做一个简单的具有激励源输入的黑箱,测量结果由该黑箱输出。当打开黑箱时,它可以转化为若干个次级小黑箱和(或)若干个透明箱;即使为了作相应的修正而有必要进行补充测量以确定影响量的数值,其不确定度评定的方法仍然是黑箱方法。

26. 不确定度评定的透明箱模型(Transparent Box Model for Uncertainty Estimation)

用于不确定度评定的方法或模型之一。在该模型中被测量之值是通过与被测量有函数关系的其他量的测量而得到。

27. (测量或校准的)不确定度概算[Uncertainty Budget (for a Measurement or Calibration)]

对不确定度分量评定的总结性陈述,这些分量对测量结果的不确定度有贡献。

注:只有当测量过程(包括测量对象、被测量、测量方法和测量条件)确定时,测量结果的不确定度才是明确的。"概算"一词的意思为根据测量程序、测量条件和若干假设,对不确定度分

量、它们的合成标准不确定度以及扩展不确定度的数值进行分配。

28. 测量结果的完整表述（y'）（Result of Measurement，Complete Statement）

包含扩展不确定度 U 的测量结果。

注：测量结果的完整表述由公式 $y'=y\pm U$ 表示。

第三节　测量不确定度的评定

一、测量不确定度评定的基本步骤

对于测量不确定度评定的基本步骤可以简单概括如下：

（1）明确被测量的定义及其测量条件；

（2）明确测量原理、测量方法、所用的测量标准、测量仪器或测量系统,建立满足测量不确定度评定所需的数学模型；

（3）分析找出会对测量结果产生影响的不确定度来源,每个来源作为一个标准不确定度分量；

（4）定量评定各标准不确定分量,并列出不确定度分量汇总表；

（5）计算合成标准不确定度；

（6）确定包含因子；

（7）确定扩展不确定度；

（8）给出测量不确定度评定报告。

测量不确定度评定基本步骤的一般流程见图 11.1：

二、建立数学模型

测量的数学模型是指测量结果与其直接测量的量、引用的量以及影响量等有关量之间的数学函数关系。

（一）建立数学模型

建立数学模型也称为测量模型化,目的就是要建立满足测量不确定度评定所要求的数学模型,即被测量 Y 和所有各影响量 $X_i(i=1,2,\cdots,n)$ 间的具体函数关系,其一般形式可写为：

$$Y = f(X_1,X_2,\cdots,X_n)$$

式中,Y 称为被测量或输出量,而 X_i 则称为影响量或输入量。

若被测量 Y 的估计值为 y,输入量 X_i 的估计值为 x_i,则有：

$$y = f(x_1,x_2,\cdots,x_n)$$

（二）对数学模型的要求

在 GUM 原文中表述为"Express mathematically the relationship between the measurand Y and the input quantities X_i on which Y depends：$Y=f(X_1,X_2,\cdots,X_n)$. The function f should contain every quantity,including all corrections and correction factors that can contribute a significant component of uncertainty to the result of the measurement. "

即"在进行测量不确定度评定时,要给出被测量 Y 和各输入量 X_i 之间的函数关系的数学

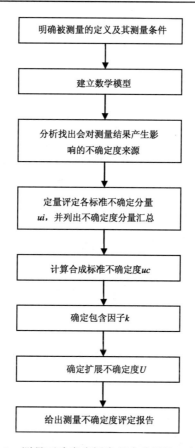

图 11.1 测量不确定度评定基本步骤的一般流程

表示式：$Y=f(X_1,X_2,\cdots,X_n)$，并且该函数中应包含所有对测量结果的不确定度有显著影响的影响量,包括修正值和修正因子”。

数学模型既能用来计算测量结果,又能用来全面评定测量结果的不确定度。多数情况下,不能把数学模型简单地等同于计算测量结果的公式,也不能认为数学模型就是测量的基本原理公式,一般情况下两者之间是存在差别的。原则上,所有对测量结果有影响的量都应该体现在计算公式中,但是实际情况往往并非如此。例如,一些随机效应引起的影响量的变化并不在计算公式中体现,但是这并不意味着它们对测量结果不确定度的影响可以忽略,如果仅从计算公式的角度考虑对测量不确定度进行评定的话,将会出现某些不确定度分量被漏评定的情况。仅在部分特殊情况下,所有不在计算公式中体现的不确定度分量的影响可以忽略不计时,数学模型可能与计算公式相同(图 11.2)。

在测量不确定度评定中,建立一个合适的数学模型是测量不确定度评定合理与否的关键所在。建立数学模型应和寻找各影响测量不确定度的来源同步反复进行。一个好的数学模型应该能满足下述要求：

(1) 数学模型应包含对测量不确定度有显著影响的全部影响量,即不遗漏任何对测量结果有显著影响的不确定度分量;

(2) 不重复计算任何一项对测量结果的不确定度有显著影响的不确定度分量;

(3) 当选取的影响量不同时,有时数学模型可以写成不同的形式,各影响量之间的相关性

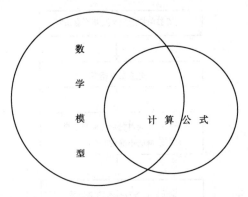

图 11.2　评定测量不确定度的数学模型与结果计算公式的相互关系

也可能不同。此时一般应选择合适的影响量,尽量避免处理较麻烦的相关性。

测量不确定度评定中所考虑的不确定度分量要与数学模型中的影响量相一致。根据对各输入量所掌握的信息量的不同,数学模型可以采用两种方法得到:透明箱模型和黑箱模型。

三、测量不确定度来源

在测量过程中,会对测量结果产生影响的不确定度因素可能会有很多,通常测量不确定度的来源可以从以下几个方面着手分析:

（1）被测量的定义不完整;

（2）被测量的定义的复现不理想,包括复现被测量的测量方法不理想;

（3）取样的代表性不够,即被测量的样本不能代表所定义的被测量;

（4）对测量过程受环境影响的认识不足或对环境的测量与控制不完善;

（5）对模拟式仪器的读数存在的人为偏移;

（6）测量仪器的计量性能的局限性;

（7）测量标准或标准物质提供的量值的不确定度;

（8）数据处理中引用的常数或其他参数值的不确定度;

（9）测量方法、测量程序和测量系统的近似、假设和不完善;

（10）在相同条件下被测量在重复观测中的随机变化;

（11）修正不完善。

在测量的整个过程中,可能出现的不确定度来源是多种多样的,一般情况下可以是由测量设备、测量人员、测量方法和/或被测对象的不完善引起的,上述的几个可能的来源并不是分析不确定度分量来源的全部依据,在实际评定过程中应具体问题具体分析,即在实际情况中,既有可能有更多的不确定度来源,也有可能上述的几个方面并不同时存在。

四、实例

【例 11.1】　本节中所举实例为笔者于 2007 年 8 月第 32 卷第 8 期在《中国抗生素杂志》中发表的《紫外分光光度法测定头孢拉定胶囊含量的不确定度评价》一文的节选,需要说明的是,该文章的投稿时间为 2006 年,在之后的几年间"评价"一词已经不再使用,而规范为"评定"一词;另原文中符号也存在一些错误,同样应加以规范改正。

以下将按照测量不确定度评定的基本步骤结合上文进行说明:

实验方法与结果如下:

(1) 实验过程:测定供试品中头孢拉定的含量的过程见图 11.3:

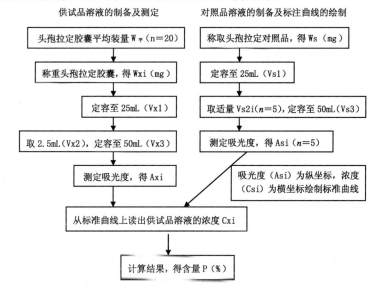

图 11.3　紫外分光光度法测定头孢拉定胶囊含量操作流程图

(2) 实验数据:共称取样品 10 份,依法测定,经计算,得含量均值为 99.57%,RSD:0.6% ($n=10$)。所得标准曲线为 $Asi=a+bCsi=0.0244+0.0195Csi$,$R^2=0.9999$。

(一)建立数学模型

1. 标准曲线

以 5 组数据(Csi,Asi)计算回归方程,得 $Asi=a+bCsi$,

其中,$Csi=Ws*Ps*Vs2i(i=5)/(Vs1*Vs3)(\mu g/mL)$

Csi:头孢拉定对照品各溶液浓度;

Ws:头孢拉定对照品称样量;

Ps:头孢拉定对照品含量;

Vs1:体积为 25mL 的容量瓶;

Vs2i(i=5):配置头孢拉定对照品各浓度溶液时移取原液的体积;

Vs3:体积为 50mL 的容量瓶;

Asi:头孢拉定对照品各浓度溶液的吸光度。

导出方差:

$$[u\ (Csi)/Csi]^2=[u_c(Ws)/Ws]^2+[u_c(Ps)/Ps]^2+[u_c(Vs2i_{(i=5)})/Vs2i_{(i=5)}]^2$$
$$+[u\ (Vs1)/Vs1]^2+[u_c(Vs3)/Vs3]^2$$

2. 紫外分光光度法测定头孢拉定胶囊含量的计算公式

$$P=(Cx_{测}/Cx_{计})*100\%$$

P:待测头孢拉定胶囊的含量;

Cx$_{测}$:依法测定供试品溶液的吸光度(Axi),从标准曲线上读出供试品溶液中含头孢拉定

的浓度为 $Cx_测 = (Axi - a)/b(\mu g/mL)$；

$$Cx_计 = Wxi * Vx2 * W_标/(Vx1 * Vx3 * W_平)$$

$W_平$：平均装量 0.2665g/粒；

$W_标$：标示量 0.25g/粒；

Wxi：头孢拉定胶囊的称样量；

$Vx1$：体积为 25mL 的容量瓶；

$Vx2$：移液体积为 2.5mL；

$Vx3$：体积为 50mL 的容量瓶；

故 $P = Cx_测 * Vx1 * Vx3 * W_平 / Wxi / Vx2 / W_标 / 10 \times 10^6 * 100\%$

导出方差：

$$[u(P)/P]^2 = [u(Cx_测)/Cx_测]^2 + [u(Vx1)/Vx1]^2 + [u(Vx2)/Vx2]^2 + [u(Vx3)/Vx3]^2$$
$$+ [u(W_平)/W_平]^2 + [u(Wxi)/Wxi]^2$$

(二)分析找出会对测量结果产生影响的不确定度来源

不确定度来源因果分析图见图 11.4：

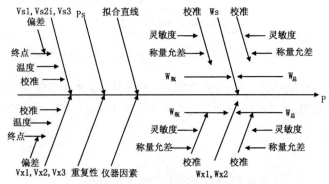

图 11.4　紫外分光光度法测定头孢拉定胶囊含量的不确定来源因果分析图
注：由于使用相同的天平，两次称量灵敏度的影响抵消。

(三)定量评定各标准不确定度分量 u_i，并列出不确定度分量汇总

1. 对照品溶液引起的不确定度

(1) 头孢拉定对照品的含量的相对标准不确定度 $Uc(Ps)/Ps$：对照品由中国药品生物制品检定所提供，批号 130427-200306，含量 91.8%±0.12%。该含量的不确定度属 B 类不确定度，且并未提供其他的信息，一般估计为矩形分布[2]，则标准不确定度 $Uc(Ps)$ 为：$Uc(Ps) = 0.0012/3^{1/2} = 6.928 \times 10^{-4}$，相对标准不确定度 $Uc(Ps)/Ps = 7.547 \times 10^{-4}$。

(2) 天平称重的相对标准不确定度 $Uc(Ws)/Ws$。

1) 天平示值的不确定度：使用的天平（$d = 0.01$ mg），由校准证书得到天平的最大允许误差为±0.1 mg，属 B 类不确定度，且并未提供其他的信息，一般估计为矩形分布[2]，则其标准不确定度为 $0.1/3^{1/2} = 0.0577$ mg。

2) 天平称重重复性的不确定度：使用天平对一质量恒定的物体（约 15 mg）反复称重 10 次，计算其标准偏差为 0.0334 mg。

单次称量的标准不确定度：$(0.0577^2 + 0.0334^2)^{1/2} = 0.0667$ mg，因称量采用减重法，故

$Uc(Ws)=(2\times0.0667^2)^{1/2}=0.0943$ mg。

相对标准不确定度 $Uc(Ws)/Ws=0.0943/12.66=7.449\times10^{-3}$。

（3）玻璃仪器 [25 mL($Vs1$)、50 mL($Vs3$)量瓶] 的相对标准不确定度 $Uc(Vs1)/Vs1$、$Uc(Vs3)/Vs3$。

1）校准：查《常用玻璃量器检定规程》JJG 196-1990[3] 查得，A 等品的 25 mL 容量瓶和 50 mL 容量瓶的允差分别为 ±0.03 mL 和 ±0.05 mL，属 B 类不确定度，且并未提供其他的信息，但在一个有效的生产过程中标定值比极限值出现的可能性更高，则此时按三角分布计算优于矩形分布[2]，则标准不确定度分别为 $0.03/6^{1/2}=0.0122$ mL 和 $0.05/6^{1/2}=0.0204$ mL。

2）重复性：同一 25 mL 量瓶用水充至刻度，称重，重复 10 次，计算其标准偏差为 0.0046 mL；同法操作，50 mL 量瓶的标准偏差为 0.0053 mL。

3）温度：由制造商提供的信息，该容量瓶在 20℃ 校准，而本实验室温度在 20 ± 8℃ 范围内变化并近似为矩形分布，属于 B 类不确定度，水的膨胀系数为 2.1×10^{-4}℃$^{-1}$，则 25 mL 量瓶和 50 mL 量瓶的标准不确定度分别为 $(25\times2.1\times10^{-4}\times8)/3^{1/2}=0.0242$ mL 和 $(50\times2.1\times10^{-4}\times8)/3^{1/2}=0.0485$ mL。

以上 3 种分量合成得：
$$Uc(Vs1)=(0.0122^2+0.0046^2+0.0242^2)^{1/2}=0.0275 \text{ mL}，$$
$$Uc(Vs3)=(0.0204^2+0.0053^2+0.0485^2)^{1/2}=0.0529 \text{ mL}。$$

相对标准不确定度：
$$Uc(Vs1)/Vs1=0.0275/25=1.1\times10^{-3}，$$
$$Uc(Vs3)/Vs3=0.0529/50=1.058\times10^{-3}。$$

（4）玻璃仪器（5 mL 分度吸管）的相对标准不确定度 $Uc(Vs2i)/Vs2i$。

1）校准：查《常用玻璃量器检定规程》JJG 196-1990[3] 查得，A 等品的 5 mL 分度吸管的允差为 ±0.025 mL，取 1 mL、2 mL、3 mL、4 mL、5 mL 水的允差分别为：±0.005 mL、±0.010 mL、±0.015 mL、±0.020 mL、±0.025mL，属 B 类不确定度，且并未提供其他的信息，但在一个有效的生产过程中标定值比极限值出现的可能性更高，则此时按三角分布计算优于矩形分布[2]，则标准不确定度分别为：$0.005//6^{1/2}=0.0020$ mL，$0.010//6^{1/2}=0.0041$ mL，$0.015/6^{1/2}=0.0061$ mL，$0.020//6^{1/2}=0.0082$ mL，$0.025/6^{1/2}=0.0102$ mL。

2）重复性：同一 5 mL 分度吸管分别吸取 1 mL、2 mL、3 mL、4 mL 和 5 mL 水，放入一具塞三角瓶中，称重，各体积分别重复 10 次，分别计算各体积的标准偏差为 0.0015 mL、0.0020 mL、0.0014 mL、0.0016 mL、0.0013 mL。

3）温度：由制造商提供的信息，该分度吸管在 20℃ 校准，而本实验室温度在 20 ± 8℃ 范围内变化并近似为矩形分布，属于 B 类不确定度，水的膨胀系数为 2.1×10^{-4}℃$^{-1}$，则其吸取 1 mL、2 mL、3 mL、4 mL、5 mL 水时其标准不确定度分别为：$(1\times2.1\times10^{-4}\times8)/3^{1/2}=9.699\times10^{-4}$ mL，$(2\times2.1\times10^{-4}\times8)/3^{1/2}=1.940\times10^{-3}$ mL，$(3\times2.1\times10^{-4}\times8)/3^{1/2}=2.910\times10^{-3}$ mL，$(4\times2.1\times10^{-4}\times8)/3^{1/2}=3.880\times10^{-3}$ mL，$(5\times2.1\times10^{-4}\times8)/3^{1/2}=4.850\times10^{-3}$ mL。

以上 3 种分量合成得：

$$Uc(Vs2i_{(i=1)})=(0.0020^2+0.0015^2+0.00097^2)^{1/2}=0.00268 \text{ mL},$$
$$Uc(Vs2i_{(i=2)})=(0.0041^2+0.0020^2+0.00194^2)^{1/2}=0.00496 \text{ mL},$$
$$Uc(Vs2i_{(i=3)})=(0.0061^2+0.0014^2+0.00291^2)^{1/2}=0.00690 \text{ mL},$$
$$Uc(Vs2i_{(i=4)})=(0.0082^2+0.0016^2+0.00388^2)^{1/2}=0.00921 \text{ mL},$$
$$Uc(Vs2i_{(i=5)})=(0.0102^2+0.0013^2+0.00485^2)^{1/2}=0.01137 \text{ mL}.$$

相对标准不确定度分别为：

$$Uc(Vs2i_{(i=1)})/Vs2i_{(i=1)}=0.00268/1=0.00268,$$
$$Uc(Vs2i_{(i=2)})/Vs2i_{(i=2)}=0.00496/2=0.00248,$$
$$Uc(Vs2i_{(i=3)})/Vs2i_{(i=3)}=0.00690/3=0.00230,$$
$$Uc(Vs2i_{(i=4)})/Vs2i_{(i=4)}=0.00921/4=0.00230,$$
$$Uc(Vs2i_{(i=5)})/Vs2i_{(i=5)}=0.01137/5=0.00227.$$

2. 供试品溶液引起的不确定度

(1) 测定胶囊平均装量的相对标准不确定度 $Uc(W_平)/W_平$。

1) 天平示值的不确定度：使用的天平 ($d=0.1$ mg)，由校准证书得到天平的最大允许误差为 ± 1 mg，属 B 类不确定度，且并未提供其他的信息，一般估计为矩形分布[2]，其标准不确定度为 $1/3^{1/2}=0.577$ mg。

2) 天平称重重复性的不确定度：使用天平对一质量恒定的物体（约 450 mg）反复称重 10 次，计算其标准偏差为 0.0527 mg。

单次称量的标准不确定度：$(0.577^2+0.0527^2)^{1/2}=0.579$ mg，因二次称量得结果，故 $Uc(W_平)=(2\times0.579^2)^{1/2}=0.819$ mg。

相对标准不确定度 $Uc(W_平)/W_平=0.819/266.5=3.072\times10^{-3}$。

(2) 天平称重的相对标准不确定度 $Uc(Wxi)/Wxi$。

同"天平称重的相对标准不确定度"分析，故 $Uc(Wxi)=(2\times0.0667^2)^{1/2}=0.0943$ mg。

相对标准不确定度 $Uc(Wxi)/Wxi=0.0943/13.53=6.970\times10^{-3}$。

(3) 玻璃仪器[25 mL($Vx1$)、50 mL($Vx3$) 量瓶] 的相对标准不确定度 $Uc(Vx1)/Vx1$、$Uc(Vx3)/Vx3$

同前面分析，相对标准不确定度 $Uc(Vx1)/Vx1=1.1\times10^{-3}$，$Uc(Vx3)/Vx3=1.058\times10^{-3}$。

(4) 玻璃仪器(5 mL 分度吸管) 的相对标准不确定度 $Uc(Vx2)/Vx2$。

1) 校准：查《常用玻璃量器检定规程》JJG 196-1990[3] 查得，A 等品的 5 mL 分度吸管的允差为 ± 0.025 mL，取 2.5 mL 水时的允差为 ± 0.0125，属 B 类不确定度，且并未提供其他的信息，但在一个有效的生产过程中标定值比极限值出现的可能性更高，则此时按三角分布计算优于矩形分布[2]，则取 2.5 mL 的标准不确定度为 $0.0125/6^{1/2}=0.0051$ mL。

2) 重复性：同一 5 mL 分度吸管吸取 2.5 mL 水，放入一具塞三角瓶中，称重，重复 10 次，计算标准偏差为 0.0014 mL。

3) 温度：由制造商提供的信息，该分度吸管在 20℃校准，而本实验室温度在 20 ± 8℃ 范围内变化并近似为矩形分布，属于 B 类不确定度，水的膨胀系数为 2.1×10^{-4}℃$^{-1}$，则其标准不确定度为 $(2.5\times2.1\times10^{-4}\times8)/3^{1/2}=2.425\times10^{-3}$ mL。

以上 3 种分量合成得 $Uc(Vx2) = (0.0051^2 + 0.0014^2 + 0.002425^2)^{1/2} = 0.0058$ mL
相对标准不确定度 $Uc(Vx2)/Vx2 = 0.0058/2.5 = 2.32 \times 10^{-3}$。

（5）求得供试品溶液浓度的相对标准不确定度 $Uc(Cx_测)/Cx_测$。

1）以对照品溶液制备标准曲线时对 $Cx_测$ 的不确定度：

由于 $Cx_测$ 是由标准曲线上读出的，故 $Uc(Cx_测)/Cx_测 = Uc(Csi)/Csi$。

$$[Uc(Csi)/Csi]^2 = [Uc(Ws)/Ws]^2 + [Uc(Ps)/Ps]^2 + [Uc(Vs2i)/Vs2i]^2$$
$$+ [Uc(Vs1)/Vs1]^2 + [Uc(Vs3)/Vs3]^2$$

其中各相对标准不确定度已经在对照品溶液引起的不确定度中计算得出，故：

$$Uc(Csi_{(i=1)})/Csi_{(i=1)} = [(7.449 \times 10^{-3})^2 + (7.547 \times 10^{-4})^2 + (2.68 \times 10^{-3})^2$$
$$+ (1.1 \times 10^{-3})^2 + (1.058 \times 10^{-3})^2]^{1/2} = 0.0081,$$

$$Uc(Csi_{(i=2)})/Csi_{(i=2)} = [(7.449 \times 10^{-3})^2 + (7.547 \times 10^{-4})^2 + (2.48 \times 10^{-3})^2$$
$$+ (1.1 \times 10^{-3})^2 + (1.058 \times 10^{-3})^2]^{1/2} = 0.0080,$$

$$Uc(Csi_{(i=3)})/Csi_{(i=3)} = [(7.449 \times 10^{-3})^2 + (7.547 \times 10^{-4})^2 + (2.30 \times 10^{-3})^2$$
$$+ (1.1 \times 10^{-3})^2 + (1.058 \times 10^{-3})^2]^{1/2} = 0.0080,$$

$$Uc(Csi_{(i=4)})/Csi_{(i=4)} = [(7.449 \times 10^{-3})^2 + (7.547 \times 10^{-4})^2 + (2.30 \times 10^{-3})^2$$
$$+ (1.1 \times 10^{-3})^2 + (1.058 \times 10^{-3})^2]^{1/2} = 0.0080,$$

$$Uc(Csi_{(i=5)})/Csi_{(i=5)} = [(7.449 \times 10^{-3})^2 + (7.547 \times 10^{-4})^2 + (2.27 \times 10^{-3})^2$$
$$+ (1.1 \times 10^{-3})^2 + (1.058 \times 10^{-3})^2]^{1/2} = 0.0080。$$

其中，$Csi_{(i=1)} = 9.3$ μg/mL，$Csi_{(i=2)} = 18.6$ μg/mL，$Csi_{(i=3)} = 27.89$ μg/mL，$Csi_{(i=4)} = 37.19$ μg/mL，$Csi_{(i=5)} = 46.49$ μg/mL。

得：$Uc(Csi_{(i=1)}) = 9.3 \times 0.0081 = 0.0753$ μg/mL

$Uc(Csi_{(i=2)}) = 18.6 \times 0.0080 = 0.1488$ μg/mL

$Uc(Csi_{(i=3)}) = 27.89 \times 0.0080 = 0.2231$ μg/mL

$Uc(Csi_{(i=4)}) = 37.19 \times 0.0080 = 0.2975$ μg/mL

$Uc(Csi_{(i=5)}) = 46.49 \times 0.0080 = 0.3719$ μg/mL

2）当由拟合的标准曲线求得 $Cx_测$ 时测量所产生的不确定度通过对照品溶液拟合出的标准曲线如下：$A = bC + a$，其中，A：吸收度，C：溶液浓度，$b = 0.0195$，$a = 0.0244$。$Cx_{测平均} = 25.33$ μg/mL。

$$Cx_测\ 的标准不确定度 = \frac{S_R}{b} \sqrt{\frac{1}{P} + \frac{1}{n} + \frac{(Cx - \overline{C})^2}{\sum\limits_{j=1}^{n}(Cj - \overline{C})^2}}^{[1]}$$

其中，$$S_R = \sqrt{\frac{\sum\limits_{j=1}^{n}[Aj - (a + bCj)]^2}{n-2}}^{[1]}\ ;$$

$P = 10$（对 Cx 进行 10 次测量）；$n = 5$（对照品溶液采用 5 个浓度进行测量）；

$$S_R = 0.002931\ μg/mL$$

$$Cx_测\ 的标准不确定度 = 0.083352\ μg/mL。$$

以上两种分量合成得：

$$Uc(Cx_测) = (0.0753^2 + 0.1488^2 + 0.2231^2 + 0.2975^2 + 0.3719^2 + 0.083352^2)^{1/2}$$

$=0.5580\ \mu g/mL$。

相对标准不确定度 $Uc(Cx_{测})/Cx_{测}=0.5580/25.33=0.0220$。

3. 使用紫外分光光度计引入的不确定度 Uc(仪器)

(1)紫外分光光度计读数的不确定度:由校准证书得到该仪器的吸光度准确度的相对偏差应在±1%之内,吸光度的读数约为0.53,则实际测量值和读数的最大差值为0.0106,属B类不确定度,且并未提供其他的信息,一般估计为矩形分布[2],其标准不确定度为0.0106/31/2$=6.120\times10^{-3}$。

(2)紫外分光光度计读数重复性的不确定度:使用该仪器对同一份供试品溶液的吸光度依法进行测定,重复10次,计算其标准偏差为 6.89×10^{-4}。

以上两种种分量合成得 Uc(仪器)$=(0.006122+0.0006892)1/2=6.157\times10^{-3}$。

4. 供试品溶液测定重复性的不确定度 Uc(重复性)

精密称取供试品10份,每份依法测定1次,计算其标准偏差为0.0060,该值即为由测量结果的重复性引入的相对不确定度。测定结果(按标示量计)分别为:0.9907、0.9982、0.9949、0.9911、0.9850、0.9974、1.004、1.005、0.9955、0.9951,平均值:0.9957,其标准偏差为0.0060。

本例中各标准不确定度分量及分析见表11.3。

表11.3 紫外分光光度法测定头孢拉定胶囊含量中各标准不确定度分量及分析

分量	不确定度来源	类型	标准不确定度	相对合成标准不确定度	因素重要性排序(由大到小)
$u(Ps)$	含量的不确定度	B	6.928×10^{-4}	7.547×10^{-4}	11
$u(Ws)$	天平示值的不确定度 天平称重重复性的不确定度	B A	0.0577mg 0.0334mg	7.449×10^{-3}	2
$u(Vs1)$	校准量瓶的不确定度 定容重复性的不确定度 量瓶定容时温差的不确定度	B A B	0.0122mL 0.0046mL 0.0242mL	1.1×10^{-3}	9
$u(Vs3)$	校准量瓶的不确定度 定容重复性的不确定度 量瓶定容时温差的不确定度	B A B	0.0204mL 0.0053mL 0.0485mL	1.058×10^{-3}	10
$u[Vs2\ i(i:$ $1mL、2mL、$ $3mL、4mL、$ $5mL)]$	校准分度吸管的不确定度 取液体积重复性的不确定度 取液时温差的不确定度	B A B	0.0102mL 等 0.0020mL 等 0.01137mL 等	$i=1,2.68\times10^{-3}$ $i=2,2.48\times10^{-3}$ $i=3,2.30\times10^{-3}$ $i=4,2.30\times10^{-3}$ $i=5,2.27\times10^{-3}$	7
$u(W_{平})$	天平示值的不确定度 天平称重重复性的不确定度	B A	0.0577mg 0.0334mg	3.072×10^{-3}	6
$u(Wxi)$	天平示值的不确定度 天平称重重复性的不确定度	B A	0.0577mg 0.0334mg	6.970×10^{-3}	3

续表

分量	不确定度来源	类型	标准不确定度	相对合成标准不确定度	因素重要性排序（由大到小）
$u(Vx1)$	校准量瓶的不确定度 定容重复性的不确定度 量瓶定容时温差的不确定度	B A B	0.0122mL 0.0046mL 0.0242mL	1.1×10^{-3}	9
$u(Vx3)$	校准量瓶的不确定度 定容重复性的不确定度 量瓶定容时温差的不确定度	B A B	0.0204mL 0.0053mL 0.0485mL	1.058×10^{-3}	10
$u(Vx2)$	校准分度吸管的不确定度 取液体积重复性的不确定度 取液时温差的不确定度	B A B	0.0051mL 0.0014mL 0.002425mL	2.32×10^{-3}	8
$u(Cx_测)$	以对照品溶液制备标准曲线时对 $Cx_测$ 的不确定度 当由拟合的标准曲线求得 $Cx_测$ 时测量所产生的不确定度	A A	$i=1,0.0753\mu g/mL$ $i=2,0.1488\mu g/mL$ $i=3,0.2231\mu g/mL$ $i=4,0.2975\mu g/mL$ $i=5,0.3719\mu g/mL$ 0.083852$\mu g/mL$	0.0220	1
$u(仪器)$	仪器读数的不确定度 仪器读数重复性的不确定度	B A	0.00612 0.000689	6.157×10^{-3}	4
$u(重复性)$	对 10 份供试品测定的重复性的不确定度	A	0.0060	6.0×10^{-3}	5

（四）计算合成标准不确定度 u_c

$$[u_c(P)/P]^2 = [u_c(Cx_测)/Cx_测]^2 + [u_c(Vx1)/Vx1]^2 + [u_c(Vx2)/Vx2]^2$$
$$+ [u_c(Vx3)/Vx3]^2 + [u_c(W_平)/W_平]^2 + [u_c(Wxi)/Wxi]^2$$
$$= 0.0220^2 + (1.1\times10^{-3})^2 + (2.32\times10^{-3})^2 + (1.058\times10^{-3})^2$$
$$+ (3.072\times10^{-3})^2 + (6.970\times10^{-3})^2$$
$$= 5.4973\times10^{-4}$$
$$u_c(P) = P\times(5.4973\times10^{-4})^{1/2} = 99.57\%\times(5.4973\times10^{-4})^{1/2} = 2.334\%$$
$$u_c = [u_c(P)^2 + u_c(仪器)^2 + u_c(重复性)^2]^{1/2}$$
$$= [0.02334^2 + 0.006157^2 + 0.0060^2]^{1/2}$$
$$= 0.0249 \rightarrow 2.49\%$$

（五）确定包含因子 k

取包含因子 $k=2$。

（六）确定扩展不确定度 U

$$U = ku_c(y) = 2\times2.49\% = 4.98\%$$

（七）给出测量不确定度评定报告

$$P=99.6\%,U=5.0\%,k=2$$

第四节　测量不确定度的报告和表示

一、测量不确定度的报告

通常完整的测量结果应包含两个部分：被测量的最佳估计值和表述该测量结果分散性的值即测量不确定度。也就是说，在报告测量结果时，一般应同时给出其测量不确定度，测量不确定度可以用合成标准不确定度也可用扩展不确定度进行报告，但应对报告的测量不确定度做到尽可能详细的说明，以便使用者可以正确利用该测量结果，至少应使使用者能利用所给的信息重新导出测量结果的合成标准不确定度。

在日常的大量实际测量中，有时给出的测量结果虽然没有明确的测量不确定度报告，但若所用的测量器具等已通过检定并且使用过程中处于合格状态时，可以根据所用的测量器具的技术指标及测量方法和测量程序估计出这种测量结果的测量不确定度。

证书上的校准结果或修正值应给出测量不确定度，但按技术规范要求无需给出测量不确定度的除外，药品标准物质即属此类情况，在 ISO GUIDE 35：2006 Reference materials—General and statistical principles for certificatio 原文中表述为"Pharmacopoeial standards and substances are established and distributed by pharmacopoeial authorities following the general principles of this Guide. Specific guidance for the production of these kinds of RMs exists. It should be noted，however，that a different approach is used by the pharmacopoeial authorities to give the user the information provided by certificates of analysis and expiration dates. Also，the uncertainty of their assigned values is not stated since it is not permitted by the prescribed use of these RMs in the relevant compendia."。其在 GB/T 15000.3-2008《标准样品工作导则（3）标准样品定值的一般原则和统计方法》中给出的译文为"药典标准和药物由药典权威机构按照本部分的一般原则建立和发布，现已有此类 RM（标准物质）生产的专门指南。但应注意，药典权威机构采用不同的方式通过分析证书和有效日期向用户提供信息，并且不说明赋值的不确定度，因为在有关这些 RM（标准物质）用法的摘要中不允许对其进行规定。"

在实际报告过程中，对合成标准不确定度和扩展不确定度的选用可遵从以下规定：

（1）以下情况要报告合成标准不确定度：基础计量学研究、基本物理常量测量、复现国际单位制单位的国际比对。

（2）除上述规定或有关各方约定采用合成标准不确定度外，通常测量结果的不确定度都用扩展不确定度表示。因为扩展不确定度可以表明测量结果所在的一个区间以及在此区间内的可信程度（用置信水平或包含概率表示）。

在药品行业中，尚无明确的行业规定，在对测量不确定度进行报告时，应按照上述规定中第二项规定处理，即测量结果的不确定度都用扩展不确定度表示。例如，在报告采用某种方法测定某样品含量结果的不确定度时，应使用扩展不确定度进行表示；或是在给出药品标准物质的量值不确定度时，应使用扩展不确定度进行表示。目前，USP 提供的有证标准物质中，在其证书中给出的标准物质量值不确定度即为扩展不确定度。

二、测量不确定度的表示

由于在报告中可以选择合成标准不确定度和扩展不确定度,下面分别对两者的报告形式进行说明。

(一)合成标准不确定度的报告形式

当用合成标准不确定度报告测量结果的不确定度时,应注意报告:

(1)明确说明被测量的定义;

(2)要给出被测量 Y 的估计值 y 及其合成标准不确定度 $u_c(y)$,必要时还应给出其有效自由度 v_{eff};

(3)必要时可给出相对合成标准不确定度 $u_{\text{crel}}(y)$。

测量结果及其合成标准不确定度的报告可用以下 3 种形式之一:

例如:标准砝码的质量为 m_s,测量结果为 100.02147 g,合成标准不确定度 $u_c(m_s)$ 为 0.35 mg,则报告形式有:

(1) $m_s=100.02147$ g,$u_c(m_s)=0.35$ mg;

(2) $m_s=100.02147(35)$g。括号内的数是合成标准不确定度,其末位与前面结果的末位数对齐。这种形式主要在公布常数或常量时使用;

(3) $m_s=100.02147(0.00035)$g。括号内的数是合成标准不确定度,与前面结果有相同测量单位。

一般的,不提倡采用 $m_s=(100.02147\pm0.00035)$g 的形式表示测量结果及其合成标准不确定度,因为它并非置信区间,而这种形式习惯上用于表示由扩展不确定度确定的一个统计包含区间,为避免与高置信概率的区间相互混淆,应避免使用此形式进行合成标准不确定度的报告。

(二)扩展不确定度的报告形式

当用扩展不确定度报告测量结果的不确定度时,应注意报告:

(1)明确说明被测量的定义;

(2)要给出被测量 Y 的估计值 y 及其扩展不确定度 $U(y)$ 或 $U_P(y)$;

(3)必要时可给出相对扩展不确定度 $U_{\text{rel}}(y)$;

(4)对于 U 要给出包含因子 k 值。必要时说明扩展不确定度的自由度(扩展不确定度的自由度就是指合成标准不确定度的有效自由度)。对于 U_P 要详细说明获得 U_P 的 P 值、k_P 值和有效自由度 v_{eff}。

对于大多数测量,一般均要求给出扩展不确定度,扩展不确定度的报告有 U 或 U_P 两种。

(1) $U=ku_c(y)$ 的报告。

例如,标准砝码的质量为 m_s,测量结果为 100.02147 g,合成标准不确定度 $u_c(m_s)$ 为 0.35 mg,取包含因子 $k=2$,$U=ku_c(y)=2\times0.35$ mg$=0.70$ mg。U 可用以下两种形式之一报告:

1) $m_s=100.02147$ g;$U=0.70$ mg,$k=2$。

2) $m_s=(100.02147\pm0.00070)$g;$k=2$。

(2) $U_P=k_Pu_c(y)$ 的报告。

例如，标准砝码的质量为 m_s，测量结果为 100.02147g，合成标准不确定度 $u_c(m_s)$ 为 0.35mg，$v_{eff}=9$，按 $P=95\%$，查 t 分布值表得 $k_P=t_{95}(9)=2.26$，$U_{95}=2.26\times0.25$ mg＝0.79 mg。则 U_P 可用以下 4 种形式之一报告：

1) $m_s=100.02147$ g；$U_{95}=0.79$ mg，$v_{eff}=9$。

2) $m_s=(100.02147\pm0.00079)$g，$v_{eff}=9$。括号内第二项为 U_{95} 的值。

3) $m_s=100.02147(79)$g，$v_{eff}=9$，括号内第二项为 U_{95} 的值，其末位与前面结果的末位数对齐。

4) $m_s=100.02147(0.00079)$g，$v_{eff}=9$，括号内为 U_{95} 的值，与前面结果有相同测量单位。

当扩展不确定度用 $U_P=k_Pu_c(y)$ 表示时，应明确 P 值。当被测量接近正态分布时，应同时给出有效自由度 v_{eff}，以便不确定度可以传播到下一级。当被测量接近于某种非正态分布时，则在明确 P 值，给出 k_P 值的同时，还应指出被测量的分布类型。

此外，测量不确定度还可以用相对不确定度的形式表示 U_{rel} 或 u_{rel}。以相对扩展不确定度的报告形式举例。

1) $m_s=100.02147$g；$U=0.70\times10^{-6}$，$k=2$。

2) $m_s=100.02147$g；$U_{95rel}=0.79\times10^{-6}$，$v_{eff}=9$。

3) $m_s=100.02147(1\pm0.79\times10^{-6})$g；$P=95\%$，$v_{eff}=9$，括号内第二项为相对扩展不确定度 U_{rel}。

在不会引起混淆的情况下，下标 rel 可以不写。有些情况，被测量本身就是比值（无量纲的量），则其相对标准不确定度必须注有下标。

三、其他注意事项

(一)测量结果及其不确定度的有效位数

JJF1059-1999 规定，测量结果的合成标准不确定度 u_c、扩展不确定度 U 以及输入量估计值 x_i 的标准不确定度 $u(x_i)$ 都不应该给出过多的位数，通常最多为两位。因此可以理解为取一位或两位均可，但当第一位有效数字较小时，如果仍取一位有效数字，可能会引入较大的数据修约误差，故此时应该取两位有效数字。无论第一位有效数字的大小，取两位有效数字总是允许的。且测量结果(即被测量的最佳估计值)的末位应与其测量不确定度的末位对齐。

(二)符号的正确书写

在测量不确定度报告和使用过程中，还应注意各类符号的正确书写。

(1) 不确定度的符号为斜体。计量单位的符号是正体。

例如，$u_c=0.1$ mm，$U_{rel}=1\%$。

(2) 凡是表明标准偏差的不确定度，符号都是小写，需要区分时按规定加下标。

u：标准不确定度

u_i：标准不确定度分量

u_A：A 类标准不确定度

u_B：B 类标准不确定度

u_c，$u_c(y)$：合成标准不确定度

(3) 扩展不确定度的符号用大写：U、U_P。

（4）包含因子的符号是小写：k。

（5）相对不确定度的表示可以加下标 rel 或 r：

u_{cr} 或 u_{crel}：相对合成标准不确定度

U_r 或 U_{rel}：相对扩展不确定度

（6）不确定度单独使用数值表示时，数值前不要加"±"号。例如，$u_c = 0.1$ mm 或 $U = 0.2$ mm$(k = 2)$；不要写成 $u_c = ±0.1$ mm 或 $U = ±0.2$ mm$(k = 2)$。

因为 u、u_c 表示标准偏差，按标准偏差的定义是不要加正负号的。而扩展不确定度 U 表示测量结果所在的区间的半宽度，所以按定义也不必加正负号。测量结果可以表示为测量的最佳估计值加减其扩展不确定度：$Y = y ± U$。

（7）其他：其他各种符号的表示方法可参见 JJF1059-1999 的附录 C"有关量的符号汇总"。例如，v：自由度，v_{eff}：有效自由度。

第五节　测量不确定度在日常检验中的应用

在前文中我们已经简单介绍了测量不确定度的适用范围，它已经渗透到了多领域的各个学科，而在我们的药品检验工作中也有多个方面的涉及，例如，在国家认可委员会对实验室认可的过程中关于应用测量不确定度的要求；实验室间量值比对的测量不确定度；科研项目方案论证时不确定度的预估；测量能力表达时的测量不确定度应用；测量仪器的不确定度；计量标准的不确定度；合格评定中的测量不确定度的应用等。由此可以看出，测量不确定度在我们的日常检验中的应用是十分广泛的，我们在这里并不能对其所涉及的各个方面内容进行详细的论述，本节仅从保证检验条件受控和检验方法的优化与改进两个方面进行举例说明，希望以此起到抛砖引玉的作用。

一、保证检验条件受控

药品检验中从最基本的称量到通过各种复杂理化方法最后确定某种成分的含量都可以称为测量。测量工作会受到诸多因素的影响和限制，因此在我们的日常检验过程中能够保证检验中的各个条件均严格受控尤为必要，这是我们提供可靠的检验结果的必要前提。

药品检验过程受到诸多因素的影响和限制，而每一个影响因素都会成为测量不确定度的来源，如果不对检验条件加以控制，不仅会使测量结果带有较大量值的测量不确定度，甚至会严重影响到测量结果的准确性和可靠性。反之，亦可以通过针对药品检验工作中开展的测量不确定度合理评定来保证检验条件的严格受控。

由于在药品检验工作中影响测量不确定度的因素很多，我们并不能对其进行逐一讨论，本节中仅对检验工作中常见的、具有普遍代表意义的某些影响因素以及如何保证检验条件受控间的关系进行举例说明，特别需要说明的是，未进行说明的因素并不代表不会对测量结果带来显著性影响或是其对应的检验条件无需受控，而且有时某些因素之间并不一定是相互独立的。

1. 测量仪器的计量性能和稳定性

药品检验过程中应用大量分析仪器，仪器的计量性能、精度以及其局限性等，对测试结果影响较大。例如，不同精度的天平对测量结果带来的测量不确定度是不一样的。在药品检验过程中，首先，保证所有涉及的测量仪器均经检验合格或符合使用要求（保证测量仪器性能在使用过程中是合格的或符合使用要求的）；其次，正确选择精度相当的测量仪器进行检验，精度过低会造成由此引入的不确定度分量增大，测量结果的可靠性下降等，同样也不必过于追求使用精度过高的仪器，这样会大大增加检验过程的成本；最后，应对测量仪器进行定期维护和检修，以确保其计量性能、稳定性等指标符合使用需求，并做好使用和维护记录。

2. 容量仪器的影响

容量仪器虽然是测量仪器中的一类，但由于药品检验过程通常涉及大量的容量仪器，在这里还是要特别提出说明。使用者在使用容量仪器过程中往往忽视对其性能的校准以及正确的使用方法。首先，要注意对容量仪器等级的判别与选择；其次，使用前应对容量仪器进行校准，只有经校准合格后的容量仪器才能在药品检验过程中使用，而且要注意校准工作应符合相关规定要求；最后，应注意容量仪器的正确使用及清洗方法。

3. 样品制备过程中造成的影响

如果分析过程中需对样品进行前处理时，例如样品的预富集、分离提纯、萃取、衍生化等，不同的制备方法会对测定结果产生较大的影响。在药品检验过程中为了避免由于样品制备过程中造成的影响，首先，应采用经过验证符合检验要求的样品制备方法；其次，工作人员应熟练掌握并严格按照方法中的规定对样品进行处理；最后，在样品处理的过程中，涉及的试剂或容器应符合要求，避免造成基体影响、干扰或污染等类似情况的发生。

4. 测量方法不理想的影响

通常假定分析过程都会按照特定的化学反应定量进行，但有时可能会出现偏离现象，如反应不完全等。这是由于测量方法本身存在的问题带来的影响，应对测量方法进行优化或改进以控制尤其引入的不确定度分量，或是在建立方法之初就应对其加以研究和控制。

5. 标准物质和试剂的纯度

许多药品检验都是基于与标准物质的比较而获得测量结果的，因此标准物质的均匀性、准确性和稳定性会对测量结果造成很大影响。所以在药品检验过程中，首先，应使用由符合资质的部门提供的标准物质；其次，在标准物质的使用过程中应注意标准物质的适用范围，不可擅自改变标准物质的标示用途，例如"仅供红外鉴别用"的标准物质不能转作除红外鉴别以外的用途；最后，应注意标准物质的储存条件及使用方法，例如抗生素类药品标准物质，在无特殊说明的情况下应在 4℃ 保存，开启后立即使用，且应一次开启一次使用等。

另外，如果检验过程涉及使用某些试剂时，若其纯度不高可能会含有异构体和无机盐，也会对测量结果产生一定的影响。在药品检验过程中，应确保溶剂的纯度等级符合检验要求，例如，应注意对色谱纯、分析纯等的区别。

6. 取样的代表性不够

不同样本之间的随机变化以及取样代表性不够会直接影响最终结果的判断。因此，应采用符合统计学要求及符合药品检验自身特点的方法进行样本的抽取，使得抽取的样本具有良好的代表性，且应对抽取的样本量进行估计，正确的统计推断是以合适的样本量为基础的。如果样本量过小，将直接影响最终的结果；而样本量过大，不仅使得工作量增加也会造成不必要的浪费。

7. 环境的影响

环境条件贯穿在整个的检验过程中，会在多个方面对测量结果产生影响，例如环境条件可以影响仪器的稳定性，影响反应强度，影响容量仪器的准确性等。在药品检验过程中，不仅要对环境条件加以控制使其符合检验要求,还应提高检验人员对环境因素影响的认识。这样不仅可以避免由于缺乏认识或是认识不足,而对测量结果造成影响,还可以提高在检验过程中对环境条件控制的质量,减小检验过程中由于环境条件波动引入的不确定度分量。

8. 其他

例如,计算方法的影响;读数习惯的影响;从外部取得并用于数据的整理换算的常数或其他参数的值所具有的不确定度;在测量方法和过程中某些近似和假设,某些不恰当校准模式的选择等。

二、检验方法的优化与改进

在我们的日常检验工作中,有时会出现虽然严格按检验标准、技术规范控制了实验过程中的每个条件,但是实验结果的重复性很差(sD过大,甚至是测定结果在判定限上下浮动),或是有可能出现很难对标准中规定的实验方法进行重现从而无法得到准确的检验结果。类似这样的情况可能是多种因素引起的,其中一种可能就是由于检验方法在制定时受到当时检验水平等方面的限制而造成的,可能在检验方法建立过程中存在着潜在的问题,而随着检验技术的发展或是样品技术工艺的改善等使得这样方法的问题凸显出来,这时就需要检验人员在结合丰富的日常工作经验和新的检验技术的基础之上,对原有的检验方法进行优化与改进。在对检验方法的优化与改进的过程中,除了在原有的方法学论证的基础之上进行验证之外,还需要对新建立的检验方法的测量不确定度进行评定之后才能确定是否新建方法确实优于原有方法。

在这里,笔者提到一个新的观点,就是要对新、旧两个检验方法的测量不确定度进行评定并作出合理比较后才能最终确定是否可以使用新建检验方法代替原有检验方法。

为何要强调对两个检验方法的测量不确定度进行评定以及作出合理比较?

过去在验证过程中仅强调了对新建方法在方法学方面的论证,当然这一点对于建立新方法(或是对现有方法进行优化与改进)是必不可少的基础,只有夯实这个基础我们才有可能对建立的新方法(或是对现有方法进行优化与改进)进行更深入的比较分析和评定。下面讨论的测量不确定度的合理评定以及比较工作也是在该基础成立的前提下进行的。

对新、旧两个检验方法的测量不确定度进行合理评定的作用就在于可以对两个方法进行科学、合理、量化的比较。通过这种量化比较,不仅可以掌握两个方法自身的不确定度范围(测量结果区间估计的半宽度),而且可以基本上理顺每个方法本身的测量不确定度分量的来源及其大小,并大致了解两个方法的投资收益比的基本情况。

评定和比较过程中可能出现以下两大类情况:

(1) 两个方法的测量不确定度大小存在显著性差异。

1) 原有方法的测量不确定度优于新建方法时,并无以新建方法取代原有方法的必要;

2) 新建方法的测量不确定度优于原有方法时,且投资收益比并不明显低于原有方法。这时可以考虑采用新建方法替代原有方法;

3) 新建方法的测量不确定度虽优于原有方法,但投资收益比明显低于原有方法。这时是否采用新建方法替代原有方法还应考虑投入成本大小的问题。

(2) 两个方法的测量不确定度大小不存在显著性差异。

1) 新建方法和原有方法的测量不确定度大小无显著差异,但新建方法的投资收益比明显优于原有方法,这时可以考虑采用新建方法替代原有方法;

2) 新建方法和原有方法的测量不确定度大小无显著差异,且新建方法的投资收益比与原有方法并无明显差异时,但新建方法的测量不确定度来源明显少于原有方法。这时可以考虑采用新建方法替代原有方法;

3) 新建方法和原有方法的测量不确定度大小无显著差异,但新建方法的投资收益比明显低于原有方法。这时需考虑由于更换方法而可能带来的大量成本投入。此时,并无以新建方法取代原有方法的必要。

在此要特别注意的问题就是"合理的评定",不能对任何一个方法存在"偏心",而是尽可能全面地考虑所有的测量不确定度来源并且真实评定每一个方法中各个测量不确定度分量的大小,这样才能够得到真实、合理、可靠的比较结果。

进行测量不确定度的合理评定和比较,还有如下益处:即无论比较的最终结果如何,在评定的过程中,由于基本理顺了每个方法本身的测量不确定度分量的来源及其大小,不仅可以有效地避免标准本身某些不合理现象的存在,还可以利用"三分之一原则"对每个被评定方法进行有效的过程控制,针对每个方法自身的特点以最小的投入使得检验过程严格受控,从而达到获得更加可靠、准确的检测结果的目的。

三、实例

在第三节所举的实例中采用的是紫外分光光度测定法,该方法本身的各标准不确定度分量的来源及其大小在表 11.3 中列出,根据"三分之一原则",即小分量不确定度不足最大分量不确定度的 1/3 时,小分量不确定度可以忽略不计的原则,可以看出,本方法测定结果的不确定度大小主要取决于求得供试品溶液浓度的相对标准不确定度的大小。在本方法中供试品溶液浓度是由标准曲线上读出的,由前述分析已知 $u(Cx 测)/Cx 测 = u(Csi)/Csi$,因此,供试品溶液浓度的相对标准不确定度的大小是由多个分量叠加得到的,而单个 $u(Csi)/Csi$ 的大小由前分析可以看出,主要取决于对照品称重的相对标准不确定度 $u(Ws)/Ws$ 的大小,而叠加是由于制备标准曲线时多次转移液体 $Vs2i$ 产生的,其大小取决于移液体积的相对标准不确定度 $u(Vs2i)/Vs2i$ 的大小。故在利用本方法测定样品时,在规范实验操作、严格控制实验条件的前提下,为了降低本方法的不确定度值的大小,提高测定结果的可靠性,可以通过以下两个途径:①在选择稳定性良好的精密天平的前提下,可以通过增大对照品的称样量,从而降低 $u(Ws)/Ws$ 值的大小;②在制备标准曲线时所用的 5mL 分度吸管已为 A 级玻璃仪器,故已不能通过提高仪器的精密度改善结果,但可以通过重新设计实验步骤,尽可能地减少稀释转移的次数,减少 $u(Vs2i)/Vs2i$ 分量的个数,减少叠加对结果的影响,从而降低 $u(Cx 测)/Cx 测$ 值的大小。另外,作为常量分析,方法的灵敏度已经不是限制因素,实验设计时,对多个最大吸收的物质,有目的地选择次大吸收波长可以减少样品的稀释步骤,进而降低方法的不确定度。

而《中国药典》2005 版二部中头孢拉定胶囊的含量测定已修订为 HPLC 法,在此,仍采用《紫外分光光度测定法测定头孢拉定胶囊含量的不确定度评价》中的原始数据作为评定的基础,对 HPLC 法测定头孢拉定胶囊含量的不确定度进行评定,该方法本身的各标准不确定度分量的来源及其大小在表 11.4 中列出,并与紫外分光光度测定法进行比较。

表 11.4　HPLC 法测定头孢拉定胶囊含量中各标准不确定度分量及分析

分量	不确定度来源	类型	标准不确定度	相对合成标准不确定度	因素重要性排序（由大到小）
$u(Ps)$	含量的不确定度	B	6.928×10^{-4}	7.547×10^{-4}	8
$u(Ws)$	天平示值的不确定度	B	0.0577 mg	7.449×10^{-3}	1
	天平称重重复性的不确定度	A	0.0334 mg		
$u(Vs1)$	校准量瓶的不确定度	B	0.0122 mL	1.1×10^{-3}	6
	定容重复性的不确定度	A	0.0046 mL		
	量瓶定容时温差的不确定度	B	0.0242 mL		
$u(W_{平})$	天平示值的不确定度	B	0.0577 mg	3.072×10^{-3}	5
	天平称重重复性的不确定度	A	0.0334 mg		
$u(Wxi)$	天平示值的不确定度	B	0.0577 mg	6.970×10^{-3}	2
	天平称重重复性的不确定度	A	0.0334 mg		
$u(Vx1)$	校准量瓶的不确定度	B	0.0122 mL	1.1×10^{-3}	6
	定容重复性的不确定度	A	0.0046 mL		
	量瓶定容时温差的不确定度	B	0.0242 mL		
$u(仪器)$	仪器读数的不确定度	B	0.00612	6.53×10^{-3}	3
	仪器读数重复性的不确定度	A	0.00227		
$u(重复性)$	对 10 份供试品测定的重复性的不确定度	A	0.00485	4.85×10^{-3}	4

计算合成标准不确定度 u_c：

$[u_c(P)/P]^2 = 1.1650 \times 10^{-4}$

$$u_c(P) = P \times (1.1650 \times 10^{-4})^{1/2} = 99.57\% \times (1.1650 \times 10^{-4})^{1/2} = 1.075\%$$

$$u_c = [u_c(P)^2 + u_c(仪器)^2 + u_c(重复性)^2]^{1/2}$$

$$= [0.01075^2 + 0.006527^2 + 0.00485^2]^{1/2} = 0.0135 \rightarrow 1.35\%$$

取包含因子 $k=2$。确定扩展不确定度：

$$U = ku_c(y) = 2 \times 1.35\% = 2.70\%$$

给出测量不确定度评定报告：

$$P = 99.6\% ; U = 2.7\% , k = 2$$

本方法测定结果的不确定度大小主要取决于对照品、供试品的称取以及 HPLC 液相色谱仪器的性能和稳定性，在利用本方法测定样品时可以通过以下两个途径来控制测量结果的不确定度值的大小：①在选择稳定性良好的精密天平的前提下，可以通过增大对照品、供试品的称样量，从而降低 $u(Ws)/Ws$ 和 $u(Wxi)/Wxi$ 值的大小；②确保 HPLC 液相色谱仪器的计量性能、稳定性等指标符合使用需求。

将两法进行比较：

（1）紫外分光光度法：$P=99.6\%$；$U=5.0\%$，$k=2$；不确定度分量主要来源于 13 个因素，主因素的相对合成标准不确定度为 0.0220。

（2）HPLC 法：$P=99.6\%$；$U=2.7\%$，$k=2$；不确定度分量主要来源于 8 个因素，主因素的相对合成标准不确定度为 0.007449。本法的扩展不确定度小于紫外分光光度法，从整个评定过程中可以看出，在 HPLC 法中由于减少了对照品、样品的稀释步骤以及改标准曲线法为外标法从而使得该方法的扩展不确定度减小。

第六节　测量不确定度在检验结果合格判定中的应用

药品作为特殊商品，其检验结果的合格判断应按相应法规进行，在该领域尚未引入关于测量不确定度对结果判定影响的相关法规。但随着测量不确定度理论的发展、完善及其在各个领域的不断渗透，以及药品生产厂家维权意识的增强，测量不确定度在检验结果合格判定中的应用终将引起相关行业的重视。因此，考虑到药品的特殊性及该领域相关法规的缺失，本节所讨论的内容仅作为前瞻性学术讨论，不可作为合格判定的依据。

一、测量不确定度与检验结果的合格判定

在药品检验中，需要给出合格/不合格的结论，例如，最常见的含量测定项，通常是将测定结果与药典标准规定（或检验依据）中的限度进行比较而给出结论（本品含……应为标示量的 $90.0\%\sim110.0\%$，该规定为双侧限度检验；或是按干燥品计算，含……不得少于 99.0%，该规定为单侧限度检验）。

合格与否的判断是一个看似简单其实并不容易的任务。粗看起来，似乎只要测量结果位于标准规定范围内，就判为合格，反之就是不合格。但这并没有考虑到测量结果存在不确定度的情况。如果考虑到测量结果存在测量不确定度，并且一旦测量结果位于标准规定范围限度附近的区域内时，就可能处于很难对其结果作出判断的两难境地。因此，可以看出合格或是不合格的判据实际上与测量不确定度有关。现阶段，为解决这一问题，国际标准 ISO14253-1：1998 规定了在处理供方和用户之间关系时合格和不合格的判定规则，并将该合格和不合格判定规则作为在供方和用户之间的合同中未商定其他判定规则时的缺省规则。但该规定是由 ISO/TC213 产品尺寸和几何量技术规范和检验技术委员会起草和制定的，并规定适用于产品几何量技术规范（Geometrical Product Specifications，GPS）标准中规定的工件规范（通常以工件的公差形式给定）和测量设备规范（通常以最大允许误差的形式给定）。但在药品检验领域尚无类似标准，并且由于药品检验本身的特殊性，该国际标准也不适用于药品检验的合格判定。

在药品检验领域，对于双侧限度检验，例如最常见的含量测定项中，本品含……应为标示量的为 $90.0\%\sim110.0\%$，测定结果在合格判定过程中可能会出现以下几种情况，详见图 11.5。

图 11.5 中，T 表示样品被测量项目的结果；U 表示测量不确定度区间的上限；L 表示测量不确定度区间的下限；U～L 之间范围表示测量不确定度区间，该区间的半宽度为测量结果的扩展不确定度；

Ⅰ型：测量结果及其测量不确定度区间全部包含在标准规定范围之内，被判定为合格。

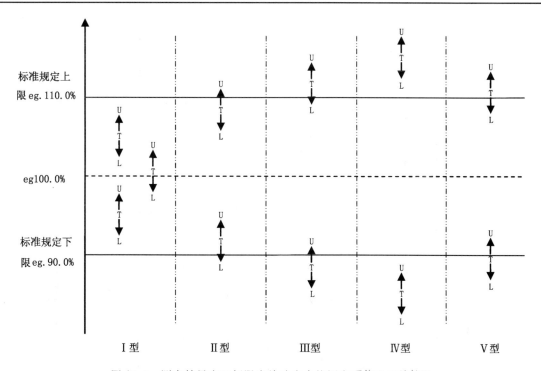

图 11.5　测定结果在双侧限度检验中合格评定可能出现的情况

Ⅱ型:测量结果在标准规定范围之内(但往往接近于标准规定的上限或下限),但测量不确定度区间的一部分超出标准规定范围,其说明样品被测量项目合格的可能性大于不合格的可能性。

Ⅲ型:测量结果已经超出标准规定范围,但较接近于标准规定的上限或下限,且测量不确定度区间的一部分在标准规定范围内,说明样品被测量项目不合格的可能性大于合格的可能性。

Ⅳ型:测量结果及其测量不确定度区间全部超出标准规定范围,被判定为不合格。

Ⅴ型:测量结果恰好等于标准规定的上限值或下限值,其测量不确定度区间刚好一半在标准规定范围内一半超出标准规定范围,其说明样品被测量项目合格的可能性和不合格的可能性刚好相等。

上述 5 种类型在合格判定时,Ⅰ型和Ⅳ型两种情况较易判定且判定风险程度不大;但对于Ⅱ型、Ⅲ型和Ⅴ型这 3 种情况均较难进行判定,判定风险程度较大,无论给出合格或是不合格的判定都需要承担一定的风险。

Ⅱ型、Ⅲ型和Ⅴ型这 3 种类型也正是在实际工作中最为头痛的"边缘"产品问题,这 3 种类型到底应该如何进行判定? 如何才能使判定风险降到最低? 这正是实际工作中最为关注的问题,也是如何在复验过程中可以给出更为科学、合理、准确的判定结果的关键点。在这个方面不仅仅需要技术人员的研究和实践,更需要形成一系列规范性、标准化的文件规范。

对于单侧限度检验,例如,不得大于……或是不得少于……同样存在上述 5 种类型,详见图 11.6。

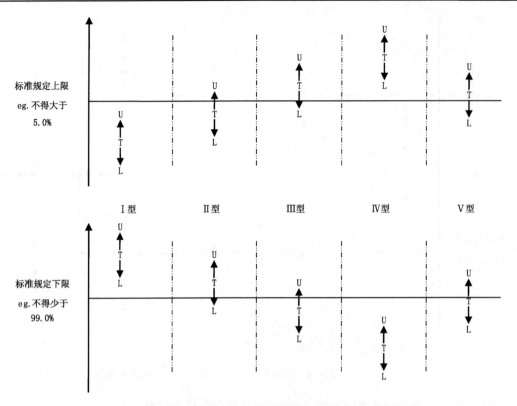

图 11.6　测定结果在单侧限度检验中合格评定可能出现的情况

二、实例

【例 11.2】　用测量不确定度对某批次四环素软膏含量测定项进行复验的结果进行判定。

参考部颁 WS1-C2-0008-89 四环素软膏含量测定项下规定及《中国药典》2005 年版二部附录项下规定进行操作。测定方法采用抗生素微生物检定法（管碟法二剂量），具体操作流程详见图 11.7。平行实验 4 份详见表 11.5。

实验方法与结果如下：

1. 实验过程

（1）标准品溶液的制备：分别精密称取四环素标准品 S1 103.4 mg（970 u/mg）、S2 103.6 mg（970 u/mg），分别置于 100 mL 量瓶中，加经乙醚萃取后的 0.1 mol/L 盐酸溶液 30 mL 使溶解，再加磷酸盐缓冲液（pH6.0）稀释至刻度，摇匀，制成每 1 mL 中约含 1000 u 的溶液。

$$\text{S1：103.4 mg} \times 970 \text{ u/mg} = 100298.0 \text{ u} \xrightarrow[\substack{\text{溶剂 buffer6.0}}]{\substack{\text{溶剂经乙醚萃取后的}\\ \text{0.1 mol/L 盐酸溶液 30 mL}}} 100 \text{ mL 成 } 1002.98 \text{ u/mL}$$

$$\text{取} \begin{cases} 2.0 \text{ mL} \xrightarrow{\text{磷酸盐缓冲液}} 100 \text{ mL 成 } 20.06 \text{ u/mL} \\ 2.0 \text{ mL} \xrightarrow{\text{磷酸盐缓冲液}} 50 \text{ mL 成 } 40.12 \text{ u/mL} \end{cases}$$

$$\text{S2：103.6 mg} \times 970 \text{ u/mg} = 100492.0 \text{ u} \xrightarrow[\substack{\text{溶剂 buffer6.0}}]{\substack{\text{溶剂 经乙醚萃取后的}}} 100 \text{ mL 成 } 1004.92 \text{ u/mL}$$

$$取\begin{cases} 2.0 \text{ mL} \xrightarrow{\text{磷酸盐缓冲液}} 100 \text{ mL 成 } 20.10 \text{ u/mL} \\ 2.0 \text{ mL} \xrightarrow{\text{磷酸盐缓冲液}} 50 \text{ mL 成 } 40.20 \text{ u/mL} \end{cases}$$

(2)样品溶液的制备:取本品 5 支,充分混匀,精密称取适量(约相当于四环素 0.1 g),加 30 mL 乙醚使基质溶解,用 0.1 mol/L 盐酸溶液提取 3 次,每次 10 mL,合并提取液,置于 100 mL 量瓶中,加磷酸盐缓冲液(pH6.0)稀释至刻度,摇匀,制成每 1 mL 中含 1000 u 的溶液。

$$T:取本品 3.8595 \text{ g} \text{ (相当于四环素 } 0.1 \text{ g)} \xrightarrow[\text{溶剂 buffer6.0}]{\text{溶剂经乙醚萃取后的}} 100 \text{ mL 成 } 1000.0 \text{ u/mL}$$

$$取\begin{cases} 2.0 \text{ mL} \xrightarrow{\text{磷酸盐缓冲液}} 100 \text{ mL 成 } 20.0 \text{ u/mL} \\ 2.0 \text{ mL} \xrightarrow{\text{磷酸盐缓冲液}} 50 \text{ mL 成 } 40.0 \text{ u/mL} \end{cases}$$

* T 估计效价(AT) = 89.64%;

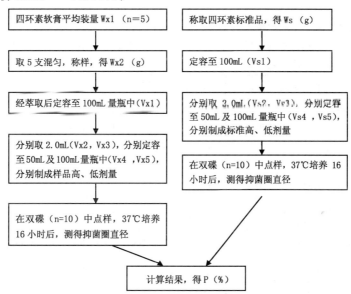

图 11.7 抗生素微生物检定法(管碟法二剂量)测定四环素软膏含量操作流程图

2. 实验数据
详见表 11.5

表 11.5 平行实验 4 份的测量结果

实验次数	1	2	3	4
Pi(%)	82.89	82.64	82.2	82.49
P(%)	82.6			
(Pi-P)²	0.1	0.0	0.1	0.0
S²	0.0818			
S	0.2861			

按照第三节中给出的测量不确定度评定基本步骤进行评定,具体评定过程不再赘述,将测定结果不确定度评定中各标准不确定度分量及分析列于表 11.6 中。

表 11.6 四环素软膏含量测定(管碟法)结果不确定度评定中各标准不确定度分量及分析

分量	不确定度来源	类型	标准不确定度	相对标准不确定度	因素重要性排序(由大到小)
$U_c(Ps)$	含量的不确定度	B	2.9214	0.00301	5
$U_c(Ws)$	天平示值的不确定度 天平称重重复性的不确定度	B A	0.0577 mg 0.0316 mg	0.00090	6
$U_c(Vs1)$	校准量瓶的不确定度 定容重复性的不确定度 量瓶定容时温差的不确定度	B A B	0.0577 mL 0.0082 mL 0.0536 mL	0.00079	8
$U_c(Vs2)$	校准分度吸管的不确定度 取液体积重复性的不确定度 取液时温差的不确定度	B A B	0.00577 mL 0.0020 mL 0.00107 mL	0.00310	4
$U_c(Vs3)$	校准分度吸管的不确定度 取液体积重复性的不确定度 取液时温差的不确定度	B A B	0.00577 mL 0.0020 mL 0.00107 mL	0.00310	
$U_c(Vs4)$	校准量瓶的不确定度 定容重复性的不确定度 量瓶定容时温差的不确定度	B A B	0.0289 mL 0.0053 mL 0.0268 mL	0.00080	7
$U_c(Vs5)$	校准量瓶的不确定度 定容重复性的不确定度 量瓶定容时温差的不确定度	B A B	0.0577 mL 0.0082 mL 0.0536 mL	0.00079	8
$U_c(Wx1)$	天平示值的不确定度 天平称重重复性的不确定度	B A	0.0577 mg 0.1100 mg	0.00002	10
$U_c(Wx2)$	天平示值的不确定度 天平称重重复性的不确定度	B A	0.0577 mg 0.0707 mg	0.00003	9
$U_c(Vx1)$	校准量瓶的不确定度 定容重复性的不确定度 量瓶定容时温差的不确定度	B A B	0.0577 mL 0.0082 mL 0.0536 mL	0.00079	8
$U_c(Vx2)$	校准分度吸管的不确定度 取液体积重复性的不确定度 取液时温差的不确定度	B A B	0.00577 mL 0.0020 mL 0.00107 mL	0.00310	4
$U_c(Vx3)$	校准分度吸管的不确定度 取液体积重复性的不确定度 取液时温差的不确定度	B A B	0.00577 mL 0.0020 mL 0.00107 mL	0.00310	
$U_c(Vx4)$	校准量瓶的不确定度 定容重复性的不确定度 量瓶定容时温差的不确定度	B A B	0.0289 mL 0.0053 mL 0.0268 mL	0.00080	7

续表

分量	不确定度来源	类型	标准不确定度	相对标准不确定度	因素重要性排序（由大到小）
$U_c(Vx5)$	校准量瓶的不确定度 定容重复性的不确定度 量瓶定容时温差的不确定度	B A B	0.0577 mL 0.0082 mL 0.0536 mL	0.00079	8
$U_c(dS1)$	标准低抑菌圈直径的不确定度	A	0.0074	0.00569	
$U_c(dS2)$	标准高抑菌圈直径的不确定度	A	0.0070	0.00519	1
$U_c(dT1)$	样品低抑菌圈直径的不确定度	A	0.0097	0.00752	
$U_c(dT2)$	样品高抑菌圈直径的不确定度	A	0.0080	0.00597	
U_c（仪器）	仪器读数的不确定度 仪器读数重复性的不确定度	B A	0.0065 等 0.00008 等	0.00496 等	2
U_c（重复性）	对 4 份样品测定的重复性的不确定度	A	0.0035	0.0035	3

测量结果及其测量不确定度评定报告为：

本品含四环素按盐酸四环素（$C_{22}H_{24}N_2O_8 \cdot HCl$）计算，为标示量的：

$$P=82.3\%；U=3.4\%，k=2。$$

本次复验结果属于第Ⅳ种类型：测量结果及其测量不确定度区间全部超出标准规定范围，被判定为不合格。虽然本次复验结果的判定风险程度不大，但是该测定结果的测量不确定度区间涵盖了原检验单位的检验结果的 84.6%，利用置信区间估计理论，可推断出复验结果与原检验单位的检验结果一致，无显著性差异。

第七节 测量不确定度在药品标准物质中的应用

一、药品标准物质

（一）标准物质的定义、特点、基本要求和定值方式

1. 标准物质的定义

（1）具有一种或多种足够均匀和很好确定了的特性值，用以校准设备，评价测量方法或给材料赋值的材料或物质；

（2）标准物质是一种已经充分地确定了某一个或多个特性值的物质或材料；

（3）标准物质作为分析测量中的"量具"；

（4）标准物质是具有准确量值的测量标准。

2. 标准物质的特点

（1）具有量值准确性；

（2）用于计量目的。

3. 标准物质的基本要求

（1）稳定性；

(2) 均匀性；

(3) 准确性。

4. 标准物质的定值方式

(1) 用高准确度的绝对或权威测量方法定值；

(2) 用两种以上不同原理的已知准确度的可靠方法定值；

(3) 多个实验室合作定值；

(4) 使用一种高精密度方法与已知的一级标准物质直接比较的方法。

(二) 我国药品标准物质的基本概况

药品标准物质是一类与其他领域不同的特殊标准物质。根据测定方法和使用对象不同，可分为生物标准物质和化学标准物质两类，就是常说的标准品和对照品。药品标准物质可以分为国际药品标准物质、国家药品标准物质、工作用药品标准物质。

根据《药品管理法》的规定，国家药品监督管理部门的药品检验机构负责标定国家药品标准品、对照品（第五章第三十二条）。根据《药品管理法》的要求，中国药品生物制品检定所负责国家标准物质的规划、制备、标定、保藏和分发工作。中国药品生物制品检定所的标准物质委员会承担标准物质的技术审查、审定工作。在我国由于药品生产单位众多，且检验技术参差不齐，故我国药品监督管理机构规定：当按国家药品标准进行药品生产、销售或临床应用的法定检验时，必须使用法定的国家标准物质。

我国药品标准物质的分类及其定义：

(1) 生物标准品：系指采用生物测定方法以国际标准品标定的或我国自行研制的，用于衡量某一制品效价或毒性的特定物质，其生物活性以国际单位（IU）或以单位（U）或以活性重量单位（μg）表示。生物标准品所表示的效价或活性单位在不同地点、不同条件下，由不同操作者都能得出相对一致测定结果的实物标准；

(2) 化学对照品：系指专供物理和化学测试时用来与供试药品进行对照的物质，其纯度适合于使用要求并为质量均一的实物样品；

(3) 中药化学对照品：系指国家中药材及中药成方制剂标准中，采用化学方法对某一特定成分鉴别及含量测定时，用来与供试药品进行对照的物质。供含量测定的中药化学对照品应具有确定的量值；

(4) 中药对照药材：系指未经溶剂提取的药材或药材粉末，为国家中药材和中药成方制剂标准中薄层色谱鉴别用的对照物质。

二、药品标准物质测量不确定度的评定

GB/T 15000.3-2008/ISO Guide 35:2006《标准样品工作导则（3）标准样品定值的一般原则和统计方法》中明确指出"药典标准和药物由药典权威机构按照本部分的一般原则建立和发布，现已有此类标准物质（RM）生产的专门指南。但应注意，药典权威机构采用不同的方式通过分析证书和有效日期向用户提供信息，并且不说明赋值的不确定度，因为在有关这些标准物质（RM）用法的摘要中不允许对其进行规定。"

由此导则可以明确两点要求：①药品标准物质无须向用户提供赋值的不确定度；②虽然无须对外提供赋值的不确定度，但需要按照导则中规定的一般性原则对有赋值的药品标准物质进行不确定度的评定。因此，可以明确测量不确定度的评定在药品标准物质的建立过程中有着重要的意义,应该得到所有药品标准物质生产者的注意,并且应在药品标准物质的建立过程中将此部分逐渐规范并完善。

该导则中涉及了标准样品(标准物质)定值过程中的一般性原则和基本的统计方法,涵盖了需赋值的标准物质在建立过程中各个方面的基本要求,对于药品标准物质的生产者而言也是一部十分有益的指导原则。

在前面关于测量不确定度的发展历史中已经介绍过国内关于测量不确定度的评定工作也是于 1999 年才刚刚开始起步,因此不论是对于整个计量系统而言还是对于提供药品标准物质的权威部门而言,测量不确定度的评定都是一个新生事物,因此我们在这个领域的研究也是探索性的,下面介绍的内容是近些年来在上述导则中规定一般性原则(详见 GB/T 15000.3-2008/ISO Guide 35:2006 原文)的基础之上,针对药品标准物质自身的特点,结合本领域的具体要求,所开展的药品标准物质测量不确定度评定工作的一些研究成果。

对于药品标准物质测量不确定度评定中的数学模型可表示如下式:

$$x_{CRM} = x_{char} + \delta x_{bb} + \delta x_{lts} + \delta x_{sts}$$

式中,x_{CRM} 为特性值;x_{char} 为由批测定得到的特性值,或在测定单个制品时,由该制品得到的特性值;δx_{bb} 为瓶间差异引起的误差项;δx_{lts} 为长期稳定性引起的误差项;δx_{sts} 为短期稳定性引起的误差项。

通常,在做均匀性和稳定性研究时将这些误差项设计为零,但其不确定度并不为零。

假定各变量是独立的,利用 GUM:1993 的 E.8 中的不确定度传播律,可将药品标准物质的不确定度表示为下式:

$$u_{CRM} = \sqrt{u_{char}^2 + u_{bb}^2 + u_{lts}^2 + u_{sts}^2}$$

式中,u_{CRM} 为特性值的标准不确定度;u_{char} 为因测定引起的标准不确定度;u_{bb} 为药品间(不)均匀性引起的标准不确定度;u_{lts} 为因长期(不)稳定性引起的标准不确定度;u_{sts} 为因短期(不)稳定性引起的标准不确定度。

注:长期稳定性(Long-term Stability)指在标准物质生产者规定的贮存条件下标准物质特性的稳定性。

短期稳定性(Short-term Stability)指在规定运输条件下标准物质特性在运输过程中的稳定性。

简单地说,药品标准物质特性值的不确定度主要由以下 3 个来源引入,分别是测定引起的不确定度(Uchar)、均匀性引起的不确定度(Uhom)以及稳定性引起的不确定度(Ults)。这 3 个来源与标准物质的三个基本要求准确性、均匀性和稳定性,相互对应。

药品标准物质特性值的不确定度来源如图 11.8 所示,其中:

(1) 因药品标准物质均匀性引入的不确定度分量,应按均匀性试验方案获得其相对标准不确定度;还可在均匀性试验中确定该标准物质的最小称样量,从而保证用户在正常使用该标准物质时可以取得与标示量一致的标准量值。其意义在于保证标准物质的均匀特性。均匀性检验可以利用统计软件计算也可进行手工计算。因药品标准物质均匀性引起的标准不确定度 u_{bb} 可采用 S_H 作为其估计值。

$$S_H^2 = \frac{S_1^2 - S_2^2}{n}$$

式中,S_1 组间分散情况;产生原因:①方法本身的原因;②样品均匀性的原因。S_2 组内分散情

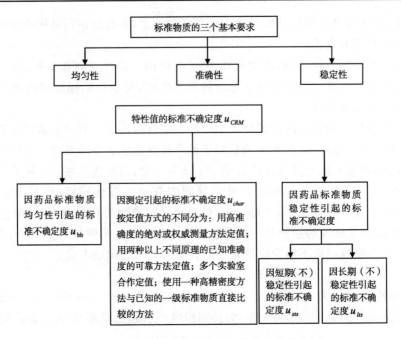

图 11.8　药品标准物质特性值的不确定度来源

况；产生原因：方法本身的原因。S_H：均匀性引入的不确定度分量。

(2) 因测定引入的不确定度分量，应按定值方法的不同，分别按照定值方式的不同要求进行处理。其意义在于保证标准物质的准确特性。如：

1)用高准确度的绝对或权威测量方法定值。

质量平衡法：按其所涉及的所有分量逐一进行考察

$$含量\% = (1 - 水分\% - \cdots - 杂质\%) \times 100\%$$

$$u_{CRM} = \sqrt{u_{水分}^2 + \cdots + u_{杂质量}^2}$$

式中，u_i 可以各分量的 SD 值代替。

2)多个实验室合作定值。

协作标定：由实验室网络，用特定方法测量，只给出该方法评定的特性值。

协作标定组织结构如图 11.9 所示：

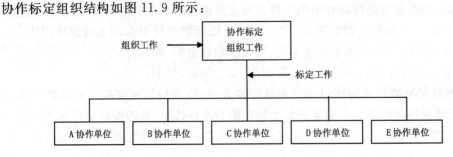

图 11.9　协作标定组织结构

其因测定（协作标定）引起的标准不确定度 u_{char} 应按多组试验数据进行处理评定。

因协作标定引起的标准不确定度 u_{char} 评定的基本步骤如图 11.10 所示：

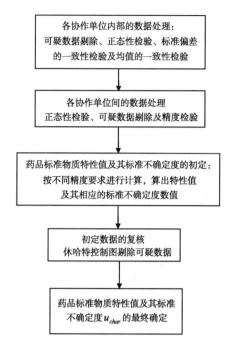

图 11.10　因协作标定引起的标准不确定度 u_{char} 评定的基本步骤

（3）因药品标准物质稳定性引入的不确定度分量，应按稳定性试验方案获得其相对标准不确定度；药品标准物质定值时，需考虑两种类型的（不）稳定性：一是药品标准物质所用材料的长期稳定性（例如，有效期）；二是药品标准物质所用材料的短期稳定性（例如，运输条件下所用材料的稳定性）。正确估计长期稳定性和短期稳定性的影响与正确估计均匀性同样重要。药品标准物质的长期稳定性与其生产者的贮存条件下的行为有关，而短期稳定性与标准物质运输过程中的外部因素有关。有时，由于在运输过程中不可能保持标准物质稳定性所需的合适条件，因此应考虑在特性值中增加一些不确定度［关于因短期（不）稳定性引起的标准不确定度 u_{sts} 是在 ISO Guide 35：2006 中新增的内容］。保持适宜的运输条件以及掌握标准物质在运输过程中可能发生的变化是同样重要的。因此，稳定性研究不仅指导了与标准物质所用材料稳定性相关的测量不确定度评估，而且也能确定适当的贮存和运输条件。

三、实例

【例 11.3】　多个实验室合作定值引入的标准不确定度 u_{char} 评定

按木节第一部分中给出的因协作标定引起的标准不确定度 u_{bw} 评定的基本步骤进行评定。

（一）各协作单位内部的数据处理

主要包括可疑数据剔除、正态性检验、标准偏差的一致性检验及均值的一致性检验。当数据量不多时，可以手工进行数据处理；但当数据量较大时，手工进行数据处理是困难的，并且很容易出错，可采用统计软件进行处理。

以手工处理举一例：协作单位内部实验人员为两名，每名人员标定 9 个原始数据，手工处理仅可完成可疑数据剔除、标准偏差的一致性检验及均值的一致性检验。正态性检验需利用统计软件完成。

1. 可疑数据剔除

在一组测定之中,若发现某一测定值明显比其余的测定值大得多或小得多,对于这样的测定值必须首先设法寻找其出现的原因,不能轻易地舍去,如果不能从实验的过程中判别出其出现的原因,则可按统计方法来判别,从而有效地剔除由偶然误差引入的可疑数据。剔除可疑值的统计方法有多种,例如,格拉布斯(Grubbs)准则、狄克逊(Dixon)准则等,在此仅介绍采用格拉布斯(Grubbs)准则对协作单位内部的数据进行可疑数据剔除,因其使用比较简单,无须对原始数据从小到大进行排列。

判断标准:如果对某测量值 X_p,有残差 $U_p = X_p - \overline{X}$,其中 $\overline{X}$ 为测量的平均值,剔除标准:当 $|U_p| > \lambda(\alpha, n) * S$ 时,该测量值 X_p 应被剔除,其中 S 是测量的标准偏差,$\lambda(\alpha, n)$ 是与测量次数 n 及给定的显著性水平 α 有关的数值(可通过查表获得)。实例见表 11.7。

表 11.7 协作单位内部实验人员标定结果可疑数据判断

协作单位 A——人员 1

测量次数	测量值 X_p(%)	平均值(%)	残差 U_p(%)	标准偏差 S	$\lambda(a, n)$	$\lambda(a, n) * S$	是否剔除
1	91.007		−0.053				否
2	91.193		0.133				否
3	91.152		0.091				否
4	90.861		−0.200		$a=0.05$, $n=9$, $\lambda(a, n)$ $=2.215$		否
5	91.047	91.061	−0.014	0.109		0.240	否
6	91.005		−0.056				否
7	90.984		−0.077				否
8	91.170		0.109				否
9	91.128		0.067				否

协作单位 A——人员 2

测量次数	测量值 X_p(%)	平均值(%)	残差 U_p(%)	标准偏差 S	$\lambda(a, n)$	$\lambda(a, n) * S$	是否剔除
1	91.056		−0.001				否
2	91.094		0.038				否
3	91.095		0.038				否
4	91.047		−0.010		$a=0.05$, $n=9$, $\lambda(a, n)$ $=2.215$		否
5	91.085	91.056	0.029	0.037		0.0809	否
6	91.086		0.029				否
7	90.990		−0.067				否
8	91.028		−0.029				否
9	91.028		−0.028				否

注:协作单位内部实验人员标定结果无可疑数据,无须剔除数据。

2. 标准偏差的一致性检验

分别计算出两个实验人员各自均值的标准偏差（样本个数 n 以原始数据点计）。采用 F 检验，F 值按下式计算：

$$F = \frac{S_1^2}{S_2^2}$$

通过查表得 $f_{2a(v1-v2)}$、$f_{2a(v2-v1)}$，计算出 $f_{1a(v1-v2)} = \dfrac{1}{f_{2a(v2-v1)}}$，$\alpha$ 为显著性水平；

当 $f_{1a(v1-v2)} < F < f_{2a(v1-v2)}$ 时，无显著性差异，否则，标准偏差间存在显著性差异。

标准偏差反映测定结果精密度，是衡量分析操作条件是否稳定的一个重要标志。实例见表 11.8。标准偏差的一致性检验是均值一致性检验的基础。

表 11.8 协作单位内部实验人员测定结果均值间的标准偏差一致性检验

标准偏差的显著性差异	$a=0.05$		
判定标准	当 $f_{1a(v1-v2)} < F = S_1^2/S_2^2 < f_{2a(v1-v2)}$ 时，无显著性差异		
人员编号	1	2	
标准偏差*	0.109	0.037	
$F = S_1^2/S_2^2$	8.82		
自由度*	8	8	
查表 $f_{2a(v1-v2)}$	4.43		
查表 $f_{2a(v2-v1)}$	4.43		
$f_{1a(v1-v2)} = 1/f_{2a(v2-v1)}$	0.23		$0.23 < 4.43 < 8.82$
是否存在显著性差异	是		$f_{1a(v1-v2)} < f_{2a(v1-v2)} < F$

注：* 若原始数据中存在可疑数据，则标准偏差和自由度应为剔除可疑数据后的值；协作单位内部实验人员均值间标准偏差存在显著性差异。

3. 均值的一致性检验

分别计算出两个实验人员各自的均值（样本个数 n 以原始数据点计）。对于两个均值间的一致性检验，当实验人员均值间的标准偏差无显著性差异时，可采用 t 检验，按下式计算：

$$t = \frac{\overline{X}_1 - \overline{X}_2}{\sqrt{\dfrac{(n_1-1)S_1^2 + (n_2-1)S_2^2}{(n_1+n_2-2)} \times \dfrac{(n_1+n_2)}{n_1 n_2}}}, \quad \nu = n_1 + n_2 - 2$$

通过查表得 $t_{a,\nu}$，α 为显著性水平；

当 $t \leqslant t_{a,\nu}$ 时，无显著性差异，否则，均值间存在显著性差异。

当实验人员均值间的标准偏差存在显著性差异时，应采用 t' 检验亦称近似 t 检验，包括 Satterthwaite 法近似 t 检验、Welch 法近似 t 检验和 Cochran&Cox 法近似 t 检验等，其中，Cochran&Cox 法是对临界值校正，而 Satterthwaite 法和 Welch 法是对自由度进行校正。统计量 t' 按下式计算：

$$t' = \frac{|\overline{X}_1 - \overline{X}_2|}{\sqrt{\dfrac{S_1^2}{n_1} + \dfrac{S_2^2}{n_2}}}$$

按 Cochran&Cox 法，t' 检验的临界值校正公式如下：

$$t'_{\partial} = \frac{S_{\bar{X}_1}^2 \times t_{\partial, \nu_1} + S_{\bar{X}_2}^2 \times t_{\partial, \nu_2}}{S_{\bar{X}_1}^2 + S_{\bar{X}_2}^2}, \nu = n_1 + n_2 - 2$$

通过查表得 $t_{a, \nu i}$，α 为显著性水平；$\nu_1 = n_1 - 1$，$\nu_2 = n_2 - 1$

当 $t \leqslant t'_{a, \nu}$ 时，无显著性差异，否则，均值间存在显著性差异。

在统计学上，若存在显著性差异则表明 $\bar{X}_1 \neq \bar{X}_2$，而对于参与协作的所有实验室而言，待标的样品均来自同一批次均匀性符合要求的样本，因此对同一个实验室内部获得的数据而言是不允许均值的一致性检验存在显著性差异的。若两组均值之间存在显著性差异，则该实验室数据不能用作协作标定数据参与合并计算。以表 11.8 数据为基础，其结果为协作单位内部实验人员均值间标准偏差存在显著性差异，则应采用 t' 检验亦称近似 t 检验详见表 11.9。当同一实验室内部获得的数据均值之间存在显著性差异时，应对整个测量过程进行详细的原因分析，给出合理的解释，例如，是否存在系统误差、人为过失、违反协作方案等。

表 11.9　协作单位内部实验人员测定结果均值的一致性检验

平均值的显著性差异	$a = 0.05$		
判定标准	当 $|t| < t_{a(n1+n2-2)}$ 时，无显著性差异		
人员编号	1	2	
均值*	91.06	91.06	—
标准偏差*	0.11	0.04	
组数*	9	9	
t'_a	2.306		
t'	0.111		0.111 < 2.120
是否存在显著性差异	否		$t < t'_{a, \nu}$

注：* 若原始数据中存在可疑数据，则均值、标准偏差和组数应为剔除可疑数据后的值；协作单位内部实验人员均值间无显著性差异。

(二)各协作单位间的数据处理

主要包括正态性检验、可疑数据剔除及精度检验。当数据量不多时，可以采用手工进行数据处理；但当数据量较大时，手工进行数据处理是困难的，并且很容易出错，可采用统计软件进行处理。

以手工处理举一例：以一个协作单位获得的标定结果作为一个数据点进行统计处理，手工处理仅可完成可疑数据剔除及精度检验。正态性检验需利用统计软件完成。

1. 可疑数据剔除

同各协作单位内部的可疑数据剔除处理，同样采用格拉布斯(Grubbs)准则对各协作单位间的数据进行可疑数据剔除。实例见表 11.10。

当协作单位间的标定结果中存在可疑数据时，是否应直接对该协作单位的数据进行整组剔除？

表 11.10　各协作单位间标定结果的可疑数据判断

均值组数	各组加权均值 Xp(u/mg)	加权均值总平均值(u/mg)	残差 Up (u/mg)	总标准偏差 S	$\lambda(a,n)$	$\lambda(a,n)*S$	是否剔除
1.协作单位 A	725.931		−17.14				否
2.协作单位 B	734.757	743.07	−8.31	28.88	$a=0.05$, $n=4$, $\lambda(a,n)$ $=1.481$	42.7663	否
3.协作单位 C	785.920		42.85				是
4.协作单位 D	725.675		−17.40				否

注:协作单位间的标定结果存在可疑数据,协作单位 C 为可疑数据。

在我们的实际工作中,当协作单位间的标定结果中存在可疑数据时,应先对可疑数据进行详细的数据分析,分析该结果是否存在人为过失或是系统偏差,若在该协作单位的原始数据中存在明显的违背协作方案要求的问题时,可对该组数据进行直接剔除;但当原始数据中不存在明显问题时,可以再另外增加不少于两家协作单位,将增加协作单位个数后的数据重新进行数据分析,若该协作单位的数据仍为可疑数据时,可对其进行直接剔除;若该协作单位的数据不再为可疑数据时,可将其一并代入计算,数据处理的基本步骤详见图 11.11 所示。

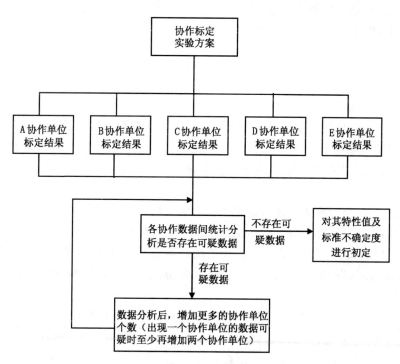

图 11.11　各协作单位间的数据处理基本步骤

对上述实例(表 11.10)再增加两家协作单位后继续进行可疑数据判断,详见表 11.11。

表 11.11　各协作单位间标定结果的可疑数据判断（续）

均值组数	各组加权均值 Xp(u/mg)	加权均值总平均值(u/mg)	残差 Up (u/mg)	总标准偏差 S	$\lambda(a,n)$	$\lambda(a,n)*S$	是否剔除
1.协作单位 A	725.931		−12.86				否
2.协作单位 B	734.757		−4.04		$a=0.05$,		否
3.协作单位 C	785.920	738.79	47.13	23.38	$n=6$,	44.1164	是
4.协作单位 D	725.675		−13.12		$\lambda(a,n)$		否
5.协作单位 E	727.805		−10.99		$=1.887$		否
6.协作单位 F	732.677		−6.12				否

注:协作单位间的标定结果仍存在可疑数据,协作单位 C 为可疑数据,应将其剔除。

2. 精度检验

在多个实验室合作定值过程中获得的多组(例如,m 组数据)标定数据,在经过前述的"检查"均符合要求之后应该如何进行下一步的统计处理?

应对通过协作获得的多组标定数据进行精度检验,只有通过精度检验判断后才能决定采用何种方式对药品标准物质的特性值作出最为合理的估计。

要检验 m 组数据之间是否等精度有很多种统计检验方式可供使用,较常用的是科克伦(Cochran)检验,统计量 C 按下式计算:

$$c = \frac{S_{max}^2}{\sum_{i=1}^{m} S_i^2}$$

式中,S_{max} 为 S_i 中的最大值。

对给定的显著性水平 α、协作单位个数 m(剔除可疑数据后的个数)和各协作单位内部的原始数据 n(剔除可疑数据后的个数;如果各组标定的 n 不等,可取接近于多数实验数据的测量次数),在科克伦准则的检验临界值表列值中查出 $C(\alpha,m,n)$。

判断标准:

当 $c \leqslant C(\alpha,m,n)$ 时,可认为各组标定数据之间等精度;

当 $c > C(\alpha,m,n)$ 时,可认为各组标定数据之间不等精度。

实例见表 11.12、表 11.13,表 11.12 中经统计判断后,各协作单位标定数据间为等精度数据,应按等精度处理;表 11.13 中经统计判断后,各协作单位标定数据间为不等精度数据,应按不等精度处理。

表 11.12　各协作单位间标定结果的精度检验-1

均值组数	各组数据加权均值单次的标准偏差 S	S_{max}	组数 m	组间数据个数 n	c	查表 $C(\alpha,m,n)$ $\alpha=0.05$	是否等精度	应按等精度处理
1.协作单位 A	1.12			10				
3.协作单位 C	2.12	2.14	4	12	0.3680	0.4884	是	
4.协作单位 D	2.14			10				
5.协作单位 E	1.46			10				

表 11.13 各协作单位间标定结果的精度检验-2

均值组数	各组数据的标准偏差 S	S_{max}	组数 m	组间数据个数 n	c	查表 $C(\alpha, m, n)$ $\alpha = 0.05$	是否等精度	应按不等精度处理
1. 协作单位 A	0.86			34				
2. 协作单位 B	0.33			18				
3. 协作单位 C	0.62	0.86	5	18	0.5055	0.3645	否	
4. 协作单位 D	0.37			18				
5. 协作单位 E	0.29			18				

(三)药品标准物质特性值及其标准不确定度的初定

通过精度检验后,应按不同精度要求对药品标准物质的特性值及其相应的标准不确定度数值进行初定。

1. 当 m 组标定结果间等精度时的统计处理(已完成可疑数据的剔除)

协作标定的总算术均值:

$$\bar{\bar{x}} = \frac{\sum_{i=1}^{m} \sum_{j=1}^{n_i} x_{ij}}{N}$$

$$N = \sum_{i=1}^{m} n_i$$

(1)单次测量的标准偏差:

$$S_x^2 = \frac{Q_2}{\nu_2}$$

式中,$Q_2 = \sum_{i=1}^{m} \sum_{j=1}^{n_i} (x_{ij} - \bar{x}_i)^2$, $\nu_2 = N - m$

(2)组间变动性的标准偏差:

$$S_l^2(x) = \frac{N(m-1)}{N^2 - \sum_{i=1}^{m} n_i^2} \left(\frac{Q_1}{\nu_1} - \frac{Q_2}{\nu_2} \right)$$

式中,$Q_1 = \sum_{i=1}^{m} n_i (\bar{x}_i - \bar{\bar{x}})^2$, $\nu_1 = m - 1$

(3)总算术均值 $\bar{\bar{x}}$ 的标准偏差:

$$S_{\bar{\bar{x}}}^2 = \frac{S_x^2}{N}$$

(4)总算术均值 $\bar{\bar{x}}$ 的变动性标准偏差:

$$S_l^2(\bar{\bar{x}}) = \frac{S_l^2(x)}{m}$$

(5)总算术均值 $\bar{\bar{x}}$ 的总标准偏差:

$$S_{总}^2 = S_{\bar{\bar{x}}}^2 + S_l^2(\bar{\bar{x}}) = \frac{S_x^2}{N} + \frac{S_l^2(x)}{m}$$

在上述实例表 11.12 的精度判断结果基础上,对其协作标定结果的特性值及其标准不确定度的初定举例说明见表 11.14。因多个实验室合作定值引入的标准不确定度 u_{char},在各协作单位标定结果等精度时可采用 $S_{总}$ 作为其估计值。

表 11.14　各组标定结果间等精度时的统计处理

均值组数	各组加权均值	组数 m	组间数据个数 n	总组数 N	总均值	Q_1
1. 协作单位 A	648.6		10			
3. 协作单位 C	656.2	4	12	42	648.4	2325.90
4. 协作单位 D	652.3		10			
5. 协作单位 E	636.4		10			
Q_2	ν_1	ν_2	单次测量标准偏差的平方 S_x^2	组间变动性标准偏差的平方 $S_i^2(x)$	$S_{总}^2$	$S_{总}$
1484.80	3	38	39.07	70.28	18.4993	4.3011

2. 当 m 组标定结果间不等精度时的统计处理(已完成可疑数据的剔除)

当出现不等精度的问题时,显然不应直接取这些协作结果的算术均值,而应采用加权均值作为药品标准物质特性值的最佳估计。

对 m 组标定结果,各协作单位标定结果的平均值为 $\bar{x}_i$、各协作单位标定结果的标准偏差为 S_i、各协作单位标定的原始数据量为 n_i、各协作单位标定结果的权重为 W_i。

(1)W_i 按下式计算:

$$W_i = \frac{1}{\left(\dfrac{S_i}{\sqrt{n_i}}\right)^2}$$

(2)协作标定的总加权均值:

$$\bar{\bar{x}} = \frac{\sum_{i=1}^{m} W_i \bar{x}_i}{\sum_{i=1}^{m} W_i}$$

(3)加权均值 $\bar{\bar{x}}$ 的标准偏差为:

$$S_{\bar{\bar{x}}}^2 = \frac{\sum_{i=1}^{m} W_i (\bar{x}_i - \bar{\bar{x}})^2}{(m-1)\sum_{i=1}^{m} W_i}$$

在上述实例表 11.13 的精度判断结果基础上,对其协作标定结果的特性值及其标准不确定度的初定举例说明见表 11.15。因多个实验室合作定值引入的标准不确定度 u_{char},在各协作单位标定结果不等精度时可采用 $S_{\bar{\bar{x}}}$ 作为其估计值。

表 11.15 各组标定结果间不等精度时的统计处理

均值组数	各组均值	各组数据的标准偏差	各组内数据个数 n	算术均值的标准差	权重 W_i	各组均值的加权平均值	加权均值的 $S_{\bar{\bar{x}}}^2$	加权均值的标准方差 $S_{\bar{\bar{x}}}$
1. 协作单位 A	95.290	0.50	33	0.09	131.29			
2. 协作单位 B	95.977	0.27	18	0.06	246.37			
3. 协作单位 C	96.056	0.32	18	0.07	181.26	95.9375	0.0101	0.1006
4. 协作单位 D	96.015	0.13	18	0.03	1025.07			
5. 协作单位 E	95.736	0.38	18	0.09	126.67			

(四)初定数据的复核

通过以上三个步骤之后,就得到了药品标准物质的特性值及其因多个实验室合作定值引入的标准不确定度 u_{char} 的初步估计值,但是在整个数据处理的过程中,对于可疑数据的判定仅采用了一种统计方法。为了保证对药品标准物质特性值给出最佳的估计值,就希望可以在前述三个步骤的基础之上增加一个初定数据复核的步骤。在实际工作中,我们希望这个步骤采用的统计方法可以满足以下两点要求:①与前述采用的可疑数据判定方法的原理不同;②简单易行,便于操作。经过多种统计方法的比较后,选择采用休哈特控制图完成初定数据的复核工作。

在任何一个过程中,包括生产过程和测量过程,都会受到各种因素的影响。这些影响可能源于过程固有的随机波动,也可能来源于异常原因所引起的波动。测量过程中固有的随机波动是始终存在的,是不可能消除的,属于正常现象;而来源于异常原因所引起的波动则属于非正常现象;是必须避免的。休哈特控制图又称常规控制图,就是用来判断测量过程或生产过程是否处于正常状态的一种统计工具。

绘制休哈特控制图的方法:以真值 μ(以 $\bar{\bar{x}}$ 代替 μ)作为控制的中心线(CL);以 $\mu+3\sigma$(以 $\bar{\bar{x}}$ 代替 μ;以 S 代替 σ,S 为标准偏差)作为控制上限(UCL);以 $\mu-3\sigma$(以 $\bar{\bar{x}}$ 代替 μ;以 S 代替 σ,S 为标准偏差)作为控制下限(LCL);对于正态分布而言,测量结果位于分布中心 μ 附近 $\mu\pm3\sigma$ 区间内的概率高达 99.73%,因此,以 UCL 至 LCL 之间的区域作为控制范围,超出该范围的数据可以认为在测量过程中出现了异常,该数据应被剔除。剔除可疑数据后应重新计算 UCL 和 LCL,以新的 UCL 和 LCL 对剩余数据进行分析,直至无可疑数据存在为止。

而对于 $\mu\pm2\sigma$ 到 $\mu\pm3\sigma$ 之间的区域称为警戒区,当测量结果位于警戒区域内($\mu+2\sigma$ 到 $\mu+3\sigma$ 和 $\mu-2\sigma$ 到 $\mu-3\sigma$)时,其出现的概率仅为 99.73%-95.45%=4.28%,此时应对测量过程予以密切关注,以确定是否有异常情况出现。图例见图 11.12。

某批药品标准物质通过 5 家协作单位对其特性值进行合作定值,数据经各协作单位内部的数据处理、各协作单位间的数据处理及特性值及其标准不确定度的初定三个步骤的分析处理后,利用休哈特控制图对初定数据进行复核,详见图 11.13。图 11.13 中出现两个数据点超出控制范围,应剔除,剔除可疑数据后应重新计算 UCL 和 LCL,以新的 UCL 和 LCL 对剩余数据进行分析,直至无可疑数据存在为止,详见图 11.14。

图 11.15 显示对初定数据复核的基本步骤。

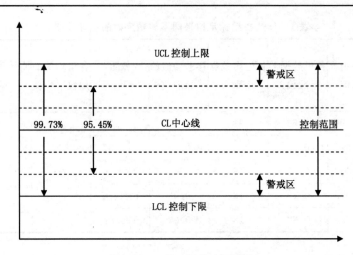

图 11.12　休哈特控制图图例

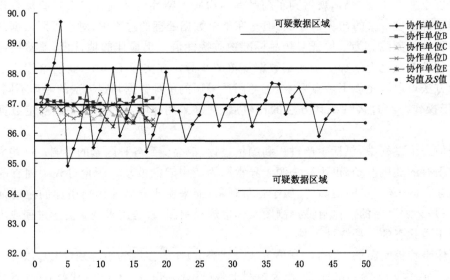

图 11.13　某批药品标准物质特性值初定数据的休哈特控制图(1)

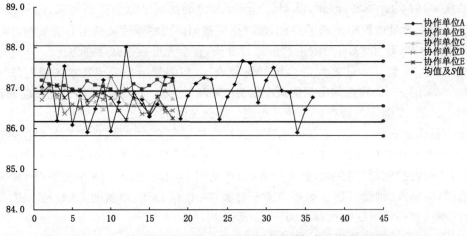

图 11.14　某批药品标准物质特性值初定数据的休哈特控制图(2)

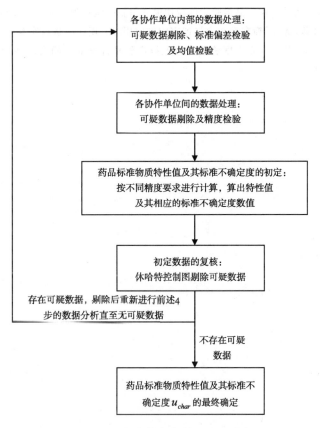

图 11.15 初定数据复核的基本步骤

(五)药品标准物质特性值及其标准不确定度 u_{char} 的最终确定

完成上述 4 个步骤后,即可对药品标准物质特性值及其标准不确定度 u_{char} 的数值进行最终的确定。

对于等精度数据:协作标定的总算术均值 $\bar{x}$ 即为药品标准物质特性值的最佳估计值,总算术均值 $\bar{x}$ 的总标准偏差 $S_{总}$ 即为因测定引起的标准不确定度 u_{char} 的最佳估计值。

对于不等精度数据:协作标定的总加权均值 $\bar{\bar{x}}$ 即为药品标准物质特性值的最佳估计值,总加权均值 $\bar{\bar{x}}$ 的标准偏差 $S_{\bar{\bar{x}}}$ 即为因测定引起的标准不确定度 u_{char} 的最佳估计值。

参考文献

[1] JJF1001-1998 通用计量术语及定义[M].北京:中国计量出版社,1999.

[2] JJF1059-1999 测量不确定度评定与表示[M].北京:中国计量出版社,1999.

[3] 韩永志.统计学在化学分析测量中的应用[M].

[4] 叶德培.测量不确定度理解评定与应用[M].北京:中国计量出版社,2007.

[5] 倪育才.实用测量不确定度评定[M].北京:中国计量出版社,2007.

[6] 全国化工标准物质委员会.分析测试质量保证[M].沈阳:辽宁大学出版社,2004.

[7] ISO GUIDE 35,2006 Reference materials—General and statistical principles for certification[R]. 2006.

[8] GB/T 15000.3-2008 标准样品工作导则(3)标准样品定值的一般原则和统计方法[R].

[9] 张河战.测量不确定度及其在药品检验中的应用简介[J].中国药师,2004,7(12):969-971.

[10] 刘庆,魏寿芳,叶善蓉,等.不确定度在合格评定中的应用[J].现代测量与实验室管理,2007,1:51-53.

[11] 常艳,姚尚辰,胡昌勤.紫外分光光度法测定头孢拉定胶囊含量的不确定度评价[J].中国抗生素杂志,2007,8(32):472-477.

常 艳

第十二章　实验室比对和能力验证中的统计应用

任何一个实验室都必须对实验结果进行有效的监控,这样才能使自己的实验结果具有可信性。实验室比对和能力验证的前提就是各个实验室都具有其质量保证。在这个前提下,由组织者定期或不定期地向参与检测的实验室分发样品,分析数据汇总,由组织者按一定的规范进行评价,以评价各个实验室的水平高低。

能力验证计划的制订和实施是一项复杂的系统工程,涉及组织、管理、协调、统计技术和专业知识等诸多因素。本章对该领域经常使用的一些概念,能力验证中经常使用的几种统计分析如 Z 比分数法、稳健 Z 比分数法以及近年来使用的不确定度评价方法和最新试用的聚类分析法进行了简要介绍。

第一节　实验室比对和能力验证中的常用概念

一、实验室比对

实验室比对(Inter-laboratory Comparisons)是指按照预先规定的条件,由两个或多个实验室或个体对相同或类似的检测物品进行检测的组织、实施和评价。

实验室比对一般用于以下目的:

(1) 确定某个实验室对特定实验或测量的能力,并监控实验室的持续能力;

(2) 识别实验室的问题并采取纠正措施,这可能与人员的能力或仪器的校准有关;

(3) 确定新方法和监控已建立方法的有效性和可比性;

(4) 向实验室的客户提供更高的可信度;

(5) 鉴别实验室间的差异;

(6) 确定一种方法的能力特性,通常称为共同实验。

二、能力验证

能力验证(Proficiency Testing, PT)即利用实验室比对来确定实验室的检测能力。能力验证一般由权威部门发起,组织或指定特定的机构负责实验室比对,并对参加此项比对的能力进行评估。

1. 能力评估计划的目标

(1) 针对需要检测样品的指标促进检测的质量和可比性;

(2) 帮助实验室监控和提高检测分析的质量;

(3) 使实验室能够有效地证实其与规范性标准相符的能力。

2．实验室比对和能力验证的异同点

（1）实验室比对可以随时进行，而能力验证要求有权威部门发起并组织；

（2）实验室比对不对实验结果的差异进行评价，而能力验证则必须根据这些结果的差异，对实验室进行评价；

（3）实验室比对不具有强制性，而能力验证具有强制性。不参加能力验证或能力验证不合格者，其出具的数据将不被认可；

（4）能力验证是实验室比对的一种应用，能力验证运行的结果也可为实验室比对的其他应用提供有用的信息，并且成为实验室人员一项重要的培训工具。

3．参加能力验证的意义

（1）可以获得一种与同行业中其他实验室进行测试比较的机制；

（2）向管理层、上级部门或客户证明能力；

（3）长期、持续地参加能力评估计划，可以帮助参与者监控测试质量的趋势；

（4）协助实验室进行检验方法和仪器的评价和验证；

（5）可以提早显示潜在的问题，以便确定人员培训要求。

三、量值比对方案

当确定样品具有稳定性或通过一定措施可以保持稳定时，可将该样品在各参加实验室间传递，进行顺序测量，这种测定方案即为量值比对方案。

四、检测比对方案

当某一样品既具有稳定性，同时也具有均匀性时，可对该样品在各参加实验室间同时进行检测，这种方式即为检测比对方案。一般药品行业的检测均采用该方案。

五、常用的能力评价统计量

能力验证结果常需转换成一个能力统计量。其定量结果常用的统计量如下（按参加者结果评价变换程度增加的顺序排列）：

（1）偏差 $SD=x-\overline{X}$，这里 x 是参加者的结果值，$\overline{X}$ 为指定值或均值；

（2）变异系数$(CV)=SD/\overline{X}\times100\%$ 及稳健变异系数＝NIQR/Median$\times100\%$；

（3）百分数或秩；

（4）可信限率；

（5）Z 比分数及稳健 Z 比分数；

（6）不确定度。

有关上述概念及其计算方法，在实验室比对和能力验证中非常重要。Z 比分数和稳健 Z 比分数将在下面叙述，其他概念在本书中都有专门论述，具体请参考本书中的第二章和第十一章。

六、专业判断

单个或一组人员作出结论的能力，依据测量结果、知识、经验、文献和其他方面信息提出意见和作出解释。专业判断（Professional Judgement）不包括评价。决定或合格保证，这些内容包括在 ISO/IEC 有关认证和检查的指南中。

第二节　实验室比对与能力验证的主要流程和样品要求

一、实验室比对与能力验证的主要流程

实验室比对的具体实施过程,可以是一个简单的相互比较,也可以与能力验证一样,是一项复杂的系统工程。关于实验室认可中的能力验证过程,可参见中国实验室国家认可委员会编写的《实验室认可与管理基础知识》一书。图 12.1 是我们在进行实验室能力评估时的一个流程图,仅供大家参考。

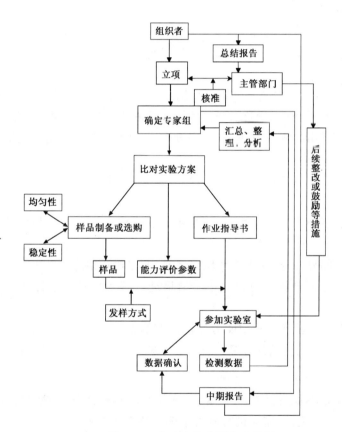

图 12.1　实验室能力评估流程图

注:①比对实验的组织者应具备相关部门认可的能力验证提供者的资质;根据工作需要确定比对实验的项目计划。②专家组应由专业技术专家和统计学专家组成。专业技术专家宜为奇数,对于有争议的事项可以进行投票表决;统计学专家只对统计学部分的内容负责,不具有投票权。③由专家组确定的"比对实验方案"应至少包括三项内容:比对实验样品的制备或选择,包括样品的均匀性和稳定性要求以及发样方式等,其中,样品均匀性和稳定性的测试可能需要反复进行数次,直至满足要求为止;能力评价参数的具体计算细节等;发给参加比对实验的实验室的作业指导书等。

二、检测样品的均匀性和稳定性要求

在实施能力验证计划时,组织方应确保能力验证中出现的不满意结果不归因于样品之间或样品本身的变异性。因此,对于能力验证样品的检测特性量,必须进行均匀性检验和稳定性检验。

对于制备批量样品的检测能力验证计划,通常必须进行样品均匀性检验;对于稳定性检验,则可根据样品的性质和计划的要求来决定。

对于均匀性检验或稳定性检验的结果,可根据有关统计量表明的显著性或样品的变化能否满足能力验证计划要求的不确定度进行判断。

(一)均匀性检验的要求和方法

(1)对能力验证计划所制备的每一个样品编号。从样品总体中随机抽取 10 个或 10 个以上的样品用于均匀性检验。若必要,也可以在特性量可能出现差异的部位按一定规律抽取相应数量的检验样品。

(2)对抽取的每个样品,在重复条件下至少测试两次。重复测试的样品应分别单独取样。为了减小测量中定向变化的影响(飘移),样品的所有重复测试应按随机次序进行。

(3)均匀性检验中所用的测试方法,其精密度和灵敏度不应低于能力验证计划预定测试方法的精密度和灵敏度。

(4)特性量的均匀性与取样量有关。均匀性检验所用的取样量不应大于能力验证计划预定测试方法的取样量。

(5)当检测样品有多个待测特性量时,可从中选择有代表性和对不均匀性敏感的特性量进行均匀性检验。

(6)对检验中出现的异常值,在未查明原因之前,不应随意剔除。

(7)可采用单因子方差分析法对检验中的结果进行统计处理。若样品之间无显著性差异,则表明样品是均匀的。

(8)如果 σ 是某个能力验证计划中能力评价标准偏差的目标值,S_s 为样品之间不均匀性的标准偏差。若 $S_s \leqslant 0.3\sigma$,则使用的样品可认为在本能力验证计划中是均匀的。

(二)均匀性检验的注意事项

(1)对于某些性质较不稳定的检测样品,运输和时间对检测的特性量可能会产生影响。因此,在样品发送给实验室之前,需要进行有关条件的稳定性检验。

(2)当检测样品有多个待测特性量时,应选择容易发生变化和有代表性的特性量进行稳定性检验。

(3)稳定性检验的测试方法应是精密和灵敏的,并且具有很好的复现性。

(4)稳定性检验的样品应从包装单元中随机抽取,抽取的样品数具有足够的代表性。在校准能力验证计划中,测量的物品需在参加实验室之间传递,作为被测特性量的监控,在计划运作的始末或期间应做稳定性检验。

稳定性检验的统计方法有 t 检验法等。t 检验法通常用于比较一个平均值与标准值/参考值之间或两个平均值之间是否存在显著性的差异。检验者可根据样品的性质和工作要求选用某一方法。

第三节　能力验证结果的统计学评价方法

统计技术是对能力验证实施具有重要影响的因素,它被广泛用于能力验证活动的许多方面。其中包括方案设计、均匀性检测、制作"操作说明书"和"结果单"、获得指定值结果评价、技术报告、跟踪工作等。

不同的实验室比对或能力验证方案以及实验结果的数据资料类型不同,需要选用不同的统计模型或方法。对参与者结果进行评估时,应首先确定如下三个方面:①指定值的确定;②对测试能力进行评估;③测试能力统计量的计算。

对各实验室的结果最终进行能力验证分析常用的方法是 Z 比分数法、稳健 Z 比分数法,其中稳健 Z 比分数法已经被国际上广泛认可,并成为一种法定的用于检测比对方案的结果统计处理方法(下面将重点介绍)。此外一些新的方法,如使用测量不确定度进行能力计算,特别是随着计算机的普及和统计软件的成熟化,一些新的方法,如聚类分析法也在尝试用来进行能力验证中的评估。

对于我们药品检测行业,有时参与比对的实验室较少,测定的数据量也很少,这时,仅仅生搬硬套稳健统计的 Z 比分数法和聚类分析方法并不适合,因为它们的前提是要有足够大的样本量。所以,利用测量不确定度方法也许更符合我们行业的现状,但目前因为测量不确定度没有引起广泛重视而难以实施。

一、Z 比分数法

过去,大多数能力验证计划是通过比较偏差估计和标准偏差来完成的,用 Z 比分数是最明显的办法。但该方法显然没有考虑更多的影响因素,使用上也有局限性(如仅适于正态分布)。

Z 比分数的模型为 $Z = \dfrac{x - \overline{X}}{\sigma}$;其中,$x$ 为不同实验室对样品的测定值,$\overline{X}$ 为平均值或指定值(assigned value),对于给定目的具有适当不确定度、赋予特定量的值,有时该值是约定采用的;σ 为总体标准偏差。

实际计算时,采用 $z = \dfrac{x - \overline{X}}{SD}$(SD 为样本标准偏差,这种模式既适用于 $\overline{X}$ 和 SD 由参加者结果推导出的情形,亦适用于 $\overline{X}$ 和 SD 不是由全部参加者结果推导出的情形,$\overline{X}$ 也可以是指定值)。

在使用该方法时,数据必须满足正态分布。离群值不能参与 Z 比分数的计算,必须用一定的方法如 Grubbs 方法进行排除。若采用从参加实验室获得的公议值,必须是剔除离群值的计算结果。

(一)指定值的选择

当使用指定值时,可按下面几种方法进行指定值的确定。这些方法确定的指定值按不确定度增加的顺序(多数情况下如此)排列如下:

(1) 已知值:其结果由特定样品配制(如制备、稀释)时确定;

(2) 有证参考值:由定义法确定(用于定量检测);

（3）参考值：与一个可追溯到国家或国际标准的参考标准物质或标准进行分析、测量或比对检测物品所确定的值；

（4）由各专家实验室获得的公议值。专家实验室在对被测量的测定方面应具有可证实的能力，其使用的方法已经过确认，并且有较高的精密度和准确度，与通常使用的方法具有可比性。在某些情况下，这些实验室可以是参考实验室；

（5）从参加实验室获得的公议值（如加权或变换的平均值、中位值、众数或其他稳健度量）。

理论上，如果指定值有标准物质或参与者的调查值来确定，协调者应有一个程序来确定指定值的准确度，并必须有根据其不确定度判断指定值是否可以接受的标准。如可以通过过去一些基准实验室并在本次实验中正确测定出结果的平均值得到。

（二）能力评价标准

当采用 Z 比分数进行能力评价时，判定准则如下：

若 $|Z| \leqslant 2$，表明该检测结果比较满意（Satisfactory）；

若 $2 < |Z| < 3$，表明该检测结果可疑（Questionable）；

若 $|Z| \geqslant 3$，表明该检测结果不满意（Unsatisfactory），处于离群状态。

当一个结果的 Z 值的绝对值大于等于 3 时，则被评审为离群值，该实验室应采取有效的纠正措施；而一个结果的 Z 值越接近零，则表示它与其他实验室的结果符合得越好；当一个结果的 Z 值的绝对值在 2 和 3 之间时，说明该实验室存在问题，应鼓励其分析检查其能力。

另外，由于同一实验室对同一样品不同项目的检测结果的 Z 比分数不同，可以通过组合评估和动态评估对实验室进行分级或打分，进行评估。组合评估的方法经常使用"Z 比分数平方和"和"Z 比分数绝对值之和"两种方式。通过 Z 比分数组合评估可以对实验室长期或多能力验证进行跟踪和评价。

二、稳健统计法

（一）稳健统计的概念及应用

稳健性是数据分析中十分重要的概念，20 世纪 60 年代，P. J. Huber 和 F. R. Hampel 等人建立了一套理论，形成了稳健统计这一年轻的分支，推动了稳健方法的迅猛发展和广泛应用。20 世纪 80 年代以前的主要研究成果体现在 Huber 和 Hampel 等人的两本权威性专著中。

稳健性是指所使用的统计量或统计方法不受或较小受到个别异常数据的影响。由于在大量次数的试验或观测中，很难完全避免出现个别疏忽，因此，要使统计方法有较好的稳健性，就必须要求它所依据的统计量不受个别异常数据的太大影响。譬如我们用"样本均值"或"样本中位数"去估计正态分布的均值，前者受个别异常数据的影响较大，而后者则几乎不受到影响，故从稳健性角度看，"样本中位数"的稳健性优于"样本均值"。

为获得对异常数据的稳健性，有两个途径：①设计出有效的方法以发现数据中的异常值，从而把它们剔除。这已成为数理统计学中的一个重要课题，积累了不少成果；②是设计这样的方法，使样本中的个别数据不致对最终结果有过大的影响，如用最小二乘法求参数估计时，是根据使偏差平方和为最小的原则。

使统计方法具有稳健性，则该方法在效能上会有所降低。例如，用样本中位数估计正态分布均值,在稳健性上比用样本均值好;但如情况没有异常,即总体分布确为正态,并且无异常数据,则样本中位数以方差大小衡量的效率,约只有样本均值的三分之二。稳健统计的一个任务,就是设计有稳健性的统计方法,而使其在效率上的损失尽可能小。

由于稳健统计方法不受实际数据是否服从正态分布条件的束缚,与传统的统计方法相比,具有更强的抵抗异常值影响的能力,更能够反映实际情况,所以它一问世就有着很强的生命力,并逐渐地被广泛应用于医学、生物学、化学以及地质学等领域,成为人们处理各种问题的重要思想和工具。凡是涉及与实际问题和假定条件有偏离关系的传统统计方法,都会有稳健统计成长的空间,都会有待于对传统统计方法进一步完善的必要。

然而,稳健统计也有一些局限,对于样本量,即参与比对的实验室数量较少或测得的结果较少时,使用稳健统计往往得出并不准确的结论。

（二）稳健统计的资料描述方法

在实验室比对中,主要采用稳健统计方法来处理检测结果和进行统计分析。用中位值描述数据的集中趋势,以标准四分位数间距度量样本数据的离散程度,能较为准确地反映出数据的统计特征。有关稳健统计中主要用到的统计指标有:样本数(N)、中位值(Median)、标准四分位数间距(Normalized IQR,NIQR)($NIQR = IQR \times 0.7413$)和稳健变异系数(标准四分位数间距除以中位值)、最大值(Maximum)、最小值(Minimum)、极差(Range)、离群值(Outlier)等。有关这些概念及计算方法,可参见第二章第二节。

（三）稳健 Z 比分数的计算

稳健统计采用稳健 Z 值(Z-Score)评定参加实验室的检测能力,非常直观明了。其计算公式如下:

$$Z = \frac{x - \mathrm{Median}}{0.7413 \times IQR}$$

其中,x 表示参加实验室的结果值(Test Result);median 为所有测定结果值的中位数;IQ_R 表示所有测定结果的四分位间距。0.7413 由标准正态分布的四分位间距为 1.34898 的倒数得来。

（四）能力评价

当采用稳健 Z 比分数进行能力评价时,判定准则如下:

若 | Z | ≤2,表明该检测结果比较满意(Satisfactory);

若 2< | Z | <3,表明该检测结果可疑(Questionable);

若 | Z | ≥3,表明该检测结果不满意(Unsatisfactory),离群。

Z 值是对实验室能力最好的评定方法,它不用对极端值进行取舍即可进行统计分析。通过 Z 值能很快地发现问题所在,依照能力验证纠正措施,有效地进行整改。对于发现有问题或不满意的项目,应该从仪器设备的检定、标准物质的使用、检测人员的水平等多个方面进行考虑,找出问题的症结所在。

此外,使用有序排列的实验室间 Z 比分数直方图可以直观地反映实验室的检测能力。在直方图中,Z 比分数的界限±3 也画在图上,离群值由于其直方图超过了界限而很容易被辨认出来。

【例 12.1】　稳健 Z 比分数计算实例。

以某次实验室比对实验中的镉离子浓度测定结果为例,说明稳健统计中各个统计参数和

Z 比分数的求算过程以及各实验室的能力评价结果。

表 12.1　各实验室的镉离子测定结果

实验室序号	镉离子(g/mL)	实验室序号	镉离子(g/mL)
1	0.406	17	0.400
2	0.394	18	0.412
3	0.462	19	0.436
4	0.404	20	0.407
5	0.416	21	0.427
6	0.404	22	0.404
7	0.406	23	0.388
8	0.428	24	0.445
9	0.405	25	0.406
10	0.423	26	0.426
11	0.455	27	0.397
12	0.391	28	0.391
13	0.480	29	0.398
14	0.457	30	0.422
15	0.407	31	0.414
16	0.398		

将各实验室的测定结果按数值大小排序,如表 12.2。

表 12.2　按数值大小排序后的镉离子测定结果

实验室序号	镉离子(g/mL)	实验室序号	镉离子(g/mL)
13	0.480	1	0.406
3	0.462	7	0.406
14	0.457	25	0.406
11	0.455	9	0.405
24	0.445	4	0.404
19	0.436	6	0.404
8	0.428	22	0.404
21	0.427	17	0.400
26	0.426	16	0.398
10	0.423	29	0.398
30	0.422	27	0.397
5	0.416	2	0.394
31	0.414	12	0.391
18	0.412	28	0.391
15	0.407	23	0.388
20	0.407		

由表 12.2 可以很容易地得出：

结果数目等于实验室的个数，亦即 $N=31$，最大值为 13 号实验室的 0.480，最小值为 23 号实验室的 0.388，极差等于最大值与最小值的差，为 0.092。

由于实验室的个数为奇数 31，所以，中位值为第 16 个实验室的结果，亦即 0.398。

Q_1 的次序量为 $(N+3)/4$，

亦即 $Q_1=(X_8+X_9)/2=(0.400+0.404)/2=0.402$；

而 Q_3 的次序量为 $(3N+1)/4$，

亦即 $Q_3=(X_{23}+X_{24})/2=(0.426+0.427)/2=0.4265$

$IQR=Q_3-Q_1=0.0245$，$NIQR=IQR\times0.7413=0.01816185$。

稳健 $CV=0.01816185/0.407*100\%=4.46\%$（修约，保留 3 位有效数字）。

将上述结果汇总后得到表 12.3（其中，$NIQR$ 保留 3 位有效数字）

表 12.3　镉离子的统计参数表

结果数目	中位值 (g/mL)	$NIQR$ (g/mL)	稳健 $CV(\%)$	最大值 (g/mL)	最小值 (g/mL)	极差 (g/mL)
31	0.407	0.0182	4.46	0.480	0.388	0.092

利用公式 $Z=$（实验室结果－中位值）$/NIQR$，计算各实验室的 Z 比分数（修约，保留小数点后 1 位有效数字），如表 12.4 附件：

表 12.4　镉离子 Z 比分数表

实验室序号	镉离子(g/mL)	Z 比分数	实验室序号	镉离子(g/mL)	Z 比分数
1	0.406	−0.1	17	0.400	−0.4
2	0.394	−0.7	18	0.412	0.3
3	0.462	3.0	19	0.436	1.6
4	0.404	−0.2	20	0.407	0.0
5	0.416	0.5	21	0.427	1.1
6	0.404	−0.2	22	0.404	−0.2
7	0.406	−0.1	23	0.388	−1.0
8	0.428	1.2	24	0.445	2.1
9	0.405	−0.1	25	0.406	−0.1
10	0.423	0.9	26	0.426	1.0
11	0.455	2.6	27	0.397	0.6
12	0.391	−0.9	28	0.391	−0.9
13	0.480	4.0	29	0.398	−0.5
14	0.457	2.8	30	0.422	0.8
15	0.407	0.0	31	0.414	0.4
16	0.398	−0.5			

单纯以 Z 比分数来评定参加实验室检测能力的结果为：

不满意结果实验室代码为：3、13；

可疑结果实验室代码为：11、14 和 24；

其他实验室的结果均为满意。

【程序 12.1】 prg12_1 robust analysis

DATA chp12_1；

input id value；

cards；

1　0.406

2　0.394

……

30　0.422

31　0.414

；run；

%include "prg12_1 robust analysis. sas"；

【程序结果】

id	value	Z	conclusion
1	0.406	-0.05660	比较满意（Satisfactory）
2	0.394	-0.73581	比较满意（Satisfactory）
3	0.462	3.11303	不满意（Unsatisfactory）
4	0.404	-0.16980	比较满意（Satisfactory）
5	0.416	0.50941	比较满意（Satisfactory）
6	0.404	-0.16980	比较满意（Satisfactory）
7	0.406	-0.05660	比较满意（Satisfactory）
8	0.428	1.18861	比较满意（Satisfactory）
9	0.405	-0.11320	比较满意（Satisfactory）
10	0.423	0.90561	比较满意（Satisfactory）
11	0.455	2.71683	可疑（Questionable）
12	0.391	-0.90561	比较满意（Satisfactory）
13	0.480	4.13185	不满意（Unsatisfactory）
14	0.457	2.83003	可疑（Questionable）
15	0.407	0.00000	比较满意（Satisfactory）
16	0.398	-0.50941	比较满意（Satisfactory）
17	0.400	-0.39620	比较满意（Satisfactory）
18	0.412	0.28300	比较满意（Satisfactory）
19	0.436	1.64142	比较满意（Satisfactory）
20	0.407	0.00000	比较满意（Satisfactory）
21	0.427	1.13201	比较满意（Satisfactory）
22	0.404	-0.16980	比较满意（Satisfactory）
23	0.388	-1.07541	比较满意（Satisfactory）
24	0.445	2.15082	可疑（Questionable）
25	0.406	-0.05660	比较满意（Satisfactory）
26	0.426	1.07541	比较满意（Satisfactory）
27	0.397	-0.56601	比较满意（Satisfactory）
28	0.391	-0.90561	比较满意（Satisfactory）
29	0.398	-0.50941	比较满意（Satisfactory）
30	0.422	0.84901	比较满意（Satisfactory）
31	0.414	0.39620	比较满意（Satisfactory）

以各实验室序号为横坐标，Z 比分数（由小到大排序）为纵坐标绘制柱状图得图 12.2。

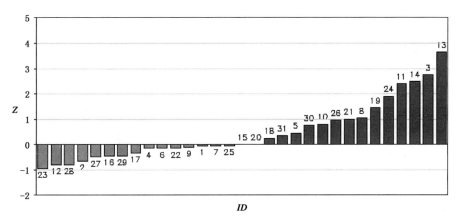

图 12.2 各实验室镉离子 Z 比分数升序排列柱状图

注:在计算四分位数时有些方法的约定是不同的,而计算出来的值也会因这些约定的不同而稍有差异。尽管如此,无
论采用何种计算过程,计算四分位数的目的都是将数据划分为大致相等的 4 个部分。

(五)经典 Z 分数统计方法与稳健统计方法异同点比较

主要差异见表 12.5。

表 12.5 两种统计分析方法异同比较表

经典统计方法	稳健统计方法
以参加的实验室数目为基础	以检测项目的结果数目为基础
使用平均值或指定值	使用中位数值
使用标准差(SD)	采用标准四分位间距
$$SD = \sqrt{\frac{1}{(n-1)}\sum_{i=1}^{n}(X_i - \overline{X})^2}$$	$(0.7413IQR)$
变异系数 $CV = \dfrac{SD}{\overline{X}} \times 100\%$	Robust 变异系数 $(0.7413IQR/$中位数$) \times 100\%$
仅适合于正态分布的统计,当属于正态分布时,该方法的效能高于稳健统计	适于正态分布和偏态分布,在实际应用中由于多非正态,所以该方法在数据非正态分布或存在离群值时优势明显
必须用特殊方法(如 Grubbs 法)去检查发现离群值	稳健统计可以通过 Z 比分数法快捷地发现离群值
最小值	最小值
最大值	最大值
极差	极差

三、实验室测量不确定度法

测量不确定度的概念自 1963 年提出以后,现已逐步发展成熟,并得到广泛重视和应用。它不仅仅包括标准偏差的成分,还有更广泛的含义,现在已经成为一个非常重要的概念,有关测量不确定度的种类划分和计算方法,请参见本书第十一章。

采用测量不确定度方法,也可以对实验室的检测能力进行评估,尤其在量值比对方案中,可以使用如下模型:

$$En = \frac{x - x_0}{\sqrt{\mu^2 + \mu_0^2}}$$

其中：x 表示参加实验室的测定结果；x_0 表示中心实验室的参考实验结果值；μ 表示参加实验室结果的测量不确定度；μ_0 表示中心实验室的参考实验结果的测量不确定度。

判定的准则：$|En| \leqslant 1$，结果满意；

$\quad\quad\quad\quad\quad\quad |En| > 1$，结果不满意。

该方法比第一种方法有更多的优点，但由于药品行业使用测量不确定度较少，特别是药品的标准物质，没有测量不确定度一项。很多实验无法查找并计算其不确定度，因此也存在一些使用障碍。

四、聚类分析法

上面已经谈到，稳健统计方法是世界各国计量机构在组织能力验证或国际比对中常用的统计方法，该方法在数据非正态分布或存在离群值时优势明显。其缺点是提供信息较少，缺乏深入和细致的描述，无法描述实验室数据相关性之间的联系。当测试对象为多元素或多组分时，只能单个项目分析，缺乏整体判断和描述，无法适应比对内容与对象不断增加的趋势。

现代能力验证中的复杂性越来越高，经常会遇到参与比对和能力验证的实验室：①对同一物质的检测使用不同的检测方法；②同时测定多种物质；③需要对一些软件指标也进行评价；④综合能力评价等。这时，仅仅使用稳健统计的方法，显然无法实现整体的判断和描述。

聚类分析（Cluster Analysis）是通过数据分类进行数据统计分析的一类重要工具，特别是在不知道应分多少类合适的情况下，试图借助数理统计的方法用已收集的资料找出研究对象间的相似关系并进行适当归类。它是多元统计分析的一个重要分支，广泛应用于商业、经济、医药等领域。

李海峰等人在 2009 年首次提出采用聚类分析法对实验室能力验证数据进行评估，并与以往的稳健统计方法进行了比较。认为：

（1）稳健统计方法和聚类分析均可对能力验证结果，尤其是非正态分布数据，进行统计分析，发现离群值。

（2）聚类分析可以对处于稳健统计方法临界值附近的实验室的判断和归属提供依据，两种方法可相互补充。

（3）作为多元统计分析工具，聚类分析可以对同时参加多项内容测试的实验室进行综合分析，克服稳健统计方法处理的层次性和深度不足的缺陷，能对数据进行分层次、多角度的分析，具有广泛的应用价值。

该研究对实验室整体水平如何进行判断提供了有益的尝试。比如了解不同测试方法的比较，不同行业的测试结果以及不同地区的测试水平等。

【例 12.2】 利用【例 12.1】的数据进行聚类分析。

【程序 12.2】 prg12_2 Cluster

```
PROC CLUSTER data=chp12_2 STANDARD METHOD=centroid
        PSEUDO OUTtree=TREE;
PROC TREE DATA=TREE HORIZONTAL SPACES=1;   RUN;
```

【程序结果】

```
                    The CLUSTER Procedure
              Centroid Hierarchical Cluster Analysis

                Eigenvalues of the Correlation Matrix

            Eigenvalue   Difference    Proportion    Cumulative

      1     1.13799240   0.27598480      0.5690        0.5690
      2     0.86200760                   0.4310        1.0000


        The data have been standardized to mean 0 and variance 1
        Root-Mean-Square Total-Sample Standard Deviation =        1
        Root-Mean-Square Distance Between Observations    =        2
```

NCL	--Clusters Joined---		FREQ	PSF	PST2	Norm Cent Dist	Tie
30	OB6	OB7	2	211	.	0.0701	T
29	OB16	OB17	2	218	.	0.0701	
28	OB27	OB29	2	149	.	0.1121	
27	OB20	OB22	2	119	.	0.1278	
26	CL30	OB9	3	93.7	5.1	0.1375	
25	CL28	OB28	3	82.7	2.1	0.1411	
24	OB8	OB10	2	79.5	.	0.1545	
23	OB11	OB14	2	75.7	.	0.1706	T
22	OB1	OB4	2	74.1	.	0.1706	
21	OB30	OB31	2	72.4	.	0.1822	
20	OB15	CL29	3	67.5	10.0	0.1922	
19	OB18	CL27	3	62.3	3.8	0.2171	
10	OB19	OB21	2	61.6	.	0.2242	
17	CL22	OB2	3	58.1	2.6	0.2404	
16	CL20	CL19	6	45.8	5.9	0.2556	
15	OB5	CL26	4	44.6	7.9	0.2711	
14	CL17	CL15	7	37.1	5.5	0.28	
13	OB25	CL25	4	37.9	6.2	0.2843	
12	OB26	CL21	3	39.3	3.7	0.3023	
11	OB23	CL13	5	40.1	3.0	0.319	
10	CL18	OB24	3	41.3	3.6	0.3664	
9	OB12	CL16	7	39.7	5.1	0.4437	
8	CL14	CL24	9	33.0	10.1	0.4999	
7	CL23	OB13	3	34.9	12.5	0.5217	
6	CL9	CL11	12	26.8	16.5	0.5295	
5	OB3	CL7	4	31.4	2.2	0.5334	
4	CL10	CL12	6	35.9	9.0	0.5372	
3	CL6	CL4	18	30.3	14.3	0.658	
2	CL8	CL3	27	15.6	28.9	0.9135	
1	CL2	CL5	31	.	15.6	1.2282	

以上结果首先给出了相关矩阵的特征值（Eigenvalue），显示有两个特征值，提示按结果分入两类，接下来显示了 31 个实验室（OB）按照测量结果的接近程度逐步归类的过程和结果（Cluster History），相近的实验室先归入（Clusters Joined）小类（CL），NCL 显示剩余类的数量，FREQ 显示相应类中包含的实验室数量，未归入小类的实验室按照与已产生的类间的接近程度形成稍大的类，同时，小类之间按照接近程度合并为更大的类，逐步进行，直到将所有实验室并为一个大类。结果中 PSF 显示的是所变类之间的离散度，PST2 显示相近的两个类之间的离散度，Norm Cent Dist 则显示两个类的中心的距离，距离越大表明越不相近。

从合并的过程中观察到，OB3、OB13 是最后合并进来的，显示与其他实验室差异最大，OB11、OB14 很早就合成一个小类，之后到接近最终时方与 OB3、OB13 合并为一个稍大的类。这个结果与稳健统计的结论是相似的。SAS 同时将以上过程绘成树状图（见图 12.3），可以更直观地观察到归类的过程和结果。

此类只是针对单个测量指标的聚类分析，结果可以与稳健统计相互参照，当同时根据多个测量指标对实验室进行分类时，同样可以使用上述程序，程序将自动根据所有指标（变量）对不同实验室进行归类。

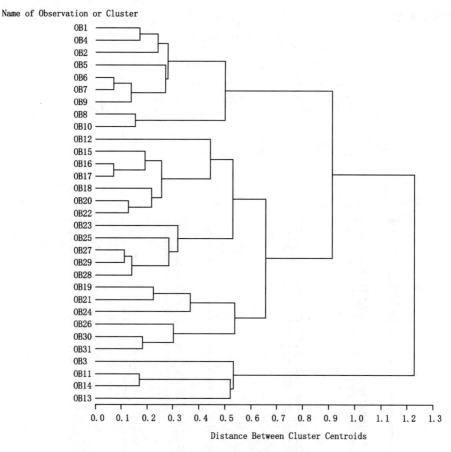

图 12.3　各实验室结果聚类分析树

参考文献

［1］　GB/T 15483.1-1999 利用实验室间比对的能力验证(第 1 部分)：能力验证计划的建立和运作［S］.

［2］　GB/T 15483.2-1999 利用实验室间比对的能力验证(第 2 部分)：实验室认可机构对能力验证计划的选择和使用［S］.

［3］　CNAS/GL02-2006 能力验证结果的统计处理和能力评价指南［S］.

［4］　Standards Council of Canada. CAN-P-43 (November 2001)：Proficiency testing by interlaboratory comparisons.

［5］　National Association of Testing Authorities. Australia. ACN 004 379 748 (2004 Version 1)：Guide to NATA Proficiency testing.

［6］　谢玉珑,王继红,梁逸曾,等.化学计量学中的稳健估计方法［J］. 分析化学,1994,22(3)：294-300.

［7］　张元福,张壮耘,张雪茜,等.分析实验室能力验证数据统计评价方法研究［J］. 现代测量与实验室管理,2003(3)：45-48.

［8］　郭亚帆.稳健统计以及几种统计量的稳健性比较分析［J］. 统计研究,2007,24(9)：82-85.

［9］　张健、李国英.稳健估计和检验的若干进展［J］.数学进展,1998,27(5)：403-415.

［10］　P. J. Huber. Robust Statistics［M］. New York，John Wiley & Sons，1981.

［11］　Hampel F R, Ronchetti E M, Rpusseeuw P J, etc. Robust Statistics：The Approach Based on Influence Functions［M］. New York：Wiley,1986.

[12] 中国实验室国家认可委员会.实验室认可与管理基础知识[M].北京:中国计量出版社,2003.

[13] 董亮星.利用比对进行能力验证的数据处理统计方法[J].计量技术,2007,(6):60-62.

[14] 李海峰,史乃捷,王军,等.聚类分析与稳健统计方法对 CNAST0402 数据处理的比较和分析[J].现代农业科技,2009(6):258-263.

[15] 封跃鹏.稳健统计技术及其在实验室能力验证数据处理中的应用[J].化学分析计量,2007,16(2):55-57.

陈鸿波　马凌云　胡江堂　张高魁　白东亭　马双成

第十三章 多实验室标准物质协作标定中的统计应用

第一节 标准物质协作标定

一、协作标定

(一)定义

协作标定(Collaborative Calibration)是指在多个具有同等能力的实验室间,使用一个或多个法定方法,各实验室所得试验数据按统计程序进行处理后,得到药品标准物质的特性值。

(二)意义与常用领域

标准物质(Standard)在药品检验、生产中被广泛应用,因此对于其定值的准确性及适用性就显得非常重要。如果只采用一个实验室出具的数据则难以避免实验室偏差所带来的影响,采用多个实验室的实验结果可以很大程度上消除单个实验数据带来的误差,使标准品的定值更具有准确性和普遍意义。

目前国际标准物质及国家标准物质,尤其是生物标准物质均需采用协作标定的形式定值。

(三)协作标定的要求

1. 溯源性

标准物质的定值必须保证其溯源性。国际标准物质的换批制备,须采用上一批国际标准物质为基准进行标定;国家药品标准物质的换批制备须使用现在发行使用的国际标准物质作为基准进行标定,有时还会同时使用上一批国家标准物质作为对照标定,以判断两批标准物质之间的量值传递的准确性是否良好。

如果为新增品种的标准品,国际上没有标准物质参考的,须采用经可靠验证的实验方法进行标定。

2. 参加实验室的数目

通常协作标定的实验室数目为3~6个,对于化学对照品的协作标定,参加的实验室数目一般为3个;对于生物标准物质的协作标定,参加的实验室数目不少于3个。

有时也会随所需测定程序的复杂程度或对标准物质适用性的要求而变化。例如,国际标准品的协作标定通常会邀请几十个国家的实验室参与。

3. 选择参与协作标定实验室的标准

一般情况下会首先选择曾经参加过该标准物质协作标定工作的实验室,或已知长期从事该项检验工作、具有丰富经验的实验室。

也可从已通过特定组织[如中国合格评定国家认可委员会(CNAS)]对该项检验能力验证或比对的实验室中挑选。组织单位会在标定工作启动前向拟参加的实验室发放调查表(含拟标定实验方法的 SOP),对实验室进行该项检测资质与能力的调查,从而保证参加协作标定的实验室具有标定此种标准物质的必备条件。

二、标准物质及其重要性

(一)定义

药品的标准物质是指供药品质量标准中物理和化学测试及生物方法试验用,具有确定特性量值,用于校准设备、评价测量方法或者给供试药品定性或赋值的物质。有关定义及其分类的详情,请参见第十一章。

(二)用途及重要性

国际标准物质主要是提供给各国在标定国家标准物质时作为对照使用。国家药品标准物质以国际标准品为基准进行标定并赋值,当无国际标准时,自己定值。

国家标准物质在药品标准中用于鉴别、检查、含量测定、杂质和有关物质检查等,是国家药品标准不可分割的组成部分。主要分为理化检测用国家药品标准物质和生物检测用国家药品标准物质。

理化检测用国家药品标准物质也叫化学对照品,系指用于药品质量标准中物理和化学测试用,具有确定特性,用以鉴别、检查、含量测定、校准设备的对照品,包括含量测定用化学对照品、鉴别或杂质检查用化学对照品、对照药材/对照提取物和校正仪器/系统适用性试验用对照品。

生物检测用国家药品标准物质系指用于生物制品效价、活性、含量测定或其特性鉴别、检查的生物标准品或生物参考物质,可分为生物标准品和生物参考品。生物标准品系指用国际生物标准品标定的,或由我国自行研制的(尚无国际生物标准品者)用于定量测定某一制品效价或毒性的标准物质,其生物学活性以国际单位(IU)或以单位(U)表示。生物参考品系指用国际生物参考品标定的,或由我国自行研制的(尚无国际生物参考品者)用于微生物(或其产物)的定性鉴定或疾病诊断的生物试剂、生物材料或特异性抗血清;或指用于定量检测某些制品的生物效价的参考物质,如用于麻疹活疫苗滴度或类毒素絮状单位测定的参考品,其效价以特定活性单位表示,不以国际单位(IU)表示。

国家药品标准物质是药品标准的物质基础,它是用来检查药品质量的一种特殊的专用量具;是测量药品质量的基准;也是作为校正测试仪器与方法的物质标准。在药品检验中它是确定药品真伪优劣的对照;在药品生产中它是确定药品含量及活性的标准尺度。总之,标准物质是控制药品质量必不可少的工具

(三)管理

国际标准品由世界卫生组织(World Health Organization,WHO)设立在英国的生物标准检定所(National Institute for Biological Standards and Control,NIBSC)负责制备,并由 NIB-SC 邀请有条件的国家检定机构进行协作标定。

我国的国家标准物质由中国食品药品检定研究院负责制备,并由中国食品药品检定研究院组织有关的省、自治区、直辖市药品检验所、药品研究机构或者药品生产企业协作标定国家

药品标准物质。

三、标准物质协作标定流程

(一)邀请

负责组织协作标定的单位首先会按一定标准对实验室进行筛选(见第一节所述),然后向符合标准的实验室发出邀请函。函中会明确标定的要求和数量、日程安排、试验方法等。如果收到邀请函的实验室认为可以在规定的日期内按要求完成标定,并且愿意参与,则向组织单位复函。

(二)组织协作标定

组织单位在收到所有回复,确定参与的实验室后,会将待标定样品、作为基准的标准品以及协作标定作业指导书一并发放给各个实验室。协作标定作业指导书包括确定的检测标准与方法、实验标定标准操作规范(SOP)及可供实验人员方便填写的实验数据记录表等。

(三)标定

各实验室在收到组织单位发放的样品及作业指导书后,应严格按照标定 SOP 对待标定样品进行标定,并将结果真实记录并计算。在规定的时间内,将盖有单位公章的试验结果报告、原始记录(必须包括检测仪器打印数据)一并回复至组织单位。

(四)标定数据统计处理

组织单位将所有实验室的标定数据汇总之后,使用适宜的统计方法对数据进行分析并对标准物质定值。

化学对照品协作标定项目的结果一般取各实验室数据的平均值即可。对于生物标准品或生物参考品,有些数据因为量效反应不是直线关系,需要进行数据转换,如对数、倒数的转换等。每个实验室的数据在计算时都可能出现可疑数据,应按照一定的原则进行"剔除",但对这些"剔除"的数据不能删除,而应该在报告中体现。将全部的数据汇总后按统计处理原则进行可疑数据的剔除和结果的合并,最终计算出协作标定的结果值及协作量值的不确定度。

(五)协作标定报告的形成及定值

所有的统计结果最终形成协作标定技术报告,此报告主要包括基本信息(标准物质的名称、批号、规格、数量、参加标定的单位等)、研制报告(制备过程、协作标定统计结果等)、标签及使用说明书样式和报告审核记录。

将协作标定技术报告请相关专家审核,以评估其准确性,最终确定该批标准物质的值。

(六)通告

协作标定的组织者会在协作标定工作完成后向各实验室以函的形式通报协作标定的结果、技术分析与技术建议。由于协作标定一般都采用"单盲"的形式(只有组织者知道数据来自哪个单位),虽然在标定结果的函中会列出所有数据,但参与单位都采用编号的形式表示,只会在函中告知接收函的实验室所对应的编号,因此,每个实验室只能知道自己的数据情况而不会知道其他数据具体是由哪个实验室提供的。

组织单位还会向标准物质的使用单位发函或在网上发出通告,告知新批号标准品开始使用的时间。

第二节　多实验室协作标定中的统计

一、单个协作标定实验室的数据处理

协作标定的标准物质一般分为以百分含量表示的化学对照品和以生物效价值表示的生物标准品。化学对照品使用检测值进行统计计算即可。而对于生物标准品,由于生物测定的数据在理论上对数值呈正态分布,数据统计时应先求出每个标定值的对数值,再以对数值进行各种统计分析。

(一)可疑数据的取舍

每个协作标定实验室应至少取得 5 次独立的有效结果。但如果认为检测结果中存在可疑数据,为不影响最终定值,应先将所有数据进行分析并将可疑数据剔除。

在标准物质的标定中一般采用《中国药典》附录中"特异反应剔除法"的 Dixon(狄克逊)准则。有关该方法的详细使用情况,请参见第九章。

(二)数据的统计

剔除掉可疑数据后,将所得结果计算算数平均值或对数值的平均值,相对标准偏差(RSD)或变异系数 (CV%)以及可信限率和置信度区间等。

平均值:
$$\overline{X} = \frac{\sum_{i=1}^{n} X_i}{n}$$

标准偏差:
$$S = \sqrt{\frac{\sum (X - \overline{X})^2}{n-1}}$$

相对标准偏差或变异系数:$\text{RSD 或 CV}\% = \dfrac{S}{\overline{X}} \times 100\%$

可信限率:
$$FL\% = \frac{t_{a(f)} \cdot \dfrac{S}{\sqrt{n}}}{\overline{X}}$$

置信度区间:
$$\overline{X} \pm t_{a,(f)} \cdot \frac{S}{\sqrt{n}}$$

最后须将所有有效数据及数据统计结果提供给协作标定组织单位。

二、多个协作标定实验室数据的统计

在协作标定中,需将样品分发至若干参与标定的实验室,由各实验室的操作人员进行多次标定。整个标定过程必然会引入多种误差,例如,样品本身存在的支间差异、仪器的系统误差、实验动物的生物差异、操作误差、不同实验条件以及不同操作者所带来的误差等。如何避免这些误差所带来的影响,使合并计算得到比较可靠的结论是本段讨论的重点。善于对协作标定结果进行合并处理,可达到增加实验的精密度、降低可信限率的目的。

(一)相关概念

1. 权重(Weight)

在数学上,为显示若干量数在总量中所具有的重要程度,分别给予它们不同的比例系数,这就是加权。加权的指派系数就是权重(W)。权重表示在其他指标不变的情况下,这一指标的变化对结果的影响。

权重是一个相对的概念,是针对某一指标而言的。某一指标的权重是指该指标在整体评价中的相对重要程度。由于实验条件、生物差异以及操作误差等的影响,各次实验结果不可能相同。在合并处理中,如果不考虑每个结果的精密度,将结果一律等同看待并非客观的评价。

目前确定权重的方法有客观赋权法和主观赋权法。主观赋权法主要是由专家根据经验主观判断而得到,如 AHP 法、Delphi 法等,这种方法人们研究较早,也较为成熟,但客观性较差。客观赋权法的原始数据由各指标在评价中的实际数据组成,它不依赖于人的主观判断,因而此类方法客观性较强,如变异系数法,即直接根据指标实测值经过一定数学处理后获得权重。当由于评价指标对于评价目标而言比较模糊时,采用变异系数法进行评定是比较合适的,适用各个构成要素内部指标权数的确定,在很多实证研究中也多数采用这一方法。变异系数法的缺点在于对指标具体的价值作用重视不够,当然也会存在一定的误差。

目前在生物检定中使用的加权系数多通过如下方式计算得来。

权重的计算公式为:

$W = \dfrac{n}{S^2}$ 即权重和测定次数及结果的精密度有关,方差越小则权重越大;

或 $W = \dfrac{1}{S_{\bar{x}}^{\,2}}$ 即权重与标准误的平方成反比。

加权平均公式为:$\overline{X} = \dfrac{\sum W_i X_i}{\sum W_i}$

其中,X_i 为每个实验室数据的平均值,W_i 为每个实验室数据的权重。

加权平均值(weighted average)与一般平均值比较会偏向于权重较大的数据组,即认为越精密的数据越可靠,对于合并计算的贡献也就越大。

2. 双因素方差分析(Two-way Analysis of Variance)

不同实验室本身内部误差、实验室之间的差异等都会对最终结果造成影响,因此,对于协作标定合并数据的影响是来自多个因素的。双因素方差分析是通过组内方差和组间方差来判断各实验组的数据有无显著性差异。

组内方差表示一组内的数据由于随机抽样所产生的误差,而组间的方差除了抽样误差外还包括由于不同处理所产生的变异。如果不同处理实际并不产生任何变异的话,那么组间方差同样只是由于抽样误差造成,两者的方差比(F 值)应该接近于 1,即在一定的自由度下计算所得的 F 值应在 F 分布 5% 的界限内或 1% 的界限内。如果检验结果表现为存在差异,则可认为不同处理的组间方差内除了抽样误差外还包括了由于处理所产生的变异,即承认不同实验室间的操作等对数据产生了变异。

总之,在协作标定数据合并的统计方法中,双因素方差分析的目的是检验来自不同实验室的数据否来自同一体系,标定的结果是否存在差异,从而确定能否进行合并计算。

3. χ^2 (Chi-square) 值的意义

如从一个已知其平均数为 μ，标准差为 σ 的正态总体中抽取随机变量 x_i，则各变量 x_i 与均数 μ 之差对 σ 的比值，也是一个正态分布，即按公式

$$z = \frac{x_i - \mu}{\sigma}$$

他们的平方的总和称为 χ^2（卡方）

$$\chi^2 = \sum \left(\frac{x_i - \mu}{\sigma} \right)^2$$

卡方是用于计算资料离散程度的判断，作为一个观察值和理论值之间的偏离度的指标，经常用于检验生物检定中多组数据间是否存在差异。

（二）多个实验室数据的合并计算方法

协作标定数据的合并计算会根据具体品种和实验方法而有所不同，但最后都会计算出多个实验室数据合并计算出的标准品的值、标准偏差、可信限率及置信区间等数值。

（1）对于化学和部分生化标准物质，由于样品成分简单、实验方法精度高、仪器精密等特点，标定数据的可信限率小，则普遍只对来自不同实验室的数据进行算数平均或几何平均：

$$\overline{\overline{X}} = \frac{\sum\limits_{i=1}^{m} \overline{X_i}}{m}$$

并给出总数据个数、标准偏差、变异系数、可信限率及 95％置信区间。

$$N = \sum_{i=1}^{m} n_i ; \quad S_{\overline{\overline{X}}} = \sqrt{\frac{\sum\limits_{i=1}^{m} (\overline{X_i} - \overline{\overline{X}})^2}{m(m-1)}} ;$$

$$CV = \frac{S_{\overline{\overline{X}}}}{\overline{\overline{X}}} ; \quad FL\% = \frac{t_{\alpha(f)} \cdot S_{\overline{\overline{X}}}}{\overline{\overline{X}}} ; \quad \overline{\overline{X}} \pm t_{\alpha(f)} \cdot S_{\overline{X}}$$

式中，$\overline{\overline{X}}$：总平均值；$\overline{X_i}$：各实验室数据平均值；m：实验室个数；n：每个实验室的数据个数。

（2）生物测定标准物质的合并计算根据《中国药典》附录中的《生物检定统计法》的要求。同一批供试品由 n 个实验室测定，每个实验室提供各自的测定均值，共得到 n 个测定结果，应用合并计算的方法求其效价（P_T）的均值及其 FL。先进行 χ^2 测验，再计算加权平均值。

1）参加合并计算的 n 个结果应为：

各个实验室结果是独立和完整的，是在动物来源、实验条件相同的情况下，与标准品同时比较所得的标定结果（P_T）。

各实验室标定结果，经用标示量或估计效价（AT）校正后，取其对数值 $\lg P_T$ 参加合并计算，计算时令 $\lg P_T = M$。

2）n 个实验室结果共 n 个 M 值，按下式进行 χ^2 测验：

$$\chi^2 = \sum WM^2 - \frac{\left(\sum WM\right)^2}{\sum W}$$

式中，W 为各次实验结果的权重，相当于各个实验室标准误 S_M 平方的倒数，即：

$$W = \frac{1}{S_M^2}$$

按 $f = n - 1$ 的自由度查 χ^2 值表,得 $\chi^2_{(f)0.05}$ 查表值。

当 χ^2 计算值小于 $\chi^2_{(f)0.05}$ 查表值时,认为 n 个实验结果均一,可按下式计算 n 个 M 的加权均值 $\overline{M}$、$S_{\overline{M}}$ 及其 FL 及 $FL\%$。

$$\overline{M} = \frac{\sum WM}{\sum W}; \quad S_{\overline{M}} = \sqrt{\frac{1}{\sum W}}$$

合并计算的自由度 (f) 是 n 个实验室合并方差的自由度之和。$f = \sum fi$,按此 f 查 t 值表得 t 值。

$$\overline{M} \text{ 的 } FL = \overline{M} \pm t \cdot S_{\overline{M}}$$

$\overline{P_T}$ 及其可信限按下式计算:

$$\overline{P_T} = \text{antilg } \overline{M}; \quad \overline{P_T} \text{ 的 } FL = \text{antilg}(\overline{M} \pm t \cdot S_{\overline{M}});$$

$FL\%$ 计算:

$$\frac{\text{可信限高限} - \text{可信限低限}}{2 \times \text{平均数(或效价)}} \times 100\%$$

当 χ^2 计算值大于 $\chi^2_{(f)0.05}$ 查表值时,则 n 个实验结果不均一,可用以下方法进行合并计算。

如有个别实验室结果影响 n 次实验结果的均一性,可以剔除个别结果,将其余均一的结果按以上公式进行合并计算,但删除个别结果应符合"特异反应剔除"的要求,并在报告中注明。

如果各实验室结果的不均一性并非个别实验室结果的影响,应对权重进行校正。这时要考虑两种方差的来源:一是每个实验室内部的方差,即 S^2_{Mi};二是实验室之间的方差,用 S^2_m 表示。加权平均时,应考虑这两种方差的成分,计算校正权重 W',公式如下:

$$S^2_m = \frac{\sum M^2 - \left(\sum M\right)^2 / n}{n - 1} - \frac{\sum (S^2_M)}{n}$$

$$W' = \frac{1}{S^2_M + S^2_m}$$

用 W' 和 $\sum W'$ 代替加权平均公式中 W 和 $\sum W$ 计算 $\overline{M}$、$S_{\overline{M}}$ 后,再继续计算 $\overline{P_T}$、FL 及 $FL\%$ 即可。

三、结果评价图

当合并计算完成后,组织单位会将统计结果以函的形式发放给每个参与单位,函中除提供统计结果外,还会配以结果评价图。结果评价图可以直观地显示各标定单位的数据在总体数据中的分布情况及自身数据与整体值的偏离程度等信息。普遍使用的是频数分布图(Frequency Distribution Chart),有时也使用结果及可信限范围(Confidence Limit Range)图。

(一)频数分布图

1. 用途

频数分布就是对总数据按大小区间进行分组,统计出各个组内含数据的个数,再把各个组别及其相应的个数全部列出。然后清点各组段的个数(称频数),以矩形图形式表示,就是频数分布图。横坐标为"频数分段",纵坐标为"频数个数"。

频数分布图可以直观地反映所有数据的整体分布情况。通过告知对应数据的编号,每个实验室即可知晓自己的每个数据在整体分布中的位置以及与整体趋势的离散程度,更好地对实验结果进行分析。

2. 制作

将各实验室提供的所有数据(而非平均值),包括合并计算时根据"特异反应剔除"删除掉的数据,按数值大小排列顺序。

用数值中的最大值(Largest Value)减去最小值(Smallest Value),求得极差(Range)。然后再确定分组数和组距(Class Interval),组数的多少以能够反映出频数分布的特征为原则,一般分 10～15 组。组距=极差/组数,结果取整数,一般组距的大小会根据数据的精密程度而调整变化。

计算在每一组中的数据个数,使用统计软件即可绘制出频数分布图。

3. 编号

先将所有实验室进行编号,一般使用英文字母或罗马数字。在频数分布图中的每一个数据所占的空间中填入对应的实验室编号即完成。

(二)结果及可信限范围图

1. 用途

结果及可信限范围图是画出每个实验室数据的平均值及可信区间,并且在图中给出合并计算的平均值结果线。通过结果及可信限范围图,每个实验室可以直观地看出自己实验数据的精密度以及自身数据与总体平均值的偏离状态。

2. 制作

结果及可信限范围图的基础是股价图中的"盘高、盘低、收盘"图。在这里,"收盘"值是每个实验室数据的平均值,"盘高"、"盘低"值分别是每个实验室数据的"可信限高限"和"可信限低限"。按"可信限高限、可信限低限、平均值"顺序输入,即可使用统计软件画出结果及可信限范围图。横坐标为"实验单位编号",纵坐标为"结果及可信限范围数值"。但合并计算的平均值结果线需根据纵坐标手动画出。

3. 编号

在输入数据使用统计软件绘制结果及可信限范围图时,需要对每组平均值及可信限数值给予编号,这样图形绘制完成时,每一个结果及可信限范围图就自动对应设定好的实验室编号。

第三节　多个实验室协作标定统计实例分析

一、胰岛素国家标准品协作标定结果的合并计算

【例 13.1】　胰岛素国家标准品协作标定。

以胰岛素国家标准品协作标定为例,按照上述协作标定要求进行后,共得到来自 6 个实验室的数据,见表 13.1。生物测定须将数据先求对数再进行统计,因此,标准偏差等都由标定值的对数值统计求出,所有统计分析都以对数值进行。

表 13.1　6 个实验室胰岛素协作标定数据

实验室编号	测定次数(n)	P_T （u/mg）	标准偏差(S)
1	6	25.91	0.235228
2	6	23.15	0.015191
3	6	27.48	0.065891
4	5	28.39	0.071028
5	6	27.56	0.087189
6	5	25.79	0.071134

按公式：$\chi^2 = \sum WM^2 - \dfrac{\left(\sum WM\right)^2}{\sum W}$ 对 6 个实验室数据进行 χ^2 测验，分别计算 6 个实验室的权重的数据，结果见表 13.2。

表 13.2　6 个实验室胰岛素协作标定数据统计计算

Lab No	P_T(u/mg)	$M(\lg P_T)$	M^2	S_M	S_M^2	$W(1/S_M^2)$	WM	WM^2
1	25.91	1.41347	1.9979	0.096031	0.009222	108.44	153.27	216.64
2	23.15	1.36455	1.8620	0.006202	0.000038	26000.31	35478.75	48412.56
3	27.48	1.43902	2.0708	0.026900	0.000724	1381.97	1988.68	2861.74
4	28.39	1.45317	2.1117	0.031765	0.001009	991.08	1440.21	2092.86
5	27.56	1.44028	2.0744	0.035595	0.001267	789.27	1136.78	1637.27
6	25.79	1.41145	1.9922	0.031812	0.001012	988.13	1394.70	1968.55
合计		8.52193	12.1089		0.013272	30259.21	41592.39	57189.64

$$\chi^2 = 57189.64 - \frac{41592.39^2}{30259.21} = 19.39$$

$f = 6 - 1 = 5$，查 χ^2 值表，得 $\chi^2_{(5)0.05} = 11.07$

χ^2 计算值 19.39＞11.1，表明 6 次结果不均一，经特异反应剔除计算，无个别删除结果。

如果各实验室结果的不均一性并非个别实验室结果的影响，应对权重进行校正，应该按

$$S_m^2 = \frac{\sum M^2 - \left(\sum M\right)^2/n}{n-1} - \frac{\sum (S_M^2)}{n} \; 及 \; W' = \frac{1}{S_M^2 + S_m^2} \; 计算校正权重：$$

$$S_m^2 = \frac{12.1089 - 8.5219^2/6}{6-1} - \frac{0.01327209}{6} = 0.0010125101 - 0.0022120153 = -0.001199505。$$

计算结果为负数，可删除减号后面项（即 0.0022120153），即 $S_m^2 = 0.0010125101$。

计算各实验室结果的方差 S_M^2、方差和($S_M^2 + S_m^2$)、校正权重 W'、$\sum W'M$，见表 13.3。

表 13.3　胰岛素测定结果不均一时计算

实验室编号	$M(\lg P_T)$	S_M^2	$S_M^2 + S_m^2$	W'	$\sum W'M$
1	1.41347	0.009222035	0.010235	97.71	138.11
2	1.36455	0.000038461	0.001051	951.50	1298.37
3	1.43902	0.000723604	0.001736	576.00	828.87
4	1.45317	0.001008995	0.002022	494.68	718.85
5	1.44028	0.001266987	0.002279	438.69	631.84
6	1.41145	0.001012009	0.002025	493.94	697.18
合计				3052.53	4313.22

$$\overline{M} = \frac{\sum W'M}{\sum W'} = 4313.22/3052.53 = 1.4130$$

$$S_{\overline{M}} = \sqrt{\frac{1}{\sum W'}} = \sqrt{\frac{1}{3052.53}} = 0.018097 \quad f = 5, t = 2.57$$

$$P_T = \text{antilg}\,\overline{M} = \text{antilg}\,1.4130 = 25.88(\text{u/mg})$$

$$P_T\,\text{的 FL} = \text{antilg}(\overline{M} \pm t \cdot S_{\overline{M}}) = \text{antilg}(1.4130 \pm 2.57 \times 0.01807)$$

$$= 23.25 \sim 28.81(\text{u/mg})$$

$$FL\% = \frac{28.81 - 23.25}{2 \times 25.88} \times 100\% = 10.73\%$$

本次胰岛素协作检定共获得来自 6 个实验室的 34 个有效数据，通过合并计算，协作标定的最终结果为：此批胰岛素国家标准品效价为 25.88 u/mg，可信限范围 23.25～28.81 u/mg，可信限率 10.73%。

上述计算的实现程序见【程序 13.1】。

【程序 13.1】　prg13_1 不同协作标定结果的算术合并计算程序

```
data lab;
input id n Pt S;＊id 表示实验室编号,n 代表提供的结果数,pt 为实验室测定的效价,s 代
表每个实验室的对数标准偏差;
M＝log10(Pt);
M_sq＝M＊＊2;
SM＝S/sqrt(n);
SM_sq＝Sm＊＊2;
W＝1/(SM＊＊2);
WM＝W＊M;
W_M_sq＝W＊M_sq;
datalines;
1 6 25.91 0.235228
2 6 23.15 0.015191
3 6 27.48 0.065891
4 5 28.39 0.071028
```

```
5 6 27.56 0.087189
6 5 25.79 0.071134
;
run;
%include "prg13_1 不同实验室结果的合并计算程序.sas";
```

Obs	PT	alpha	t	FL_low	FL_up	FL_percent
1	25.8822	0.05	2.57058	23.2528	28.8090	0.10734

二、第五批 HCG 国际标准品协作标定结果及频数分布评价图

【例 13.2】 第五批人绒毛膜促性腺激素(HCG)国际标准品协作标定。

第五批人绒毛膜促性腺激素(HCG)国际标准品协作标定由英国生物标准检定所(NIBSC)组织,共邀请 10 个国家的 18 个实验室参与,以第四批 HCG 国际标准品(批号为 75/589)为基准,使用免疫分析及生物测定多种方法(英文字母代表不同方法)进行标定。标定结果如表 13.4。

表 13.4　以 75/589 (650 IU/ampole)为基准计算出的各实验室标定效价的几何均值

Lab	07/364
1	164.3
2	135.8
3a	184.2
3b	183.8
4a	184.7
4b	181.2
4c	236.9
4d	216.8
4e	204.1
4f	203.5
4g	196.0
5	145.3
6	171.1
7	133.3
8	140.3
9	198.6
10	189.5
11	202.6
12a	181.1
12b	187.4
13a	196.1
13b	192.7
14a	148.2
14b	162.5
15a	191.3

续表

Lab	07/364
15b	184.6
15c	184.9
16a	172.3
16b	173.7
17a	185.8
17b	153.7
18a	157.6
18b	144.0
所有数据的几何均值	176.8
可信限率	14.9%
95%置信区间下限	168.3
95%置信区间上限	185.7
n	33

　　共得到有效数据 33 个,表格中给出了合并计算的效价结果、可信限率以及 95% 置信区间。

　　所有实验室使用阿拉伯数字进行编号,每个实验室提供的数据再以英文字母编号,绘制的频数分布图见图 13.1。

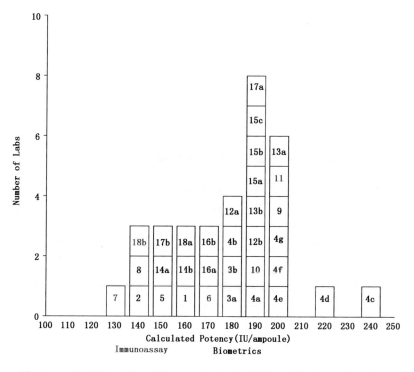

图 13.1　以 75/589（650 IU/ampoule）为基准计算出的各实验室标定的
07/364（IU/ampoule）效价的几何均值

本组数据最小值为 133.3，最大值为 236.9，共设置了 12 组，组距为 10，频数分布图显示了在每一个数据区间的数据个数以及数据来源。通过频数分布图可以看出 33 个数据的分布趋势和集中程度，数据主要集中在 170～200IU 之间。根据数据的编号还可以明确地知道每个实验室的每个数据的分布位置与整体趋势的离散状况以及对最终计算结果的贡献。各实验室可通过自己数据与整体数据的离散情况，对自己的实验结果进行分析和评价。

此批 HCG 国际标准品效价最终确定为 177IU/支。

【程序 13.2】 是实现勾画各实验室标定结果的频数分布图的程序。具体可在 SAS 中点击运行"prg13_2 各实验室标定结果的频数分布图评价.sas"；

【程序 13.2】 prg13_2 各实验室标定结果的频数分布图评价

```
data hu;
input LabID $ result Group @@;＊0 代表生物检定结果，1 代表免疫测定结果；
datalines;
1   164.3   0
2   135.8   0
3a  184.2   0
3b  183.8   0
4a  184.7   0
4b  181.2   0
……
17a  185.8   0
17b  153.7   0
18a  157.6   0
18b  144.0   1
; run;
%include "prg13_2 各实验室标定结果的频数分布图评价.sas";
```

三、第七批细菌内毒素国家标准品协作标定的结果及可信限范围评价图

【例 13.3】 第七批细菌内毒素国家标准品协作标定。

由中国食品药品检定研究院组织，共邀请 12 个实验室参与。以第二批细菌内毒素国际标准品为基准，协作标定中使用了凝胶法、动态浊度法及动态显色法 3 种方法进行标定。此处仅以动态浊度法结果为例，共 8 个实验室使用了动态浊度法标定，结果见表 13.5。

表 13.5 细菌内毒素国家标准品协作标定动态浊度法标定结果

标定单位	标定支数	标定效价	几何平均值	95%置信区间	对数值的标准偏差
I	3	7101	9061	5232.87	0.2210145133
		10928		15689.96	
		9587			

标定单位	标定支数	标定效价	几何平均值	95％置信区间	对数值的标准偏差
II	3	10388	11294	8381.38	0.1200707277
		10701			
		12960		15219.20	
III	3	8869	9614	7948.98	0.0765412047
		10328			
		9700		11626.90	
V	3	11222	10681	9303.17	0.0555866304
		10796			
		10057		12262.25	
VI	3	10052	10604	9450.43	0.0463674363
		10917			
		10866		11898.67	
IX	4	11894	13170	10935.81	0.116803896
		11922			
		14368		15859.44	
		14764			
X	3	7630	7857	7022.96	0.0451550784
		8276			
		7680		8789.23	
XIII	3	8357	10190	6461.24	0.1833984533
		12000			
		10551		16070.67	
合并计算结果	25		10308	9551.60	0.1846621997
				11124.59	

　　根据每个实验室数据的几何平均值以及95％置信度区间的数值,绘制结果及可信限范围评价图,见图 13.2。

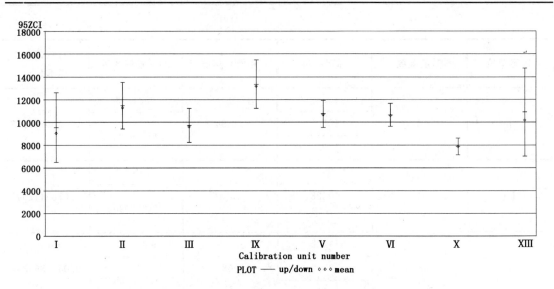

图 13.2 8 个实验室动态浊度法测得内毒素结果及可信限范围

动态浊度法标定结果的合并计算平均值为 10308EU/支,在图中用加黑线条标出。通过结果及可信限范围图可以看出 8 个实验室数据与整体平均值的偏离程度以及每个实验室自身数据的精密度。各实验室可通过自身数据的精密度以及与整体平均值的偏离情况,对自己的实验结果进行综合评价。

【程序 13.3】 prg13_3 内毒素国家标准品协作标定的结果几何合并及可信限范围计算

```
data test;
input unit no value; * unit 表示实验室编号,no 代表提供的结果序号,value 为实验室测
定的活性数值;
log＝log(value);
cards;
1  1  7101
1  2  10928
1  3  9587
2  1  10388
2  2  10701
2  3  12960
……
8  1  8357
8  2  12000
8  3  10551
; run;
```

％include "prg13_3 内毒素国家标准品协作标定的结果几何合并及可信限范围计算. sas";

参考文献

[1]　贾俊平,何晓群,金勇进.统计学[M].北京:中国人民大学出版社,2000.

[2]　周海钧,申蕴如.生物测定统计方法[M].北京:人民卫生出版社,1983.

[3]　国家药典委员会.中国药典[M].北京:化学工业出版社,2005.

[4]　国家药品标准物质技术规范(内部资料).

[5]　国家药品标准物质协作标定技术要求(内部资料).

[6]　国家药品标准物质研制报告技术要求(内部资料).

蔡　彤　胡江堂

第十四章 实验方法替代研究中的统计分析

实验动物的应用在药品检验中发挥了巨大作用,但近年来随着动物福利和伦理问题的提出,各国正投入大量人力与物力研究建立各种新方法,以期达到减少、优化、替代(Reduction,Refinement,Replacement,3R)实验动物使用的目的。

在"3R"所提出的 3 个基本原则中,无论是减少、优化还是替代已有试验方法,尤其是已经被各种法规公开肯定的方法,都须经过一系列较严格的评价、验证过程,以便对改变之后方法的灵敏性、特异性、简便性、经济性和稳定可重复性等进行综合评价。本章所称的替代方法包括减少、优化和替代 3 个方面,并主要对替代方法验证中常用的几种关于一致性检验的统计方法进行介绍,同时结合日常药品检测工作,以国内外进行的热原检测替代方法验证为实例,对一些常用的统计分析方法予以简要介绍。希望能为大家了解该领域的研究动态及今后国内开展相关验证工作提供帮助。

第一节 替代方法的定义及基本类型

替代方法是指能够替代动物实验或能够减少所需动物数量或能够使动物实验程序得以优化而使动物免受痛苦的任何一种方法或程序。这样的定义与 Russell 和 Burch 提出的"3Rs"是一致的。

按研究中所使用的技术不同,替代方法可分为以下几类:

1. 体外培养技术

该方法为目前最主要的一类动物实验替代方法,主要包括细胞、组织和器官培养三方面内容。

2. 低等物种的利用

在某些情况下,使用低等有机体,如细菌、真菌、昆虫或软体动物,可以减少对脊椎动物的需要量。如 Ames 试验中用细菌筛选具有诱变特性的新的化合物;酵母已被广泛用做特异性基因表达的载体;细菌内毒素实验或称 LAL(Limulus Amoebocyte Lysate,鲎阿米巴样细胞裂解物)实验中用鲎试剂检测细菌内毒素等。

3. 单克隆抗体技术

免疫学技术是许多体外技术的基础,在诊断性检验、疫苗质量检定和基础免疫学研究方面,非常有用。在这一领域里,大家所熟知的技术包括酶联免疫吸附实验(Enzyme-linke Immunosorbent Assay, ELISA)、放射免疫试验(Radioactive Immunity Assay, RIA)等。这些体外试验方法很敏感,但在某些情况下,缺乏特异性即辨别相关抗原或抗体的能力,所以仍需要动物实验。单克隆抗体的出现则对抗体特异性的改进作出了特殊贡献。

4. 物理—化学方法

该方法常用来从复杂的化学混合物中将某种组分分离出来,这一技术也可用于生物产品的研究和质量检验中,以替代原有的动物试验。HPLC是最为显著的例子之一。在法定的激素(Hormones)质量检验中,HPLC已取代了动物实验。

5. 数学模型和计算机模拟

通过对化合物结构与它们可能具有的生物学活性的两者之间关系的研究,人们可以利用计算机设计出新的化合物,或有目的地寻找那些最能与作用受体互补的结构基因,因为只有这些分子才可能具有药理作用。这一技术称为计算机辅助药物设计或药物推理设计。

6. 人类模型

通过动物实验已获取的大部分结果将被外推到我们人类,这就意味着人体是进行研究和检验的最好模型。不过这不符合我们的伦理道德,法律也不允许,而且社会公众也反对利用人体进行实验。

然而药物的研发和检验在人与动物代谢方面存在很大的差异,现在已有愈来愈多的理由说明人体组织可以被用来做实验对象。如利用人皮肤组织已建立起器官型皮肤模型,并在基础性研究和检验工作中得到应用。在热原质的检测方面,科学家正研究用人全血试验来替代家兔体内实验和LAL体外实验,本章也将详细介绍该类方法的验证研究工作。

7. 遥测技术(或称远距测定法)

遥测技术能够对自由活动的动物多个参数进行不间断的测定。在动物体内安装一个小型的测量仪,它能够将测定到的一些生命活动过程中所表现出的参数通过像无线发报那样传到体外的一个接收器上,由此读出各种所需要的生理参数。目前这样一种装置已用于体温、血压、心率、心电图等方面的测定。这种测定是连续性的,对个体动物而言,可以在不打扰它的情况下,进行纵向研究(生命不同阶段的连续性研究),避免由于应激而产生的不真实性。遥测技术的建立和应用,可以减少动物的使用量,使动物免受痛苦,是一个较好的研究技术,并且可以使研究技术得到优化。

8. 宝塔式探索(Tiered Aproach)

有时仅采用一个新的程序,并不能完全替代动物试验。一般来讲,替代物是把一种现实(实际存在的事物)简单化,因而使其应用范围受到一定的限制(并不是在所有方面都可以应用),正是由于这一原因,许多替代方法仅在检验过程中的某一阶段使用。在利用替代方法进行研究所得到的实验数据的基础上,决定研究工作是否要继续下去以及如果做下一步的研究可以使用动物或使用其他替代模型。通过使用一个或几个注重实效的步骤可以达到这样的目的。评价化学物品对皮肤腐蚀性就是一个有说服力的实例(图14.1)。

首先利用计算机模型对待测物的物理—化学性质作出评价,如果得到阳性结果,就可把它列为对皮肤有腐蚀性的一类;如果得到阴性结果,可以对pH值进行测定。如果pH值高于11.5或低于2.0,那么,这一待测物被认为对皮肤是有腐蚀性的;如果pH在2.0~11.5之间,再用经过验证的非动物替代模型进行检验,如果证明此待测物没有腐蚀性,可以用一只动物做测定来证明。接下来可以测定对皮肤的刺激性,然后再做眼刺激性试验。在这两个试验中,可以采用这种分步法进行。通过这样一个例子说明,在进行动物试验之前,采用渐进分步法进行3次预筛选,不仅可以证明待测物是否有腐蚀性,而且也可减少动物的使用量和对动物造成的不必要的痛苦。在制药方面,这种研究方法的应用已使实验动物的数量下降了50%。

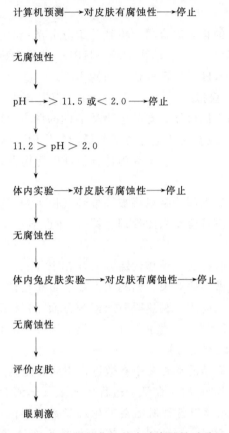

图 14.1　评价化学药品对皮肤腐蚀性试验

9. 其他替代方法

在某些条件下,如在教学中,为了达到演示的目的,可以从屠宰场获取动物的器官来替代实验动物。例如,从屠宰场获取牛眼作为角膜的来源,作为一种体外眼刺激试验的替代方法,替代常规毒性实验中利用兔 Draize 眼实验。利用屠宰场的鸡眼也完全可以模拟出兔眼刺激实验的一些参数。如果兔眼刺激试验的其他方面(如炎症反应和损伤恢复)也可以模拟的话,用其他方法替代是完全有可能的。为达到这样一个目的,需要进一步探索其他非动物试验方法,例如,鸡胚的绒毛尿囊膜和体外培养系统,利用从屠宰场获得的猪耳朵可用于皮肤刺激试验和皮肤通透性实验。

第二节　替代方法研究的意义

替代方法研究的最终目的是为生命科学及相关领域的研究提供有效的研究手段,使研究方法更加科学化,试验结果更加准确、可靠,同时降低实验成本,简化实验步骤等。从研究内容看,应该讲 3R 是科学领域中的一个"纯"学术问题,它涉及多个学科相互交叉、相互渗透、相互包容又相互支撑的交叉研究范畴。但从 3R 研究成果的应用以及所带来的结果看,它往往被当做技术壁垒应用于国际贸易等方面,与经济发展发生必然的联系(如 2002 年 11 月,欧盟作出明确的决定,从 2009 年起禁止利用动物进行化妆品的测试并禁止进口相关用动物进行测试的化妆品),同时也是带有一定政治色彩的敏感问题。

自 1959 年英国动物学家 William Russell 和微生物学家 Rex Burch 将 3R 作为系统理论提出以来,3R 在世界范围内已得到广大科技人员的认同。3R 的研究在国外已有 40 多年的发展历史,作为实验科学研究领域中一个备受关注的热点已成为生命科学研究中的重要组成部分,其研究成果已达到较高的水平,并在众多研究领域和产品质量法定检验工作中广泛应用。

对于我国科技领域来讲,由于社会背景、经济发展水平、人们观念等方面的不同,3R 在我国生命科学研究中还是一个有待探索的研究领域。

第三节　替代方法的验证及其相关要求

一、验证的含义

验证(Validation)一词源自拉丁文 Valere,原意指特定的决断力,是指为了特定的目的,依据科学的程序而确立新方法的可信性(Dependability)和相关性(Relativity)的过程。可信性是指每个实验室内和各个实验室之间,能否在一定的准确度内正常使用某种方法;相关性是指对于特定的目的,某种方法是否适用和具有意义。

验证的基本要素是 3Cs,即 Common Sense,Commitment 和 Communication。Common Sense 是指验证研究的设计阶段应遵循常识化的指导原则,使验证设计清楚明了、实际可行;Commitment 是指参与验证研究的实验室能致力(承诺)于所承担的研究内容,认真完成好验证工作;Communication 是指验证的参与各方应当及时交流,以使各方的信息得以共享。

一个替代试验的验证必须满足以下几个基本要求:

(1) 明确阐述替代试验的目的和意义及其科学性与法规性的依据;

(2) 有详细描述仪器、材料、对照和分析方法的具体试验规程;

(3) 对于一个全新评价方法,描述试验结果与期望的生物学效应之间的内在关系,包括相关与回归分析;

(4) 明确试验本身的局限性及其干扰因素;

(5) 对已存在的动物试验方法,有使用参考品和同类产品进行的替代试验与现行试验之间的平行性研究结果;

(6) 有关于试验之间、实验室内以及实验室之间重复性的文件性记录;

(7) 体外试验的验证应当注重考核用于预测人与动物安全和健康状态的准确性和可靠性等方面的实际性能,而不应当只注意与现行活体内试验之间的对应关系,除非活体内试验本身已经过全面验证。

二、验证的基本程序

关于验证程序的划分有不同的方法。一般认为,一个新的试验(即替代方法)从提出概念到最终被写入法规要经过 5 个主要阶段。①实验方法的建立和验证工作计划书的制订;②实验室内评价;③实验室间评价;④数据库的建立和试验结果的评价;⑤法规性认可。

三、预测模型及其重要性

为了使替代方法更具有效性,必须使其结果转化为对体内试验目标的正确预测。通过建立一定的规则系统（Algorithm，在有限步骤内求解某一问题所使用的一组定义明确的规则）应用于替代方法数据的处理，从而转化为对实验目标的预测。因为组成该规则系统的模型能够预测其有效性，所以称作预测模型（Prediction Model）。

一个适当的预测模型至少需要4个部分：①必须对替代方法获得的各类数据做出清晰的定义；②预测模型必须提出一个规则系统，它可将各种类型的数据经过比较、分析，确认可转化为体内指标变化的预测；③预测模型必须提供预测的准确性和精确性的表示，例如，提供95%可信区间（CI_{pred}）；④预测模型必须限定受试物的类型。

清晰的预测模型对启动验证研究极为有益：①如果在一开始就以预测模型对验证进行限定，则可以用统计学知识有效、恰当地设计验证工作，以数据为基础的方法能够决定受试物的数目和实验室的组合，这对实验方法的评价极为有效；②如果该实验方法有效，它可以在验证程序的最后提供一个预期的结果，这样便为在验证研究结束后对实验方法的客观评价提供了可能。

四、预验证

在验证研究中，应充分强化试验方法的性能：①试验方法必须设计并成熟到一定程度，可以在具有相应设备条件和由有经验的实验人员在实验室进行常规操作；②有适当的预测模型可以对结果进行正确的解释；③有证据证明替代方法与预定的目的有关；④在不同实验室里进行操作时，试验方法具有较好的重复性；⑤必须具有良好的程序和标准操作规程，使参加验证的实验室知道如何开展实验工作。预验证工作完成并得到证实后，便可以进入验证程序对试验方法进行评价。

第四节　替代方法研究中常用的相关统计学概念

替代方法在药品研究或检测中，一般会遇到两个问题，即对一个新建立的指标的诊断价值进行评价和用一种新建立的方法与原来已有但实验复杂、成本高、周期长的公认的方法（"金标准"）进行比较。无论哪种情况，对于一个新的替代试验，都必须与公认的最正确的诊断方法（金标准）进行比较，如第一种情况需要跟临床确诊结果进行比较，第二种情况要与现有的公认或法定方法相比较，从而得出该试验方法的敏感度、特异度、阳性预测值、阴性预测值、似然比、准确度以及受试者工作特征曲线，然后才能了解该新方法的使用价值。

在替代方法研究中，经常使用的一些概念就是诊断实验用的概念，主要可通过表14.1表达出来。

一、金标准

对人体或动物的活检或剖检，对细菌的培养和定性，内镜或手术等直视下的所见的诊断，可以明确判断疾病的有无，不存在假阳性或假阴性的结果，此种诊断标准称为金标准（Golden Standard）。此外，对很难得到形态学特征的疾病，可将根据功能性检查结果确定的诊断标准或本专业普遍承认的标准作为金标准。如在热原检测中，家兔热原检查法为普遍承认的金标准。金标准必须具有普遍公认性和准确性。

表 14.1　诊断试验评价四格表

		金标准结果 As Determined by "Gold standard"		
		阳性 Positive	阴性 Negative	
试验结果 Test Outcome	阳性 Positive	真阳性(a) True Positive	假阳性(b) False Positive (Typ I error, P-value)	→ 阳性预测值 Positive Predictive Value
	阴性 Negative	假阴性(c) False Negative (Typ II error)	真阴性(d) True Negative	→ 阴性预测值 Negative Predictive Value
		↓ 灵敏度 Sensitivity	↓ 特异度 Specificity	

还应该说明的是,有些比较实验都需要对照实验,并将此对照实验称为"所谓的金标准",这种对照性的实验,其公认性不足、准确性也难以判断,故更准确的表达应叫"参照标准(Reference Standard)",而不应与金标准混淆。

二、灵敏度

灵敏度(Sensitivity,Se)又称真阳性率(True Positive Rate,TPR),是实际患病者中检查为阳性者所占的比例。灵敏度及其标准误的计算公式如下:

$$Se = [a/(a+c)] \times 100\%$$
$$SE(Se) = [ac/(a+c)^3]^{1/2}$$

三、特异度

特异度(Specificity,Sp)又称真阴性率(True Negative Rate,TNR),是实际未患病的人中检查为阴性者所占的比例。特异度及其标准误的计算公式如下:

$$Sp = [d/(b+d)] \times 100\%$$
$$SE(Sp) = [bd/(b+d)^3]^{1/2}$$

四、误诊率

误诊率(Mistake Diagnostic Rate)又称假阳性率(False Positive Rate,FPR),是实际未患病的人中检查为阳性者所占的比例。误诊率的计算公式为:

$$误诊率 = [b/(b+d)] \times 100\% = 1 - 特异度$$

五、漏诊率

漏诊率(Omission Diagnostic Rate)又称假阴性率(False Negative Rate,FNR),是实际患病的人中检查为阴性者所占的比例。漏诊率的计算公式为:

$$漏诊率 = [c/(a+c)] \times 100\% = 1 - 灵敏度$$

灵敏度、特异度、漏诊率和误诊率的关系可以用图 14.2 表示。此图中的垂线与横轴的交点称为诊断界点(Cut-off Point),是定义诊断试验为阳性和阴性的临界点。从图中可以看出,灵敏度和漏诊率之和为 1,特异度和误诊率之和也为 1。无论是灵敏度还是特异度,其值越接近于 1,说明其诊断价值越大。如果诊断临界点从图中的左侧向右侧移动(此处假设病例组均值大于对照组),可以看出灵敏度与特异度变化如下:灵敏度为 100%,特异度为 0,特异度大于 0→灵敏度逐渐减小,特异度逐渐增大→灵敏度为 0,特异度为 100%。可见诊断界点在不同的位置,其灵敏度和特异度是不同的,且灵敏度和特异度的变化方向是相反的。对于一个诊断试验来说,要想提高灵敏度,是以降低其特异度为代价的,同样要想提高其特异度,是以降低其灵敏度为代价的。为了更好地评价诊断性试验,有人提出将灵敏度和特异度结合起来产生新的评价指标,用来综合评价诊断试验的准确度。

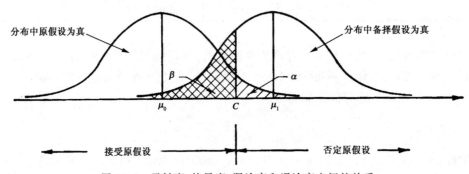

图 14.2 灵敏度、特异度、漏诊率和误诊率之间的关系

六、正确率(π)

又称符合率(Agreement Rate),是指诊断试验中真阳性和真阴性的人数之和占总受检人数的比例。正确率的计算公式为:

$$\pi = [(a+d)/(a+b+c+d)] \times 100\%$$

七、Youden 指数

Youden 指数(Youden Index,YI)为真阳性率与假阳性率之差,即灵敏度与特异度之和减去 1,此指标反映了试验发现病人与非病人的总的能力,其取值为 $-1 \sim 1$,取值越大,说明诊断试验的真实性越好。

Youden 指数及其标准误的计算公式分别为:

$$YI = TPR - NPR = Se - (1 - Sp) = Se + Sp - 1$$

$$SE(YI) = [ac/(a+c)^3 + bd/(b+d)^3]^{1/2}$$

八、阳性似然比

是诊断试验中阳性结果在患者中出现的概率与在非患者中出现的概率之比,即真阳性率与假阳性率之比。阳性似然比(Positive Likelihood Ratio,LR_+)越大,说明检测方法确诊疾病的能力越强。

阳性似然比的计算公式为:

$$LR_+ = TPR/FPR = Se/(1-Sp)$$

九、阴性似然比

是诊断试验中阴性结果在患者中出现的概率与在非患者中出现的概率之比,即假阴性率与真阴性率之比。阴性似然比(Negative Likelihood Ratio,LR_-)越小,说明检测方法排除疾病的能力越强。

阴性似然比的计算公式为:

$$LR_- = FNR/TNR = (1-Se)/Sp$$

十、比数积

表示患者中诊断阳性数、阴性数之比与非患者中诊断阴性数、阳性数之比的乘积。比数积(Odd Product,OP)值越大,说明诊断价值越大。

比数积的计算公式为式:

$$OP = [Se/(1-Se)][Sp/(1-Sp)] = ad/bc$$

十一、阳性预测值(PV_+)

指诊断为阳性者实际为病人的概率。此值越大,说明检测方法的诊断价值越高。阳性预测值与总体的患病率 P_0 有关,如果进行诊断试验的样本是从总体人群中抽出的一个随机样本,则可用样本患病率 $P_1 = (a+c)/(a+b+c+d)$ 代替总体患病率进行简化计算;否则,如果样本不是来自总体的一个随机样本,而是从病人和非病人两个亚群中分别抽取的,则必须要知道总体人群的患病率,才可以计算阳性预测值。

阳性预测值的计算公式为:

$$PV_+ = P(D_+ \mid T_+) = P(D_+)P(T_+ \mid D_+)/[P(D_+)P(T_+ \mid D_+) + P(D_-)P(T_+ \mid D_+)]$$
$$= P_0 Se/[P_0 Se + (1-P_0)(1-Sp)]$$

如果诊断试验的样本是从总体人群中抽出的一个随机样本,在不知总体人群患病率的情况下,可用下式进行简化计算。

$$PV_+ = a/(a+b)$$

十二、阴性预测值(PV_-)

指诊断为阴性者实际为非病人的概率。此值越大,说明检测方法的诊断价值越高。阴性预测值的计算原则与阳性预测值相同,需要知道总体人群的患病率。

阴性预测值的计算公式为:

$$PV_- = P(D_- \mid T_-) = P(D_-)P(T_- \mid D_-)/[P(D_-)P(T_- \mid D_-) + P(D_-)P(T_- \mid D_-)]$$
$$= (1-P_0)Sp/[(1-P_0)Sp + P_0(1-Se)]$$

十三、ROC 曲线法

以上这些统计指标的不足之处是受诊断分界点的影响较大,只能表达指定某一特定诊断界点时所对应的指标,当改变诊断界点时,就会得到不同的指标值,不便于评价整个诊断系统的准确性。克服这一缺点的措施是采用一种较新的统计分析方法,即 ROC 曲线法(ROC Curve Method)。

ROC 是受试者工作特征(Receiver Operating Characteristic)的缩写或相对工作特征(Relative Operating Characteristic)的缩写。ROC 分析技术于 20 世纪 50 年代起源于统计决策理论,用来说明分类器命中率和误报警率之间的关系,最早在第二次世界大战中应用于雷达信号观察能力的评价,后来用于晶体管的相关研究。20 世纪 60 年代中期用于实验心理学和心理物理学研究。Lusted 在 1988 年首次提出了 ROC 分析可用于医疗决策评价,自从 20 世纪 80 年代起该方法广泛用于医疗诊断性能的评价。

ROC 分析的定义是:对于可能或将会存在混淆的两种条件或自然状态,需要试验者、专业诊断学工作者以及预测工作者作出精确判别或者准确决策的一种定量方法。ROC 曲线就是以真阳性率为纵坐标,假阳性率为横坐标,在坐标上由无数个临界值求出的无数对真阳性率和假阳性率作图构成,通过结合不同诊断临界点下 ROC 曲线下面积(Area Under The ROC Curve,AUCROC)来对整个诊断系统的诊断效率(如灵敏度和特异度等)进行定量分析,综合评价。

ROC 分析法能方便地将诊断方法的敏感性和特异性联合起来对一种或几种检验指标或诊断方法进行科学评价,算出其敏感性与特异性等 6 项指标,且与列联表分析、Logistic 回归及判别(Discriminant)分析三种方法相统一、对应。该法还有全面、直观的特性,其曲线下面积的大小,能直接显示其诊断实验效果,非常值得在检验/诊断方法科学评价中推广使用。

第五节 替代实验研究中的统计方法

在替代方法的建立和研究过程中,可以看出,无论是预测模型的建立(4 个组成部分)还是预验证(第二、三条),都离不开统计分析。在该领域中,掌握一些重要的统计分析方法对于替代方法的公认性和推广至关重要。

如果在替代实验中,结果较为简单,如"阳性"、"阴性"、"正常"、"异常",并且仅使用单个临界值(Cut Off Point),则使用灵敏度、特异度来评价替代方法就可以满足临床需要。但是,实际上多数替代实验方法并非如此简单。测定的数据是一个连续变量,常可有多个临界值,需要有能反映灵敏度和特异度的综合指标,并能反映多个临界值的信息时,LR、ROC 曲线可以满足上述要求。采用 LR 及 AUC^{ROC} 来评价诊断试验在国外文献中已很普遍,而在国内报道较少。当单项试验的灵敏度或特异度达不到要求时,可考虑多项试验的联合应用,采用并联可提高灵敏度,串联可提高特异度。在筛检或诊断试验系列应用时,无论是先做特异度高的 A 试验、后做灵敏度高的 B 试验,或者倒过来进行,对诊断结果都没有影响;若几种试验的简繁程度、费用高低差不多,建议先做特异度高的、后做灵敏度高的试验,这样可减少受检人数,降低成本,而联合灵敏度与特异度无论采用何种试验顺序都是固定不变的。当指标较多或指标中存在连续变量时,简单地采用串联或并联法难以找到最佳的综合评价模式,此时多元判别模型可以帮助我们找到较为理想的综合判别模型。需要指出的是,多元判别模型有多种,只有通过具体的分析和比较才能找到改进某一方法的最佳判别模型。衡量判别模型优劣不但要看灵敏度、特异度、ROC 曲线等指标的先验概率如何,还要用另一个检验人群或交叉验证的方法计算模型的后验概率,只有先验概率和后验概率都满意时,新的综合方法才有可能真正被认可、接受。目前我国有关替代方法评价的研究设计还很少受到重视,设计方法尚不普及,对替代方法评价的研究指标也了解很少。这里主要介绍几种常用的方法。

一、用于定量资料的两种检测方法的一致性检验

(一)截距与斜率的回归分析法

比较两种检测方法所测的定量指标是否具有一致性,一些人直接进行"直线相关分析",但相关系数 r 对"系统误差"缺乏鉴别能力,也就是说,若一种检测方法的检测结果总比另一种检测方法检测的结果高或低时,相关分析的结果仍认为两种检测方法检测的结果具有很好的一致性;还有一些人直接采用配对设计定量资料的 t 检验进行统计分析,这是不妥的。

成组设计定量资料的 t 检验回答的是两样本所代表的总体均值与 0 之间的差别是否具有统计学意义;而配对设计定量资料的 t 检验回答的是差量所代表的总体均值与 0 之间的差别是否具有统计学意义。这两种 t 检验并不能全面提示两组定量指标的一致性问题。

应该在 t 检验的基础上,对两种方法的测定结果拟合直线回归方程,并将此直线回归方程与方程 $y=x$(截距和斜率分别为 0 和 1)进行比较,即分别检验总体截距与 0 之间的差别是否具有统计学意义,总体斜率与 1 之间的差别是否具有统计学意义。

下列 5 个公式是对截距与 0 之间的显著性检验公式:

$$l_{xx} = \sum (x-\overline{X})^2 = \sum x^2 - (\sum x)^2/n$$

$$l_{yy} = \sum (y-\overline{Y})^2 = \sum y^2 - (\sum y)^2/n$$

$$l_{xy} = \sum (x-\overline{X})(y-\overline{Y}) = \sum xy - (\sum x)(\sum y)/n$$

$$b = l_{xy}/l_{xx}$$

$$a = \overline{Y} - b\overline{X}$$

对 β(总体斜率)与 1 之间的差别所做检验的假设和方法如下:

$H_0:\beta=1; H_1:\beta\neq1; \alpha$(显著性水平)$=0.05$。

$$t_b = |b-1|/S_b = |b-1|/S_{y.x}/(l_{xx})^{1/2}, \quad v = n-2$$

$$S_{y.x} = \lfloor \sum (y-Y)^2/(n-2) \rfloor^{1/2}, \quad \sum (y-\overline{Y})^2 = l_{yy} - bl_{xy}$$

对 α(总体截距)做检验的假设和方法如下:

$H_0:\alpha=1; H_1:\alpha\neq1; \alpha=0.05$。

$$t_a = |a-0|/S_a = |a|/[S_{y.x}(1/n+\overline{X}^2/l_{xx})]^{1/2}, \quad v = n-2$$

【例 14.1】　用甲基橙分光光度法和碘量滴定法同时测定 10 份消毒剂样品,并计算有效氯百分含量,结果见表 14.2。试比较两种方法所得出的有效氯百分含量是否具有一致性。

表 14.2 分光光度法和滴定法对照分析(%)

样品号	1	2	3	4	5	6	7	8	9	10
分光光度法 (magnitude)	34.5	52.5	62.1	36.6	33.9	31.4	57.2	28.2	35.3	34.5
滴定法 (titration)	33.8	53.6	63.3	35.8	34.8	30.8	58.2	28.5	34.7	35.1

【**程序 14.1**】 prg14_1 两种定量方法一致性比较的程序

Data exp14_1;　　　　　＊定义数据集,输入原始数据;

　Input magnitude titration @@@;　　＊输入测量值;

Cards;

34.5 33.8 52.5 53.6 62.1 63.3 36.6 35.8 33.9 34.8

31.4 30.8 57.2 58.2 28.2 28.5 35.3 34.7 34.5 35.1

;

PROC GPLOT;　　/＊绘图＊/

PLOT titration ＊ magnitude＝1/HMINOR＝10 VMINOR＝10;/＊定义图形坐标变量,

纵坐标＊横坐标,坐标刻度间距为 10＊/

SYMBOL V＝DOT I＝RLCLI95 H＝0.5 CI＝RED CV＝GREEN CO＝BLUE;

　/＊散点标志:点;连接线:一次回归线,伴随 95％可信带;点大小:0.5;颜色配置:预报线

红色,散点绿色,可信带蓝色＊/

proc reg Data＝exp14_1;

　model titration＝magnitude;

　magnitude:test magnitude＝1;

RUN;quit;

最后一个 proc 程序最重要,其中的"magnitude:test magnitude＝1;"语句就是两种方法
总体斜率与 1 的比较。

程序运行结果如图 14.3 所示。

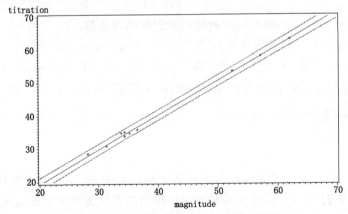

图 14.3　分光光度法与滴定法结果的散点图

The REG Procedure

Model：MODEL1

Dependent Variable：titration

Analysis of Variance

Source	DF	Sum of Squares	Mean Square	F Value	Pr > F
Model	1	1400.26395	1400.26395	3164.39	<.0001
Error	8	3.54005	0.44251		
Corrected Total	9	1403.80400			

Root MSE		0.66521	R-Square	0.9975	
Dependent Mean		40.86000	Adj R-Sq	0.9972	
Coeff Var		1.62803			

Parameter Estimates

Variable	DF	Parameter Estimate	Standard Error	t Value	Pr > |t|
Intercept	1	−1.60525	0.78366	−2.05	0.0747
magnitude	1	1.04543	0.01858	56.25	<.0001

The REG Procedure

Model：MODEL1

Test magnitude Results for Dependent Variable titration

Source	DF	Mean Square	F Value	Pr > F
Numerator	1	2.64395	5.97	0.0403
Denominator	8	0.44251		

　　由散点图判断可作直线相关与回归分析，程序计算的直线回归方程为 $y=-1.60525+1.04543x$。拟合的直线方程与 $y=x$ 的直线在截距的差别上无显著性（$P=0.0747$）；斜率上的差别具有统计学意义（$P<0.0001$）。

　　说明拟合的直线方程斜率与 1 之间的差别具有统计学意义（$P=0.0403$），即两种测定法测定的结果之间的一致性较差，由于斜率 $b>1$，说明当样品的含量较高时，用滴定法测得的结果稍高于用分光光度计法测得的结果。

【例 14.2】 关于有无振动对血沉测定结果的影响分析。

在无振动和有振动的条件下,同时测定 10 份血样的沉降率(mm/h),结果如表 14.3 所示。问:该振动对血沉测定结果的影响有无显著性意义?(本实例摘自《检验医学科研设计》)

表 14.3   有/无振动条件下的沉降率结果

样品号	1	2	3	4	5	6	7	8	9	10
无振动(x)	3	3	1	90	2	7	67	27	18	32
有振动(y)	6	5	1	123	3	11	74	33	21	38

本例需要注意的是选用比较方法。

【程序 14.2】 prg14_2 两种定量方法一致性比较的程序

```
Data exp14_2;          * 定义数据集,输入原始数据;
   Input x y @@;       *   输入测量值;
Cards;
3 6 3 5 1 1 90 123 2 3 7 11 67 74 27 33 18 21 32 38
;
PROC GPLOT;          /* 绘图 */
PLOT y * x=1/HMINOR=10 VMINOR=10;
SYMBOL V=DOT I=RLCLI95 H=0.5 CI=RED CV=GREEN CO=BLUE;
proc reg Data=exp14_2;
model y=x;    x:test x=1;    run;    quit;
```

最后一个 proc 程序的"x:test x=1;"语句就是两种方法的总体斜率与 1 的比较。

The REG Procedure

Model:MODEL1

Dependent Variable:y

Analysis of Variance

Source	DF	Sum of Squares	Mean Square	F Value	Pr > F
Model	1	13627	13627	493.25	<.0001
Error	8	221.02297	27.62787		
Corrected Total	9	13849			

Root MSE		5.25622	R-Square	0.9840	
Dependent Mean		31.50000	Adj R-Sq	0.9820	
Coeff Var		16.68642			

Parameter Estimates

Variable	DF	Parameter Estimate	Standard Error	t Value	Pr > |t|
Intercept	1	−0.17707	2.19023	−0.08	0.9375
x	1	1.26708	0.05705	22.21	<.0001

The REG Procedure

Model：MODEL1

Test x Results for Dependent Variable y

Source	DF	Mean Square	F Value	Pr > F
Numerator	1	605.47703	21.92	0.0016
Denominator	8	27.62787		

本例经计算得到的两种方法的回归方程为 $y = -0.17707 + 1.26708x$。两者的相关系数平方（R-square）为 0.9840，即 $r = 0.992$。说明振动后，血沉值呈明显的上升趋势。

（二）一致性界限法（Limits of Agreement Method）或 Bland-Altman 法（Bland-Altman method）

Bland-Altman 分析最初是由 Bland JM 和 Altman DG 于 1986 年提出的。它的基本思想是计算出两种测量结果的一致性界限（Limits of Agreement），并用图形的方法直观地反映这个一致性界限。最后结合实际，得出两种测量方法是否具有一致性的结论。

1. 一致性界限

在进行两种方法的测定时，通常是对同一批受试对象同时进行测量。这两种方法一般不会获得完全相同的结果，总是存在着有一定趋势的差异，如一种方法的测量结果经常大于（或小于）另一种方法的结果，这种差异被称为偏倚（Bias）。

偏倚可以用两组测量数据差值 d 的均值进行估计，其随机误差的波动情况可以用差值的标准偏差 S_d 表示。在抽取的样本较小时，差值 d 遵从 t 分布，取显著性水平 α，d 的区间估计应为 $[d - t_{1-a/2}(n)S_d, d + t_{1-a/2}(n)S_d]$，差值就应该有 $(1-\alpha)$ 的概率位于这个区间内，我们称这个区间为 $(1-\alpha)$ 的一致性界限。而在样本量较大（通常取 $n \geqslant 30$）的情况下，可以认为差值的分布服从标准正态 μ 分布，$(d - \mu_{1-a/2}S_d, d + \mu_{1-a/2}S_d)$。

2. Bland-Altman 图

Bland-Altman 图以图形的方式反映一致性界限。其中，用横坐标 x 轴表示两次测量的平均值（由于我们不能得到测量对象的真值，而且差异是与两种测量方法相关的，所以用两种测量数据的平均值代替真值），纵坐标 y 轴表示两组测量数据的差值，这样就得到了 Bland-Altman 图，如图 14.4 所示。

首先观察 Bland-Altman 图中散点在平均水平线上分布是否均衡。若散点在线上下波动，则表明差值 d 不会随测量均值的增大而系统地变化，可以利用一致性界线进行分析。若散点图上 d 随着测量均值的增大而有趋势的变化，则不宜进行一致性分析，因为系统误差不再恒定，一致性界限不对称，此时，可以用其他如 Bradley-Blackwood 检验判断一致性。这里只讨

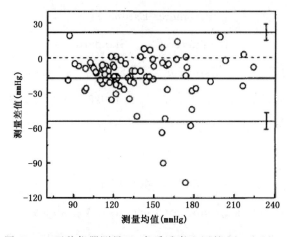

图 14.4　两种仪器测量 85 名受试者血压的 Bland-Altman 图

论适宜使用 Bland-Altman 法的情况。在质量检验中，通常取 $\alpha=0.05$，此时差值 d 的 $(1-\alpha)$ $=95\%$ 的一致性界限为 $(d-1.96S_d, d+1.96S_d)$（查表 $\mu_{1-a/2}=1.96$）。图中上下两条水平线代表 95% 一致性界限的上下限，中间实线代表差值的均数，虚线代表差值均数为 0 的情况。当代表均线的实线靠近虚线时，表明两组测量数据的平均值差别较小，两种测量方法的系统误差较小。通过计算一致性界限的大小，同时结合两种测量结果一致性的要求或者实际生产中的意义，对两组测量方法的一致性作出评价。我们还可以从图中清楚地看出测量数据的极端情况，如图中最下部的点。在实际应用中，还可以用两组检测数据的比值代替差值来反映两者之间的差别，方法和采用差值基本一样。

3. Bland-Altman 法应用的条件

测量结果的可重复性是应用 Bland-Altman 分析法的重要条件之一。如果测量方法的可重复性差，即一次测量造成测量对象本身发生变化，对再次测量的数据有较大影响，很明显，就失去了两次测量数据分析一致性的意义。因此要求至少其中一种测量方法对测量对象没有太大的影响，将其放在第一次测量。可以用同一台仪器重复测量同一对象，得到两组数据，计算两组数据差值的平均值和差值的标准偏差 S_d。如果测量对象可重复性好，应用同一台仪器测量的差值的平均数应接近零，否则，不能用这样测得的数据进行一致性评价。这里 95% 的差值 d 的绝对值小于 $1.96 \times S_d$，$1.96 \times S_d$ 为可重复性系数。

4. 关于两种测量方法的 Bland-Altman 法比较实例

【例 14.3】　目前烟草行业测量滤棒压降的仪器以综合测试台和单机（卷烟/滤棒压降仪）测量为主，分别为方法 A 和方法 B 两种。取 30 支滤棒，按 GB/T16447-1996《烟草和烟草制品调节和测试的大气环境》的要求平衡、测量样品。先用方法 A 测量两次，再用方法 B 测量一次，测量数据输入 Excel，通过自动计算，生成的统计数据结果如表 14.4 所示。根据卷烟/滤棒压降仪和物理综合测试台检定规程技术要求，吸阻（压降）测试允差为 $|\delta|_{max}=1\%$，仪器最大允许误差为 $\pm 4000 \times 1\% = \pm 40Pa$，确定检验测量数据差异性小于 40Pa，可以认为两组测量结果一致。

表 14.4 两种测量方法测得的滤棒压降数据

序号	方法 A 第一次	方法 A 第一次	方法 B	方法 A 第一次 与第二次差值 d	方法 A 第一次 与方法 B 差值 d	方法 A 第一次与 方法 B 的平均值
1	3583	3580	3577	3	6	3580
2	3758	3761	3752	−3	6	3755
3	3779	3780	3770	−1	9	3774.5
4	3848	3840	3835	8	13	3841.5
5	3948	3944	3931	4	17	3939.5
6	3912	3902	3902	10	10	3907
7	3813	3809	3806	4	7	3809.5
8	3921	3918	3909	3	12	3915
9	3735	3732	3723	3	12	3729
10	3755	3747	3744	8	11	3749.5
11	3684	3678	3678	6	6	3681
12	3634	3635	3628	−1	6	3631
13	3369	3371	3360	−2	9	3364.5
14	3808	3807	3802	1	6	3805
15	3844	3845	3850	−1	−6	3847
16	3825	3821	3820	4	5	3822.5
17	3643	3649	3634	−6	9	3638.5
18	3682	3682	3673	0	9	3677.5
19	3402	3400	3399	2	3	3400.5
20	3967	3969	3958	−2	9	3962.5
21	3697	3688	3680	9	17	3688.5
22	3827	3819	3816	8	11	3821.5
23	3703	3690	3688	13	15	3695.5
24	3738	3734	3731	4	7	3734.5
25	3498	3490	3489	8	9	3493.5
26	3830	3821	3820	9	10	3825
27	4007	3998	4002	9	5	4004.5
28	3718	3708	3713	10	5	3715.5
29	3684	3680	3678	4	6	3681
30	3743	3742	3747	1	−4	3745
平均值	3745.2	3741.3	3737.2	3.8	8	
Sd				4.7	5	

用方法 A 第一次与方法 B 测量数据作一致性分析,用方法 A 的两次测量结果作可重复性检验验证。

【程序 14.3】 prg14_3 两种测量方法的 Bland-Altman 法比较(图 14.5)

Data exp14_3;   *定义数据集,输入原始数据;

```
        Input a1 a2 b;        *    输入测量值;
        a1ma2＝a1-a2; a1mb＝a1-b; abm＝mean(a1,b);
Cards;
3583 3580 3577
3758 3761 3752
3779 3780 3770
……
3684 3680 3678
3743 3742 3747
;
Run;
```

%include "prg14_3 两种测量方法的 Bland-Altman 法比较. sas";

运行结果如下:

MEANS 过程

变量	N	均值	标准偏差	均值下限95% 均值的置信限	均值上限95% 均值的置信限
a1	30	3745.17	150.1886362	3689.09	3801.25
a2	30	3741.33	149.3122933	3685.58	3797.09
b	30	3737.17	149.6932688	3681.27	3793.06
a1ma2	30	3.8333333	4.6689239	2.0899285	5.5767382
a1mb	30	8.0000000	4.9758035	6.1420044	9.8579956

a 表示第一种方法(a1 是第一次测定结果,a2 是第二次测定结果);b 表示第二种方法; a1ma2 表示 a1－a2 的结果;a1mb 表示 a1－b 的结果。

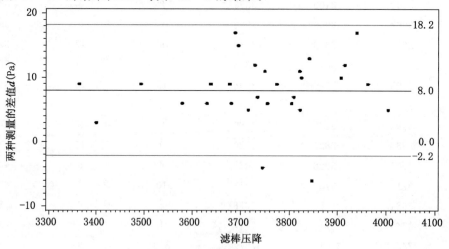

图 14.5　两种测量方法测量滤棒压降的 Bland-Altman 图

(1) 测量的可重复性。由表 14.4 中方法 A 两次测量的数据,可以求得两组降压的平均值为(3745.2＋3741.3)/2＝3743.25Pa,两次测量的差值 d 的平均值为 3.8 Pa,标准偏差为 S_d 为 4.7Pa,差异的平均值仅占平均值的 0.12%($\frac{4.7}{3743} \times 100\%$),这样的差别可以认为综合测试台测量滤棒压降的可重复性较好,此时的重复性系数为 2.04×4.9758＝10.15。

(2) Bland-Altman 图分析数据的一致性。用表 14.4 中两种方法(A 与 B)结果数据求得 d 的均值＝8.0Pa,标准偏差 S_d＝5.0Pa,95％一致性界限为(8.0－2.04×4.9758,8.0＋2.04×4.9758),即(－2.16,18.16),通过图表功能形成 Bland-Altman 图,如图 14.5 所示。

从图 14.5 中可以看出,30 个点在 d 线上下分布均衡,落在一致性界限外的点有两个,占 6.7％(2/30);一致性界限范围(－2.16,18.16)小于仪器计量精密度±40Pa 的要求。此时,两种测量仪器的测量系统误差为 8.0Pa,标准偏差 S_d 为 5.0Pa,表示两种测量方法的偶然误差较小。据此可以认为两组测量数据在 3300~4100Pa 附近具有较好的一致性,也就是说两种测量方法此时具有较好的可替代性。

(3) Bland-Altman 法小结。Bland-Altman 分析的特点就是图形化,因此 Bland-Altman 图的绘制至关重要。由于测量结果的差值或比值与每种方法的测量结果都有关,因此绘制 Bland-Altman 图时,横坐标应该是两种方法测量结果的平均值,而不应是某一种方法的测量结果。Bland-Altman 图的纵坐标可以是两种方法测量结果的差值或比值,还可以是差值占均值的百分比,应根据实际的需要进行选择。

对两种方法的一致性进行评价时,要以图形为参考,观察一致性界限外数据点的数量以及一致性界限内的最大值和最小值,从测量方法的实际应用出发,以测量结果的差异是否在实际应用中可被接受为依据,得出是否具有一致性的结论。

二、用于定性资料的两种检测方法的一致性检验

当两种方法或者配对资料中对照组和处理组的实验结果是两分类结果,如“是”或“否”、“阳性”或“阴性”、“有反应或无反应”等时,这类资料为两类结果的计数资料(2×2 列联表)。对于这类资料,可用 Kappa 检验进行一致性分析,用 McNemar 检验进行其中的差异性分析。使用这些方法的条件是:配对的样本为随机样本,对子之间相互独立。

当两种方法或者配对资料中对照组和处理组的实验结果是等级变量时,如“优、良、中、差”,“合格、复试、不合格”等资料时,需要使用的列联表为 3×3 以上的正方形列联表(Square Tables)。这时采用的分析方法有多种,如加权 kappa 和 Kendall 的 tau-b 系数(Kendall's Taub Coefficient)用来进行一致性评价,对称性检验(如 Bowker's Test for Symmetry)用来对差异部分的显著性进行分析等。

对于多种方法的联合比较,由于所用列联表是多层次(Multiple Strata)的,一般计算总简单 Kappa 系数、总加权 Kappa 系数和进行各方法(层次)的 Kappa 系数(包括简单和加权的 Kappa 系数)一致性比较。当每种方法(即每个变量)都是两水平时(如死、活;合格、不合格等),这时形成的表为 2×2×…×2 表,应选用 Cochran's Test。有关这些方法的详细使用情况和其他信息,可参见 SAS 软件中的帮助文件。

(一)Kappa 一致性系数

当两种检测方法用于同一人群或同一批样品时,如果测量结果都是两分类变量或档次划分相同的有序变量时,均可采用 Kappa 一致性系数评价两种检测方法的结果是否具有一致性。当对 2×2 列联表进行分析时,直接用 Kappa 统计量进行分析;当对有序变量进行分析时(3×3 以上表),需要采用加权 Kappa 统计量进行分析。

Kappa 统计量是 Cohen1960 年提出的一种校正机遇之后衡量两种检测方法一致性的指标,主要检验 2×2 表中主对角线上的记数值,即两种评估结果相同的记数值与由于机遇而得的期望记数值的差异是否有显著统计学意义。Kappa(常简写成 K)值在 -1 到 $+1$ 之间,如果 $K=-1$,说明两种检测方法检测的结果完全不一致;$K=0$,说明观察一致性完全由偶然误差造成;$K=1$,说明完全排除机遇一致性后的真正的一致性,但实际出现的可能性较小。一般对总体情况而言,若 $K>0.75$,表明一致性为优;若 K 在 $0.40\sim0.75$ 之间,表明一致性一般;若 $K<0.4$,表明一致性较差。其计算公式为:

$$K=\text{Kappa}=(Pa-Pe)/(1-Pe)$$

式中,$Pa=$实际观察一致数/总观察例数;$Pe=$期望一致数/总观察例数。

$$U=K/SK\sim N(0,1)$$
$$SK=[Pa(1-Pa)/N(1-Pe)2]1/2$$

K 的 95% 置信区间为 $(K-1.960S_K,K+1.960S_K)$

K 的 99% 置信区间为 $(K-2.576S_K,K+2.576S_K)$

式中 Pa 称为观察的一致率,Pe 为期望的一致率,它们分别由表中左上角到右下角的主对角线上的观察频数和按独立性 y 假设推算的理论频数算得。N 为总观察例数。S_K 为 K 的标准误。K 除以 S_K 即构造出 U 统计量,进而可对一致性进行假设检验。

(二)McNemar 检验法(McNemar Test)

McNemar 检验于 1947 年提出,用于配对计数资料中对照组和处理组的实验结果是两分类结果的分析,用于分析配对资料中对照组和处理组的频数或比率是否有差异,也可以分析同一批观察对象用药前后或试验前后的结果有无差异。

它主要用来检验 2×2 表中关于主对角线两侧的记数值是否对称,如果不对称,则表示两个评估结果不一致的部分在一个方向的该表较另一个方向大。

令样本 1 的总体率为 P_1,样本 2 的总体率为 P_2。检验假设:① 双侧 $H_0:P_1=P_2$,对照组和处理组阳性率相等;$H_1:P_1\neq P_2$,两组阳性率不相等;② 单侧 $H_0:P_1\leqslant P_2$,$H_1:P_1>P_2$;③ 单侧 $H_0:P_1\geqslant P_2$,$H_1:P_1<P_2$。检验统计量为 u 值,公式如下:

$$u=(B-C)/(B+C)^{1/2},B+C\geqslant 10$$
$$P_1=(A+B)/N$$
$$P_2=(A+C)/N$$

两样本率之差为:

$$P_1-P_2=(A+B)/N-(A+C)/N=(B-C)/N$$

检验假设 H_0 就是假设 $(B-C)/N$ 的期望值为 0。计算检验统计量应列出 2×2 列联表,参见表 14.1。

【例 14.4】《中国药典》与《欧洲药典》对 879 批制品的热原判断结果分析。

本实验室将 879 批热原检测数据用《中国药典》和《欧洲药典》进行判断后的结果统计(2×2 表)如表 14.5 所示(将复试与不合格批数合并为可疑批数),试分析两种判断结果是否具有差异。

表 14.5 《中国药典》与《欧洲药典》对 879 批制品的热原判断结果

	CHPIII 判定结果	可疑批数	合格批数
EP6.0	可疑批数	139	30
	合格批数	67	643

【程序 14.4】 prg14_4 定性资料的两种检测方法的一致性检验

```
Data exp14_4;            *定义数据集,输入原始数据;
  Input f EP6 CHP3 @@;        *  输入测量值 0 代表可以,1 代表合格;
Cards;
139 0 0 30 0  1 67 1 0 643 1 1
;
Run;
proc freq Data=exp14_4;
  tables EP6 * CHP3/AGREE;
  weight f;
  run;
```

FREQ 过程

EP6 * CHP3 表

EP6			
频数	CHP3		
百分比			
行百分比			
列百分比	0	1	合计
0	139	30	169
	15.81	3.41	19.23
	82.25	17.75	
	67.48	4.46	
1	67	643	710
	7.62	73.15	80.77
	9.44	90.56	
	32.52	95.54	
合计	206	673	879
	23.44	76.56	100.00

EP6 * CHP3 表的统计量

McNemar 检验

统计量（S）	14.1134
自由度	1
Pr > S	0.0002

简单 Kappa 系数

Kappa	0.6721
渐近标准误差	0.0306
95% 置信下限	0.6120
95% 置信上限	0.7321

样本大小 = 879

由上述计算结果可见,两种方法的 Kappa 值为 0.6721,说明其一致性一般(<0.75),通过 McNemar 检验发现,《中国药典》和《欧洲药典》热原判定的两种方法所判定的结果不一致部分有显著差异($P=0.0002$)。

【例 14.5】 研究人员将患何杰金氏病的病人和非病人按同性别及年龄在 5 岁以内的条件进行配对,共配比 85 对病人。两组人群中扁桃体切除的为"是",未切除的为"否",数据如表 14.6 所示。试问配对的两组人群扁桃体切除率有无差别?

表 14.6 两组人群扁桃体切除情况

（病人组）处理组（PAT）	（非病人组）对照组（NPAT）	人数		合计
		是	否	
是		26	15	41
否		7	37	41
合计		33	52	N

【程序 14.5】 prg14_5 扁桃体切除率一致性分析程序

```
Data exp14_5;              * 定义数据集,输入原始数据;
   Input f PAT NPAT @@;       *  输入测量值;
Cards;
26 1 1 15 1 0 7 0 1 37 0 0
;
Run;
proc freq Data=exp14_5;
   tables PAT * NPAT/AGREE;
   weight f;
   run;
```

FREQ 过程

PAT * NPAT 表

```
PAT      NPAT
频数    |
百分比  |
行百分比|
列百分比|        0|        1|   合计
--------+--------+--------+
     0  |     37 |      7 |    44
        |  43.53 |   8.24 | 51.76
        |  84.09 |  15.91 |
        |  71.15 |  21.21 |
--------+--------+--------+
```

```
              1 |     15 |     26 |     41
                |  17.65 |  30.59 |  48.24
                |  36.59 |  63.41 |
                |  28.85 |  78.79 |
     ----------+--------+--------+--------+
     合计           52       33       85
                  61.18    38.82   100.00
```

PAT * NPAT 表的统计量

McNemar 检验

```
------------------------
统计量（S）      2.9091
自由度              1
Pr > S          0.0881
```

简单 Kappa 系数

```
------------------------
Kappa           0.4782
渐近标准误差      0.0939
95% 置信下限     0.2942
95% 置信上限     0.6623
```

样本大小 = 85

结论：配对资料中患何杰金氏病的病人组与非病人组的扁桃体切除率无差异（$P=0.0881$），虽然其一致性较差（Kappa＝0.4782）。

有时，Kappa 检验与 McNemar 检验结果会出现似乎矛盾的结论，其实是两者关注的角度不同所致。Kappa 检验说明甲、乙两个属性在总体上具有一致性，但甲或乙在一些具体水平上还不完善（假阴性或假阳性率较高）。

此外，当对甲、乙两属性（或两种方法）之间存在的相关关系进行显著性分析时，在 SAS 中可选用 Cochran-Mantel-Haenszel 统计量的一般性关联方法（General Association）进行分析。

（三）两种检测方法等级有序资料的一致性分析

对于两种方法（或两种属性）有多个水平（如优、良、中、差）时，所形成的数据资料即为等级资料，这时形成的正方形表格属于 3×3 以上列联表的资料。对于这类资料，要研究两种检测方法或指标的变化是否具有一致的倾向，可使用 SAS 中的加权 Kappa 和 Kendell tau—b 系数进行一致性分析。

（四）两种检测方法等级有序资料的对称性检验

等级资料属于 3×3 以上列联表的资料。对于这类资料，可使用 SAS 中的对称性检验（Bowker's Test for Symmetry）对其中两种方法测得的差异部分是否具有显著性进行统计分析。对称性检验主要用来检验 3×3 以上正方表中关于主对角线两侧的记数值是否对称，如果不对称，则表示两个评估结果不一致的部分在一个方向的该表较另一个方向大。

【例 14.6】　《中国药典》与《欧洲药典》对 879 批制品的热原判断结果分析

本实验室将 879 批热原检测数据用《中国药典》和《欧洲药典》的"合格"、"复试"和"不合格"进行判断后的结果统计(3×3 表)如表 14.7 所示,试分析两种判断结果是否具有差异。

表 14.7　《中国药典》与《欧洲药典》对 879 批制品的热原判断结果

	CHPIII 判定结果	合格批数	复试批数	不合格批数
	合格批数	643	67	0
EP6.0 判断结果	复试批数	30	107	28
	不合格批数	0	0	4

【程序 14.6】　prg14_6 两种替代方法等级有序资料的一致性检验

```
Data exp14_6;          *定义数据集,输入原始数据;
    Input f EP6 CHP3 @@;       *    输入测量值 1 代表合格,2 代表复试,3 代表不合格;
Cards;
643 1 1 67 1 2 0 1 3 30 2 1 107 2 2 28 2 3 0 3 1 0 3 2 4 3 3
;
Run;
proc freq Data=exp14_6;
    tables EP6 * CHP3/AGREE;
    weight f;
    run;
```

FREQ 过程

EP6 * CHP3 表

```
EP6        CHP3
频数      |
百分比    |
行百分比  |
列百分比  |      1 |      2 |      3 |    合计
---------+--------+--------+--------+
       1 |    643 |     67 |      0 |     710
         |  73.15 |   7.62 |   0.00 |   80.77
         |  90.56 |   9.44 |   0.00 |
         |  95.54 |  38.51 |   0.00 |
---------+--------+--------+--------+
       2 |     30 |    107 |     28 |     165
         |   3.41 |  12.17 |   3.19 |   18.77
         |  18.18 |  64.85 |  16.97 |
         |   4.46 |  61.49 |  87.50 |
---------+--------+--------+--------+
```

3	0	0	4	4
	0.00	0.00	0.46	0.46
	0.00	0.00	100.00	
	0.00	0.00	12.50	

----------+---------+---------+---------+

| 合计 | 673 | 174 | 32 | 879 |
| | 76.56 | 19.80 | 3.64 | 100.00 |

EP6 ＊ CHP3 表的统计量
对称性检验

统计量 (S)	42.1134
自由度	3
Pr ＞ S	＜.0001

Kappa 统计量

统计量	值	渐近标准误差	95% 置信限	
简单 Kappa	0.5869	0.0307	0.5267	0.6471
加权的 Kappa	0.6229	0.0277	0.5687	0.6771

样本大小 = 879

结论:两种药典判定结果的差异具有显著性(Bowker's 对称性统计量 $S=42.1$, $P<0.0001$)。其总体一致部分的加权 Kappa 系数一般(0.6229)。

【例 14.7】 采用工作能力指数(WAI)法和 75％肺活量为最大呼气流量(V_{75})法评价 285 名中老年职工的工作能力,并把他们的工作能力划分为差、中、好 3 个等级,结果见表 14.8。试评价 WAI 分级法与 V_{75} 分级法对评价中老年职工的工作能力是否具有一致性。

表 14.8　WAI 与 V_{75} 分级的关系

WAI 分级	人数			
	V_{75} 分级: 差	中	好	合计
差	21	25	7	53
中	49	99	56	204
好	4	13	11	28
合计	74	137	74	285

$H_0:K=0$,即两种方法结果的一致性是由偶然误差造成的,$H_1:K\neq0$,即两种方法结果的一致性是确实存在的,$\alpha=0.05$。

【程序 14.7】 prg14_7 两种替代方法等级有序资料的一致性检验

```
Data exp14_7;              ＊定义数据集,输入原始数据;
```

```
    Input f WAI V75 @@；      *   输入测量值；
Cards；
21 1 1 25 1 2 7 1 3 49 2 1 99 2 2 56 2 3 4 3 1 13 3 2 11 3 3
；
Run；
proc freq Data＝exp14_7；
    tables WAI ∗ V75/AGREE；
    weight f；
    run；
```

由下述结果可见,两种方法总体一致性差(加权 $K＝0.1173$),其差异部分有极显著不同 (Bowker's对称性检验 $P＜0.0001$)。说明工作能力指数(WAI)分级法与最大呼气流量(V_{75})分级法在评价中老年职工的工作能力时是不一致的。

FREQ 过程

WAI ∗ V75 表

WAI 频数|百分比|行百分比|列百分比|	1|	2|	3|	合计
1 |	21 |	25 |	7 |	53
|	7.37 |	8.77 |	2.46 |	18.60
|	39.62 |	47.17 |	13.21 |	
|	28.38 |	18.25 |	9.46 |	
2 |	49 |	99 |	56 |	204
|	17.19 |	34.74 |	19.65 |	71.58
|	24.02 |	48.53 |	27.45 |	
|	66.22 |	72.26 |	75.68 |	
3 |	4 |	13 |	11 |	28
|	1.40 |	4.56 |	3.86 |	9.82
|	14.29 |	46.43 |	39.29 |	
|	5.41 |	9.49 |	14.86 |	
合计	74	137	74	285
	25.96	48.07	25.96	100.00

```
            WAI * V75 表的统计量
               对称性检验
        ----------------------------
        统计量 (S)        35.3991
        自由度               3
        Pr > S           <.0001
```

```
                  Kappa 统计量
统计量            值  渐近标准误差        95% 置信限
        ----------------------------------------------------
简单 Kappa      0.0718      0.0436      -0.0138      0.1573
加权的 Kappa    0.1173      0.0434       0.0322      0.2025
                      样本大小 = 285
```

三、ROC 曲线

(一)ROC 曲线的特点

ROC 曲线对诊断系统的准确性有直观的印象，曲线下面积反映诊断系统的准确性。理论上，此面积的取值范围为 0.5～1。完全无价值的诊断系统，其真阳性率与假阳性率相等且始终为 0.5，相当于从原点到(1,1)点的对角线，这条线又称为机会线，其下面积为 0.5；完善的诊断系统相当于金标准，其真阳性率始终为 1，假阳性率始终为 0，相当于从原点垂直上升到(0,1)点，然后水平到达(1,1)，其下面积为 1。一般认为曲线下面积在 0.50～0.70，表示诊断价值较低；0.70～0.90，表示诊断价值为中等；0.90 以上，表示诊断价值较高。

ROC 曲线既适合定性资料也适合定量资料的一致性比较，并且如前所述，可以进行更精确的分析和综合评价。该法现已经在国外得到广泛应用，但国内还不多见，下面以实例的形式进行说明。

【例 14.8】　以 PCR 法检测葡萄球菌的 mecA 基因为"金标准"，共检测 107 株菌，其中 79 株为阳性，28 株为阴性，阳性率为 73.8%。试比较 PBP2a 乳胶凝集试验法、头孢西丁(FOX)琼脂筛选法、苯唑西林(OXA)琼脂稀释法(MIC)、FOX 纸片扩散法、OXA 纸片扩散法检测 MRS 的灵敏性和特异性，同时应用 ROC 曲线对实验方法及不同的实验条件进行评估。

表 14.9　6 种 MRS 表型检测法结果比较

实验方法		mecA 阳性		mecA 阴性		灵敏性(%)	特异性(%)	ROC 曲线下面积
		真阳性	假阴性	真阴性	假阳性			
纸片扩散法	苯唑西林(OXA)	77	2	21	7	97.5	75	0.862
	头孢西丁(FOX)	79	0	25	3	100	89.3	0.946

续表

实验方法		mecA 阳性		mecA 阴性		灵敏性（%）	特异性（%）	ROC 曲线下面积
		真阳性	假阴性	真阴性	假阳性			
琼脂筛选法	苯唑西林（OXA）（0.7μg/mL）	71	8	27	1	89.9	96.4	0.932
	头孢西丁（FOX）（4μg/mL）	79	0	26	2	100	92.9	0.964
OXA 琼脂稀释法	折点＝0.7μg/mL	71	1	21	1	98.6	95.5	0.955
乳胶凝集法	PBP2a	78	1	28	0	98.7	100	0.994

PCR 法共检出 79 株 mecA 基因阳性菌株，阳性率为 73.8%。以 PCR 法为"金标准"，上述 6 种方法的 ROC 曲线下面积见表 14.9。采用【程序 14.8】对上述各种方法的灵敏度、特异度和曲线下面积进行计算。

【程序 14.8】 prg14_8 定性资料的 ROC 诊断分析程序（图 14.6）

/ * 1＝阳性 0＝阴性，逐行对应 ABCD * /

Data exp14_8;　　　　* 定义数据集，输入原始数据；

　input PCR Experiment OXA_SCRIP FOX_SCRIP OXA_SCREEN FOX_SCREEN OXA_DILUTE PBP2a;

　datalines;

　1 1 77 79 71 79 71 78

　1 0 2 0 8 0 1 1

　0 0 21 25 27 26 21 28

　0 1 7 3 1 2 1 0

;

Run;

%include "prg14_8 定性资料的 ROC 诊断分析程序. sas";

以下为纸片扩散法（OXA）的主要输出结果，其他方法与之类似，从略。

纸片扩散法（OXA）

灵敏度 $SE＝A/(A＋C)＝0.9747$

灵敏度的标准误 $SE(SE)＝0.0177$

特异度 $SP＝D/(B＋D)＝0.75$

特异度的标准误 $SE(SP)＝0.0818$

误诊率 $ALPHA＝1－SP＝0.25$

漏诊率 $BEIDA＝1－SE＝0.0253$

正确率 $＝(A＋D)/(A＋B＋C＋D)＝0.9159$

YOUDEN 指数＝SE＋SP－1＝0.7247

YOUDEN 指数的标准误 SE(YI)＝0.0837

阳性似然比　＝SE/(1－SP)＝3.8987

阴性似然比　＝(1－SE)/SP＝0.0338

比数积　＝AD/BC＝115.5

从总体中抽取样本时计算的样本患病率　＝0.7383

总体患病率为 0.1 时的阳性预测值＝0.3023

总体患病率为 0.1 时的阴性预测值＝0.9963

The LOGISTIC Procedure

Testing Global Null Hypothesis：BETA＝0

Test	Chi-Square	DF	Pr > ChiSq
Likelihood Ratio	61.2305	1	<.0001
Score	64.3367	1	<.0001
Wald	32.0636	1	<.0001

Analysis of Maximum Likelihood Estimates

Parameter	DF	Standard Estimate	Wald Error	Chi-Square	Pr > ChiSq
Intercept	1	2.3514	0.7400	10.0964	0.0015
Experiment	1	−4.7493	0.8387	32.0636	<.0001

Odds Ratio Estimates

Effect	Point Estimate	95% Wald Confidence	Limits
Experiment	0.009	0.002	0.045

Association of Predicted Probabilities and Observed Responses

Percent Concordant	73.1	Somers' D	0.725
Percent Discordant	0.6	Gamma	0.983
Percent Tied	26.3	Tau-a	0.283
Pairs	2212	c	0.862

ROC 曲线下面积：0.862

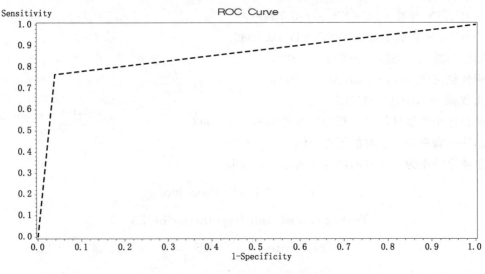

图 14.6 [程序 14.8]ROC 曲线图

同理,可看到其他各方法的灵敏度和特异度及 ROC 曲线下面积,见表 14.9。

上述研究以 PCR 法作为"金标准",对上述 6 种方法的诊断价值进行了比较分析。其中 PBP2a 胶乳凝集试验的敏感性及特异性最高,ROC 曲线下面积最大(0.994);FOX 琼脂筛选法试验,ROC 曲线下面积最大(0.964);在 OXA 琼脂稀释法中,过去以≥0.50 $\mu g/mL$ 作为耐药的判断标准时,会出现假阳性率偏高的情况,本次实验用 ROC 曲线得其折点在0.70 $\mu g/mL$,ROC 曲线下面积为 0.955,说明以≥0.70 $\mu g/mL$ 作为耐药的判断标准,其特异性有所提高。FOX 纸片扩散法被作为 MRS 检测的首选表型检测法,本次实验中,其 ROC 曲线下面积为0.946;OXA 琼脂筛选法中 OXA 浓度为 0.70 $\mu g/mL$ 时,ROC 曲线下面积最大(0.932)。故在诊断时,一般首先选用简单、经济的方法,如采用 FOX 纸片扩散法和 OXA(0.70$\mu g/mL$)琼脂筛选法作为表型检测方法,当两种方法的结果出现不一致时,再用 PBP2a 胶乳凝集试验确定。从而在提高敏感性和特异性的同时,可以降低成本和减轻工作量。

【例 14.9】 有人欲探讨果糖胺(FTA)对糖尿病(DM)的诊断价值,收集无糖尿病的健康中老年人血液标本 55 例和有糖尿病的中老年人血液标本 74 例,测定 FTA 的具体含量。具体结果如下。

有糖尿病的中老年人(74 例)的血中果糖胺(FTA)值:

1.21 1.30 1.41 1.63 1.54 1.69 1.65 1.62 1.68 1.61 1.52
1.67 1.59 1.63 1.84 1.78 1.89 1.76 1.83 1.78 1.72 1.87
1.75 1.78 1.72 1.83 1.86 1.78 1.83 1.76 1.87 1.88 1.88
2.04 1.92 1.93 1.99 2.00 1.90 1.97 1.94 1.89 1.96 1.95
1.87 1.91 2.03 1.93 1.97 2.02 1.93 2.01 1.86 1.91 2.02
2.00 2.03 1.87 1.95 2.02 1.99 2.04 1.89 1.96 2.00 1.88
1.99 1.96 1.89 1.91 1.97 2.02 1.98 1.87

健康中老年人(55 例)的血中果糖胺(FTA)值:

1.24 1.23 1.30 1.27 1.27 1.29 1.18 1.21 1.19 1.24 1.31
1.16 1.23 1.27 1.15 1.27 1.31 1.18 1.15 1.32 1.30 1.28

1. 29 1. 30 1. 31 1. 21 1. 18 1. 40 1. 46 1. 39 1. 35 1. 36 1. 41

1. 46 1. 45 1. 42 1. 44 1. 47 1. 46 1. 48 1. 33 1. 42 1. 41 1. 48

1. 43 1. 60 1. 68 1. 53 1. 68 1. 59 1. 68 1. 57 1. 60 1. 59 1. 73

研究者想确证果糖胺是否可以作为诊断糖尿病的一个有效指标,若能作为一项检测指标,请问在果糖胺的血液浓度为多高时作为临界点最合适?

要解决上述问题,需要计算该数据的 ROC 曲线下面积,当总体 ROC 曲线下面积在 0.70~0.90 时表示诊断价值为中等;在 0.9 以上时,说明诊断价值较高。然后以 Youden 指数最大或总体正确率最大时对应的血中果糖胺值作为切点(临界)值。高于该值即可确认为糖尿病患者。

【程序 14.9.1】　prg14_9_1 定量资料(原始数据)的 ROC 曲线计算程序(图 14.7)

```
Data exp14_11;              * 定义数据集,输入原始数据;
  do i=1 to 74;
    input x @@;
    y=1; output;            * y=1 代表正常人组;
  end;
  do i=1 to 55;
    input x @@;
    y=0; output;            * y=0 代表糖尿病人组;
  end;
  datalines;
1. 21 1. 30 1. 41 1. 63 1. 54 1. 69 1. 65 1. 62 1. 68 1. 61 1. 52
1. 67 1. 59 1. 63 1. 84 1. 78 1. 89 1. 76 1. 83 1. 78 1. 72 1. 87
1. 75 1. 78 1. 72 1. 83 1. 86 1. 78 1. 83 1. 76 1. 87 1. 88 1. 88
2. 04 1. 92 1. 93 1. 99 2. 00 1. 90 1. 97 1. 94 1. 89 1. 96 1. 95
1. 87 1. 91 2. 03 1. 93 1. 97 2. 02 1. 93 2. 01 1. 86 1. 91 2. 02
2. 00 2. 03 1. 87 1. 95 2. 02 1. 99 2. 04 1. 89 1. 96 2. 00 1. 88
1. 99 1. 96 1. 89 1. 91 1. 97 2. 02 1. 98 1. 87
1. 24 1. 23 1. 30 1. 27 1. 27 1. 29 1. 18 1. 21 1. 19 1. 24 1. 31
1. 16 1. 23 1. 27 1. 15 1. 27 1. 31 1. 18 1. 15 1. 32 1. 30 1. 28
1. 29 1. 30 1. 31 1. 21 1. 18 1. 40 1. 46 1. 39 1. 35 1. 36 1. 41
1. 46 1. 45 1. 42 1. 44 1. 47 1. 46 1. 48 1. 33 1. 42 1. 41 1. 48
1. 43 1. 60 1. 68 1. 53 1. 68 1. 59 1. 68 1. 57 1. 60 1. 59 1. 73
;
Run;
```

%include "prg14_9_1 定量资料(原始数据)的 ROC 曲线计算程序.sas";

其运行结果如下:

The LOGISTIC Procedure

Model Information

Data Set	WORK.EXP14_11
Response Variable	y
Number of Response Levels	2
Model	binary logit
Optimization Technique	Fisher's scoring

Number of Observations Read   129
Number of Observations Used   129

Response Profile

Ordered Value	y	Total Frequency
1	0	55
2	1	74

Probability modeled is y=1.

Model Convergence Status

Convergence criterion (GCONV=1E-8) satisfied.

Model Fit Statistics

Criterion	Intercept Only	Intercept and Covariates
AIC	178.023	67.303
SC	180.883	73.023
-2 Log L	176.023	63.303

Testing Global Null Hypothesis: BETA=0

Test	Chi-Square	DF	Pr > ChiSq
Likelihood Ratio	112.7198	1	<.0001
Score	86.3614	1	<.0001
Wald	35.4051	1	<.0001

Analysis of Maximum Likelihood Estimates

Parameter	DF	Estimate	Standard Error	Wald Chi-Square	Pr > ChiSq
Intercept	1	-18.5341	3.1506	34.6052	<.0001
x	1	11.7084	1.9677	35.4051	<.0001

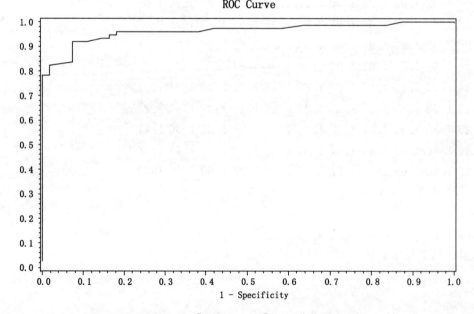

ROC Curve

图 14.7 [程序 14.9.1]ROC 曲线图

ROC 曲线下面积为 0.961;

Youden 指数最大或总正确率最高时,其对应的果糖胺血浓度值均为 1.61,这时对应的灵敏度和特异度分别为 0.9189 和 0.9273。

在实际处理问题时,上述研究者为了简化操作,首先选取 4 个诊断界点(1.30、1.50、1.70、1.90mmol/L),依据这 4 个界点,将果糖胺(FTA)检测值从小到大分成 5 部分,分别按正常(1.30)、大致正常(1.30—)、可疑(1.50—)、大致异常(1.70—)、异常(≥1.90)5 个等级分类评估患糖尿病的可能性(表 14.10),即将上述连续性资料都转换为有序资料,然后做 ROC 曲线图,计算每个切点的曲线下面积(A)与标准误(SE),并比较相互之间的曲线下面积是否有显著性差异。

表 14.10　129 例中老年人果糖胺检测值用于诊断糖尿病的判断结果

金标准结果	诊断结果	例数					合计
		1 (<1.3)	2 (1.3~1.5)	3 (1.5~1.7)	4 (1.7~1.9)	5 (≥1.9)	
异常		1	2	11	16	44	74
正常		27	18	9	1	0	55

注:诊断结果 1 表示正常,2 表示大致正常,3 表示可疑,4 表示大致异常,5 表示异常。

分别考虑将诊断界值取从高到低的前 4 个分类为界值计算 ROC 工作点。该类及以上例数的和为阳性,该类以下例数的和为阴性。诊断界值取 1.90、1.70、1.50 及 1.30 时,可以整理出表 14.11(以简化的形式表达)。

表 14.11　不同诊断界值下的 FTA 检测值用于诊断糖尿病的判断结果

金标准结果	诊断界值＝1.90		金标准结果	诊断界值＝1.70	
	诊断结果			诊断结果	
	+	−		+	−
糖尿病	44	30	糖尿病	60	14
非病人	0	55	非病人	1	54

金标准结果	诊断界值＝1.50		金标准结果	诊断界值＝1.30	
	诊断结果			诊断结果	
	+	−		+	−
糖尿病	71	3	糖尿病	73	1
非病人	10	45	非病人	28	27

在用不同的诊断界值作为判断标准的情况下,都能计算出相应的真阳性率(即灵敏度)和假阳性率(即 1-特异度),整理后见表 14.12。

表 14.12　不同诊断界值所对应的真阳性率和假阳性率

诊断界值	假阳性率	真阳性率
1.9	0	0.5946
1.7	0.0182	0.8108
1.5	0.1818	0.9596
1.3	0.5091	0.9865

　　以假阳性率为横轴,以真阳性率为纵轴,横轴与纵轴的长度相等且均为 1,形成正方形,在坐标系上分别标上 4 个诊断界值所对应的工作点,即 $(0.0000,0.5946)$、$(0.0182,0.8108)$、$(0.1818,0.9596)$、$(0.5091,0.9865)$,同时标上 $(0,0)$ 和 $(1,1)$ 两点,这两点分别对应于两种极端情况,即灵敏度为 0 而特异度为 1 和灵敏度为 1 而特异度为 0,将相邻两点用线段连接,即构建出 ROC 曲线,采用的分析程序为【程序 14.9.2】。

【程序 14.9.2】　prg14_9_2 转换为 4 点的数据 ROC 曲线计算程序(图 14.8)

```
Data exp14_9;          * 定义数据集,输入原始数据;
    input Stand FTA Freq @@;
    datalines;
    1 1  1
    1 2  2
    1 3 11
    1 4 16
    1 5 44
    0 1 27
    0 2 18
    0 3  9
    0 4  1
    0 5  0
    ;
Run;
%include "prg14_9_2 转换为 4 点的数据 ROC 曲线计算程序.sas";
```

　　运行【程序 14.9.2】多个切点 ROC 曲线分析程序,即可出现各临界点的结果。以下仅列出了 FTA 诊断界值为 1.9 的主要结果,其他界值与之类似,从略。

FTA诊断界值:1.9

FREQ 过程

Stand * cutp 表

Stand　　　cutp

```
频数       |
百分比     |
行百分比   |
列百分比   |        0|        1|    合计
--------+--------+--------+
      0 |     55 |      0 |     55
        |  42.64 |   0.00 |  42.64
        | 100.00 |   0.00 |
        |  64.71 |   0.00 |
--------+--------+--------+
      1 |     30 |     44 |     74
        |  23.26 |  34.11 |  57.36
        |  40.54 |  59.46 |
        |  35.29 | 100.00 |
--------+--------+--------+
  合计       85       44      129
          65.89    34.11   100.00
```

灵敏度 $SE=A/(A+C)=0.5946$

灵敏度的标准误 $SE(SE)=0.0571$

特异度 $SP=D/(B+D)=1$

特异度的标准误 $SE(SP)=0$

误诊率 $ALPHA=1-SP=0$

漏诊率 $BEIDA=1-SE=0.4054$

正确率 $=(A+D)/(A+B+C+D)=0.7674$

YOUDEN 指数 $=SE+SP-1=0.5946$

YOUDEN 指数的标准误 $SE(YI)=0.0571$

阳性似然比 $=SE/(1-SP)=.$

阴性似然比 $=(1-SE)/SP=0.4054$

比数积 $=AD/BC=.$

从总体中抽取样本时计算的样本患病率 $=0.5736$

总体患病率为 0.1 时的阳性预测值 $=1$

总体患病率为 0.1 时的阴性预测值 $=0.9569$

The LOGISTIC Procedure

Testing Global Null Hypothesis：BETA$=0$

Test	Chi-Square	DF	Pr > ChiSq
Likelihood Ratio	65.6510	1	<.0001
Score	49.6312	1	<.0001

Wald	0.0064	1	0.9364

Analysis of Maximum Likelihood Estimates

Parameter	DF	Estimate	Standard Error	Wald Chi-Square	Pr > ChiSq
Intercept	1	0.6061	0.2270	7.1319	0.0076
cutp	1	−14.8414	186.0	0.0064	0.9364

Odds Ratio Estimates

Effect	Point Estimate	95% Wald Confidence	Limits
cutp	<0.001	<0.001	>999.999

Association of Predicted Probabilities and Observed Responses

Percent Concordant	59.5	Somers'D	0.595
Percent Discordant	0.0	Gamma	1.000
Percent Tied	40.5	Tau-a	0.293
Pairs	4070	c	0.797

ROC 曲线下面积:0.797

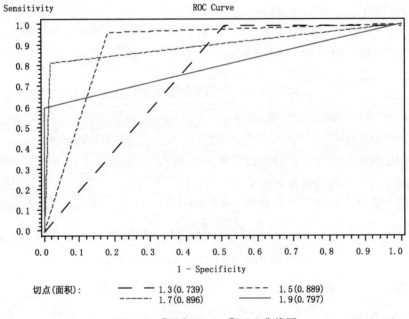

图 14.8 ［程序 14.9.2］ROC 曲线图

一般认为一个指标使用 ROC 曲线进行分析,其曲线下面积为 0.70～0.90 时表示诊断价值为中等,0.90 以上表示诊断价值较高。本实验使用果糖胺指标进行评价的总面积为 0.964,说明果糖胺作为诊断糖尿病的指标有重要价值。

本程序的计算结果同时显示了每个临界值的灵敏度、特异度、正确率和 YI 指数以及 ROC 曲线下面积。其中,在 1.3、1.5、1.7 和 1.9 临界点的曲线下面积分别为 0.739、0.889、0.896、0.797,均大于 0.7;其中当临界点设在 1.7 时,曲线下面积达到 0.90,诊断价值最高。这时灵敏度最大,而特异度几乎没有损失。

一般的,通过诊断试验所获得的资料可分为连续性资料和有序分类资料,本例所测得的 FTA 检测值即为连续性资料。如在映象诊断中,通过看 X 线片从而判断结果为"正常、大致正常、可疑、大致异常、异常",则这种资料为有序分类资料。在实际工作中,如果连续性资料样本量较大,且相同值较少时,可将资料整理成频数表的形式,进行简化计算。但由于计算机的普及和统计软件的广泛应用,对于连续性资料没有必要再转化为频数表的形式进行计算,直接输入原始检测值即可,这样就避免了由于转化而损失大量有用的信息,导致检验效能的降低。

本例可见用人为方式进行临界点的确定,难以同时准确获得灵敏度和特异度最大,即正确率或 Youden 指数最大时的临界点。用原始的连续定量数据得到的值为 1.61,而作者划分时,采用了 1.5 和 1.7 两个临界点。故建议在可能的情况下,最好使用不转化的数据。

(二)ROC 曲线下面积的比较

不同的诊断系统都能获得相应的 ROC 曲线,ROC 曲线下面积的差别是否具有统计学意义是评价各诊断系统优劣的重要指标。可以计算两面积之差及其标准误,构造出 Z 统计量,进行假设检验,具体计算下式:

$$Z = (A_{Z1} - A_{Z2})/(SE_1^2 + SE_2^2 - 2rSE_1SE_2)^{1/2}$$

R 是两个 ROC 曲线下面积间的相关系数,r 的计算需要首先求得两个相关系数 r_n 和 r_a,r_n 和 r_a 分别为金标准正常组的两诊断试验间的相关系数和金标准异常组的两诊断试验的相关系数。其计算对于连续性资料可采用 Pearson 积差法,对于有序分类资料可采用 Kendal's tau 等级相关法。以两诊断试验平均相关 $(r_n+r_a)/2$ 和平均面积 $(A_{Z1}+A_{Z2})/2$ 查"两个 ROC 曲线下面积估计值间的相关",即可得到 r 值。若两种方法分别测自独立样本,可令 $r=0$,从而简化为下式进行计算:

$$Z = (A_{Z1} - A_{Z2})/(SE_1^2 + SE_2^2)^{1/2}$$

【例 14.10】 两诊断方法曲线下面积 A_{Z1}、A_{Z2} 及标准误 SE_1、SE_2 分别为 0.9045、0.7351、0.0165、0.0432,且两诊断方法分别测自独立样本,问两个 ROC 曲线下面积间差异有无统计学意义?

$$Z = (A_{Z1} - A_{Z2})/(SE_1^2 + SE_2^2)^{1/2} = (0.9045 - 0.7351)/(0.0165^2 + 0.0423^2)^{1/2} = 3.7309$$

查表得 $P<0.01$,可以认为两个 ROC 曲线下面积间差异具有统计学意义。

专业结论:因第一种诊断方法所对应的曲线下面积(0.9045)大于第二种诊断方法所对应的曲线下面积(0.7351),且 $P<0.01$,说明第一种诊断方法优于第二种诊断方法。

利用 SAS 软件,可以不经以上计算公式,直接进行 ROC 曲线下面积的比较。对于原始资料,可以直接使用 Logistic 过程有关 ROC 曲线输出结果进行曲线下面积比较。

下面是对于【例 14.9】所示已是计数资料的数据,则需要还原为原始数据后方能进行比较。输出结果中,phat1~phat4 为分组,Row1~Row6 指定了两两比较的组合形式。如 Row1 为 phat1 与 phat2 间比较。最后给出具体比较结果。

【程序 14.10】 prg14_10 多条 Roc 曲线面积的比较程序

```
Data exp14_9;              * 定义数据集,输入原始数据;
    input Stand FTA Freq @@;
    datalines;
    1 1  1
    1 2  2
    1 3 11
    1 4 16
    1 5 44
    0 1 27
    0 2 18
    0 3  9
    0 4  1
    0 5  0
    ;
Run;
%include " prg14_10 多条 Roc 曲线面积的比较程序. sas";
```

The ROC Macro

ROC Curve Areas and 95%

Confidence Intervals

	ROC Area	Std Error	Confidence Limits	
phat1	0.797	0.0287	0.7410	0.8536
phat2	0.889	0.0223	0.8685	0.9558
phat3	0.896	0.0249	0.8717	0.9694
phat4	0.739	0.0347	0.6707	0.8067

Contrast Coefficients

	phat1	phat2	phat3	phat4
Row1	1	−1	0	0
Row2	1	0	−1	0
Row3	1	0	0	−1
Row4	0	1	−1	0

Row5	0	1	0	-1
Row6	0	0	1	-1

Tests and 95% Confidence Intervals for Contrast Rows

	Estimate	Std Error	Confidence Limits		Chi-square	Pr > ChiSq
Row1	-0.1149	0.0246	-0.1631	-0.0666	21.7719	<0.0001
Row2	-0.1232	0.0373	-0.1963	-0.0501	10.9104	0.0010
Row3	0.0586	0.0444	-0.0285	0.1457	1.7403	0.1871
Row4	-0.0084	0.0323	-0.0716	0.0549	0.0671	0.7957
Row5	0.1735	0.0403	0.0945	0.2524	18.5475	<0.0001
Row6	0.1818	0.0327	0.1177	0.2460	30.8571	<0.0001

Contrast Test Results

Chi-Square	DF	Pr > ChiSq
52.7141	3	<0.0001

由上述结果可见,4 个临界点相互之间的比较结果分别是 1.3 与 1.5 之间的曲线下面积有显著性差异(Chi-square 为 21.77,$Pr<0.0001$);1.3 与 1.7 之间的曲线下面积有显著性差异(Chi-square 为 10.91,$Pr=0.0010$);1.3 与 1.9 之间的曲线下面积有显著性差异(Chi-square 为 1.74,$Pr=0.1871$);1.5 与 1.7 之间的曲线下面积有显著性差异(Chi-square 为 0.0671,$Pr=0.7957$);1.5 与 1.9 之间的曲线下面积有显著性差异(Chi-square 为 18.5475,$Pr<0.0001$);1.7 与 1.9 之间的曲线下面积有显著性差异(Chi-square 为 30.8571,$Pr<0.0001$)。由此可见,选用临界点在 1.5~1.7 之间的诊断价值最高,随着临界值的升高,假阴性的概率增大。

第六节 新的体外热原检测替代方法验证实例

热原是药品生产过程中产生的一类杂质,其基本特性是造成机体发热(即热原反应)。严格控制药品中的热原污染是保证用药安全的关键问题。

目前各国药典收录的热原检测法包括家兔法和细菌内毒素法,但它们均存在各自固有的缺陷。如家兔法费用高、结果重复性差、使用活体动物实验,内毒素法只能检测细菌内毒素、对成分复杂的品种(如蛋白、疫苗、中药注射液等)应用范围有限,且资源日益匮乏。

随着各种新技术产品的出现以及临床上因热原反应引起药物不良反应事件的屡有发生,传统热原检测方法用于控制药品质量的能力面临巨大压力与挑战。针对以上问题,近年来,许多新的热原检测方法已被研究和报道,它们主要以应用人源细胞模拟人体,用外源性热原刺激细胞导致其分泌介导机体发热的内源性热原(主要为细胞因子,如 IL-6、IL-1、TNF-α),通过酶联免疫法(ELISA)检测该内源性热原从而进行热原检测。按细胞的来源不同可将新方法分为三大类：白细胞系法（如 THP1、MM6、28SC 等）、人外周血单个核细胞（human peripheral blood monocytic cells，PBMC）法、人全血法。

目前已有 7 种方法［新鲜人全血—IL-1β、新鲜人全血—IL-6、PBMC—IL-6、MM6—IL-6、THP1—新蝶呤（Neo）、THP1—TNFα、冻存人全血—IL-1β］得到欧洲权威机构［包括欧洲替代方法论证中心（European Centre for the Validation of Alternative Methods，ECVAM），英国国家生物制品检定所（National Institute for Biological Standards and Control，NIBSC）等］的正式论证与推荐，2010 版《欧洲药典》、美国食品药品监督管理局（Food and Drug Administration，FDA）均已采纳此类方法。

本节将对此类新方法（包括人全血法、PBMC 法、MM6、THP1 细胞法）的验证过程及实验设计予以介绍。

一、各种具体方法 SOP 的制定

经过大量实验对实验过程进行优化及标准化，使各方法在参与验证的实验室内均能得到应用，为预验证做好准备。各种具体方法的 SOP 见参考文献。

二、实验及数据分析方法的设计

（一）新热原检测法预测模型的确立

家兔热原检查法原理为将药品直接注入家兔体内，测其体温升温度数（2005 版《中国药典》阳性判断标准为 ≥0.6℃），来判断药品是否合格。该方法至今被认为是检测热原的金标准。单核细胞体外热原检测方法的原理为将"热原"标准品（即细菌内毒素）与受试药品分别与细胞共同孵育，比较它们刺激细胞分泌内致热原（如 IL-1β、IL-6、TNF-α 等）的量，来反映受试药品的致热性，判断其是否合格。

为使家兔法的判断标准（即金标准）在新方法中得以体现，使新方法与家兔法在同一标准下进行对比研究，需先将家兔法阳性判断标准（即家兔体温升高 ≥0.6℃）转化为一定剂量的"热原"物质，即引起家兔体温升高 0.6℃ 的最小细菌内毒素剂量，以此剂量来计算家兔法或细菌内毒素法受试药品的"热原"限量；再结合新方法对细菌内毒素的检测限计算家兔法受试品种转换为新方法受试品种后所需的稀释倍数，用于两方法的对比研究。

通过给家兔注射一系列剂量 LPS（5、10、15、20EU/kg），将内毒素剂量与家兔体温升温度数进行线性关系分析，得出 LPS 对家兔的最低致热剂量为 5.22EU/kg，其 95% 可信区间为（4.24～6.21）。经分析，在家兔热原检查法允许的最大给药体积（10mL/kg）下，LPS 对家兔的最低致热浓度为 0.5EU/mL，所以，新方法对内毒素的最低检测限应达到 0.5EU/mL（该浓度细菌内毒素被定义为判断热原与非热原的标准）。

$$0.5EU/mL\ LPS \longleftrightarrow Sample \begin{cases} Negative < 0.5EU/mL\ LPS \\ Positive \geq 0.5EU/mL\ LPS \end{cases}$$

运用单侧 t 检验，将受试样品与 0.5EU/mL 内毒素样品刺激单核细胞分泌的细胞因子量进行比较（数据需先进行 log 对数转换，为了增加安全性将显著性水平 P 值定为 1%），对样品检测结果进行二分类（即热原阴性与热原阳性，如所测样品刺激细胞分泌的细胞因子含量显著低于 0.5EU/mL 内毒素样品，则判断所测样品阴性，反之则为阳性）。

（二）实验可靠性要求（Requirement of The Reliability in Assay）

1. 数据可靠性要求

同一样品组实验数据的变异系数 CV 应 $\leqslant 45\%$（如 $n=4$）。当 $CV>45\%$ 时，应进行 Grubbs 检验，证明导致 CV 过大的原因是否由个别数据引起，如是，则剔除该数据后用其余数据进行实验分析；反之，则此组数据不能用于实验分析。

2. 干扰实验

新方法不适用于本身能刺激或抑制细胞分泌内致热原（如 IL-1β、IL-6、TNF-α 等）的药品，因此须进行细菌内毒素加样回收干扰实验（所加浓度应接近标准曲线中点的细菌内毒素浓度），证明受试样品对方法不存在干扰作用。

3. 标准曲线要求

用 5 个浓度细菌内毒素标准品溶液（R1－R5）制备标准曲线（R0＝0EU/mL，$n=4$）。经统计分析，细菌内毒素浓度（Dose/Concentration）与细胞因子反应值（The Measured Response）之间（数据可进行适宜的逻辑转换）须有显著性回归关系（$P<0.01$），且不能显著脱离线性（$P>0.05$）。

所得曲线斜率的精度要求应综合考虑理论及经验因素，并计算相关参数。如细菌内毒素定量法中要求曲线相关系数 $r\geqslant0.98$；而依据实验经验，PBMC/IL-6 法中标准曲线相关系数 $r>0.9$ 便可满足精度要求。

阴性对照组（R0＝0EU/mL）所测细胞因子浓度应较低（即本底值低）。如 PBMC-IL-6 法中，其 IL-6 本底值应 $<20IU(200pg)/mL$，并可用其反映供血者的健康状况是否符合要求。

（三）受试样品的设计（Designing of The Samples）

在最大可用稀释倍数（Maximum Valid Dilution，MVD）下，每个受试样品溶液中含内毒素标准品浓度为 0、0.25、0.5、0.5、1.0EU/mL，用新方法对它们进行检测，判断分类（Negative or Positive）。将新方法对各受试样品的检测结果与金标准比较，计算新方法的灵敏度和特异度，计算方法见本章第四节。

（四）参考标准（即金标准）的定义（Definition of The Reference Standard）

根据前述细菌内毒素对家兔最低致热剂量研究模型，含 0、0.25EU/mL 细菌内毒素浓度的受试样品为阴性样品，含 0.5、1.0EU/mL 细菌内毒素浓度的受试样品为阳性样品，将其作为"真实的"污染水平，即金标准。

（五）双盲过程（Double Blinded Progress）

所有受试样品均由第三方进行编号，再分发给参与验证工作的实验室进行检测。

（六）参与验证工作的实验室选择（Selecting of The Laboratory in Validation）

选择 3 个实验室参与验证工作（DL：The Developing Lab，NL1：The Naïve Lab 1，NL2：The Naïve Lab 2），其均能在 GLP 条件下进行实验。

（七）实验室内/实验室间方法重复性考察

1. 实验室间方法重复性考察（Study of The Repeatability Between Laboratories）

通过实验室间的配对（如 DL-NL1，DL-NL2，NL1-NL2），计算两实验室间对受试样品检测结果的相似度（即两实验室间得到的相同结果的受试样品数占受试样品总数的比例）。

2. 实验室内方法重复性考察(Study of The Repeatability in Laboratories)

对各受试样品进行 3 次独立平行实验,计算其检测结果的相似度(即 3 次实验得到的相同结果的受试样品数占受试样品总数的比例)。

三、预验证

证明新方法可在参与验证工作的实验室得到应用。

(一)受试样品的选择(Samples Selection)

12 个双盲样品、3 种药品(加入无热原生理盐水或内毒素参考品做回收试验)、两个阴性样品(即无热原样品)、两个含 LPS 的阳性样品(分别含 0.5 EU/mL、1.0EU/mL LPS)。

(二)结果(Results)

表 14.13 中所有样品除在 WBT-IL1 法中稀释 12 倍外,在其余几种方法中均稀释 5 倍。WBT-IL6 与 PBMC-IL6 法每次分别用来源于 3 和 4 个献血者的数据进行分析;WBT-IL1 法

表 14.13　各类新热原检测法在预验证中的结果

Test	System	Read-out	Ref.	Within-laboratory Reproducibility(%)	Between-laboratory Reproducibility(%)	Sensitivity (%)	Speicificity (%)
WBT-IL6	Whole Blood	IL-6	(Poole et al., 2003)	DL:83.3	DL-NL1:72.2	72.2	92.6
				NL1:94.4	DL-NL2:72.2		
				NL2:100	NL1-NL2:96.3		
WBT-IL1	Whole Blood	IL-1β	(Taktak et al., 1991)	DL:88.9	DL-NL1:91.7	72	100
				NL1:95.8	DL-NL2:76.8		
				NL2:94.4	NL1-NL2:67.8		
bPBMC-IL6	PBMC	IL-6	(Hartung and Wendl, 1996)	DL:94.4	DL-NL1:80.6	87	98.1
				NL1:100	DL-NL2:86.1		
				NL2:94.4	NL1-NL2:88.9		
MM6-IL6	MM6(Ziegler-Heitbrock et al., 1988)	IL-6	(Poole et al., 2003)	DL:100	DL-NL1:97.2	72.2	100
				NL1:94.4	DL-NL2:88.9		
				NL2:94.4	NL1-NL2:86.1		
THP-TNF	THP-1 clone	TNFα	(Eperon and Jungi, 1996)	DL:94.4	DL-NL1:90.7	66.7	88.9
				NL1:83.3	DL-NL2:67.6		
				NL2:55.5	NL1-NL2:65.7		
THP-Neo	THP-1 Parental (Tsuchiya et al., 1980)	Neopterin	(Eperon and Jungi, 1996)	DL:100	DL-NL1:97.2	88.9	72.2
				NL1:94.4	DL-NL2:50.0		
				NL2:77.7	NL1-NL2:51.8		

每次用来源于 1 个献血者的数据进行分析。所有方法中每个样品和阴/阳性控制的平行孔数 $n=4$。DL 表示正发展研究新方法的实验室，NL1 和 NL2 表示刚接触新方法的实验室。除 WBT-IL1 法的样本数为 100 外，所有方法用于灵敏度和特异度分析的样本数均为 108。灵敏度表示真阳性率，特异度表示真阴性率。

四、正式验证

（一）受试样品的选择（Selecting of The Samples）

表 14.14　正式验证阶段所选择的受试药品

Drug	Source	Agent	Indication	ELC (EU/mL)	MVD (-fold)
Glucose 5% (w/v)	Eifelfango GmbH	Glucose	Nutrition	35	70
Ethanol 13% (w/v)	B. Braun AG	Ethanol	Diluent	17.5	35
MCP	Hexal AG	Metoclopramid	Antiemetic	175	350
Orasthin	Aventis Pharma GmbH	Oxytocin	Initiation of Delivery	350	700
Binoal	Aventis Pharma GmbH	Ampicillin	Antibiotic	70	140
Fenistil	Novartis Consumer Health GmbH	Dimetinden-maleat	Antiallergic	87.5	175
Sostril	GlaxoSmith-Kline GmbH	Ranitidine	Antiacidic	70	140
Beloc	Astra Zeneca GmbH	Metoprolol Tartrate	Heart dysfunction	70	140
Drug A	0.9% NaCl			17.5	35
Drug B	0.9% NaCl			35	70

受试药品由以下人员提供：Eifelfango GmbH（Bad Neuenahr-Ahrweiler，Germany），B. Braun AG（Melsungen，Germany），Hexal AG（Holzkirchen，Germany），Aventis Pharma GmbH（Bad Soden，Germany），Novartis Consumer Health GmbH（Mqnchen，Germany），GlaxoSmithKline GmbH（Mqnchen，Germany）and Astra Zeneca GmbH（Wedel，Germany）。受试药品的 ELCs 根据《欧洲药典》（Council of Europe，2001a）计算。所用药品由一个委员会来选择，组成该委员会的专家不包括来自发展中实验室的人员。药品 A 和 B 为生理盐水，用生产国的 ELCs 对其进行控制。

(二)结果(results)

表 14.15　正式验证中各类新热原检测法的预测能力

Test	Between-laboratory Reproducibility(%)		Sample size: Sensitivity[a]	Sensitivity (%)	Sample size: Specificity	Specificity (%)
WBT-IL6	DL-NL1：85.4		89	88.9	59	96.6
	DL-NL2：85.4					
	NL1-NL2：92.0					
WBT-IL1	DL-NL1：72.9		88	72.7	59	93.2
	DL-NL2：81.6					
	NL1-NL2：70.2					
PBMC-IL6	DL-NL1：84.0		90	92.2	60	95
	DL-NL2：86.0					
	NL1-NL2：90.0					
MM6-IL6	DL-NL1：90.0		89	95.5	59	89.8
	DL-NL2：89.6					
	NL1-NL2：83.3					
Rabbit[b]	—		—	57.9	—	88.3

a：Sample sizes are reduced by outlier exclusion defined in the study protocol.

b：Parameters calculated by the fitted regression model.

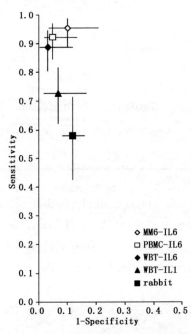

图 14.9　正式验证中各类新热原检测法的预测能力(PM)

（三）不同预测模型的结果比较

1. PM1（Prediction Model 1）

将受试样品与 1.0EU/mL 内毒素样品刺激单个核细胞分泌的细胞因子量进行比较（数据需先进行 log 对数转换，为了增加安全性将显著性水平 P 值定为 1%），对样品检测结果进行二分类（即热原阴性与热原阳性，如所测样品刺激细胞分泌的细胞因子含量显著低于 1.0EU/mL 内毒素样品，则判所测样品阴性，反之则为阳性）。

2. PM0（Prediction Model 0）

将受试样品与阴性控制溶液刺激单个核细胞分泌的细胞因子量进行比较（数据需先进行 log 对数转换，为了增加安全性将显著性水平 P 值定为 1%），对样品检测结果进行二分类（即热原阴性与热原阳性，如所测样品刺激细胞分泌的细胞因子含量显著低于阴性控制溶液，则判所测样品阴性，反之则为阳性）。

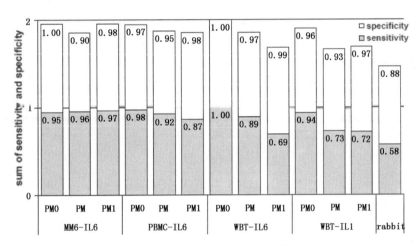

图 14.10　不同预测模型在各方法中的判断能力

五、结论

以上 4 种方法的灵敏度（真阳性率）与特异度（真阴性率）均优于家兔热原检查法，结果表明它们可作为新的体外热原检测方法替代家兔法。

参考文献

[1]　贺争鸣,李冠民. 动物实验替代方法概论[M].北京:学苑出版社,2003.

[2]　贺争鸣,李冠民,邢瑞昌. 3R 理论的形成、发展及在生命科学研究中的应用[J]. 中国生物制品学杂志,2002,2:122.

[3]　贺争鸣,邢瑞昌,方喜业,等. 论实验动物福利、动物实验与动物实验替代方法[J]. 实验动物科学与管理,2005,22(1):61.

[4]　贺争鸣. 动物实验中的减少和替代概念[J]. 实验动物科学与管理,2003,20(1):53.

[5]　贺争鸣. 动物实验中的减少和替代概念(续)[J]. 实验动物科学与管理,2003,20(4):53.

[6]　胡良平,刘惠刚,李子健,等. 检验医学科研设计与统计分析[M].北京:人民军医出版社.

[7]　涂福泉,陈奎生,陈建勋,等. ROC 分析技术的研究现状和发展趋势[J]. 计算机与数字工程,2007,35

(3):33.

[8] 陈卉. Bland-Altman 分析在临床测量方法一致性评价中的应用[J]. 中国卫生统计,2007,24(3):308.

[9] 朱令宇,李永杰,张蒙生,等.Bland-Altman 法在烟草测量仪器一致性评价中的应用[J]. 中国仪器仪表,2009,5:82.

[10] 李镒冲,李晓松. 两种测量方法定量测量结果的一致性评价[J]. 现代预防医学,2007,34(17):3263.

[11] 王震,周丽萍,刘智成,等. 应用 ROC 曲线评价耐甲氧西林葡萄球菌的检测方法[J]. 江苏大学学报(医学版),2006,16(5):437.

[12] 罗明奎. 配对资料 McNemar 检验法的适用范围[J]. 中国卫生统计,1999,16(3):191.

[13] 程琮,范华. 配对计数资料的 McNemar 检验[J]. 泰山医学院学报,2002,23(1):52.

[14] 贺庆,高华. 新的热原检测方法——细胞法介绍[J]. 药物分析杂志,2008,28(3):494.

[15] Rose E. Gaines Das, Peter Brugger, Mehul Patel, etc. Monocyte activation test for pro-inflammatory and pyrogenic contaminants of parenteral drugs: test design and data analysis[J]. Journal of Immunological Methods,2004(288): 165-177.

[16] Sebastian Hoffmann, Anja Peterbauer, Stefanie Schindler, et al. International validation of novel pyrogen tests based on human monocytoid cells[J]. Journal of Immunological Methods,2005(298): 161-173.

[17] Stefanic Schindler, Ingo Spreitzer, Bettina Loschner, et al. International validation of pyrogen tests based on cryopreserved human primary blood cells[J]. Journal of Immunological Methods (2006), doi:10.1016/j.jim. 2006(07):23.

[18] 潘宝俊,张锡彬,刘少娟,等. Spss 中的 ROC 分析用于检验/诊断方法的评价[J]. 海峡预防医学杂志,2003,9(3):16.

贺 庆 谭德讲 曹秀堂

第十五章　标记免疫分析试剂盒的评价及应用

第一节　标记免疫分析的发展历史和现状

一、放射免疫分析方法的建立及其意义

1959 年，Yalow 和 Berson 在研究胰岛素(Insulin)和胰岛素抗体的免疫学反应时，将放射性同位素(^{125}I)作为标记示踪物的"高灵敏性"与抗原—抗体特异结合的免疫反应的"高特异性"的特点相结合，首次完成了人血清胰岛素的定量分析，建立了对体内微量物质定量测量的放射免疫分析法(Radioimmunoassay，RIA)，为此，两位学者获 1977 年诺贝尔生理学和医学奖。与此同时，Ekins 也将同位素示踪技术与特异性结合蛋白(甲状腺球蛋白，TG)技术相结合，建立了甲状腺素(T_4)微量分析技术。这些方法的建立，使人们可以定量测量到体内纳克/毫升(ng/mL)～匹克/毫升(pg/mL)级的微量活性物质，从而使我们对微观世界的认识又进入到一个新阶段。

电子显微镜的发明使人类从形态学上认识微观世界产生了一次飞跃，而放射免疫分析法的建立则是在对生物体内物质的含量、浓度的分析方面开启了人类认识微观世界的又一把新钥匙，使人们对体内微量活性物质的分析达到一个新水平。

二、其他多种标记免疫分析方法的出现和发展

基于同位素标记技术和多克隆抗体技术建立的 RIA 一经建立，就得到各国学者的追捧，不仅广泛应用于生物医学实验室，而且很快就有商品化试剂盒应用于临床。然而此时，由于 RIA 自身存在不可避免的缺陷：首先，在 RIA 生产和使用过程中，需要对放射性标记物射线进行防护，还要对试验废弃物进行特殊处理，并且放射性同位素存在自身衰变，导致试剂盒有效期短，稳定性较差，而通过抗原免疫动物得到的多克隆抗体来源有限，且由于抗原纯度及动物个体差异等因素的影响，不同来源的抗体对同一抗原的识别存在相当大的差异等，这些因素的影响，使得 RIA 技术在实际应用以及商品化试剂盒生产和质量控制以及标准化过程中遇到很多难以解决的问题。

半个多世纪以来，各国学者根据 RIA 基本原理，应用不同的示踪物(如放射性同位素、酶、荧光物质、胶体金、化学发光物质、稀土元素等)和不同的特异性结合物(抗原—抗体结合、单克隆抗体的应用、蛋白—受体结合等)以及不同的分离方法或载体等因素衍生出多种微量和超微量物质分析方法，它们统称为标记免疫分析(Labelling Immunoassay)。应用这些方法测量体内如激素、肿瘤标志物、自身免疫抗体、病原微生物及其他具有抗原或半抗原性质的微量、超微量物质及其抗体，使我们对人类生理、病理过程以及致病机理有了更深入的认识。因此，基于

标记免疫分析基本原理开发出的各种商品化试剂盒,在科学研究和临床诊断中的应用日益广泛,除了生物医学领域外,还广泛应用于运动医学、农业、环境保护等方面。

此外,由于工业自动化技术发展及其在生命科学领域的应用,国外许多诊断试剂生产公司将这类产品开发成自动化程度非常高的"全自动标记免疫分析系统",将这一技术的应用又推进一步,在临床上更加实用、易控;同时,计算机技术的不断发展和更新,使得标记免疫分析数据处理更加简便、易行,手工绘图或用计算器处理结果已经被不断更新的计算机和各种统计分析应用软件取代。

三、标记免疫分析系统

随着标记免疫分析技术的不断发展和广泛应用,对标记免疫分析技术的质量评价将不仅仅限于对试剂盒自身性能的评价,还应包括对相应的检测仪器、数据处理方法以及临床实验室等因素的评价,所有这些组成了标记免疫分析系统。完整的标记免疫分析质量控制,应包括对上述内容的全面控制和评价。

四、标记免疫分析试剂盒的分类

标记免疫分析试剂盒按不同的分类原则可以有许多种分类方法。

(一)按照标记物不同分类

1. 放射性标记试剂盒

(1)^{125}I 标记试剂盒,多用于含有酪氨酸的较大分子的多肽、蛋白、糖蛋白分子的检测。

(2)^{3}H 标记试剂盒,早期多用于小分子半抗原的检测,现已比较少用。

2. 非放射性标记试剂盒

以非放射性标记物为示踪物的试剂盒近年来发展迅猛,已经成为标记免疫分析试剂盒的主流产品。非放射性标记试剂盒又可以分为:

(1) 胶体金标记产品,这类试剂多用于定性或半定量分析,灵敏度相对较低;

(2) 酶标记试剂盒,在科研、临床应用广泛,灵敏度接近放射性标记产品;

(3)(电)化学发光标记产品,灵敏度相对高,可以达到或超过放射性标记产品。国外有全自动免疫分析系统应用于临床,目前国产产品仍以手工操作为主;

(4) 时间分辨荧光标记产品,灵敏度较高,可以超过放射性标记产品。同样,国外有全自动免疫分析系统应用于临床,国产产品以手工操作为主。

(二)按照测定原理分类

按照测定原理可以分为竞争性标记免疫分析和非竞争性标记免疫分析,本章第二节将有专述。

(三)按照定量测定、定性测定方法学分类

按照试剂盒定量、定性测定方法学,可以分为定量测定产品和定性测定产品,它们的方法学评价内容不同,本章第三节将有专述。

(四)按照自动化程度分类

按照试剂盒或标记免疫分析系统的自动化程度不同,可以分为全自动、半自动及手工操作产品。在质量控制方面,全自动产品的精密度应优于手工操作产品的精密度。

此外,标记免疫分析试剂盒按照其他原则还可以有多种分类方法,在此不赘述。

第二节 标记免疫分析的基本原理

标记免疫分析技术发展至今,从反应原理上可以分为竞争性标记免疫分析和非竞争性标记免疫分析。

一、竞争性标记免疫分析

经典的放射免疫分析(RIA)属于竞争性标记免疫分析,其基本原理是:在同一反应体系内,一定量的标记抗原(已知的)与非标记抗原(未知的待测物)竞争结合限量特异性抗体,同时形成带有标记的抗原—抗体复合物和不带有标记的抗原—抗体复合物,经沉淀、分离等步骤后,通过检测带有标记的抗原—抗体复合物的量,推算出未知待测物的量。此时待测物的量与测得的标记抗原的量呈负相关。

Ag(待测抗原)   Ag—Ab(非标记抗原—抗体复合物)

Ag * (标记抗原)+Ab(限量)   Ag * —Ab(标记抗原—抗体复合物)

早期的放射免疫分析方法产品,均使用从免疫动物得到的多克隆抗体为特异性结合物,属于竞争性标记免疫分析。此方法现多用于小分子半抗原的检测物质,如甲状腺素、甾体激素的测量。

二、非竞争性标记免疫分析

免疫放射分析(IRMA)是最早出现的非竞争性标记免疫分析,是基于单克隆抗体技术发展起来的,目前得到广泛应用的免疫分析方法,又称"双位点(Two Site)夹心法"或"三明治(sandwich)夹心法",其基本特征是:将放射性核素标记在抗体上,在整个反应体系中,有两株对某一特定抗原的不同活性位点能发生免疫反应的抗体,一株包被于固相表面(用于分离),另一株标记放射性核素(用于检测)。待测抗原的一个活性位点与固相抗体结合,另一个活性位点与标记抗体结合,形成"固相抗体—抗原—标记抗体复合物",此时抗体是过量的,检测到的复合物与待测抗原浓度的量呈正相关。

反应过程如下:

固相 Ab_1(过量)+Ag+Ab_2 * (过量)→固相 Ab_1—Ag—Ab_2 * (被测量到)

                    +固相 Ab_1(不被测量到)

                    +Ab_2 * (被洗掉)

该反应可以一步完成,如上所示,也可以分两步进行:

固相 Ab_1(过量)+Ag→固相 Ab_1—Ag

            洗涤

固相 Ab_1—Ag+Ab_2 * (过量)→固相 Ab_1—Ag—Ab_2 * +Ab_2 *

              (被测量到)   (被洗掉)

其中,Ab_1 为包被抗体,Ab_2 * 为标记抗体,又称捕获抗体。

基于单克隆抗体技术建立的这种双位点夹心免疫分析法的应用非常广泛,具有抗原性质的体内微量物质如蛋白质、多肽、糖蛋白等均可以设计成相应诊断试剂产品而被测量。

三、竞争性与非竞争性标记免疫分析的比较

如上所述,虽然竞争性与非竞争性标记免疫分析都是基于标记示踪物的高敏感性与抗原—抗体反应的高特异性相结合而建立起来的体内微量活性物质的分析方法,但前者标记的是抗原,后者标记的是抗体;前者是一株多克隆抗体识别被测抗原,后者由两株针对同一抗原分子上两个不同位点的单克隆抗体识别同一被测抗原。因此,基于这两种原理建立的分析方法在性能上会有所不同。表 15.1 是竞争性标记免疫分析与非竞争性标记免疫分析的比较。

表 15.1　竞争性标记免疫分析与非竞争性标记免疫分析的比较

名称	竞争性标记免疫分析	非竞争性标记免疫分析
1. 标记物	抗体	抗原
2. 使用抗体	多克隆抗体	单克隆抗体
3. 抗体量	限量	过量
4. 达到反应平衡时间	相对慢	相对快
5. 灵敏度	相对低	相对高
6. 测量范围	相对小	相对大
7. 检测物与被测物关系	负相关	正相关
8. 检测对象	多为小分子半抗原	多为大或较大分子

四、标记免疫分析的本质

前面我们分析了标记免疫分析的基本特征,下面我们来探讨标记免疫分析的本质。

(一)比较性分析

按照 R. EKINS 的观点,生物科学所用的分析方法按照分析目的不同都可以分为比较性分析和分析性分析。

比较性分析的目的是测量分析系统中某种生物物质或混合物的"效应"或"活性",测量结果用单位体积内特定的效应单位,如 IU/mL 或 U/L 表示。比较性分析用于估计各种不同物质或制剂对同一生物体系发挥效应的相对大小。这类分析应具有如下特征:

(1)被比较的两种物质或制剂对特定反应体系应具有基本相同的生物学效应,但其"效价"或"比活性"(单位质量的活性)可以不同。

(2)两种物质或制剂的效价比定义为两者对该体系的"相对效价",它们产生的两条剂量—反应曲线应"平行"。相对效价应为一个常数。在一个特定的分析系统中观察到的两种制剂的相对效价仅与这个体系相关,在另一体系很可能不重复。

(3)比较性分析所比较的物质或分子可以是不均一的,其化学成分也可能不尽相同,但是比较性分析是有效的,即比较性分析是比较物质间的"功能相似"。

激素或药物的生物测定就是典型的比较性分析。

（二）分析性分析

如果一个分析系统可以测量分析系统中某种物质的自身数量，测量结果可以用单位体积内物质的分子数（mol/L）或质量（ng/mL）表示，就可以定义为分析性分析，也就是说分析性分析的被测物应为单一的分子结构。典型的分析性分析应只对被测物中一种单一结构的分子有效，而对其他分子无效。在分析性分析中，不同结构物质混合物的"量"是一个没有意义的概念。因此，分析性分析又可以被认为是"结构特异分析"。一个样本中单一结构分子的数目是一定的，有效的分析性分析应能通过各种质量控制手段得到并且重复实现这一数目。所有的有效分析性分析原则上讲都可以用适当的校准物和质量控制手段实现标准化。各种仪器分析、化学分析以及部分临床生化试剂盒属于分析性分析。

（三）标记免疫分析的本质

我们可以这样认为，所有标记免疫分析都抱有明确的分析性目的——测定样本中分析物的"量"，同时又有比较性目的——反映出被测物在体内的"活性"。因此，目前的标记免疫分析既可以用于比较性目的，也可以用于分析性目的。

以糖蛋白激素促甲状腺素（TSH）为例，已知这类激素由一些同型异构物的混合物组成，至少在碳氢化合物含量与结构上有所差别。而这些激素的抗体对糖基化部分并不识别，对各种糖基化变种的异构物有极类似的亲和反应。理论上讲，可以开发出针对一种特定的糖蛋白激素（TSH）所有同型异构休中共有蛋白部分的免疫分析方法，用以测定样本中含有该组分的量（分子数）。但是，这种测量并不构成对被测物 TSH 的有效测量，同时也不能反映体内 TSH 的生物活性。所以说，目前我们用标记免疫分析方法对这类糖蛋白激素的测量仅仅是特定抗体（或抗体混合物）对特定抗原决定簇的特定识别。目前众多的 TSH 免疫分析方法所采用的抗体（或抗体混合物）由于缺少结构特异性的特征，并且能或多或少地识别被测样品或分析物中存在的与被分析物（TSH）类似而不同的物质，如 LH、FSH、HCG 等，从而造成测定结果的偏倚，这种现象是标记免疫分析方法本身的局限性所在，应该引起所有从事标记免疫分析工作同事们的足够重视。

综上所述，我们对目前市场上流通的标记免疫分析试剂盒的测定结果应该有清醒的认识：我们通常得到的结果既不能反映被测物在体内的生物活性，也不能反映它们在体内的确定的物质量，我们得到的仅仅是特定的分析系统对被测物的测量结果，其意义仅仅在于：①对某一个体的连续观察：周期性的变化、给药前后的监测等；②使用一个特定的检测系统，通过大量的、有统计意义的检测，得到该分析系统在本实验室的参考值、病理值范围，指导以后的分析测定。

五、关于参考值和参考范围

由于标记免疫分析本身的局限性，某一检验项目会出现不尽相同的参考值和参考范围。究其原因可以归纳为：①标记免疫分析是对体内微量或超微量具有抗原性或半抗原性的物质进行的定量或定性分析，是基于特定抗体对特定抗原的特异识别，因此，同一样本在不同分析系统内，由于抗体来源不同等因素，检测结果有一定差异是非常可能的，即标记免疫分析具有试验系统的特异性；②被测物在不同地域、种族、年龄的人群中也会有所不同；③在不同的分析系统中，由于被测样本（血清、血浆、尿液或其他体液）的成分非常复杂，存在许多潜在的对测定的干扰因素,特别是由于结合蛋白的存在及其活性表现的变化,对小分子物质的测定的影响不容忽视;④某些人群中体内自身抗体的存在,也可能使某些测量得到意想不到的结果。

仍以 TSH 免疫分析为例:20 世纪 80 年代,最初建立 TSH 免疫分析方法是用抗原直接免疫动物,得到的抗 TSH 多克隆抗体,以此为基础建立的 TSH 放射免疫分析试剂盒中的参考值多在 4～10 μIU/mL 之间。随着单抗体技术的发展和应用,双抗体夹心免疫放射方法及后来的一系列非放射性标记免疫分析方法的建立,出现了"第二代"、"第三代"、"高灵敏"甚至"超灵敏"TSH 免疫分析试剂的商业化试剂盒。其参考值也从 4～10 μIU/mL 降低到小于 1～5 μIU/mL,甚至更低。其主要原因除了单抗体较多抗能更特异、更灵敏地识别 TSH 分子以外,标记物、标记技术以及分离技术的改进也作出了贡献。

因此,在所有标记免疫分析中要求同一样本(质控品)在不同的分析方法中得到一致的结果,在目前条件下几乎是不可能的。因此,标记免疫分析试剂盒说明书中通常要求"各实验室建立自己的参考值和参考范围"。

第三节　标记免疫分析方法学评价

基于放射免疫分析将同位素标记的高灵敏性与抗原—抗体结合反应的高特异性相结合,可以定性、定量测定体内微量活性物质的巨大优势,使其一经建立,就以巨大的生命力得到不断发展、改进和完善,形成各式各样的商品化试剂盒,并广泛应用于临床检验。但同时也由于其自身的局限性,对标记免疫分析试剂盒的质量评价就显得尤为重要。

在对标记免疫分析试剂盒进行评价时,通常分别对定量标记免疫分析试剂盒和定性标记免疫分析试剂盒进行评价。

一、定量标记免疫分析方法学评价

(一)线性评价——建立剂量—反应曲线

定量标记免疫分析的最主要特征就是建立剂量—反应曲线,通过已知浓度的校准物质(自变量,X)和相应反应量的信号值(因变量,Y)建立剂量—反应(量—效)关系,并同时测量待测品,再通过待测样品的反应量的信号值(Y'),推算出未知样品的浓度(X')。因此,这种剂量—反应关系需要有良好的相关性,即统计学上的"相关系数(r)"(Coefficient Correlation)。当相关系数越趋近于 1 时,表明剂量—反应关系越密切。建立剂量—反应曲线时应注意:

1. 选择适当的数学模型拟合

生物统计学研究剂量—反应关系的基本内容,就是要找出剂量与反应关系的规律,采用适当的坐标转换,将曲线直线化后进行评价。经验表明,多数标记免疫分析反应的剂量—反应关系(量—效关系)呈"反 S"形曲线,在评价试剂盒时,采用适当的坐标转换方法将曲线直线化。

(1) 双对数数学模型——非竞争性标记免疫分析。非竞争性标记免疫分析是应用最多、最广的标记免疫分析技术。多数非竞争性标记免疫分析的对数剂量(横坐标)和对数反应量(信号值,纵坐标)呈直线关系。自然对数和常用对数对剂量—反应曲线的影响仅仅在于截据(A)的不同,通常我们取自然对数:$\ln Y = A + B * \ln X$。大量的经验表明:多数夹心法标记免疫分析,特别是在纳克～皮克水平的微量或超微量分析,经双对数函数转换后,其量效关系的相关系数都能大于 0.9900;对于微克级的被测物,选择半对数函数有时能得到更好的相关系数。

　　(2) ln-logit 数学模型——竞争抑制法标记免疫分析。经验表明,对于竞争法标记免疫分析,ln-logit 数学模型因其计算方法相对简单,且在大多数情况下可以得到较好的相关性,因此是评价这类试剂盒的首选数学模型。方程式:

$$\text{logit} Y = A + B * \ln X$$

式中,$\text{logit } Y = B/B_0/(1 - B/B_0)$

　　对于这类试剂盒,还应要求有效剂量值(ED_{25}、ED_{50}、ED_{75} 或 ED_{20}、ED_{50}、ED_{80})应在剂量—反应曲线最高浓度点和最低浓度点之间,即 25%(或 20%)结合率(B/B_0%)所对应的剂量浓度点应小于曲线最高剂量点,75%(或 80%)结合率(B/B_0%)所对应的剂量浓度点应大于曲线最低剂量点,使曲线在规定的剂量范围内有足够的落差。

2. 剂量—反应曲线的线性相关系数(r)

　　标记免疫分析在选择了特异抗体对特异抗原的特定识别以后,剂量—反应曲线在适当浓度的抗原、抗体配伍下,在一定范围内,应呈现良好的相关性,相关系数(r)或其绝对值($|r|$)应不低于 0.9900。否则应从如下几个方面考虑:①抗体的浓度是否与抗原浓度相适应;②选择的剂量范围是否合适;③选择的函数方程是否合适。

　　(二)准确性评价

　　广义的准确性评价通常是指测量结果与"真值"的趋近程度。但是,正如我们所认识到的,标记免疫分析是特定抗体对特定抗原在特定条件下的特定识别,测定结果具有比较性性质,因此,应正确认识标记免疫分析测定结果准确性的内涵,目前的分析方法还很难得到"真值",因此,还没有理想的、真正意义上的"准确性评价"方法,而目前通常是通过标准品核对实验或回收实验进行考察。

1. 标准品核对实验

　　试剂盒内校准品与相应浓度的国际或国家标准品同时进行分析测定,要求:①两条剂量—反应曲线不显著偏离平行(t 测验),②以国际或国家标准品为对照品,试剂盒内各校准品的实测值与标示值之比的均值应在 0.900～1.100 之间。前者通过对两条剂量—反应曲线的回归系数(b)进行平行性检验,验证了试剂盒校准物与国家或国际标准品的"同质性";后者则从"量"的方面验证了试剂盒校准物赋值的准确性。两者结合,评价试剂盒校准物与国家或国际标准品的符合程度。标准品核对实验应注意:

　　(1) 配制国际或国家标准品的稀释液应与试剂盒校准物质稀释液相同,以保证两条剂量—反应曲线在相同反应体系(基质)下反应;

　　(2) 配制国际或国家标准品的浓度范围应与试剂盒校准物质实际浓度范围相当,以保证反应能在试剂盒工作范围内进行。

2. 回收实验

　　(1) 添加回收率。选择经纯化、分析过的,性能稳定的,已知高浓度的抗原定量加入低浓度被测样本中,并进行分析测定,测定结果与已知理论浓度相比较,应在 90.0%～110%(或 85%～115%)范围内。

　　(2) 稀释回收率。含有高浓度被测物的血清或其他样本,按照一定比例稀释成系列溶液,测定结果与已知理论浓度相比较,应在 90.0%～110%(或 85%～115%)范围内。

　　(3) 基质效应的影响。添加抗原溶液和选择稀释液同样应注意基质效应的影响。选择含有低浓度被测物血清稀释液时,应考虑到此时的基质与试剂盒基质不同;若选用试剂盒内稀释液,应考虑该稀释液与临床血清样本的基质差异。

(三)精密度评价

精密度是考察试剂盒对同一样本重复测定时能否得到相同实验结果的能力的指标,通常用重复多次测量同一样本结果的变异系数(CV)表示,精密度评价是标记免疫分析试剂盒质量评价的重要内容。

1. 分析内(Intra Assay)精密度

同一次实验内(同一块微孔板上或实验条件完全相同的情况下)同一样本(如质控血清)重复测定($n \geqslant 20$),测定结果的变异系数($CV\%$)一般应不高于 10%(可以根据不同方法具体规定)。分析内精密度的变化或异常升高,应从方法学改进、实验室条件改变、操作失当等方面排查原因。

2. 分析间(Inter Assay)精密度

分析间精密度涵盖的内容非常广泛,至少可以包含如下内容:同一种试剂盒,不同批次之间;同一种试剂盒,同一批次,不同试剂盒个体之间、不同操作者之间、不同实验室之间;同一试剂盒,同一批次,同一操作者,有效期内不同时间之间等;不同层次的分析间精密度的意义不尽相同,在评价试剂盒质量时应引起质量控制工作者的足够认识。评价分析间精密度时,同一样本(如质控血清)在上述条件下一般不少于 3~6 次重复测定,测定结果的变异系数($CV\%$)应一般不高于 15.0%。

也可以将同一种试剂盒,不同批次之间的精密度称为“批间精密度”;将同一种试剂盒,同一批次,不同实验室之间的精密度视为“实验室间质量评价”。

(四)检测限(灵敏度)

1. 最低检测限(分析灵敏度)

试剂盒的最低检测限是指在统计学意义上能与零剂量区别的量。重复测定零剂量点($n \geqslant 20$),计算反应量的均值(X)和标准差(SD),以均值 $X+2SD$(非竞争性夹心法试剂盒)或均值 $X-2SD$(竞争性抑制法试剂盒)的反应量计算出相应的浓度,即为该试剂盒的分析灵敏度。

对于试剂盒最低检测限的限定,可根据试剂盒检测对象的不同而有相应的要求。假设一个试剂盒校准品的剂量点的浓度是:0、2.0、4.0、8.0、16.0 和 32 ng/mL,一般来讲,试剂盒规定的最低检测限应不高于 1.0 ng/mL,如果这个检测项目升高或降低均有明显的临床意义,则试剂盒剂量—反应曲线的高端、低端亦均有意义,此时,生产厂商规定的最低检测限的浓度点应比较低。对于这类试剂盒,降低最低检测限的浓度点是提升试剂盒性能的重要标志。

2. 功能灵敏度

将低浓度样本倍比稀释后重复测定($n \geqslant 20$),计算反应量的变异系数($CV\%$),$CV\%$大于20%时所对应的剂量点,即为该试剂盒的功能灵敏度。

(五)高剂量钩变效应(HOOK 效应)

当标本中被测物浓度超过线性范围上限一定程度后,所得测定结果反而降低或呈阴性,这种现象被形象地称为高剂量钩变效应(HD-hook Effect)。由 Miles 等于 1974 年用双位点IRMA测血清铁蛋白时发现。产生这种现象的原因可以归纳为:在一步法试剂盒中是由于大量过剩抗原与被捕获抗原竞争结合限量的标记二抗。二步法试剂盒与抗原的“质”(表位数量及其重复表达数量)有关。固相捕捉抗体过量或有重复表达表位的抗原,呈饱和结合,标记二抗与抗原交叉重叠结合,产生立体效应,使抗原"异构",与一抗的亲和力减弱。洗涤时,标记二抗体与抗原形成的复合物自固相脱离。用高亲和力的单克隆抗体制备此类试剂可削弱钩变效应的发生。使用时,可以将这些样本进行稀释,使其测量结果落在剂量—反应曲线内,测量结果与稀释倍数的乘积即为该样本的原始浓度。

(六)特异性

正如我们所认识到的,标记免疫分析是特定抗体对特定抗原的特异识别。不同来源的抗体对结构类似物有结合从而产生交叉反应是客观存在的,因此,特异性检验是正确认识该试剂盒抗结构类似物干扰能力的指标。

1. 交叉反应率

一定浓度的结构类似物在本试剂盒上的测定结果(物质的量)与该类似物的量的比值的百分率。例如,1000 pmL/L 的结构类似物,在某试剂盒上测定结果是 5 pmol/L,其交叉反应率＝5 pmol/L / 1000 pmol/L * 100％＝0.5％。

但是,对于某些糖蛋白激素,如 FSH、LH、TSH 和 HCG,这 4 种激素具有相同的 α 亚单位,仅仅是 β 亚单位上部分氨基酸不同,在实际操作中很容易产生交叉反应,而这 4 种激素又分别有各自的同形异构物,其量的表达方法还不能用物质的量(mol/L,ng/mL)表示,而只能借助于生物测定的活性单位(IU/L,mIU/L)表示,而每一种激素的活性单位(IU)又有完全不同的生物学意义,相互之间没有任何关联,即每种激素定义的活性单位的意义完全不同,不同来源相同质量的某一种激素的活性单位也不同,它们之间的交叉反应绝对不能用交叉反应率表示。

2. 通过实际测量结果表达

仍以 FSH 试剂盒为例说明。评价 FSH 试剂盒的特异性时,需要考察高浓度条件下的结构类似激素 LH、TSH、HCG 的测量结果。"高浓度"可以理解为生理状态或一般病理状态浓度的 2～3 倍,更高浓度的交叉反应对于评价抗体的性质有一定意义,但对于评价试剂盒的应用并无太大意义。在 LH 250 mIU/mL、TSH 100 μIU/mL、HCG 1000～2000 mIU/mL 的浓度条件下,FSH 试剂盒中的测量结果在试剂盒最低检测限或不高于第一个剂量点时的结果是可以接受的。

3. 选择交叉反应对照物

当交叉反应的测量结果高于我们期待的结果时,可以从两个方面分析:①该试剂盒抗体确实与这一交叉反应因子存在交叉反应,如 FSH 在结构上与另外 3 种激素仅仅是 β 亚单位上个别氨基酸的不同,其特征抗体与其他位点有一定程度的结合的可能性是存在的,这种非特异结合被限制在一定范围内是可以接受的;②如果选择的交叉反应对照物中含有少量的被测物,如欲考察 FSH 试剂盒对 LH 的交叉反应,选择的 LH 抗原中含有少量的 FSH,高浓度的这种抗原在 FSH 试剂盒中的测量结果很可能高于所期待的结果,应充分认识到这种结果并不是由于 FSH 抗体的交叉反应引起的。因此,当交叉反应的测量结果高于我们期待的结果时,可以选择另一来源的交叉反应对照物重新测试,以排除由于抗原不纯而引起的对该试剂盒抗体交叉反应的误解。

4. 交叉反应物对测定结果的影响

多大的交叉反应是可能接受的,主要取决于被测物和交叉反应物在人体内的相对含量。

如 3,5,3′-三碘甲腺原氨酸(Triindonhyroxine,T_3)和甲状腺素（Thyroxine,T_4），因为血清中 T_4 的含量是 T_3 的近千倍，所以对于测量 T_4 的试剂盒而言，与 T_3 存在 10％以下的交叉反应率都不会影响 T_4 的测定，而如果对于测量 T_3 的试剂盒而言，即使与 T_4 存在 1％的交叉反应率，都会严重影响 T_3 的测定。

（七）其他影响因素

评价试剂盒时还应注意其他因素，如溶血、高血脂、抗凝剂、其他药物、异嗜性抗体及自身免疫性疾病患者等对样本测定结果的影响，这种影响对不同方法、不同检测项目的影响程度是不一样的，应逐一充分认识。

（八）稳定性评价

试剂盒在有效期内，在规定的条件下保存应保持稳定，各项性能指标应符合质量标准要求。

稳定性的实验室检验可以通过加速降解实验进行，通常的做法是：将试剂盒在 37℃条件下放置 3～7 d 后检验，该项性能指标均应符合产品质量标准规定。

试剂盒内如有冻干品组份，校准物如果是冻干品，还应考虑冻干品复溶后的稳定性。

二、定性标记免疫分析方法学评价

（一）阴性参考品符合率

1. 建立阴性参考品

阴性参考品一套，一般应不少于 10 种不同来源的（因检验项目不同而异）、相对于该项测定是阴性的样本，应包含：①健康人样本，应考虑到不同年龄组、不同种群的变化；②定量标记免疫分析中特异性检验中的结构类似物和其他影响因素的样本。

2. 评价阴性参考品符合率

评价试剂盒的阴性参考品符合率的理想情况应为 100％，即全部检测呈阴性。若出现阳性或弱阳性，应视具体情况具体分析。

（二）阳性参考品符合率

1. 建立阳性参考品

阳性参考品一套，至少应包含 5 种不同来源的（因检验项目不同而异）、各自有独特代表性的阳性样本，如强阳性样本、弱阳性样本、cut off 值附近的样本，还应特别注意可能引起"HOOK"效应的高难度样本。

2. 评价阳性参考品符合率

同样，评价试剂盒的阳性参考品符合率的理想情况应为 100％，即全部检测呈阳性。若出现阴性，应视具体情况具体分析。

（三）重现性/精密性

定性标记免疫分析试剂对于同一样本的重复测定（$n \geqslant 20$），应取得一致的结果。即阴性样本均应呈阴性，阳性样本均应呈阳性。

对于反应结果被量化的定性试剂盒，阳性样本反应量的变异系数（CV）一般应不高于 10.0％～15.0％。

（四）Cut Off 值（截断值）及其在筛查性试剂盒与诊断性试剂盒中的意义

1. 建立 Cut Off 值

定性标记免疫分析试剂盒的所有分析结果都基于 Cut Off 值判定。因此，确定 Cut Off 值对于定性标记免疫分析试剂盒至关重要。目前常用的做法是：根据该检验项目的特性选择测定一定数量的"正常人"样本（一般不少于 400 例），依据测定结果的分布情况选择通过样本"均值"或样本"百分位数"计算 Cut Off 值。

（1）通过样本均值估计 Cut Off 值。对于呈正态分布的检测项目，常采用样本检测结果信号值的均值（A）"＋"或"－"几倍标准差（s）来估计 Cut Off 值。例如，设"$A+2s$"为该检测项目的 Cut Off 值，则表示检测结果若大于该值，将被判断为阳性；小于等于该值，将被判断为阴性。类似的方法还有将阴性对照信号值均值（A）的若干倍（如 2.1 倍）定义为 Cut Off 值。

（2）通过样本百分位数估计 Cut Off 值。如果检测项目呈偏态分布，则选择用样本百分位数估计 Cut Off 值，选择总样本的 80％、90％、95％（最常用）、99％的频数为截断点（Cut Off Point），相应的信号值（或剂量浓度值）即为 Cut Off 值。

（3）建立 Cut Off 值时应注意的问题。必须指出，目前建立 Cut Off 值的方法是按规范的统计学方法计算出来的，是人为的，是没有生物学基础的。

由于标记免疫分析是微量或超微量分析，其被测物水平和分布可以随地域、种族、年龄等因素而变化，也会因实验室条件、检测方法、设备、试剂而不同。因此，通常要求各实验室根据条件，建立本实验室对某一检测项目的 Cut Off 值。

2. Cut Off 值在筛查性试剂盒与诊断性试剂盒中的意义

筛查性试剂盒的试验目的是从无症状的人群中找出可能患有某种疾病的患者，是要减少假阴性。在用百分位数法估计 Cut Off 值时应放宽百分位，通常选择 80％或 90％的频数为截断点；而诊断性试剂盒是通过实验室检验协助医生确定患者是否患有某种疾病，要减少假阳性，适当放宽假阴性，通常选择 95％或 99％的频数为截断点。

因此，同一试剂盒用于筛查性目的时和用于检验性目的时的 Cut Off 值可能不同。

三、外部质量评价在标记免疫分析中的意义

外部质量评价又称为"实验室间质量评价"（External Quality Assessment，EQA）。EQA 计划应由质量控制权威机构组织实施，通过 EQA 计划可以对某一被测物，在一定的测量系统中，在不同实验室之间的测量进行评价。EQA 的实施过程主要包括以下几个方面：

（1）EQA 计划的组织者应对参加 EQA 计划的实验室基本条件进行详细调查，如实验系统、仪器、试剂盒来源、内部质量控制执行情况等；

（2）组织者发放统一的质控样本，对参加 EQA 计划的实验室而言，质控样本的靶值可以是已知的，也可以是未知的；

（3）所有参加 EQA 计划的实验室应及时将试验结果的原始数据返还给 EQA 计划组织机构；

（4）组织机构对各实验室的返还结果综合评价、统计分析并绘制结果分布图，将分析结果返还各实验室，同时，组织者有义务帮助各参加 EQA 计划的实验室分析实验结果，帮助实验室改进质量控制工作。

应当指出的是，EQA 计划的组织者在标记免疫分析实验室开展 EQA 计划时，应严格区分同一被测物在同一测量系统(试剂、仪器来源相同)中不同实验室之间的评价和同一被测物在不同的测量系统(试剂、仪器来源不同)中不同实验室之间的评价。前者评价的误差是实施 EQA 计划的目的;而后者评价出现的误差,来源因素非常复杂,可以通过 EQA 计划发现,但远不是 EQA 计划可以解决的。

第四节 应用实例

一、非竞争性标记免疫分析试剂盒

——促甲状腺素(TSH)定量测定试剂盒(化学发光法)

全面评价一个试剂盒的性能,建议在同一次试验(assay)内对试剂盒各项性能进行完整评价,以在 96 孔板上完成的某 TSH 化学发光免疫分析试剂盒实验为例,计算该试剂盒的线性、精密度、准确性、分析灵敏度和特异性。

分析内容(布孔表)和实验结果如表 15.2、表 15.3 所示。其中,表 15.3 中的数值为仪器记录的相对发光强度单位(Relative Luminescence Unit,RLU)。

表 15.2 评价非竞争性标记免疫分析试剂盒分析布孔表

名称	1	2	3	4	5	6	7	8	9	10	11	12
A	0	0	0	NS3	KS2	QC1	QC1	QC2	QC3	C2		
B	0	0	0	NS3	KS2	QC1	QC1	QC2	QC3	C2		
C	0	0	0	NS4	KS3	QC1	QC2	QC2	QC3	C3		
D	0	0	0	NS4	KS3	QC1	QC2	QC2	QC3	C3		
E	0	0	NS1	NS5	KS4	QC1	QC2	QC3	QC3			
F	0	0	NS1	NS5	KS4	QC1	QC2	QC3	QC3			
G	0	0	NS2	KS1	KS5	QC1	QC2	QC3	C1			
H	0	0	NS2	KS1	KS5	QC1	QC2	QC3	C1			

注:0:不含校准物的样本稀释液;

NS1~NS5:国家标准品的 5 个稀释浓度点,分别是:0.4、1、4、15、50 mIU/L;

KS1~KS5:试剂盒校准品的 5 个稀释浓度点,分别是:0.4、1、4、15、50 mIU/L;

QC1~QC3:3 种不同浓度的质控品,靶值分别是:2、8、20 mIU/L;

C1~C3:交叉反应对照物,其中 C1 是浓度为 200 IU/L 的 FSH,C2 是浓度为 200 IU/L 的 LH,C3 是浓度为 1000 IU/L 的 HCG。

表 15.3 评价非竞争性标记免疫分析试剂盒分析结果表(RLU)

名称	1	2	3	4	5	6	7	8	9	10	11	12
A	132	104	144	38543	9800	21530	20376	89086	231986	1023		
B	105	119	110	41553	10042	20901	19853	83877	212107	1195		
C	111	108	132	140096	40283	19748	88531	87644	239011	275		
D	121	97	98	147952	42825	19016	87533	86535	227729	305		
E	145	145	4253	572987	158863	18180	86757	216009	233252			
F	129	156	3747	552579	168997	22371	81775	240049	212451			
G	99	143	9983	3852	554127	21320	85206	222555	200			
H	135	102	9071	3948	591817	21635	85538	205458	208			

（一）非竞争性标记免疫分析试剂盒的剂量—反应曲线线性计算

根据表 15.2 的实验安排和表 15.3 的实验结果数据，用双对数（ln-ln）数学模型，计算试剂盒的剂量—反应曲线相关系数。计算方法如下：

（1）自变量（剂量）X 取自然对数，$x = \ln X$，见表 15.4；

（2）分别计算各点的 RLU 均值（B）及其"净"值（$B - B_{min}$），即各点 RLU 均值—零浓度点 RLU 均值，为因变量 Y；

（3）对因变量 Y 取自然对数，即 $y = \ln Y$；

（4）将 x、x^2、y、y^2、xy 各项数据列入表 15.5；

（5）计算线性回归参数：lxx、lyy、lxy

$$lxx = \sum x^2 - \left(\sum x\right)^2/n = 25.41 - (7.09)^2/5 = 15.35$$

$$lyy = \sum y^2 - \left(\sum y\right)^2/n = 585.42 - (53.33)^2/5 = 16.60$$

$$lxy = \sum xy - \left(\sum x \times \sum y\right)/n = 91.59 - (7.09 \times 53.33)/5 = 15.96$$

（6）计算线性回归方程参数及相关系数：a、b、r

$$b = lxy/lxx = 15.96/15.35 = 1.04$$

$$a = \left(\sum y - b \times \sum x\right)/n = (53.33 - 1.04 \times 7.09)/5 = 9.19$$

$$r = lxy/\left[(lxx \times lyy)\right]^{1/2} = 15.96/(16.60 \times 15.35)^{1/2} = 1.00$$

线性回归方程：$y = 9.19 + 1.04x$，相关系数 r 为 $1.0000 > 0.9900$。

表 15.4 线性运算（1）

剂量（X）	Ln 剂量（x）	反应量均值（B）	$B - B_{min}$（Y）	Ln（$B - B_{min}$）（y）
0.00		122		
0.4	−0.92	3900	3778	8.24
1	0.00	9921	9799	9.19
4	1.39	41554	41432	10.63
15	2.71	163930	163808	12.01
50	3.91	573094	572972	13.26

表 15.5 线性运算（2）

剂量（X）	x	x^2	y	y^2	xy
0.4	−0.92	0.85	8.24	67.90	−7.58
1	0.00	0.00	9.19	84.46	0.00
4	1.39	1.93	10.63	113.00	14.78
15	2.71	7.34	12.01	144.24	32.55
50	3.91	15.29	13.26	175.83	51.85
$\sum$	7.09	25.41	53.33	585.42	91.59

程序运行的回归分析结果：

```
                        The REG Procedure
                           Model: K
                       Dependent Variable: y

            Number of Observations Read        5
            Number of Observations Used        5


                      Analysis of Variance

                              Sum of        Mean
   Source          DF        Squares        Square      F Value    Pr > F

   Model            1       16.59676      16.59676     1.718E9    <.0001
   Error            3    2.898691E-8    9.662303E-9
   Corrected Total  4       16.59676


            Root MSE            0.00009830    R-Square     1.0000
            Dependent Mean      10.66474      Adj R-Sq     1.0000
            Coeff Var           0.00092170


                       Parameter Estimates

                         Parameter      Standard
   Variable      DF       Estimate       Error      t Value    Pr > |t|

   Intercept      1       9.19003      0.00005656    162494     <.0001
   x              1       1.03999      0.00002509    41444.9    <.0001
```

(二)准确性计算

以 TSH 国家标准品为对照品，计算试剂盒校准品赋值的准确性，方法如下：

(1) 根据上一部分的线性计算方法算出国家标准品的剂量—反应曲线为：$y = 9.16987 + 1.02607x$，即 $\ln Y = 9.16987 + 1.02607 \ln X$，回归结果为：

```
                        The REG Procedure
                           Model: S
                       Dependent Variable: y

            Number of Observations Read        5
            Number of Observations Used        5


                      Analysis of Variance

                              Sum of        Mean
   Source          DF        Squares        Square      F Value    Pr > F

   Model            1       16.15563      16.15563     4901.29    <.0001
   Error            3        0.00989       0.00330
   Corrected Total  4       16.16552


            Root MSE            0.05741      R-Square     0.9994
            Dependent Mean      10.62485     Adj R-Sq     0.9992
            Coeff Var           0.54036


                       Parameter Estimates

                         Parameter      Standard
   Variable      DF       Estimate       Error      t Value    Pr > |t|

   Intercept      1       9.16987       0.03303     277.60      <.0001
   x              1       1.02607       0.01466      70.01      <.0001
```

(2) 两条剂量—反应曲线回归系数的 t 测验。

在统计学中，通过对两条剂量—反应线性回归方程的斜率(即回归系数，b)之间的关系(即二者之间的差异是否具有显著意义）来判断这两条直线是否显著偏离平行。

设国家标准品曲线为 S，试剂盒内曲线为 T。计算二者的标准估计误差的平方 S_{yx}^2，S_{yx} 系指表示实际值与线性回归方程计算出的估计值之间的误差，用 S_{yxS} 及 S_{yxT} 分别表示国家标准品曲线和待测品曲线的标准估计误差。

在线性运算中得到：$lxx_T = 15.3450$，$lxx_S = 15.3450$，$lyy_T = 16.5968$，$lyy_S = 16.1655$，$lxy_T = 15.9586$，$lxy_S = 15.7451$

根据公式：$S_{yx}^2 = (l_{yy} - l_{xy}^2 / l_{xx}) / (n - 2)$

故：$S_{yxT}^2 = 0.000000010$，$S_{yxS}^2 = 0.003296202$

计算合并的标准估计误差的平方：

$$(S_{yx}^2)_p = [S_{yxT}^2(n_T - 2) + S_{yxS}^2(n_T - 2)] / (n_T + n_S - 4)$$
$$= 0.001648106$$

计算两个回归系数差别的标准误：

$$S_{(bS-bT)} = [(S_{yx}^2)_p \cdot (1/l_{xxS} + 1/l_{xxT})]^{1/2} = 0.014656$$

式中，n_S 和 n_T 是 S 和 T 的剂量点数；l_{xxS} 和 l_{xxT} 是 S 和 T 的自变量 x_S、x_T 的离均差平方和。

计算 t 值：

$$t_{(v)} = |b_S - b_T| / S_{(bS-bT)} = 0.94936$$
$$v = n_S + n_T - 4 = 6$$

t 代表两个回归系数差的绝对值与其差别标准误的比，v 表示自由度。

计算出 $t_{(v)}$ 后，与 t 值表中查到的 t 值比较，$t_{0.05}(6) = 2.447$，$t_{(v)} < t_{0.05}$，$P > 0.05$，S 和 T 两个线性回归方程的回归系数 b_S 和 b_T 之间差异不具有统计学意义，即 S 和 T 两条曲线不显著偏离平行。

（3）在 TSH 国家标准品剂量—反应曲线上计算试剂盒校准品每个浓度点的实测值，以 0.4 mIU/L 浓度点为例说明：

$$\ln X = (\ln Y - 9.17) / 1.03 = [\ln(3900 - 122) - 9.17] / 0.99 = -0.99$$
$$X_{0.4} = 0.40$$

同理得出 $X_1 = 1.02$，$X_4 = 4.16$，$X_{15} = 15.87$，$X_{50} = 53.76$。

```
Obs        x
 1      0.4029
 2      1.0199
 3      4.1570
 4     15.8712
 5     53.7649
```

求各点实测值与标示值之比的平均值

$$= \sum (\text{校准品实测值} / \text{标示浓度}) / n$$
$$= (0.40/0.4 + 1.02/1 + 4.16/4.00 + 15.87/15 + 53.76/50.00)/5$$
$$= 1.04. \text{程序运行结果如下：}$$

```
Obs      a_Mean        flag

 1    1.0399353314    符合标准
```

在 $0.900 \sim 1.10$ 之间，符合要求。

（三）精密度计算

计算分析内精密度，计算方法如下：

(1) 试剂盒的剂量—反应曲线：$y=9.19+1.04x$；

(2) 根据各质控血清孔反应后的相对发光强度值（RLU）在剂量—反应曲线上推算出相应浓度值（实测值），见表 15.6。

表 15.6　质控血清浓度值（mIU/L）

名称	1	2	3	4	5	6	7	8	9	10
QC I	2.12	2.06	1.95	1.88	1.8	2.2	2.1	2.13	2.01	1.96
QC II	8.29	8.2	8.13	7.68	7.99	8.02	8.34	7.87	8.21	8.11
QC III	19.6	21.7	20.1	18.6	21.0	19.2	21.6	20.6	21.1	19.3

(3) 质控血清实测结果均值 QC I：2.02，QC II：8.08，QC III：20.3；

(4) 质控血清实测结果的标准差 $SD = \left[\sum (x-\bar{x})^2/(n-1) \right]^{1/2}$

$$QC \text{ I}：0.12，QC \text{ II}：0.20，QC \text{ III}：1.06；$$

(5) 分析内精密度用变异系数（CV）表示

$CV=$ 标准差 $SD/$ 均值 $\times 100\%$

QC I：$0.12/2.02\times100\%=6.15\%$

QC II：$0.2/8.08\times100\%=2.48\%$

QC III：$1.06/20.26\times100\%=5.22\%$

QC I、QC II 和 QC III 的变异系数均小于 10%，在可接受范围。

```
                    MEANS PROCEDURE
                     分析变量: x

     gP           均值          标准差          变异系数
     ------------------------------------------------------
     QCI         2.0211057     0.1243137      6.1507785

     QCII        8.0846062     0.2006076      2.4813534

     QCIII      20.2618528     1.0580811      5.2220355
```

（四）最低检测限计算

根据表 15.3 中"0"点的 20 个平行孔的 *RLU* 值计算分析灵敏度，算法如下：

(1) 剂量—反应曲线：$y=9.19+1.04x$；

(2) "0"剂量点 RLU 均值为 121.75，标准差 SD 为 18.88；

(3) 均值 $x+2SD=121.75+18.88\times2=159$，所对应的浓度值为：0.02mIU/L。

```
                    cut
     Obs          Off      sensitivity

      1           159       0.018375
```

（五）特异性（交叉反应）计算

——用实际测定结果表示

选取 TSH 的结构类似物 FSH、LH、HCG 3 种激素高浓度样本作为 TSH 交叉反应对照物，将 3 种激素实测 RLU 结果均值代入试剂盒剂量—反应曲线方程，结果见表 15.7。根据前文描述，这 3 种激素的特异性根据实际测定结果评价，从表 15.7 可以看出：浓度为 200IU/L 的 FSH 在本 TSH 试剂盒上的测定结果为 0.01mIU/L，浓度为 200IU/L 的 LH 在本 TSH 试剂盒上的测定结果为 0.01mIU/L，浓度为 1000IU/L 的 HCG 在本 TSH 试剂盒上的测定结果为 0.02mIU/L。均处于可以接受的水平。

表 15.7　交叉反应

结构类似物	RLU 均值	实测值
FSH(200 mIU/L)	204	0.01
LH (200 mIU/mL)	1109	0.11
HCG(1000 mIU/mL)	290	0.02

```
grp              均值           标准差          变异系数
C1(FSH)        0.0096656     0.000647901     6.7031360
C2(LH)         0.1089102     0.0130777      12.0077952
C3(HCG)        0.0194143     0.0023859      12.2894026
```

【程序 15.1】　是实现上述计算的程序

【程序 15.1】　prg15_1 非竞争性标记免疫试剂盒的性能评价

data test;

　　input value grp $ @@;

datalines;

132　blank　105　　blank 111　　blank 121　　blank……110　　blank 132　　blank　98

blank 4253　NS 3747　NS　……3852　KS　3948　KS　……554127 KS 591817 KS 21530

QC 20901 QC…… 233252 QC 212451 QC　200 C 208　C 1023 C 1195 C 275　C 305　C

；

/＊建立试剂盒剂量数据集＊/；

data doseK;

　　input dose @@;　　x＝log(dose); datalines;

0.4 1 4 15 50

; run;

/＊建立标准品剂量数据集＊/；

data doseS;

input dose @@;　　x＝log(dose); datalines;

0.4 1 4 15 50

; run;

%include "prg15_1 非竞争性标记免疫试剂盒的性能评价.sas";

二、竞争性标记免疫分析试剂盒

——总甲状腺素(TT₄)定量测定试剂盒(化学发光法)

评价 TT₄ 竞争性标记免疫分析试剂盒布孔表和实验结果如表 15.8、表 15.9 所示。

表 15.8　评价 TT₄ 试剂盒分析布孔表(mIU/L)

序号	1	2	3	4	5	6	7	8	9	10	11	12
A	0	0	0	NS3	KS2	QC1	QC1	QC2	QC3	C2		
B	0	0	0	NS3	KS2	QC1	QC1	QC2	QC3	C2		
C	0	0	0	NS4	KS3	QC1	QC2	QC2	QC3			
D	0	0	0	NS4	KS3	QC1	QC2	QC2	QC3			
E	0	0	NS1	NS5	KS4	QC1	QC2	QC3	QC3			
F	0	0	NS1	NS5	KS4	QC1	QC2	QC3	QC3			
G	0	0	NS2	KS1	KS5	QC1	QC2	QC3	C1			
H	0	0	NS2	KS1	KS5	QC1	QC2	QC3	C1			

注:0:不含校准物的样本稀释液;

NS1~NS5:国家标准品的 5 个稀释浓度点,分别是:20、40、80、160、320 $\mu g/L$;

KS1~KS5:试剂盒校准品的 5 个稀释浓度点,分别是:20、40、80、160、320 $\mu g/L$;

QC1~QC3:3 种不同浓度的质控品,靶值分别是:45、90、180 $\mu g/L$;

C1~C2:交叉反应对照物,其中 C1 是 100 $\mu g/L$ 的 T3,C2 是浓度为 100 $\mu g/L$ 的 rT3。

表 15.9　评价竞争性标记免疫分析试剂盒分析结果表(RLU)

序号	1	2	3	4	5	6	7	8	9	10	11	12
A	281579	257076	253578	73182	105251	95357	94181	59378	33739	249528		
B	262150	242127	260013	65135	89724	94103	95977	58732	33532	249071		
C	267501	281325	246632	40571	69793	96824	59529	58243	33377			
D	254433	254213	270545	36019	61760	98138	59991	57461	34156			
E	251718	260010	152784	20519	38376	92389	57257	32568	32019			
F	276013	272356	152756	18658	36880	95652	56323	32414	32279			
G	246424	249876	116206	152756	19025	94038	57778	33769	257746			
H	269845	261122	108416	147354	20023	97059	60526	33585	257746			

(一)竞争性标记免疫分析试剂盒剂量—反应曲线线性计算

表 15.10 中第一列和第三列数据为 TT₄ 试剂盒校准品标示浓度及其双孔平行测定相对发光强度均值,根据这些数据用 ln-logit 数学模型计算竞争抑制法试剂盒的剂量—反应曲线。方法如下:

(1) 自变量(剂量)X 取自然对数,$x = \ln X$(见表 15.10);

（2）分别计算各点的 RLU 均值（B）及其"净"值（$B-B_{min}$），即各点 RLU 均值—零浓度点 RLU 均值，为因变量 Y；

（3）对因变量 Y 取 logit，即 $y=\text{logit}Y, \text{logit}B/B_0=\ln[B/B_0/(1-B/B_0)]$；

（4）将 x、x^2、y、y^2、xy 各项数据列入表 15.11；

（5）计算线性回归参数：lxx、lyy、lxy：

$$lxx=\sum x^2-\left(\sum x\right)^2/n=100.8151-(21.9101)^2/5=4.8046$$

$$lyy=\sum y^2-\left(\sum y\right)^2/n=11.0397-(5.5985)^2/5=4.7711$$

$$lxy=\sum xy-\left(\sum x\times\sum y\right)/n=-29.3148+(5.5985\times21.9101)/5=-4.7821$$

（6）计算线性回归方程参数：a、b、r

$$b=lxy/lxx=-4.7821/4.8046=-0.99531$$

$$a=\left(\sum y-B\times\sum x\right)/n=(-5.5985+1.00\times21.9101)/5=3.24203$$

$$r=lxy/[(lxx\times lyy)]^{1/2}=-4.7821/(4.8046\times4.7711)^{1/2}=-0.9988$$

线性回归方程：$y=3.24203-0.99531x$，即 $\text{Logit}Y=\ln[B/B_0/(1-B/B_0)]=3.24203-0.99531\ln X$，该曲线的相关系数 r：-0.9988。

表 15.10　线性计算（1）

剂量（μg/L）(X)	Ln 剂量（x）	反应量均值（B）	B/B_0（Y）	Logit B/B_0（y）
0		260967		
20.00	2.9957	150055	0.5750	0.3023
40.00	3.6889	97488	0.3736	-0.5168
80.00	4.3820	65777	0.2520	-1.0880
160.00	5.0752	37628	0.1442	-1.7808
320.00	5.7683	19524	0.0748	-2.5152

表 15.11　线性计算（2）

剂量（μg/L）(X)	x	x^2	y	y^2	xy
20.00	2.9957	8.9742	0.3023	0.0914	0.9056
40.00	3.6889	13.6080	-0.5168	0.2671	-1.9064
80.00	4.3820	19.2019	-1.0880	1.1837	-4.7676
160.00	5.0752	25.7577	-1.7808	3.1712	-9.0379
320.00	5.7683	33.2733	-2.5152	6.3262	-14.5084
$\sum$	21.9101	100.8151	-5.5985	11.0397	-29.3148

竞争性标记免疫分析试剂盒的剂量—反应曲线线性回归计算结果为：

```
                              Analysis of Variance
                                     Sum of        Mean
         Source            DF        Squares       Square     F Value    Pr > F
         Model             1         4.75954       4.75954    1245.34    <.0001
         Error             3         0.01147       0.00382
         Corrected Total   4         4.77101

                   Root MSE              0.06182    R-Square    0.9976
                   Dependent Mean       -1.11944    Adj R-Sq    0.9968
                   Coeff Var            -5.52254

                              Parameter Estimates
                           Parameter      Standard
         Variable    DF    Estimate       Error      t Value    Pr > |t|
         Intercept   1      3.24203       0.12665      25.60      0.0001
         x           1     -0.99531       0.02820     -35.29     <.0001
```

（二）计算准确性

以甲状腺素国家标准品为对照品，计算 TT_4 试剂盒校准物质的准确性，方法如下：

（1）根据上一部分的原理，推出 TT_4 国家标准品的剂量—反应曲线为：$y = 3.50 - 1.04x$，即 $\ln[B/B_0/(1-B/B_0)] = 3.50 - 1.04\ln X$。回归结果为：

```
                              Analysis of Variance
                                     Sum of        Mean
         Source            DF        Squares       Square     F Value    Pr > F
         Model             1         5.17439       5.17439    2667.17    <.0001
         Error             3         0.00582       0.00194
         Corrected Total   4         5.18021

                   Root MSE              0.04405    R-Square    0.9989
                   Dependent Mean       -1.04522    Adj R-Sq    0.9985
                   Coeff Var            -4.21403

                              Parameter Estimates
                           Parameter      Standard
         Variable    DF    Estimate       Error      t Value    Pr > |t|
         Intercept   1      3.50235       0.09023      38.82     <.0001
         x           1     -1.03778       0.02009     -51.64     <.0001
```

（2）两条剂量—反应曲线回归系数的 t 测验。同非竞争性标记免疫分析试剂盒中的两条剂量—反应曲线回归系数的 t 测验。经计算，得出 $t_{(v)} = 1.22628$，与 t 值表中查到的值比较，$t_{0.05}(6) = 2.447$，$t_{(v)} < t_{0.05}$，$P > 0.05$，S 和 T 两个线性回归方程的回归系数 b_S 和 b_T 之间差异不具有统计学意义，即 S 和 T 两条曲线不显著偏离平行。

（3）在 TT_4 国家标准品剂量—反应曲线上计算试剂盒校准品的每个浓度点的实测值，以 $20\ \mu g/L$ 浓度点为例说明：

$B_0:260967$；

$$\ln X = \{3.50 - \ln[B/B_0/(1-B/B_0)]/1.04\}$$
$$= \{3.50 - \ln[0.575/(1-0.575)]/1.04\}$$
$$= 3.08$$
$$X_{20} = e^{3.07} = 21.829$$

同理得出 $X_{40} = 48.075$，$X_{80} = 83.327$，$X_{160} = 162.519$，$X_{320} = 329.684$。

结果如下：

```
Obs          x
 1        21.829
 2        48.075
 3        83.327
 4       162.519
 5       329.684
```

（4）实测值与标示值之比。$= \sum$（校准品实测值 / 标示浓度）$/n =$（21.83/20.00＋48.08/40.00＋83.33/80.00＋162.52/160.00＋329.68/320.00）$/5=1.076$，在 0.900～1.100 之间，符合要求。

```
      a_Mean        flag

 1.0761876596      符合标准
```

（三）精密度计算

计算分析内精密度：

（1）试剂盒的剂量—反应曲线：$y=3.242-0.995x$；

（2）根据各质控血清孔反应后的相对发光强度值在剂量—反应曲线上推算出相应浓度值（实测值），见表 15.12；

表 15.12　质控血清测定值（μg/L）

名称	1	2	3	4	5	6	7	8	9	10
QC I	45.2	46.2	44.2	43.2	47.5	45.0	46.2	44.0	46.1	44.8
QC II	88.1	87.3	92.7	94.6	91.6	86.3	88.4	89.7	90.7	92.2
QC III	183	184	175	176	175	177	177.59	173	186	185

（3）求出质控血清实测值的均值，QC I$=45.24$，QC II$=90.44$，QC III$=180.27$；

（4）求出质控血清 10 个测值的标准差 $SD=\left[\sum(x-\bar{x})^2/(n-1)\right]^{1/2}$，QC I$=1.29$，QC II$=2.67$，Q III$=4.66$；

（5）变异系数＝标准差 SD/均数$\times100\%$

QC I：$1.30/45.24\times100\%=2.87\%$

QC II：$2.69/90.44\times100\%=2.97\%$

QC III：$4.72/180.27\times100\%=2.62\%$

QCI、QCII 和 QC III 的变异系数均低于 10%，符合要求。

```
              MEANS PROCEDURE

              分析变量：x

  gP          均值          标准差          变异系数
  ---------------------------------------------------
  QCI      45.2363699      1.2972191      2.8676463

  QCII     90.4365245      2.6872214      2.9713895

  QCIII   180.2728560      4.7170517      2.6166178
  ---------------------------------------------------
```

（四）最低检测限计算

根据表 15.9 中"0"点的 20 个平行孔的 RLU 值计算分析灵敏度,具体如下:

(1) 试剂盒的剂量—拟合曲线为:$y=3.242-0.995x$;

(2) "0"剂量点 RLU 均值为 260927,标准差 SD 为 11586;

(3) 分析灵敏度计算:均值 $x-2SD=260927-2\times11586=237755$,该数值所对应的浓度值为 $2.50\mu g/L$。

```
        Obs    cutOff    sensitivity
         1     237755      2.50435
```

（五）特异性（交叉反应）计算——用交叉反应率表示

甲状腺素（T_4）、三碘甲腺原氨酸（T_3）和反三碘甲腺原氨酸（rT_3）是垂体—甲状腺轴代谢的主要激素,并且结构类似,因此,T_3 和 rT_3 是考察 TT_4 试剂盒特异性的交叉反应物质,其结果用交叉反应率表示,计算方法如下:

(1) 试剂盒的剂量—反应曲线:$y=3.242-0.995x$;

(2) 根据 RLU 算出 T_3,rT_3 的实测值（表 15.12）;

(3) 交叉反应率＝实测值/使用剂量×100%

$$T_3 \text{ 交叉反应率}=0.314/100\times100\%=0.314\%$$
$$rT_3 \text{ 交叉反应率}=1.2/100\times100\%=1.2\%$$

如前文所述,T_4 测定试剂盒与 T_3 或 rT_3 的交叉反应率在 0.314% 或 1.20% 时,不影响 T_4 的测定（表 15.13）。

表 15.13　交叉反应计算

	相对发光强度值（RLU）	实测值（$\mu g/L$)	交叉反应率		
交叉反应物质	T_3(100$\mu g/L$)	257746	257746	0.314	0.314%
	rT_3(100$\mu g/L$)	249071	249528	1.2	1.20%

```
        Obs    gp       COL1      COL2      grp    jiliang    rate
         1    C1(T3)    0.31404   0.31404   T3     100        0.31404
         2    C2(rT3)   1.16964   1.21901   rT3    100        1.19432
```

上述计算的程序见【程序 15.2】:

【程序 15.2】　prg15_2 竞争性标记免疫试剂盒的性能评价

```
data test;
  input value grp $ @@;
datalines;
281579   blank   262150   blank……246632   blank   270545   blank
152784   NS      152756   NS  ……20519    NS      18658    NS
152756   KS      147354   KS  ……19025    KS      20023    KS
95357    QC      94103    QC  ……32019    QC      32279    QC
```

257746　C 257746　C 249528　C 249071　C

```
;
/*建立试剂盒剂量数据集*/　;
data doseK;
    input dose @@;    x＝log(dose);
datalines;
20 40 80 160 320
;
/*建立标准品剂量数据集*/;
data doseS;
input dose @@;    x＝log(dose);
datalines;
20 40 80 160 320
;run;
/*建立 T3,rT3 的使用剂量*/;
data jiliang;
    input grp $3. jiliang @@;
datalines;
T3   100   rT3 100
;run;
%include "prg15_2 竞争性标记免疫试剂盒的性能评价.sas";
```

参考文献

[1]　周海钧.药品生物检定[M].北京:人民卫生出版社,2005.
[2]　贺佑丰.放射免疫分析与相关技术进展[M].北京:原子能出版社,1996.
[3]　黄颖.标记免疫分析质量控制和标准化(上)[J].标记免疫分析与临床,2006,13(3):171-174.
[4]　黄颖.标记免疫分析质量控制和标准化(下)[J].标记免疫分析与临床,2006,13(4):249-252.
[5]　徐立根.标记免疫分析的数据处理(上)[J].放射免疫学杂志,2008,21(1):51-57.
[6]　徐立根.标记免疫分析的数据处理(下)[J].放射免疫学杂志,2008,21(2):150-159.
[7]　黄颖,李海宁,白东亭,等.激素类体外诊断试剂:历史、现状和策略[J].放射免疫学杂志,2010,23(4):399-401.

黄　颖　胡江堂

第十六章　药品的生物检定法

第一节　生物检定的定义

生物检定(Bioassay)又称生物测定,是用整体动物机体的体内试验或离体器官、组织、细胞等的体外试验来测定药品的性质和生物活性,以反映其临床功能及效价的一种方法。通常生物检定主要应用于医学、药学(包括农药)、食品科学、营养学、微生物学、生化等领域。本章主要以药品检定中生物活性类的标准品标定为实例进行分析,该方法系在相同条件下比较测定的供试品(T)和标准品(S)产生相同反应时的剂量比值。要求标准品与供试品的性质相同或相似,对实验数据按生物变异的规律及实验设计的原理进行生物统计处理。

生物检定法是通过比较测定药物分子与机体或器官、组织的特定蛋白质受体结合后产生的多方面的生理反应的总和来决定供试品的效价,具有其特有的合理性,是其他任何测定法无法比拟的。各种生理反应的过程可能依次发生,也可能并行发生,分别受不同分子构型上不同部位的影响,表现出不同的生理反应或生理活性,较能反映药物对人体作用的方式。如激素分子在整体动物体内的过程,包括生物利用度、在全身或部分器官中的代谢、与血浆蛋白载体的结合、对靶器官及非靶器官细胞的相互作用等,都受激素分子结构及其特殊构型的影响。在离体器官组织中的反应过程,包括激素分子被受体捕获、使受体活化,也反映了受体对不同构型分子特征的识别,而表现出不同的生物活性。如糖蛋白激素类中的促黄体激素(LH)、促卵泡激素(FSH)和促甲状腺激素(TSH)等分子结构很相似,均由两条肽链即 α、β 两个亚单位组成,α 链完全相同,只是 β 链有差别,含碳水化合物分别为 23%、28%、22%,虽理化性质相似,但活性完全不同。目前只能用其相应的受体识别法区别它们分子结构的差异,用生物检定法测定它们的活性强度。人绒毛膜促性腺激素(Human Chorionic Gonadotrophin, HCG)和 LH 的结构相似,而且在体内产生相似的生理和药理作用。但在离体细胞灌流试验中, HCG 的作用比 LH 持久,故利用这种差别建立的体外生物检定法可区别这两种分子结构相似的激素。

以上说明生物检定法具有不同于理化方法的专属性及选择性。但由于生物检定法较理化法存在成本高、误差大等不足,目前利用生物检定法进行效价测定的药品主要是蛋白质类或肽类激素及大分子类黏多糖等。这类药品的分子结构一般较复杂,而且纯度较低。近年来,由于对药物分子结构的鉴定、分析技术的提高和 DNA 重组技术的发展以及一些蛋白质或肽类激素高纯度产品的相继问世,在愈来愈多地了解分子构型与功能的关系后,药物研究分析工作者们主张尽量减少使用动物实验,而尽快地过渡到使用简便并便于重复的测定方法,对能通过纯度检查的品种进行理化常规检验。如人生长激素,在研制阶段仍必须用生物检定法来证实其具有促进生长的作用,并通过与标准品比较测定其活性强度。一旦注册后进入常规生产的正常产品,若纯度符合规定,可用一组理化测定方法控制其产品的质量。对高纯度的单峰或单组分胰岛素的生物效价测定,也正在逐渐被理化测定法取代。此外,因生物检定伤害动物,成本高,某些国家官方制定的政策也鼓励用其他方法或材料来代替用整体动物进行的常规检验。可以预计,将会有更多的品种从生物检定法向其他方法过渡。

生物检定法虽然存在着不经济、误差大等缺点,但就药品检验及一些国家药典收载的测定方法品种表明,药物分析中不能缺少生物检定。其在药物构效关系的研究、新药的研制和药物合成中,在一些未知结构化合物活性的测定以及对药物纯化过程的引导等领域仍发挥着特定的作用。因此,生物检定工作除对药典中收载的生物检定品种的检定外,还应拓宽知识面,在以下几个方面继续发挥生物检定学科的作用。

一、加速安全有效的新药上市

生物检定可比较精确地根据分子构型上某些结构位点的改变来表达出不同的生物活性或功能,因此,生物检定工作者应灵活应用这一手段与药物合成工作者一起,以引导、筛选出疗效好和副作用小的新药。如8肽精氨酸加压素(AVP)分子中有与肾小管受体和与血管相结合的两个特异的结构位点,它通过与肾小管受体结合产生水钠潴留,与血管受体结合产生血管收缩功能,来影响肾小管的滤过率以发挥抗利尿作用(抗利尿作用与血管收缩作用为1:1)。根据分子结构与生物活性的关系,改变 AVP 分子结构,用 D-精氨酸代替 AVP 中 8 L 精氨酸及第一个氨基酸去氨基,得到可使抗利尿作用增强而对收缩血管作用很弱的 Desmopressin(两者作用比为 3000:1);以 L-鸟氨酸代替 8-精氨酸,即可得到收缩血管作用很强而抗利尿作用很小的 Ornithine。

此外,生物检定的有关人员应与新药研制人员积极配合,建立药品标准规格和检定方法。对近年来采用基因重组等高科技产品,尤其是生物活性很强的激素类品种,更应制定既可保证安全有效,又能切实可行的质量标准。若在新产品研制早期,检定与生产密切配合,共同制定质量标准,建立测定方法,并着手研制标准品,则可促进安全有效的药品尽早上市。

二、激素类标准品或对照品原料的挑选及标定

生物检定用国际和国家标准品必须经不同的实验室采用常用的生物检定法协作标定,结果经统计处理,合并计算后才能确定其生物效价单位数。有些用于免疫或理化测定的激素类国际参考试剂也用生物检定法进行测定,以确定其具有该激素应有的特殊活性后,才能作为该品种的免疫或理化测定用的标准物质。因某些激素生物活性中心和免疫活性中心处于不同的位点,一些产品的免疫效价与生物效价比例常不相同。如 HCG,有时结构中活性中心受损伤,但其理化性质不一定发生改变。而 HCG 的体内生物检定法能准确地反映出加速降解后的不同生物效价,但放射免疫和理化测定法相关性则较差。因此,WHO 在建立激素品种的生物或免疫标准品时都同时采用生物检定法和免疫测定法进行标定。如建立基因工程产品 r-HGH 第一次国际参考试剂时,也采用多种体内外生物检定法和理化法一起进行协作标定,以使生物单位等效安全地向理化单位过渡,同时保持用不同方法测定的产品在临床上剂量的连续性。

三、促进生物检定品种安全稳妥地向简易灵敏的方法过渡

一般来说,生物检定法存在比较费时、精密度较差、不易掌握、成本相应高于理化法的缺

点,但在一种药物还没有合适的理化定量方法之前,必须直接使用生物活性来控制其质量。随着产品纯度的提高或理化测定方法条件的成熟,应及时地进行方法改进或更替的对比研究,使之与生物检定法控制的质量标准等效、安全,进而能迅速地向新方法过渡。

四、用生物检定法控制中药及其制剂的质量

中药是我国的国宝,长期依靠传统的鉴别法区别其真伪优劣。为了不断提高中药的质量,现已采用了一些理化测定方法对其中某一两个成分进行定性或定量,但往往只能测定其中仅占千分之几比例的微量成分,而且该成分还不一定是主要发挥临床作用的物质。故这种质量控制方法难以全面反映整个药品或制剂的质量。

用生物活性指标评价中药质量早有记载。结合中药及其制剂的主治功能或毒副作用,寻找在生物体(包括整体动物、器官、组织、细胞等)上的适宜反应,以比较其作用强度,可以直观地反映其特定品质和总体含量或效价。如在洋地黄的生物检定上,前人就进行了成功的尝试,并一直沿用至今。对乌头、莨菪、麦角、海葱、大麻等也用生物检定测定其作用强度以指导用药,从而避免了临床上使用的实际剂量不足或过量。

目前,生物检定工作者可利用现代的技术设备,发挥生物检定特有的可反映药品全貌的特性,大范围地应用于中药及其制剂质量的控制,进而使传统中药被更好地开发和利用。

第二节 生物检定法的实验设计类型和统计方法

在生物测定的实验过程中,为避免动物(或器官)的个体差异,保持实验资料的均衡性和可比性,一般是以供试品和标准品同时进行比较,并同时采用不同类型的实验设计方案,如完全随机设计(即平行设计,属于单向方差分析)、随机区组设计(属于双向方差分析)、拉丁方设计及交叉设计等,其中尤以交叉设计法更为医药界所广泛使用。通过这些不同的实验设计,使外部因素的影响可在对比中相互抵消,因此,在生物检定中,正确的实验设计非常重要。有关这些实验设计方法的详细介绍,可参见本书第三章。

由于生物检定的目的是比较两种或多种药品的效力大小,因此,该类资料的统计分析也有其独特的特点。虽然它也需要我们掌握多种统计方法的基础,如 Student t 检验法、方差分析、皮尔森(Pearson)卡方和回归分析等,但它并非全部以基本统计方法对各处理组的平均值进行差异显著性比较,而是常常以其比值来重点阐述两者间的相对效价,尤其是在该类实验的设计时,一般都尽量使两个处理组之间的反应值趋于一致,借此以其中一个为标准,计算另一个的相对效价。

对于两个(或多个)样品的多个剂量的实验资料,在进行比较时,都以生物检定统计法为主,因为该统计方法是以各实验资料的线性反应结果为比较对象,主要用于反映各样品的效力大小差异,而不是仅仅关注各处理平均值是否有显著性差异。

生物检定的统计法按使用的剂量多少、生物效应的反应特点等不同可分为:

一、直接测定法

将药品以一定浓度直接注射于生物体,视其反应(如死亡)的剂量或一定剂量的反应时间长短,以比较或检定其药效。当药物作用发挥较快,反应指标(如死亡、心跳停止跳动)明确可

靠,能清楚地分辨并记录达到(或未达到)该特定反应指标的阈剂量或称最小效量者,可用直接测定法,如洋地黄的鸽法效价测定等。直接测定法仅适于作用发挥较快的药物,大都以单剂量进行相对效价估算。由于各生物存在个体差异,反应时间不一定准确,因此该法在生物检定中应用较少。而通常使用多剂量检定的间接法。在进行相对效力的计算时,一般都对效应(因变量)进行对数转换。但其基本原理很重要,能有助于阐明药物剂量与反应关系的基本理论,尤其对质反应更为重要。因为 logMED 频数的正态分布是推导质反应对数剂量和反应百分率的 S 曲线以及和反应百分率各种函数的直线关系的基础,也是质反应间接测定和半数效量测定的理论基础。直接测定法常用的实验设计有随机设计和配对交叉设计。这里仅介绍洋地黄类药物鸽法效价的随机设计测定实验。而对用于家兔垂头法测定筒箭毒的效价的配对交叉设计这里不再介绍。

二、多剂量的量反应资料检定法

一般生物体对不同剂量的反应通常是渐增或渐减的,这类资料经过一定的回归转换(如对数转换)可以转化成直线。当两种物品(如标准品和待测品)的剂量与反应值之间呈直线或经转换后都呈直线关系后,若两回归直线平行,则采用平行线检定法;若两直线不平行,则采用斜率比较法。

(一)量反应平行线法 (Parallel Line Assay)

用于比较两药品与反应值所构成的回归直线是平行的条件下。该法在生物检定中,特别是在生物效价测定中最为常见,一般用于标准品估计待测品的效价。两种物品各分为几个不同浓度的剂量,以此不同剂量为自变量,两种物品在不同剂量下在生物体内所发生的反应值为因变量建立回归模式。两物品各进行回归模式的直线性检定及两直线平行性检定后,再进行两物品的效价比较。

按剂量多少可分为 $2 \times 2, 3 \times 3, 4 \times 4$ 法等。按实验设计可分为限制性(限定每次实验动物的体重或出生日期)的完全随机设计(如绒促性素、尿促性素、孕马血清等生物效价测定)和随机区组设计(肝素、缩宫素等生物效价测定);双交叉设计(胰岛素生物效价测定—小鼠血糖法等)。按各药品的剂量单位与剂距分不同和相同两种情况,这时所用比较方法也不尽相同。

(二)斜率比较法 (Slope Ratio Assay)

用于比较两药品与反应值所构成的回归直线不平行的条件下。由于这里主要谈生物标准品的标定或检验,涉及该法较少,故这里不再详述。

二、多剂量的质反应资料检定法

质反应资料属于二项分布(Binominal Distribution),即在一物品用量下,供试生物体只有反应(Effect)与无反应(Noneffect)两种反应资料。该种资料常见于 LD_{50} 的计算等。当用于进行效价比较时,常使用概率分析法(Probit Analysis)和 Logit 分析(Logit Analysis)两种方式。具体可参见本书的第十九章。

第三节　生物检定法的实验举例

一、直接测定法

【例 16.1】　洋地黄叶生物效价的鸽测定法。[1]

1. 标准品溶液的配制和稀释

精密称取一定量的洋地黄标准品,注意避免吸湿,置带盖的三角瓶中,按每克洋地黄标准品的标示单位数,精密加入 76%乙醇配成含 1 U/mL 的标准品溶液,密封瓶口,用摇床连续振摇 1 h 进行提取。提取液静置片刻,用滤纸片过滤(过滤速度要快,防止挥发),得 1.0 U/mL 的溶液,滤液密封,置于 4~8℃冷藏备用,如无沉淀析出可用一个月。

实验当日,精密量取一定量的标准品溶液,用 0.9%氯化钠注射液 30 倍(1→30)稀释,供实验使用。

2. 供试品溶液的配制和稀释

先将供试品叶粉碎(与标准品粉末相似),精密称适量,按估计效价或标示效价与标准品溶液的配制和稀释同样配制。

3. 动物

使用正常健康的鸽子,体重在 250~400 g 左右,在实验前给鸽子禁食 16~24 h,正常饮水。实验时称取体重,一次实验中鸽子间体重相差不得超过 100 g。

4. 检定法

取上述动物,分成两组,每组不得少于 6 只,一组为标准品组,另一组为供试品组,两组间鸽子的体重等一切条件应尽量一致,将鸽子仰缚固定在适宜的固定板上(颈部、翅膀、脚部分别固定),在一侧翼静脉处拔除羽毛,露出翼静脉,插入一适宜的与最小刻度为 0.02 mL 滴定管相连的输液针头,缓慢注入标准品或供试品稀释液,开始时一次注入 0.5 mL,然后以每分钟 0.2 mL 等速连续注入(在整个过程中可按表 16.1 随时核对已注入的药液总量是否符合在规定速度下应注入的药液总量,其相差不得超过 0.4 mL),直到鸽子中毒死亡为止。鸽子死亡前有强烈的颤抖、恶心呕吐、排便等现象发生,直至出现瞳孔迅速放大,呼吸停止为终点。记录鸽子的死亡时间和注入稀释液的总量。稀释液的总量换算成每千克体重动物致死量按《中国药典》二部附录 XIV[2]《生物检定统计法》中的直接测定法来计算生物效价及实验误差,要求本法的可信限率在 15%以下。

洋地黄叶效价测定结果见表 16.2。

表 16.1　注入药液速度核对表

min	mL	min	mL	min	mL	min	mL
0	0.5	5	1.5	10	2.5	15	3.5
1	0.7	6	1.7	11	2.7	16	3.7
2	0.9	7	1.9	12	2.9	17	3.9
3	1.1	8	2.1	13	3.1	18	4.1
4	1.3	9	2.3	14	3.3	19	4.3

min	mL	min	mL	min	mL	min	mL
20	4.5	35	7.5	50	10.5	65	13.5
21	4.7	36	7.7	51	10.7	66	13.7
22	4.9	37	7.9	52	10.9	67	13.9
23	5.1	38	8.1	53	11.1	68	14.1
24	5.3	39	8.3	54	11.3	69	14.3
25	5.5	40	8.5	55	11.5	70	14.5
26	5.7	41	8.7	56	11.7	71	14.7
27	5.9	42	8.9	57	11.9	72	14.9
28	6.1	43	9.1	58	12.1	73	15.1
29	6.3	44	9.3	59	12.3	74	15.3
30	6.5	45	9.5	60	12.5	75	15.5
31	6.7	46	9.7	61	12.7	76	15.7
32	6.9	47	9.9	62	12.9		
33	7.1	48	10.1	63	13.1		
34	7.3	49	10.3	64	13.3		

表 16.2 洋地黄叶效价测定结果

标准品组

编号	鸽子重(g)	稀释液致死量(mL)	稀释液最小致死量(mL/kg)
1	380	12.68	33.37
2	298	11.49	38.56
3	312	10.64	34.10
4	397	15.00	37.78
5	346	12.40	35.84
6	354	11.71	33.08

供试品组

编号	鸽子重(g)	稀释液致死量(mL)	稀释液最小致死量(mL/kg)
1	300	10.00	33.33
2	364	14.80	40.66
3	337	11.30	33.53
4	278	10.50	37.77
5	332	11.91	35.87
6	364	12.05	33.10

本实验将标准品和供试品分成两组同时进行给药,以避免不同时间对试验的影响。

【程序 16.1】 prg16_1 直接检定法程序

```
options nodate nonumber;
title;
*r=剂间比例 m=每组例数 AT=估计效价 DS=标准组剂量 DT=测试品剂量;
data exp16_1D;
input m AT DS DT;
  file print;
  put '分析日期   '"&sysdate9";
  put 'T 估计效价'AT 9.2 'IU/g;
Cards;
2 10 0.00 0.00
;
run;
Data exp16_1;          *定义数据集,输入原始数据;
  Input no DS DT;             *  输入测量值;
  lgDS=log10(DS);
  lgDT=log10(DT);
Cards;
1   33.37   33.33
2   38.56   40.66
3   34.10   33.53
4   37.78   37.77
5   35.84   35.87
6   33.08   33.10
;
%include "prg16_1 直接检定法程序.sas";
```

分析日期   02AUG2010

T 估计效价   10.00IU/g

数据列表

原始数据		对数转换后数据	
DS	DT	lgDS	lgDT
33.37	33.33	1.5234	1.5228
38.56	40.66	1.5861	1.6092
34.10	33.53	1.5328	1.5254
37.78	37.77	1.5773	1.5771

| 35.84 | 35.87 | 1.5544 | 1.5547 |
| 33.08 | 33.10 | 1.5196 | 1.5198 |

效价强度比值的对数 M 之标准误 $Sm=0.018702$；

测得效价 $P_T=9.94$ IU/支；

测得效价的可信限率为 $FL=9.610\%$；

测得效价的可信限范围为 $9.03\sim10.94$ IU/支。

二、量反应平行线法

在数量反应的指标中，当对数剂量和反应(或反应的函数)呈直线关系，且供试品(T)和标准品(S)的作用性质相同时，S 和 T 的对数剂量和反应关系的两条直线则相互平行。量反应的平行线测定就是应用 S 和 T 的平行直线关系，用统计分析方法计算出 S 和 T 的等反应剂量，从而对比出供试品的效价 P_T 的一种检定方法。因此，量反应平行线测定属于间接测定等反应剂量的方法。量反应平行线测定中常用的实验设计包括完全随机、随机区组、交叉设计、拉丁方设计等。下面以肝素效价测定的随机区组设计、绒毛膜促性腺激素效价测定的限制性完全随机设计和胰岛素效价的交叉设计为例进行介绍。

（一）肝素生物检定的随机区组设计

本法系比较肝素标准品(S)与供试品(T)延长新鲜兔血或兔、猪血浆凝结时间，来测定供试品的效价[1]。

1. 标准品溶液的配制

精密称取肝素标准品适量，按标示效价加灭菌水配成每 1 mL 中含 100IU 的溶液，分装于适宜的容器内，4～8℃贮存，如无沉淀析出，可在 3 个月内使用。

2. 标准品稀释液的配制

试验当日，精密量取标准品溶液，按高、中、低剂量组(ds_H、ds_M、ds_L)用 0.9％氯化钠溶液配成 3 种浓度的稀释液，相邻两浓度的比值(r)应相等；调节剂量使低剂量组各管的平均凝结时间应比不加肝素的对照管组明显延长。高剂量组各管的平均凝结时间，用新鲜兔血者，以不超过 60 min 为宜，其稀释液一般可配成每 1 mL 中含肝素 2～5IU，r 为 1：0.7 左右；用血浆者，以不超过 30 min 为宜，其稀释液一般可配成每 1mL 含肝素 1～4IU，剂间比 r 为 1：0.85 左右。

3. 供试品溶液及其稀释液的配制

按供试品的标示量或估计效价(A_T)，照标准品溶液与稀释液的配制法配成高、中、低(d_{TH}、d_{TM}、d_{TL})3 种浓度的稀释液。相邻两浓度之比值(r)应与标准品相等，供试品与标准品各剂量组的凝结时间应相近。

4. 血浆的制备

迅速收集新鲜猪血置预先放有 8％枸橼酸钠溶液的容器中，枸橼酸钠溶液与血液容积之比为 1：19，边收集边轻轻振摇，混匀，迅速离心约 20 min(离心力不超过 1500×g 为宜，g 为重力常数)后，立即吸出血浆。分次离心的血浆需混匀后，取 1 mL 放入清洁的小试管中，加入 1％的氯化钙溶液 0.2 mL 用倒管法混合均匀，置 37±0.5℃恒温水浴中，在 5 min 内凝结的血浆可用于实验。将该血浆分成若干份(每份 50～100 mL)分装于适宜容器内,低温冻结贮存(≤−20℃)。临用时置小于 37±0.5℃水浴中融化,用二层纱布或快速滤纸滤过,使用过程中 4～8℃放置。

5. 测定法

(1)血浆法。取上述规格的小试管若干支,分别加入血浆一定量,置 37±0.5℃恒温水浴中预热 5～10 min后,依次在每管加入一种浓度的标准品或供试品稀释液及 1%氯化钙溶液,每种浓度不得少于 3 管,各浓度的试管支数相等,血浆、肝素稀释液和氯化钙溶液的加入量分别为 0.5 mL、0.4 mL 和 0.1 mL 或 0.8 mL、0.1 mL 和 0.1 mL,加入氯化钙溶液后,立即混匀(常用倒管法),应避免产生气泡,并开始计算时间,注意观察并记录各管凝结时间。将各管凝结时间换算成对数,照《中国药典》二部附录 XIV[2]《生物检定统计法》中的量反应平行线测定法计算效价及实验误差。血浆法的可信限率 FL(%)不得大于 10%。

【例 16.2】 用猪血浆法测定肝素钠原料的效价(用倒管法观察终点)。

本法系比较肝素标准品(S)和供试品(T)延长猪血浆凝结时间的程度,以决定供试品效价的一种方法。标准品溶液和供试品溶液的配制同兔全血法肝素生物效价测定法。

1)标准品溶液(S)的稀释:

取 100IU/mL 0.9 mL+0.9%氯化钠注射液 8.1 mL→9.0 mL 10IU/mL

取 10IU/mL 0.58 mL+0.9%氯化钠注射液 1.03 mL→1.61 mL 3.61IU/mL(dSH)

取 10IU/mL 0.49 mL+0.9%氯化钠注射液 1.11 mL→1.60 mL 3.07IU/mL(dSM)

取 10IU/mL 0.42 mL+0.9%氯化钠注射液 1.19 mL→1.61 mL 2.61IU/mL(dSL)

剂间比 $r=0.85$

2)供试品溶液(T)的稀释:

供试品(T)的估计效价为 200IU/mg

取 100IU/mL 0.9 mL+0.9%氯化钠注射液 8.1 mL→9.0 mL 10IU/mL

取 10IU/mL 0.58 mL+0.9%氯化钠注射液 1.03 mL→1.61 mL 3.61IU/mL(dTH)

取 10IU/mL 0.49 mL+0.9%氯化钠注射液 1.11 mL→1.60 mL 3.07IU/mL(dTM)

取 10IU/mL 0.42 mL+0.9%氯化钠注射液 1.19 mL→1.61 mL 2.61IU/mL(dTL)

剂间比 $r=0.85$

因为猪血浆在血浆制备时均符合要求(当时凝结时间为 4～5 min),经过冷冻后再次在小于 37℃水浴中融化过滤后使用时发现低、中剂量肝素浓度能够凝结,而高剂量肝素浓度在大于 60 min 时仍然不凝结,所以这时要对血浆进行稀释。用 1 mL 血浆加入 0.2 mL 的氯化钠注射液混匀,用该浓度的血浆 0.8 mL,标准品 0.1 mL,供试品 0.1 mL,1%氯化钙 0.1 mL 进行实验,实验结果见表 16.3。

表 16.3　猪血浆法测定结果

组别	dSL 2.61IU/mL	dSM 3.07IU/mL	dSH 3.61IU/mL	dTL 2.61IU/mL	dTM 3.07IU/mL	dTH 3.61IU/mL
	min/logmin	min/logmin	min/logmin	min/logmin	min/logmin	min/logmin
反应值	5.0/0.699	13.0/1.114	25.0/1.398	5.0/0.699	14.5/0.146	26.5/1.423
	8.0/0.9031	10.5/1.021	31.5/1.498	6.0/0.7782	9.0/0.9542	21.0/1.322
	6.0/0.7782	13.0/1.114	34.0/1.531	6.0/0.7782	9.0/0.9542	22.5/1.352

【程序 16.2】　prg16_2 猪血浆测肝素的量反应平行线程序

```
options nodate nonumber；
title；
 * r＝剂间比例 m＝每组例数 AT＝估计效价 DS＝标准组剂量 DT＝测试品剂量；
data exp16_2D；
input ra m AT DS1 DS2 DS3 DT1 DT2 DT3；
    file print；
    put '分析日期  ' "&sysdate9"；
    put 'S 大 剂 量  'DS2 9.2；
    put 'T 大 剂 量  'DT2 9.2；
    put 'T 估计效价  'AT 9.2 'IU/g'；
    put '剂 间 比  'ra 9.2；
Cards；
0.85 3 200 2.61 3.07 3.61 2.61 3.07 3.61
；
run；
Data exp16_2；              * 定义数据集,输入原始数据；
    Input no SL SM SH TL TM TH；              *  输入测量值；
    lgSL＝log10(SL)；lgSM＝log10(SM)；lgSH＝log10(SH)；lgTL＝log10(TL)；
lgTM＝log10(TM)；lgTH＝log10(TH)；
    Cards；
1 5.0 13.0 25.0 5.0 14.5 26.5
2 8.0 10.5 31.5 6.0 9.0  21.0
3 6.0 13.0 34.0 6.0 9.0  22.5
；
run；
%include "prg16_2 猪血浆测肝素的量反应平行线程序.sas"；
分析日期      02AUG2010
S 大剂量      3.07
T 大剂量      3.07
```

T 估计效价　　200.00IU/g

剂间比　　　　0.85

数据列表

	原始数据					对数变换后数据					
SL	SM	SH	TL	TM	TH	lgSL	lgSM	lgSH	lgTL	lgTM	lgTH
5.00	13.00	25.00	5.00	14.50	26.50	1.6094	2.5649	3.2189	1.6094	2.6741	3.2771
8.00	10.50	31.50	6.00	9.00	21.00	2.0794	2.3514	3.4500	1.7918	2.1972	3.0445
6.00	13.00	34.00	6.00	9.00	22.50	1.7918	2.5649	3.5264	1.7918	2.1972	3.1135

方差分析表

误差来源	自由度	差方和	方差	F	P
试品间	1	0.02235	0.02235	2.993	0.11432
回归	1	1.26094	1.26094	168.866	0.00000
偏离平行	1	0.00351	0.00351	0.470	0.50872
二次曲线	1	0.00760	0.00760	1.018	0.33689
反向二次曲线	1	0.00026	0.00026	0.035	0.85596
不同剂量间	5	1.29465	0.25893	34.676	0.00001
区组(行)间	2	0.00008	0.00004	0.005	0.99465
误差	10	0.07467	0.00747	—	—

效价强度比值的对数 M 之标准误 $S_m = 0.009085$；

测得效价 $P_T = 193.06$ IU/支；

测得效价的可信限率为 FL=4.658%；

测得效价的可信限范围为 184.07～202.05 IU/支。

本法效价计算同后面的兔全血法,测得效价的可信限率 FL(%)不得大于 5%。可靠性测验中回归项必须非常显著($P<0.01$)；偏离平行项不显著($P>0.05$)；二次曲线、反向二次曲线项不显著($P>0.05$),这样实验才是可靠、成立的,所测定的结果才符合要求。

本实验必须至少同时用标准品高、中、低 3 个浓度和样品高、中、低 3 个浓度管进行操作,若使用双管平行,应至少重复一次。否则,应以三管平行测得的结果为准。

（2）新鲜兔血法

取管径均匀(0.8 cm×3.8 cm 或 1.0 cm×7.5 cm)、清洁干燥的小试管若干支,每管加入一种浓度的标准品或供试品稀释液 0.1 mL,每种浓度不得少于 3 管,各浓度的试管支数相等,取刚抽出的兔血适量,分别注入小试管内,每管 0.9 mL,立即混匀,避免产生气泡,并开始计算时间。将小试管置 37±0.5℃恒温水浴中,从动物采血时起至小试管放入恒温水浴的时间不得超过 3 min,注意观察并记录各管的凝结时间。

【例 16.3】 用兔全血法测定肝素钠原料的效价(用倒管法观察终点)。

兔全血法的可信限率 FL(%)不得大于 10%。

标准品：第 11 批肝素钠国家标准品,批号：0509-9911,标示效价为 204IU/mg。

(1) 标准品溶液(T)的配制。

取肝素钠标准品1支,放置室温,用砂轮在小管中间划痕,将内容物倒入一头底部,双手握住小管(小管平放),沿着划痕处掰开,断裂处用干净干燥的绸布等擦去玻璃渣,称取肝素钠的重量(mg),配制成100IU/mL的标准品浓溶液,实验时根据需要稀释成高、中、低3种浓度的标准品稀释液。

$$17.5 \text{ mg} \times 204\text{IU/mg} = 3570\text{IU}$$

加入35.70 mL煮开放凉的蒸馏水溶解,得100IU/mL的溶液

取100IU/mL 0.9 mL+0.9%氯化钠注射液8.1 mL→9 mL 10 IU/mL

取10IU/mL 3 mL+0.9%氯化钠注射液4.5 mL→7.5 mL 4 IU/mL(dSH)

取10IU/mL 1.4 mL+0.9%氯化钠注射液3.6 mL→5 mL 2.8IU/mL(dSM)

取10IU/mL 1.96 mL+0.9%氯化钠注射液8.04 mL→10 mL 1.96IU/mL(dSL)

(2) 供试品溶液(T)的配制。

供试品的估计效价为150IU/mg,总计5.14 mg×150IU/mg=771IU

加入7.71 mL煮开放凉的蒸馏水溶解,得100IU/mL的溶液。同标准品溶液的配制法配制

取100IU/mL 0.9 mL+0.9%氯化钠注射液8.1 mL→9 mL 10IU/mL

取10IU/mL 3 mL+0.9%氯化钠注射液4.5 mL→7.5 mL 4IU/mL(dTH)

取10IU/mL 1.4 mL+0.9%氯化钠注射液3.6 mL→5 mL 2.8IU/mL(dTM)

取10IU/mL 1.96 mL+0.9%氯化钠注射液8.04 mL→10 mL 1.96IU/mL(dTL)

剂间比 r=0.7

测定结果见表16.4。

表16.4 兔全血法测定结果

组别	dSL 1.96IU/ML	dSM 2.80IU/ML	dSH 4.00IU/ML	dTL 1.96IU/ML	dTM 2.80IU/ML	dTH 4.00IU/ML
	Min/logmin	Min/logmin	Min/logmin	Min/logmin	Min/logmin	Min/logmin
反应值	18.67/1.271	32.25/1.509	46.50/1.667	17.83/1.251	32.17/1.507	52.83/1.723
	20.50/1.312	32.83/1.516	53.33/1.727	21.00/1.322	33.33/1.523	55.00/1.740
	23.00/1.362	33.00/1.519	54.33/1.735	21.33/1.329	39.50/1.597	55.33/1.766

在计算时,用量反应平行线(3×3)随机区组实验设计,进行可靠性测验及生物效价的计算(实验原始数据要用对数转换)。

【程序16.3】 prg16_3 兔全血测肝素的33法量反应平行线程序

```
options nodate nonumber;
title;
* r=剂间比例 m=每组例数 AT=估计效价 DS=标准组剂量 DT=测试品剂量;
data exp16_3D;
input r m AT DS1 DS2 DS3 DT1 DT2 DT3;
  file print;
  put '分析日期' "&sysdate9";
```

```
    put 'S 大 剂 量' DS2 9.2;
    put 'T 大 剂 量' DT2 9.2;
    put 'T 估计效价' AT 9.2 'IU/g';
    put '剂 间 比' r 9.2;
Cards;
0.7 3 150 1.96 2.80 4.00 1.96 2.80 4.00
;
run;
Data exp16_3;              * 定义数据集,输入原始数据;
    Input no SL SM SH TL TM TH;           *  输入测量值;
    lgSL=log10(SL); lgSM=log10(SM); lgSH=log10(SH); lgTL=log10(TL);
lgTM=log10(TM); lgTH=log10(TH);
Cards;
1 18.67 32.25 46.50 17.83 32.17 52.83
2 20.50 32.83 53.33 21.00 33.33 55.00
3 23.00 33.00 54.33 21.33 39.50 55.33
;
run;
%include "prg16_3 兔血浆测肝素的 33 法量反应平行线程序.sas";
```

分析日期　　　02AUG2010
S 大剂量　　　2.80
T 大剂量　　　2.80
T 估计效价　　150.00IU/g
剂间比　　　　0.70

数据列表

原始数据						对数变换后数据					
SL	SM	SH	TL	TM	TH	lgSL	lgSM	lgSH	lgTL	lgTM	lgTH
18.67	32.25	46.50	17.83	32.17	52.83	1.2711	1.5085	1.6675	1.2512	1.5075	1.7229
20.50	32.83	53.33	21.00	33.33	55.00	1.3118	1.5163	1.7270	1.3222	1.5228	1.7404
23.00	33.00	54.33	21.33	39.50	55.33	1.3617	1.5185	1.7350	1.3290	1.5966	1.7430

方差分析表

误差来源	自由度	差方和	方差	F	P
试品间	1	0.00077	0.00077	1.63	0.23062
回归	1	0.51613	0.51613	1086.39	0.00000
偏离平行	1	0.00118	0.00118	2.48	0.14608
二次曲线	1	0.00069	0.00069	1.45	0.25552
反向二次曲线	1	0.00049	0.00049	1.03	0.33430
不同剂量间	5	0.51926	0.10385	218.60	0.00000
区组(行)间	2	0.01065	0.00532	11.20	0.00280
误差	10	0.00475	0.00048	—	—

效价强度比值的对数 M 之标准误 Sm＝0.007698；

测得效价 P_T＝153.42 IU/支；

测得效价的可信限率为 FL＝3.951％；

测得效价的可信限范围为 147.50～159.62 IU/支。

本法需要标准品和供试品的高、中、低剂量同时重复 3 次或 3 次以上实验，才能计算 1 个结果。在计算结果分析时，本实验要求可靠性测验中回归项必须非常显著（$P<0.01$）；偏离平行项不显著（$P>0.05$）；二次曲线、反向二次曲线项不显著（$P>0.05$）；兔全血法测得效价的可信限率 FL（％）不得大于 10％。这样实验是可靠、成立的，测定结果才符合要求。

本实验时必须至少同时用标准品高、中、低 3 个浓度和供试品高、中、低 3 个浓度管进行操作，若使用双管平行，至少重复一次。否则，需要以三管平行测得的结果为准。

（二）绒促性素生物测定的限制性完全随机设计

本法系比较绒促性素标准品（S）与供试品（T）对幼小鼠子宫增重的作用，来测定供试品的效价[1]。

【例 16.4】　绒促性素生物效价测定实例。

1. 标准品溶液（S）的配制

试验当日，按绒促性素标准品的标示效价加 0.1％牛血清白蛋白生理盐水溶液配成每 1 mL 中含 10 单位的溶液，充分溶解后，再用 0.1％牛血清白蛋白生理盐水溶液按高、中、低剂量组（d_{SH}、d_{SM}、d_{SL}）配成 3 种浓度的稀释液，相邻两浓度之比值（r）应相等，且不得大于 1：0.5。一般高浓度稀释液可配成每 1 mL 中含 0.18～0.60 单位。调节剂量使低剂量组子宫较正常子宫明显增重，高剂量组子宫增重不致达到极限。稀释液置 4～8℃中储存，可供 3 日使用。

2. 供试品溶液（T）的配制

按供试品的标示量或估计效价（A_T），同标准品溶液的配制法配成高、中、低（d_{TH}、d_{TM}、d_{TL}）3 种浓度的稀释液，相邻两浓度之比值（r）应与标准品相等，供试品与标准品各剂量组所致反应平均值应相近。

3. 测定法

取健康合格，出生 17～23 日、体重 10～13 g、同一来源的雌性幼小鼠，一次实验所用幼小鼠的出生日数相差不得超过 3 日，体重相差不得超过 3 g；按体重随机分成 6 组，每组不少于 15 只，每日于大致相同的时间分别给每鼠皮下注入一种浓度的标准品或供试品稀释液 0.2 mL，每日一次，连续注入 3 次，于最后一次注入 24 h 后，将动物处死，称体重，解剖，于阴道和子宫交接处剪断，摘出子宫，剥离附着的组织，去掉卵巢，压子宫内液，直接称重（精密至 0.1 mg），照《中国药典》二部附录 XIV[2]《生物检定统计法》中的量反应平行线测定法计算效价及实验误差。

本法的可信限率 FL（％）不得大于 25％。

4. 标准品溶液（S）的配制

第四批国际标准品，批号：75/589；效价：650IU/支

用 6.5 mL 0.1％牛血清白蛋白生理盐水溶液完全洗出内容物，充分混匀，得 100IU/mL 溶液。

取 100IU/mL 0.9 mL＋8.1 mL 0.1％牛血清白蛋白生理盐水溶液→9 mL 10IU/mL

取 10IU/mL 0.36 mL＋19.64 mL 0.1‰牛血清白蛋白生理盐水溶液→20 mL 0.18IU/mL(d_{SH})

取 10IU/mL 0.216 mL＋19.784 mL 0.1‰牛血清白蛋白生理盐水溶液→20 mL 0.108IU/mL(d_{SM})

取 10IU/mL 0.13 mL＋19.87 mL 0.1‰牛血清白蛋白生理盐水溶液→20 mL 0.065IU/mL(d_{SL})

5. 样品溶液的配制

样品批号:F;估计效价:按 200IU/支

用 2mL 0.1‰牛血清白蛋白生理盐水溶液完全洗出内容物,充分混匀,得 100IU/mL 溶液。

取 100IU/mL 0.9 mL＋8.1 mL 0.1‰牛血清白蛋白生理盐水溶液→9 mL 10IU/mL

取 10IU/mL 0.36 mL＋19.64 mL 0.1‰牛血清白蛋白生理盐水溶液→20 mL 0.18IU/mL(d_{FH})

取 10IU/mL 0.216 mL＋19.784 mL 0.1‰牛血清白蛋白生理盐水溶液→20 mL 0.108IU/mL(d_{FM})

取 10IU/mL 0.13 mL＋19.87 mL 0.1‰牛血清白蛋白生理盐水溶液→20 mL 0.065IU/mL(d_{FL})

标准品及供试品相邻两浓度的比值应相等,且不得大于1:0.5。

6. 动物及分组

中国药品生物制品检定所实验动物种子中心提供,SPF 级昆明种小鼠,♀,出生日期 20～21 d,体重 11～13 g,105 只。

7. 实验操作

动物按体重均匀分成 6 组,每组 15 只,余下为空白组(仅作参考,不用于计算)。各实验组每鼠皮下注射一种浓度溶液 0.2 mL;空白组每鼠皮下注射 0.1‰牛血清白蛋白生理盐水溶液 0.2 mL。每日相同时间注射一次,连续注射 3 d。动物于最后一次给药 24 h 后,用乙醚麻醉后处死,称取体重,解剖,取出子宫,放在用生理盐水湿润的滤纸片上,剥离附着的组织,去掉卵巢,用滤纸压干子宫内液,直接称重(精密至 0.1 mg),3.3 法量反应平行线测定法计算效价及实验误差。实验记录见表 16.5。

表 16.5 绒促性素生物效价测定记录

组别	d_{SL}		d_{SM}		d_{SH}		d_{FL}		d_{FM}		d_{FH}		空白	
剂量	0.065IU/mL		0.108IU/mL		0.180IU/mL		0.065IU/mL		0.108IU/mL		0.180IU/mL		0.5%CMC	
	器官重	体重	器官重	体重	器官重	体重	器官重	体重	器官重	体重	器官重	体重	器官重	体重
	24.0	19	51.3	19	74.5	17	41.4	19	50.1	18	84.5	18	11.1	17
	21.5	16	57.4	19	53.2	16	35.0	16	40.9	18	72.6	17	9.3	15
反应值	14.4	16	28.0	16	66.4	17	25.3	16	72.7	19	46.2	16	9.8	15
	17.7	15	43.9	17	69.8	18	36.6	17	31.8	15	57.7	19	9.7	16
	27.1	18	78.6	20	58.9	15	12.3	15	47.3	17	56.0	19	7.6	17

续表

组别	d_{SL}		d_{SM}		d_{SH}		d_{FL}		d_{FM}		d_{FH}		空白	
剂量	0.065IU/mL		0.108IU/mL		0.180IU/mL		0.065IU/mL		0.108IU/mL		0.180IU/mL		0.5%CMC	
	器官重	体重	器官重	体重	器官重	体重	器官重	体重	器官重	体重	器官重	体重	器官重	体重
	13.4	17	27.0	15	45.1	16	24.3	16	34.8	18	47.7	18	11.7	15
	19.7	16	46.5	17	56.4	16	35.7	18	36.3	16	39.8	17	8.3	14
	33.7	17	63.8	17	63.3	16	23.5	19	67.2	16	82.2	18	12.3	16
	24.8	16	26.7	18	52.6	16	23.2	17	12.8	16	83.3	16	13.0	14
反应值	23.3	16	19.0	16	61.7	16	20.3	15	35.8	18	63.7	16	9.6	16
	16.0	17	26.4	16	80.0	16	23.6	16	36.1	19	54.5	17	14.6	15
	15.8	15	48.1	16	104.8	18	27.9	16	27.6	16	72.4	17	10.5	15
	21.7	16	40.3	16	66.9	18	27.0	16	56.4	17	73.8	17	5.6	15
	13.5	16	26.0	17	60.1	19	20.2	17	15.6	17	68.3	19	9.4	15
	25.0	16	16.4	16	77.8	18	48.4	17	35.7	17	57.8	16	—	—

8. 结果计算

【程序 16.4】　prg16_4 绒促素的 33 法量反应平行线程序

```
options nodate nonumber;
title;
  * r＝剂间比例 m＝每组例数 AT＝估计效价 DS＝标准组剂量 DT＝测试品剂量;
data exp16_4D;
input ra m AT DS1 DS2 DS3 DT1 DT2 DT3;
    file print;
    put '分析日期' "&sysdate9";
    put 'S 大 剂 量' DS2 9.2;
    put 'T 大 剂 量' DT2 9.2;
    put 'T 估计效价' AT 9.2 'IU/g';
    put '剂 间 比' ra 9.2;
Cards;
0.6 15 200 0.065 0.108 0.180 0.065 0.108 0.180
;
run;
Data exp16_4;            * 定义数据集,输入原始数据;
    Input no SLO SLB SMO SMB SHO SHB TLO TLB TMO TMB THO THB;    *
输入测量值;
    SL=SLO/SLB;
    SM=SMO/SMB;
```

```
  SH＝SHO/SHB；
  TL＝TLO/TLB；
  TM＝TMO/TMB；
  TH＝THO/THB；
Cards；
1 24.0 19 51.3 19 74.5 17 41.4 19 50.1 18 84.5 18
2 21.5 16 57.4 19 53.2 16 35.0 16 40.9 18 72.6 17
……
15 25.0 16 16.4 16 77.8 18 48.4 17 35.7 17 57.8 16
；
run；
%include "prg16_4 绒促素的 33 法量反应平行线程序.sas"；
```

分析日期　　　02AUG2010

S 大剂量　　　0.11

T 大剂量　　　0.11

T 估计效价　　200.00IU/g

剂间比　　　　0.60

原始数据

Obs	SL	SM	SH	TL	TM	TH
1	1.2639	2.700	4.3820	2.179	2.7830	4.694
2	1.3440	3.021	3.3250	2.188	2.2720	4.271
3	0.9000	1.750	3.9060	1.581	4.0390	2.567
4	1.1800	2.582	3.8780	2.153	2.1200	3.037
5	1.5060	3.930	3.9256	0.820	2.7820	2.947
6	0.7882	1.800	2.8190	1.519	1.9330	2.650
7	1.2310	2.735	3.5250	1.983	2.2690	2.341
8	1.9820	3.753	3.9560	1.237	4.2000	4.567
9	1.5500	1.483	3.2870	1.365	0.8000	5.206
10	1.4560	1.188	3.8560	1.353	1.9890	3.981
11	0.9412	1.650	5.0000	1.475	1.9000	3.206
12	1.0530	3.006	5.8220	1.744	1.7250	4.259
13	1.3560	2.519	3.7170	1.688	3.3180	4.341
14	0.8438	1.529	3.1630	1.188	0.9176	3.595
15	1.5630	1.025	4.3220	2.847	2.1000	3.612

方差分析表

误差来源	自由度	差方和	方差	F	P
试品间	1	0.1157	0.1157	0.202	0.65429
回归	1	81.3947	81.3947	142.133	0.00000
偏离平行	1	1.6576	1.6576	2.895	0.09257
二次曲线	1	1.9629	1.9629	3.428	0.06763
反向二次曲线	1	0.0180	0.0180	0.031	0.85987
不同剂量间	5	85.1489	17.0298	29.738	0.00000
误差	84	48.1040	0.5727	—	—

效价强度比值的对数 M 之标准误 $S_m = 0.030842$；

测得效价 PT＝206.39 IU/支；

测得效价的可信限率为 FL＝14.182％；

测得效价的可信限范围为 179.37～237.91 IU/支。

可靠性测验中回归项必须非常显著（$P < 0.01$）；偏离平行项不显著（$P > 0.05$）；二次曲线、反向二次曲线项不显著（$P > 0.05$），样品间一般应不显著，如非常显著（$P < 0.01$）时，可根据情况调节估计效价，重新配制溶液进行实验。

本方法在样品和标准品溶液的配制中，因为绒促性素原料，尤其是高纯度的原料，在配制溶液时容易被玻璃器皿吸附，为了防止活性的损失，最好用含有 0.1％牛血清白蛋白的生理盐水溶液作溶媒配制溶液（牛血清白蛋白预先配制成一定浓度的溶液，在 56℃水浴保温 30 min 灭活，冷冻保存，临用时融化后稀释）。

以前是用计算器来计算生物效价，为了防止数字太小，计算时常常以器官重/10 g 体重来进行计算，现在都用生物统计软件进行生物效价的计算，所以没有必要再换算成器官重/10 g 体重了。

剂间比值常用 1:0.6，实验容易成功，每次实验需要同时做空白组（动物注射溶媒，剂量同标准品和样品组动物一致），且低剂量组动物的子宫重较空白组动物子宫重稍重些，即可说明该剂量有效。

（三）胰岛素生物效价测定的双交叉实验设计

在每一只动物可以给药两次的量反应检定中，各个动物给予一种处理后（S 或 T 的高或低剂量）隔一定时间，将各动物所给的处理进行交叉调换，这样就可以在同一动物身上进行不同处理的比较，从而减轻动物间差异的影响。并且每只动物进行两次实验，可以节约动物数，降低实验误差从而提高实验效果。

【例 16.5】 用小鼠血糖法测定胰岛素注射液的生物效价。

本法系比较胰岛素标准品（S）与供试品（T）引起小鼠血糖下降的作用，来测定供试品的效价。

1. 标准品溶液（S）的配制与稀释

精密称取胰岛素标准品适量，按标示效价或估计效价用含 0.2％苯酚并用稀盐酸调节 pH

值为 2.5 的生理盐水稀释成 20IU/mL 的溶液,将其分装在干净安瓿瓶中熔封,于 4~8℃下保存,防止冰冻,如无沉淀析出可使用 3 个月,临用时再用 pH 值为 2.5 的生理盐水稀释成适当的浓度。

2. 供试品溶液(T)的配制与稀释

供试品若为粉末,按标准品溶液的配制与稀释方法进行配制;若为注射液,按标示效价或估计效价同标准品的稀释法稀释。供试品若为延效作用胰岛素,按 1 mL 加入 0.2~0.3 mL 0.1 mol/L盐酸,混匀,静置 1 h,使溶液澄清后再进行稀释。

3. 动物

体重 18~22 g,出生日期相近,同一来源、同一品系、同一性别的健康成年小鼠。一次实验中各鼠间体重相差不得超过 3 g。

4. 检定法

按体重将动物均匀分成 4 组,每组 10 只,然后编号,按顺序分别从小鼠颈部皮下注射相同体积(0.2~0.3 mL)的标准品或供试品高低剂量稀释液,高低剂量比值不得大于 1:0.5,调节剂量使低剂量能引起血糖明显下降,高剂量不致引起血糖极度降低,高低剂量间引起的血糖下降有明显差别,且标准品组与供试品组的血糖下降程度应相似。给药后 40 min,按给药顺序分别自眼眶静脉丛采血,用适宜的方法如葡萄糖氧化酶—过氧化物酶法测定血糖值。第一次给药间隔至少 3 h,按双交叉实验设计法对每组的各鼠进行第二次给药,并测定给药后 40 min 的血糖值。双交叉实验设计法的实验安排见表 16.6。

表 16.6 双交叉实验设计实验安排

实验次数	第一组	第二组	第三组	第四组
第一次实验	d_{S1}	d_{S2}	d_{T1}	d_{T2}
第二次实验	d_{T2}	d_{T1}	d_{S2}	d_{S1}

实验结果按《中国药典》2005 年版二部附录 XIV[2]《生物检定统计法》中量反应平行线双交叉设计法计算效价及实验误差,可靠性测验应通过,要求本法的平均可信限率在 25% 以下。

5. 标准品溶液(S)的配制

取胰岛素国家标准品 1 支,标示效价 27IU/mg,精密称取 15.6 mg,用 21.06 mL 含 0.2% 苯酚并用稀盐酸调节 pH 值为 2.5 的生理盐水配制成 20.0IU/mL 的溶液。

取 20.0IU/mL 0.9 mL+0.9mLpH 值为 2.5 的生理盐水→1.8 mL 10.0IU/mL

取 10.0IU/mL 0.9 mL+8.1mLpH 值为 2.5 的生理盐水→9 mL 1.0IU/mL

取 1.0IU/mL 0.7 mL+9.3mLpH 值为 2.5 的生理盐水→10 mL 70 mU/mL(ds_1)

取 1.0IU/mL 0.35 mL+9.65mLpH 值为 2.5 的生理盐水→10 mL 35 mU/mL(ds_2)

6. 供试品溶液(T)的配制

取胰岛素注射液 1 支,标示效价(或估计效价)40IU/mL。

取 40IU/mL 0.5 mL+1.5mLpH 值为 2.5 的生理盐水→2 mL 10.0IU/mL

取 10.0IU/mL 0.9 mL+8.1mLpH 值为 2.5 的生理盐水→9 mL 1.0IU/mL

取 1.0IU/mL 0.7 mL+9.3mLpH 值为 2.5 的生理盐水→10 mL 70 MU/mL(dT_1)

取 1.0IU/mL 0.35 mL+9.65mLpH 值为 2.5 的生理盐水→10 mL 35 MU/mL(dT_2)

7. 动物

KM 种小鼠,♂,体重 18～20 g,50 只,按体重均匀分成 4 组,每组 10 只,余下为空白组。

给药,第一次先从 d_{S1} 剂量开始,按编号每鼠皮下注射 0.25 mL 溶液,然后 d_{S2}、d_{T1}、d_{T2} 依次给药(给药期间动物应禁食,但给饮水),空白组动物每只给溶媒 0.25 mL,每组给药时间不能超过 10 min。给药后 40 min 按顺序开始从眼眶静脉丛采血,采血时间应与给药时间一致(取血完成后,立即给动物饮食)。间隔 3 h 以上进行第二次交叉给药,动物顺序和编号不变,应用溶液 d_{T2}、d_{T1}、d_{S2}、d_{S1} 的顺序开始给药,余后操作应与第一次相同。

8. 血糖测定方法

血糖测定方法较多,由于本方法使用动物少,并且需要进行交叉实验,故必须采用微量精确的血糖测定方法。本文仅介绍葡萄糖氧化酶—过氧化物酶方法。

(1) 溶液的配制。

1) 0.1 mol/L 柠檬酸盐缓冲液:称取柠檬酸 0.735 g、柠檬酸三钠 13.62 g 加蒸馏水溶解至 500 mL,pH 值的范围应为 5.4～7.0。

2) 葡萄糖氧化酶试剂。① 过氧化物酶溶液。正确称取过氧化物酶(POD RZ>3)适量,用蒸馏水溶解稀释成 3 mg/mL 溶液,放 4～8℃ 温度下备用。② 葡萄糖氧化酶(GOD)40 U/mL 以上,避光冷藏。取 POD 0.2 mL(0.6 mg)、GOD 120 U、二甲基苯胺 0.05 mL、4 氨基安替吡啉(4-AA)10 mg 混合,加柠檬酸盐缓冲液全 200 mL,置 4～8℃ 温度下保存,如呈淡红色即不宜使用。

3) 5% 三氯醋酸溶液:称取三氯醋酸 5 g 加蒸馏水至 100 mL。

4) 1% 草酸钾溶液:称取草酸钾 1 g 加蒸馏水至 100 mL。

(2) 测定方法。

用眼科手术刀或玻璃毛细管刺破小白鼠眼眶静脉丛,使血液滴于凝集盘中(预先滴入 1% 草酸钾溶液 3 滴,使其自然干燥备用,如操作迅速可不用抗凝剂),用微量取液器吸取 0.06 mL 血,加入含有 5% 三氯醋酸溶液 0.36 mL 的小试管中摇匀,2500 rpm 离心 15 min,取出上清液 0.2 mL 放入另外 1 个干净的试管中,加入葡萄糖氧化酶试剂 2.0 mL,置于 37±0.5℃ 水浴保温 30 min,取出放置至室温,用分光光度计于 550 nm 处测定吸收度或透光率。用量反应平行线双交叉设计法计算效价及实验误差。

本次实验测定值是透光率(T)。实验结果计算见表 16.7。

样品名称:胰岛素注射液

S 大剂量:70 mU/mL;T 大剂量:70 mU/mL。T 估计效价:40 IU/mL。

剂间比:0.5。

表 16.7　小鼠血糖测定结果

SL1	SH1	TL1	TH1	SL2	SH2	TL2	TH2
0.400	0.515	0.370	0.505	0.250	0.555	0.340	0.495
0.445	0.615	0.385	0.645	0.420	0.465	0.430	0.505
0.365	0.540	0.450	0.560	0.400	0.370	0.280	0.495
0.340	0.495	0.480	0.560	0.310	0.420	0.385	0.390

续表

SL1	SH1	TL1	TH1	SL2	SH2	TL2	TH2
0.300	0.460	0.345	0.455	0.370	0.300	0.240	0.440
0.430	0.500	0.420	0.290	0.270	0.270	0.245	0.370
0.360	0.480	0.400	0.490	0.340	0.395	0.380	0.370
0.430	0.495	0.300	0.410	0.375	0.290	0.330	0.480
0.370	0.440	0.395	0.365	0.275	0.350	0.420	0.345
0.355	0.425	0.325	0.390	0.335	0.390	0.340	0.350
0.3795	0.4965	0.3870	0.4670	0.3365	0.3805	0.3390	0.4240

【程序 16.5】 prg16_5 胰岛素的 33 法量反应平行线程序

```
options nodate nonumber;
title;
 *r=剂间比例 m=每组例数 AT=估计效价 DS=标准组剂量 DT=测试品剂量;
data exp16_5D;
    input ra m AT DS1 DS2 DT1 DT2;
    file print;
    put '分析日期   '"&sysdate9";
    put 'S 大 剂 量'DS2 9.2;
    put 'T 大 剂 量'DT2 9.2;
    put 'T 估计效价'AT 9.2 'IU/g';
    put '剂 间 比'ra 9.2;
Cards;
0.5 10 40 35 70 35 70
;
run;
Data exp16_5;     *定义数据集,输入原始数据;
    Input no SL1  SH1  TL1  TH1  SL2  SH2  TL2  TH2;     *  输入测量值;
Cards;
1 0.400 0.515 0.370 0.505 0.250 0.555 0.340 0.495
2 0.445 0.615 0.385 0.645 0.420 0.465 0.430 0.505
……
10 0.355 0.425 0.325 0.390 0.335 0.390 0.340 0.350
;
run;
%include "prg16_5 胰岛素的 33 法量反应平行线程序. sas";
分析日期       02AUG2010
```

S 大剂量　　70.00

T 大剂量　　70.00

T 估计效价　　40.00IU/g

剂间　比　　0.50

原始数据

Obs	SL1	SH1	TL1	TH1	SL2	SH2	TL1	TH2
1	0.400	0.515	0.370	0.505	0.250	0.555	0.340	0.495
2	0.445	0.615	0.385	0.645	0.420	0.465	0.430	0.505
3	0.365	0.540	0.450	0.560	0.400	0.370	0.280	0.495
4	0.340	0.495	0.480	0.560	0.310	0.420	0.385	0.390
5	0.300	0.460	0.345	0.455	0.370	0.300	0.240	0.440
6	0.430	0.500	0.420	0.290	0.270	0.270	0.245	0.370
7	0.360	0.480	0.400	0.490	0.340	0.395	0.380	0.370
8	0.430	0.495	0.300	0.410	0.375	0.290	0.330	0.480
9	0.370	0.440	0.395	0.365	0.275	0.350	0.420	0.345
10	0.355	0.425	0.325	0.390	0.335	0.390	0.340	0.350

方差分析表

误差来源	自由度	差方和	方差	F	P
偏离平行	1	0.00000	0.00000	0.0008	0.02222
次间×试品间	1	0.00612	0.00612	0.9632	0.66707
次间×回归	1	0.00545	0.00545	0.8563	0.63906
误差1	36	0.22892	0.00636	—	—
动物间	39	0.24050	0.00617	1.8107	0.03752
试品间	1	0.00084	0.00084	0.2481	0.62143
回归	1	0.13448	0.13448	39.4884	0.00000
次间	1	0.07938	0.07938	23.3090	0.00003
次间×偏离平行	1	0.00722	0.00722	2.1201	0.15405
误差	36	0.12260	0.00341	.	.

效价强度比值的对数 M 之标准误 Sm＝0.050790；

测得效价 PT＝42.26 IU/支；

测得效价的可信限率为 FL＝24.095%；

测得效价的可信限范围为 33.55～53.91 IU/支。

本实验结果可靠性测验中要求偏离平行、次间×试品间、次间×回归、次间×偏离平行项应不显著（$P>0.05$）；回归项应非常显著（$P<0.01$），测得效价的可信限率应不得大于 25%，实验成立。其他项不作具体规定。

注意事项及经验介绍：

（1）小白鼠正常血糖值大约为 120～160 mg/100 mL 血。一般胰岛素高浓度稀释液可配制成 0.06～0.12IU/mL，实验要求低剂量能使小白鼠血糖明显下降（最好是用 5～10 只动物作空白组），只要比空白组动物的血糖值稍低一些就可以，说明低剂量有降糖作用。然后设计高剂量，以保证剂量在比较灵敏的范围内，从而提高实验成功率。

（2）动物的性别可能会对胰岛素的敏感性有差异，所以一次实验中要求用同一性别的动物。

（3）胰岛素降糖作用与温度关系密切，因此，在实验中室温应保持恒定，所用剂量也应根据季节、室温的变化做适当调节。

（4）三氯醋酸对金属有腐蚀作用，这可能会影响测定结果，故在加三氯醋酸溶液时，如用金属针头加液完后，应立即把针头取下洗净。

（5）本实验为量反应平行线双交叉设计，在控制好剂量的情况下，可以直接用测定值（吸收度或透光率）来进行统计计算胰岛素的生物效价，无须再换算成血糖值进行效价的计算，同时也可以节省葡萄糖标准液的用量。

（6）交叉实验时间的选择，以减少交互影响、提高实验的成功率而定，《中国药典》规定为 3 h 以上，交叉实验也可以在第二天进行。

参考文献

[1]　冷炜.药品的生物检定[M].北京:气象出版社出版,1995.

[2]　中国药典二部(附录 XIV)[M].2005:114-130.

[3]　周海钧,申蕴如.生物检定统计方法[M].北京:人民卫生出版社,1988.

钱德明　谭德讲　曹秀堂

第十七章　生存(失效)资料的统计分析

第一节　生存(失效)资料分析及目的

一、生存(失效)资料分析的定义

在生物医学研究中,除了计量资料和计数资料外,经常遇到一类不仅需要描述所观察对象是否有结果(死亡或存活以及失访),而且还需记录从观察开始至观察结束的时间长度的资料,该类资料的一个重要特征是常含有截尾数据。对于该类资料,实验者往往关心出现某结果所经历的时间长短。这种根据试验(或调查)得到的数据对生物或人的生存(失效)时间进行分析和推断,研究生存(失效)时间和结局与众多影响因素间关系及其程度大小的方法,最初叫生存分析(Survival Analysis),也称生存率分析或存活率分析。由于该方法现已被广泛应用到与生存无关的研究领域,如现场追踪研究、疗效试验(如服药至痊愈时间)、疾病预后(染毒或手术至死亡时间)分析,生存时间的含义也随之扩展到更广义的范围,又称为时间效应分析(Time-Effect Analysis),即过去人们常说的时反应资料,现在一般归为定量资料的一种。

与其他数据处理方法不同,生存分析不仅考察某时间点的发生情况,而且将事件的发生情况与观察时间间隔结合起来进行综合考虑,因此生存分析能够充分地利用所得到的数据信息,得出更加客观和准确的结果。这类测量寿命或某特定时点到某事件发生时时间长短的数据就是生存数据(Survival Data)。在研究中,如镇静催眠实验、从给药到小鼠发生惊厥的时间、从接种瘤细胞到动物死亡的时间、临床上心脏移植手术后的生存时间等,都属于该类资料。

生存数据通常包含一个反映从研究开始到相应事件发生的时间长短的因变量,称之为生存时间(Survial Time)或失效时间(Failure Time)和若干可能与生存时间存在某种联系的自变量。这些自变量可以是离散型变量,如性别、药物剂量,也可以是连续型变量,如血压、体温。

二、生存(失效)资料分析的目的

对生存时间的潜在分布情况进行描述以及对生存时间与相应自变量之间的关系进行探讨是生存分析的主要目的。

三、生存(失效)资料分析的研究内容和方法

生存数据因常有截尾数据和不符合正态分布两个特征而需要特殊的分析方法。对生存(失效)资料分析的研究内容和方法主要集中在如下三个方面:

(1) 根据样本资料对终点事件结果(包括生存)状况进行统计描述(生存概率、生存率、中位生存期等),用以估计生存时间的分布情况以及分析生存时间与其他伴随变量之间的关系。

常用寿命表法(Life Table Method)和乘积限估计法(Product-limit Method,PL 法或 Kaplan-Meier 法)。在 SAS 中,使用 LIFETEST 过程进行非参数检验。

(2) 比较不同处理组之间的生存率差异,如比较不同药品对小鼠的催眠作用,不同疗法治疗肿瘤的生存率,以了解哪种治疗方案较优。常用统计方法有对数秩和检验(Log-rank Test)与广义 Wilcoxon 检验。在 SAS 中,使用 LIFETEST 过程进行非参数检验。

(3) 寻找影响终点事件结果出现时间的"危险因素"和(或)"保护因素",如在某些因素固定或平衡后,研究某些因素对生存时间和生存率的影响,或者估计生存率和生存时间长短,用以检验有关生存时间分布情况与一系列伴随变量之间的关系,进行预测评价。常用 Cox 比例风险回归模型(Cox's Proportional Hazard Regression Model)进行半参数检验,或用加速失效时间模型(Accelerated Failure Time Model,AFT)等进行参数检验。在 SAS 中,使用 Lifereg 过程和 Phreg 过程进行参数检验或半参数检验。

第二节　生存(失效)资料分析的常用概念

一、终点事件

终点事件(Endpoint Event)也称为"死亡"事件或失败事件,表示观察到随访对象出现我们规定的结局。终点事件的认定是生存分析的基石,必须绝对准确。终点事件应当由研究目的决定,并非一定是死亡(如睡眠),而死亡也并非一定是发生终点事件(如肺癌患者死于其他疾病)。

二、生存时间

生存时间(Survival Time)可以广泛地定义为从规定的观察起点(某一事件发生)到某一给定终点事件出现或失访前最后一次的记录点所持续的时间,常用符号 t 表示。一般情况下应尽量以个体为单位采用较细的时间单位记录。但在许多事件中,不可能做到按个体记录,常见的是按固定时间段记录,包括多少个体失访、多少个体发生失效事件等,此时收集到的资料称为分组生存资料。

生存时间的分布与常见的统计分布有明显不同,一般不服从正态分布,有时近似服从指数分布、Weibull 分布、对数正态分布、对数 Logistic 分布、Gompertz 分布等,多数情况下往往不服从任何规则的分布类型,因此需要分析该类数据的特殊统计方法。

三、完全数据

完全数据(Complete Data)指在研究中,对某些观察对象观察到终点事件(如死亡结局)及其所经历的准确时间,这些数据称为生存时间的完全数据。

四、截尾数据

截尾数据(Censored Data)又称删失数据,指在研究中,由于某些原因对某些观察对象未能观察到终点事件,并且无法知道确切的生存时间,这种数据资料称为生存时间的截尾数据。截尾数据产生的原因大致有:①失访,即失去联系,如动物逃逸;②至研究结束时,个体仍未出现终点事件结果;③其他原因导致无法观察(如个体死于其他原因)。截尾数据常在其右上角标记"＋",这是生存数据中常见的一种特征。

五、生存概率

生存概率(Survival Probability)表示某单位时段开始时存活的个体到该时段结束时仍存活的可能性大小,用 p 表示,公式如下:

$$p = \frac{活满某时段的个体数}{该时段期初观察个体数} = 1 - q \tag{17.1}$$

式中:q 表示死亡概率,若该时段内有删失,则分母采用校正个体数。

$$校正个体数 = 初期观察个体数 - \frac{1}{2} 删失个体数 \tag{17.2}$$

六、生存率

生存率(Survival Rate)指研究对象经历 t 个时段后仍存活的概率,即生存时间大于等于 t 的概率,用 $P(T \geqslant t)$ 表示。生存率可以是缓解率、有效率等。

七、生存函数

生存率随时间 t 变化而变化,即生存率是相对于时间 t 的函数,称为生存函数(Survival Function),记为 $S(t)$。生存函数在某时点的函数值就是生存率。生存函数或生存率计算如下:

(1) 若前 t 个时段没有删失:

$$S(t) = P(T \geqslant t) = \frac{t 时段结束时仍存活的人数}{研究期初观察总人数} \tag{17.3}$$

如:n 年生存率 $= \dfrac{活满 n 年的人数}{研究期初观察人数} \times 100\%$。

(2) 若观察期内有删失数据,假定观察对象在各个单位时段内是否生存的事件相互独立,其生存概率分别为:$p_1, p_2, p_3, \cdots, p_t$,则根据概率乘法原理得:

$$S(t) = p_1 \cdot p_2 \cdot p_3 \cdot \cdots \cdot p_t = \prod_{t_j \leqslant t} p_j \tag{17.4}$$

故生存函数又称为累积生存概率(Cumulative Probability of Survival),即将 t 时尚存活看成是前 t 个时段一直存活的累计结果。如 n 年生存率 $={}_1 p_0 \cdot {}_1 p_1 \cdot {}_1 p_2 \cdots p_{n-1}$。这与条件生存概率不同,它指单个时段的结果,而不是积累结果。

八、生存率曲线

生存率曲线(Survival Curve)是指以时间为横轴、生存率为纵轴,将各个时点的生存率连接在一起的曲线图。曲线形状分为两种:①阶梯形:小样本资料用直接法估计的生存曲线;②折线形:大样本资料用频数表法估计的生存曲线。

分析时应注意曲线的高度和下降的坡度。平缓的生存曲线表示高生存率或较长生存期,陡峭的生存曲线表示低生存率或较短生存期。

九、危险率函数

危险率函数(Hazard Function)指 t 时尚存活的研究对象死于 t 时后一瞬间的概率,为条件概率。即活到 t 时刻条件下,在 $t \sim t + \Delta t$ 这一微时段内死亡的概率,用 $h(t)$ 表示。

$$h(t) = \lim_{\Delta t \to 0} \frac{P(t < T < t + \Delta t \mid T \geqslant t)}{\Delta t} = \lim_{\Delta t \to 0} \frac{n(t) - n(t + \Delta t)}{n(t) \cdot \Delta t} \quad (17.5)$$

式中:T 为观察对象的生存时间;$n(t)$ 为 t 时的生存人数;$n(t + \Delta t)$ 为 $t + \Delta t$ 时的生存人数。

危险率函数也称为死亡力(Force of Mortality)、瞬时死亡率(Instantaneous Failure Rate)等。

危险率函数是生存分析的基本函数,它反映研究对象在某时点的死亡风险大小。

如图 17.1 所示,按曲线形式不同,可将危险率函数分为三种类型:

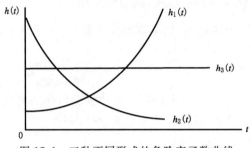

图 17.1　三种不同形式的危险率函数曲线

$h_1(t)$ 是一条上升的曲线,危险率随时间变化而增加,如急性白血病患者治疗无效时其危险率随时间变化呈增加趋势。

$h_2(t)$ 为下降曲线,表示危险率逐渐减小,如意外事故造成的外伤经有效治疗后死亡的危险性逐渐减小。

$h_3(t)$ 为稳定的危险率函数,如某些慢性病患者在稳定期,危险率基本不变。

生存函数与危险率函数的关系可表示为:

$$S(t) = \exp\left[-\int_0^t h(t)\mathrm{d}t \right] \quad (17.6)$$

在对生存数据的分析处理过程中,对数据潜在分布假设的检验非常重要,特别在使用参数检验法时,因为在此类分析中,用到的某些模型对特定的分布假设非常敏感,对数据分布假设的检验有助于对数据分析中特定模型和方法的正确运用。

十、中位生存期

中位生存期(Median Survival Time)也称半数生存期,即生存时间的中位数,表示生存率等于 50% 的时间。它反映生存时间的平均水平,(中位生存期越长,表示疾病的预后越好;中位生存期越短,预后则越差)。常用图解法或线性内插法估计。

第三节　生存(失效)率估计和组间生存率差异比较

一、分析方法(非参数法)

样本资料生存率估计和组间生存率差异比较是医药学研究中经常遇到的问题。一般对生存率的计算有直接法和乘积极限法(Product-limit Method,PL 法),即 Kaplan-Meier 法(K-M

法),该法由 Kaplan 和 Meier 于 1958 年提出,直接用概率乘法定理估计生存率,故称乘积极限法。这是一种非参数法,适用于小样本和大样本。本法适用于生存率标准误的计算以及对生存曲线的描述。

对组间生存率差异的比较检验多采用对数秩检验(Logrank Test)、威尔科克森检验(WilcoxonTest)和似然比检验(Likelihoodratio Test)($-2\log(LR)$表示)。对于这三种统计方法的选择应根据生存时间的分布情况进行选择。

当生存时间的分布为威布尔分布或属于比例危险模型时,这时,一般用$[\log t, \log(-\log S(t)]$画图其生存率函数呈直线状态,选用 Logrank 检验效率较高。

当生存时间的分布为对数正态分布等时,这时,一般用$(\log t, -S(t))$画图,其生存率函数呈直线状态,选用 Wilcoxon 检验效率较高。

当生存时间的分布为指数分布时,这时,一般用$(t, -\log S(t))$画图,其生存率函数呈直线状态,选用似然比检验的效率高;

上述三种方法均属非参数检验。Logrank 检验(对数秩检验),该检验属非参数检验,检验统计量为卡方(自由度=组数-1),用于比较两组或多组生存曲线或生存时间是否相同,实为单因素分析。该法要求各组生存曲线不能交叉,如交叉提示存在混杂因素,应采用分层分析方法或多因素方法来校正混杂因素。当假设检验有统计意义($P \leqslant 0.05$)时,说明两组或多组生存曲线不同,可通过对生存曲线图目测判断或中位生存期比较等评价各组数据效应大小。

Logrank 检验用于整条生存曲线的比较,若比较两组某时间点处的生存率,则按下式计算:

$$u = \frac{S_1(t) - S_2(t)}{\sqrt{SE^2[S_1(t)] + SE^2[S_2(t)]}}$$

用于比较多个时间点处生存率,检验水准应取 $Bonferroni$ 校正时,即 $\alpha' = \alpha/k$,其中 k 为比较的次数,以保证总的 I 型错误概率不超过 α。

二、分析实例及结果解释

【例 17.1】 生存率与条件生存概率的计算。

手术治疗 100 例食管癌患者,术后 1、2、3 年的死亡数分别为 10、20、30 人,若无截尾数据,试求各年条件生存概率及逐年生存率。

生存率与条件生存概率计算如下:

【程序 17.1】 prg 17_1 生存率与条件生存概率的计算

```
Data exp17_1;
Input time status number @@; /* time, status, number 分别表示每个时间区间的中
点、生存结局(死亡为 1;截尾为 0)和频数 */
Cards;
0.5 1 10   0.5 0 0
1.5 1 20   1.5 0 0
2.5 1 30   2.5 0 0
3.5 1 0    3.5 0 40
;
proc lifetest Data=exp17_1 method=life width=1 graphics plots=(s);
```

/＊s 表示对生存时间和生存率直接作图＊/

    time time＊status(0)；/＊过程步中指定生存率估计为寿命表法,时间区间宽度为1＊/

    freq number；/＊freq 语句指定频数变量指标＊/

run；quit；

运行结果如下：

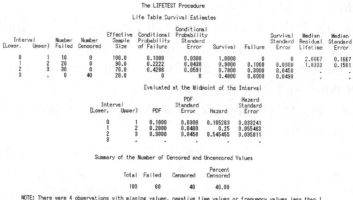

The LIFETEST Procedure

Life Table Survival Estimates

Interval [Lower, Upper)	Number Failed	Number Censored	Effective Sample Size	Conditional Probability of Failure	Conditional Probability Standard Error	Survival	Failure	Survival Standard Error	Median Residual Lifetime	Median Standard Error
0 1	10	0	100.0	0.1000	0.0300	1.0000	0	0	2.6667	0.1667
1 2	20	0	90.0	0.2222	0.0438	0.9000	0.1000	0.0300	1.8333	0.1581
2 3	30	0	70.0	0.4286	0.0591	0.7000	0.3000	0.0458		
3 .	0	40	20.0	0		0.4000	0.6000	0.0490		

Evaluated at the Midpoint of the Interval

Interval [Lower, Upper)	PDF	PDF Standard Error	Hazard	Hazard Standard Error
0 1	0.1000	0.0300	0.105263	0.033241
1 2	0.2000	0.0400	0.25	0.055468
2 3	0.3000	0.0458	0.545455	0.095811
3 .				

Summary of the Number of Censored and Uncensored Values

Total	Failed	Censored	Percent Censored
100	60	40	40.00

NOTE: There were 4 observations with missing values, negative time values or frequency values less than 1.

    SAS 输出统计量包括各生存时间区间(Interval)、死亡数(Number Failed)、截尾数(Number Censored)、开始时的有效例数(Effective Sample size)、条件死亡概率(Conditional Probability Failure)、区间左端点处累积生存率(Survival)、累积死亡率(Failure)、中位剩余寿命(Median Residual Lifetime),以及各时间区间中点处的概率密度函数(PDF)、风险函数(Hazard)等。

    由上述结果可见,生存率与条件生存概率不同。条件生存概率是单个时段的结果,而生存率实质上是累积条件生存概率(Cumulative Probability of Survival),是多个时段的累积结果。在本例中,第1~3年的条件死亡概率分别为第1年10％、第2年22.2％和第3年42.86％,而生存率分别为第一年90％、第二年70％和第三年40％,即3年生存率是第1年存活,第2年也存活,第3年还累积存活的比率(40％)。

【例 17.2】 两肿瘤组生存率比较的非参数检验方法。

    某医生研究了甲、乙两种手术方法治疗肾上腺肿瘤病人的生存情况,定义从手术后到病人死亡的时间为生存时间,得到生存时间(月)如下,其中标有"＋"的是删失数据,表示病人仍生存或者失访,"( )"内为重复死亡数。请计算两组病人的生存率,比较两种手术方法的优劣,并画出两组的生存曲线。

    甲组:1,3,5(3),6(3),7,8,10(2),14＋,17,19＋,20＋,22＋,26＋,31＋,34＋,44,59。

    乙组:1(2),2,3(2),4(3),6(2),8,9(2),10,11,12,13,14,15,17,18。

【程序 17.2】 prg 17_2 两组生存率的比较

```
data exp17_2;
  input group $ @;
  if group=1 then n=18; else n=14;
  do i=1 to n;
    input time censor frq @@;＊用1表示截尾数据；
    output；
```

```
end;
drop i n;
datalines;
1  10 1 30 1 50 3 60 3 70 1 80 1 100 2 14 1 1 17 0 1
   19 1 1 20 1 1 22 1 1 26 1 1 31 1 1 34 1 1 44 0 1 59 0 1
2  10 2 20 1 30 2 40 3 60 2 80 1 90 2 100 1
   11 0 1 12 0 1 13 0 1 14 0 1 15 0 1 17 0 1 18 0 1
;
proc lifetest graphics plots＝(s, ls, lls);
time time * censor(1);
```
* s 表示对生存时间和生存率直接做图, ls 表示对生存率取负对数, lls 表示两者均取对数;
```
strata group;
freq frq;
run; quit;
```
运行结果如下：

The LIFETEST Procedure
Stratum 1: group = 1
Product-Limit Survival Estimates

time	Survival	Failure	Survival Standard Error	Number Failed	Number Left	Freq
0.0000	1.0000	0	0	0	22	0
1.0000	0.9545	0.0455	0.0444	1	21	1
3.0000	0.9091	0.0909	0.0613	2	20	1
5.0000	0.7727	0.2273	0.0893	5	17	3
6.0000	0.6364	0.3636	0.1026	8	14	3
7.0000	0.5909	0.4091	0.1048	9	13	1
8.0000	0.5455	0.4545	0.1062	10	12	1
10.0000	0.4545	0.5455	0.1062	12	10	2
14.0000*	.	.	.	12	9	1
17.0000	0.4040	0.5960	0.1057	13	8	1
19.0000*	.	.	.	13	7	1
20.0000*	.	.	.	13	6	1
22.0000*	.	.	.	13	5	1
26.0000*	.	.	.	13	4	1
31.0000*	.	.	.	13	3	1
34.0000*	.	.	.	13	2	1
44.0000	0.2020	0.7980	0.1523	14	1	1
59.0000	0	1.0000	0	15	0	1

NOTE: The marked survival times are censored observations.

Summary Statistics for Time Variable time

Quartile Estimates

Percent	Point Estimate	95% Confidence Interval [Lower	Upper)
75	44.0000	10.0000	59.0000
50	10.0000	6.0000	59.0000
25	6.0000	5.0000	10.0000

Mean	Standard Error
24.9394	5.3794

The LIFETEST Procedure
Stratum 2: group = 2
Product-Limit Survival Estimates

time	Survival	Failure	Survival Standard Error	Number Failed	Number Left	Freq
0.0000	1.0000	0	0	0	19	0
2.0000	0.9474	0.0526	0.0512	1	18	1
3.0000	0.8421	0.1579	0.0837	3	16	2
4.0000	0.6842	0.3158	0.1066	6	13	3
6.0000	0.5789	0.4211	0.1133	8	11	2
8.0000	0.5263	0.4737	0.1145	9	10	1
9.0000	0.4211	0.5789	0.1133	11	8	2
10.0000	0.3684	0.6316	0.1107	12	7	1
11.0000	0.3158	0.6842	0.1066	13	6	1
12.0000	0.2632	0.7368	0.1010	14	5	1
13.0000	0.2105	0.7895	0.0935	15	4	1
14.0000	0.1579	0.8421	0.0837	16	3	1
15.0000	0.1053	0.8947	0.0704	17	2	1
17.0000	0.0526	0.9474	0.0512	18	1	1
18.0000	0	1.0000	0	19	0	1

Summary Statistics for Time Variable time

Quartile Estimates

Percent	Point Estimate	95% Confidence Interval [Lower	Upper)
75	13.0000	9.0000	15.0000
50	9.0000	4.0000	12.0000
25	4.0000	3.0000	9.0000

Mean	Standard Error
8.8421	1.1477

输出的第一部分是两肿瘤组生存率的 PL 法估计。统计量包括生存时间（Time）、生存率（Survival）、死亡率（Failure）、生存率的标准误（Survival Standard error）、已观察到的累积死亡数（Number Failed）和累积剩余例数（Number Left）等。SAS 还输出生存时间的分位数，包括 75％、50％和 25％分位数的点估计及 95％分位数的可信区间，50％分位数即为中位生存期，两组的值分别为 10 月和 9 月。SAS 也输出生存时间的均值，本例中两肿瘤组的生存时间均值分别为 24.9 月和 8.8 月，由于该分布不是正态分布，一般不采用均值表达。

```
                    The LIFETEST Procedure
        Testing Homogeneity of Survival Curves for time over Strata

                         Rank Statistics
                group      Log-Rank       Wilcoxon
                  1        -6.3988        -117.00
                  2         6.3988         117.00

          Covariance Matrix for the Log-Rank Statistics
                group           1               2
                  1          6.92742        -6.92742
                  2         -6.92742         6.92742

          Covariance Matrix for the Wilcoxon Statistics
                group           1               2
                  1          5681.52        -5681.52
                  2         -5681.52         5681.52

             Test of Equality over Strata
                                                Pr >
        Test        Chi-Square      DF       Chi-Square
        Log-Rank      5.9106         1         0.0151
        Wilcoxon      2.4094         1         0.1206
        -2Log(LR)     8.2515         1         0.0041
```

输出的第二部分（图 17.3(c)）为生存率组间的比较结果，包括 Logrank 检验（精确法）和 Wilcoxon 检验的秩统计量（Rank Statistics）、协方差矩阵（Covariance Matrix）、卡方统计量和 p 值。本例的结果从 Logrank 检验可见，有显著差异。

乘积限法（PL 法）生存曲线，又称 Kaplan-Meier 生存曲线，为右连续的阶梯形曲线，如图 17.2 所示。

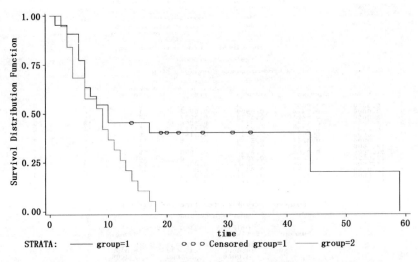

图 17.2　乘积限法（PL 法）生存曲线图

图 17.3 为生存率取负对数与时间的曲线图。

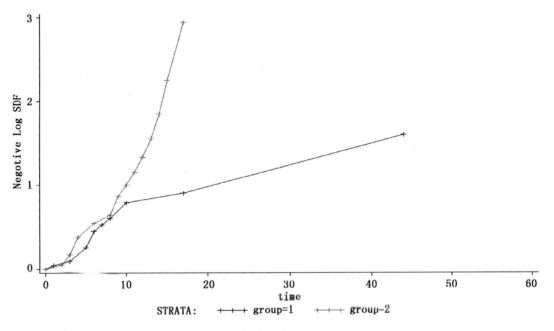

图 17.3 生存率取负对数与时间的曲线图

图 17.4 为对数生存率与对数生存期的曲线图。

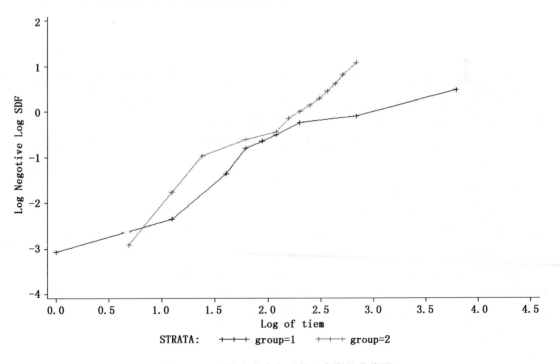

图 17.4 对数生存率与对数生存期的曲线图

从结果可见,两肿瘤组的中位生存期分别为 10 月和 9 月,经过 Logrank 检验,两组有显著差异。故结论为:乙组患者的生存曲线明显比甲组患者的陡峭,经假设检验可以认为甲组患者接受的手术方法的疗效明显优于乙组患者所接受的手术方法。

有关生存率的比较方法,对一些药理实验资料的统计非常有用,如镇静、催眠、惊厥和镇痛与时间有关的数据资料。这些资料可以使用非参数检验,也可以进行参数检验。

第四节　影响生存时间或生存率的因素分析

生存分析中,除比较各组生存率,条件生存概率和生存率差异外,还有一个很重要的内容是探索影响生存时间或生存率的因素,这些因素通过影响各时刻的死亡风险(即危险率)而影响生存率。不同特征的群体在不同时刻的危险率函数不同,通常将危险率函数表达为基准危险率函数与相应协变量函数的乘积,即:$h(t) = h_0(t) \cdot f(X)$。

对于协变量函数 $f(X)$,最常用的是对数线性模型,即 $f(X) = \exp(\sum_{i=1}^{m} \beta_i X_i)$。

当基准危险率函数 $h_0(t)$ 已知时,$h(t) = h_0(t) \cdot f(X)$ 为参数模型,如 $h_0(t) = \lambda$ 时,为指数回归模型;$h_0(t) = \lambda t^{\gamma-1}$ 时,为 Weibull 回归模型;$h_0(t) = \lambda e^{\alpha t}$ 时,为 Gompertz 模型。

当需要对影响生存时间或生存率的各因素作用大小进行分析时,除可使用生存分析的上述参数法外,还可使用半参数法。无论是参数法还是半参数法都是回归分析方法,用以建立有关生存时间分布情况与一系列伴随变量之间关系的模型。

在 SAS 中,使用 Lifereg 过程实现生存分析的参数分析;使用 Phreg 过程实现生存分析的半参数分析。

一、参数法

参数法是采用 Lifereg 过程,用生存时间对包含伴随变量(或自变量)和一个随机误差项建立多元线性回归模型的一类方法,其误差项可来自多种分布形态的总体,最常见的有指数分布、威布尔分布、对数正态分布以及对数 Logistic 回归分布等。

在药学研究中,主要有以生存率差异的显著性比较的参数法和以生存(失效)时间(做因变量)的对数进行拟合的加速失效模型(AFT 法)。

(一)生存率差异的显著性比较

上述内容为关于使用非参数方法进行生存率比较,当对其分布进行验证后,可选用相对应的分布模型,采用参数法进行显著性比较。例 17.3 就是在药效研究中的一个很好的例子。

【例 17.3】　两种镇痛药镇痛作用的比较研究。

将动物分为两组,第 1~3 组分别为待测镇痛药低、中、高剂量,第 4 组为阳性镇痛药;给药后记录每只动物的疼痛消失时间(min),由于有的动物在整个研究过程中都没有解除疼痛症状,故对这些动物使用截尾观察(用 1 表示截尾数据,0 表示无截尾数据)。具体结果(模拟)如表 17.1 所示。

表 17.1　两种镇痛药镇痛作用的实验结果

动物号	疼痛消失时间（min）	组别	是否截尾	动物号	疼痛消失时间（min）	组别	是否截尾
1	14	1	0	39	10	3	0
2	16	1	0	40	11	3	0
3	16	1	0	41	17	3	0
4	21	1	0	42	18	3	0
5	21	1	0	43	19	3	0
6	23	1	0	44	18	3	0
7	23	1	0	45	20	3	0
8	23	1	0	46	19	3	0
9	23	1	0	47	20	3	0
10	25	1	1	48	21	3	0
11	23	1	0	49	19	3	0
12	24	1	0	50	20	3	0
13	24	1	0	51	20	3	0
14	26	1	1	52	21	3	0
15	32	1	1	53	23	3	0
16	30	1	1	54	24	3	0
17	30	1	0	55	28	3	1
18	32	1	1	56	20	3	0
19	20	1	1	57	22	3	0
20	12	2	0	58	11	4	0
21	15	2	0	59	12	4	0
22	17	2	0	60	19	4	0
23	19	2	0	61	19	4	0
24	20	2	0	62	19	4	0
25	23	2	0	63	19	4	0
26	22	2	0	64	21	4	0
27	22	2	0	65	20	4	0
28	24	2	0	66	21	4	0
29	25	2	0	67	21	4	0
30	21	2	0	68	20	4	0
31	22	2	0	69	21	4	0
32	21	2	0	70	20	4	0
33	25	2	0	71	21	4	0
34	30	2	1	72	25	4	0
35	30	2	1	73	27	4	0
36	30	2	1	74	30	4	0
37	30	2	1	75	21	4	1
38	19	2	0	76	24	4	1

【程序 17.3】 prg 17_3 镇痛药的参数法生存分析(图 17.5)

data headache;

input minutes group censor @@; /＊1 组代表待测药品低剂量组,2 组代表中剂量组, 3 组代表高剂量组,4 组代表阳性药组＊/

cards;

14 1 0 16 1 0 16 1 0 21 1 0 21 1 0 23 1 0 23 1 0 23 1 0 23 1 0 25 1 1 23 1 0 24 1 0 24 1 0 26 1 1 32 1 1 30 1 1 30 1 0 32 1 1 20 1 1

12 2 0 15 2 0 17 2 0 19 2 0 20 2 0 23 2 0 22 2 0 22 2 0 24 2 0 25 2 0 21 2 0 22 2 0 21 2 0 25 2 0 30 2 1 30 2 1 30 2 1 30 2 1 19 2 0

10 3 0 11 3 0 17 3 0 18 3 0 19 3 0 20 3 0 19 3 0 20 3 0 21 3 0 19 3 0 20 3 0 20 3 0 21 3 0 23 3 0 24 3 0 28 3 1 20 3 0 22 3 0

11 4 0 12 4 0 19 4 0 19 4 0 19 4 0 21 4 0 20 4 0 21 4 0 21 4 0 20 4 0 21 4 0 20 4 0 21 4 0 25 4 0 27 4 0 30 4 0 21 4 1 24 4 1

;

Run;

％include "prg17.3 镇痛药的参数法生存分析. sas";

运行结果如下:

```
                    The LIFEREG Procedure
                     Model  Information
    Data Set                            WORK.HEADACHE
    Dependent  Variable                 Log(minutes)
    Censoring  Variable                       censor
    Censoring  Value(s)                            1
    Number  of  Observations                      76
    Noncensored  Values                           63
    Right  Censored  Values                       13
    Left  Censored  Values                         0
    Interval  Censored  Values                     0
    Name  of  Distribution                   Weibull
    Log  Likelihood                     -18.21493927

           Number  of  Observations  Read        76
           Number  of  Observations  Used        76

                    Class  Level  Information
             Name       Levels       Values
             group         4         1 2 3 4

Algorithm  converged.

               Type  III  Analysis  of  Effects
                                Wald
         Effect      DF    Chi-Square     Pr > ChiSq
         group        3      14.6053        0.0022

               Analysis  of  Parameter  Estimates
                        Standard    95% Confidence     Chi-
Parameter      DF Estimate  Error       Limits      Square Pr > ChiSq
Intercept       1   3.1154  0.0521   3.0132   3.2176  3571.06   <.0001
group       1   1   0.1937  0.0790   0.0389   0.3486     6.02   0.0142
group       2   1   0.1254  0.0758  -0.0232   0.2739     2.74   0.0981
group       3   1  -0.0737  0.0723  -0.2155   0.0681     1.04   0.3081
group       4   0   0.0000       .        .        .        .        .
Scale           1   0.2139  0.0214   0.1758   0.2602
Weibull Shape   1   4.6755  0.4676   3.8431   5.6881
```

从该步的"analysis of parameter estimates"可以看出,截距不为 0,同时,当以第 4 组为基线进行比较时,第 1 组的中位镇痛期有明显的延长作用,即其效果明显优于阳性药,其他各组没有显著差异。

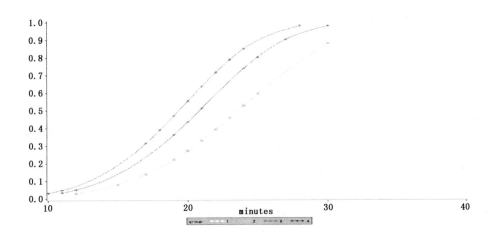

图 17.5　[程序 17.3]运行结果

该例若用方差分析或 t 检验,结论是该药的三个剂量均无效。

(二)影响生存时间和生存率的因素分析

以生存(失效)时间(做因变量)的对数进行拟合的加速失效模型(AFT 法)可被用于药物的稳定性和有效期预测。关于该部分内容请参见第二十三章。

二、半参数法

半参数法也属于多因素分析方法,但它具有参数法和非参数法两者的优点,既能对生存时间与协变量的关系进行回归分析,又无需事先确定生存时间的分布类型。

(一)Cox 比例风险回归模型

半参数方法中最为典型的是 1972 年英国生物统计学家 D. R. Cox 提出在基准危险率函数未知的情况下估计模型参数的方法,称为 Cox 比例风险回归模型(Cox's Proportional Hazard Regression Model)。该模型的参数估计不依赖于基准危险率的分布类型,属于一种半参数模型。

Cox 回归模型与一般的回归分析不同,它不是直接用生存时间作为回归方程的因变量,协变量对生存时间的影响是通过风险函数和基础风险函数的比值反映的,其中的风险函数和基础风险函数是未知的。关于 Cox 回归模型与多元线性回归及 Logistic 回归的异同,可参见第五章中的最后一节。

Cox 回归基本模型的两个前提假设:

(1) 各危险因素的作用不随时间变化而变化,即 $\dfrac{h(t)}{h_0(t)}$ 不随时间变化而变化;

(2) 各危险因素之间不存在交互作用。

(二)Cox 模型的适用范围

(1) Cox 模型适用于生存资料的统计分析,属半参数模型,对资料没有特殊的要求,无需实现确定生存时间的分布类型,即可估计各因素参数,并能做多因素统计分析。该模型的主要优点在于能从众多的影响因素中排除混杂因素影响,找出影响生存时间的因素,根据各因素的参数估计个体生存率。

（2）另外，Cox 模型能分析具有截尾数值的生存时间。

（3）Cox 模型在临床流行病学分析中，使临床观察的定性指标又加上定量指标进行分析，提高了分析的效率。

（三）影响生存率的因素分析实例

【例 17.4】 各种影响因素对肿瘤患者生存期的影响分析。

为探讨某恶性肿瘤的预分析，收集了 63 例患者的生存时间（T）、结局（Y：1 表示删失，0 表示死亡）及影响因素，影响因素包括年龄（X1）、患者性别（X2：1 表示男性，0 表示女性）、肿瘤的组织学形态（X3：1 表示高分化，0 表示低分化）、治疗方式（X4：1 表示传统治疗方式，0 表示新治疗方式）、是否有淋巴转移（X5：1 表示是，0 表示否）、肿瘤的浸润程度（X6：1 表示突破浆膜层，0 表示未突破浆膜层）等，生存时间以月为单位。收集的资料见表 17.2。试对其进行生存分析，找出哪些因素是影响生存时间和结局的主要因素。

表 17.2 各种影响因素对肿瘤患者生存期的影响试验结果

序号	X1	X2	X3	X4	X5	X6	T	Y	序号	X1	X2	X3	X4	X5	X6	T	Y
1	54	0	0	0	1	0	52	1	33	62	0	0	1	1	2	120	1
2	57	0	1	1	0	0	51	1	34	40	1	1	0	0	1	40	0
3	58	0	0	1	1	1	35	0	35	50	1	0	1	1	0	26	0
4	43	1	1	0	1	0	103	1	36	33	1	1	1	0	2	120	1
5	48	0	1	1	0	2	7	0	37	57	1	1	0	0	0	120	1
6	40	1	1	0	0	0	60	1	38	48	1	1	0	1	2	120	1
7	44	1	1	0	0	0	58	1	39	28	0	0	1	0	0	3	0
8	36	0	1	0	1	1	29	0	40	54	1	0	1	1	0	120	1
9	39	1	1	0	0	1	70	1	41	35	0	1	1	1	1	7	0
10	42	1	1	0	0	1	67	1	42	47	0	0	1	1	2	18	0
11	42	0	1	0	0	0	66	1	43	49	0	0	1	0	0	120	1
12	42	1	0	0	1	2	87	1	44	43	0	0	1	0	0	120	1
13	51	1	1	0	0	0	85	1	45	48	1	0	1	0	2	15	0
14	55	1	1	0	0	1	82	1	46	44	0	0	1	0	2	4	0
15	49	1	1	0	0	1	76	1	47	60	1	1	1	0	2	120	1
16	52	1	1	0	0	1	74	1	48	40	0	0	1	0	2	16	0
17	48	1	1	0	0	2	63	1	49	32	0	0	1	0	1	24	0
18	54	1	1	0	0	1	101	1	50	44	0	0	1	0	1	19	0
19	38	0	0	01	0	0	100	1	51	48	1	0	1	0	0	120	1
20	40	1	0	0	0	0	66	1	52	72	0	0	1	0	0	24	0
21	38	0	0	1	0	2	93	1	53	42	0	0	1	1	0	2	0
22	19	0	0	1	1	2	24	0	54	63	1	0	0	1	0	120	1
23	67	1	1	0	0	0	93	1	55	55	0	1	0	0	2	12	0
24	37	0	0	0	0	0	90	1	56	39	0	0	1	0	2	5	0
25	43	1	0	1	1	2	15	0	57	44	0	0	1	0	2	120	1
26	49	0	0	1	0	0	3	0	58	42	1	0	1	0	2	120	1
27	50	1	0	0	0	0	87	1	59	74	0	0	1	1	1	7	0
28	53	1	1	0	1	2	120	1	60	61	0	1	1	0	0	40	0
29	32	1	1	0	0	0	120	1	61	45	1	0	0	0	1	108	1
30	46	0	0	0	0	1	120	1	62	38	0	1	1	0	2	24	0
31	43	1	0	0	0	0	120	1	63	62	0	0	1	1	2	16	0
32	44	1	1	0	1	2	120	1									

【程序 17.4】 prg17_4 影响生存时间或生存率的因素分析(Cox 半参数法)

```
data exp17_4;
   input no X1 X2 X3 X4 X5 X6 T Y @@;
   cards;
1 54 0 0 0 1 0 52 1
2 57 0 1 1 0 0 51 1
……
61 38 0 1 1 0 2 24 0
63 62 0 0 1 1 2 16 0
; run;
proc phreg   data＝exp17_4 outest＝est;＊调用 Cox 模型分析模块;
＊建立生存时间为 t,截尾指示变量为 d 的 Cox 模型,d 取值为 1 时,表示截尾。
＊入选和剔除水平均为 0.05;
＊计算筛选因素的相对危险度及其 95％的可信区间;
Model   t＊y(1)＝X1-X6/selection＝stepwise
   slstay＝0.05 slentry＝0.05
   alpha＝0.05 risklimits;
run;
proc print data＝est;   run;
proc phreg data＝exp17_4;
model t＊y(1)＝X1-X6/selection＝score best＝3;
run;quit;
```

注:本程序调用了 2 次 phreg 过程,应用两种模型筛选方法,即逐步法(selection＝stepwise)和最佳子集法(selection＝score)。逐步法中变量的入选和剔除标准均设置为 0.05(slentry and slstay),最佳子集法中最佳子集的模型个数设置为 3(best＝3)。第一次调用 phreg 过程中,存贮回归系数等有关统计量的输出数据集命名为 work.est(outest＝est 选项),并在程序结尾打印输出(模型筛选应用最佳子集法时,outest＝选项无效)。

运行结果及注释如下:

```
                      The PHREG Procedure

                     Model Information

        Data Set                A.C17_4_1
        Dependent Variable      T              T
        Censoring Variable      Y              Y
        Censoring Value(s)      1
        Ties Handling           BRESLOW

        Number of Observations Read        63
        Number of Observations Used        63

     Summary of the Number of Event and Censored Values

                                          Percent
          Total      Event     Censored   Censored

           63         26         37         58.73
```

以上部分为生存分析 Cox 模型拟合的一些基本信息(以 Model Information 为标题)和生存数据汇总情况(以 Summary of The Number of Event and Censored Values 为标题)。其中的 Ties Handling 表示标志删失值的 y 变量值以及同秩情况的处理方法,此处为默认的 Breslow 方法,Event 表示非删失数据总数。

```
Step  1. Variable X4 is entered.  The model contains the following explanatory variables:
     X4


                             Convergence Status
               Convergence criterion (GCONV=1E-8) satisfied.

                            Model Fit Statistics

                               Without          With
             Criterion       Covariates      Covariates
             -2 LOG L          201.994          187.690
             AIC               201.994          189.690
             SBC               201.994          190.948


                   Testing Global Null Hypothesis: BETA=0

             Test               Chi-Square      DF     Pr > ChiSq
             Likelihood Ratio     14.3038         1        0.0002
             Score                13.0399         1        0.0003
             Wald                 10.2834         1        0.0014

Step  2. Variable X5 is entered.  The model contains the following explanatory variables:
     X4  X5


                             Convergence Status
               Convergence criterion (GCONV=1E-8) satisfied.
```

以上部分为变量筛选步骤。其中的标题为"testing global Null Hypothesis:BETA=0"列表给出有关回归系数向量为 0 的假设检验结果,其中包含以下三种检验方法。

似然比检验(Likelihood Ratio Test):用于模型中原有不显著变量的剔除和新变量的引入,以及包含不同变量数的各模型的比较。

得分检验(Score Test):可检验一个或多个新变量能否引入模型,也可用于检验变量间的交互作用。

Wald 检验:用于检验模型中的变量是否应从模型中剔除。

```
                            The PHREG Procedure

                            Model Fit Statistics

                               Without          With
             Criterion       Covariates      Covariates
             -2 LOG L          201.994          182.809
             AIC               201.994          186.809
             SBC               201.994          189.325


                   Testing Global Null Hypothesis: BETA=0

             Test               Chi-Square      DF     Pr > ChiSq
             Likelihood Ratio     19.1845         2        <.0001
             Score                17.5583         2        0.0002
             Wald                 14.5554         2        0.0007

NOTE: No (additional) variables met the 0.05 level for entry into the model.


                    Analysis of Maximum Likelihood Estimates

                Parameter   Standard                        Hazard   95% Hazard Ratio      Variable
Variable  DF    Estimate     Error    Chi-Square  Pr > ChiSq  Ratio   Confidence Limits      Label
X4         1    1.76514     0.54793    10.3780     0.0013     5.842    1.996    17.100        X4
X5         1    0.92855     0.44462     4.3614     0.0368     2.531    1.059     6.050        X5


                        Summary of Stepwise Selection

                    Variable     Number      Score       Wald                 Variable
     Step      Entered  Removed     In     Chi-Square  Chi-Square  Pr > ChiSq    Label
      1        X4                   1       13.0399         .        0.0003       X4
      2        X5                   2        4.6721         .        0.0307       X5
```

以上给出能达到入选和剔除标准为 0.05 的最佳两个因素,其他因素都达不到入选和剔除条件,故只能显示两个。其中的"parameter Estimate"是参数估计值,即回归系数的估计值。从上表可见,只有 X4 和 X5 适合留在模型中。

```
                      The PHREG Procedure
             Regression Models Selected by Score Criterion

Number of      Score
Variables   Chi-Square   Variables Included in Model
    1         13.0399    X4
    1         11.3001    X2
    1          5.4797    X6

    2         17.5583    X4 X5
    2         15.8503    X2 X5
    2         15.2940    X4 X6

    3         20.8789    X2 X5 X6
    3         20.8030    X4 X5 X6
    3         18.7192    X2 X4 X5

    4         22.3333    X2 X4 X5 X6
    4         21.2735    X2 X3 X5 X6
    4         21.2003    X1 X2 X5 X6

    5         22.9852    X2 X3 X4 X5 X6
    5         22.5506    X1 X2 X4 X5 X6
    5         21.6659    X1 X2 X3 X5 X6

    6         23.2684    X1 X2 X3 X4 X5 X6
```

该步是程序的最后一部分,为第 2 次调用 phreg 过程以最佳子集法筛选变量的模型拟合结果,即以"regression models selected by score criterion"为标题的列表。列表中给出一系列包含不同变量个数的模型及主要统计量,各列从左到右依此是,变量个数,分数检验卡方值以及模型中包含的变量名称。此例中,针对不同的变量个数,分别给出 3 个最佳的模型(模型的优劣可以根据得分检验的卡方值判断,卡方值越大越好),但对于变量个数为 6 的情况,因只能拟合一个模型,所以该行仅包含一个模型。

该分析中的最后一步即最佳子集法仅给出变量筛选的结果列表,其中仅包含变量取舍方面的信息,并不给出模型的参数估计值等有关的主要统计量。用户须根据需要选择适当的参数模型并重新进行分析,以估计模型的各类参数。

参考文献

[1] 薛富波,张文彤,天晓燕. SAS 8.2 统计应用教程[M]. 北京:兵器工业出版社,北京希望电子出版社,2004.

[2] 胡良平. 现代统计学与 SAS 应用[M]. 北京:军事医学科学出版社,1996.

[3] 沈其军. SAS统计分析[M]. 北京:高等教育出版社,2005.

谭德讲　尹作民　曹秀堂

第十八章　药效学研究中的设计与评价

药效学研究的是药物对机体的作用及作用机制,阐明其剂量和效应之间的关系,比较不同药物的效应强弱或优缺点等,目的是确定药物药效、作用强度、作用部位、作用机制。其中药物作用的量效关系(Dose-effect Relationship)指药物作用的强弱与其浓度或剂量呈一定关系。临床用药的剂量确定都以药品的量效关系为基础,理解并掌握量效关系在药品研发阶段是最重要的任务之一(One of The Most Challenging Tasks)。本章主要对药物作用的量效关系及统计方法的使用进行讨论。

第一节　药效学研究中的常用概念

最小有效量(Minimal Effective Dose,MinED)指药物出现统计学有效治疗效应的最小剂量。

最大有效量(Maximum Effective Dose,MaxED)指超出该有效治疗作用的剂量后不再产生显著增加疗效的剂量。

半数有效量(50% Effective Dose,ED_{50})是对50%个体有效或药效作用出现50%的剂量。

在量效关系研究中,必然涉及一些常见毒性剂量概念,如最大毒性耐受剂量(Maximum Tolerable Dose,MTD)、半数致死量(LD_{50})、最大不死剂量(Maximal Nonlethal Dose,MN-LD)等,并依此类参数为基础计算出衍生参数,如治疗指数(Therapeutic Index)和安全范围(Margin of Safety)(指药物最小有效剂量与最小中毒剂量之比)。这些概念可参见第十九章第一节。

有关药物的疗效与毒性剂量的关系参见图18.1。

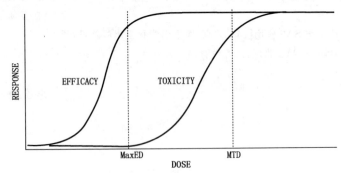

图 18.1　药物药效与毒性的量效曲线图

阴性对照物(Placebo)和阴性对照组(Negative Control Group)。

一般进行实验时,都要求进行的实验出现某种期望的结果。当明确所用的处理材料肯定不会出现该期望结果时,该材料即为阴性对照物;所设的该组即为阴性对照组,或特定条件下叫空白对照组。阴性对照表示的是所研究的药物零反应的剂量,一般使用生理盐水或药物作为溶媒。阴性对照组的设定用来排除其他实验因素对结果产生的干扰作用。

阳性对照物和阳性对照组(Positive Control Group)。

阳性对照物是指 100% 出现所期望结果的药物,也叫阳性药物。所用的实验组叫阳性对照组。阳性对照物一般选用与所研究药物疗效相同或相似的药物。其作用有验证实验的成败、比较疗效的强弱等。

第二节 药效学研究的技术要求

一、实验人员

进行药效学研究的人员必须具有一定的专业和基础知识,技术熟练、操作准确、实事求是,保证提供客观可靠的实验数据。

二、实验方法的选择

应尽量选用与疾病病理过程相似的国内外公认的实验模型。一般认为模型与疾病相关程度:分子模型＜细胞器＜器官＜整体动物＜志愿者。

三、实验动物

有些药物的量效关系需要通过实验动物确定。这时,应选择符合国家规定的等级质量标准、品系明确的动物,选择健康、状态良好、对药物效应敏感的动物。各组动物数应基本相同,数量应达到统计学要求。

四、实验指标

实验指标的选择直接影响药效评价,若选择的指标不敏感或不符合其疗效,就无法正确评价药效和剂量效应关系。药物效应指标可分为量反应和质反应两类指标,一般要尽量选用客观、灵敏的定量或半定量指标。

五、实验药物及剂量选择

对药物的探索性研究,当有需要时就可进行。但一旦作为受试药品,一般应达到制备工艺及质量稳定要求。

在确定药物剂量水平时,应该考虑包括对照(0 剂量水平)、处理个数的多少、处理之间的差距以及水平内有无重复观察值等以确定所需实验组数量。

确定药物剂量组数量之后,还需确定高剂量、低剂量和中间各剂量。一般药效学研究中,高剂量选用低于或在最大耐受剂量周围的剂量。其他剂量确定比较困难,Wong 和 Lachenbruch 一般推荐采用等距方式进行确定,如用空白对照(0)与最高剂量的剂距除以实验组数,得到剂距后即可确定剂量(如 20、40、60 mg)。由于生物反应存在指数反应特性,有时也考虑采用对数等剂距方式(如 1、2、4、8 mg)。图 18.2 为最佳剂量设计效应图。

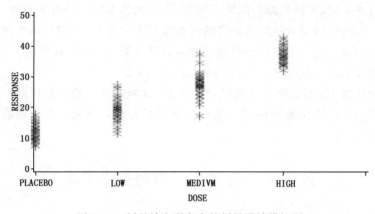

图 18.2　剂量效应研究中的剂量设计模拟图

在量效关系研究中,大部分药效学实验都按上述要求采用如下模式,如一个阴性对照组、一个阳性对照组和三个受试药物剂量(低、中、高剂量)组。但进行相关性分析时,也可采用4~6 个受试物剂量组。有人通过一些经验的方式进行剂量确定,值得借鉴。如体外实验要求测出 ED_{50} 或有效剂量范围,在离体器官上按 3 倍或 10 倍递增。在体内实验中按 2 倍或 3.16 倍递增,体内实验不少于 3 个剂量。在 3 个剂量中,其中一个剂量应相当于人体推荐摄入量(折算为每千克体重的剂量)的 5 倍或 10 倍(大鼠或小鼠),且最高剂量一般不得超过人体推荐摄入量的 30 倍。一般动物用药剂量以 mg/kg 表示。但也有例外,如在规定体重范围内不再按千克体重调整用药剂量。一些抗肿瘤药建议按体表面积用药。体表面积不易直接测定,一般可根据体重和动物体型按公式 $A = R \cdot W^{2/3}$ 近似得出。A 是动物体表面积(m^2);W 是体重(kg);R 是动物的体型系数。不同动物的体型系数为:小鼠 0.06;大鼠 0.09;豚鼠 0.099;兔 0.093;猫 0.082;狗 0.104;猴 0.111;人 0.1~0.11。热原实验限值一般为人用每千克体重每小时最大供试品剂量的 2~5 倍。异常毒性检查的限值应低于正常毒性剂量,一般应小于 LD_{50} 可信限下限的 1/4,或小于 LD_1 可信限下限的 1/3。降压物质检查限值为人用临床单次用药剂量的 1/5~5 倍。

六、实验设计与对照

药物的量效关系研究与其他科学研究一样,也应遵循随机、对照、重复和均衡原则。在临床前量效实验时,成功的实验设计通常情况下必须有阳性对照和阴性对照,以排除其他干扰情况。

在进行剂量反应试验前,研究人员首先应该明确回答要解决什么问题,采用何种剂量反应试验,并依此进行正确的试验设计。因为对于同一试验数据采用不同的处理和分析方法可能导致完全不同的结果解释,所以要正确区分剂量反应试验类型和数据分析方法,然后进行实验设计。实验设计时,所选实验方法原理应明确,所选择的检测指标应客观、专属性强,能够体现供试品的功能与主治或药理作用。如果选择机理研究也应考虑指标的专属性。剂量设计时,如采用生物效价测定法,供试品和标准品均采用多剂量组试验,并按生物检定要求进行合理的剂量设计,使不同剂量之间的生物效应有显著性差异。如采用生物活性限值测定法,建议只设一个限值剂量,限值剂量应以产生生物效应为宜。但在方法学研究时,应采用多剂量试验,充分说明标准中设定限值剂量的依据。

七、给药途径

尽量采用拟临床应用的给药途径,如无法实施时,应予说明。

八、实验仪器及试剂

所用仪器必须正常,并能定期校正,以保证其误差在允许范围内。所用试剂应标明生产厂家及等级标准。

九、实验记录

应详细记录实验条件、仪器记录及原始数据,数据至少有 3 位有效数字,标准差有 2 位有效数字。数据可用表格或图表达。对于异常值需按照本书第九章要求进行排除计算,如数据缺失要说明原因。

第三节 药效学研究中的统计方法选用

药效学研究所得到的资料按其性质一般分为定量资料与定性资料两类。统计分析方法的选择需要根据资料类型、研究目的和实验设计类型等进行判别。这部分内容详见第四章、第五章,这里仅作简述。

定性资料是先将观察单位按某种属性或类别分成若干组,再清点各组观察单位个数所得到的资料。如实验中某些检验结果为阳性或阴性,人群的血型分布分析。定性资料每个观察单位之间没有量的差别,但各组之间具有质的不同,不同性质的观察单位不能归入一组。对这类资料通常是先按照类别(名义、有序和等级)进行分类,并将各组的数据汇总成列联表形式(2×2、R×C 和高维列联表等),然后计算百分比或率等相对数,最后根据不同研究目的,选择不同的统计方法进行百分比或比率之间的比较或相关分析(如卡方、Fisher 检验、秩和检验、McNemar 检验、Spearman 秩相关分析)等,具体见第五章第三节。

定量资料是用仪器、工具或其他定量方法对每个观察单位的某项标志进行测量,并把测量结果用数值大小表示出来,一般带有度量衡或其他单位。如体重(kg)、身长(cm)、血压 $[mmHg(1mmHg=1.33×10^2\ Pa)]$脉搏(次/min)、红细胞(万/$mm^3$)、转氨酶(单位),都属于定量资料。每个观察单位的观测值之间有量的区别,但同一批观察单位必须是同质的。对这类资料通常先计算平均数与标准差等指标,需要时做各均数之间的比较或各变量之间的分析。定量资料应提供各组均数、标准差、例数、所用统计方法等(t 检验、方差分析、各种非参数检验和回归分析,详细请参见第五章第二节),必要时注明 95% 可信限。定量资料可以得到较多信息,所以凡能定量的尽量采用定量资料。

在药效实验中,根据分析研究的目的,定量资料与定性资料可以互相转化。例如血压值本是计量资料,但如果将一组血压值分为血压正常与血压异常两组,再清点各组人数,于是这组血压资料就转化成为定性资料。又如在计量诊断中,将某些阳性体征根据确定动物的概率赋予分数,分数的大小代表量的大小,这样原来的定性资料就转化为定量资料。

总之,药效学研究所涉及的数据类型丰富、使用的实验设计类型千差万别、研究目的各不相同，在选择统计分析方法时，一定要根据这些区别进行选择。在这方面，误用统计方法现象比较普遍。如统计用药前及用药后数据时，应以各组用药前后数据变化值进行两组 t 检验，而不能以用药后实测值进行分析。在剂量反应试验中，应根据剂量水平多少和有无重复观察值决定采用方差分析或回归分析或两者相结合的分析方法。对于 3 个或 3 个以下水平的剂量反应试验，必须设置重复，所得的数据采用单向分组资料的方差分析（One-way ANOVA）。对于 4 个或 4 个以上的剂量反应试验，如果没有重复，由于不能正确估计试验误差，故不应采用单向分组资料方差分析，应采用线性回归、二次曲线或非线性回归方法进行分析；如果有重复观察值，应该努力寻求剂量与反应之间的关系，而不应陷入混乱而无意义的多重比较中。正确的方法是将回归分析和方差分析结合起来，不能采用单一的方差分析，因为方差分析可以提供回归分析的一些信息，反过来回归分析中也有方差分析的信息。

第四节　药效学研究实例分析

一、某抗肿瘤药细胞毒性实验

（一）目的

观察某抗肿瘤药对肿瘤细胞的杀伤作用，并与顺铂进行活性比较。

（二）原理

活细胞线粒体中的脱氢酶能够代谢还原黄色的溴化 3 －(4,5-二甲基噻唑-2)-2,5-二苯基四氮唑[3-(4,5-dimethylthiazol-2yl)-2,5-diphenylterazoliumbromide(MTT)]为蓝紫色的不溶于水的甲臜(formazan)颗粒，其生成量与活细胞数成正比，甲臜的多少可通过酶标仪测定其在检测波长 490 nm、参考波长 630 nm 下 OD 值得知。

（三）材料与方法

（1）受试药物：某抗肿瘤药为乳白色液体，用 1640 完全培养基配制成 80、40、20、10、5、1 μg/mL 总计 6 种浓度备用。

（2）阳性对照药：顺铂，浓度也为：80、40、20、10、5、1 μg/mL。

（3）其他试剂：RPMI1640、MTT、DMSO、胎牛血清。

（4）细胞株：MX-1 人癌细胞株。

（5）仪器：酶标仪。

（6）试验方法：采用四氮唑盐还原法，收集生长良好的肿瘤细胞，用含 10％胎牛血清的 RPMI1640 培养基配制成 1×10^4/mL 细胞悬液，于 96 孔培养板内培养 24 h 后加药，（每孔 100 μl，置 37℃，5％CO_2 孵箱内培养）。实验设空白对照组、阳性对照组和受试样品组各 6 个浓度（80、40、20、10、5、1 μg/mL）。每浓度设 3 个平行孔，培养 48 h，每孔加入 MTT 溶液（5 mg/mL，RPMI1640 配制）20 μl，置 37℃，5％CO_2 孵箱内孵育 4 h。弃上清液，每孔加入 DMSO 100 μl，轻度震荡 10 分钟后，用酶标仪在检测波长 490 nm、参考波长 630 nm 下测定 OD 值（表 18.1）。

表 18.1　某抗肿瘤药对 MX-1 人癌细胞杀伤实验结果（MTT 法）（$n=3$）

组别	药物浓度 (μg/mL)	吸光度值			均值
		孔 1	孔 2	孔 3	
阴性	0	0.316	0.311	0.304	0.310333
阳性（顺铂）	1	0.254	0.237	0.233	0.241333
	5	0.236	0.234	0.226	0.232
	10	0.207	0.198	0.19	0.198333
	20	0.179	0.168	0.159	0.168667
	40	0.109	0.094	0.09	0.097667
	80	0.074	0.073	0.072	0.073
样品	1	0.257	0.248	0.243	0.249333
	5	0.2	0.198	0.197	0.198333
	10	0.182	0.182	0.181	0.181667
	20	0.136	0.133	0.127	0.132
	40	0.082	0.075	0.073	0.076667
	80	0.075	0.073	0.072	0.073333

（7）结果计算：计算每个浓度药液的平均吸光度值，以无药物细胞对照组的平均吸光度值为 100%，计算各浓度的抑制率。

细胞生长抑制率（%）＝（1－实验组 OD 值/对照组 OD 值）×100%

然后使用 SAS 软件计算半数抑制浓度（IC_{50}）。

【**程序 18.1**】　prg18_1 半数抑制率的计算（两种药品的比较）

```
data base;
    mean0=mean(0.316,0.311,0.304);*mean0 表示空白组的吸光度值;
run;
data mtt;
    input a dose c1 c2 c3;*a 表示组别(a1 代表顺铂,a2 代表样品),dose 表示剂量;
    mean=mean(c1,c2,c3);*c1~c3 代表每个浓度下三管的吸光度;
    n=100;                 *n 表示 100%。即起始无抑制时的细菌浓度为 100%;
cards;
1 1   0.254 0.237 0.233
1 5   0.236 0.234 0.226
1 10 0.207 0.198 0.190
1 20 0.179 0.168 0.159
1 40 0.109 0.094 0.090
1 80 0.074 0.073 0.072
2 1   0.257 0.248 0.243
2 5   0.200 0.198 0.197
2 10 0.182 0.182 0.181
2 20 0.136 0.133 0.127
```

```
2 40 0.082 0.075 0.073
2 80 0.075 0.073 0.072
;
data mtt1;
    if _n_=1 then set base;
    set mtt;
    r=(1-mean/mean0)*100;*抑制率的计算公式:细胞生长抑制率(%)=(1-实验组
OD 值/对照组 OD 值)×100%;
    run;
%include "prg18_1 半数抑制率的计算(两个药品的比较).sas"
```

主要运行结果如下:

Type III Analysis of Effects

Effect	DF	Wald Chi-Square	Pr > ChiSq
Log10(dose)	1	26.3524	<.0001

Analysis of Parameter Estimates

Parameter	DF	Estimate	Standard Error	95% Confidence Limits		Chi-Square	Pr > ChiSq
Intercept	1	-1.0498	0.2101	-1.4615	-0.6381	24.98	<.0001
Log10(dose)	1	0.8510	0.1658	0.5261	1.1759	26.35	<.0001

上述是 a1(顺铂)组的回归模型分析结果。

------------------------------ a=1 ------------------------------

Probit Procedure

Probit Analysis on Log10(dose)

Probability	Log10(dose)	95% Fiducial Limits	
0.01	-1.5001	-4.6258	-0.5441
0.02	-1.1798	-3.9329	-0.3314
0.03	-0.9765	-3.4940	-0.1958
0.04	-0.8236	-3.1643	-0.0932
0.05	-0.6993	-2.8965	-0.0094
0.06	-0.5934	-2.6690	0.0623
0.07	-0.5006	-2.4697	0.1254
0.08	-0.4175	-2.2916	0.1822
0.09	-0.3419	-2.1299	0.2341
0.10	-0.2723	-1.9812	0.2822
0.15	0.0157	-1.3694	0.4846
0.20	0.2446	-0.8892	0.6515
0.25	0.4410	-0.4848	0.8024
0.30	0.6174	-0.1319	0.9481
0.35	0.7808	0.1803	1.0979
0.40	0.9359	0.4553	1.2613
0.45	1.0860	0.6927	1.4481
0.50	1.2336	0.8932	1.6650
0.55	1.3813	1.0628	1.9128
0.60	1.5314	1.2111	2.1888
0.65	1.6864	1.3474	2.4909
0.70	1.8499	1.4793	2.8210
0.75	2.0263	1.6134	3.1855
0.80	2.2227	1.7564	3.5977
0.85	2.4516	1.9179	4.0833
0.90	2.7396	2.1163	4.6992
0.91	2.8092	2.1637	4.8485
0.92	2.8848	2.2149	5.0109
0.93	2.9679	2.2711	5.1896
0.94	3.0607	2.3337	5.3895
0.95	3.1666	2.4047	5.6177
0.96	3.2909	2.4880	5.8860
0.97	3.4438	2.5899	6.2163
0.98	3.6471	2.7249	6.6558
0.99	3.9674	2.9369	7.3494

这是顺铂组的对数剂量的抑制率分析结果。其中对数剂量的半数抑制率 IC_{50}（95％可信限上下限）为 1.2336（0.8932～1.6650）。

```
------------------------ a=1 ------------------------
                    Probit Procedure
                 Probit Analysis on dose
    Probability        dose        95% Fiducial Limits
          0.01        0.03161     0.0000237      0.28570
          0.02        0.06610     0.0001167      0.46621
          0.03        0.10555     0.0003206      0.63715
          0.04        0.15010     0.0006850      0.80684
          0.05        0.19986     0.00127        0.97857
          0.06        0.25503     0.00214        1.15414
          0.07        0.31579     0.00339        1.33473
          0.08        0.38239     0.00511        1.52125
          0.09        0.45508     0.00742        1.71446
          0.10        0.53415     0.01044        1.91503
          0.15        1.03682     0.04272        3.05188
          0.20        1.75645     0.12908        4.48254
          0.25        2.76080     0.32751        6.34385
          0.30        4.14390     0.73800        8.87383
          0.35        6.03735     1.51448       12.52931
          0.40        8.62844     2.85278       18.25309
          0.45       12.18931     4.92806       28.06066
          0.50       17.12566     7.82048       46.23648
          0.55       24.06110    11.55676       81.81386
          0.60       33.99090    16.25855      154.43678
          0.65       48.57897    22.25161      309.65918
          0.70       70.77586    30.15065      662.17054
          0.75      106.23295    41.05463         1533
          0.80      166.97835    57.06428         3960
          0.85      282.87164    82.77148        12116
          0.90      549.07881   130.70650        50028
          0.91      644.47540   145.77091        70552
          0.92      766.98436   164.03945       102539
          0.93      928.73314   100.68428       154752
          0.94         1150      215.60616       245180
          0.95         1467      253.94155       414626
          0.96         1954      007.47467       789150
          0.97         2779      388.95516      1645428
          0.98         4437      530.79604      4526936
          0.99         9277      864.69792     22358160
```

上述是 a1（顺铂组）经过转换后的实际剂量的抑制率计算结果。可见顺铂的 IC_{50} 剂量为 17.13（7.82～46.24）$\mu g/mL$。

下面结果是所测样品的统计分析结果。与 a1 结果解释一致，不再赘述。

```
            Type III Analysis of Effects

                                 Wald
    Effect           DF      Chi-Square    Pr > ChiSq

    Log10(dose)       1       94.6931        <.0001


          Analysis of Parameter Estimates

                           Standard   95% Confidence    Chi-
 Parameter  DF Estimate     Error        Limits        Square Pr > ChiSq

 Intercept   1  -0.9545     0.1154   -1.1806  -0.7284    68.47   <.0001
 Log10(dose) 1   0.8994     0.0924    0.7182   1.0805    94.69   <.0001


     Probit Model in Terms of Tolerance Distribution

                      MU           SIGMA

                 1.06132475    1.11188451
```

```
------------------------------ a=2 ------------------------------
                        Probit Procedure
                  Probit Analysis on Log10(dose)

   Probability          Log10(dose)        95% Fiducial Limits
        0.01             -1.5253           -2.2011      -1.0718
        0.02             -1.2222           -1.8232      -0.8178
        0.03             -1.0299           -1.5836      -0.6565
        0.04             -0.8852           -1.4036      -0.5350
        0.05             -0.7676           -1.2573      -0.4360
        0.06             -0.6674           -1.1328      -0.3517
        0.07             -0.5796           -1.0238      -0.2776
        0.08             -0.5010           -0.9263      -0.2113
        0.09             -0.4294           -0.8376      -0.1508
        0.10             -0.3636           -0.7561      -0.0951
        0.15             -0.0911           -0.4195       0.1384
        0.20              0.1255           -0.1536       0.3220
        0.25              0.3114            0.0728       0.4830
        0.30              0.4783            0.2740       0.6297
        0.35              0.6329            0.4575       0.7685
        0.40              0.7796            0.6279       0.9040
        0.45              0.9216            0.7879       1.0400
        0.50              1.0613            0.9391       1.1801
        0.55              1.2010            1.0832       1.3272
        0.60              1.3430            1.2228       1.4935
        0.65              1.4898            1.3610       1.6512
        0.70              1.6444            1.5018       1.8328
        0.75              1.8113            1.6500       2.0325
        0.80              1.9971            1.8120       2.2579
        0.85              2.2137            1.9983       2.5231
        0.90              2.4863            2.2304       2.8591
        0.91              2.5521            2.2862       2.9405
        0.92              2.6236            2.3488       3.0290
        0.93              2.7022            2.4132       3.1265
        0.94              2.7901            2.4873       3.2354
        0.95              2.8902            2.5718       3.3598
        0.96              3.0079            2.6708       3.5060
        0.97              3.1526            2.7924       3.6860
        0.98              3.3449            2.9539       3.9254
        0.99              3.6480            3.2079       4.3032

------------------------------ a=2 ------------------------------
                        Probit Procedure
                   Probit Analysis on dose

   Probability            dose           95% Fiducial Limits
        0.01            0.02983          0.00629       0.08477
        0.02            0.05995          0.01503       0.15211
        0.03            0.09335          0.02608       0.22054
        0.04            0.13025          0.03948       0.29175
        0.05            0.17078          0.05530       0.36642
        0.06            0.21508          0.07365       0.44496
        0.07            0.26328          0.09467       0.52766
        0.08            0.31553          0.11851       0.61479
        0.09            0.37201          0.14534       0.70658
        0.10            0.43290          0.17535       0.80327
        0.15            0.81083          0.38062       1.36902
        0.20            1.33518          0.70217       2.09890
        0.25            2.04819          1.18261       3.04069
        0.30            3.00782          1.87921       4.26300
        0.35            4.29431          2.86766       5.86842
        0.40            6.02049          4.24565       8.01664
        0.45            8.34841          6.13574      10.96526
        0.50           11.51661          8.69071      15.13869
        0.55           15.88714         12.11271      21.24023
        0.60           22.03015         16.70407      30.44583
        0.65           30.88564         22.96360      44.79170
        0.70           44.09583         31.75709      68.03871
        0.75           64.75592         44.68867     107.76307
        0.80           99.33684         64.86300     181.07254
        0.85          163.57577         99.61396     333.47581
        0.90          306.38118        169.99452     722.90888
        0.91          356.52460        193.30106     871.97856
        0.92          420.34128        222.20993        1069
        0.93          503.77189        258.95490        1338
        0.94          616.67085        307.14823        1720
        0.95          778.62615        373.05478        2290
        0.96             1018          468.62777        3207
        0.97             1421          620.06847        4853
        0.98             2212          899.23548        8423
        0.99             4446            1614          20102
```

（四）结果

某抗肿瘤药对 MX-1 人癌细胞的抑制率，在药物浓度为 80、40、20、10、5、1 μg/mL 时，分别为 76.5%、68.5%、45.6%、36.1%、25.2% 和 22.2%。其 IC_{50} 为 11.5 μg/mL（8.7～15.1）。顺铂对照药的 IC_{50} 为 17.1μg/mL（7.8～46.2）。说明该抗肿瘤药对人癌细胞株 MX-1 有一定杀伤作用，对细胞的抑制率高于阳性对照药顺铂。

二、某抗肿瘤药体内抑瘤实验

（一）实验材料

（1）动物：SPF 级 Bal b/c 裸鼠，雄性，16～22 g。

（2）供试品及试剂：某抗肿瘤药，性状：乳白色液体，规格：1 mg：1 mL。顺铂注射液，规格：50 mg/瓶。葡萄糖注射液，规格：100 mL：5 g。

（3）瘤株：MX-1 瘤株。

（二）实验方法

1. 动物模型建立

取肿瘤生长旺盛且无溃破的荷瘤裸鼠，颈椎脱臼处死。在无菌条件下，用 75% 消毒动物皮肤，切开皮肤，剥离肿瘤。将瘤组织剪成 1.5 mm³ 左右小块，用套管针接种于动物右侧腋窝皮下（3 次实验接种用荷瘤裸鼠为体内传种第 7～9 代）。

2. 分组与给药

移植肿瘤生长达 100 mm³ 以上后，将动物随机分为 5 组：5% 葡萄糖空白对照组、奥沙利铂组（5 mg/kg），某抗肿瘤药高（15 mg/kg）、中（10 mg/kg）、低剂量组（5 mg/kg）。每组 8 只动物。各组均为 4 天给药 1 次，共给药 3 次。每 4 天测量 1 次肿瘤体积及动物体重。给药途径为尾静脉注射，给药体积为 0.2 mL/10g。于末次给药后 2～3 天处死动物，称体重，测量瘤块体积并称重。

（三）疗效评价

采用相对肿瘤增值率 $T/C(\%)$ 作为实验评价指标。评价标准为：$T/C(\%) > 40\%$ 为无效；$T/C(\%) \leqslant 40\%$，并经统计学处理 $P < 0.05$ 为有效。

相对肿瘤增值率 $T/C(\%) = T_{RTV}/C_{RTV} \times 100\%$（$T_{RTV}$：治疗组 RTV；$C_{RTV}$：阴性对照组 RTV）。

肿瘤体积（TV）的计算公式为：

$$V = 1/2 \cdot a \cdot b^2$$

式中：a 和 b 分别表示长和宽。

根据测量结果计算出相对肿瘤体积（RTV），计算公式为：

$$RTV = V_t/V_0$$

式中：V_0 为分笼给药时（即 d_0）测量所得肿瘤体积；V_t 为每一次测量时的肿瘤体积。

$$抑瘤率(\%) = \frac{(对照组平均瘤重 - 给药组平均瘤重)}{对照组平均瘤重} \times 100$$

（四）结果及分析

【程序 18.2】 prg18_2 药物对动物体重影响的方差和非参数分析（表 18.2）

```
DATA aa；
do n=1 to 8；        *n 代表动物数；
DO grp=1 to 5；      *g 代表组别,g1 为对照组,g2～g4 为抗肿瘤药高/中/低剂量组,g5
为顺铂组；
    INPUT x @@；      *x 代表数值；
```

```
OUTPUT;
END;  END;
CARDS;
    18  17  18  20  18
    20  14  20  20  20
    18  20  22  20  19
    20  17  19  23  17
    18  16  18  18  19
    19  15  16  19  18
    19  18  17  17  17
    20  19  17  18  19
;  RUN;
```

%include "prg18_2 药物对动物体重影响的方差和非参数分析.sas";

表 18.2 某抗肿瘤药对 Bal b/c 裸鼠 MX-1 体重的影响

动物号	5%葡萄糖空白对照组	某抗肿瘤药高剂量组(15 mg/kg)	某抗肿瘤药中剂量组(10 mg/kg)	某抗肿瘤药低剂量组(5 mg/kg)	阳性药顺铂组(5 mg/kg)
1	18	17	18	20	18
2	20	14	20	20	20
3	18	20	22	20	19
4	20	17	19	23	17
5	18	16	18	18	19
6	19	15	16	19	18
7	19	18	17	17	17
8	20	19	17	18	19

本例因第 1 组不满足正态性,故应看非参数检验结果。但其与方差分析结果一致,均无显著性差异。

主要运行结果如下:

```
                              The GLM Procedure

Dependent Variable: x

                                    Sum of
Source                DF           Squares     Mean Square   F Value   Pr > F
Model                  4        26.1500000       6.5375000      2.50   0.0604
Error                 35        91.6250000       2.6178571
Corrected Total       39       117.7750000

          R-Square     Coeff Var     Root MSE      x Mean
          0.222034      8.781435     1.617979    18.42500

Source                DF        Type I SS     Mean Square   F Value   Pr > F
g                      4       26.15000000      6.53750000      2.50   0.0604

Source                DF      Type III SS     Mean Square   F Value   Pr > F
g                      4       26.15000000      6.53750000      2.50   0.0604
```

上述结果可以看到，五组之间的体重总体无显著性（$p=0.0604$）。

```
                        The GLM Procedure

            Levene's Test for Homogeneity of x Variance
            ANOVA of Squared Deviations from Group Means

                         Sum of      Mean
        Source    DF    Squares     Square    F Value   Pr > F

        g          4    55.3148    13.8287      1.27    0.3019
        Error     35     382.4     10.9243
```

上述结果显示各组之间的方差齐性结果，统计显示无显著性差异。

```
                        The GLM Procedure

        Level of        --------------x--------------
        g         N          Mean           Std Dev

        1         8      19.0000000        0.92582010
        2         8      17.0000000        2.00000000
        3         8      18.3750000        1.92260983
        4         8      19.3750000        1.84681192
        5         8      18.3750000        1.06066017
```

上述是运行 GLM 过程得到的各组均值和 SD 值。

```
                        The GLM Procedure

                    Dunnett's t Tests for x

NOTE: This test controls the Type I experimentwise error for comparisons of all treatments against a control.

            Alpha                                0.05
            Error Degrees of Freedom               35
            Error Mean Square                2.617857
            Critical Value of Dunnett's t     2.55790
            Minimum Significant Difference     2.0693

        Comparisons significant at the 0.05 level are indicated by ***.

                        Difference
             g          Between       Simultaneous 95%
        Comparison        Means       Confidence Limits

          4 - 1          0.3750      -1.6943    2.4443
          3 - 1         -0.6250      -2.6943    1.4443
          5 - 1         -0.6250      -2.6943    1.4443
          2 - 1         -2.0000      -4.0693    0.0693
```

上述值是使用 Dunnett's Test 与对照组进行比较的结果，可以发现，各组之间无显著性差异。
在使用 REGWQ 方法进行多重均数比较时，5 组之间的体重也无显著性差异。

```
                        The GLM Procedure

        Ryan-Einot-Gabriel-Welsch Multiple Range Test for r

        NOTE: This test controls the Type I experimentwise error rate.

            Alpha                          0.05
            Error Degrees of Freedom         35
            Error Mean Square           117.8357

Number of Means          2           3           4           5
Critical Range    13.195745   14.467326   14.637736   15.604715

        Means with the same letter are not significantly different.

        REGWQ Grouping      Mean       N    grp

                  A       26.063       8     4
                  A
                  A       25.313       8     1
                  A
                  A       19.938       8     5
                  A
                  A       18.875       8     3
                  A
                  A       12.313       8     2
```

综上结果,可以看出,阳性对照药物和待测样品对 Bal b/c 裸鼠 MX-1 体重增长无显著性影响。

表 18.3　某抗肿瘤药对 Bal b/c 裸鼠 MX-1 肿瘤抑瘤实验瘤体积的影响　　　　单位:mm

动物编号	5%葡萄糖空白对照组		某抗肿瘤药高剂量组(15mg/kg)		某抗肿瘤药中剂量组(10mg/kg)		某抗肿瘤药低剂量组(5mg/kg)		阳性药顺铂组(5mg/kg)	
	长	宽	长	宽	长	宽	长	宽	长	宽
给药前										
1	5	5	6.5	6	7.6	5.8	6.5	5.5	6	5.7
2	5.5	5.5	5.5	5.5	6	5.8	6.2	5.9	7.6	5.8
3	8.2	7.2	6.5	6.2	6.2	5.8	5.8	5.5	5.8	5.5
4	6	5.5	5.5	5.5	5.5	5.5	6	5.8	6	5.6
5	6.2	6	6.8	5.6	5.5	5.5	7	6.1	6.2	5.3
6	5.7	5.5	6	5.8	6	5.8	6.5	5	6.5	5.6
7	5.5	5.5	7.6	5	6.5	6.1	6.2	5.6	6.1	5.8
8	7.4	5.5	6.5	5.6	5.8	5.4	7.2	5.8	6.4	5.9
3 次给药后										
1	15.5	12.3	11.5	11.5	17.3	13.4	20	13	14.2	9
2	26	22.3	10	7.6	17.8	12.3	17.8	15	20.4	12.8
3	19.7	16.3	16.9	13.8	21.3	12	13.2	11.1	18.3	14.8
4	24.3	18.2	12.2	10.3	12.2	10.6	12.7	11.7	16.9	12.1
5	20.4	14.4	13.1	12.4	16.2	10.3	17.2	11.2	15.5	8.7
6	19.7	14.6	10.4	10.1	17.2	9.5	17.3	11.8	19.3	14.3
7	22.7	14.4	18.4	11.4	16.4	14.4	17.2	12.9	13.8	10.2
8	24.3	19	17.4	12.5	18	9.8	15.3	14.4	18.6	14.1

注:(1)其中 V_0(给药前的体积)为分笼给药时(即 d_0)测量所得肿瘤体积,V_t(本来就是 3 次给药后的结果)的肿瘤体积。
(2)最后计算相对肿瘤增值率 $T/C(\%) = T_{RTV}/C_{RTV} \times 100\%$($T_{RTV}$:治疗组 RTV;$C_{RTV}$:阴性对照组 RTV)。

【程序 18.3】　prg18_3 药物对肿瘤体积和相对肿瘤增值率影响的方差分析和相对比计算(表 18.3)

```
data aa;
do i=1 to 2; do n=1 to 8;    do g=1 to 5;*i 表示给药前和给药后,n 表示动物数;
    input L W @@;    *L 表示肿瘤长度,W 表示肿瘤宽;
  TV=1/2*L*w**2;*肿瘤体积(TV)的计算公式为:V=1/2·a·b·2;
      output; end; end; end;
cards;
5    5    6.5  6    7.6  5.8  6.5  5.5  6    5.7
5.5  5.5  5.5  5.5  6    5.8  6.2  5.9  7.6  5.8
8.2  7.2  6.5  6.2  6.2  5.8  5.8  5.5  5.8  5.5
    。。。。。。
24.3 19   17.4 12.5 18   9.8  15.3 14.4 18.6 14.1
; run;
```

%include "prg18_3 药物对肿瘤体积和相对肿瘤增值率影响的方差分析和相对比计算.

sas";

本例经分析满足方差齐性和正态性,主要运行结果如下。

```
                         The GLM Procedure

                     Dunnett's t Tests for RTV

This test controls the Type I experimentwise error for comparisons of all treatments against a control

            Alpha                              0.01
            Error Degrees of Freedom             35
            Error Mean Square              102.9586
            Critical Value of Dunnett's t   3.21512
            Minimum Significant Difference   16.312


Comparisons significant at the 0.01 level are indicated by ***.


                      Difference
              grp     Between      Simultaneous 99%
          Comparison    Means      Confidence Limits

            5 - 1     -20.327    -36.639    -4.015   ***
            4 - 1     -20.340    -36.652    -4.029   ***
            3 - 1     -22.067    -38.379    -5.756   ***
            2 - 1     -24.503    -40.815    -8.191   ***
```

上述是 GLM 模型的基本信息模型。从结果可见,各处理组之间有显著性差异,$P = 0.0002$。

```
                       The GLM Procedure

        Level of        -------------RTV-------------
        g          N          Mean           Std Dev

        1          8      33.4098992        20.9408763
        2          8       8.9070667         3.7641997
        3          8      11.3424981         2.6348897
        4          8      13.0696111         3.9659381
        5          8      13.0829018         6.2794959
```

上述是 GLM 过程步计算所得到的各组动物肿瘤相对增值率 $T/C(\%)$ 的均值和标准差结果。

```
                         The GLM Procedure

                     Dunnett's t Tests for RTV

This test controls the Type I experimentwise error for comparisons of all treatments against a control

            Alpha                              0.01
            Error Degrees of Freedom             35
            Error Mean Square              102.9586
            Critical Value of Dunnett's t   3.21512
            Minimum Significant Difference   16.312


Comparisons significant at the 0.01 level are indicated by ***.


                      Difference
              grp     Between      Simultaneous 99%
          Comparison    Means      Confidence Limits

            5 - 1     -20.327    -36.639    -4.015   ***
            4 - 1     -20.340    -36.652    -4.029   ***
            3 - 1     -22.067    -38.379    -5.756   ***
            2 - 1     -24.503    -40.815    -8.191   ***
```

上述是使用 Dunnett's t Test 对各组动物肿瘤相对增值率 $T/C(\%)$ 均值的多重比较结果。从结果可见,无论是阳性药顺铂还是待测药物的低、中、高剂量,对肿瘤相对增值率与对照组相比,均有显著的抑制作用。

```
                       SAS 系统              2011年04月02日 星期六
                      The GLM Procedure
           Ryan-Einot-Gabriel-Welsch Multiple Range Test for RTV
        NOTE: This test controls the Type I experimentwise error rate.

                    Alpha                        0.01
                    Error Degrees of Freedom       35
                    Error Mean Square         102.9586

    Number of Means          2            3            4            5
    Critical Range     15.629911    16.787039    17.002089    17.866851

        Means with the same letter are not significantly different.

            REGWQ Grouping        Mean        N     grp
                    A            33.410        8      1

                    B           13.083        8      5
                    B
                    B           13.070        8      4
                    B
                    B           11.342        8      3
                    B
                    B            8.907        8      2
```

上述是使用 REGWQ 方法进行多重比较的结果,可发现与 Dunnett's t Test 的统计结果在显著性上一致。各组动物的相对抑制率显示如下:

```
        g       mean0       NObs      RTV_Mean       rel
        1    33.409899189     8    33.409899189    100.000
        2    33.409899189     8     8.9070667337    26.660
        3    33.409899189     8    11.342498129     33.950
        4    33.409899189     8    13.069611126     39.119
        5    33.409899189     8    13.082901757     39.159
```

表 18.4 某抗肿瘤药对 Bal b/c 裸鼠 MX-1 肿瘤抑瘤实验瘤重的影响

动物编号	5%葡萄糖空白对照组	某抗肿瘤药高剂量组(15 mg/kg)	某抗肿瘤药中剂量组(10 mg/kg)	某抗肿瘤药低剂量组(5 mg/kg)	阳性药顺铂组(5 mg/kg)
1	4.425	0.564	1.753	1.426	0.596
2	4.559	0.249	1.183	1.926	1.946
3	2.990	1.190	0.910	1.204	1.962
4	4.009	0.627	0.538	0.778	1.382
5	1.282	1.511	0.795	0.982	0.643
6	1.349	0.380	0.718	1.400	1.392
7	2.354	0.903	1.592	1.086	0.686
8	4.319	1.054	0.745	1.210	2.306

$$抑瘤率(\%) = \frac{(对照组平均瘤重 - 给药组平均瘤重)}{对照组平均瘤重 \times 100}$$

【程序 18.4】 prg18_4 药物对瘤重和肿瘤抑制率的影响(表 18.4)

DATA aa;

do n＝1 to 8；＊n 代表动物数；

DO g＝1 to 5；＊g 代表组别，g1 为对照组，g2～4 为待测抗肿瘤药物高、中、低剂量组，g5 为阳性药顺铂组；

INPUT x @@；　＊x 代表瘤重数值；

OUTPUT；　END；　end；

CARDS；

4.425	0.564	1.753	1.426	0.596
4.559	0.249	1.183	1.926	1.946
2.990	1.190	0.910	1.204	1.962
4.009	0.627	0.538	0.778	1.382
1.282	1.511	0.795	0.982	0.643
1.349	0.380	0.718	1.400	1.392
2.354	0.903	1.592	1.086	0.686
4.319	1.054	0.745	1.210	2.306

；

％include "prg18_4 药物对瘤重和肿瘤抑制率的影响.sas"；

上述程序运行后发现，各组均符合正态性。但各组之间的方差不齐（$p < 0.0001$），结果如下：

The GLM Procedure

Levene's Test for Homogeneity of x Variance
ANOVA of Squared Deviations from Group Means

Source	DF	Sum of Squares	Mean Square	F Value	Pr > F
g	4	13.4950	3.3738	9.76	<.0001
Error	35	12.0932	0.3455		

各用药组与对照组比较，瘤重均有显著减小。各组的均数和 SD 如下：

The GLM Procedure

Level of g	N	Mean	Std Dev
1	8	3.16087500	1.36834848
2	8	0.80975000	0.43054973
3	8	1.02925000	0.43951849
4	8	1.25150000	0.34551287
5	8	1.36412500	0.67126202

如下结果是使用 GLM 过程所计算的总模型分析结果，可见各剂量组之间有显著差异。

```
                        The GLM Procedure
     Variable: x

                                    Sum of
           Source            DF     Squares      Mean Square    F Value    Pr > F
           Model             4    28.27282085     7.06820521     12.53    <.0001
           Error            35    19.74629275     0.56417979
           Corrected Total  39    48.01911360

                    R-Square    Coeff Var    Root MSE     x Mean
                    0.588783    49.31515     0.751119     1.523100

           Source            DF     Type I SS    Mean Square    F Value    Pr > F
           g                 4    28.27282085     7.06820521     12.53    <.0001

           Source            DF    Type III SS   Mean Square    F Value    Pr > F
           g                 4    28.27282085     7.06820521     12.53    <.0001
```

下面是使用 Dunnett's t Test 对各给药组与对照组均值比较的结果，可见各组与对照组比较均有显著性差异。

```
                        The GLM Procedure
                      Dunnett's t Tests for x

NOTE: This test controls the Type I experimentwise error for comparisons of all treatments against a control.

                    Alpha                          0.01
                    Error Degrees of Freedom         35
                    Error Mean Square           0.56418
                    Critical Value of Dunnett's t  3.21512
                    Minimum Significant Difference  1.2075

        Comparisons significant at the 0.01 level are indicated by ***.

                              Difference
                    g          Between     Simultaneous 99%
                    Comparison  Means      Confidence Limits
                    5 - 1      -1.7968    -3.0042   -0.5893    ***
                    4 - 1      -1.9094    -3.1168   -0.7019    ***
                    3 - 1      -2.1316    -3.3391   -0.9242    ***
                    2 - 1      -2.3511    -3.5586   -1.1437    ***
```

下面的结果是各给药组与对照组比较的抑瘤率。

```
g    mean0      NObs   x_N   x_Mean    x_StdDev        x_Min    x_Max     relw
1    3.160875    8     8    3.160875   1.3683484767    1.282    4.559     0.0000
2    3.160875    8     8    0.80975    0.4305497317    0.249    1.511    -74.3821
3    3.160875    8     8    1.02925    0.4395184865    0.538    1.753    -67.4378
4    3.160875    8     8    1.2515     0.3455128693    0.778    1.926    -60.4065
5    3.160875    8     8    1.364125   0.6712620177    0.596    2.306    -56.8434
```

由于该实验各组数据的方差不齐，我们还采用了非参数检验。下面是非参数检验结果，其中采用 Wilcoxon 检验结果说明 5 组之间有显著性差异（$p=0.0021$）。

```
                    The NPAR1WAY Procedure

            Wilcoxon Scores (Rank Sums) for Variable x
                    Classified by Variable g

                     Sum of      Expected      Std Dev       Mean
     g       N       Scores      Under H0      Under H0      Score
    -------------------------------------------------------------
     1       8       270.0        164.0       29.574764    33.7500
     2       8        89.0        164.0       29.574764    11.1250
     3       8       125.0        164.0       29.574764    15.6250
     4       8       168.0        164.0       29.574764    21.0000
     5       8       168.0        164.0       29.574764    21.0000

                       Kruskal-Wallis Test

         Chi-Square              16.8421
         DF                            4
         Pr > Chi-Square          0.0021
```

　　进一步使用 REGWQ 方法进行各组间比较,结果与前面的结果基本一致。对照组,即不给药的动物的瘤重显著高于给药高剂量组和阳性药组。一般认为,当各组样本量一致时,仅方差不齐,仍可以采用参数检验法的分析结果。

```
                    The GLM Procedure

      Ryan-Einot-Gabriel-Welsch Multiple Range Test for r

  NOTE: This test controls the Type I experimentwise error rate.


         Alpha                        0.01
         Error Degrees of Freedom       35
         Error Mean Square        86.52143

  Number of Means      2           3           4           5
  Critical Range   14.32805    15.388797   15.585935   16.378669


  Means with the same letter are not significantly different.


      REGWQ Grouping        Mean        N      g

                  A        33.750       8      1
                  A
          B       A        21.000       8      4
          B       A
          B       A        21.000       8      5
          B
          B                15.625       8      3
          B
          B                11.125       8      2
```

　　将上述所有各结果汇总于表 18.5。

表 18.5　(汇总表) 某抗肿瘤药对 Bal b/c 裸鼠 MX-1 肿瘤抑制率(第 1 次)($n = 8$)

组别	动物数 n	体重(g)	相对肿瘤增值率(%)	P 值	抑瘤率	P 值(%)
5%葡萄糖空白对照组	8	19.0				
顺铂组(5 mg/kg)	8	18.4	39	<0.05	57	<0.01
某药高剂量组(15 mg/kg)	8	17.0	27	<0.01	74	<0.01
某药中剂量组(10 mg/kg)	8	18.4	34	<0.05	67	<0.01
某药低剂量组(5 mg/kg)	8	19.4	39	<0.05	60	<0.01

（五）结论

实验结果表明，顺铂组，某抗肿瘤药高剂量组、中剂量组、低剂量组，3 次实验相对肿瘤增殖率 $T/C(\%)$ 均 $<40\%$（共做 3 次实验，第 1 次 39％、27％、34％、39％；第 2 次 35％、21％、29％、35％；第 3 次 34％、22％、28％、32％。这里只给出第 1 次实验的分析结果），并经统计学处理均有显著差异（第 1 次 $p<0.05$、$p<0.01$、$p<0.05$、$p<0.05$；第 2 次 $p<0.05$、$p<0.01$、$p<0.01$、$p<0.01$；第 3 次 $p<0.01$、$p<0.01$、$p<0.01$、$p<0.01$）。3 次实验肿瘤抑瘤率均 $>50\%$（第 1 次 57％、74％、67％、60％；第 2 次 63％、81％、71％、54％；第 3 次 65％、74％、73％、69％），并经统计学处理均有显著差异（3 次结果均为 $p<0.01$）。在 3 次实验中，顺铂组与某抗肿瘤药低剂量组的相对肿瘤增殖率 T/C 基本相当，但实验结束时顺铂组均较该低剂量组动物体重有不同程度的减轻。3 次实验过程中均未出现动物死亡情况。

实验结果证明某抗肿瘤药具有一定疗效，有开发价值。

三、药物对巴比妥钠睡眠潜伏期影响实验

（一）实验原理

在巴比妥钠催眠的基础上，观察受试物某药物 A 是否能缩短入睡潜伏期。若睡眠潜伏期缩短，则说明某药物 A 与巴比妥钠有协同作用。

（二）实验步骤

小鼠按体重随机分为阴性对照组、阳性对照组以及高、中、低三个受试样品组，每组 12 只。受试样品成人用量每日 6 mg，成人体重以 60 kg 计，相当于 0.1 mg/kg。实验中以成人推荐量的 20、10、5 倍。设高、中、低剂量组，给药剂量分别为 2 mg/kg、1 mg/kg、0.5 mg/kg。3 个剂量组的药物浓度分别为 0.08 mg／mL，0.04 mg／mL，0.02 mg／mL（溶于 0.5％CMC-Na）。经灌胃给药，给药量为 0.5 mL／20 g，每日 1 次，共 4 天。阴性对照组和阳性对照组给予等剂量的溶剂 CMC-Na。给药末次阳性药组灌胃给予阳性药地西泮（5 mg/kg，0.5 mL/20 g）。

正式实验前进行预实验，确定使动物 100％入睡但又不使睡眠时间过长的巴比妥钠剂量，用此剂量正式实验。

动物末次给予溶剂、地西泮及不同浓度某药物 A 20 分钟后，给各组动物腹腔注射巴比妥钠（280 mg/kg），注射量为 0.2 mL/20 g，以翻正反射消失为指标，观察药物对巴比妥钠睡眠潜伏期的影响。

各组动物睡眠潜伏期时间，即动物给予巴比妥钠至翻正反射消失时间结果见表 18.6。

（三）数据处理方法

本类实验往往有截尾数据存在，并且是"时间"与发生"事件"的关系，一般需采用生存分析方法。但生存分析需要复杂运算，故过去较少人使用，多将截尾数据处理掉，然后不进行正态性和方差齐性检验，想当然地采用方差分析，这是应该引起注意的问题。

比较实验组与对照组睡眠潜伏期之间的差异，睡眠潜伏期缩短有显著性，则实验结果为阳性。

表 18.6　某药物 A 改善巴比妥钠睡眠潜伏期实验原始数据

序号	阴性对照组 (CMC-Na, $n=12$)	阳性对照组(地西泮, 5 mg/kg, $n=12$)	高剂量组 (2 mg/kg, $n=11$)	中剂量组 (1 mg/kg, $n=12$)	低剂量组 (0.5 mg/kg, $n=12$)
1	22	17	14	29	23
2	28	19	46	17	45
3	21	15	34	27	22
4	32	9	18	24	22
5	60	18	35	35	35
6	52	19	15	15	36
7	35	11	23	27	29
8	28	18	18	34	32
9	40	25	33	48	22
10	33	18	16	30	28
11	47	16	22	29	36

对本资料的分析请参见【程序 18.5】。

【程序 18.5】　prg18_5 药物对巴比妥催眠潜伏期的生存分析程序如下：

data abc;

　　　　input minutes group censor @@;　　　/＊1 组代表待测药品低剂量组,2 组代表中剂量组,3 组代表高剂量组,4 组代表阳性药组＊/

cards;

17 1 0 19 1 0 15 1 0 9 1 0 18 1 0 19 1 0 11 1 0 18 1 0 25 1 0 18 1 0 16 1 0

14 2 0 46 2 0 34 2 0 18 2 0 35 2 0 15 2 0 23 2 0 18 2 0 33 2 0 16 2 0 22 2 0

29 3 0 17 3 0 27 3 0 24 3 0 35 3 0 15 3 0 27 3 0 34 3 0 48 3 0 30 3 0 29 3 0

23 4 0 45 4 0 22 4 0 22 4 0 35 4 0 36 4 0 29 4 0 32 4 0 22 4 0 28 4 0 36 4 0

22 5 0 28 5 0 21 5 0 32 5 0 60 5 0 52 5 0 35 5 0 28 5 0 40 5 0 33 5 0 47 5 0

　　; run;

％include "prg18_5 药物对巴比妥催眠潜伏期的生存分析程序.sas";

注意:本程序具有特殊性,要求对照组必须放在最后面。在程序运行中,每一组都要求与最后一组进行比较。

主要运行结果如下(图 18.3)：

```
                        The LIFEREG Procedure
                          Model Information

            Data Set                        WORK.ABC
            Dependent Variable              Log(minutes)
            Censoring Variable              censor
            Censoring Value(s)              1
            Number of Observations          55
            Noncensored Values              55
            Right Censored Values           0
            Left Censored Values            0
            Interval Censored Values        0
            Name of Distribution            Weibull
            Log Likelihood                  -15.31022359


            Number of Observations Read     55
            Number of Observations Used     55


                     Class Level Information

            Name        Levels      Values

            group         5         1 2 3 4 5
```

Algorithm converged.

```
                  Type III Analysis of Effects

                                      Wald
         Effect       DF        Chi-Square    Pr > ChiSq

         group        4           50.1432       <.0001

                  Analysis of Parameter Estimates

                              Standard    95% Confidence       Chi-
Parameter        DF Estimate    Error         Limits        Square Pr > ChiSq

Intercept        1   3.7103    0.0867    3.5404   3.8801   1833.19   <.0001
group        1   1  -0.8230    0.1208   -1.0599  -0.5862     46.39   <.0001
group        2   1  -0.3215    0.1207   -0.5581  -0.0848      7.09   0.0078
group        3   1  -0.2538    0.1206   -0.4902  -0.0173      4.43   0.0354
group        4   1  -0.2399    0.1208   -0.4766  -0.0032      3.95   0.0470
group        5   0   0.0000      .         .        .         .        .
Scale            1   0.2829    0.0290    0.2313   0.3459
Weibull Shape    1   3.5352    0.3629    2.8909   4.3230
```

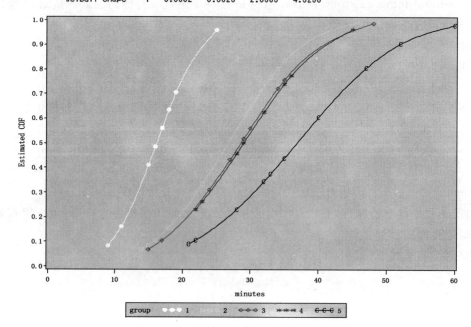

图 18.3 5 组运动结果

group1 为阳性药组；group2 为高剂量组；group3 为中剂量组；

group4 为低剂量组；group5 为对照组

（四）结果及判断

过去总用方差分析进行处理（可参见【程序 18.4】进行运算），这是错误的。虽然该例原本截尾数据都删除，但当资料不符合正态分布条件时，使用描述正态分布的均值进行方差分析，所得结果只肯定阳性对照组和高剂量组与阴性对照组比较动物睡眠潜伏期显著缩短（$P < 0.01, P < 0.05$），对中、低剂量组动物睡眠潜伏期较阴性对照组的比较没有发现其显著性差异。这里给出生存分析结果，发现阳性药和待测药物与对照组比较，其潜伏期都显著缩短（低剂量组 $P < 0.05$，高剂量组 $P < 0.01$）。与对照组比较，其回归系数均为负值，说明加入药物后，能缩短巴比妥产生睡眠潜伏期。

当以对照组为基准时，各给药组的回归系数取正数，与对照组比较，其相对影响度相对危险度依次为：

阳性对照组 $\exp(0.8230) = 2.28$ 倍；高剂量组 $\exp(0.3215) = 1.38$ 倍；中剂量组 $\exp(0.2539) = 1.29$ 倍；低剂量组 $\exp(0.2399) = 1.27$ 倍。

四、药物对戊巴比妥钠阈下剂量催眠的影响试验

（一）实验原理

观察受试物褪黑素与戊巴比妥钠的协同作用。由于戊巴比妥钠通过肝酶代谢，对该酶有抑制作用的药物也能延长戊巴比妥钠睡眠时间，所以为排除这种影响，应进行阈下剂量实验。

（二）实验步骤

小鼠按体重随机分为阴性对照组、阳性对照组以及高、中、低三个受试样品组，每组 12 只。受试样品成人用量每日 6 mg，成人体重以 60 kg 计，相当于 0.1 mg/kg。实验中以成人推荐量的 20、10、5 倍设高、中、低剂量组，给药剂量分别为 2 mg/kg、1 mg/kg、0.5 mg/kg。3 个剂量组的药物浓度分别为 0.08 mg/mL、0.04 mg/mL、0.02 mg/mL（溶于 0.5% CMC-Na）。经灌胃给药，给药量为 0.5 mL/20 g，每日 1 次，共 4 天。阴性对照组和阳性对照组给予等剂量的溶剂 CMC-Na。给药末次阳性药组灌胃给予阳性药地西泮（5 mg/kg, 0.5 mL/20 g）。

正式实验前进行预实验，确定戊巴比妥钠阈下催眠剂量，即 80% ～ 90% 小鼠翻正反射不消失的戊巴比妥钠最大阈下剂量。

动物末次给予溶剂、地西泮不同浓度受试物褪黑素 20 分钟后，各组动物腹腔注射戊巴比妥钠最大阈下催眠剂量（30 mg / kg），注射量为 0.2 mL / 20g。记录各组动物给予戊巴比妥钠后 30 分钟内入睡动物数（翻正反射消失达 60 秒以上者）。

（三）数据处理及结果判定

入睡动物数为计数资料、用卡方检验（χ^2 检验）。

比较对照组与实验组入睡动物数之间的差异，入睡动物发生率增加有显著性，实验结果阳性（表 18.7）。

表 18.7　各组小鼠腹腔注射戊巴比妥钠(30 mg/kg)30 分钟内翻正反射消失动物数

	药物浓度	总动物数(只)	翻正反射消失动物数(只)	翻正反射存在动物数(只)
对照组	0.5%CMC−Na	12	3	9
阳性药地西泮	5 mg/kg	11	10**	1
	2 mg/kg	12	6	6
褪黑素	1 mg/kg	11	3	8
	0.5 mg/kg	12	3	9

**$P<0.01$。

【程序 18.6】　prg18_6 药物对戊巴比妥钠阈下催眠剂量的多组率比较

dm "clear output"; dm "clear log";

data abc;

input grp effect x @@; /* grp1 为对照组,2 为阳性药组,3～5 为高剂量至低剂量;effect1 表示发生睡眠的动物数 */

datalines;

```
1 1 3    1 0 9    2 1 10    2 0 1    3 1 6    3 0 6    4 1 3
4 0 8    5 1 3    5 0 9
;
```

%include "prg18_6 药物对戊巴比妥钠阈下催眠剂量的多组率比较.sas";

运行结果如下:

```
                         FREQ PROCEDURE
                    "grp * effect" 的汇总统计量
                Cochran-Mantel-Haenszel 统计量（基于表得分）

         统计量   对立假设            自由度        值       概率
         ----------------------------------------------------------
            1      非零相关              1       1.6640     0.1971
            2      行均值得分差值         4      14.5593     0.0057
            3      一般关联              4      14.5593     0.0057

                       总样本大小 = 58
```

由上面的 Cochran-Mantel-Haenszel 统计量看见,各组之间的差异在"行均值得分差值"上有显著性差异。这样必须对试验的各组进行两两比较。下面的数据就是两两比较的结果。所用分析方法是双侧 Fisher 检验,多重比较时 P 值的调整方法为 Stepdown Permutation。

```
                    The Multtest Procedure
                      Model Information

Test for discrete variables              Fisher
Tails for discrete tests                 Two-tailed
Strata weights                           None
P-value adjustment                       Stepdown Permutation
Number of resamples                      20000
Seed                                     1313

                    Contrast Coefficients
                            grp

Contrast        1           2           3           4           5

1 - 2           1          -1           0           0           0
1 - 3           1           0          -1           0           0
1 - 4           1           0           0          -1           0
1 - 5           1           0           0           0          -1
2 - 3           0           1          -1           0           0
2 - 4           0           1           0          -1           0
2 - 5           0           1           0           0          -1
3 - 4           0           0           1          -1           0
3 - 5           0           0           1           0          -1
4 - 5           0           0           0           1          -1

                  Discrete Variable Tabulations

        Variable     grp     Count    NumObs    Percent

        effect        1         3       12       25.00
        effect        2        10       11       90.91
        effect        3         6       12       50.00
        effect        4         3       11       27.27
        effect        5         3       12       25.00

                          p-Values
                                                 Stepdown
        Variable    Contrast      Raw           Permutation

        effect       1 - 2       0.0030          0.0125
        effect       1 - 3       0.4003          0.6210
        effect       1 - 4       1.0000          1.0000
        effect       1 - 5       1.0000          1.0000
        effect       2 - 3       0.0686          0.1583
        effect       2 - 4       0.0075          0.0158
        effect       2 - 5       0.0028          0.0125
        effect       3 - 4       0.4003          0.6210
        effect       3 - 5       0.4003          0.6210
        effect       4 - 5       1.0000          1.0000
```

由上述结果可见,第 1 组(对照组)与第 2 组(阳性药组)有显著性差异($P=0.0125$),与褪黑素的高、中、低剂量组(第 3、4、5 组)无显著性差异。另外,第 2 组(阳性药组)与第 4 组和第 5 组(褪黑素中、低剂量组)也有显著性差异(P 值分别为 0.0158 和 0.0125)。故用 30 分钟内入眠动物数的指标衡量,本次试验的阳性药有显著性加速动物入眠的作用,而褪黑素 3 个剂量与阴性对照组比较,无显著性加速动物入眠作用。

五、某保健食品的降血脂作用研究

(一)实验方法(采用脂代谢紊乱模型—预防性给受试样品法)

将健康成年 Wistar 雄性大鼠(体重 200～250 g)先按体重随机分组,喂基础饲料 7 日,然后取血,使用检测试剂盒测定总胆固醇(TC)、甘油三酯(TG)、高密度脂蛋白胆固醇(HDL-C)水平。根据血清总胆固醇(TC)水平再次随机分成高脂对照组和高、中、低 3 个剂量组,每组 14 只,并开始给予高脂饲料(主要成分为:78.8％基础饲料,1％胆固醇,10％蛋黄粉和 10％猪油,0.2％胆盐)。同时受试样品按成人推荐用量的 20、10、5 倍,设高、中、低剂量组,经口给药,1 次/d,给药体积为 0.5 mL。每周称量大鼠体重,按平均体重调节给药剂量。连续 40 天后,于实验结束前禁食 16 小时,取血检测血清总胆固醇、高密度脂蛋白和甘油三酯水平。

(二)实验结果数据

具体结果见表 18.8～表 18.10。

表 18.8　大鼠总胆固醇含量检测吸光度值

分组 序号	对照组 吸光度(OD)值	高剂量组 吸光度值	中剂量组 吸光度值	低剂量组 吸光度值
1	0.176	0.14	0.17	0.169
2	0.124	0.164	0.099	0.139
3	0.171	0.168	0.154	0.122
4	0.119	0.133	0.143	0.142
5	0.138	0.18	0.185	0.137
6	0.16	0.152	0.131	0.119
7	0.152	0.208	0.169	0.134
8	0.115	0.161	0.158	0.168
9	0.145	0.137	0.17	0.138
10	0.148	0.179	0.148	0.114
11	0.173	0.181	0.198	0.125
12	0.137	0.146	0.191	0.159
13	0.178	0.133	0.128	0.116
14	0.157	0.163	0.179	0.191

注:在波长 500 nm 下检测样品吸光度,用于计算总胆固醇(TC)含量。标准管吸光度为 0.348。

表 18.9　大鼠甘油三酯值含量检测吸光度值

分组 序号	对照组 吸光度值	高剂量组 吸光度值	中剂量组 吸光度值	低剂量组 吸光度值
1	0.219	0.155	0.045	0.134
2	0.136	0.128	0.074	0.074
3	0.148	0.1	0.156	0.143
4	0.123	0.103	0.152	0.183
5	0.071	0.084	0.11	0.102
6	0.147	0.103	0.225	0.068
7	0.089	0.08	0.088	0.149
8	0.218	0.176	0.136	0.178
9	0.07	0.105	0.175	0.069
10	0.204	0.108	0.066	0.056
11	0.194	0.095	0.206	0.09
12	0.152	0.119	0.187	0.154
13	0.065	0.115	0.143	0.121
14	0.166	0.157	0.164	0.111

注:在波长 546 nm 下检测样品吸光度,用于计算甘油三酯含量。标准管吸光度为 0.313。

表 18.10 大鼠高密度脂蛋白含量检测吸光度值

分组 序号	对照组 吸光度值	高剂量组 吸光度值	中剂量组 吸光度值	低剂量组 吸光度值
1	0.263	0.229	0.182	0.284
2	0.291	0.239	0.3	0.276
3	0.268	0.273	0.311	0.248
4	0.284	0.277	0.27	0.248
5	0.276	0.281	0.323	0.316
6	0.252	0.313	0.318	0.238
7	0.248	0.24	0.289	0.298
8	0.21	0.284	0.336	0.287
9	0.272	0.316	0.307	0.275
10	0.304	0.249	0.292	0.314
11	0.292	0.326	0.29	0.288
12	0.238	0.287	0.28	0.256
13	0.241	0.201	0.26	0.273
14	0.299	0.299	0.29	0.227

注:在波长 546 nm 下检测样品吸光度,用于计算高密度脂蛋白 HDL-C 含量。标准管吸光度为 0.336。

(三)数据处理

血清总胆固醇、甘油三酯、高密度脂蛋白胆固醇的计算公式为:

$$总胆固醇含量(mg/dl) = \frac{样本吸光度(A)}{标准管吸光度(A) \times 200}$$

$$甘油三酯含量(mmol/L) = \frac{样本吸光度(A)}{标准管吸光度(A) \times Cs}$$

式中:Cs 为每批试剂盒配带的标准对照溶液的浓度,为 2.26。

$$高密度脂蛋白胆固醇(mmol/L) = \frac{样本吸光度(A)}{标准管吸光度(A) \times 1.29 \ mmol/L}$$

本例的数据为定量资料,首先要检验各组数据是否满足正态性和方差齐性,如果满足,采用单向方差分析方法进行统计处理;若不能满足上述条件,则需选用非参数检验方法。如果有显著性差异,还要进行参数检验或非参数检验的多重比较。

下面以总胆固醇的计算为例,通过【程序 18.7】对数据进行分析。

【程序 18.7】 prg18_7 药物对血脂的影响分析(wan)

```
data fat;
    std=200;    /* std 代表测定试剂盒的标准品的值,不同试剂盒的标准品的值不同 */
    ref=0.348;   /* ref 代表标准管的吸光度值 */
    do id=1 to 14;
```

```
    do grp="ref","hgh","mid","low";
    input value @@;
    Tot=value/ref * std;
    output;  end;  end;
datalines;
0.176   0.14   0.17   0.169
0.124   0.164   0.099   0.139
0.171   0.168   0.154   0.122
0.119   0.133   0.143   0.142
0.138   0.18   0.185   0.137
0.16   0.152   0.131   0.119
0.152   0.208   0.169   0.134
0.115   0.161   0.158   0.168
0.145   0.137   0.17   0.138
0.148   0.179   0.148   0.114
0.173   0.181   0.198   0.125
0.137   0.146   0.191   0.159
0.178   0.133   0.128   0.116
0.157   0.163   0.179   0.191
; run;
```

%include "prg18_7 药物对血脂的影响分析(wan).sas";

本例各组的总胆固醇数据均符合正态性和方差齐性,故使用方差分析结果即可。具体结果如下所示。

```
                    The GLM Procedure

           Levene's Test for Homogeneity of Tot Variance
            ANOVA of Squared Deviations from Group Means

                        Sum of       Mean
        Source    DF    Squares      Square    F Value   Pr > F

        grp        3    72676.6     24225.5      0.49    0.6935
        Error     52    2591892     49844.1
```

以上结果的方差齐性显示各组之间无显著性差异,$P=0.6935$。

```
                    The GLM Procedure

        Ryan-Einot-Gabriel-Welsch Multiple Range Test for Tot

        NOTE: This test controls the Type I experimentwise error rate.


              Alpha                          0.05
              Error Degrees of Freedom         52
              Error Mean Square          181.7002


        Number of Means          2            3            4
        Critical Range    11.732559    12.291732    13.522149


        Means with the same letter are not significantly different.
```

```
REGWQ Grouping          Mean       N    grp
       A               92.159     14    hgh
       A
       A               91.256     14    mid
       A
       A               85.920     14    ref
       A
       A               80.993     14    low
```

以上结果是使用 REGWQ 方法进行的各组之间的多重比较。从结果可见,各组与对照组之间无显著性差异。

同理,在程序中将 std 和 ref 分别代入甘油三酯标准物和高密度脂蛋白标准物的浓度(2.26,1.29)、标准吸光度(0.313,0.336)以及相应各血样的吸光度值,即可求出各组的甘油三酯和高密度脂蛋白的浓度均值、标准偏差以及比较结果,见表 18.11。

从表 18.11 可见,方差齐,且 F 值 $<F_{0.05}$,各组均数间差异无显著性。

表 18.11　药物对大鼠血脂含量的影响($n=14$, $\bar{X} \pm s$)

组别	总胆固醇含量	甘油三酯	高密度脂蛋白
对照组	85.92±11.68	1.033±0.378	1.025±0.099
低剂量组	80.99±12.73	0.842±0.291	1.050±0.100
中剂量组	91.26±15.14	0.994±0.378	1.110±0.137
高剂量组	92.16±12.13	0.840±0.198	1.046±0.135

(四)结果判定

1. 辅助降血脂功能结果判定

在血清总胆固醇、甘油三酯、高密度脂蛋白胆固醇三项指标检测中,血清总胆固醇和甘油三酯两项指标阳性,可判定该受试样品辅助降血脂功能结果阳性。

2. 辅助降低甘油三酯结果判定

(1)甘油三酯二个剂量组结果阳性;

(2)甘油三酯一个剂量组结果阳性,同时高密度脂蛋白胆固醇显著高于对照组,可判定该受试样品辅助降低甘油三酯结果阳性。

3. 辅助降低血清总胆固醇结果判定

(1)血清总胆固醇二个剂量组结果阳性;

(2)血清总胆固醇一个剂量组结果阳性,同时高密度脂蛋白胆固醇显著高于对照组,可判定该受试样品辅助降低血清总胆固醇结果阳性。

(五)实验结论

此样品不具有对实验动物辅助降血脂、辅助降低甘油三酯及辅助降低血清总胆固醇功能。

参考文献

[1] 陈晓光.新药药理学[M].北京:中国协和医科大学出版社,2004.

[2] 郭青龙.肿瘤药理学[M].北京:化学工业出版社,2008.

[3] 徐叔云.药理实验方法学(第 3 版)[M].北京:人民卫生出版社,2005.

高　华　胡江堂

第十九章　半数反应量(ED_{50}与LD_{50})的计算及效应比较

第一节　半数反应量相关概念及LD_{50}测定意义

一、基本概念

半数反应量是指在单次或一定时间内多次给予药品后,在一定时间内使一半动物产生死亡或本次药效反应的剂量。它是药品研究或质量评价中经常使用的概念,主要用来预测药物的疗效或毒性。它包括半数致死量(LD_{50})和半数有效量(ED_{50})。其中半数致死量是急性毒性试验中的一个重要指标。由于计算方法一样,本章主要以急性毒性中的半数致死量为例进行说明,并在实例中选择相应的半数有效量或半数抑制率进行计算。

急性毒性试验是指动物在 1 天内单次或多次(毒性较低时)给药后,在连续 14 天中,观察动物表现出的毒性反应症状和死亡情况。所观察的主要毒性症状包括中枢神经系统症状(呆滞、强直、不安等)、自主神经系统症状(瞳孔变化,流涎等)、呼吸症状(呼吸困难、速率变化等)、消化系统症状(粪便、食欲等变化)、外部特征变化(毛色变化、体重下降等)等。在毒性症状观察中,还应记录毒性反应出现和消失的速度、最主要的毒性靶器官、损伤的性质及可逆程度等。当动物出现死亡时,其中一项重要内容是计算半数致死量(LD_{50})。

在半数反应量的研究中,常见如下一些基本概念。

(一)半数有效量(50% Effective Dose,ED_{50})

半数有效量是指使量反应中能引起 50% 最大反应强度或质反应中引起 50% 实验对象出现阳性反应时的剂量。根据不同使用场合可有不同的名字,如半数治愈量、半数惊厥量、半数有效浓度(50% Lethal Concentration,LC_{50})。它主要用来预测疗效。

(二)半数致死量(50% Lethal Dose,LD_{50})

半数致死量是指使半数动物出现死亡的剂量。它主要用来预测药品毒性大小。其表达方法见本章第二节。

(三)1% 致死剂量(1% Lethal Dose,LD_{01})

1% 致死剂量指可导致实验动物 1% 死亡的剂量,也叫最低致死剂量(The Lowest Dose Causing Lethality,LDLO),是导致动物死亡的最小剂量。

(四)最大不致死剂量(Maximal Nonlethal Dose,MNLD)

最大不致死剂量即指药物不能导致死亡的最大使用剂量,即 LD_{0}。

(五)最低毒性剂量(The Lowest Dose Causing a Toxic Effect,TDLO)

最低毒性剂量指能够产生毒性效应的最低剂量。

(六)最大耐受剂量(Maximum Tolerable Dose,MTD)

最大耐受剂量指动物在最大给药体积(一般小鼠为 0.8 mL/只)和最高给药浓度条件下,不产生死亡的最大给药量。一般应在受试物未测出 LD$_{50}$值时,按最大浓度、最大给药体积一次给予 20 只动物(雌雄各半)后,连续观察 7~14 天,动物不产生死亡,则认为受试物对某种动物某种给药途径的 LD$_{50}$大于某一数值。

一般情况是 MTD>LD$_{50}$> LDLO > LD$_1$> TDLO>ED$_{50}$,但是在一些药品如抗肿瘤药物和洋地黄中,有时有效剂量与毒性剂量非常接近,这时不全符合上述排列。为了更好地表达一种药品的开发价值和使用安全性,研究者又引入治疗指数这个概念。

(七)治疗指数(Therapeutic Index,TI)

治疗指数指 LD$_{50}$与 ED$_{50}$的比值,也有人使用 MTD/MaxED 值表示。该指数越大,表示用药越安全;同时在药品开发中,该药越有开发价值。但是,该指数在不同药品中应区别对待。在一些危及生命的疾病治疗中,如抗肿瘤药物,即使治疗指数低,在一定范围内仍值得开发;而对于如治疗胃炎、高血压等类别的药物,要求治疗指数必须高才值得开发和临床使用。

由于药品剂量与反应的关系在有效性和毒性方面并非完全平行一致,即 LD$_{50}$与 ED$_{50}$两条直线的斜率不全相同,使用 LD$_{50}$/ED$_{50}$作为治疗指数,不能完全表示药物的安全性差异,尤其是进行两种药物之间的比较,因此 LD$_1$/ED$_{99}$和 LD$_5$/ED$_{95}$也经常被用于表示药物的安全性。

二、测定 LD$_{50}$的意义

药品对人体的影响广泛,不同药物、不同使用方法可产生不同的毒性,通过 LD$_{50}$或急性毒性试验可以了解以下内容:

(1)了解与评价受试药物的毒性强度和毒性部位。

(2)通过 LD$_{50}$可以比较不同药物的相对毒性。由于不同药物产生的毒性作用不同,要比较两个药品之间的毒性有时很困难。当给予 10 g A 药物时,产生神经(毒性)损伤;给予 10 g B 药物时,导致肾(毒性)损伤,但根据这些信息无法比较 A 药与 B 药哪个毒性更强,因为无法知道哪个损伤更重要或更有害。所以,要比较不同药物的毒性强度,就必须检测相同的毒性效应。其中的一种方法是进行致死性实验,即 LD$_{50}$实验。该实验也被称为"全或无"(quantal),或"质反应"实验。

(3)测定 LD$_{50}$可以为临床毒性或不良反应的监护提供参考依据。详细观察并记录动物出现的急性中毒症状,不仅有助于为对临床可能产生的毒性和不良反应监护提供参考,也为寻找毒性靶器官提供方向。

(4)LD$_{50}$试验为长期毒性和特殊毒性等研究中的剂量选择提供依据。

LD$_{50}$过去一直是新药申报材料之一,一般 LD$_{50}$越大,说明药品的毒性越小,安全性越高;反之亦然。可是由于它是一种绝对实验,很多因素会导致其波动很大,并具有使用动物数量较多且不能给出长期接触产生的毒性信息等缺点,因此 FDA 和国际新药申报技术要求(ICH)已经不再将 LD$_{50}$列入必须申报内容,故现在急性毒性试验的重点是更注重观察动物的毒性症状和恢复情况。

本章重点不仅仅是给出单一药物的急性毒性 LD_{50} 计算方法,更主要的是为了说明包括 LD_{50} 与半数有效率、半数抑制率和联合用药时的效应比较等,因为这也是生物检定中经常遇到的一类以斜率进行效能比较的统计方法。

第二节　半数反应量的测定、计算和表达方法

一、LD_{50} 的表达方式

药物的毒性因所用动物的种属、年龄、性别、给药途径、给药剂量和实验观察时间等存在差异而不同,因此产生的毒性作用症状或强度也不同,故在进行药物 LD_{50} 实验(常用大小鼠)时,必须对所求得的 LD_{50} 加以标注。如用大鼠,雌雄各半,进行口服给药,测得 LD_{50} 为 5 mg/kg,一般可表示为 LD_{50}(口服用药、大鼠)＝5 mg/kg。但当只用雌性大鼠进行实验时,还应注明动物的性别。一般药品的 LD_{50} 都要求给药后连续观察 7～14 天。除描述这些外,在对 LD_{50} 计算后,最好还能列出对数剂量、动物使用数,死亡数,死亡率、LD_{50} 及其 95％的置信限等。具体表达可参考下列内容:

(1) 受试药物描述:包括药品名称、批号、来源、规格及性状描述(溶解度、pH 等)。

(2) 动物描述:动物名称、合格证号、性别、年龄、体重、饲养条件等。

(3) 给药途径:一般选择两种给药途径,其中一种尽量与临床使用一致。

(4) 给药剂量:具体根据药物的毒性大小和预试验结果尽量等剂距设置,以 0.65～0.85 剂距为宜。应明确给药体积、给药浓度等。

(5) 观察时间、症状描述及剖检结果。

(6) LD_{50} 的计算包括标准误、95％置信限等。

二、LD_{50} 的测定方法

LD_{50} 的测定方法可分为两大类,即序贯实验法与分组实验法。序贯法用动物少,是此法的最大优点,但它只是应用于作用出现快的药物。一般使用分组实验法,具体要求和实验注意事项可参见周海钧教授编写的《生物检定统计方法》一书。

三、LD_{50} 的计算方法

计算 LD_{50} 的方法可有 20 多种,如寇氏法、移动平均法、顾汉颐的简化概率单位法、概率单位最大似然法、概率单位加权直线回归法和 Reed Muench 法。具体可参见周海钧教授编写的《药品生物检定》一书。过去一般认为概率单位最大似然法(Bliss 法)是计算 LD_{50}"最严谨、正规,并被推荐使用"的方法。但由于药物种类的多样性,其剂量—死亡率关系的分布性质不全是具有正态性(虽然绝大多数经过转换后符合正态分布),且存在对权重系数确定方法的质疑等。此外人们对 Bliss 法的权威性也提出疑问。近年来,随着统计科学的发展,用计算机进行非线性拟合法计算 LD_{50} 被认为是更具有普适性[3]。常用的数学公式有 Hill 方程和 Logistic 方程(可进行最小二乘方意义下的拟合优度及正态性检验),还有人[8]用 Weibull 分布进行计算,并认为其更有优势。本书对 Bliss 法、Logistic 非线性拟合法和

Weibull 分布法计算 LD$_{50}$的方法进行介绍,并借助 SAS 专业软件编写相关程序进行计算,可快速得出精确结果。

(一)用 Bliss 法(概率单位最大似然法)计算 LD$_{50}$

Bliss 法是根据对数剂量与死亡概率建立直线回归方程,在计算中严格按照常态分布及常态累积曲线的数学理论,是一种严谨精密的方法。它有以下特点:①作图估计,由原始资料的剂量对数及概率单位作一预期回归线;②加权回归,根据预期线上的各点位置进行加权回归计算;③作业校正,计算时按预期线及实际死亡率进行校正,得到参与运算的概率单位—作业概率单位;④逐次逼近,进行多次作业校正,获得准确合理的回归方程;⑤全面检验,可计算出较多的有关信息,如 LD$_{50}$及其标准误和可信限。但该法计算较烦琐,且手工计算易出错。本文根据上述 SAS 软件编写程序进行直线回归、计算及自动查表等,经多次逼近计算,在拟合度检验合格后,获得准确合理的回归方程,据此计算得 LD$_{50}$及其标准误、95%可信限等。

【例 19.1】 用 Bliss 法计算肉豆蔻提取物对癌细胞的半数抑制率(IC$_{50}$)。

(1)材料。

1)受试物:肉豆蔻提取物(PDK)。

2)阳性对照药:阿奇霉素(ADM)。

3)细胞系。

HepG-2:人肝癌细胞系;

SGC-7901:人胃腺癌细胞系;

KB:人口腔癌细胞系。

(2)试验方法及结果 。

采用 MTT 法,取对数生长期的 HepG-2、SGC-7901、KB 细胞以 100 μl · well^{-1}接种于培养板内,培养 12 h。分别加入含不同浓度 PDK 药物的培养液 100 μl · well^{-1},每个浓度 3 个复孔,同时设阳性对照阿霉素和空白对照孔。受试物 6 个剂量终浓度分别为 25、50、100、200、400、800 μg · mL^{-1},阳性对照药阿霉素终浓度为 5 μg · mL^{-1}。将培养板孵育 4h 后,各孔加入 MTT 溶液(5 mg · mL^{-1})20 μL,同样条件继续孵育 4 h 后终止培养。处理后,在 570 nm 处测各孔 OD 值,以 Bliss 法计算药物对肿瘤细胞体外增殖的 IC50 并比较 PDK 对这三种细胞的抑制能力是否有差异。实验结果见表 19.1。

$$IR\% = \frac{\overline{OD}_{control} - \overline{OD}_{sample}}{\overline{OD}_{control}} \times 100\%$$

【程序 19.1】 prg19_1 半数反应量计算并比较其效应差异

```
DATA a;
    INPUT a dose r n @@;
CARDS;
1   25   8.18   100   1   50   10.1   100   1   100   22.6   100   1   200   28.9   100
1   400   67.3   100   1   800   73.0   100
2   25   6.09   100   2   50   11.3   100   2   100   22.6   100   2   200   34.8   100
2   400   51.3   100   2   800   78.7   100
```

```
3  25  -2.20  100  3  50  1.32  100  3  100  3.31  100  3  200  20.3  100
3  400  44.5  100  3  800  81.5  100
;
%include "prg19_1 半数反应量计算并比较其效应差异.sas";
```

表 19.1 PDK 对几种癌细胞的抑制率

细胞系	受试物	受试物浓度 ($\mu g \cdot mL^{-1}$)	抑制率 （%）	IC_{50}（$\mu g \cdot mL^{-1}$）
SGC-7901	Control	—	—	—
	ADM	5	75.5	—
	PDK	25	8.18	302
		50	10.1	
		100	22.6	
		200	28.9	
		400	67.3	
		800	73.0	
HepG-2	Control	—	—	—
	ADM	5	70.4	—
	PDK	25	6.09	315
		50	11.3	
		100	22.6	
		200	34.8	
		400	51.3	
		800	78.7	
KB	Control	—	—	—
	ADM	5	61.2	—
	PDK	25	−2.20	412
		50	1.32	
		100	3.31	
		200	20.3	
		400	44.5	
		800	81.5	

程序运行结果如下：

```
-------------------------------------------------- a=1 --------------------------------------------------
                              Probit Procedure
                            Model Information

                   Data Set                    WORK.A
                   Events Variable                  r
                   Trials Variable                  n
                   Number of Observations           6
                   Number of Events            210.08
                   Number of Trials               600
                   Name of Distribution        Normal
                   Log Likelihood        -301.6406883


                   Number of Observations Read        6
                   Number of Observations Used        6
                   Number of Events              210.08
                   Number of Trials                 600


Algorithm converged.


                           Goodness-of-Fit Tests

         Statistic                  Value      DF     Pr > ChiSq

         Pearson Chi-Square        11.0112      4        0.0264
         L.R.    Chi-Square        11.0089      4        0.0265


                        Response-Covariate Profile

                   Response Levels              2
                   Number of Covariate Values   6

All variances and covariances have been multiplied by the heterogeneity factor H= 2.7528.

Please check to be sure that the large chi-square (p < 0.0264) is not caused by systematic departure from the model.
A t value of  2.78 will be used in computing fiducial limits.
```

　　这是 PDK 不同浓度对 SGC-7901 细胞株资料建立的模型信息和用两种方法进行拟合检验（Goodness-of-fit Test）结果。由于其 P 值均小于 0.05，表明用该法时，首先需要确定这种失拟并非是因模型偏离造成的，否则，不太适宜用该法计算。

```
                      Type III Analysis of Effects
                                        Wald
         Effect              DF      Chi-Square    Pr > ChiSq

         Log10(dose)          1        53.0111       <.0001


                    Analysis of Parameter Estimates

                            Standard    95% Confidence      Chi-
Parameter    DF Estimate     Error         Limits        Square  Pr > ChiSq

Intercept     1  -3.7624    0.4834   -4.7099  -2.8149     60.57    <.0001
Log10(dose)   1   1.5170    0.2084    1.1086   1.9254     53.01    <.0001


            Probit Model in Terms of Tolerance Distribution
                            MU          SIGMA

                     2.48014286    0.65919609


                    Estimated Covariance Matrix
                     for Tolerance Parameters

                            MU              SIGMA

           MU            0.004918         0.002578
           SIGMA         0.002578         0.008197
```

　　通过建立模型所求的加权直线回归方程，即 $y = -37624 + 1.5170\lg(dose)$，此式中的 y 为概率单位的预测值。对截距和斜率的检验结果均为 $P < 0.0001$。

$MU(\mu)=2.48014286$ 是指对数半数抑制率的均数，$SIGMA(\sigma)$ 是指 μ 的变异。所求得的直线回归方程中，截距 a、斜率 b 与这两个参数之间的关系：$a=-\mu/\sigma$；$b=1/\sigma$。

```
---------------------------- a=1 ----------------------------
                        Probit Procedure
                  Probit Analysis on Log10(dose)

   Probability          Log10(dose)        95% Fiducial Limits

      0.01                0.94662          0.09866      1.34326
      0.02                1.12632          0.38462      1.47785
      0.03                1.24033          0.56532      1.56396
      0.04                1.32610          0.70076      1.62924
      0.05                1.39586          0.81053      1.68274
      0.06                1.45524          0.90362      1.72862
      0.07                1.50731          0.98495      1.76914
      0.08                1.55393          1.05748      1.80571
      0.09                1.59632          1.12318      1.83923
      0.10                1.63535          1.18340      1.87034
      0.15                1.79693          1.42933      2.00257
      0.20                1.92535          1.61904      2.11339
      0.25                2.03552          1.77544      2.21483
      0.30                2.13446          1.90876      2.31306
      0.35                2.22614          2.02458      2.41180
      0.40                2.31314          2.12667      2.51331
      0.45                2.39731          2.21815      2.61881
      0.50                2.48014          2.30186      2.72896
      0.55                2.56298          2.38038      2.84431
      0.60                2.64715          2.45600      2.96567
      0.65                2.73414          2.53083      3.09444
      0.70                2.82583          2.60698      3.23285
      0.75                2.92476          2.68688      3.38449
      0.80                3.03494          2.77386      3.55535
      0.85                3.16336          2.87336      3.75639
      0.90                3.32494          2.99657      4.01133
      0.91                3.36396          3.02609      4.07315
      0.92                3.40636          3.05806      4.14040
      0.93                3.45298          3.09312      4.21444
      0.94                3.50504          3.13217      4.29724
      0.95                3.56442          3.17658      4.39179
      0.96                3.63419          3.22861      4.50303
      0.97                3.71995          3.29239      4.63997
      0.98                3.83397          3.37690      4.82228
      0.99                4.01366          3.50961      5.11013
```

上述是 PDK 不同浓度对 SGC-7901 细胞株计算出的对数半数抑制率及其可信限。Probability 是指预测概率，Log10(dose) 是指预测的对数剂量，95% Fiducial Limits 是指预测的对数剂量的 95% 置信限的上限和下限。从上述数据可见，50% 抑制率所对应的对数剂量为 2.48014（2.30186～2.72896）。

```
---------------------------- a=1 ----------------------------
                        Probit Procedure
                    Probit Analysis on dose

   Probability            dose            95% Fiducial Limits

      0.01                8.84348          1.25503     22.04251
      0.02               13.37580          2.42446     30.05006
      0.03               17.39126          3.67553     36.64061
      0.04               21.18836          5.02062     42.58383
      0.05               24.88065          6.46442     48.16625
      0.06               28.52609          8.00984     53.53243
      0.07               32.15934          9.65930     58.76831
      0.08               35.80347         11.41509     63.93081
      0.09               39.47502         13.27946     69.06080
      0.10               43.18661         15.25469     74.18960
      0.15               62.65129         26.87386    100.59252
      0.20               84.20724         41.59532    129.83512
      0.25              108.52301         59.62702    163.99516
      0.30              136.28878         81.05182    205.61619
      0.35              168.32209        105.82365    258.10667
      0.40              205.65413        133.86610    326.06906
      0.45              249.63610        165.25325    415.73236
      0.50              302.09453        200.38318    535.75114
      0.55              365.57655        240.09213    698.72612
      0.60              443.76013        285.75706    923.99917
      0.65              542.18138        339.48995       1243
      0.70              669.61569        404.55472       1709
      0.75              840.93777        486.27616       2424
      0.80                 1084          594.10242       3592
      0.85                 1457          747.06927       5707
      0.90                 2113          992.14158      10264
      0.91                 2312             1062         11835
      0.92                 2549             1143         13817
      0.93                 2838             1239         16385
      0.94                 3199             1356         19826
      0.95                 3668             1502         24649
      0.96                 4307             1693         31844
      0.97                 5248             1961         43649
      0.98                 6823             2382         66418
      0.99                10320             3233        128863
```

上述数据是 PDK 不同浓度对 SGC-7901 细胞株计算出的经过剂量转换后的半数抑制率及其可信限。50％ 抑制率对应的剂量及可信限为 302(200～536)。

```
--------------------------------------------------- a=2 ---------------------------------------------------
                            Probit Procedure
                           Model Information

              Data Set                         WORK.A
              Events Variable                       r
              Trials Variable                       n
              Number of Observations                6
              Number of Events                 204.79
              Number of Trials                    600
              Name of Distribution             Normal
              Log Likelihood              -299.1301615


              Number of Observations Read           6
              Number of Observations Used           6
              Number of Events                 204.79
              Number of Trials                    600


      Algorithm converged.


                         Goodness-of-Fit Tests

       Statistic                    Value      DF     Pr > ChiSq

       Pearson Chi-Square          3.5252       4        0.4741
       L.R.   Chi Square           3.5824       4        0.4685


                      Response-Covariate Profile

              Response Levels                      2
              Number of Covariate Values           6
```

Since the chi-square is small (p > 0.1000), fiducial limits will be calculated using a t value of 1.96.

上述数据是 PDK 不同浓度对 HepG-2 细胞株资料建立的模型信息和用两种方法进行拟合检验（Goodness-of-fit Test）的结果。由于其 P 值均大于 0.4，表明用该法的直线回归方程描述是合适的。数据不再赘述。

```
                   Type III Analysis of Effects

                                     Wald
         Effect          DF      Chi-Square    Pr > ChiSq

         Log10(dose)      1       142.6338        <.0001


                 Analysis of Parameter Estimates

                          Standard   95% Confidence    Chi-
 Parameter    DF Estimate  Error       Limits        Square Pr > ChiSq

 Intercept     1  -3.8139  0.2973   -4.3965  -3.2312  164.60   <.0001
 Log10(dose)   1   1.5263  0.1278    1.2758   1.7768  142.63   <.0001


          Probit Model in Terms of Tolerance Distribution

                          MU          SIGMA

                     2.49877951    0.65518447
```

```
              Estimated Covariance Matrix
               for Tolerance Parameters

                        MU              SIGMA

        MU          0.001823          0.001005
        SIGMA       0.001005          0.003010
```

--------------------------- a=2 ---------------------------

Probit Procedure

Probit Analysis on Log10(dose)

Probability	Log10(dose)	95% Fiducial Limits	
0.01	0.97459	0.70535	1.17157
0.02	1.15320	0.91711	1.32691
0.03	1.26651	1.05115	1.42577
0.04	1.35176	1.15177	1.50036
0.05	1.42110	1.23345	1.56119
0.06	1.48012	1.30284	1.61312
0.07	1.53186	1.36354	1.65877
0.08	1.57820	1.41778	1.69977
0.09	1.62034	1.46700	1.73716
0.10	1.65913	1.51219	1.77169
0.15	1.81972	1.69792	1.91605
0.20	1.94736	1.84320	2.03312
0.25	2.05686	1.96533	2.13605
0.30	2.15520	2.07229	2.23120
0.35	2.24632	2.16856	2.32222
0.40	2.33279	2.25712	2.41138
0.45	2.41645	2.34023	2.50022
0.50	2.49878	2.41980	2.58987
0.55	2.58111	2.49753	2.68136
0.60	2.66477	2.57501	2.77582
0.65	2.75124	2.65389	2.87487
0.70	2.84236	2.73600	2.97985
0.75	2.94069	2.82375	3.09421
0.80	3.05020	2.92071	3.22232
0.85	3.17783	3.03298	3.37239
0.90	3.33843	3.17347	3.56198
0.91	3.37722	3.20731	3.60787
0.92	3.41936	3.24403	3.65776
0.93	3.46569	3.28437	3.71266
0.94	3.51744	3.32938	3.77401
0.95	3.57646	3.38066	3.84403
0.96	3.64580	3.44085	3.92636
0.97	3.73105	3.51477	4.02764
0.98	3.84436	3.61293	4.16240
0.99	4.02297	3.76743	4.37498

--------------------------- a=2 ---------------------------

Probit Procedure

Probit Analysis on dose

Probability	dose	95% Fiducial Limits	
0.01	9.43176	5.07400	14.84475
0.02	14.22968	8.26239	21.22803
0.03	18.47195	11.24990	26.65477
0.04	22.47798	14.18313	31.64892
0.05	26.36920	17.11805	36.40782
0.06	30.20758	20.08334	41.03157
0.07	34.03017	23.09630	45.57982
0.08	37.86156	26.16858	50.09198
0.09	41.71936	29.30870	54.59626
0.10	45.61701	32.52326	59.11407
0.15	66.02744	49.87886	82.42399
0.20	88.58544	69.69415	107.92327
0.25	113.98936	92.32704	136.78798
0.30	142.95536	118.11133	170.29466
0.35	176.32891	147.42291	209.99933
0.40	215.17431	180.76724	257.85965
0.45	260.88442	218.89059	316.38973
0.50	315.34032	262.90364	388.93148
0.55	381.16312	314.43186	480.13500
0.60	462.13472	375.84915	596.79160
0.65	563.94337	450.69872	749.32490
0.70	695.59841	544.50255	954.65598
0.75	872.35794	666.42990	1242
0.80	1123	833.11721	1668
0.85	1506	1079	2357
0.90	2180	1491	3647
0.91	2384	1612	4054
0.92	2626	1754	4547
0.93	2922	1925	5160
0.94	3292	2135	5943
0.95	3771	2402	6983
0.96	4424	2760	8440
0.97	5383	3272	10657
0.98	6988	4101	14534
0.99	10543	5854	23713

　　PDK 不同浓度对 HepG-2 细胞株资料建立起的回归直线方程为 $y = -3.8139 + 1.5263\log(dose)$，其半数抑制率及置信限为 315（263～389）。

```
------------------------------------------------ a=3 ------------------------------------------------
                              Probit Procedure
                             Model Information

                Data Set                        WORK.A
                Events Variable                      r
                Trials Variable                      n
                Number of Observations               5
                Number of Events                150.93
                Number of Trials                   500
                Name of Distribution            Normal
                Log Likelihood           -189.7457688


                Number of Observations Read          6
                Number of Observations Used          5
                Number of Events                150.93
                Number of Trials                   500

        Algorithm converged.


                          Goodness-of-Fit Tests

              Statistic              Value    DF    Pr > ChiSq

              Pearson Chi-Square     2.5709    3      0.4613
              L.R.    Chi-Square     2.2708    3      0.5181


                       Response-Covariate Profile

                   Response Levels          2
                   Number of Covariate Values   5

Since the chi-square is small (p > 0.1000), fiducial limits will be calculated using a t value of  1.96.

                   Type III Analysis of Effects

                                      Wald
             Effect          DF    Chi-Square    Pr > ChiSq

             Log10(dose)      1      145.6960       <.0001


                 Analysis of Parameter Estimates

                          Standard  95% Confidence    Chi-
  Parameter   DF Estimate  Error      Limits         Square Pr > ChiSq

  Intercept    1  -7.2919  0.5857  -8.4399  -6.1440  155.00   <.0001
  Log10(dose)  1   2.7890  0.2311   2.3361   3.2419  145.70   <.0001


           Probit Model in Terms of Tolerance Distribution

                        MU          SIGMA

                    2.6145407    0.35855227
```

```
                      Estimated Covariance Matrix
                        for Tolerance Parameters

                                   MU              SIGMA

              MU              0.000759          0.000245
              SIGMA           0.000245          0.000882


        ---------------------------- a=3 ----------------------------
                              Probit Procedure

                       Probit Analysis on Log10(dose)

        Probability         Log10(dose)        95% Fiducial Limits

            0.01             1.78042          1.62737      1.89369
            0.02             1.87816          1.74258      1.97926
            0.03             1.94018          1.81546      2.03377
            0.04             1.98683          1.87014      2.07492
            0.05             2.02477          1.91450      2.10850
            0.06             2.05707          1.95217      2.13718
            0.07             2.08539          1.98511      2.16241
            0.08             2.11075          2.01454      2.18507
            0.09             2.13381          2.04123      2.20575
            0.10             2.15504          2.06574      2.22485
            0.15             2.24293          2.16639      2.30473
            0.20             2.31278          2.24514      2.36946
            0.25             2.37270          2.31149      2.42621
            0.30             2.42652          2.36986      2.47839
            0.35             2.47638          2.42272      2.52796
            0.40             2.52370          2.47170      2.57618
            0.45             2.56948          2.51795      2.62397
            0.50             2.61454          2.56244      2.67204
            0.55             2.65960          2.60599      2.72104
            0.60             2.70538          2.64941      2.77166
            0.65             2.75270          2.69356      2.82471
            0.70             2.80257          2.73944      2.88127
            0.75             2.85638          2.78836      2.94290
            0.80             2.91631          2.84227      3.01208
            0.85             2.98616          2.90456      3.09328
            0.90             3.07404          2.98231      3.19606
            0.91             3.09527          3.00101      3.22097
            0.92             3.11833          3.02129      3.24805
            0.93             3.14369          3.04357      3.27786
            0.94             3.17201          3.06841      3.31120
            0.95             3.20431          3.09670      3.34925
            0.96             3.24225          3.12988      3.39402
            0.97             3.28890          3.17062      3.44911
            0.98             3.35092          3.22467      3.52244
            0.99             3.44866          3.30970      3.63819

        ---------------------------- a=3 ----------------------------
                              Probit Procedure

                         Probit Analysis on dose

        Probability           dose             95% Fiducial Limits

            0.01             60.31473         42.40069      78.28774
            0.02             75.53781         55.28188      95.33658
            0.03             87.13204         65.38241     108.08543
            0.04             97.01262         74.15472     118.82741
            0.05            105.87043         82.13015     128.38106
            0.06            114.04417         89.57141     137.14508
            0.07            121.72856         96.63044     145.34772
            0.08            129.04735        103.40415     153.13371
            0.09            136.08490        109.95875     160.60151
            0.10            142.90173        116.34179     167.82184
            0.15            174.95451        146.68594     201.71171
            0.20            205.48281        175.85071     234.13120
            0.25            235.88529        204.87760     266.81196
            0.30            267.00273        234.34673     300.87435
            0.35            299.49058        264.68163     337.25317
            0.40            333.96620        296.27685     376.86315
            0.45            371.09452        329.57392     420.69967
            0.50            411.66192        365.12084     469.93844
            0.55            456.66409        403.63350     526.06932
            0.60            507.43320        446.07935     591.10099
            0.65            565.84597        493.81487     667.89959
            0.70            634.69590        548.83573     760.79692
            0.75            718.42350        614.27048     876.79040
            0.80            824.71882        695.46107          1028
            0.85            968.62627        802.70748          1240
            0.90               1186          960.08281          1571
            0.91               1245               1002          1663
            0.92               1313               1050          1770
            0.93               1392               1106          1896
            0.94               1486               1171          2047
            0.95               1601               1249          2235
            0.96               1747               1349          2478
            0.97               1945               1481          2813
            0.98               2243               1678          3330
            0.99               2810               2040          4347
```

PDK 不同浓度对 KB 细胞株资料建立起的回归直线方程为 $y=-7.2919+2.7890\log(dose)$，其半数抑制率及置信限为 412(365～470)。

1细胞株的对数半数抑制率剂量	2细胞株的对数半数抑制率剂量	3细胞株的对数半数抑制率剂量
2.480143	2.498780	2.614541

1的对数半数抑制率剂量之标准误	2的对数半数抑制率剂量之标准误	3的对数半数抑制率剂量之标准误
0.217913	0.086775	0.055922

1与2细胞株间对数半数抑制率的U检验值	1与2细胞株间对数半数抑制率的U检验之p值
0.079	0.9367

1与3细胞株间对数半数抑制率的U检验值	1与3细胞株间对数半数抑制率的U检验之p值
0.597	0.5502

1细胞株的斜率b1	2细胞株的斜率b2	3细胞株的斜率b3
1.516999	1.526288	2.788994

1细胞株的斜率b1之标准误	2细胞株的斜率b2之标准误	3细胞株的斜率b3之标准误
0.208354	0.127798	0.231059

1与2细胞株的斜率比较之t检验值	1与2细胞株的斜率比较之t检验的p值
0.038	0.9697

1与3细胞株的斜率比较之t检验值	1与3细胞株的斜率比较之t检验的p值
4.088	0.0000

这是程序最后一部分给出的 3 个细胞株的半数抑制率和回归直线斜率进行两两比较结果。从上面结果可以看到，3 个细胞株之间的半数抑制率没有显著区别。但 1(SGC-7901)与 3(KB)细胞株的回归直线的斜率之间有显著差异（$t=4.088, P=0.0000$）。

汇总上述各结果，可以得出以下结论：

PDK 对 SGC-7901 细胞株的半数抑制率剂量及可信限为 302(200～536)，所建立的模型的加权直线回归方程为 $y=-37624+1.5170\lg(dose)$，但该回归方程的拟合并不令人满意。

PDK 对 HepG-2 细胞株的半数抑制率剂量及可信限为 315(263～389)，所建立的模型的加权直线回归方程为 $y=-3.8139+1.5263\log(dose)$，该回归方程的拟合令人很满意。

PDK 对 KB 细胞株的半数抑制率剂量及可信限为 412(365～470)，所建立的模型的加权直线回归方程为 $y=-7.2919+2.7890\log(dose)$，该回归方程的拟合令人很满意。

PDK 对 SGC-7901 的半数抑制率剂量与其他两种细胞株的没有显著性差异，但对 SGC-7901 细胞株的回归直线的斜率(1.5170)与对 KB 细胞的斜率(2.789)有显著性差异。

【例 19.2】 试用 Bliss 法比较 3 种药物的毒性[5]。

以一种已知毒物(标号为 1)作为对照，研究另外两种未知毒物(标号为 2 和 3)毒性大小。每种毒物均用若干剂量，每种剂量下分别用若干只大鼠做实验。设毒物分组标志为 a，剂量为 $dose$，各次实验的动物死亡数为 r，各组总实验动物数为 n，见表 19.2。试计算各种毒物的 LD_{50}(mg/kg)，并把两种未知毒物分别与对照毒物相比较，计算其相对毒性大小。

表 19.2　3 种毒物毒性试验结果

毒物	剂量(mg/kg)	动物死亡数(只)	总实验动物数(只)
1	0.3	0	8
1	0.4	2	8
1	0.5	3	16
1	0.6	10	10
1	0.7	13	16
1	0.8	8	8
2	1.0	0	10
2	1.5	1	10
2	2.0	3	10
2	2.5	6	10
2	3.0	9	10
3	0.7	0	10
3	0.8	2	10
3	0.9	5	10
3	1.0	9	10

【程序 19.2】　prg19_2 三种药物各自 LD_{50} 的计算并比较

```
DATA a;
    INPUT a dose r n @@;
CARDS;
1 0.3 0 8 1 0.4 2 8 1 0.5 3 16 1 0.6 10 16 1 0.7 13 16 1 0.8 8 8
2 1.0 0 10 2 1.5 1 10 2 2.0 3 10 2 2.5 6 10 2 3.0 9 10
3 0.7 0 10 3 0.8 2 10 3 0.9 5 10 3 1.0 9 10
;
%include "prg19_2 三种药物各自 LD₅₀ 的计算并比较.sas";
RUN;
```

运行结果与【例 19.1】一致,仅需找出相应值,并结合专业进行总结即可,这里不再赘述。

(二)Logistic 非线性拟合法计算 LD_{50}

有时需要对一些药物的联合作用进行分析,特别是在复方研究中,该类问题普遍受到关注。有人提出用 Logistic 模型评价和确定毒物联合作用的剂量—反应关系、计算半数反应量集合及其置信区域等具有客观和适用范围广特点,并为深入研究毒物联合作用提供了一种新的方法。其描述毒物联合作用的 Logistic 模型的基本形式为:$\ln[P/(1-P)]=\beta_0+\beta_1 x_1+\beta_2 x_2+\beta_3 x_1 x_2$,$P$ 为反应概率。x_i 为各毒物的剂量,β_i 为模型参数,β_3 是交互作用参数。$\beta_3>0$ 表示协同作用,$\beta_3<0$ 表示拮抗作用,$\beta_3=0$(即 β_3 无显著性)表示相加作用。β_i 的极大似然估计值通常是用 Newton Raphson 选代法求出,Logistic 模型 ED_{50} 或 LD_{50} 及其渐近置信区域可用 Carter 等方法估计。根据 Hauck 结论,S50(B)的 $1-\alpha$ 保守置信区域可近似地由下式确定:$\{\xi\in R2|PL(x)\leqslant[1+Exp(1-\xi B)]-1\leqslant PU(x)x*\in S50(B)\}$。

下面以实例进行演示。

【例 19.3】 黄炳荣[5]等以硝酸铅与无水乙醇为例，进行了两者联合毒性研究，其实验剂量及结果如表 19.3。试用 Logistic 回归模型对其联合剂量—反应关系和 LD_{50} 集合（及其 95% 的置信区间）进行计算。

表 19.3 硝酸铅与乙醇联合毒性效应观察结果

硝酸铅（mg/g）	乙醇（mg/g）	动物数（N）	死亡数	死亡率（%）
0	0.0	8	0	0
0.12	0.0	8	0	0
0.18	0.0	8	2	25
0.27	0.0	8	5	62.5
0.40	0.0	8	6	75.0
0.60	0.0	8	8	100
0.00	2.3	8	0	0
0.00	3.5	8	1	12.5
0.00	5.3	8	2	25
0.00	8.0	8	5	62.5
0.00	12.0	8	8	100
0.08	1.0	8	2	25
0.08	1.5	8	3	37.5
0.08	2.3	8	3	37.5
0.08	3.5	8	4	50
0.08	5.3	8	5	62.5
0.12	1.0	8	3	37.5
0.12	1.5	8	3	37.5
0.12	2.3	8	4	50
0.12	3.5	8	5	62.5
0.12	5.3	8	7	87.5
0.18	1.0	8	3	37.5
0.18	1.5	8	4	50
0.18	2.3	8	6	75
0.18	3.5	8	8	100
0.18	5.3	8	8	100
0.27	1.0	8	5	62.5
0.27	1.5	8	6	75
0.27	2.3	8	7	87.5
0.27	3.5	8	8	100
0.27	5.3	8	8	100

【程序 19.3】 prg19_3 LD_{50} for two combined drugs

```
dm "clear output"; dm "clear log";
data LD50;
    input nitrate alcohol mice death mortality;
    label nitrate="Lead Nitrate (mg/g)"
```

```
          alcohol="Alcohol（mg/g）"
          mice="No. of mice"
          death="No. of deaths"
          mortality="Mortality（%）"
       ;
          cards;
    0        0.0   8   0      0
    0.12     0.0   8   0      0
    0.18     0.0   8   2     25
    0.27     0.0   8   5     62.5
    0.40     0.0   8   6     75.0
    0.60     0.0   8   8    100
    0.00     2.3   8   0      0
    0.00     3.5   8   1     12.5
    0.00     5.3   8   2     25
    0.00     8.0   8   5     62.5
    0.00    12.0   8   8    100
    0.08     1.0   8   2     25
    0.08     1.5   8   3     37.5
    0.08     2.3   8   3     37.5
    0.08     3.5   8   4     50
    0.08     5.3   8   5     62.5
    0.12     1.0   8   3     37.5
    0.12     1.5   8   3     37.5
    0.12     2.3   8   4     50
    0.12     3.5   8   5     62.5
    0.12     5.3   8   7     87.5
    0.18     1.0   8   3     37.5
    0.18     1.5   8   4     50
    0.18     2.3   8   6     75
    0.18     3.5   8   8    100
    0.18     5.3   8   8    100
    0.27     1.0   8   5     62.5
    0.27     1.5   8   6     75
    0.27     2.3   8   7     87.5
    0.27     3.5   8   8    100
    0.27     5.3   8   8    100
       ;
       run;
```

%include "prg19_3 LD$_{50}$ for two combined drugs. sas";

运行主要结果如下:

```
                    The LOGISTIC Procedure
                     Model Information

    Data Set                      WORK.LD50
    Response Variable (Events)    death         No. of deaths
    Response Variable (Trials)    mice          No. of mice
    Model                         binary logit
    Optimization Technique        Fisher's scoring


            Number of Observations Read        31
            Number of Observations Used        31
            Sum of Frequencies Read           248
            Sum of Frequencies Used           248


                     Response Profile

         Ordered        Binary           Total
           Value       Outcome       Frequency

              1         Event             139
              2         Nonevent          109


               Model Convergence Status

    Convergence criterion (GCONV=1E-8) satisfied.


                 Model Fit Statistics

                                           Intercept
                             Intercept          and
        Criterion                Only     Covariates

        AIC                   342.163        234.224
        SC                    345.676        248.278
        -2 Log L              340.163        226.224
```

上面是关于模型及其拟合信息。下面的检验说明拟合情况良好。

```
          Testing Global Null Hypothesis: BETA=0

    Test                Chi-Square      DF     Pr > ChiSq

    Likelihood Ratio      113.9386       3        <.0001
    Score                  89.3917       3        <.0001
    Wald                   59.6211       3        <.0001


           Analysis of Maximum Likelihood Estimates

                             Standard        Wald
    Parameter      DF  Estimate   Error  Chi-Square  Pr > ChiSq

    Intercept       1   -3.3568  0.4937    46.2376      <.0001
    nitrate         1   12.1125  2.2234    29.6779      <.0001
    alcohol         1    0.4919  0.0945    27.1115      <.0001
    nitrate*alcohol 1    2.3116  0.8843     6.8330      0.0089



    Association of Predicted Probabilities and Observed Responses

        Percent Concordant    84.8    Somers' D    0.718
        Percent Discordant    13.1    Gamma        0.733
        Percent Tied           2.1    Tau-a        0.355
        Pairs                15151    c            0.859
```

在"Analysis of Maximum Likelihood Estimates"中给出回归方程 $\ln[P/(1-P)] = \beta_0 + \beta_1 x_1 + \beta_2 x_2 + \beta_3 x_1 x_2$ 所需的重要参数,即 $0 = -3.3568 + 12.1125(\text{dose of Nitrate}) + 0.4919$

(dose of Alcohol)＋2.3116(dose of Nitrate)·(dose of Alcohol)。

由此方程可以得到，在硝酸铅浓度在0～0.4 mg/g范围内，其与乙醇的关系公式为：alcohol＝(3.3568－12.1125·nitrate)/(0.4919＋2.3116·nitrate)。

图19.1、19.2两个图形分别是硝酸铅与乙醇联合作用的剂量—效应关系二维图和三维图。

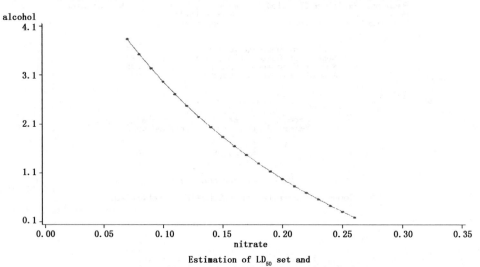

alcohol
4.1
3.1
2.1
1.1
0.1
0.00
0.05
0.10
0.15
0.20
0.25
0.30
0.35
nitrate
Estimation of LD50 set and
in combined effects of lead nitrate and alcoho

图19.1 硝酸铅与乙醇联合作用的LD_{50}集合

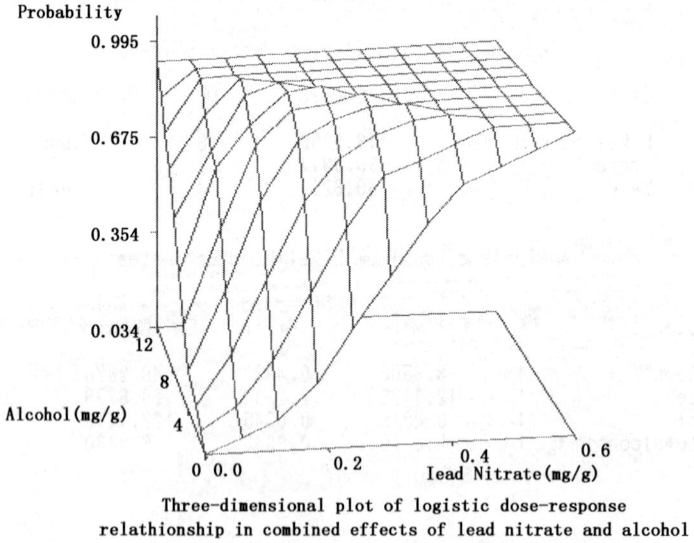

Probability
0.995
0.675
0.354
0.034
12
8
Alcohol(mg/g)
4
0
0.0
0.2
0.4
0.6
Iead Nitrate(mg/g)
Three-dimensional plot of logistic dose-response
relathionship in combined effects of lead nitrate and alcohol

图19.2 硝酸铅与乙醇联合作用剂量—反应关系三维图

(三)用Weibull分布计算药物的LD_{50}及LDK

Weibull分布是一个三参数的统计分布函数。王普民等[8]证明药物的最小致死剂量服从Weilbull分布，并以此为前提，对药物的急性毒性实验数据进行分析。通过该分布进行计算，不仅可以计算LD_{50}、LD_{95}、LD_5等急性毒性参数，更重要的是可以计算因对数正态分布模型本身的欠缺而无法计算的 LD_0。在急性毒性试验的诸多指标中，LD_0 对药品安全性评价的指导临床用药价值最大。

第三节　毒性级别的类别划分

急性毒性分级是指利用急性毒性指标将外来化合物的毒性分为不同等级，大致表示外来化合物急性毒性高低。各国际组织及各国提出的急性毒性分级表不一致。如世界卫生组织推荐分为极毒、剧毒、中等毒、低毒、实际无毒五级。美国环境保护局规定分为剧毒、高毒、中等毒、低毒四级。我国对农药、工业毒物及食品毒性也提出类似的暂行标准或建议。

这里应注意，毒性大并不表示不能作为药物使用，如果治疗指数高，仍可进行开发。

表 19.4　化学物质的急性毒性分级（WHO）

毒性分级	大鼠一次经口 LD_{50}（mg/kg）	6 只大鼠吸入 4h 死亡 2～4 只的浓度（$\times 10^{-6}$）	兔涂皮时 LD_{50}（mg/kg）	对人可能致死量	
				（g/kg）	总量（g）（60 kg 体重）
剧毒	<1	<10	<5	<0.05	0.1
高毒	1—	10—	5—	0.05—	3
中等毒	50—	100—	44—	0.5—	30
低毒	500—	1000—	350—	5—	250
微毒	5000—	10000—	2180—	>15	>1000

资料来源：摘自《化学物质毒性全书》。

表 19.5　化学物质的急性毒性分级标准（美国 Hodge 和 Sterner 分类法）

毒性分级		大鼠一次经口 LD_{50}（mg/kg）	大鼠吸入 4h 死亡的浓度（$\times 10^{-6}$）	兔涂皮时 LD_{50}（mg/kg）	对人可能致死量
1 级	极毒	<1	<10	<5	1 粒
2 级	剧毒	1～50	10～100	5～43	4 mL
3 级	中等毒	50～500	100～1000	44～340	30 mL
4 级	低毒	500～5000	1000～10000	350～2810	600 mL
5 级	实际无毒	5000～15000	10000～100000	2820～22590	1 L
6 级	无毒	>15000	100000	>22600	1 L

表 19.6　化学物质毒性分级（美国 Gosselin，Smith 和 Hodge 分类法）

毒性等级或类别		剂量	对 70 kg 体重人可能的口服致死量
6 级	超毒	<5 mg/kg	1 粒
5 级	极毒	5～50 mg/kg	4 mL
4 级	强毒	50～500 mg/kg	30 mL
3 级	中等毒	0.5～5 g/kg	30～600 mL
2 级	低毒	5～15 g/kg	600～1200 mL
1 级	实际无毒	>15 g/kg	>1200 mL

表 19.7 中药毒性分级标准

毒性分级	经口 LD_{50}(g/kg)
大毒	<5
有毒	$5\sim16$
小毒	$16\sim50$
无毒	>50

资料来源:摘自高渌纹主编的《实用有毒中药临床手册》。

表 19.8 日本药学会对医药品的毒性分级标准

毒性分级	小鼠 LD_{50}(mg/kg)		
	经口	皮下注射	静注
毒药	<30	<20	<10
剧毒	<300	<200	<100
普通药	>300	>200	>100

资料来源:摘自温玉鹤《药物化学物质毒性资料》。

表 19.9 我国化妆品的毒性分级国家标准

级别	大鼠经口 LD_{50}(mg/kg)	兔涂皮 LD_{50}(mg/kg)
极毒	<1	<5
剧毒	$\geqslant1\sim50$	$\geqslant5\sim44$
中等毒	$\geqslant50\sim500$	$\geqslant44\sim350$
低毒	$\geqslant500\sim5000$	$\geqslant350\sim2180$
实际无毒	$\geqslant5000$	$\geqslant2180$

表 19.10 我国对食品的毒性分级标准

急性毒性分级	大鼠口服 LD_{50}(mg/kg)	相当于人的致死剂量	
		mg/kg	g/人
极毒	<1	稍尝	0.05
剧毒	$1\sim50$	$500\sim4000$	0.5
中等毒	$51\sim500$	$4000\sim30000$	5.0
低毒	$501\sim5000$	$30000\sim250000$	50.0
实际无毒	$5001\sim15000$	$250000\sim500000$	500.0
无毒	>15000	>500000	2500.0

资料来源:摘自我国卫生部 1994 年《食品安全性毒理学评价标准》。

表 19.11　农药危害分级标准(WHO 推荐使用)

级别(class)	LD_{50} 大鼠(mg/kg)			
	经口		经皮	
	固体	液体	固体	液体
Ia 极度危害 (Extremely hazardous)	5 或<5	20 或<20	10 或<10	40 或<40
Ib 高度危害 (Highly hazardous)	5~50	20~200	10~100	40~400
II 中度危害 (Moderately hazardous)	50~500	200~2000	100~1000	400~4000
III 轻度危害 (Slightly hazardous)	>500	>200	>1000	>4000

资料来源:表中的"固体"和"液体"指分级产品和制剂的物理状态。

分类中的"危害"(Hazard)是指对健康的急性危害,即在较短的时期内,一次或多次接触的危害。这种危害是任何接触农药的人可能意外遭遇到的。

表 19.12　我国农药急性毒性分级标准

级别	经口 LD_{50} (mg/kg)	经皮 LD_{50} (mg/kg)4 小时	吸入 LC_{50} (mg/m³)2 小时
剧毒	<5	<20	<20
高　毒	5~50	20~200	20~200
中等毒	50~500	200~2000	200~2000
低　毒	>500	>2000	>2000

注:表中的 LD_{50} 均指对大鼠。

表 19.4~表 19.12 各种分级标准之间即有相同之处,也有相异之点,都有明确的规定应用对象,使用时应予以考虑。

当用 LD_{50} 对人的安全使用剂量进行评价时,国外一般取安全系数因子为 10000~1000 倍。有关各种物质的 LD_{50} 或 LC_{50} 值已有专业数据库(Registry of Toxic Effects of Chemical Substances (RTECS),其网址为 http://www.ccohs.ca/products/rtecs/)进行积累,必要时,可以购买查询。

参考文献

[1]　周海钧.药品生物检定[M].北京:人民卫生出版社,2005.

[2]　宋传新,徐旭东.LD_{50} 的 Bliss、Finney 求算法的再评价[J].海军医高专学报,1996,18(3):186.

[3]　周海钧,申蕴如.生物检定统计方法(第 2 版)[M].北京:人民卫生出版社,1988.

[4]　胡良平.现代统计学与 SAS 应用[M].北京:军事医学科学院出版社,2000.

［5］ 黄炳荣,程光文,宋世震.毒物联合作用 Logistic 剂量－反应关系的研究[J].中华劳动卫生职业病杂志,1995,(13(3):151-155.

［6］ 张侠,周晓,刘世杰,等.联合作用剂量反应关系评价研究——广义三节多项式回归模型[J].中国卫生统计,1996,13(4):55-57.

［7］ 王普民,佟如新.用 Weibull 分布计算药物的 LD_{50} 及 LD_K 算法的研究[J].数理医药学杂志,1999,12(3):210-212.

［8］ 王普民,尹萍.Weibull 分布:药物最小致死量的理论分布[J].沈阳药科大学学报,1997,14(4):308.

谭德讲　刘　彤　覃　龙　胡江堂

第二十章　特殊毒性研究及其资料分析

第一节　遗传毒性研究

遗传毒性研究(Genotoxicity Study)是药物非临床安全性评价的重要内容,它与其他毒理学研究,尤其是致癌性研究、生殖毒性研究有着密切的联系,是药物进入临床试验及上市的重要环节。拟用于人体的药物,应根据受试物拟用适应证和作用特点等因素考虑进行遗传毒性试验。遗传毒性试验是指检测通过不同机制直接或间接诱导遗传学损伤的受试物的体外和体内试验,这些试验能检出 DNA 损伤及其损伤的固定。在检测此类损伤的试验中呈阳性的化合物为潜在致癌剂和/或致突变剂,即可能诱导癌和/或遗传性疾病。遗传毒性试验的结果可能还有助于解释致癌性机制和试验结果。因此,在药物开发过程中,遗传毒性试验的目的是通过一系列试验预测受试物是否有遗传毒性,在降低临床试验受试者和药品上市后使用人群的用药风险方面发挥重要作用。

一、细菌回复突变试验

(一)前言

细菌回复突变试验(Bacterial Reverse Mutation Test)又称 Ames 试验,全称是鼠伤寒沙门氏菌营养缺陷型回复突变实验,是 Ames 教授在 1975 年提出的用微生物方法检测致突变物的方法,是目前检测基因突变最常用的方法之一。试验用菌株为鼠伤寒沙门氏菌不同组氨酸缺陷型突变株,由于致突变物能灵敏而特异地使组氨酸缺陷型突变株回变成原形,故在缺乏组氨酸的培养基上,只有少数自发回变菌落生长,而能诱发细菌回变的致突变物可使细菌生长增多,从而可判断受试物是否具有致突变性。

回复突变是某些特定基因座的突变,通常用带不同基因的一套菌株进行试验。在细菌回复突变试验中至少应采用 5 种菌株,包括用于检测组氨酸靶基因中鸟嘌呤-胞嘧啶(G-C)位点碱基置换或移码突变的 4 种组氨酸营养缺陷型鼠伤寒沙门菌(TA1535;TA1537/TA97/TA97a;TA98;TA100),以及用于检测组氨酸或色氨酸基因中腺嘌呤-胸腺嘧啶(A-T)位点碱基置换或移码突变的鼠伤寒沙门菌 TA102 或埃希氏大肠杆菌 WP2 uvrA 或埃希大肠杆菌 WP2 uvrA (pKM101)。由于检测 G-C 位点突变的 4 种菌株无法检测交联剂,因此检测交联剂时最好采用 TA102 菌株或增加一种修复准确型大肠杆菌(如埃希大肠杆菌 WP2 uvrA (pKM101))。

(二)试验内容与方法

1. 菌株鉴定(菌株的特性检查)

(1) 组氨酸需求试验。凡组氨酸营养缺陷型试验菌株只能在补充组氨酸的培养基上生长,在缺乏组氨酸的培养基上不能生长。

鉴定方法:将试验菌株分别接种于含组氨酸培养基和无组氨酸培养基平板,于37℃培养24 h,观察细菌生长情况。

结果判断:试验菌株在含组氨酸平板上生长,在无组氨酸平板上不会生长。

(2)脂多糖屏障缺陷鉴定。粗糙型突变的微生物细胞表面一层脂多糖屏障已经破坏,因此一些大分子物质能穿过菌膜进入菌体内,从而抑制其生长。野生型菌株或含 gal 缺失的菌株则不受影响。

鉴定方法:将含 0.1 mL 试验菌株增菌液的顶琼脂培养液倒入肉汤琼脂平板上,冷凝后中央放置无菌圆形滤纸片,滴上 0.1‰结晶紫溶液 10 μL,经 37℃培养 18~24 h 后观察结果。

结果判断:在滤纸片周围出现一个透明的抑菌环,说明此菌存在深粗型(rfa)突变。

(3)对紫外线敏感性的试验。具有 uvrB 修复缺陷型的试验菌株,在紫外线照射后仍能照常生长,借此可以证明 uvrB 突变的存在。

鉴定方法:将试验菌株在肉汤琼脂平板上划线,然后用黑纸或培养皿盖覆盖平板的一半,在 10~15 W 的紫外灯下,距离 25~33 cm 处照射无 R 因子菌株 6 s、有 R 因子菌株照射 8 s,各皿应同时接种具有野生型切除修复能力的菌株(如 TA102)作为对照。平皿照后,37℃孵育 18~24 h。

结果判断:对紫外线敏感的菌株仅在没有照射的那一半生长,而具有野生型切除修复酶的菌株仍能生长。

(4)对氨苄青霉素的抗性鉴定。含 R 因子的试验菌株对氨苄青霉素具有抗性,因 R 因子容易丢失从而使试验菌株丧失 R 因子的特性,因此需要鉴定 R 因子是否存在。

鉴定方法:将试验菌株于肉汤琼脂平板上划线,然后把沾有氨苄青霉素溶液滤纸条与划线交叉放置,37℃培养 24h 后观察结果。

结果判断:具有 R 因子的试验菌株有抗氨苄青霉素作用,故滤纸条周围菌株照常生长。

(5)四环素抗性的鉴定。

鉴定方法:将试验菌株增菌液在营养肉汤平板上划线,待干后,吸取四环素(8mg/mL)溶液与菌株划线处交叉划线,经 37℃培养 24 h 后观察结果。

结果判断:对四环素有抗性的菌株生长不受抑制,对四环素没有抗性的菌株有一段生长抑制区。

2. 溶剂的选择

受试物如果为水溶性,可用灭菌蒸馏水或生理盐水作为溶剂;若为脂溶性,应选择对细菌毒性低、自身无诱变性的有机溶剂。所选择溶剂的溶解浓度最好能满足实验方法的最大剂量要求。常用的有机溶剂有丙酮、95%乙醇或 DMSO。

3. 试验剂量设计

取鉴定合格的 TA100 菌株进行抑菌试验,根据抑菌试验结果确定受试物的试验剂量,至少应包含 5 个可用于结果分析的浓度。

最高浓度主要取决于受试物对细菌的毒性和/或溶解度:对于可溶性的无毒受试物,推荐的最高测试浓度一般为 5 mg/皿,最低可为 0.1~1.0 μg/皿;对于可溶性的有细菌毒性的受试物,应根据杀菌或抑菌情况确定最高浓度;对于难溶性受试物,一般采用最小沉淀浓度为最高浓度。若观察到浓度相关性的细胞毒性或诱变性,则要求检测多个产生沉淀的浓度。

4. 代谢活化

一般采用诱导剂,如 Aroclor 1254 或苯巴比妥和 β-萘黄酮联合诱导处理后的哺乳动物肝脏微粒体酶(S9)进行体外代谢活化试验,即在加 S9 和不加 S9 平行条件下测试。S9 在 S9 混合液中的浓度一般为 5%～30%(v/v)。

5. 对照选择

代谢活化或非代谢活化条件下,均应设立平行阴性(空白对照和/或溶剂对照)和阳性对照组。阳性对照物应为已知的菌株特异性的阳性致突变剂。

6. 方法

可采用标准平板掺入法或预培养法,受试物处理后 48～72h 观察结果。每一浓度至少平行 3 皿。实验至少重复 1 次。

采用平皿掺入预培养法。将 0.1 mL 受试物溶液、0.1 mL 增菌液和 0.5 mL 磷酸缓冲液(pH 7.4,0.2 mol/l)或 0.5 mL S9 混合液加入无菌试管(13 mm×100 mm)内,37 ℃振荡培养 20 min,振荡频率约 120 r/min。然后向试管中加入 2 mL 融化的顶层琼脂(顶层琼脂加入前维持在 45℃水浴中),振荡混悬管中成分后,铺至基础培养基平皿表面。待顶层琼脂凝固后,将平皿倒置放入培养箱中,37℃培养约 48 h。每测试浓度在活化和非活化条件下各做 3 个平皿,重复试验 1 次。最终结果取 2 次试验结果均值。

菌落计数:显微镜下确认细菌背景菌苔生长良好,与空白对照相比无明显稀疏的条件下进行回变菌落计数,用手工计数。

结果判定:至少在一个菌株上,在有或无代谢活化的情况下,受试物所诱发的回复突变菌落数出现浓度依赖性的增加和/或在一个或多个浓度组上出现可重复性的增加,可判定为阳性结果。

(三)常用统计学指标及统计方法

Ames 试验的结果中应描述各浓度组细菌毒性的大小和沉淀情况,结果表示为每皿的回复突变菌落数,对各组菌落数依次进行正态性检验,方差齐性检验,根据方差齐性检验结果,确定是进行单因素方差分析(One-way ANOVA)还是非参数检验。

【例 20.1】 Ames 试验通常采用平皿掺入预培养法,试验设溶剂对照、阳性对照组、给药组(试验剂量分别为 5000、500、50、5、0.5 μg /皿)。每测试浓度在活化和非活化条件下各做 3 个平皿,重复试验 1 次。显微镜下确认细菌背景菌苔生长良好,与溶剂对照相比无明显稀疏的条件下进行回变菌落计数。结果见表 20.1。

表 20.1 Ames 试验结果

TA97	组别	第 1 次结果			第 2 次结果		
	1 5000 μg/皿	203	226	190	138	174	178
	2 500 μg/皿	228	214	221	143	154	138
	3 50 μg/皿	198	221	262	185	190	160
+S9	4 5 μg/皿	187	218	181	169	147	165
	5 0.5 μg/皿	218	200	214	199	170	167
	6 溶剂对照	220	215	206	193	161	177
	7 阳性对照	1551	1460	1443	1153	1063	979

续表

TA97	组别	第1次结果			第2次结果		
	1 5000 μg/皿	162	190	209	149	172	160
	2 500 μg/皿	178	180	180	134	156	153
	3 50 μg/皿	152	165	155	110	146	144
−S9	4 5 μg/皿	197	200	197	132	149	165
	5 0.5 μg/皿	221	213	172	175	142	111
	6 溶剂对照	241	185	213	162	161	172
	7 阳性对照	1000	1058	818	678	733	778

把以上数据整理到 SAS 数据集,其中 grp 为组别(5000 μg/皿到阳性对照等),变量 g 区别"+S9"和"−S9",变量 block 表示第1或第2次结果。

下面以 TA97 在+S9 时的数据为例进行统计分析,使用【程序 20.1】进行分析。

【程序 20.1】 prg20_1 ames 试验的方差分析程序

```
data Ames;
    do grp=1 to 7; * grp1 为5000 μg组,2 为 500 μg组,3 为 50 μg组,4 为 5 μg组,5 为
0.5 μg组,6 为溶剂对照组,7 为阳性对照组;
    do block=1 to 2; * block1 为第一次试验结果,2 为第二次试验结果;
    do n=1 to 3; * n 表示结果数 1−3 ;
    input  value @@; output;
    end; end; end;
datalines;
203 226 190 138 174 178
228 214 221 143 154 138
198 221 262 185 190 160
187 218 181 169 147 165
218 200 214 199 170 167
220 215 206 193 161 177
1551 1460 1443 1153 1063 979
;
run;
%include "prg20_1 ames 试验的方差分析程序.sas";
```

主要运行结果如下:首先是正态性检验结果,发现+S9 各组的数据均符合正态分布。然后是对数据进行基本描述性统计,结果如下:

grp	N	均值	标准差	标准误差	均值下限95%均值的置信限	均值上限95%均值的置信限	最小值	最大值
1	6	184.8333333	29.6945562	12.1227518	153.6708078	215.9958589	138.0000000	226.0000000
2	6	183.0000000	42.1805642	17.2201432	138.7342126	227.2657874	138.0000000	228.0000000
3	6	202.6666667	35.1321315	14.3426326	165.7977557	239.5355776	160.0000000	262.0000000
4	6	177.8333333	24.0866491	9.8333333	152.5559453	203.1107214	147.0000000	218.0000000

5	6	194.6666667	21.6302258	8.8305027	171.9671368	217.3661965	167.0000000	218.0000000
6	6	195.3333333	22.9317829	9.3618612	171.2679031	219.3987636	161.0000000	220.0000000
7	6	1274.83	239.1939938	97.6505391	1023.81	1525.85	979.0000000	1551.00

注:MEANS 过程,分析变量:value。

用 Levene's 检验对方差齐性进行分析时,发现＋S9 的 7 个组数据的方差有显著性差异,故需要使用非参数检验并在秩和转换过程中进行多重比较,尽量避免使用方差分析。

方差齐性检验、非参数检验结果如下所示。

```
         Levene's Test for Homogeneity of value Variance
          ANOVA of Squared Deviations from Group Means

                         Sum of           Mean
Source        DF        Squares          Square      F Value    Pr > F

grp            6       1.133E10        1.8878E9        16.25     <.0001
Error         35       4.0651E9        1.1615E8
```

```
                   The NPAR1WAY Procedure

        Savage Scores (Exponential) for Variable value
                  Classified by Variable grp

                      Sum of        Expected       Std Dev          Mean
grp      N            Scores        Under H0       Under H0         Score

1        6         -2.220530           0.0        2.173517      -0.370088
2        6         -1.606715           0.0        2.173517      -0.267786
3        6         -0.797974           0.0        2.173517      -0.132996
4        6         -3.293238           0.0        2.173517      -0.548873
5        6         -1.792217           0.0        2.173517      -0.298703
6        6         -1.549784           0.0        2.173517      -0.258297
7        6         11.260457           0.0        2.173517       1.876743

Average scores were used for ties.


                 Savage One-Way Analysis

Chi-Square              27.4708
DF                            6
Pr > Chi-Square          0.0001
```

结果显示 7 组之间有显著性差异,Savage One-way 检验结果为 $P < 0.0001$. 进一步对其进行多重比较。结果如下:

```
                    The GLM Procedure
                 Least Squares Means

                                 Standard                   LSMEAN
grp       r LSMEAN                  Error     Pr > |t|       Number
1        17.3333333            4.1698559       0.0002          1
2        17.2500000            4.1698559       0.0002          2
3        21.6666667            4.1698559       <.0001          3
4        13.9166667            4.1698559       0.0020          4
5        20.1666667            4.1698559       <.0001          5
6        20.6666667            4.1698559       <.0001          6
7        39.5000000            4.1698559       <.0001          7


             Least Squares Means for effect grp
            Pr > |t| for H0: LSMean(i)=LSMean(j)

                   Dependent Variable: r

i/j        1         2         3         4         5         6         7

1                0.9888    0.4673    0.5660    0.6339    0.5755    0.0006
2      0.9888              0.4589    0.5755    0.6240    0.5660    0.0006
3      0.4673    0.4589              0.1973    0.8007    0.8663    0.0046
4      0.5660    0.5755    0.1973              0.2965    0.2601    0.0001
5      0.6339    0.6240    0.8007    0.2965              0.9329    0.0024
6      0.5755    0.5660    0.8663    0.2601    0.9329              0.0030
7      0.0006    0.0006    0.0046    0.0001    0.0024    0.0030
```

To ensure overall protection level, only probabilities associated with pre-planned comparisons should be used.

上述是菌落的均数作两两比较的结果。发现只有第 7 组对各组之间有显著性，其他各组之间都无显著差异。试验中第 1～5 组为受试物各剂量组，第 6 组为溶剂对照组，第 7 组为阳性对照组。统计结果说明，受试物在 0.5～5000.0 μg/皿浓度范围内，在有 S9 活化系统时，对鼠伤寒沙门氏菌株 TA97 无致突变性，而阳性对照物有强致突变性。

同样可对 −S9 的试验结果进行分析。将其试验结果放入【程序 20.1】即可。

二、体外微核试验

(一)前言

微核的发生与染色体无着丝点断片或在细胞分裂时不能定向移动而留在细胞质中有关。另外，纺锤体功能或结构障碍也可能使整个染色体在细胞分裂末期被排入细胞质而形成，因而微核试验对染色体完整性损伤和染色体分离异常均可能检出。啮齿类动物微核试验是体外哺乳动物细胞染色体畸变试验的一项补充与验证。体外微核试验(In Vitro Micronucleus Test)在评价受试物致突变时与体外试验的细菌诱变和细胞染色体畸变试验组合成为一个较为科学合理且完整的评价系统。

(二)试验内容及方法

1. 动物选择

采用健康成年小鼠，建议采用雄性，每组至少 6 只。若性别间存在明显的毒性或代谢方面差异，则应采用两种性别动物，每组雌雄至少各 5 只。如果受试物专用于一种性别，则通常选用相应性别的动物进行试验。试验起始时，动物体重差异应在各性别平均体重的 20% 之内。

2. 剂量设计

至少应设 3 个剂量组，根据相关毒性试验或预试验的结果确定高剂量，高剂量应产生一定的毒性症状或骨髓毒性(如嗜多染红细胞在红细胞总数中的比例降低)。对于低毒性、给药时间≤14 天的化合物，推荐最高剂量为 2000 mg/kg·d。通常设高、中、低三个剂量组，也可多于 3 个剂量组。

高剂量最高可达受试物的 $1/2 LD_{50}$，也可是受试物人用剂量或有效剂量(ED_{50})的 30、50、100 倍等。低剂量的设置通常应以受试物人用剂量作为基本依据，一般以拟用量或高于此剂量 3～5 倍作为低剂量。中间剂量通常根据高、低剂量确定，当剂量组距跨度太大时，也可多设 1～2 个中间剂量。

3. 对照

应设立平行阴性(空白对照和/或溶剂对照)和阳性对照组。阳性对照物选用环磷酰胺(CP)，给药剂量在 50～100 mg/kg，视给药途径而异。

4. 方法

采用单次给药，受试物的给药途径应尽可能与临床拟用途径相同，阴性对照物必须与受试物给药途径一致，阳性对照物的给药途径可以不同于受试物。

骨髓采样时间：如果采用单次给药，至少应采样 2 次，骨髓采样时间应在给药后 24～48 h，外周血采样时间应在给药后 36～72 h。受试物第一个采样点应至少包括 3 个剂量组，第 2 个采样点可仅包括高剂量组。

镜检：每只动物至少计数 200 个红细胞(骨髓)以确定嗜多染红细胞(PCE)和总红细胞(嗜

多染红细胞和正染红细胞(NCE))的比例;至少计数 2000 个嗜多染红细胞以判断嗜多染红细胞的微核率。给药组嗜多染红细胞和总红细胞的比例不应低于对照组的 20%。

5. 结果判定

结果中应描述各剂量组的毒性大小,包括一般症状和 PCE/(PCE＋NCE)的比例,结果表示为各剂量组的嗜多染细胞微核率(MNPCE)。受试物所诱发的微核率出现有剂量依赖性的升高,或某一剂量组在某一测试点呈现可重复性的明显升高,可判定为阳性结果。结果判定时应首先考虑试验结果的生物学意义,如果出现可疑阳性时需重复试验以确证结果,在重复试验中可考虑改变试验条件。

(三)常用统计学指标及统计方法

常用的指标为嗜多染细胞微核率,应对各剂量组与对照组的嗜多染细胞微核率进行比较,一般采用卡方检验或精确环套概率法检验(Fisher 检验)。

【**例 20.2**】 55 只雄性 KM 小鼠,先取 25 只雄鼠随机分为 5 组,给予高剂量药物,分别于给药后 12、24、36、48、72 h 取材,观察不同时间点小鼠微核率是否有变化,确定取材时间。将剩余的 30 只小鼠随机分为溶剂对照组、阳性对照组和 WS 低、中、高剂量组,每组 6 只。给药 1 次,给药途径为灌胃(阳性对照组采用腹腔注射给药),给药体积为 0.2 mL/10 g 体重。溶剂对照组、阳性对照组于给药后 24 小时取材观察。其他剂量组则根据高剂量组给药后确定的取材时间进行取材。油镜下,每只动物染色标本计数 1000 个嗜多染红细胞中微核细胞数,然后计算出每组动物嗜多染红细胞中微核细胞数的均值,以千分率表示(‰)。表 20.3 是微核试验数据。

表 20.3 微核试验数据

组别	微核		总计
	有	无	
1(对照组)	6	6142	6148
2(阳性对照组)	178	5842	6020
3(低剂量组)	5	6060	6065
4(中剂量组)	7	6019	6026
5(高剂量组)	5	6055	6060

使用【程序 20.2】对上述数据进行运算。

【**程序 20.2**】 prg20_2 微核试验中多组率比较的方法

```
data example1;   /＊创建数据集＊/
input grp micro value ;
/＊按组别、是否有微核(微核＝1,无微核＝0)和例数的顺序输入原始数据＊/;
datalines;
1 1 6
1 0 6142
2 1 178
2 0 5842
3 1 5
3 0 6060
4 1 7
```

```
4 0 6019
5 1 5
5 0 6055
; run;
```

%include "prg20_2 微核试验中多组率比较的方法.sas";

采用多组率比较法首先需要对总体进行比较。当发现有显著性差异后,过去都是采用拆分四格表方法进行分别计算。本书采用 SAS 中的 MULTTEST 过程,使用 bootstrap 方法或 permutation 法。结果如下:

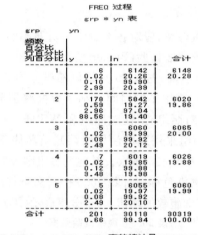

FREQ 过程

grp * yn 表

```
grp        yn
频数
百分比
行百分比
列百分比|  y         |n        |  合计
     1  |  6       |6142     |  6148
        |0.02      |20.26    |  20.28
        |0.10      |99.90    |
        |2.99      |20.39    |
     2  |178       |5842     |  6020
        |0.59      |19.27    |  19.86
        |2.96      |97.04    |
        |88.56     |19.40    |
     3  |  5       |6060     |  6065
        |0.02      |19.99    |  20.00
        |0.08      |99.92    |
        |2.49      |20.12    |
     4  |  7       |6019     |  6026
        |0.02      |19.85    |  19.88
        |0.12      |99.88    |
        |3.48      |19.98    |
     5  |  5       |6055     |  6060
        |0.02      |19.97    |  19.99
        |0.08      |99.92    |
        |2.49      |20.10    |
  合计   201        30118       30319
        0.66       99.34       100.00
```

grp * yn 表的统计量

统计量	自由度	值	概率
卡方	4	600.2267	<.0001
似然比卡方	4	447.2227	<.0001
Mantel-Haenszel 卡方	1	73.6809	<.0001

FREQ 过程

grp * yn 的汇总统计量

Cochran-Mantel-Haenszel 统计量（基于表得分）

统计量	对立假设	自由度	值	概率
1	非零相关	1	73.6809	<.0001
2	行均值得分差值	4	600.2069	<.0001
3	一般关联	4	600.2069	<.0001

总样本大小 = 30319

The Multtest Procedure

Model Information

Test for discrete variables	Freeman-Tukey
Tails for discrete tests	Two-tailed
Strata weights	None
P-value adjustment	Stepdown Bootstrap
Number of resamples	20000
Seed	1313

Discrete Variable Tabulations

Variable	grp	Count	NumObs	Percent
micro	1	6	6148	0.10
micro	2	178	6020	2.96
micro	3	5	6065	0.08
micro	4	7	6026	0.12
micro	5	5	6060	0.08

```
                       p-Values

                                          Stepdown
Variable    Contrast        Raw          Bootstrap

micro        1 - 2        <.0001          <.0001
micro        1 - 3        0.7900          0.9789
micro        1 - 4        0.7599          0.9789
micro        1 - 5        0.7911          0.9789
micro        2 - 3        <.0001          <.0001
micro        2 - 4        <.0001          <.0001
micro        2 - 5        <.0001          <.0001
micro        3 - 4        0.5690          0.9349
micro        3 - 5        0.0098          0.0441
micro        4 - 5        0.5700          0.9349
```

如下列出了使用 Freq 过程统计后的观察值、期望值、行百分数、卡方检验结果及 CMH 行均值得分差异检验结果($P < 0.0001$)。

如下是运行 multtest 过程,应用逐步 Bootstrap (Stepboot)方法得到的结果,分别显示了模型的一些信息以及各组率计算结果和各组之间使用 Stepdown Bootstrap 方法计算的 P 值。结果显示,只有第 2 组(阳性药)与其他各组有显著性差异,其他各组与对照组比较均无显著性。

三、体外哺乳动物细胞染色体畸变试验

(一)前言

用细胞遗传学方法检测受试物是否影响细胞遗传结构 DNA 或改变信息的实现过程,从而判定受试物的遗传毒性,是比较成熟和可靠的方法。

(二)试验内容及方法

1. 细胞

体外的细胞培养测试是一种可供选择的体系,一般选用中国仓鼠肺成纤维细胞(CHL)细胞作为试验材料。以细胞株的单层细胞培养物来检测诱变物的特点是,同一细胞株的不同世代之间,在细胞周期时间和克隆形成率等参数上没有什么差异,而且细胞株可冰冻保存,反复测试。

2. 溶剂的选择

最合适的溶媒是蒸馏水、生理盐水或培养基,DMSO 等有机溶剂亦可。不溶于 DMSO 的情况下,使用 1%的羧甲基纤维素(CMC)溶液混悬。即便是蒸馏水,添加 10%以上的量也会出现毒性,所以加入的量不应使其产生毒性。例如,生理盐水和 1%的 CMC 溶液添加量不应大于培养液的 10%,DMSO 不应大于 0.5%。

3. 剂量的选择

全少应包含 3 个可用于结果分析的浓度。最高浓度主要取决于受试物的细胞毒性和/或溶解度,中、低浓度一般采用倍比稀释法。对于可溶性的无毒受试物,推荐的最高测试浓度一般为 5 mg/mL 或 10 mg/mL(选用较低者)。对于可溶性的有细胞毒性的受试物,应根据细胞毒性大小确定最高浓度,如通过活细胞计数、细胞融合率或有丝分裂指数等确定,一般毒性应大于 50%;对于难溶性的受试物,一般采用最小沉淀浓度为最高浓度。若观察到浓度相关性的细胞毒性或诱变性,则要求检测多个产生沉淀的浓度。

4. 代谢活化

采用诱导剂苯巴比妥和 β-萘黄酮联合诱导处理后的哺乳动物肝脏微粒体酶(S9)进行体外代

谢活化试验,即在加 S9 和不加 S9 平行条件下测试。S9 在试验介质中的终浓度一般为 1%～10%(v/v)。

5. 对照

代谢活化或非代谢活化条件下,均应设立平行阴性(空白对照和/或溶剂对照)和阳性对照组。非代谢活化条件下,阳性对照用直接诱变剂丝裂霉素 C (MMC),代谢活化条件下,阳性对照用间接诱变剂环磷酰胺(CP)。

6. 方法

50%细胞生长抑制浓度(IC_{50}):每 40 mL 培养瓶中接种 CHL 细胞 30 万～50 万,共接种 21～27 瓶,放入 37℃、5% CO_2 培养箱中,培养 18 h 后(可根据细胞生长情况适当延长一个周期)加入不同浓度受试物,每个浓度 3 个样本,设空白对照。受试物 6～8 个不同浓度,培养 48 h 后细胞计数,用直线回归法计算受试物的 IC_{50}。如果受试物的 IC_{50} 做不出来,要说明理由。

代谢活化和非代谢活化条件下测试:将 CHL 细胞定量分传,30 万～50 万/40 mL 培养瓶,培养 18 h 后(可根据细胞生长情况适当延长一个周期)加入不同浓度受试物。设空白、溶剂、S9 及阳性对照,受试物设 3～5 个剂量组。高剂量以 50%细胞生长抑制浓度为基准,中、低剂量采用减量稀释法。

非代谢活化条件下:药物和细胞接触后,分别于 24 h 和 48 h 收获细胞。

代谢活化条件下:为弥补体外细胞培养缺乏代谢活化系统,可在受试物接触时,加入大鼠肝微粒体 S9 混合液。为避免代谢活化系统可能的细胞毒作用,细胞和受试物接触 6 h,用 PBS 洗涤细胞 3 次,再加入新培养液继续培养至加药后 24 h 收获细胞。

读片分析:一般在油镜下,每种浓度至少观察 200 个分散良好的中期分裂相细胞,若观察到大量染色体畸变细胞,分析细胞数可相应减少。应分别记录各组含有结构畸变染色体的细胞数和畸变类型,裂隙应单独记录,但不计入畸变率中。同时应单独记录多倍体和内复制等数目畸变,但不计入畸变率中。

7. 结果判定

结果中应描述各浓度组细胞毒性大小和沉淀情况,结果表示为染色体结构畸变细胞的百分率。受试物所诱发的染色体畸变率出现浓度依赖性增加,或出现可重复性增加,可判定为阳性结果。结果判定时应首先考虑试验结果的生物学意义。多倍体数目的增加提示受试物可能会抑制有丝分裂或诱导染色体数目畸变。出现染色体内复制的细胞数增多提示受试物可能会影响细胞周期。

(三)常用统计学指标及统计方法

常用的指标为染色体结构畸变细胞的百分率,应对各剂量组与溶剂对照组染色体结构畸变细胞的百分率进行比较,一般采用卡方检验。在同一时间点上,如果给药组的染色体畸变率与溶剂对照组相比呈现剂量相关性增加,并在一个或多个剂量水平上具有统计学意义($P \leqslant 0.05$),将认为药物能诱发阳性反应。

【**例 20.3**】 染色体畸变试验中,先通过细胞毒性试验计算细胞生长抑制浓度 IC_{50},进而确定染色体畸变试验的剂量。活化和非活化试验中,均以 IC_{50} 为最高测试浓度,设 4 个供试品测试浓度,同时设空白对照、溶剂对照和阳性对照。每一组在油镜下分析 100 个中期分裂相,分别记录染色体数目及结构畸变。表 20.4 是染色体畸变试验数据。

表 20.4 染色体畸变试验数据

组别	染色体畸变	计数		
		S9（＋）24 h	S9（－）24 h	S9（－）48 h
1（空白对照组）	有	3	3	0
1（空白对照组）	无	97	97	100
2（溶剂对照组）	有	3	3	3
2（溶剂对照组）	无	97	97	97
3（WS,100 μg/mL）	有	2	2	3
3（WS,100 μg/mL）	无	98	98	97
4（WS,200 μg/mL）	有	3	3	4
4（WS,200 μg/mL）	无	97	97	96
5（WS,400 μg/mL）	有	4	2	2
5（WS,400 μg/mL）	无	96	98	98
6（WS,800 μg/mL）	有	2	3	2
6（WS,800 μg/mL）	无	98	97	98
7（阳性对照组）	有	29	39	51
7（阳性对照组）	无	71	61	49

【程序 20.3】 prg20_3 染色体突变实验不同时间上多组率的比较

data example1; /＊创建数据集＊/

input grp chrom x1 x2 x3 ; /＊按组别、是否有突变（突变＝1,无突变＝0）和 S9（＋）24h、S9（－）24h、S9（－）48h 例数（x1/x2/x3）的顺序输入原始数据＊/;

datalines;

```
1  1  3   3   0
1  0  97  97  100
2  1  3   3   3
2  0  97  97  97
3  1  2   2   3
3  0  98  9897
4  1  3   3   4
4  0  97  9   96
5  1  4   2   2
5  0  96  98  98
6  1  2   3   2
6  0  98  97  98
7  1  29  39  51
7  0  71  61  49
```

; run;

proc freq order＝data;

```
    tables grp * chrom / chisq relrisk;
    weight x1; run;
```

%include "prg20_3 染色体突变实验不同时间上多组率的比较. sas";

本程序仅对 S9(＋)24 h 结果进行分析,其他运行结果可以用 x2 和 x3 分别替代 freq 过程中的 weight 后 x1 和 multtest 过程中 freq 后的 x1,即可得到相应结果。S9(＋)24 h 条件下 7 组染色体畸变数的 Freq 过程结果如下所示。

```
                   The FREQ Procedure

                   Table of grp by yn

grp            yn
Frequency|
Row Pct  |n          |y          |  Total
---------+-----------+-----------+
       1 |        97 |         3 |    100
         |     97.00 |      3.00 |
---------+-----------+-----------+
       2 |        97 |         3 |    100
         |     97.00 |      3.00 |
---------+-----------+-----------+
       3 |        98 |         2 |    100
         |     98.00 |      2.00 |
---------+-----------+-----------+
       4 |        97 |         3 |    100
         |     97.00 |      3.00 |
---------+-----------+-----------+
       5 |        96 |         4 |    100
         |     96.00 |      4.00 |
---------+-----------+-----------+
       6 |        98 |         2 |    100
         |     98.00 |      2.00 |
---------+-----------+-----------+
       7 |        71 |        29 |    100
         |     71.00 |     29.00 |
---------+-----------+-----------+
Total            654          46      700
```

Pearson Chi-Square 的 $P < 0.0001$,差异有显著性,即各剂量组染色体畸变率有显著性差异,如下所示。

```
                   The FREQ Procedure

             Statistics for Table of grp by yn

Statistic                       DF       Value      Prob
------------------------------------------------------------
Chi-Square                       6     96.0511    <.0001
Likelihood Ratio Chi-Square      6     65.2929    <.0001
Mantel-Haenszel Chi-Square       1     35.3403    <.0001
Phi Coefficient                         0.3704
Contingency Coefficient                 0.3474
Cramer's V                              0.3704

             Sample Size = 700
```

为进一步了解各组之间的差异,我们选择逐步 Permutation 方法进行多组的率比较。S9(＋)24 h 条件下 7 组率多重比较的模型信息、S9(＋)24 h 条件下使用逐步 Permutation 方法进行多重比较的结果如下所示。

```
                 The Multtest Procedure

                   Model Information

Test for discrete variables        Fisher
Tails for discrete tests           Two-tailed
Strata weights                     None
P-value adjustment                 Stepdown Permutation
Number of resamples                20000
                                   1313
```

```
                Discrete Variable Tabulations

       Variable    grp      Count     NumObs     Percent
        chrom        1          3        100        3.00
        chrom        2          3        100        3.00
        chrom        3          2        100        2.00
        chrom        4          3        100        3.00
        chrom        5          4        100        4.00
        chrom        6          2        100        2.00
        chrom        7         29        100       29.00

                        p-Values

                                                Stepdown
       Variable    Contrast         Raw        Permutation
        chrom       1 - 2         1.0000        1.0000
        chrom       1 - 3         1.0000        1.0000
        chrom       1 - 4         1.0000        1.0000
        chrom       1 - 5         1.0000        1.0000
        chrom       1 - 6         1.0000        1.0000
        chrom       1 - 7        <.0001        <.0001
        chrom       2 - 3         1.0000        1.0000
        chrom       2 - 4         1.0000        1.0000
        chrom       2 - 5         1.0000        1.0000

        chrom       2 - 6         1.0000        1.0000
        chrom       2 - 7        <.0001        <.0001
        chrom       3 - 4         1.0000        1.0000
        chrom       3 - 5         0.6827        0.9788
        chrom       3 - 6         1.0000        1.0000
        chrom       3 - 7        <.0001        <.0001
        chrom       4 - 5         1.0000        1.0000
        chrom       4 - 6         1.0000        1.0000
        chrom       4 - 7        <.0001        <.0001
        chrom       5 - 6         0.6827        0.9788
        chrom       5 - 7        <.0001        <.0001
        chrom       6 - 7        <.0001        <.0001
```

从上述结果可见，只有阳性对照组，即第 7 组的染色体畸变率（29%）显著高于其他各组，两个对照组和 4 个供试品组基本接近。从上述的 Stepdown Permutation 计算结果也可以看到，只有第 7 组与其他各组有显著性的统计学意义，即阳性对照组的染色体畸变数率显著高于空白对照组（$P < 0.0001$）。

第二节　致癌性研究

一、前言

人类癌症有 80%～90% 是由环境因素引起，其中 80% 以上为化学因素。20 世纪 20 年代开始化学致癌试验研究。致癌试验（Carcinogenicity Test）是指通过一定途径（经口、经皮或吸入）使动物在正常生命期的大部分时间内反复接触不同剂量（浓度）的受试物，观察受试物对实验动物的致癌作用。动物致癌性试验为人体长期接触该物质是否引起肿瘤提供资料。当某种化学物经短期筛选试验证明具有潜在致癌性，或其化学结构与某种已知致癌剂十分相近，而此化学物有一定实际应用价值时，就需用致癌性试验进一步验证。

二、试验内容与方法

实验动物的大部分生命期处于以一定方式暴露的受试物环境中，对实验动物进行病理组织学等检查,观察动物的大部分或整个生命期间及死后,检查肿瘤出现的数量、类型、发生部位及发生时间,与对照组动物相比以阐明此受试物有无致癌性。需要说明的是,因致癌试验的试验周期较长,包括动物正常生命期的大部分时间,通常在进行致癌试验同时进行慢性毒性作用,即长期反复给予实验动物受试物,同时观察对实验动物的慢性毒性作用和致肿瘤作用,确定慢性毒性的最大无作用剂量和致癌的可能性。

（一）动物选择

1. 种属和品系

通常用两种动物进行致癌性评价,一般选用大鼠和小鼠,这两种动物生命周期较短,饲养成本较低,对致癌物较敏感,常用于药理学和毒理学研究,有相当多生理学和病理学资料。

在选择合适的动物种属和品系时,必须注意该物种对某些肿瘤的易感性,如小鼠对肝肿瘤易感性大于大鼠;相反,大鼠对皮下肿瘤的易感性又大于小鼠。大鼠中的 Wistar 和 Eischer344 品系常用,小鼠中 CD-1 品系应用最为广泛。

非啮齿类动物,尤其是狗或灵长类动物过去极少使用。这类动物使用数量受限、观察期长,而且无证据显示其肿瘤发生情况与人接近。如果采用这类动物进行试验,可参照啮齿类动物试验方法。

2. 年龄和体重

通常使用刚离乳的年幼动物进行致癌试验,尽量使动物在其生命期内有更长的时间接触受试物。动物个体体重的变动范围不应超出各性别平均体重的 20%。

3. 性别

每个剂量组必须使用两种性别的动物。雌性动物为未经产和未妊娠的动物。

4. 数量

为了最大限度保证试验结果的可靠性和满足统计学处理,动物应随机分成试验组和对照组,而且每组都应有足够的动物数,保证试验结束时有足够的动物进行详细的生物学和统计学分析。在 15 个月的小鼠试验和 18 个月的大鼠试验中,存活动物数量不能低于 50%。在 18 个月的小鼠试验和 24 个月的大鼠试验中结束时,存活动物数量不低于 25%。

每一个剂量组和对照组至少应有 50 只雄性和 50 只雌性的动物。如果提前剖杀部分动物,应适当增加数量。非啮齿类动物每组每一性别至少 4 只。

5. 动物饲养

由于致癌性研究时间跨度大,费用高,所以试验中动物的饲养至关重要,各种物理、生物的因素都会影响试验结果。物理因素主要包括光照、温度、湿度、通风、噪声、饲料、空气、饮水、笼具、垫料等,生物因素包括能引起感染和疾病的各种细菌和病毒。实验动物和动物试验的环境设施应符合国家相应规定。必须有合理的动物管理措施并严格控制环境条件,尽量减少人员流动。

每一房间只能饲养一种动物,每一房间只供一种受试物试验用(除非有证据表明不同受试物对动物无影响),也应考虑受试物对对照组动物的影响。

（二）对照品和受试物

如果受试物必需一种合适的溶媒,则这一溶媒或稀释剂不应影响受试物本身的毒性。如果受试物或对照品被掺入其他饲料或溶媒中,在试验开始前应该确定在试验期间受试物在混合合物中的稳定性。

在整个试验期间,如果有条件,应该保存受试物样品,以便测定其纯度和稳定性。在试验开始前,应该确定包括纯度在内的受试物的特性,如果可以还应该确定污染物和杂质的名称和数量。

（三）剂量设计与选择

为了评价受试物的致癌性,至少要设 3 个剂量的试验组及 1 个相应的对照组。若暴露必须加入溶剂或添加剂,这些溶剂或添加剂不应影响受试物的吸收或引起毒性作用,同时还应设相应的溶剂或添加剂对照组。对照组动物不接触受试物及其他赋形剂,其他条件均与暴露组相同。高剂量组可以出现某些毒性反应,但不能明显缩短动物寿命(肿瘤引起的除外)。高剂量的选择一般在参考 90 天的毒性试验结果的基础上,依据亚慢性毒性研究中的数个毒理学参数确定。高剂量一般不超过 1000 mg/kg·d。低剂量不能引起任何毒性反应,应不影响动物的正常生长、发育和寿命。中剂量组可以出现某些较轻的毒性反应,介于高剂量和低剂量之间。

（四）暴露及观察周期

经口、经皮和经呼吸道吸入是 3 种主要暴露途径。选择何种途径要根据受试物的理化特性和对人有代表性的接触方式。

致癌试验应尽量覆盖动物生命期的大部分时间。小鼠通常暴露时间不短于 18 个月,不长于 24 个月。大鼠通常暴露时间不短于 24 个月,不长于 30 个月。

如果最低剂量或对照组动物存活率只有 25% 时,可以结束试验。如有明显性别差异,应将雌雄性动物的试验视为 2 个试验,结束时间可以不同。个别情况下因受试物毒性明显而造成高剂量组动物过早死亡,此时不应结束试验。

（五）动物观察

每天观察两次。必要时还应增加观察的次数,并采取适当的措施尽量减少动物损失,以便准确计算发病率及病死率。

应记录所有动物临床表现和死亡情况,特别应注意肿瘤的发生和发展,如肿瘤出现的时间、部位、大小、外观和进展情况。每周至少进行 1 次详细的临床观察。

记录体重变化。前 13 周每周记录体重 1 次,此后每 4 周记录 1 次。饲料消耗量在前 13 周每周记录 1 次。此后如动物健康状况或体重无异常改变可 1 个月记录 1 次。经饮水暴露时应记录饮水消耗量,以便计算受试物的摄入量。

在试验过程中如有动物健康状况恶化,对该动物作白细胞分类计数。

第 12 个月、18 个月以及处死动物前作血液涂片和血细胞分类计数,通常先检查高剂量组和对照组动物,如高剂量组有问题才依次再检查较低剂量组动物。

濒死的动物应被隔离并且剖检,同时记录死亡时间。试验结束后所有的动物均应进行解剖。

（六）临床检验

在试验第 12 个月、第 18 个月和结束时,均应进行血液涂片。当试验结束时,对高剂量组和对照组动物进行血细胞分类计数检测。如果有必要再对第 12 个月和第 18 个月时的血液涂片进行血细胞分类计数检测。如果高剂量组和对照组的血细胞分类计数结果有差异,则应对较低剂量组的血涂片进行检测。如果在研究期间,发现动物健康不断恶化,则应对该动物进行血液涂片,监测血细胞分类计数。

(七)大体解剖学检查

(1)所有实验动物都应进行大体解剖检查,包括在试验过程中死亡或濒死而被处死的动物。保存所有肉眼可见肿瘤或可疑肿瘤组织。应分析剖检与镜检结果的对应情况。

(2)至少以下脏器在解剖时需要称量其重量:肝、肾、肾上腺、睾丸、附睾、卵巢、子宫、脾、脑和心脏。如果为呼吸道暴露,则应称量肺的重量。

(3)下列器官和组织都应保存并进行镜检。一般包括:消化系统(唾液腺、食管、胃、十二指肠、空肠、回肠、盲肠、结肠、直肠、肝、胰腺、胆囊)、神经系统[大脑、小脑、脑桥/延髓、垂体、周围神经、脊髓(颈,胸,腰段)、眼]、内分泌系统(甲状腺,包括甲状旁腺,肾上腺)、呼吸系统(气管、肺、咽、喉、鼻)、心血管/造血系统(主动脉、心脏、骨髓、淋巴结、脾)、泌尿生殖系统(肾、膀胱、前列腺、睾丸、附睾、精囊腺、子宫、卵巢、雌性乳腺)以及其他(所有肉眼异常损伤或肿块、皮肤)。

(4)在吸入试验,整个呼吸系统的组织器官包括鼻、肺、咽、喉和鼻旁窦等均应检查,肺内应该灌注适量的固定液使其保持充盈状态。在皮肤暴露试验,给药皮肤及周围正常对照皮肤均应取材检查。肺和膀胱用固定剂填充能保存更好。

如有必要还可进行其他方面的检查,其结果常可向病理检查提供重要提示。

(八)组织病理学检查

(1)对照组和高剂量组动物的器官组织及试验过程中死亡或濒死处死动物的器官组织均应进行组织病理学检查。

(2)所有动物的大体观察异常的器官组织均应进行组织病理学检查。

(3)所有动物的靶器官均应进行组织病理学检查。

(4)如果数据显示高剂量组动物的生存期明显缩短,肿瘤的发生可能因而受到影响时,应再检查较低剂量组。

(5)分析大体观察异常与显微镜下观察结果的相关性。

(九)试验结果评价

1. 测试终点指标

致癌性研究比慢性毒性研究在测试终点选择上更集中,指标更少。测试终点指标主要有以下几项:

(1)病理学,仅限于癌组织和癌前组织。

(2)体重,目的是保证毒性不至于过高影响致癌性评价,使试验有效。

(3)存活率,是决定何时停止试验的关键。

(4)临床病理学,仅限于白细胞的形态学评价。

(5)摄食量,保证混入饲料给药的剂量能够准确。

2. 致癌性评价

(1)数据分析与评价。以各组动物肿瘤发生率、多发性及潜伏期三项指标进行比较。

$$肿瘤发生率(\%)=\frac{该组患肿瘤动物数}{该组有效动物数}\times100\%$$

$$平均肿瘤数=\frac{该组动物发现的肿瘤总数}{该组有效动物数}$$

潜伏期:以各组第 1 例肿瘤发现时间计。包括不同暴露时间剖杀的濒死动物的发瘤时间。

(2)致癌性反应性质判定。描述致癌性反应的医学术语,如增生、良性肿瘤、恶性肿瘤等对评价预后有很大意义。

(3)量效关系的判断。

(4)对肿瘤易发脏器的恶性肿瘤的侧重。

(5)肿瘤发生的早期表现。

(6)癌前病变。

3. 世界卫生组织提出的四条判断诱癌试验阳性的标准

(1)肿瘤只发生在剂量组动物中,对照组无该类型肿瘤。

(2)剂量组与对照组动物均发生肿瘤,但剂量组发生率明显增高。

(3)剂量组动物中多发性肿瘤明显,对照组中无多发性肿瘤或只少数动物有多发性肿瘤。

(4)剂量组与对照组动物肿瘤的发生率无显著性差异,但剂量组中肿瘤发生的时间较早。

上述四条中,试验组与对照组之间的数据经统计学处理后任何一条有显著性差异即可认为受试物的诱癌作用阳性。必须指出,暴露组和对照组肿瘤发生率差别不明显,但癌前病变差别显著时,不能轻易否定受试物的致癌性。

4. 诱癌试验阴性结果的确立

应按照 Sontag(1976)提出的动物实验规模:2 种种属、2 种性别,至少 3 个剂量水平,其中一个接近或等于最大耐受剂量,每组动物数至少 50 只,试验组肿瘤发生率与对照组无差异,才可判为阴性结果。

三、常用统计指标的统计学方法

(一)计量资料

计量资料有体重、脏器重量、平均肿瘤数等,对数据依次进行正态性检验、方差齐性检验,根据方差齐性检验结果,确定接下来是进行单因素方差分析(One-way ANOVA)还是非参数检验。

【例 20.4】　SD 大鼠 560 只,雌雄各半,随机分为溶剂对照组和 WS 低、中、高剂量组,每组 140 只。给药途径为灌胃,给药量为 1 mL/100 gbw,每天给药 1 次,连续给药 24 个月。给药期间前 13 周每周记录体重和摄食量 1 次,此后每 4 周记录 1 次。试验期间剖杀 3 次动物,分别在给药第 12 个月(每组 20 只,雌雄各半)、第 18 个月(每组 20 只,雌雄各半)及第 24 个月(每组 100 只,雌雄各半),处死动物前做血液涂片和血细胞分类计数,所有实验动物应进行大体解剖检查,并对以下脏器称重:肝、肾、肾上腺、睾丸、附睾、卵巢、子宫、脾、脑和心脏。计数肿瘤发生的数量、种类,保存所有肉眼可见肿瘤或可疑肿瘤组织,并分析剖检与镜检结果的对应情况。表 20.5 是给药第 12 个月雄鼠心脏重量及脏器系数等数据,以脏器系数为例进行统计分析。

表 20.5　动物脏器重量(g)及脏器系数

组别	编号	体重	脏器重量(心)	脏器系数
1	1	397.8	1.1	0.277
1	2	363	1.43	0.394
1	3	390.6	1.23	0.315
1	4	390	1.09	0.279
1	5	399	1.72	0.431
1	6	373.6	1.34	0.359
1	7	379.1	1.84	0.485
1	8	350.8	1.49	0.425
1	9	392.5	1.5	0.382
1	10	358.8	1.59	0.443
2	11	376.2	1.65	0.439
2	12	383.5	1.53	0.399
2	13	352.1	1.13	0.321
2	14	397.5	1.59	0.4
2	15	369.1	1.07	0.29
2	16	372.8	1.14	0.306
2	17	397	1.37	0.345
2	18	384	1.52	0.396
2	19	393.9	1.35	0.343
2	20	368	1.42	0.386
3	21	362	1.24	0.343
3	22	352	1.28	0.364
3	23	398	1.42	0.357
3	24	397	1.41	0.355
3	25	371	1.56	0.42
3	26	399.2	1.26	0.315
3	27	398.2	1.24	0.311
3	28	395.5	1.38	0.349
3	29	396	1.19	0.301
3	30	399.2	1.26	0.315
4	31	398.2	1.24	0.311
4	32	395.5	1.38	0.349
4	33	396	1.19	0.301
4	34	399.2	1.26	0.315
4	35	398.2	1.24	0.311
4	36	395.5	1.38	0.349
4	37	396	1.19	0.301
4	38	416.8	1.44	0.345
4	39	448.6	1.55	0.346
4	40	400.1	1.19	0.297

注:1 为对照组;2 为低剂量组;3 为中剂量组;4 为高剂量组。

【**程序 20.4**】　prg20_4 脏器系数计算非参数与参数法

data cardiac;

　　input grp id weight heart;

index＝heart /weight * 100；

datalines；

1　1　397.8　1.1

1　2　363　1.43

1　3　390.6　1.23

······

4　38　416.8　1.44

4　39　448.6　1.55

4　40　400.1　1.19

；

%include "prg20_4 脏器系数计算 非参数与参数法. sas"；

经过运算，发现上述数据中，第2组的47号动物的数值为异常值。

表20.6 显示各组的基本统计描述。

表 20.6　统计描述

grp	index_ N	index_ Mean	index_ StdDev	index_ StdErr	index_ LCLM	index_ UCLM	index_ Min	Index_ Max
1	10	0.379	0.070935025	0.0224316245	0.32825614	0.4297438G	0.277	0.485
2	10	0.3625	0.0484452727	0.0153197404	0.3278443396	0.3971556604	0.29	0.439
3	10	0.343	0.0351220096	0.0111065546	0.3178752279	0.3681247721	0.301	0.42
4	10	0.3225	0.0220063122	0.006959007	0.3067576326	0.3382423674	0.297	0.349
Total	40	0.35175	0.0505790825	0.0079972551	0.3355740246	0.3679259754	0.277	0.485

方差齐性检验结果、非参数检验结果、多组比较结果分别如下所示。

```
                        The ANOVA Procedure

              Levene's Test for Homogeneity of index Variance
              ANOVA of Squared Deviations from Group Means

                              Sum of        Mean
            Source     DF     Squares      Square     F Value    Pr > F

            grp         3    0.000096    0.000032       4.82     0.0064
            Error      36    0.000240    6.665E-6
```

由于本试验数据的方差不齐，且无异常值，应该选用非参数检验。下面的结果显示，Kruskal-wallis Test 的结果为 $P=0.1283$，表明各组之间结果无显著性差异。

```
                        The NPAR1WAY Procedure

              Wilcoxon Scores (Rank Sums) for Variable index
                      Classified by Variable grp

                            Sum of     Expected      Std Dev       Mean
            grp     N       Scores     Under H0      Under H0      Score
            1      10        254.0       205.0      31.991585      25.40
            2      10        231.0       205.0      31.991585      23.10
            3      10        198.0       205.0      31.991585      19.80
            4      10        137.0       205.0      31.991585      13.70

            Average scores were used for ties.


                        Kruskal-Wallis Test

            Chi-Square             5.6793
            DF                          3
            Pr > Chi-Square        0.1283
```

```
                    The GLM Procedure

       Ryan-Einot-Gabriel-Welsch Multiple Range Test for r

       NOTE: This test controls the Type I experimentwise error rate.


              Alpha                         0.05
              Error Degrees of Freedom        36
              Error Mean Square          126.3056


  Number of Means              2             3             4
  Critical Range       11.728563     12.285145      13.53628


  Means with the same letter are not significantly different.


      REGWQ Grouping          Mean       N     grp
                  A          25.400      10      1
                  A
                  A          23.100      10      2
                  A
                  A          19.800      10      3
                  A
                  A          13.700      10      4
```

通过对各组的 Regwq 法多重比较可以看到,各组之间无显著性差异。统计结果表明给药组与对照组比较 P 值均大于 0.05,说明给药组与对照组比较,脏器系数没有显著性差异。

(二)计数资料

计数资料有肿瘤发生率、存活率等。一般情况下,所有的致癌试验都要对给药组与对照组肿瘤发生率进行统计学比较,常检验 2 个或多个样本率或构成比之间差别是否有统计学意义。如果给药组动物发生肿瘤而对照组动物未发生肿瘤时,可以不通过统计分析就得到药物致癌的结论。

【例 20.5】 SD 大鼠 560 只,雌雄各半,随机分为溶剂对照组和 WS 低、中、高剂量组,每组 140 只。给药途径为灌胃,给药量为 1 mL/100 gbw,每天给药 1 次,连续给药 24 个月。试验期间剖杀 3 次动物,分别在给药第 12 个月(每组 20 只,雌雄各半)、第 18 个月(每组 20 只,雌雄各半)及第 24 个月(每组 100 只,雌雄各半)。表 20.7 是给药第 24 个月剖杀动物时的肿瘤发生数据。

表 20.7 致癌性试验肿瘤发生数据

组别	总动物数	出现肿瘤动物数
1 溶剂对照组	100	48
2 低剂量组	100	59
3 中剂量组	100	53
4 高剂量组	100	57

【程序 20.5】 prg20_5 致癌动物数的率比较

data tumour;

input grp chrom x; / * grp1 为对照组,2-3 为低剂量至高剂量;chrom1 表示发生肿瘤

的动物数 * /

    datalines；

    1 1 48

    1 0 52

    2 1 59

    2 0 41

    3 1 53

    3 0 47

    4 1 57

    4 0 43

    ; run；

    %include "prg20_5 致癌动物数的率比较.sas"；

    run；quit；

运行程序中的 Freq 过程结果,即各组肿瘤动物数的频数表和似然比卡方(Pearson Chi-Square)结果如下所示。

FREQ 过程

grp * chrom 表

```
grp        chrom

频数      |
行百分比 |      0|      1|   合计
---------+-------+-------+
       1 |    52 |    48 |    100
         | 52.00 | 48.00 |
---------+-------+-------+
       2 |    41 |    59 |    100
         | 41.00 | 59.00 |
---------+-------+-------+
       3 |    47 |    53 |    100
         | 47.00 | 53.00 |
---------+-------+-------+
       4 |    43 |    57 |    100
         | 43.00 | 57.00 |
---------+-------+-------+
合计          183     217     400
```

grp * chrom 表的统计量

统计量	自由度	值	概率
卡方	3	2.8506	0.4152
似然比卡方	3	2.8509	0.4152
Mantel-Haenszel 卡方	1	0.8862	0.3465
Phi 系数		0.0844	
列联系数		0.0841	
Cramer 的 V		0.0844	

从上可见,$P=0.415$,说明差异没有显著性,即溶剂对照组和给药组肿瘤发生率没有显著性差异,说明受试物没有致癌性。

当总体无显著性差异时,可以不再运行 Multtest 过程步,因为上述 Freq 过程已经证明各组之间无显著性差异。但这里还是列出其运行结果如下所示。

```
                    The Multtest Procedure
                      Model Information

    Test for discrete variables          Fisher
    Tails for discrete tests             Two-tailed
    Strata weights                       None
    P-value adjustment                   Stepdown Permutation
    Number of resamples                  20000
    Seed                                 1313


                   Contrast Coefficients

                            grp

    Contrast        1          2          3          4

    1 - 2           1         -1          0          0
    1 - 3           1          0         -1          0
    1 - 4           1          0          0         -1
    2 - 3           0          1         -1          0
    2 - 4           0          1          0         -1
    3 - 4           0          0          1         -1


                Discrete Variable Tabulations

    Variable   grp     Count    NumObs    Percent

    chrom       1        48       100      48.00
    chrom       2        59       100      59.00
    chrom       3        53       100      53.00
    chrom       4        57       100      57.00


                         p-Values

                                            Stepdown
    Variable   Contrast       Raw         Permutation

    chrom       1 - 2       0.1561          0.4314
    chrom       1 - 3       0.5717          0.8674
    chrom       1 - 4       0.2573          0.5929
    chrom       2 - 3       0.4764          0.7466
    chrom       2 - 4       0.8861          0.8674
    chrom       3 - 4       0.6699          0.8674
```

从上述结果可以看到,各组之间无显著性。

第三节　生殖毒性研究

一、前言

随着社会经济的发展,人类接触的外源化学物质如农药、药品、食品添加剂以及环境中存在的各种污染物日益增多,其中许多物质反复接触后可损伤生殖细胞或胚胎细胞,引起生殖能力下降、不孕不育、胚胎死亡、畸形和遗传疾病等多种严重后果。从 20 世纪 70 年代起,我国已开始对药品、农药、食品添加剂和环境污染物的致畸研究,并把生殖毒性评价列为新药、农药、食品及首次进口化学品等安全性毒理学评价的重要组成部分。

为发现药物所致生殖毒性作用,生殖毒性的试验观察应持续一个完整的生命周期,这个生命周期过程分成以下几个阶段。

(1) 从交配前到受孕(成年雄性和雌性生殖功能、配子的发育和成熟、交配行为、受精)。

(2) 从受孕到着床(成年雌性生殖功能、着床前发育、着床)。

(3) 从着床到硬腭闭合(成年雌性生殖功能、胚胎发育、主要器官形成)。

(4) 从硬腭闭合到妊娠终止(成年雌性生殖功能、胎仔发育和生长、器官发育和生长)。

(5) 从出生到离乳(成年雌性生殖功能、幼仔对宫外生活的适应性、离乳前发育和生长)。

(6) 从离乳到性成熟(离乳后发育和生长、独立生活的适应能力、达到性成熟的情况)。

ICH 指导原则和我国新药评价、农药及健康相关产品安全性评价的指导原则推荐三段生殖毒性试验。对大多数医药产品来说,三段生殖毒性试验设计是适当的。三段生殖毒性试验包括生育力与早期胚胎发育毒性试验(I段)、胚胎—胎仔发育毒性试验(II段)和围产期毒性试验(III段),实验的具体内容和方法将在后面详细描述。

二、试验内容与方法

(一)生育力与早期胚胎发育毒性试验(Male and Female Fertility and Early Embryonic Development Study,I段)

生育能力与早期胚胎发育毒性试验包括前述生命周期的第(1)阶段和第(2)阶段,对雌雄动物由交配前到交配期直至胚胎着床给药,以评价受试物对动物生殖的毒性或干扰作用。评价内容包括配子成熟度、交配行为、生育力、胚胎着床前阶段和着床。

1. 剂量设计与分组

一般设 4 组,1 个对照组和 3 个剂量组,必要时可增加剂量组。高剂量应出现一些轻微的母体毒性反应,如体重增长减慢或摄食量减少,或为最大给药量/最大耐受量。低剂量应为生殖毒性方面的"未观察到不良反应的剂量水平(NOAEL)"。中剂量选择高、低剂量之间的几何平均值。

2. 动物

至少采用一种动物,一般用大鼠,通常大鼠不少于 20 只/性别·组。

3. 给药期

一般情况下,雄性动物连续给药 4~10 周后进行交配,交配期应连续给药至交配结束为止。雌性动物交配前给药 2 周(可覆盖至少两个完整的动情期),交配期和妊娠早期连续给药,至少应持续至胚胎着床(妊娠第 6~7 天)。

4. 动物处理

雄鼠交配前给药 4~10 周,雌鼠交配前给药 2 周,然后雌雄鼠 1:1 合笼,交配期为 2 周。观察到阴道涂片上的精子或阴栓即提示受孕,检出日为孕 0 天,次日为孕 1 天,以此推算孕龄。雄鼠在证实交配并受孕成功后处死检查。雌鼠一般在孕中期第 13~15 天终止妊娠。

5. 观察和检查项目

(1)一般状态观察:在整个试验期中应每天观察并记录动物的活动、步态、行为和对外界的反应等一般状况。

(2)体重变化:每周称重 2 次,详细记录和密切注意体重增长情况。

(3)摄食量:每周称 1 次(24 h)摄食量(交配期除外)。

(4)交配期间至少每日进行阴道涂片检查,以检查是否对交配或交配前时间有影响。

(5)交配能力:动物 1:1 合笼 2 周,检查阴栓或雌鼠阴道内是否有精子作为大鼠的交配能力。

$$交配率(\%) = \left(\frac{交配动物数}{合笼动物数}\right) \times 100\%$$

(6)生育能力:雌雄动物交配后,观察雌鼠是否能真实怀孕和生育能力。

$$受孕率(\%) = \left(\frac{妊娠动物数}{交配动物数}\right) \times 100\%$$

(7)解剖检查:将雄鼠处死后解剖,观察心、肝、脾、肺、肾等主要脏器是否异常,对睾丸、前列腺、附睾等雄性生殖器官应称重并计算脏器系数,计数附睾中的精子数并进行精子活力检查。在孕第 13~15 天处死孕鼠后计数黄体数,活胎、死胎、吸收胎并计算着床数。保存所有动物的睾丸、附睾或卵巢、子宫,必要时进行组织学检查。保存肉眼发现改变的脏器,以便进行可能的组织学评价。同时保存足够的对照组的相应脏器,以供比较。对明显未孕的大鼠,可用硫化铵子宫染色鉴别有无胚胎着床前死亡。

(二)胚胎—胎仔发育毒性试验(Embryo-fetal Development Study,Ⅱ段)

胚胎—胎仔发育毒性试验包括上述生育过程的第(3)段至第(4)段,妊娠动物自胚胎着床至硬腭闭合阶段给药,评价药物(或受试物)对妊娠动物、胚胎及胎仔发育的影响,评价内容包括妊娠动物较非妊娠雌性动物增强的毒性、胚胎胎仔死亡、生长改变和结构变化。

1. 剂量设计与分组

试验至少设 3 个剂量组、1 个阴性对照组和 1 个阳性对照组。对照组动物除了不给予受试物外,其余的处理应与剂量组完全相同。在受试物理化和生物特性允许的条件下,最高剂量应使母体出现明显的毒性反应,如轻微的体重下降,但不能引起超过 10% 的母体死亡。低剂量应不引起动物任何可观察到的毒性反应。在低剂量和高剂量之间可按几何级数设置中间剂量。

2. 动物

试验通常采用两种动物:一种为啮齿类动物,一般用大鼠;另一种为非啮齿类动物,一般用家兔。妊娠动物数应满足数据分析的需要,通常大鼠不少于 20 只/组,家兔不少于 12 只/组。

3. 给药期

通常,大鼠为妊娠第 6~15 天给药,家兔为妊娠第 6~18 天给药。

4. 动物处理

在大约分娩前 1 天处死并检查雌性动物,正常情况下,大鼠约为妊娠第 20 天,家兔约为妊娠第 28/29 天。检查所有胎仔的存活和畸形情况。

5. 观察和检查项目

(1)一般状态观察:在整个试验期中应每天观察并记录动物的活动、步态、行为和对外界的反应等一般状况。

(2)体重变化:每周称重 2 次,详细记录和密切注意体重增长情况。

(3)摄食量:每周称 1 次(24 h)摄食量。

(4)剖检所有成年动物,保存肉眼观察出现异常的器官,必要时进行组织学检查。同时保留足够的对照组动物相应器官以便比较。

(5)胎鼠检查。

1)取出子宫,分别称取子宫、胎盘和活胎的重量,记录黄体数、活胎数、死胎数及吸收胎数,计算着床率、活胎率、死胎率、吸收胎率。

2)外观检查:记录活胎仔的身长和尾长。检查外观有无异常,计算外观畸形率。

3)脏器检查:将每窝另一半的胎仔放入 Bouins 液中,固定 2 周后做脏器和软组织检查,计算内脏异常发生率。

4)骨骼检查:将每窝 1/2 的胎仔放入茜素红液中染色,进行骨骼检查,计算异常情况的发生率。

（三）围产期毒性试验（Pre-and Postnatal Development Study，Ⅲ段）

围产期毒性试验包括上述生育过程中的第（3）段至第（6）段，以检测从胚胎着床到幼仔离乳这段时期给药对妊娠/哺乳的雌性动物以及胚胎和子代发育的不良影响，试验应持续观察至子代性成熟阶段。该段试验的评价内容包括妊娠动物较非妊娠雌性动物增强的毒性、出生前和出生后子代死亡情况、生长发育的改变以及子代的功能缺陷，包括 F1 代的行为、性成熟和生殖功能。

1. 剂量设计与分组

一般设 4 组，1 个对照组和 3 个剂量组，必要时可增加剂量组。高剂量应出现一些轻微的母体毒性反应，如体重增长减慢或摄食量减少，或为最大给药量/最大耐受量。低剂量应为生殖毒性方面的"未观察到不良反应的剂量水平（NOAEL）"。中剂量选择高、低剂量之间的几何平均值。

2. 动物

至少采用一种动物，一般用大鼠。通常大鼠不少于 20 只/性别·组。

3. 给药期

雌性动物给药期应从胚胎硬腭闭合至哺乳结束（即上述生育周期中的第（3）段至第（5）段），通常大鼠为妊娠第 15 天至离乳（出生后第 21 天）。

4. 动物处理

雌性动物分娩后第 4 天调整每窝仔鼠数（一般为每窝 8 只，雌雄各半，其余淘汰），调整后的仔鼠饲养至离乳，然后每窝选择 1 只雌性和 1 只雄性的子代，饲养至成年，再进行交配以检测其生殖能力。

5. 观察和检查项目

（1）一般状态观察：在整个试验期中应每天观察并记录动物的活动、步态、行为和对外界的反应等一般状况。

（2）体重变化：每周称重 2 次，详细记录和密切注意体重增长情况。

（3）摄食量：每周称 1 次（24 h）摄食量。

（4）离乳后剖检所有成年动物，保存肉眼观察出现异常的器官，必要时进行组织学检查。同时保留足够的对照组动物相应器官以便比较。对子宫进行解剖，检查其着床点，与产仔数进行比较。

（5）仔鼠检查

1）仔鼠死亡率。

2）外观畸形或异常：计算外观畸形发生率。

3）仔鼠体重和性别：检查仔鼠的性别，仔鼠出生后第 0、4、7、14、21 天称量体重。

4）仔鼠 4 日存活率：在出生第 4 天观察和计数每组存活仔鼠数，计算 4 日存活率。

5）仔鼠离乳率：

$$离乳率（\%）=\left(\frac{离乳时存活仔鼠}{4\ 日调整后的活仔鼠}\right)\times100\%$$

6）仔鼠体格发育检查。

7）仔鼠感觉功能、反射和行为检查。

8）仔鼠性成熟程度和生育力。F1 代雄鼠的生殖能力可检查精子和交配能力。F1 代妊娠雌鼠交配后于孕 13 天处死,剖检黄体数、吸收胎数、死胎数、活胎数等。F1 代性成熟不孕的大鼠处死后检查生殖器官,做组织病理学检查。

三、常用统计指标的统计学方法

由于三段试验有重叠性,有些指标在三段试验中有重复,因此在讨论统计指标时对重复的指标只做一次描述,不再一一列出。生殖毒理研究的资料分计数资料与计量资料两类,以下内容也按此分类进行描述。

(一)计量资料

计量资料有动物的体重、摄食量、雄鼠的脏器重量,以及孕鼠的黄体数、活胎数、着床数等,依次进行正态性检验,方差齐性检验,根据方差齐性检验结果,确定接下来是进行单因素方差分析(One-way ANOVA)还是非参数检验。

【例 20.6】 药物处理对体重和摄食量的影响经常被看做是药物毒性的评价指标之一。以生育力与早期胚胎发育毒性试验为例,SD 大鼠 192 只,雌雄各半,随机分为溶剂对照组和 WS 低、中、高剂量组,每组 48 只。雄鼠交配前连续给药 28 天,雌鼠交配前连续给药 14 天,交配期继续给药至交配成功,雌鼠交配成功后仍继续给药至受孕第 6 天。雄鼠于交配成功后处死,处死后对雄鼠心脏、肝脏、脾、肺、肾、睾丸、附睾、前列腺、脑等进行解剖检查,并称量睾丸、附睾、前列腺及脑的重量,计算脏器系数及睾丸、附睾、前列腺与脑的重量比。给药途径为灌胃,给药量为 1 mL/100 gbw,每天给药 1 次。给药期间每周称摄食量 1 次,称体重 2 次,并根据体重变化调整给药量。表 20.8 是雌鼠给药期间摄食量及体重数据。

表 20.8　生育力与早期胚胎发育毒性试验动物体重和摄食量(g)

组别	编号	摄食量	体重	组别	编号	摄食量	体重
1	1	27	242	1	17	23.4	248
1	2	25.2	262	1	18	23.3	246
1	3	24.8	267	1	19	26.6	268
1	4	26	262	1	20	27.5	256
1	5	26.8	254	1	21	27.9	257
1	6	25.5	265	1	22	29.5	258
1	7	27.9	244	1	23	25.4	261
1	8	28	239	1	24	26.3	262
1	9	25.7	277	2	25	25.3	253
1	10	26	267	2	26	19.2	242
1	11	26.2	265	2	27	25.4	256
1	12	26.4	261	2	28	23.6	245
1	13	28	252	2	29	24.9	272
1	14	27.3	252	2	30	19.9	242
1	15	28.4	267	2	31	22.9	239
1	16	26.9	253	2	32	24.6	253

续表

组别	编号	摄食量	体重	组别	编号	摄食量	体重
2	33	22	254	3	65	21.1	258
2	34	25.2	252	3	66	22.4	263
2	35	26.8	258	3	67	28.8	252
2	36	26.8	254	3	68	23.2	240
2	37	20.9	240	3	69	22.9	258
2	38	23.7	274	3	70	21	253
2	39	25.9	258	3	71	25.4	260
2	40	26.3	280	3	72	24.9	248
2	41	25.5	285	4	73	29	273
2	42	24.4	268	4	74	18	255
2	43	28.8	269	4	75	23.2	270
2	44	23.6	258	4	76	24.2	257
2	45	23.2	246	4	77	20	258
2	46	24.4	260	4	78	25	258
2(异常值)	47	14.5	255	4	79	21.9	244
2	48	27.4	262	4	80	22.9	251
3	49	25.4	268	4	81	27.9	246
3	50	22.9	252	4	82	25	266
3	51	25.7	270	4	83	27	255
3	52	26.4	263	4	84	24.8	245
3	53	21.3	252	4	85	22.5	250
3	54	25	249	4	86	27.7	273
3	55	28.6	257	4	87	25.4	248
3	56	25.9	271	4	88	20.8	238
3	57	26.6	259	4	89	28.5	276
3	58	28.5	257	4	90	24.7	247
3	59	23.5	253	4	91	23.2	255
3	60	26	266	4	92	22.4	247
3	61	24.2	256	4	93	26.4	262
3	62	27.6	281	4	94	22.5	262
3	63	22.8	245	4	95	24	272
3	64	27.7	258	4	96	24.3	260

注:1 为对照组;2 为低剂量组;3 为中剂量组;4 为高剂量组。

使用【程序 20.6】进行分析。

【程序 20.6】 prg20_6 药物对动物摄食量和体重的影响

data pre;

```
input grp id ingest wght;
datalines;
1 1 27 242
1 2 25.2 262
1 3 24.8 267
1 4 26 262
。。。。。。
4 92 22.4 247
4 93 26.4 262
4 94 22.5 262
4 95 24 272
4 96 24.3 260
;
```

%include "prg20_6 药物对动物摄食量和体重的影响.sas";

首先对数据进行正态性检验,发现第 2 组不符合正态性。经箱型图和异常值检验,发现第47 号动物为异常值,剔除后计算符合正态性。

进行统计性描述,求出各组摄食量和体重的均数和标准差。再进行方差齐性检验,确定方差齐后,进行单因素方差分析。各组的基本统计描述如下所示。

grp	ingest_N	ingest_Mean	ingest_StdDev	ingest_StdErr	ingest_LCLM	ingest_UCLM	ingest_Min	ingest_Max
1	24	26.50	1.49	0.30	25.87	27.13	23.30	29.50
2	23	24.38	2.34	0.49	23.37	25.39	19.20	28.80
3	24	24.91	2.40	0.49	23.90	25.92	21.00	28.80
4	24	24.22	2.71	0.55	23.08	25.37	18.00	29.00
*	95	25.01	2.42	0.25	24.52	25.50	18.00	29.50

grp	wght_N	wght_Mean	wght_StdDev	wght_StdErr	wght_LCLM	wght_UCLM	wght_Min	wght_Max
1	24	257.71	9.42	1.92	253.73	261.69	239.00	277.00
2	23	257.39	12.67	2.64	251.91	262.87	239.00	285.00
3	24	257.88	9.09	1.85	254.04	261.71	240.00	281.00
4	24	257.00	10.80	2.16	252.53	261.47	238.00	276.00
*	95	257.49	10.35	1.06	255.39	259.60	238.00	285.00

各组摄食量和体重的方差齐性检验结果、摄食量和动物体重单因素方差分析结果、各组摄食量与体重均数的两两比较分别如下所示。

```
                        The ANOVA Procedure

          Levene's Test for Homogeneity of ingest Variance
            ANOVA of Squared Deviations from Group Means

                            Sum of        Mean
         Source      DF     Squares       Square     F Value    Pr > F

         grp          3     305.8         101.9        2.19     0.0952
         Error       91     4245.5        46.6543


          Levene's Test for Homogeneity of wght Variance
            ANOVA of Squared Deviations from Group Means

                            Sum of        Mean
         Source      DF     Squares       Square     F Value    Pr > F

         grp          3     79751.4       26583.8      1.41     0.2454
         Error       91     1717238       18870.8
```

Variable: ingest

Source	DF	Sum of Squares	Mean Square	F Value	Pr > F
Model	3	77.6562161	25.8854054	4.98	0.0030
Error	91	472.7970471	5.1955719		
Corrected Total	94	550.4532632			

R-Square	Coeff Var	Root MSE	ingest Mean
0.141077	9.114449	2.279380	25.00842

Source	DF	Anova SS	Mean Square	F Value	Pr > F
grp	3	77.65621606	25.88540535	4.98	0.0030

Variable: wght

Source	DF	Sum of Squares	Mean Square	F Value	Pr > F
Model	3	10.68577	3.56192	0.03	0.9922
Error	91	10051.06159	110.45123		
Corrected Total	94	10061.74737			

R-Square	Coeff Var	Root MSE	wght Mean
0.001062	4.081473	10.50958	257.4347

Source	DF	Anova SS	Mean Square	F Value	Pr > F
grp	3	10.68577422	3.56192474	0.03	0.9922

The ANOVA Procedure

Ryan-Einot-Gabriel-Welsch Multiple Range Test for ingest

NOTE: This test controls the Type I experimentwise error rate.

```
Alpha                          0.05
Error Degrees of Freedom         91
Error Mean Square          5.195572
Harmonic Mean of Cell Sizes 23.74194
```

NOTE: Cell sizes are not equal.

Number of Means	2	3	4
Critical Range	1.5044167	1.576302	1.7314176

Means with the same letter are not significantly different.

REGWQ Grouping	Mean	N	grp
A	26.5000	24	1
B	24.9083	24	3
B B	24.3783	23	2
B B	24.2208	24	4

(a)

```
                   The ANOVA Procedure
      Ryan-Einot-Gabriel-Welsch Multiple Range Test for wght
   NOTE: This test controls the Type I experimentwise error rate.

             Alpha                        0.05
             Error Degrees of Freedom       91
             Error Mean Square         110.4512
             Harmonic Mean of Cell Sizes 23.74194

                NOTE: Cell sizes are not equal.

       Number of Means        2           3           4
       Critical Range    6.9364416   7.2678846   7.9830788

   Means with the same letter are not significantly different.

       REGWQ Grouping       Mean       N    grp
                  A       257.875      24     3
                  A
                  A       257.708      24     1
                  A
                  A       257.391      23     2
                  A
                  A       257.000      24     4
                              (b)
```

摄食量和动物体重单因素的方差分析结果显示在摄食量指标中,组间比较有差异,而体重指标的组间比较无差异。接着进行均数的组间两两比较,判断哪几组之间有差异。各组摄食量与体重均数的两两比较是选用 regwq 方法对摄食量和体重的均数作两两比较。在摄食量均数比较中,第 2 组、第 3 组和第 4 组与第 1 组比较有显著性差异,即表明第 1 组动物的摄食量显著高于第 2、第 3 和第 4 组。各组体重之间无显著性差异。

(二)计数资料

计数资料如交配率、受孕率、吸收胎率、活胎率、外观畸形率用百分率表示,采用 X^2 检验进行显著性分析。

【例 20.7】 以胚胎—胎仔发育毒性试验为例,雌性 SD 大鼠,120 只,随机分为溶剂对照组,水杨酸钠组,WS 低、中、高剂量组,每组 24 只。妊娠第 6 天至妊娠第 15 天给药,给药途径为灌胃,各给药组于妊娠期第 6 天胚胎器官形成期开始灌胃给药,每天 1 次,连续给药 10 天,给药容积为 1 mL/100 gbw。阳性对照组于受孕第 8 天灌胃水杨酸钠,给药容积 1 mL/100 gbw,每天 1 次,连续给药 3 天。给药期间每 3 天称体重 1 次。于妊娠第 20 天时处死孕鼠。处死后立即称重,然后切开腹部暴露两侧子宫和内脏器官,将左右两侧子宫从母体切下,称子宫与胎仔重量,分离出胎仔,记录死胎、活胎和吸收胎。表 20.9 表示两组胎仔的行×列表。下列程序运行结果列出了每组活胎数、死胎数的观察值、期望值和行百分数。

表 20.9 胚胎—胎仔发育毒性试验活胎和死胎数

组别	胎鼠	计数
1 溶剂对照组(蒸馏水)	活胎	262
1 溶剂对照组(蒸馏水)	死胎	8
2 水杨酸钠组(250 mg/kg)	活胎	252
2 水杨酸钠组(250 mg/kg)	死胎	31

【程序 20.7】 prg20_7 发育毒性死胎率的四格表比较

```
data rat;
    do grp=1 to 2;          *1 为对照,2 为水杨酸钠;;
    do effect=1 to 2;    *死胎数为 1,活胎数为 2;;
    input x @@; output; end; end;
cards;
8 262 31 252
;
proc freq data=rat;
    weight x;
    tables grp * effect /chisq nopercent nocol ;
run;
```

运行结果如下:

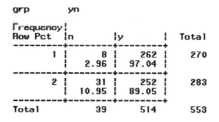

```
                    The FREQ Procedure

                   Table of grp by yn

    grp         yn

    Frequency|
    Row Pct  |n       |y       |  Total
    ---------+--------+--------+
          1  |      8 |    262 |    270
             |   2.96 |  97.04 |
    ---------+--------+--------+
          2  |     31 |    252 |    283
             |  10.95 |  89.05 |
    ---------+--------+--------+
    Total          39      514      553
```

如下是溶剂对照组和水杨酸钠组活胎率比较的 X^2 检验结果。Pearson Chi-Square 为 X^2 检验结论,此处 $p < 0.001$,差异有显著性,即溶剂对照组和水杨酸钠组的活胎率有显著性差异,水杨酸钠组的活胎率显著低于溶剂对照组。如果对其他各组与溶剂对照组的活胎率进行比较,采用同样的四格表进行 X^2 检验即可。

```
                    The FREQ Procedure

              Statistics for Table of grp by yn

    Statistic                    DF       Value      Prob
    -------------------------------------------------------
    Chi-Square                    1     13.4605     0.0002
    Likelihood Ratio Chi-Square   1     14.3749     0.0001
    Continuity Adj. Chi-Square    1     12.2690     0.0005
    Mantel-Haenszel Chi-Square    1     13.4361     0.0002
    Phi Coefficient                     -0.1560
    Contingency Coefficient              0.1542
    Cramer's V                          -0.1560


                 Fisher's Exact Test
    -------------------------------------------------------
    Cell (1,1) Frequency (F)             8
    Left-sided Pr <= F             1.591E-04
    Right-sided Pr >= F              1.0000

    Table Probability (P)          1.227E-04
    Two-sided Pr <= P              2.076E-04

              Sample Size = 553
```

参考文献

［1］ 范玉明,李毅民,张舒,等. 药物安全性评价［M］. 北京:化学工业出版社,2006.

［2］ ICH Steering Committee. Harmonised Tripartite Guideline (S2B):Genotoxicity:A Standard Battery for Genotoxicity Testing of Pharmaceuticals,1997.

［3］ 国家食品药品监督管理局. 药物遗传毒性研究技术指导原则. 2007.

［4］ Hoffman W P, Garriott M L. Encyclopedia of Biopharmaceutical Statistics. 2003,1(1):28-35.

［5］ Burch B D, Harris I R. Analysis of Heritability. ,Encyclopedia of Biopharmaceutical Statistics,2003,1(1):36-41.

［6］ Hoffman W P, Garriott M L, Lee C. In Vitro Micronucleus Test. Encyclopedia of Biopharmaceutical Statistics, 2003, 1(1):463-467.

［7］ ICH Steering Committee. Harmonised Tripartite Guideline (S1A):Guideline on the Need for Carcinogenicity Studies of Pharmaceuticals, 1995.

［8］ ICH Steering Committee. Harmonised Tripartite Guideline (S1B):Testing for Carcinogenicity of Pharmaceuticals, 1997.

［9］ ICH Steering Committee. Harmonised Tripartite Guideline (S1C):Dose Selection for Carcinogenicity Studies of Pharmaceuticals, 1994.

［10］ ICH Steering Committee. Harmonised Tripartite Guideline S1c(R):Addendum to "Dose Selection for Carcinogenicity Studies of Pharmaceuticals" Addition of a Limit Dose and Related Notes, 1997.

［11］ Lin K K. Carcinogenicity Studies of Pharmaceuticals. Encyclopedia of Biopharmaceutical Statistics, 2003, 1(1),160-174.

［12］ ICH Steering Committee. Harmonised Tripartite Guideline S5A:Detection of toxicity to reproduction for medicinal products. 1993.

［13］ ICH Steering Committee. Harmonised Tripartite Guideline S5B:Maintenance of the ICH guideline on toxicity to male fertility. 2000.

［14］ Chen J J. Reproductive/Developmental Studies. Encyclopedia of Biopharmaceutical Statistics, 2003, 1(1):850-857.

［15］ 国家食品药品监督管理局. 药物生殖毒性研究技术指导原则. 2006.

［16］ 周宗灿. 毒理学教程(第3版)［M］. 北京:北京大学医学出版社,2006.

叶向锋　高　杰　张晶璇　胡江堂

第二十一章　体外溶出度实验及溶出曲线分析

第一节　溶出度考察的重要性及意义

溶出度(Dissolution Rate)也称溶出速率,是指在规定的溶剂和条件下,药物从片剂、胶囊剂、颗粒剂等固体制剂中溶出的速度和程度。测定固体制剂溶出度的过程称为溶出度试验(Dissolution Test)。

药物溶出度检查是评价制剂品质和工艺水平的一种有效手段,可以在一定程度上反映主药晶型、粒度、处方组成、辅料品种和性质、生产工艺等差异,也是评价制剂活性成分生物利用度和制剂均匀度的一种有效标准,能有效区分同一种药物生物利用度的差异,因此是药品质量控制必检项目之一。

在多数情况下,药物的溶出速率是药品的溶出/吸收系统的限速步骤,此时制剂的溶出特性与其生物利用度之间可以建立体内体外相关性,因此制剂的溶出度(释放度)能在一定程度上反映体内的释放性质。另外,质量控制人员还可以利用溶出度(释放度)检查监测药品处方和生产工艺上的改变。因此溶出度(释放度)检查成为对药品质量进行控制的一项重要检查项目。

口服后固体制剂中的药物的吸收取决于药物从制剂的释放、药物在一定物理条件下的溶出或溶解以及在经过胃肠道时的渗透性。因为这些步骤中的前两步是决定性的,体外的溶出度实验也许可以预测其体内的性能。基于一些众所周知的想法,即释固体口服制剂,如片剂和胶囊的体外溶出度被用来:①评估药物产品中批与批质量;②指导研发新的处方;③确保发生某些改变后能有持续的产品质量和效能,如处方、制造过程、制造地及制造过程的放大的改变。

在药物批准过程中制订溶出度规格时应该考虑关于这种药物产品的溶解度、渗透性、溶出度及药代动力学的通常知识。这种知识应该用来确保产品的持续的等效,也用来在某种放大生产及发生批准后改变的情况下确保产品的一致性。

第二节　溶出度测定的方法、要求和进展

一、溶出度测定的方法

目前国内外药典中收载的溶出度(释放度)测定的方法较多。以《美国药典》为例共收载了7种装置,分别是篮法、桨法、往复筒法、流通池法、桨碟法、转筒法和往复支架法。另外,《中国药典》收载了小杯法,《英国药典》还收载了提取池法,等等。

对于即释型的口服固体制剂,溶出度(释放度)测定以及溶出曲线测定一般均采用篮法或

桨法，必要时还应加入沉降篮以防止制剂的漂浮。

二、生物药学分类系统

基于药物的溶解性和渗透性，一般推荐下列生物药学分类系统（BCS）：

分类1：高溶解性—高渗透性药物；

分类2：低溶解性—高渗透性药物；

分类3：高溶解性—低渗透性药物；

分类4：低溶解性—低渗透性药物。

这种分类系统可以用来作为设定体外溶出度规格的基础，也可以对预测取得成功的体内体外相关性（IVIVC）的可能性提供基础。对于低溶解度—高渗透性药物（分类2），药物的溶出度可能是药物吸收的限速步骤，并且可以期待存在体内体外相关性。对于这类药物建议在多种介质中绘制溶出曲线。对于高溶解度—低渗透性药物（分类3），渗透性是控制步骤，并且可能存在有限的体内体外相关性，这要根据溶出度和肠道转运相对速率确定。对于低溶解度—低渗透性的药物（分类4），口服药物的转运存在明显问题。

三、设置溶出度的规格

建立体外溶出度的规格可用来确保批次之间的一致性，以及发现体内生物利用度中可能存在的问题。

对于新药，溶出度的规格应该基于适当地进行了生物利用度及/或生物等效性实验的批次的性能。同时，新药的规格应该基于在药品研发过程中获得的经验，以及适当的测试批次的体外性能。

对于仿制药品，溶出度的规格一般与参考制剂一致。在可接受的生物等效性研究中，通过测试溶出性能确定所制订的规格。如果与参考制剂中的原型药物相比，仿制药的溶出度有本质的不同，但体内实验的数据却仍可接受，则可以给仿制药设置不同的溶出规格。

一旦设置了溶出度规格，药品应该在整个货架期内符合此规定。

（一）对新药设置溶出度规格的方法

溶出度试验应在温和的测试条件下进行。篮法在 50/100 r/min 条件下，桨法在 50/75 r/min 条件下，以 15 min 为间隔，测定溶出曲线。对于快速溶出药品，也许应该以 5 min 或 10 min 间隔测定溶出曲线。对于高溶解度和快速溶出药品（BCS 分类 1 和 3），单点规格的溶出度足够作为批间均一性的常规质量控制实验，一般在 60 min 或更少的时间内要求溶出度不少于 85%（$Q=80\%$）。对于慢速溶出或低水溶性药品（BCS 分类 2），建议使用两点的溶出度规格确定产品质量，一般是一个点在 15 min 内并且包括一个溶出范围（一个溶出窗），另一个点在较晚的时间点（30 min、45 min 或 60 min）确保 85% 的溶出度。

（二）对于仿制药设置溶出度规格的方法

对于仿制药，设置溶出度规格的方法分为 3 种，这取决于是否存在官方法定实验，以及参比制剂所采用溶出度方法的属性。3 种分类如下：

1. 可以进行法定的溶出实验

在这种情况下，质量控制的溶出度实验就是法定实验中描述的方法。推荐采用 15 min 或更少的间隔,使用法定方法对测试产品和参比产品(每种 12 个单位)进行实验以获得溶出曲线。

2. 不能进行法定的溶出实验,但可进行参比制剂的溶出实验

在这种情况下,建议以 15 min 间隔,按参比制剂批准的方法测定测试产品和参比产品(每种 12 个单位)获得溶出曲线。

3. 不能进行法定的溶出实验,并且不能进行参比制剂的溶出实验

在这种情况下,建议在不同测试条件下,比较测试产品和参比产品的溶出度。测试条件包括不同溶出介质(pH 1~6.8)、表面活性剂加入以及不同转速的使用。在所有的情况下,应该与前面一样获得其溶出曲线,并且基于可获得的生物等效性及其他数据设置溶出度规格。

四、溶出度测定的进展

除了传统的篮法和桨法外,流通池法得到越来越多的重视。1957 年 FDA 实验室发展了流池法,并与来自药企联盟和 USP 的专家进行了论证。1981 年,FIP 提议将流通池法作为 USP1&2 法的一个补充,用于难溶或长效释放的剂型中,并且在 1989 年写入 Pro-Pharma-copea 中。USP 和 EP 在 1990 年,JP 在 1996 年正式接受该方法。SOTAX 在 1992 年推出新一代的 CE70 型流池法溶出仪。

USP 4 适用于需要极少量或极大量溶出介质的溶出实验(特别适用低剂量和大剂量的制剂及难溶的制剂),能够保持适宜的漏槽条件,影响实验的机械因素更少。解决 USP 2 下的诸多难题:样品漂浮、沉底、黏附及取样问题等。容易观察检品。可使用流池法开展从原料药到最终制剂研究。实验时间可以从几天到几个月(没有蒸发)。

在检测手段上,随着光纤技术的应用,对溶出度的测定也有从离线检测向在线检测的方向转变的前期研究。

第三节 溶出曲线比较方法

如上所述,在溶出度规格的设置过程中,溶出曲线的测定是必不可少的步骤,并且制药行业和相应的管理机构对溶出度试验也越来越重视。事实上,由于生产的不断进步,溶出曲线的比较已经得到广泛应用。具体可被应用于:研究体外体内相关性,可减少成本,加快产品研发速度,降低对人类志愿者进行高代价完成生物利用率/生物等效性研究的需要;建立药物剂型最终的溶出度实验质量标准;确立药物制剂在组成、生产地点、生产规模、生产过程以及仪器在明确范围内发生可能的变化的相似性。

FDA 针对即释(IR)处方和缓控释(MR)处方发布了相关指导原则。这些指导原则明确支持处方进行可接受的改变的数据类型,目的是通过减少需 FDA 事先批准的生产改进的数量和支持这些改进的生物等效性研究的数量降低一些管理负担。因此,如果发生适度的处方改变,那么,在一些介质中确认改变后,处方与原始处方得溶出曲线之间的相似性被认为是必须的。FDA 建议通过一些可接受方法确立溶出曲线的相似性,例如:非模型依赖和模型依赖方法,尽管任何一种方法一旦被验证都可以被使用。

由于 FDA 指导原则对溶出曲线数据比较重视,药学科学家已经致力于溶出曲线数据比较方法学研究,其中溶出曲线被定义为:当在溶出设备(如 USP I 或 USP II 溶出系统)进行溶出试验时,在若干预定时间点释放出的药物所占标识量的分数(比值)。缓控释制剂非常需要溶出曲线数据,包括控释的和缓释的剂型。对于这些类型的剂型,溶出曲线数据大约在若干个时间点(一般为 5 个)获得,直到药物释放了 80%或者溶出曲线达到一条渐近线为止。与缓控释剂型相比,释剂型的溶出曲线数据可能在较少的时间点产生。

一、数据分析方法

尽管当前数据分析方法没有被 FDA 认可,作为溶出度分析的第 1 步,它应用数据和图谱完成数据分析,进而比较溶解曲线数据,是非常实用的。该方法是通过分别绘制每个时间点溶出度的标准误,描述每种制剂的平均溶出度情况。例如,试验制剂(T)和参比制剂(R)比较时,如果每一时间点的误差范围(95%的置信区间)均不重合,将意味着平均溶出度有显著差异。如图 21.1 所示。

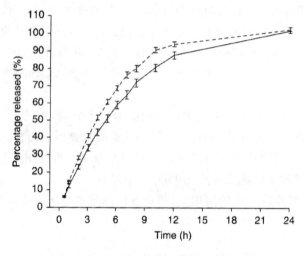

图 21.1　溶出曲线

数字总结法可作为图解法的补充。将 T 和 R 制剂在每一时间点的溶出数据的标准差和均值进行比较。首先计算 T 和 R 在每一时间点溶出度的均值和 95%的置信区间(通常为 t 区间),如果在给定时间点 T 和 R 制剂的溶出度均值之差不为 0(95%置信区间),则认为二者在 5%显著性水平有显著差异。如表 21.1(与图示法所用数据相同)所示。

表 21.1　溶出度分析结果

Time(h)	Reference mean(SD[a])	Test mean(SD[a])	Difference (referencetest)	95% Confidence interval for difference
0.5	5.7(0.6)	5.2(0.8)	0.5	(0.0,1.2)
1.0	14.8(0.9)	11.3(1.2)	3.5	(2.6,4.4)
2.0	27.9(1.4)	22.7(2.3)	5.2	(3.6,6.8)
3.0	40.5(1.9)	33.5(3.0)	7.0	(4.9,9.1)
4.0	51.4(2.4)	42.8(3.5)	8.6	(6.0,11.1)
5.0	60.6(2.5)	50.8(4.0)	9.8	(7.0,12.6)

Time(h)	Reference mean(SD[a])	Test mean(SD[a])	Difference (referencetest)	95% Confidence interval for difference
6.0	69.0(2.5)	59.0(3.9)	10.0	(7.2,12.7)
7.0	76.6(3.2)	64.8(4.1)	11.8	(8.7,14.9)
8.0	80.3(2.9)	71.8(4.1)	8.5	(5.4,11.5)
10.0	90.9(2.5)	80.8(3.4)	10.1	(7.6,12.6)
12.0	94.2(2.3)	87.9(3.2)	6.3	(3.9,8.6)
24.0	103.1(1.9)	102.5(2.7)	0.6	(−1.4,2.6)

[a]SD,standard deviation.

由于 IR 制剂的溶出数据仅在一个时间点被采集,恰当的图表和数字技术也可用来描述溶出数据,所以 T 和 R 制剂的溶出数据可以通过绘制溶出值的图表表示。除了不可以在唯一的时间点总结数据外,在上述情况下均可对溶出曲线数据进行数字化总结。

该方法的不完善之处包括:如果两种制剂的误差图只是在有些时间点重复,则很难得出两种制剂溶出度的不同结论。由于在样品和参比制剂变异的 95% 的置信区间中,有些点为 0,有些不为 0,因此,用数据表示法也同样很难下结论。如果需要进行比较的试剂较多,因为要用柱形图对每一对不同配方样品的变异以及 95% 可信限的变异进行比较,用图解法描述其溶出度就显得很乱,用数字总结法同样也很复杂。但作为了解制剂配方改变和溶出度变化关系的第一步,该方法仍不失为一种简单直观的好方法。

探索性数据分析方法有利于提高人们对溶出度的认识,对于这种方法的应用只是推荐性的。

二、数学比较法

溶出曲线比较的 2 种数学方法将在下面介绍。第 1 种方法的作者为 Moore 和 Flanner,第二种方法的作者为 Rescigno。

Moore 和 Flanner 得出 2 个等式:式(21.1)为变异因子,式(21.2)为相似因子。作为溶出曲线的比较方法,2 个等式都已被 FDA 认同,但 f_2 公式更为精确。2 个公式表示如下:

$$f_1 = \left\{ \frac{\sum_{t=1}^{n} |R_t - T_t|}{\sum_{t=1}^{n} R_t} \right\} \times 100\% \tag{21.1}$$

$$f_2 = 50\log_{10}\left\{ \left[1 + \frac{1}{n}\sum_{t=1}^{n} w_t(R_t - T_t) \right]^{-0.5} \times 100 \right\} \tag{21.2}$$

式中:n 为溶出度的时间点;R_t 和 T_t 分别在 t 时间点处对照品和供试品的溶出度值(至少平行测定 12 次);W_t 为权重系数。

溶出度公式 f_1 值为 T 和 R 平均值差值的绝对值的总和与 R 在每个时间点释放度的平均值总和的比值,公式中分子用绝对值表示是为了保证这些时间点溶出度之和的负变异不被抵消。这被作者描述为 T 和 R 溶出度平均值的"微扰相对误差"和"近似比例误差"。均值相同时，f_1 值为 0。均值的差异增大时，f_1 值也成比例增大。

溶出度公式 f_2 值是将 T 和 R 在每一时间点溶出度均值的变异方差的平均值乘以权重系数后再进行对数转换得到的。

公式 f_2 比其他指标更能提供某些溶出度时间点的重要性。如果无法确定不同时间点的权重系数，则 W_t 可设为 1，当两者溶出度相同时，对数转化后 f_2 的值为 100。当 $\sum W_t(R_t - T_t)$ 接近无穷大时，f_2 值接近于负无穷大。因为溶出度差值在任何时间点都不会超过 100％。所以 f_2 的最小值接近于 0。

FDA 在许多指导性文件中都采用式（21.1）和式（21.2）。当数据不少于 3 个点时，可用上述公式。从变异相关性看，文中暗示批间的变异小于 15％时可用该方法，前面的时间点变异不应超过 20％，后面的时间点变异不应超过 10％。当 f_1 为 0～15 时，f_2 在 50～100 时，表明两种制剂的溶出度相似或等同。f_2 值的范围等同于溶出度平均差异达到 10％。此外 FDA 对于缓控释制剂大量生产及批准后改变的指导文件指出：T 和 R 在任何时间点溶出度的平均误差不能超过 15％。这些方法，尤其是 f_2 公式是溶出度比较方法中最受欢迎的，并被推荐用于 FDA 指导文件。

f_1 和 f_2 最主要的优点是易于计算。通过一个简单的数字就可对溶出度进行比较。但也存在以下缺点：

没有考虑到数据的变异性和相关性。但 FDA 指出，当一批可变因素少于 15％时，可应用公式 f_2。这意味着应该对公式 f_2 继续研究完善，以确定影响数据变化的各种因素。

f_1 和 f_2 易受溶出时间点数目的影响。

如果 T 和 R 处方交换，f_2 不变而 f_1 变，但两均值误差不变。

决定溶出度有差异或相似标准的基础仍不明确。

最后一点涉及比较溶出数据的一个很重要问题，即溶出度均值误差的实际意义。也就是说，究竟有多大的区别才有实际意义，才有可能影响到体内情况。由此引入 Rescigno 指数。该指数首先被用于比较血药浓度。FDA 认为该指数也可用于比较溶出度，但首选式（21.2），因为它更易于计算。指数用 ξ_i 表示：

$$\xi_i = \left\{ \frac{\int_0^{t_a} |R_1 - T_1|^i \mathrm{d}t}{\int_0^{t_a} |R_1 - T_1|^i \mathrm{d}t} \right\} \quad i = 1,2 \qquad (21.3)$$

式中：R_t 和 T_t 是 R 和 T 在每一个时间点溶出度的百分率均值；t 是式（21.3）中最终时间点的值。

指数 $\xi_i(i=1,2)$ 可被理解为 R 和 T 在每个时间点的平均重量差值的绝对值的一个函数（ξ_1 表示 R_1 和 T_1 的差值的绝对值、ξ_2 表示差值的平方）。ξ_i 的分母为缩放因子。$i=1$ 时，ξ_1 可看做为 R 和 T 溶出度绝对值平方的函数（ξ_1 的分子为 R 和 T 溶出度平方的绝对值）。ξ_1 和 ξ_2 与 f_1 和 f_2 类似。

在实际应用中，指数 $\xi_i(i=1,2)$ 可通过溶出曲线上任意两点之间的线段计算。$\xi_i(i=1,2)$ 为 0～1，$\xi_i(i=1,2)$ 的值接近 0 表明溶出度均值接近，$\xi_i(i=1,2)$ 值接近 1 时表明其中的一个该时间点的溶出度接近 0。当 R 和 T 的溶出度均值近似相等时，ξ_1 和 ξ_2 值接近 0。与 f_1 不同的是，当 R 与 T 互换时，$\xi_i(i=1,2)$ 值不变。

除 R 与 T 互换 $\S_i(i=1,2)$ 值不变外，Rescigno 指数并没有比 f_1、f_2 具有更多优势。$\S_i$ 较公式 f_1、f_2 更难于计算，并且也没有介绍 R 和 T 溶出度均值接近时 $\S_i(i=1,2)$ 值在 0 到 1 的接近程度。同公式 f_1、f_2 一样，$\S_i$ 没有考虑数据的变异性和相关性。

由于公式 f_1、f_2 以及 Rescigno 指数均为比较溶出度数据比较的非统计学方法，因此不可能知道其 Ⅰ 类和 Ⅱ 类误差的发生率（Ⅰ 类错误是当 R 和 T 实际相似时，却判断其为有差异的概率。Ⅱ 类错误是当 R 和 T 实际有差异时，却判断其相似的概率）。

三、统计学和模式方法

统计学方法和数学方法不同，它考虑到溶出度数据比较有代表性的一些统计学特征（如变异性和相关性），包括单向和双向方差分析（ANOVA）方法、模型法、Chow 和 Ki 法。

（一）单向和双向方差分析（ANOVA）方法

这些 ANOVA 方法在 FDA 的任何一个文件中都没有被提到。应用单向方差分析方法可完成在每个时间点溶出度均值的分离统计比较，类似于比较两种不同配方制剂溶出度均值的 t 检验。该方法在比较每一时间点溶出度时考虑溶出度的变异性，忽略时间点的相关性。也就是说，它将每个时间点看成是独立的，这显然不符合实际情况，并且两者有差异结论（Ⅰ 类错误）的错误概率超过 5%。已知浓度多重比较（t 检验或单向方差分析方法），这个问题可通过对每个时间点个体比较的显著水平范围进行 Bonferonni 型调整解决，可以保证溶出度比较的显著水平维持在 5%。不过，实际应用中，这种比较只在某些溶出时间具有统计意义，因此很难判断溶出度均值是否真的存在误差。所以，尽管这种溶出度比较方法简单易懂，但是不精确，关于它的介绍也是不详细的。

即时释放（IR）制剂的单位时间点溶出度分析比较适合用该方法（两种制剂比较时用 t 检验，多于两种制剂比较时用单向方差分析），因为这时不存在溶出度时间点之间的多因素和相关性问题。和单向方差分析比较，双向方差分析更适合于含制剂配方和时间两组变异情况，但如果分析变异类型间没有联系就不适于用该方法，因为时间和溶出度具有相关性。由于以上的局限，建议仅在即时释放制剂数据处理时用单向方差分析方法。

（二）混合影响模型/多变量的方法

混合影响模型被 Mauger 等人用来测试对于每个处方的真实的溶出平均曲线是否是平行（也就是曲线的形状是否相同），以及真实的溶出平均曲线是否处在相同水平的假设。混合影响模型同时包括固定的和随机的影响。在比较溶出曲线数据时，固定的影响是处方，如果正在比较测试处方和参考处方，影响将会有只有两种水平。模型中的随机影响是制剂单位。在同一批制剂单位中，每个处方的随机影响有许多不同水平。对于一个给定的处方，随机选择一些制剂单位进行溶出测试，因为用于溶出实验的制剂单位是随机的，由被测试的处方可以推论出制剂单位的影响是随机的。

被用于 Mauger 等人分析的数据是第 1 种不同，也就是说，在每个给定时间点测试溶出部分的数据时，每个时间间隔都产生部分溶出，或者说是关于溶出部分的对数时间转换的第 1 种不同。混合影响模型假设数据的基本协方差结构是复式对称的，也就是说，在任何两个时间间隔中，第 1 种不同之间的相关性是相同的，不管在给定的时间点溶出部分的数据是哪一个时间间隔的。因为在实际中，这一项假定可能不是有效的，Mauger 等人使用一种校正分析试图解释当复式对称的假定不存在时的情形。混合影响模型也能用来测试两个处方的真实平均溶出曲线在每个时间点是一致的假设。这个"同一假设"将形状和水平的独立假设实验结合成一个单一的测试。这方法能用来分析在给定时间点的溶出部分的数据。它也假设数据的基本协方差结构是复式对称的。

一个多变量的方法，即 Hotelling 的 T2 测试，也能用来测试上述同一假设。这没有关于数据协方差结构的限制性假定，虽然当数据协方差结构是复式对称时，它不比混合影响模型更加有用。Tsong 等人使用 Mahalanobis 距离描述一种多变量方法，这个距离在测量平均溶出曲线之间的差异方面同时考虑变异和相关性结构。在评估平均生物等效性时，这种方法能被看做对两个单面 t 检验过程的一个多变量的模拟。

当评估在平均溶出时间点是否存在差异时，在这段中被描述的方法倾向于同时考虑数据的变异和相关性。方法是标准化的统计技术，可以通过对方差和多变量的分析实现。这些存在于标准的统计软件包中，像 SAS 系统 (SAS Institute Inc.，Cary NC，USA)。因为它是用于评估平均生物等效性的两个单面 t 检验过程的一个模拟，所以被 Tsong 等人发展的多变量的方法似乎是合理的。然而 Mahalanobis 距离没有考虑平均溶出曲线之间差异的性质。就是说，那些可能在较早时间点有较大不同而在较后时间点的有较小不同的曲线，与那些在较早时间点有较小不同而在较后时间点的有较大不同的曲线相比，可能会产生相同的 Mahalanobis 距离。因此，对于平均溶出曲线数据的比较，这种方法可能很有价值。此外，因为计算 Mahalanobis 距离需要能够运行矩阵处理软件，所以实现可能是困难的。最有价值的方法可能是 Hotelling 的 T2 方法，它用来测定平均溶出曲线是否一致。然而这个疑问(也就是平均溶出曲线是否是一致的)可能不是在比较溶出曲线数据时最感兴趣的问题。

以混合影响模型和多变量的 Hotelling 的 T2 方法为基础的方法没有出现在任何的 FDA 指导文件中，而且这些方法使用的范围是未知的。然而，使用标准的统计软件能相对容易地地实现它们。当批内变化性的协方差大于 15％(Ref 1)时，SDA 推荐 Tsong 等人描述的多变量的方法。因此，当这一种情形发生时，它可能被使用。然而，如上所述，它可能很难实现，并且由于 Mahalanobis 距离特点，可能不会非常有价值。

(三) 模型法

很多作者用不同模式比较溶出度。如 Dawoodbhai 等用 Gomqertz 模式；Pena Romero 等用推理功能；Kerviner 等用机械方法建立 S 形溶出度曲线；Tsong 等用 S 曲线；Sathe 等描述估计 R 和 T 模式参数相似性的方法，该方法通过参考制剂以前生产的批间模式参数的批间和批内变异限度范围，估计供试品和参考制剂的相似性；Crowder 用机械模式方法，结合数据协变结构描述溶出度现象。

在一些例子中，应用参数变量比较溶出度，使之更接近 ANOVA 技术和其他方法的标准。如概述测定比例的步骤。用模式法比较溶出度时主要问题包括：模式选择方法、对选择的模式参数进行解释、如何设定相似性的限度范围等。此外，如果 T 的配方和 R 的配方不同，就带来模式适用性问题。因为两者的配方不同，则释放的机制就不同，这种情况下比较结果就没有意义。

这种方法以机械模式为基础，用来描述溶出现象，并且 Crowder 已经绘出图谱。重复校准回归分析技术，并将此技术应用于不同处方溶出数据比较。这些数据用单位剂量药物溶出不同质量的时间值表示(这种方法可用来分析单位剂量药物在预定时间溶出量)。这种方法较模式其他方法更适用，因为它不仅应用机械模式考虑系统数据比较的协方差，而且应用诊断检验确定此机械模式的适用性。但是,由于这种方法很难应用传统统计方案分析数据,因此很难在实践中应用。

根据国内发布的《缓释、控释制剂指导原则》相关要求,在拟合溶出数据时常用到 3 种数学模型,即

$$M_t/M_\infty = kt \quad (零级方程)$$
$$\ln(1 - M_t/M_\infty) = -kt \quad (一级方程)$$
$$M_t/M_\infty = kt^{1/2} \quad (\text{Higuchi 方程})$$

在实际工作中,也有药学工作者采用 Weibull 模型或 Logestic 模型进行数据拟合,即:

$$M_t/M_\infty = 1 - \mathrm{e}^{-\frac{(t-a)^m}{b}} \quad (\text{Weibull 方程})$$
$$M_t/M_\infty = \frac{\mathrm{e}^{b+m\lg t}}{1+\mathrm{e}^{b+m\lg t}} \quad (\text{Logestic 方程})$$

式中:M_t 为 t 时间的累积释放量;M_∞ 为 ∞ 时累积释放量(即 100% 溶出);M_t/M_∞ 为 t 时累积释放率。

(四)Chow 和 Ki 方法

该方法类似于计算两种制剂的平均生物利用度方法。如果平均生物利用度在 90% 的可信限率下有 80%~125% 的生物等效性,则认为 R 和 T 具有相同的等效性。该方法的理论依据来源于 Q 检验,如果 R 和 T 在给定时间点的平均溶出度在一定可信限率下等效性限度之内,则认为两制剂的溶出度"局部相似",如果在所有时间点都相似。则成"总体相似"。

通过应用回归时间系列模型描述 R 和 T 在每个时间点的释放比例强调这些连续时间点的相关性。溶出度比较方法很容易被应用。但是,当这些数据存在差异或第 Ⅰ 类误差时,发现其中显著误差的能力是未知的。

第四节　溶出曲线比较的应用实例

磷酸可待因片的包衣前后溶出曲线比较。

一、背景介绍及实验目的

磷酸可待因片为《中国药典》收载品种,为了增加其稳定性,后来厂家对其进行包衣处理。为了验证新增的薄膜衣是否对药物的释放产生影响,需要对其溶出曲线与未包衣片的溶出曲线进行比较,如果能证明溶出曲线相似(未发生明显改变),则可以说明新增的薄膜衣对药物的释放未产生影响。如果能证明未产生影响,则厂家在生物利用度及生物等效性研究方面可以减少大量的实验经费及人力物力损失。

在验证方法上,主要考虑将包衣片和未包衣片按相同的溶出度方法进行释放曲线的测定,再利用上述统计学方法对结果进行比较,以期得到具有统计学意义的结论。

二、检查方法

磷酸可待因片溶出度检查的具体方法为:采用转篮法,以水 900 mL 为溶剂,转篮转速为 100 r/min,经 20 分钟后取溶液 10 mL,滤过,取续滤液适量,用水定容稀释成每 1 mL 含 10 μg

的溶液,照分光光度法在 212 nm 波长处测定吸收度,按磷酸可待因($C_{18}H_{21}NO_3 \cdot H_3PO_4 \cdot 1H_2O$)吸收系数($E_{1\%}^{1cm}$)为 601,计算每片溶出度,规定限度为标示量的 80%。

磷酸可待因薄膜衣片能否仍采用药典方法测定其溶出度,即薄膜衣辅料对测定结果有无影响,对此我们首先进行了考察。具体做法是按处方比例称取一定量除磷酸可待因外的各种辅料(包括膜衣材料在内),用与药典相同的方法配制成供试液,同时称取除磷酸可待因及膜衣材料以外的各种辅料配制成供试液,照分光光度法,在 200～400 nm 波长范围内,对两种溶液的紫外吸收进行测定,特别考察在 212 nm 波长处的吸收。从两张紫外吸收图中可以看出:除磷酸可待因外的各种辅料,包括膜衣材料,在此波长范围内均无明显吸收,在 212 nm 波长处 A 值仅为 0.004。结果证明:膜衣材料对紫外测定无影响,磷酸可待因薄膜衣片的溶出度测定方法仍可采用中国药典所规定的方法。

三、溶出曲线测试实验设计

在确定检测方法的基础上,随后我们对厂家的 3 批磷酸可待因薄膜衣片和 1 批磷酸可待因片(未包衣)在药典所规定的时间范围内(20 分钟),考察了不同时间点上样品的溶出情况结果如表 21.2 所示。

为保证实验结果准确,每个批次分别选取 12 片,按照药典规定的溶出度测定方法分别测试。在测试时间点的选取上采用等距离分布方式,每隔 5 分钟取样一样,并进行适当补液,以保证计算体积准确。

以时间为横坐标,每片的溶出度为纵坐标,即得到其溶出曲线。

四、实验结果

表 21.2　磷酸可待因片的溶出曲线实验结果

批次	时间(min)	5	10	15	20
未包衣片 (Reference)	1	17.5	51.2	87.7	94.3
	2	21.5	73.6	88.2	88.5
	3	37.3	83.7	89.1	89.4
	4	27.5	72.3	86.1	98.1
	…	…	…	…	…
包衣片 1 (Test 1)	1	13.2	82.2	100.3	104.9
	2	31.4	69.1	94.1	96.0
	3	17.7	67.7	92.9	94.0
	4	11.4	62.9	84.1	90.1
	…	…	…	…	…
包衣片 2 (Test 2)	1	16.5	58.3	81.5	94.0
	2	14.2	70.9	91.2	100.4
	3	16.9	54.8	84.1	90.8
	4	17.5	49.6	91.4	95.3
	…	…	…	…	…

续表

批次	时间(min)	5	10	15	20
包衣片 3 (Test3)	1	16.7	71.4	83.5	96.2
	2	17.2	82.2	98.9	100.9
	3	18.3	51.2	91.9	101.5
	4	32.2	72.9	84.6	91.9
	…	…	…	…	…

五、溶出曲线的分析方法

在对溶出曲线进行比较时,以未包衣片的溶出曲线为参比曲线,3批包衣片的溶出曲线为测试曲线1~3。

在比较方法选择上,分别采用描述性方法、f值法、ANOVA法和模型法4种不同类型的方法进行比较。

（一）描述性方法

根据上述数据作图,以时间为自变量,溶出度的平均值为因变量画出溶出曲线（图 21.2）。

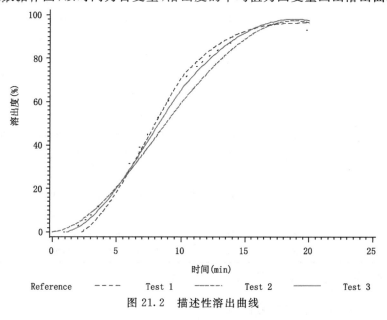

图 21.2　描述性溶出曲线

从图 21.2 可以看出,4条曲线基本重合,说明膜衣片包衣后基本没有改变原片剂的溶出特性。

（二）f 值法

按照 FDA 指导原则要求,溶出曲线中平台区的数据只采用1组。将各时间点的平均溶出度值按照 f_1、f_2 值计算公式计算,所得数据见表 21.3。

表 21.3 溶出曲线的 f_1、f_2 值计算结果

时间	f_1 值	标准	是否合格	f_2 值	标准	是否合格
Reference	—			—		
Test1	4.25	<15	合格	74.63	>50	合格
Test2	5.97	<15	合格	63.25	>50	合格
Test3	4.47	<15	合格	73.23	>50	合格

当 f_1 为 0～15，f_2 为 50～100 时，表明两种制剂的溶出度相似或等同。由表 21.3 可以看出，f_2 值和 f_1 值均表明膜衣片包衣后基本没有改变原片剂的溶出特性。

（三）ANOVA 法

将各组数据按各时间点进行分组，然后按照 ANOVA 方法进行方差比较，结果如下。

Group	time	观测的个数	N	均值	标准偏差	标准误差
1	5	12	12	22.3833333	5.7502306	1.6599486
	10	12	12	69.1750000	9.4307163	2.7224133
	15	12	12	90.2333333	2.4410629	0.7046741
	20	12	12	92.8500000	2.9867891	0.8622117
2	5	12	12	18.3250000	6.9563738	2.0081321
	10	12	12	70.9583333	5.2387470	1.5122960
	15	12	12	92.5500000	3.6731210	1.0603387
	20	12	12	96.3666667	3.7635412	1.0864408
3	5	12	12	20.6500000	5.6000812	1.6166042
	10	12	12	59.3583333	8.6763480	2.5046459
	15	12	12	89.0333333	4.4557079	1.2862521
	20	12	12	96.4916667	3.3076931	0.9548487
4	5	12	12	20.0500000	6.4639560	1.8659834
	10	12	12	65.6250000	11.9386405	3.4463886
	15	12	12	91.9000000	4.8921087	1.4122301
	20	12	12	97.5666667	3.7972079	1.0961595

注：分析变量：y。

One-way ANOVA 分析结果见表 21.4。

表 21.4 单向 ANOVA 分析结果

Time(min)		DF	Sum of Squares	Mean Square	F Value	Prob>F
	Model	3	100.98062	33.66021	0.8709	0.46339
5	Error	44	1700.59917	38.64998		
	Total	47	1801.57979			

续表

Time(min)		DF	Sum of Squares	Mean Square	F Value	Prob>F
	Model	3	902.61998	300.87333	3.55514	0.02194
10	Error	43	3639.10811	84.63042		
	Total	46	4541.72809			
	Model	3	91.77583	30.59194	1.93508	0.13782
15	Error	44	695.60333	15.80917		
	Total	47	787.37917			
	Model	3	151.46063	50.48688	4.16861	0.01105
20	Error	44	532.8925	12.11119		
	Total	47	684.35313			

从上面数据可以看出,在 95% 置信水平下,在 5 分钟和 15 分钟时,4 组数据没有明显差异;在 10 分钟和 20 分钟时,4 组数据存在明显差异。再经过 Regwq Test 检验,发现在 10 分钟时 Reference 和 Test2 批次之间存在差异;在 20 分钟时 Reference 和其他 3 个组数据存在明显差异。说明包衣对磷酸可待因片的释放行为产生影响。

【程序 21.1】 prg21_1 溶出度的曲线描述法 f 值法和方差分析法

```
options nodate nonumber;
title;
Data exp21_1;            * 定义数据集,输入原始数据;
  do Group=1 to 4;
    do no=1 to 12;
      do time=5 to 20 by 5;
        Input y @@;            *   输入测量值;
        output;
      end;
    end;
  end;
Cards;
17.5   51.2   87.7   94.3
21.5     73.6   88.2   88.5
37.3   83.7   89.1   89.4
...
20.5   71.5   93.1   92.5
15.6   68.0   94.8   96.0
19.8   75.4   92.0   97.4
;
```

Run;

%include "prg21_1 溶出度的曲线描述法 f 值法和方差分析法. sas";

程序运行结果如下。

```
----------------------------------- time=5 -----------------------------------
                          The ANOVA Procedure


                                     Sum of
Source                   DF          Squares     Mean Square    F Value    Pr > F

Model                     3      100.980625       33.660208       0.87     0.4634

Error                    44     1700.599167       38.649981

Corrected Total          47     1801.579792


            R-Square      Coeff Var       Root MSE        y Mean
            0.056051      30.54680        6.216911       20.35208


Source                   DF        Anova SS      Mean Square    F Value    Pr > F

Group                     3     100.9806250      33.6602083       0.87     0.4634
```

如上是 5 min 时各组结果比较。结果显示，4 组之间无显著性差异（$p = 0.4634$）。

```
----------------------------------- time=10 -----------------------------------
                          The ANOVA Procedure


                                     Sum of
Source                   DF          Squares     Mean Square    F Value    Pr > F
Model                     3      943.275833      314.425278       3.76     0.0172

Error                    44     3676.123333       83.548258

Corrected Total          47     4619.399167


            R-Square      Coeff Var       Root MSE        y Mean
            0.204199      13.79087        9.140474       66.27917


Source                   DF        Anova SS      Mean Square    F Value    Pr > F

Group                     3     943.2758333     314.4252778       3.76     0.0172
```

如上是 10 min 时各组结果比较。结果显示，4 组之间存在显著性差异（$P = 0.0172$），需进一步用 regwq 进行多组之间的两两比较。

```
-------------------------- time=10 --------------------------
                      The ANOVA Procedure

           Ryan-Einot-Gabriel-Welsch Multiple Range Test for y

      NOTE: This test controls the Type I experimentwise error rate.

                    Alpha                       0.05
                    Error Degrees of Freedom      44
                    Error Mean Square        83.54826

      Number of Means         2            3            4
      Critical Range     8.6398374    9.0508927    9.363348

      Means with the same letter are not significantly different.

           REGWQ Grouping         Mean       N    Group

                       A        70.958       12    2
                       A
                       A        69.175       12    1
                       A
                   B   A        65.625       12    4
                   B
                   B            59.358       12    3
```

如上是 10min 时各组结果使用 Regwq 进行多组之间两两比较结果。从结果可见，Reference 组和 Test2 之间存在显著性差异，与 Test1 和 Test3 无显著性差异。

```
------------------------------------ time=15 ------------------------------------
                      The ANOVA Procedure
 y
                                 Sum of
    Source              DF       Squares    Mean Square   F Value   Pr > F
    Model                3     91.7758333   30.5919444     1.94     0.1378
    Error               44    695.6033333   15.8091667
    Corrected Total     47    787.3791667

            R-Square    Coeff Var    Root MSE     y Mean
            0.116559    4.372716    3.976074     90.92917

    Source              DF      Anova SS     Mean Square   F Value   Pr > F
    Group                3    91.77503333   30.59194444    1.94     0.1378
```

如上是 15min 时各组结果比较。结果显示，4 组之间无显著性差异（$p=0.1978$）。

```
------------------------------------ time=20 ------------------------------------
                            The ANOVA Procedure

y
                                      Sum of
    Source              DF           Squares      Mean Square    F Value    Pr > F

    Model                3       151.4606250     50.4868750       4.17     0.0111

    Error               44       532.8925000     12.1111932

    Corrected Total     47       684.3531250


            R-Square      Coeff Var      Root MSE       y Mean
            0.221319      3.631976       3.480114      95.81875


    Source              DF         Anova SS      Mean Square    F Value    Pr > F

    Group                3       151.4606250     50.4868750       4.17     0.0111
```

如上是 20min 时各组结果的比较。结果显示,4 组之间存在显著性差异($p=0.0111$),需进一步使用 Regwq 进行多组之间的两两比较。

```
----------------------------- time=20 -----------------------------
                        The ANOVA Procedure

        Ryan-Einot-Gabriel-Welsch Multiple Range Test for y

    NOTE: This test controls the Type I experimentwise error rate.


                   Alpha                          0.05
                   Error Degrees of Freedom         44
                   Error Mean Square          12.11119

    Number of Means          2              3              4
    Critical Range     3.2895034      3.4460072      3.7934125


        Means with the same letter are not significantly different.


        REGWQ Grouping        Mean      N    Group
                     A       97.567     12    4
                     A
                     A       96.492     12    3
                     A
                     A       96.367     12    2

                     B       92.850     12    1
```

如上是 20min 时各组结果使用 Regwq 进行多组之间两两比较的结果。从结果可见,Reference 组和 3 个包衣片组均有显著性差异。

（四）模型法

先以各时间点的溶出度平均值按照正文中的常见模型进行拟合,决定最为适合的模型。在判断过程中先计算拟合曲线的调整决定系数平方(Adj. R-Square)和残差平方和(Residual Sum of Squares),调整决定系数平方越接近 1,说明拟合得越好。残差平方和越小越好。但两者要兼顾(表 21.5)。

表 21.5 溶出曲线模型的确定

—	Adj. R-Square	Residual Sum of Squares
零级释放	0.9664	0.055
一级释放	0.8410	0.051
Higuchi	0.7833	0.0699
Weibull	0.9913	0.0009
Logistic	0.9973	0.0005

根据上述结果,Logistic 模型更为适合。下面是使用【程序 21.2】对上述原始数据的分析。

【程序 21.2】prg21_2 溶出度的模型分析法。

```
Data C21_1;              * 定义数据集,输入原始数据;
  do Group=1 to 4;
    do no=1 to 12;
      do time=5 to 20 by 5;
        Input y @@;           *    输入测量值;
        output;
      end;
    end;
  end;
Cards;
17.5  51.2  87.7  94.3
21.5  73.6  88.2  88.5
37.3  83.7  89.1  89.4
27.5  72.3  86.1  98.1
...
15.6  68.0  94.8  96.0
19.8  75.4  92.0  97.4
;
Run;
%include "prg21_2 溶出度的模型分析法.sas".
```

按照程序,按照 Logistic 模型计算各条曲线参数如下:

```
        分组       例号    Logistic参数 b    Logistic参数 m
    Reference        1       -7.0918          3.1992
    Reference        2       -5.9388          2.9527
    Reference        3       -4.5696          2.5570
    Reference        4       -5.4316          2.7688
    Reference        5       -7.8288          3.9223
    Reference        6       -7.0692          3.5049
    Reference        7       -6.0260          2.8485
    Reference        8       -6.7928          3.2500
    Reference        9       -6.2669          3.0945
    Reference       10       -5.9301          2.9937
```

```
Reference       11      -7.0222         3.2491
Reference       12      -5.7831         2.9472
Test1           1       -10.1884        5.1255
Test1           2       -5.2134         2.7072
Test1           3       -7.0926         3.4274
Test1           4       -7.0724         3.2539
Test1           5       -8.0033         3.7701
Test1           6       -5.6054         2.8976
Test1           7       -8.8020         4.2008
Test1           8       -6.6553         3.2962
Test1           9       -7.8225         3.7604
Test1           10      -7.1604         3.5866
Test1           11      -6.2586         3.2220
Test1           12      -8.5762         4.0730
Test2           1       -6.4016         2.9359
Test2           2       -8.1292         3.9202
Test2           3       -6.4065         2.9106
Test2           4       -7.7486         3.4803
Test2           5       -7.2022         3.3216
Test2           6       -5.9303         3.2612
Test2           7       -6.2911         2.9270
Test2           8       -7.0557         3.2114
Test2           9       -6.2286         2.9670
Test2           10      -5.3833         2.5964
Test2           11      -6.8748         3.1450
Test2           12      -6.0393         2.9486
Test3           1       -6.6880         3.2318
Test3           2       -8.9938         4.5965
Test3           3       -8.0741         3.6561
Test3           4       -4.4487         2.3212
Test3           5       -7.6573         3.5650
Test3           6       -13.3916        5.8084
Test3           7       -7.7486         3.4803
Test3           8       -7.2022         3.3216
Test3           9       -5.9303         3.2612
Test3           10      -6.6553         3.2962
Test3           11      -7.8225         3.7604
Test3           12      -7.1604         3.5866
```

再通过 ANOVA 方法统计是否存在显著性差异。曲线拟合采用 SAS,表 21.6 和表 21.7 为统计分析结果。

表 21.6 b 值和 m 值统计结果

—	—	Sample size	Mean	Standard Deviation	SE of Mean
b 值	R	12	−6.30574	0.88128	0.2544
	T1	12	−7.356	1.37954	0.39824
	T2	12	−6.6025	0.78133	0.22555
	T3	12	−7.31411	1.40235	0.40482
m 值	R	12	3.1045	0.35807	0.10337
	T1	12	3.60244	0.63269	0.18264
	T2	12	3.11766	0.33468	0.09661
	T3	12	3.51673	0.5756	0.16616

表 21.7 b 值和 m 值单向 ANOVA 分析结果

The ANOVA Procedure

b   Location Parameter

Source	DF	Sum of Squares	Mean Square	F Value	Pr > F
Model	3	13.9006393	4.6335464	2.32	0.0883
Error	44	87.8409718	1.9963857		
Corrected Total	47	101.7416111			

R-Square	Coeff Var	Root MSE	b Mean
0.136627	-20.20491	1.412935	-6.993028

Source	DF	Anova SS	Mean Square	F Value	Pr > F
group	3	13.90063929	4.63354643	2.32	0.0883

The ANOVA Procedure

m0   Initial Growth Rate

Source	DF	Sum of Squares	Mean Square	F Value	Pr > F
Model	3	3.16617181	1.05539060	3.04	0.0387
Error	44	15.26840452	0.34700919		
Corrected Total	47	18.43457633			

R-Square	Coeff Var	Root MSE	m0 Mean
0.171752	17.44124	0.589075	3.377482

Source	DF	Anova SS	Mean Square	F Value	Pr > F
group	3	3.16617181	1.05539060	3.04	0.0387

由表 21.7 数据可以看出,在 95％的置信水平下,参数 b 在各组数据之间无明显差异,而参数 m 存在明显差异。再经过 LSD Test 检验,发现是 Reference 和 Test2 和 Test4 批次之间存在差异。

t Tests (LSD) for m0

NOTE: This test controls the Type I comparisonwise error rate, not the experimentwise error rate.

Alpha	0.05
Error Degrees of Freedom	44
Error Mean Square	0.347009
Critical Value of t	2.01537
Least Significant Difference	0.4847

Means with the same letter are not significantly different.

t Grouping	Mean	N	group
A	3.6571	12	4
A			
B A	3.6101	12	2
B			
B C	3.1354	12	3
C			
C	3.1073	12	1

六、结论

目前国内在溶出曲线比较方面的研究还进行得不多。国内使用的方法主要为直观描述或者使用 f 值方法。本次实验主要依据这两种方法得出新增薄膜衣未对药物释放产生影响结论。

七、讨论

尽管 FDA 推荐使用一些方法,但并没有指明哪一种最好。笔者认为应该按照以下原则选择比较方法。

一般用相对简单的方法作为比较溶出度的第一步。比如探索性研究方法可以比较直观地发现溶出曲线间的差异,如果任一时间点溶出度的差异超过规定标准(比如 10%),则不用再进行其他方法比较。

如果还需要对溶出曲线的相似性得出定量结果,则可以进一步采用数学比较法,其中采用 f_2 值法评价两种制剂或仿制样品的溶出度差异最为普遍,相似因子也可作为研究药品生物利用度和生物等效性的体外评价方法。对于 $f_2 \geqslant 50$ 药品,体内评价多数是等效的,但对 $f_2 < 50$ 药品,进行体内生物等效性评价更为重要。

随着计算机技术发展,原来很多复杂的数学计算都可以通过计算机软件很快得到结果,如果还想对溶出曲线得出更准确的描述,应采用统计学方法或模式法。当然,目前这种方法主要应用于研发阶段,由于其计算需要特殊统计软件,至今还没有被各国法规收载。

从以上考察结果可以看出:磷酸可待因片经包薄膜衣处理后,其溶出度平均值虽然没有明显变化,并且在 f_2 值的比较中,4 组溶出曲线也被认为是相似的,但在 ANOVA 及模型参数比较中发现,Reference 和 Test2 批次之间存在差异。这也证明不同比较方法得出的结论可能存在差异,这种差异很可能是由于最终判断标准产生的。事实上,很多方法都忽视了一个非常重要的问题:究竟供试品和对照品有多大差别才有意义。比如,就 f_2 公式来说,溶出度均值的最大差别为 10%。采用最大差别为 10% 的原因需进一步说明。

参比制剂和测试制剂溶出度均值之间多大差异才有意义,这个问题在应用任何一种比较方法之前都应得到重视。成功地解决这个问题可以帮助阐明哪种方法最合理,还有可能导致发现更为有效的溶出度比较方法。

参考文献

[1] FDA Center for Drug Evaluation and Research. Guidance for Industry: Dissolution Testing of Immediate Release Solid Oral Dosage Forms. 1997.

[2] FDA Center for Drug Evaluation and Research. Guidance for Industry: Waiver of In Vivo Bioavailability and Bioequivalence Studies for Immediate-Release Solid Oral Dosage Forms Based on a Biopharmaceutics Classification System. 2000.

[3] FDA Center for Drug Evaluation and Research. Guidance for Industry: SUPAC-IR/MR: Immediate Release and Modified Release Solid Oral Dosage Forms. 1999.

[4] Yuksel N, Kanik AE, Baykara T. Comparison of in vitro dissolution profiles by ANOVA-based, model-dependent and-independent methods[J]. Int J Pharm, 2000,19;209(1-2):57-67.

[5] James E. Polli, Singh Rekhi G, Vinod P Shah. Methods to compare dissolution profiles[J]. Drug Informa-

tion Journal,1996,(30):1113-1120.

[6] Thomas O'hara,Adrian Dunne,Jackie Butler,et al. A review of methods used to compare dissolution profile data [J]. PSTT,1998,1(5):214-223.

[7] 缓释、控释制剂指导原则//中国药典 2005 版.

陈　华　曹秀堂

第二十二章　生物利用度和生物等效性研究

第一节　概　述

药物制剂要产生最佳疗效,其药物活性成分应当在预期时间段内在体内释放,被人体吸收并被转运到作用部位达到预期的有效浓度。药物制剂的生物利用度是衡量药物制剂中主要成分进入血液循环速率和程度的一种量度。同一种药物,不同的制剂生物利用度往往是不同的。同一制剂,不同厂家产品的生物利用度也可能存在差异,甚至同一厂家制剂,不同生产批次也会出现生物利用度不同,从而影响药物疗效和安全性。

因此,在进行药物 2 种或 2 种以上制剂比较时,需要进行制剂生物利用度(Bioavailability,BA)和生物等效性(Bioequivalence,BE)评价。根据我国药品审评要求,在新剂型研制和申报过程中,必须进行生物利用度和生物等效性研究,提供研究资料。BA 和 BE 研究已经成为评价同一种药物不同制剂质量和同一制剂不同厂家产品质量的重要手段。

本章将简要介绍 BA 和 BE 研究的相关概念,并以具体研究实例详细阐述 BA 和 BE 研究数据处理及统计分析。

第二节　生物利用度和生物等效性基本概念及主要研究方法

一、生物利用度和生物等效性基本概念

1. 生物利用度(Bioavailability, BA)

生物利用度是指药物被人体吸收后,其活性成分从制剂释放吸收进入大循环的速度和程度。一般分为绝对生物利用度(Absolute Bioavailability,F)和相对生物利用度(Relative Bioavailability,Fr)。绝对生物利用度是以静脉注射制剂为参比标准,测定药物活性成分吸收进入体内循环的相对量,通常用于原料药及新制剂研究。相对生物利用度是非静脉途径给药的制剂(如片剂和口服溶液)剂型之间或同种制剂不同剂型之间的比较研究,一般以吸收最好的剂型或制剂为参比标准。

2. 生物等效性(Bioequivalence, BE)

生物等效性是指在相同试验条件下,给予相同剂量的药学等效制剂,其活性成分吸收程度和速度无明显统计学差异。

药学等效性(Pharmaceutical Equivalence)与生物等效性的主要差异在于,药学等效性没有反映药物制剂在体内的情况。相同的剂型,由同一活性成分相同剂量制成,在含量、纯度、溶出度等项符合同样的或可比较的质量标准,则可以认为其为药学等效的。生物等效更加关注

的是药物溶出或吸收行为的一致性。

3. 血药浓度—时间曲线下面积(Area Under the Curve，AUC)

AUC 的单位是浓度乘时间，如$(\mu g/mL) \cdot h$。可通过梯形法(Trapezoidal Rule)或积分法计算。实际工作中主要采用梯形法。

梯形法：$AUC_{0-\infty}$表示从$t=0$到$t=\infty$整个过程曲线下的面积，AUC_{0-t^*}表示从$t=0$到$t=_t{}^*$这段过程曲线下的面积。将血药浓度时间图分成几个梯形，计算每个梯形面积，然后相加得AUC_{0-t}。一般通式可写成：

$$AUC = \sum_{i=1}^{n} \frac{C_{i-1} + C_i}{2}(t_i - t_{i-1}) + \frac{C_n}{k}$$

4. 血药浓度达峰时间(Peak Time，T_{max})

一般采用实测值。

5. 血浆药物峰浓度(Peak Concentration，C_{max})

一般采用实测值。

6. 平均滞留时间(Mean Residence Time，MRT)

MRT 等于血药浓度—时间曲线的一阶矩与 0 阶矩的比值，反应药物在体内的平均滞留时间长短。

7. 末相消除速率(Ke)

末相消除速率以拟合的末相血药浓度对数—时间曲线直线部分的斜率表示。

8. 末相消除半衰期($T_{1/2}$)

$$T_{1/2} = \frac{0.693}{Ke}$$

9. 表观分布容积(V_d)

$$V_d = 剂量/(AUC_{0-tn} \cdot Ke)$$

10. 总清除率(CL)

$$CL = \frac{剂量}{AUC}$$

11. 稳态药时曲线下面积(AUC_{ss})

稳态药时曲线下面积，为多次给药时稳态条件下用药间隔期$0\sim\tau$时间的AUC。τ是用药间隔时间。

12. 平均稳态血药浓度(C_{av})

$$C_{av} = \frac{AUC_{ss}}{\tau}$$

13. 稳态峰浓度(C_{ss-max})及稳态谷浓度(C_{ss-min})

稳态峰浓度和稳态谷浓度为稳态后的实测值。C_{ss-max}是稳态后最后一次给药后的峰浓度，C_{ss-min}是稳态后最后一次给药前的谷浓度。

14. 血药浓度波动系数(DF)

$$DF = \frac{(C_{ss-max} - C_{ss-min})}{C_{av}} \times 100\%$$

二、生物利用度和生物等效性主要研究方法

药物的体内生物利用度可用药物吸收速度和程度确定,主要研究方法有血药浓度法和尿药浓度数据法,即通过比较测量活性药物成分血药浓度、累积尿排泄速度等测定生物利用度。

生物等效性研究是在试验制剂和参比制剂生物利用度比较基础上建立等效性,生物利用度研究多数也是比较性研究,两者的研究方法与步骤基本一致。

在采用血药浓度法进行制剂生物利用度和生物等效性评价时,分别从药物吸收程度和吸收速度两方面进行。主要考虑下列 3 个参数:AUC、T_{max} 及 C_{max}。用 AUC 的大小反映药物吸收程度大小,C_{max} 和 T_{max} 大小综合反映药物制剂的吸收、分布、排泄和代谢情况。对同一受试者,C_{max} 和 T_{max} 主要与药物制剂有关。其他参数,如 $T_{1/2}$、MRT 和血药浓度也可作为评价指标。

三、生物利用度和生物等效性研究数据的统计分析

生物利用度或生物等效性实验结果应采用统计学方法进行分析并做出判断。相对生物利用度值差异在 ±20% 时,一般认为可被接受。

当前多采用主要参数如 C_{max} 和 AUC 经对数转换后以多因素方差分析(ANOVA)进行显著性检验,然后用双单侧 t 检验和计算 90% 置信区间统计分析方法评价和判断药物间的生物等效性。

方差分析检验均值之间有无差异,在进行统计分析时,回答的问题仅是是与否。仅用方差分析进行制剂的生物等效性评价是不够的,但方差分析可提示误差来源,是其他分析方法的基础。

根据国家食品药品监督管理局药品审评中心《化学药物制剂人体生物利用度和生物等效性研究技术指导原则》,双单侧 t 检验及 $(1-2\alpha)$% 置信区间法是目前生物等效检验的唯一标准。等效判断标准一般规定,经对数转换后的受试制剂的 $AUC0 \to t$ 在参比制剂的 80%~125%,受试制剂的 C_{max} 在参比制剂的 70%~143%。根据双单侧检验统计量,同时求得 $(1-2\alpha)$% 置信区间,如在规定范围内,即可有 $1-2\alpha$ 概率判断两药生物等效。事实上,双单侧 t 检验法和 $(1-2\alpha)$% 置信区间法所得结论是一致的。

对于 T_{max},由于分布特性未知,必要时通常采用非参数法(Wilcoxon 方法)。如无差异,可以认定受试制剂与参比制剂生物等效。

第三节 应用实例

一、实验方法

(一)受试者选择

1. 纳入标准

纳入标准为如下。性别:男性。年龄:18~40 岁,不宜相差 10 岁以上。体重(kg):所有受试者体重应在标准体重 ±10% 内,或体重指数(BMI)为 20~24。其中,标准体重=[身高

(cm)-80]×0.7;BMI＝体重(kg)/身高(M)^2。身体状况:无心、肝、肾、消化道、神经系统、精神异常及代谢异常等病史。全面体格检查显示血压、心率、心电图、呼吸状况、肝、肾功能和血象无异常。试验前2周内未服用任何其他药物。同意签署知情同意书。

2. 排除标准

排除标准:不符合上述标准者;2周内使用过任何药物者;4周内参加过其他药物试验者;3个月内用过已知对某脏器有损害药物者;有药物、食物过敏史者;嗜烟、酗酒者;心脏病或肝肾功能不全患者;在筛选中,全面体检发现存在有临床意义的异常者。

3. 受试者例数

18例。

(二)试验设计

剂量设定:采用临床上常用单剂量3.0mg进行单次给药和多次给药试验。

1. 单次给药试验

将受试者随机分成2组,每组9人,按自身双交叉原则进行试验。一组受试者先服用受试制剂,后服用参比制剂;另一组反之。

受试者于试验前3日和试验期内均不饮用酒类和咖啡类饮料,试验前禁食过夜10小时,于次日早晨空腹服用受试制剂或参比制剂,剂量均为3 mg,用200 mL温开水送服。服药2小时后方可再饮水,4小时后进统一餐。受试者服药后应避免剧烈运动,亦不得长时间卧床。服药前先取空白血样。服药后1.5、3、6、9、12、16、24、30、36、48、60、72 h抽取前臂静脉血3 mL,用50 μl肝素(浓度为25 U/mL)生理盐水抗凝,混匀后,分离血浆,冷冻保存。

末次采血2周后进行交叉试验,同法给药、采血、处理血样。血样处理和测定方法略。

2. 多次给药试验

将受试者随机分成2组,每组9人,按自身双交叉原则进行试验。一组受试者先服用受试制剂,后服用参比制剂;另一组受试者先服用参比制剂,后服用受试制剂。

受试者连续给药,空腹10小时后,于每天早上7:00服药,剂量均为3 mg。服药后继续禁食2小时。每次服药用200 mL温开水送服。连续服药6天后,于第7、8、9天早上7:00给药前测定3次谷浓度,以证实受试者血药浓度已达稳态。于第9天给药后,参照单次给药采样时间点1.5、3、6、9、12、16、24、30、36、48、60、72、96 h设计,测定血药浓度。

末次采血2周后进行交叉试验,同法给药、采血、处理血样。血样处理和测定方法略。

3. 实验管理

试验工作在一期临床试验观察室进行。受试者应得到医护人员的监护。受试期间发生的任何不良反应均应及时处理和记录。

4. 数据处理

以不同时间点的血药浓度计算药代参数,达峰时间(T_{max})和峰浓度(C_{max})以实测值计算,末相消除速率(Ke)以末相对数血药浓度时间曲线的直线部分拟合,末相消除半衰期($T_{1/2}$)以0.693除以Ke计算,表观分布容积(Vd)＝剂量/($AUC \cdot Ke$),AUC_{0-tn}以梯形法计算,总清除率(CL)＝剂量/AUC。

多次给药:稳态峰浓度(C_{max})、峰时间(T_{max})采用实测值。C_{min}为末次剂量服药前与达τ时间点实测值的平均值。各受试者的平均稳态血药浓度$C_{av}＝AUC_{ss}/\tau$。式中:AUC_{ss}系稳态条

件下用药间隔期 $0 \sim \tau$ 时间的 AUC，τ 是用药间隔时间。各受试者血药浓度波动系数 $DF = (C_{\max} - C_{\min}) / C_{av} \times 100\%$

两种剂型间的数据比较：Ke、$T_{1/2}$、C_{av}、DF、Vd、CL 等参数以 T 检验进行统计处理，$T_{\max}$ 以非参数法进行统计处理。$C_{\max}$ 和 AUC_{0-t} 数据进行方差分析和等效性分析。等效性评价方法为双单侧 T 检验。$C_{\max}$ 和 AUC_{0-tn} 等效区间分别为 $[0.7, 1.43]$ 和 $[0.8, 1.25]$。

二、结果

【例 22.1】 单次给药的 BE 研究实例。

18 名健康志愿者按照双交叉设计，口服 INDP 受试和参比制剂后测定不同时间血浆中 INDP 浓度，结果见表 22.1 和表 22.2。

表 22.1　单次口服参比制剂后各时间点的血浆 INDP 浓度　　　　　单位：ng/mL

受试者	给药次序	1.5	3	6	9	12	16	24	30	36	48	60	72
1	T/R	8.12	10.98	10.96	9.08	10.61	16.26	16.84	13.59	13.10	7.39	6.53	2.66
2	R/T	1.77	8.52	30.08	20.27	19.57	22.64	17.86	15.93	13.30	8.00	6.39	3.23
3	R/T	1.58	5.13	21.73	12.58	14.14	14.81	15.23	8.94	5.45	3.27	1.45	nd
						⋮							
18	T/R	1.23	5.55	11.53	15.77	22.37	22.18	15.91	8.85	12.06	5.08	4.57	2.80
平均		4.01	8.06	17.85	11.95	13.92	14.41	17.95	12.45	10.28	6.42	3.98	2.00
标准差		2.76	3.87	8.64	3.89	6.27	5.67	6.37	4.49	3.93	2.88	2.17	1.36

表 22.2　单次口服受试制剂后各时间点的血浆 INDP 浓度　　　　　单位：ng/mL

受试者	给药次序	1.5	3	6	9	12	16	24	30	36	48	60	72
1	T/R	3.18	6.29	24.78	9.34	11.86	17.17	16.32	13.92	18.44	9.01	4.82	2.56
2	R/T	13.81	35.22	14.35	19.51	28.65	18.29	8.80	8.94	9.51	4.45	2.97	1.40
3	R/T	6.82	14.33	16.25	13.88	9.39	10.28	9.53	8.29	7.02	5.66	4.84	1.47
						⋮							
18	T/R	5.64	8.80	8.32	7.53	10.71	11.52	19.99	13.56	13.27	6.72	2.49	1.84
平均		7.01	15.07	20.68	16.04	15.53	13.74	17.05	11.47	9.51	5.98	3.67	1.72
标准差		6.07	10.13	11.65	8.45	7.05	3.32	5.79	2.78	3.53	2.24	1.55	0.83

两制剂的平均血药浓度时间曲线见图 22.1。试以各个点的平均血药浓度和时间做两制剂的血药浓度时间线性回归，并根据血药浓度—时间曲线计算两制剂的药代动力学参数。计算结果汇总于表 22.3 和表 22.4。试对表 22.3 和表 22.4 的动力学参数进行差异显著性比较，并计算各参数的均值和标准差，最后比较两者之间是否有等效性。

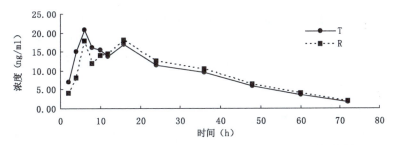

图 22.1 口服两种剂型后血浆中平均 INDP 浓度—时间曲线

表 22.3 口服参比制剂后浓度—时间曲线计算的药代参数

	C_{max} (ng/mL)	Ke (h^{-1})	$T_{1/2}(\beta)$ (h)	Vd (L)	CL (L/hr)	T_{max} (h)
均值 M	23.06	0.051	15.15	91.75	4.76	13.89
标准差	5.82	0.017	5.61	32.82	1.60	9.67

表 22.4 口服受试制剂后浓度—时间曲线计算的药代参数

	C_{max} (ng/mL)	Ke (h^{-1})	$T_{1/2}(\beta)$ (h)	Vd (L)	CL (L/hr)	T_{max} (h)
均值 M	25.39	0.050	15.88	95.38	4.59	9.72
标准差	10.25	0.018	6.23	38.65	1.10	7.14

结果表明,受试者口服参比制剂和受试制剂后,以测得的血中 INDP 的浓度时间曲线计算,平均达峰时间分别为(13.89±9.67) h 和(9.72±7.14) h,平均峰浓度分别为(23.06±5.82) ng/mL 和(25.39±10.25) ng/mL,平均末相消除半衰期分别为 15.2 小时和 15.9 小时,平均表观分布容积为(91.75±32.82)L 和(95.38±38.65)L,平均总清除率为:(4.76±1.60)L/h和(4.59 ±1.10)L/h,药代动力学参数差异无统计学意义。

1. 单次给药等效性分析

C_{max} 和 AUC_{0-tn} 可以作为比较两种剂型间吸收差异的指标,本例以 AUC 结果进行模拟计算,AUC 数据见表 22.5。从表 22.3 可见 $AUC_{tn-\infty}$ 的结果均在 20% 以下,故以 AUC_{0-tn} 值测定结果能够代表制剂的吸收程度。

表 22.5 口服参比制剂和受试制剂后的浓度—时间曲线下面积(AUC, ng.h·mL^{-1})

	参比制剂			受试制剂			F
	AUC_{0-tn}	$AUC_{tn-\infty}$	$AUC_{tn-\infty}$/Total(%)	AUC_{0-tn}	$AUC_{tn-\infty}$	$AUC_{tn-\infty}$/Total(%)	T/R(%)
平均	680.0	56.9	7.4	690.9	46.2	6.1	107.7
标准差	168.1	40.2	4.2	168.1	29.6	3.4	36.7

注:$AUC_{tn-\infty}$/Total＝$AUC_{tn-\infty}$/(AUC_{0-t}＋$AUC_{tn-\infty}$),这个数据通常只是用来评价采样是否合理,尾部面积是否小于 20%,如果大于 20%,表明采样不合理。相对生物利用度 $F=AUC_{0-t}$(T 制剂)/AUC_{0-t}(R 制剂)。

以 AUC_{0-tm} 为指标,受试制剂相对于参比制剂的生物利用度为(107.71±36.73)％。将数据对数转换后,方差分析的结果见表 22.6,药剂间、周期间和个体间均无统计学意义。表 22.7 是 AUC 转换后的双向单侧 T 检验,结果表明,受试制剂生物利用度为 102.3％,在参比制剂的[1-2a]置信区限[92.0％,109.0％]内,因此符合等效范围。

表 22.6 口服参比制剂和受试制剂后的 AUC 对数值的方差分析

ANOVA	平方和	自由度	均方差	F	F(0.05)	P
总变异	2.3475	35	0.0670			
药剂间	0.0046	1	0.0046	0.08	4.49	＞0.05
周期间	0.0001	1	0.0001	0.00	4.49	＞0.05
个体间	1.4111	17	0.0830	1.43	2.35	＞0.05
误差	0.9316	16	0.0582			

表 22.7 口服参比制剂后和受试制剂后的 AUC 对数值的双向单侧 T 检验

等效性	TL＝3.05	$T_{0.05}＝1.74$	$P<0.05$	合格
检验	TH＝2.49	$T_{0.05}＝1.74$	$P<0.05$	合格
	[1-2a]置信区限＝92.1％	—	108.6％	合格

同理,可根据上述程序,通过表 22.3 和表 22.4 中的 C_{max}(对数)值进行方差分析,并比较其等效性。结果见表 22.8 和表 22.9。表 22.8 显示药剂间和周期间均无差异,但个体间的差异有统计学意义。表 22.9 是 C_{max} 转换后的双向单侧 T 检验结果,表明受试制剂峰浓度在参比制剂的[1-2a]置信区限[78.2％,128.0％]内,因此,符合等效范围。

表 22.8 口服参比制剂和受试制剂后的 C_{max} 对数值的方差分析

ANOVA	平方和	自由度	均方差	F	F(0.05)	P
总变异	3.3782	35	0.0965			
药剂间	0.0374	1	0.0374	1.03	4.49	＞0.05
周期间	0.0027	1	0.0027	0.07	4.49	＞0.05
个体间	2.7592	17	0.1623	4.49	2.35	＜0.05
误差	0.5790	16	0.0362			

表 22.9 口服参比制剂和受试制剂后的 C_{max} 对数值的双向单侧 T 检验

等效性	TL＝6.66	$T_{0.05}＝1.74$	$P<0.05$	合格
检验	TH＝4.62	$T_{0.05}＝1.74$	$P<0.05$	合格
	[1-2a]置信区限＝78.2％	—	128.0％	合格

【程序 22.1】 prg22_1 单次给药的生物利用度计算

```
%let times＝1.5 3 6 9 12 16 24 30 36 48 60 72；
Data exp22_1；          *定义数据集,输入原始数据；
  length group order ＄10.；
  Input Group ＄ order ＄ Block c1-c12；          *  输入测量值；
Cards；
Control T/R  1 8.12 10.98 10.96 9.08 10.61 16.26 16.84 13.59 13.1 7.39 6.53 2.66
```

Control R/T　2 1.77 8.52 30.08 20.27 19.57 22.64 17.86 15.93 13.3 8 6.39 3.23

Control R/T　3 1.58 5.13 21.73 12.58 14.14 14.81 15.23 8.94 5.45 3.27 1.45.

......

Treat　　T/R　1 3.18 6.29 24.78 9.34 11.86 17.17 16.32 13.92 18.44 9.01 4.82 2.56

Treat　　R/T　2 13.81 35.22 14.35 19.51 28.65 18.29 8.8 8.94 9.51 4.45 2.97 1.4

......

Treat　　T/R　18 5.64 8.8 8.32 7.53 10.71 11.52 19.99 13.56 13.27 6.72 2.49 1.84

;

Run；

%include "prg22_1 单次给药的生物利用度计算.sas";

运行结果如下：

（a）MEANS 过程

group	观测的个数	变量	N	均值	标准差	最小值	最大值
Control	18	TMax	18	13.8888889	9.6703847	3.0000000	36.0000000
		CMax	18	23.0633333	5.8229627	13.0900000	33.1900000
		lgcmax	18	3.1060242	0.2664969	2.5718488	3.5022486
		Ke	18	0.0514372	0.0174764	0.0248205	0.0912242
		t1_2	18	15.1513710	5.6089236	7.5966663	27.9204763
		VD	18	91.7511169	32.8218815	52.5941615	168.0744759
		CL	18	4.7594368	1.6030244	3.2035624	10.0231367
		AUC0	18	880.0272222	168.1338524	299.3075000	936.4575000
		AUCR	18	92.5901595	4.2015210	83.9020688	98.0189533
		AUCTR	18	7.4098405	4.2015210	1.9810467	16.0979314
		LgAUC0	18	6.4880591	0.2823848	5.7014715	6.8421041
Treat	18	TMax	18	9.7222222	7.1439448	3.0000000	24.0000000
		CMax	18	25.3933333	10.2511440	14.6000000	54.6400000
		lgcmax	18	3.1705015	0.3542569	2.6810215	4.0007662
		Ke	18	0.0495968	0.0179454	0.0231926	0.0968525
		t1_2	18	15.8797959	6.2305556	7.1552118	29.8802059
		VD	18	96.3819350	38.6472982	41.6990967	198.8066038
		CL	18	4.5861510	1.1044901	2.8467927	6.8519354
		AUC0	18	690.9276389	168.1239087	437.8325000	1053.82
		AUCR	18	93.8695617	3.3727842	84.1617406	98.5544313
		AUCTR	18	6.1304383	3.3727842	1.4455687	15.8382594
		LgAUC0	18	6.5105898	0.2409889	6.0818364	6.9601746

（b）The TTEST Procedure

The TTEST Procedure

Statistics

Variable	group	N	Lower CL Mean	Mean	Upper CL Mean	Lower CL Std Dev	Std Dev	Upper CL Std Dev	Std Err	Minimum	Maximum
lgcmax	Control	18	2.9735	3.106	3.2386	0.2	0.2665	0.3995	0.0628	2.5718	3.5022
lgcmax	Treat	18	2.9943	3.1705	3.3467	0.2658	0.3543	0.5311	0.0835	2.681	4.0008
lgcmax	Diff (1-2)		-0.277	-0.064	0.1479	0.2536	0.3135	0.4107	0.1045		
Ke	Control	18	0.0427	0.0514	0.0601	0.0131	0.0175	0.0262	0.0041	0.0248	0.0912
Ke	Treat	18	0.0407	0.0496	0.0585	0.0135	0.0179	0.0269	0.0042	0.0232	0.0969
Ke	Diff (1-2)		-0.01	0.0018	0.0138	0.0143	0.0177	0.0232	0.0059		
t1_2	Control	18	12.362	15.151	17.941	4.2089	5.6089	8.4086	1.322	7.5967	27.92
t1_2	Treat	18	12.781	15.88	18.978	4.6753	6.2306	9.3405	1.4686	7.1552	29.88
t1_2	Diff (1-2)		-4.744	-0.728	3.2872	4.7949	5.9279	7.7667	1.976		
VD	Control	18	75.429	91.751	108.07	24.629	32.822	49.204	7.7361	52.594	168.07
VD	Treat	18	77.163	96.382	115.6	29	38.647	57.938	9.1093	41.699	198.81
VD	Diff (1-2)		-28.92	-4.631	19.657	29	35.853	46.975	11.951		
CL	Control	18	3.9623	4.7594	5.5566	1.2029	1.603	2.4032	0.3778	3.2036	10.023
CL	Treat	18	4.0369	4.5862	5.1354	0.8288	1.1045	1.6558	0.2603	2.8468	6.8519
CL	Diff (1-2)		-0.759	0.1733	1.1058	1.1134	1.3765	1.8035	0.4588		
LgAUC0	Control	18	6.3476	6.4881	6.6285	0.2119	0.2824	0.4233	0.0666	5.7015	6.8421
LgAUC0	Treat	18	6.3907	6.5106	6.6304	0.1808	0.241	0.3613	0.0568	6.0818	6.9602
LgAUC0	Diff (1-2)		-0.2	-0.023	0.1553	0.2123	0.2625	0.3439	0.0875		

T-Tests

Variable	Method	Variances	DF	t Value	Pr > |t|
lgcmax	Pooled	Equal	34	-0.62	0.5413
lgcmax	Satterthwaite	Unequal	31.6	-0.62	0.5416
Ke	Pooled	Equal	34	0.31	0.7572
Ke	Satterthwaite	Unequal	34	0.31	0.7572
t1_2	Pooled	Equal	34	-0.37	0.7147
t1_2	Satterthwaite	Unequal	33.6	-0.37	0.7147
VD	Pooled	Equal	34	-0.39	0.7008
VD	Satterthwaite	Unequal	33.1	-0.39	0.7009
CL	Pooled	Equal	34	0.38	0.7080
CL	Satterthwaite	Unequal	30.2	0.38	0.7083
LgAUC0	Pooled	Equal	34	-0.26	0.7984
LgAUC0	Satterthwaite	Unequal	33.2	-0.26	0.7984

Equality of Variances

Variable	Method	Num DF	Den DF	F Value	Pr > F
lgcmax	Folded F	17	17	1.77	0.2506
Ke	Folded F	17	17	1.05	0.9143
t1_2	Folded F	17	17	1.23	0.6696
VD	Folded F	17	17	1.39	0.5077
CL	Folded F	17	17	2.11	0.1345
LgAUC0	Folded F	17	17	1.37	0.5204

(c)The NPAR1WAY Procedure

Wilcoxon Scores (Rank Sums) for Variable TMax
Classified by Variable group

group	N	Sum of Scores	Expected Under H0	Std Dev Under H0	Mean Score
Control	18	373.0	333.0	29.978564	20.722222
Treat	18	293.0	333.0	29.978564	16.277778

Average scores were used for ties.

Wilcoxon Two-Sample Test

Statistic   373.0000

Normal Approximation
Z   1.3176
One-Sided Pr > Z   0.0938
Two-Sided Pr > |Z| 0.1876

t Approximation
One-Sided Pr > Z   0.0981
Two-Sided Pr > |Z| 0.1962

Z includes a continuity correction of 0.5.

Kruskal-Wallis Test

Chi-Square   1.7803
DF   1
Pr > Chi-Square   0.1821

(d)The ANOVA Procedure
d.1 Dependent Variable:LgAUC0

The ANOVA Procedure

Variable: LgAUC0

Source	DF	Sum of Squares	Mean Square	F Value	Pr > F
Model	19	1.41583462	0.07451761	1.28	0.3119
Error	16	0.93162051	0.05822628		
Corrected Total	35	2.34745512			

R-Square	Coeff Var	Root MSE	LgAUC0 Mean
0.603136	3.712712	0.241301	6.499324

Source	DF	Anova SS	Mean Square	F Value	Pr > F
group	1	0.00456868	0.00456868	0.08	0.7830
order	1	0.00012604	0.00012604	0.00	0.9635
Block	17	1.41113989	0.08300823	1.43	0.2417

```
The ANOVA Procedure

t Tests (LSD) for LgAUC0

NOTE: This test controls the Type I comparisonwise error rate, not the experimentwise error rate.

            Alpha                          0.05
            Error Degrees of Freedom         16
            Error Mean Square           0.058226
            Critical Value of t          2.11991
            Least Significant Difference  0.1705

       Means with the same letter are not significantly different.

       t Grouping        Mean      N    group
               A      6.51059     18    Treat
               A
               A      6.48806     18    Control
```

等效性检验：TL= 3.05, P=0.0038   TH= 2.49, P=0.0120
[1-2α]置信区间：92.06～108.62

d.2 Dependent Variable:lgcmax

```
Variable: lgcmax

                                    Sum of
Source                    DF       Squares    Mean Square    F Value    Pr > F
Model                     19    2.79925445     0.14732918       4.07    0.0033
Error                     16    0.67497653     0.00010603
Corrected Total           35    3.37823097

            R-Square    Coeff Var    Root MSE    lgcmax Mean
            0.828615     6.061515    0.190226       3.138263

Source                    DF     Anova SS    Mean Square    F Value    Pr > F
group                      1    0.03741589    0.03741589       1.03    0.3244
order                      1    0.00265979    0.00265979       0.07    0.7898
Block                     17    2.75917876    0.16230463       4.49    0.0022


                    t Tests (LSD) for lgcmax

NOTE: This test controls the Type I comparisonwise error rate, not the experimentwise error rate.

            Alpha                          0.05
            Error Degrees of Freedom         16
            Error Mean Square           0.038186
            Critical Value of t          2.11991
            Least Significant Difference  0.1344


       Means with the same letter are not significantly different.

       t Grouping        Mean      N    group
               A      3.17050     18    Treat
               A
               A      3.10602     18    Control
```

等效性检验：TL= 6.66, P=0.0000   TH= 4.62, P=0.0001
[1-2α]置信区间：78.19～128.01

【例 22.2】 多次给药的 BE 研究实例。

18 名健康志愿者，根据双交叉设计，多次服用参比和受试制剂药达到稳态。于每次给药后不同时间点测定血浆中 INDP 浓度，结果见表 22.10 和表 22.11。

表 22.10　多次口服参比制剂后各时间点的血浆 INDP 浓度　　　　单位：ng/mL

受试者	给药次序	谷1	谷2	谷3	1.5	3	6	9	12	16	24	30	36	48	60	72
1	R/T	18.81	19.42	18.20	29.21	12.40	11.42	14.06	17.11	19.04	14.98	12.50	16.71	6.56	5.19	nd
2	R/T	14.12	19.63	16.88	23.81	42.27	36.60	34.25	31.07	22.57	13.90	11.70	9.93	7.14	5.29	2.31
…	…	…	…	…	…	…	…	…	…	…	…	…	…	…	…	…
18	R/T	25.53	24.20	22.88	28.26	42.17	17.21	24.50	24.48	29.75	24.29	34.14	13.18	17.37	6.26	3.57

表 22.11　多次口服受试制剂后各时间点的血浆 INDP 浓度　　　　单位：ng/mL

受试者	给药次序	谷1	谷2	谷3	1.5	3	6	9	12	16	24	30	36	48	60	72
1	R/T	18.73	19.47	17.89	18.82	20.78	27.92	25.25	21.79	22.07	17.51	11.69	9.54	3.60	1.68	1.17
2	R/T	17.76	21.85	26.35	24.42	34.64	37.17	42.86	36.30	33.67	17.82	15.08	16.25	9.42	4.33	1.69
…	…	…	…	…	…	…	…	…	…	…	…	…	…	…	…	…
18	R/T	19.44	21.20	25.24	19.04	16.94	26.46	27.94	20.08	19.26	15.22	13.64	7.76	5.62	3.36	2.98

两制剂的平均血药浓度时间曲线见图 22.2,试以各个点的平均血药浓度和时间做两制剂的血药浓度时间线性回归,并根据血药浓度－时间曲线计算各两制剂的药代动力学参数。计算结果汇总于表 22.12 和表 22.13。试计算各动力学参数是否有显著性差异,并比较其等效性和计算各参数的均值和标准差。

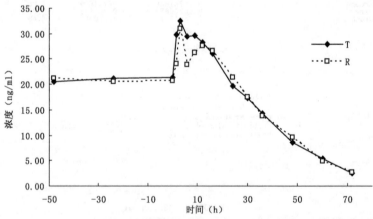

图 22.2　口服多剂量两种剂型后血浆中平均 INDP 浓度—时间曲线

表 22.12　多次口服参比制剂后浓度—时间曲线计算的药代参数

受试者	AUC (ng·h·mL^{-1})	AUC_{ss} (ng·h·mL^{-1})	C_{max} (ng·mL^{-1})	C_{min} (ng·mL^{-1})	T_{max} (h)	Ke (h^{-1})	$t_{1/2}$ (h)	C_{av} (ng·mL^{-1})	DF (%)
平均	1171.1	613.3	37.24	21.03	9.89	0.050	15.87	25.55	61.35
标准差	357.9	174.8	14.67	7.09	6.66	0.017	6.53	7.28	26.78

表 22.13 多次口服受试制剂后浓度—时间曲线计算的药代参数

受试者	AUC (ng·h·mL^{-1})	AUC_{ss} (ng·h·mL^{-1})	C_{max} (ng·mL^{-1})	C_{min} (ng·mL^{-1})	T_{max} (h)	Ke (h^{-1})	$t_{1/2}$ (h)	C_{av} (ng·mL^{-1})	DF (%)
平均	1169.3	645.2	40.03	20.40	7.06	0.052	14.76	26.88	73.73
标准差	291.1	121.4	8.55	5.00	4.20	0.016	5.41	5.06	27.31

结果表明,受试者多次口服参比制剂和受试制剂后,平均达峰时间分别为:(9.89±6.66) h 和(7.06±4.20) h,平均峰浓度分别为(37.24±14.67) ng/mL 和(40.03±8.55) ng/mL,平均谷浓度分别为(21.03±7.09) ng/mL 和(20.40±5.00) ng/mL,平均稳态血药浓度分别为(25.55±7.28) ng/mL 和(26.88±5.06) ng·mL,平均波动系数分别为(61.35±26.78)% 和(73.73±27.31)%,平均末相消除半衰期分别为(15.87±6.53) h 和(14.76±5.41) h,药代动力学参数差异无统计学意义。

2. 多次给药等效性分析

C_{max} 和 AUC_{0-tn} 可以作为比较两种剂型间吸收差异的指标。本例以 AUC 结果进行模拟计算,AUC 的数据见表 22.14。从表 22.14 可见,$AUC_{tn-\infty}$ 的结果均在 20% 以下,故以 AUC_{0-tn} 的值测定结果能够代表制剂吸收桯度。

表 22.14 多次口服参比和受试制剂后的浓度—时间曲线下面积(AUC,ng·h·mL^{-1})

受试者	参比制剂			受试制剂			F
	AUC_{0-tn}	$AUC_{tn-\infty}$	$AUC_{tn-\infty}$/Toatl	AUC_{0-tn}	$AUC_{tn-\infty}$	$AUC_{tn-\infty}$/Toatl	T/R
平均	1093.2	77.9	6.8%	1105.8	63.5	5.2%	106.6%
标准差	352.8	51.8	4.0%	268.9	57.2	4.0%	28.3%

以 AUC_{0-tn} 的为指标,受试制剂相对于参比制剂的生物利用度为(106.6±28.3)%。将数据进行对数转换后,方差分析结果见表 22.15。药剂间、周期间和个体间均无统计学差异。表 22.16 是 AUC 转换后的双向单侧 T 检验结果,受试制剂生物利用度为 102.8%,在参比制剂的[1-2a]置信区限[90.2%,111.0%]内,因此,符合等效范围。

表 22.15 口服参比制剂后和受试制剂后的 AUC 对数值的方差分析

ANOVA	SS	F	MS	F	$F_{0.05}$	P
总变异	2.3642	35	0.0675			
药剂间	0.0066	1	0.0066	0.15	4.49	> 0.05
周期间	0.0015	1	0.0015	0.03	4.49	> 0.05
个体间	1.6663	17	0.0980	2.27	2.35	> 0.05
误差	0.6897	16	0.0431			

表 22.16　口服参比制剂后和受试制剂后的 AUC 对数值的双向单侧 T 检验

等效性	TL＝3.62	$T_{0.05}=1.74$	$P<0.05$	合格
检验	TH＝2.83	$T_{0.05}=1.74$	$P<0.05$	合格
	[1-2a]置信区限＝90.3％	—	110.8％	合格

　　受试制剂相对于参比制剂的 C_{max} 数据对数转换后,方差分析的结果见表 22.17,药剂间、周期间和个体间均无统计学差异。表 22.18 是 C_{max} 转换后的双向单侧 T 检验结果表明,受试制剂峰浓度在参比制剂的[1-2a]置信区限[79.3％,126.2％]内,因此符合等效范围。

表 22.17　口服参比制剂后和受试制剂后的 C_{max} 对数值的方差分析

ANOVA	SS	F	MS	F	$F_{0.05}$	P
总变异	2.5817	35	0.0738			
药剂间	0.0993	1	0.0993	2.16	4.49	＞0.05
周期间	0.0963	1	0.0963	2.10	4.49	＞0.05
个体间	1.6522	17	0.0972	2.12	2.35	＞0.05
误差	0.7340	16	0.0459			

表 22.18　口服参比制剂后和受试制剂后的 C_{max} 对数值的双向单侧 T 检验

等效性	TL＝6.48	$T_{0.05}=1.74$	$P<0.05$	合格
检验	TH＝3.54	$T_{0.05}=1.74$	$P<0.05$	合格
	[1-2a]置信区限＝79.3％	—	126.2％	合格

多次给药的计算程序如下:

【程序 22.2】　prg22_2 多次给药的生物利用度计算

```
%let times＝-50-30 0 1.5 3 6 9 12 16 24 30 36 48 60 72;
/*计算 AUSS 时起始和结束位置序号,周期时间*/
%let AUCssStart＝3;
%let AUCssEnd＝10;
%let tao＝24;
Data exp22_2;          *定义数据集,输入原始数据;
  length group Order $10.;
  Input Group $ Order $ Block c1-c15;          *  输入测量值;
Cards;
Control R 1 18.81 19.42 18.2 29.21 12.4 11.42 14.06 17.11 19.04 14.98 12.5 16.71
6.56 5.19.
  Control R 2 14.12 19.63 16.88 23.81 42.27 36.6 34.25 31.07 22.57 13.9 11.7 9.93
7.14 5.29 2.31
  Control T 3 18.15 16.71 16.42 16.48 17.1 16.07 16.85 17.4 22.38 25.56 10.25 9.52
```

5.3 4.3 2.88

……

Treat T 17 20.82 19.84 21.76 24.18 24.22 31.9 33.1 33.56 29.84 16.04 23.08 10.46 7.6 4.4 1.82

Treat T 18 19.44 21.2 25.24 19.04 16.94 26.46 27.94 20.08 19.26 15.22 13.64 7.76 5.62 3.36 2.98

;

Run;

%include "prg22_2 多次给药的生物利用度计算.sas";

运行结果如下：

(a) MEANS 过程

group	观测的个数	变量	N	均值	标准差	最小值	最大值
Control	18	TMax	18	9.8888889	6.6566101	1.5000000	24.0000000
		CMax	18	37.2405556	14.6732684	25.5600000	79.6800000
		lgcmax	18	3.5629730	0.3166705	3.2410286	4.3780186
		Ke	18	0.0499173	0.0171882	0.0231184	0.0865579
		t1_2	18	15.8734513	6.5328657	8.0061991	29.9760738
		VD	18	63.2350049	27.5537479	21.1171236	125.4029481
		CL	18	2.9712388	0.8011018	1.4205184	4.7511769
		AUC0	18	1093.21	352.7869422	631.4225000	2111.91
		AUCT	18	77.8919033	51.7517499	25.8326753	207.6264852
		AUCTR	18	6.8203248	4.1427244	1.9602116	14.3572981
		CAV	18	25.5529109	7.2847375	16.4397500	45.6060417
		DF	18	61.3451662	26.7813284	20.1285390	123.4661847
		LgAUC0	18	6.9547930	0.2898464	6.4479752	7.6553457
Treat	18	TMax	18	7.0555556	4.2039508	1.5000000	16.0000000
		CMax	18	40.0250000	8.5547663	27.9200000	59.5300000
		lgcmax	18	3.6679947	0.2138804	3.3293433	4.0864804
		Ke	18	0.0521306	0.0156459	0.0264337	0.0754725
		t1_2	18	14.7606086	5.4118728	9.1821498	26.2165522
		VD	18	57.4712224	24.5288026	29.5304352	121.8714545
		CL	18	2.8562672	0.6414888	1.7214864	3.7241752
		AUC0	18	1105.78	268.8896144	805.5475000	1742.68
		AUCT	18	63.4846266	57.1931811	15.6348294	203.1514715
		AUCTR	18	5.2082999	4.0270728	1.2720191	14.8791695
		CAV	18	26.8831829	5.0563115	20.6468750	37.7829167
		DF	18	73.7331944	27.3134612	37.3422128	141.7939214
		LgAUC0	18	6.9819076	0.2338103	6.6915222	7.4631794

(b) The TTEST Procedure

Statistics

Variable	group	N	Lower CL Mean	Mean	Upper CL Mean	Lower CL Std Dev	Std Dev	Upper CL Std Dev	Std Err	Minimum	Maximum
lgcmax	Control	18	3.4055	3.563	3.7204	0.2376	0.3167	0.4747	0.0746	3.241	4.378
lgcmax	Treat	18	3.5616	3.668	3.7744	0.1605	0.2139	0.3206	0.0504	3.3293	4.0865
lgcmax	Diff (1-2)		-0.288	-0.105	0.078	0.2186	0.2702	0.354	0.0901		
Ke	Control	18	0.0414	0.0499	0.0585	0.0129	0.0172	0.0258	0.0041	0.0231	0.0866
Ke	Treat	18	0.0444	0.0521	0.0599	0.0117	0.0156	0.0235	0.0037	0.0264	0.0755
Ke	Diff (1-2)		-0.013	-0.002	0.0089	0.0133	0.0164	0.0215	0.0055		
t1_2	Control	18	12.625	15.873	19.122	4.9022	6.5329	9.7937	1.5398	8.0062	29.976
t1_2	Treat	18	12.069	14.761	17.452	4.061	5.4119	8.1132	1.2756	9.1821	26.217
t1_2	Diff (1-2)		-2.951	1.1128	5.1764	4.8521	5.9986	7.8594	1.9995		
VD	Control	18	49.533	63.235	76.937	20.676	27.554	41.307	6.4945	21.117	125.4
VD	Treat	18	45.273	57.471	69.669	18.406	24.529	36.772	5.7815	29.53	121.87
VD	Diff (1-2)		-11.91	5.7638	23.434	21.1	26.085	34.177	8.6951		
CL	Control	18	2.5729	2.9712	3.3696	0.6011	0.8011	1.201	0.1888	1.4205	4.7512
CL	Treat	18	2.5373	2.8563	3.1753	0.4814	0.6415	0.9617	0.1512	1.7215	3.7242
CL	Diff (1-2)		-0.377	0.115	0.6066	0.587	0.7257	0.9508	0.2419		
CAV	Control	18	21.93	25.553	29.176	5.4664	7.2847	10.921	1.717	16.494	45.606
CAV	Treat	18	24.369	26.883	29.398	3.7942	5.0563	7.5801	1.1918	20.647	37.783
CAV	Diff (1-2)		-5.578	-1.33	2.9173	5.0719	6.2703	8.2154	2.0901		
DF	Control	18	48.027	61.345	74.663	20.096	26.781	40.149	6.3124	20.129	123.47
DF	Treat	18	60.151	73.733	87.316	20.496	27.313	40.947	6.4378	37.342	141.79
DF	Diff (1-2)		-30.71	-12.39	5.9352	21.879	27.049	35.439	9.0162		
LgAUC0	Control	18	6.8106	6.9547	7.0989	0.2175	0.2898	0.4345	0.0683	6.448	7.6553
LgAUC0	Treat	18	6.8656	6.9819	7.0982	0.1754	0.2338	0.3505	0.0551	6.6915	7.4632
LgAUC0	Diff (1-2)		-0.206	-0.027	0.1512	0.213	0.2633	0.345	0.0878		

```
                              T-Tests
Variable      Method          Variances       DF      t Value    Pr > |t|
lgcmax        Pooled          Equal           34       -1.17      0.2517
lgcmax        Satterthwaite   Unequal         29.8     -1.17      0.2528
Ke            Pooled          Equal           34       -0.40      0.6887
Ke            Satterthwaite   Unequal         33.7     -0.40      0.6888
t1_2          Pooled          Equal           34        0.56      0.5815
t1_2          Satterthwaite   Unequal         32.9      0.56      0.5816
VD            Pooled          Equal           34        0.66      0.5119
VD            Satterthwaite   Unequal         33.6      0.66      0.5119
CL            Pooled          Equal           34        0.48      0.6376
CL            Satterthwaite   Unequal         32.4      0.48      0.6378
CAV           Pooled          Equal           34       -0.64      0.5287
CAV           Satterthwaite   Unequal         30.3     -0.64      0.5293
DF            Pooled          Equal           34       -1.37      0.1784
DF            Satterthwaite   Unequal         34       -1.37      0.1784
LgAUC0        Pooled          Equal           34       -0.31      0.7588
LgAUC0        Satterthwaite   Unequal         32.5     -0.31      0.7588

                      Equality of Variances
Variable      Method          Num DF    Den DF    F Value    Pr > F
lgcmax        Folded F          17        17       2.19      0.1153
Ke            Folded F          17        17       1.21      0.7027
t1_2          Folded F          17        17       1.46      0.4457
VD            Folded F          17        17       1.26      0.6370
CL            Folded F          17        17       1.56      0.3686
CAV           Folded F          17        17       2.08      0.1422
DF            Folded F          17        17       1.04      0.9363
LgAUC0        Folded F          17        17       1.54      0.3845
```

(c) The NPAR1WAY Procedure

```
                    The NPAR1WAY Procedure

         Wilcoxon Scores (Rank Sums) for Variable TMax
                  Classified by Variable group

                           Sum of     Expected    Std Dev      Mean
group         N            Scores     Under H0     Under H0    Score
Control       18           374.0       333.0      31.011519   20.777778
Treat         18           292.0       333.0      31.011519   16.222222

             Average scores were used for ties.

                   Wilcoxon Two-Sample Test

              Statistic            374.0000

              Normal Approximation
              Z                      1.3060
              One-Sided Pr >  Z      0.0958
              Two-Sided Pr > |Z|     0.1916

              t Approximation
              One-Sided Pr >  Z      0.1000
              Two-Sided Pr > |Z|     0.2001

          Z includes a continuity correction of 0.5.

                   Kruskal-Wallis Test

              Chi-Square            1.7479
              DF                         1
              Pr > Chi-Square       0.1861
```

(d) The ANOVA Procedure

d1 dependent variable: LgAUC0

```
Variable: LgAUC0

                                Sum of
Source              DF          Squares     Mean Square   F Value   Pr > F
Model               19        1.67446242    0.08812960     2.04     0.0769
Error               16        0.68971305    0.04310707
Corrected Total     35        2.36417547


            R-Square    Coeff Var    Root MSE    LgAUC0 Mean
            0.708265    2.979519     0.207622      6.968320


Source              DF         Anova SS     Mean Square   F Value   Pr > F
group                1        0.00664611    0.00664611     0.15     0.6998
Order                1        0.00149626    0.00149626     0.03     0.8545
Block               17        1.66632004    0.09801883     2.27     0.0538
```

The ANOVA Procedure

t Tests (LSD) for LgAUC0

NOTE: This test controls the Type I comparisonwise error rate, not the experimentwise error rate.

```
Alpha                          0.05
Error Degrees of Freedom         16
Error Mean Square         0.043107
Critical Value of t        2.11991
Least Significant Difference 0.1467
```

Means with the same letter are not significantly different.

```
t Grouping        Mean      N    group
        A       6.98191     18    Treat
        A
        A       6.95473     18    Control
```

等效性检验：TL= 3.62，P=0.0012　　TH= 2.83，P=0.0060
[1-2α]置信区间：90.27～110.77

d2 Dependent Variable: lgcmax

Variable: lgcmax

Source	DF	Sum of Squares	Mean Square	F Value	Pr > F
Model	19	1.84772289	0.09724857	2.12	0.0672
Error	16	0.73396890	0.04587306		
Corrected Total	35	2.58169179			

R-Square	Coeff Var	Root MSE	lgcmax Mean
0.715702	5.923964	0.214180	3.615484

Source	DF	Anova SS	Mean Square	F Value	Pr > F
group	1	0.09926609	0.09926609	2.16	0.1607
Order	1	0.09625807	0.09625807	2.10	0.1668
Block	17	1.65219873	0.09718816	2.12	0.0702

The ANOVA Procedure

t Tests (LSD) for lgcmax

NOTE: This test controls the Type I comparisonwise error rate, not the experimentwise error rate.

```
Alpha                          0.05
Error Degrees of Freedom         16
Error Mean Square         0.045873
Critical Value of t        2.11991
Least Significant Difference 0.1513
```

Means with the same letter are not significantly different.

```
t Grouping        Mean      N    group
        A       3.66799     18    Treat
        A
        A       3.56297     18    Control
```

等效性检验：TL= 6.48，P=0.0000　　TH= 3.54，P=0.0014
[1-2α]置信区间：79.29～126.24

参考文献

［1］ SFDA. 化学药物制剂人体生物利用度和生物等效性研究技术指导原则. 2005.

［2］ 药物人体生物利用度和生物等效性试验指导原则［M］. 中国药典（第二部）. 2005:173-176.

［3］ 魏树礼. 生物药剂学和药物动力学［M］. 北京:北京医科大学出版社,（2001）.

［4］ 魏敏吉,赵明. 创新药代动力学研究与评价. 北京:北京大学医学出版社,2005.

［5］ FDA. Guidance for industry bioavailability and bioequivalence studies for orally administered drug products-general considerations,March 2003.

［6］ EMEA. Notes for guidance on the investigation of bioavailability and bioequivalence,July 2001.

［7］ MHW. Guideline for bioequivalence studies of generics products,Dec 1997.

［8］ MALAYSIA. The conduct of bioavailability and bioequivalence studies. Sep 2000.

［9］ FDA. Guidance for industry,statisitical Approaches to estabalishing bioequivalence,January 2001.

［10］ FDA. Guidance for industry bioanalytical method validation. May 2001.

［11］ Roger L. Williams,Md,et al, Equivalence approaches,Clin Pharmacol Ther,2002,72:229-37.

［12］ Schall R,Luus H G. On Population and Individual Bioequivalence. Statistics in Medicine, 1993,12:1109-1124.

［13］ Chinchilli VMEsinhart J D, Design an analysis of intra-subject variability in crossover experiments Statistics in Medicine. 1996,15:1619-34.

［14］ Bioequivalence and Other Unresolved Issues in Generic Drug Substitution Peter Meredith, PhD CLINICAL THERAPEUTICS, 2003,25(11):2875-2890.

［15］ Assessment of average, population and individual bioequivalence in two-and four-period crossover studies,Herman P Wijnand,Computer Methods and Programs in Biomedicine 70,2003:21-35.

庾莉菊　徐为人　曹秀堂

第二十三章　药品稳定性和有效期研究

第一节　药品稳定性试验的目的和意义

药品的稳定性通常是指原料药或制剂在一定环境下保存时维持其物理、化学和生物学性质稳定的能力。药品稳定性试验的目的是通过研究原料药或制剂的性质在温度、湿度、光线等不同储存条件下随时间的变化规律,为药品的生产、包装、储存、运输条件和有效期的确定提供科学依据,从而保障临床用药质量。

稳定性试验通常包括影响因素试验、加速试验和长期留样试验三种。影响因素试验除通常进行的高温、高湿和光照三个试验外,必要时根据药物性质、剂型特点、临床用途进行冻融试验、配伍试验、低湿试验,此外还要考察 pH 值、氧、低温等因素对药物质量的影响,从不同角度、不同层面考察和探讨药物的稳定性。影响因素试验的目的是明确药品可能的降解途径,初步确定药品的包装、储藏条件和加速试验条件,还可以验证处方的合理性和分析方法的可行性等。加速试验是在超常条件下进行的,目的是通过加快市售包装中药品的化学或物理变化速度来考察药品稳定性,对药品在运输、保存过程中可能会遇到短暂的超常条件下的稳定性进行模拟考察,并初步预测样品在规定的储存条件下的长期稳定性。通过加速试验可以了解药品在偏离正常储藏条件下的降解情况,从而帮助确定长期留样试验的条件。长期稳定性试验的目的是确认影响因素试验和加速试验的结果,明确药品稳定性的变化情况,进而确定药品的有效期。可以说长期留样试验是稳定性试验的核心。

药物稳定性试验贯穿药物研发始终,包括从药物的发现研究、临床前及临床的开发研究到生产上市,需要经历由小试、中试到大生产逐级放大过程,不同研发阶段、不同规模的样品进行稳定性试验的内容和目的不完全相同。在发现阶段,通常只要开展简单的影响因素试验,帮助选择理想的目标化合物;在临床开发阶段,需要开展系统稳定性试验,目的是通过小样品研究推测药物上市后的稳定性。由于样品规模小,留样考察时间短,影响因素和加速稳定性的结果对于分析药物的稳定性具有重要意义,能够帮助选择包装及储存条件。在中试及生产上市后,重点是开展长期留样的稳定性试验,验证临床前的小试样品及稳定性研究结果,为真正确定稳定性提供依据。因此进行药物的稳定性研究具有重要的作用。

第二节　药品稳定性研究的主要内容

根据研究目的不同,稳定性研究内容可分为影响因素试验、加速试验、长期试验等,主要研究内容可根据 SFDA 制定的《化学药物稳定性研究技术指导原则》具体实施。药品稳定性研究的主要内容如下。

一、影响因素试验

影响因素试验一般包括高温、高湿、光照试验。一般将原料药供试品置适宜的容器中（如称量瓶或培养皿），摊成≤5mm厚的薄层，疏松原料药摊成≤10mm厚的薄层进行试验。对于口服固体制剂产品，一般采用除去内包装的最小制剂单位，分散为单层置于适宜条件下进行。如试验结果不明确，应加试两个批号样品。

（一）高温试验

供试品应置于密封洁净容器中，在60℃条件下共放置10天，于第5天和第10天取样，检测性状、pH值、含量、有关物质等指标。如供试品发生显著变化，则在40℃下同法进行试验。如60℃无显著变化，则不必进行40℃试验。

（二）高湿试验

供试品应置于恒湿密闭容器中，于25℃、RH(90±5)％条件下共放置10天，于第5天和第10天取样检测。检测项目应包括吸湿增重项。若吸湿增重5％以上，则应在25℃、RH(75±5)％下同法进行试验；若吸湿增重5％以下，且其他考察项目符合要求，则不再进行此项试验。液体制剂可不进行此项试验。恒湿条件可采用恒温恒湿箱或通过在密闭容器下部放置饱和盐溶液实现。根据不同湿度要求，选择 NaCl 饱和溶液［15.5～60℃，RH(75±1)％］或 KNO₃ 饱和溶液(25℃，RH92.5％)。

（三）光照试验

供试品置光照箱或其他适宜的光照容器内，于照度(4500±500)lx 条件下放置10天，在第5天和第10天取样检测相关指标。

（四）低温和冻融试验

对于易发生相分离、黏度减小、沉淀或聚集的药品需通过低温或冻融试验验证其运输或使用过程中的稳定性。此试验作为影响因素试验的一部分。具体方法为：

(1) 低温试验应包括3次循环，每次循环应在2～8℃条件下2天，然后在40℃加速条件下考察2天，取样检测。

(2) 冻融试验应包括3次循环，每次循环应在−10～−20℃条件下2天，然后在40℃加速条件下考察2天，取样检测。

以上为影响因素稳定性研究的一般要求。根据药品的性质必要时可以设计其他试验，如考察 pH 值、氧、低温、冻融等因素对药品稳定性的影响。对于需要溶解或者稀释后使用的药品，如注射用无菌粉末、溶液、片剂，还应考察在临床使用条件下的稳定性。

二、加速试验

加速试验一般取拟上市包装的3批样品进行，建议在比长期试验放置温度至少高15℃的条件下进行。一般可选择(40±2)℃、RH(75±5)％条件下进行6个月试验。在试验期间第0、1、2、3、6个月末取样检测考察相关指标。如在6个月内供试品经检测不符合质量标准要求或发生显著变化，则应在中间条件(30±2)℃、RH(65±5)％下同法进行6个月试验。

在对采用不可透过性包装的含有水性介质的制剂，如溶液剂、混悬剂、乳剂、注射液的稳定性研究中可不要求相对湿度。对采用半通透性容器包装的药物制剂，如塑料软袋装注射液、塑料瓶装滴眼液、滴鼻液等,加速试验应在(40 ± 2)℃、RH(20 ± 5)％的条件下进行。乳剂、混悬剂、软膏剂、糊剂、凝胶剂、眼膏剂、栓剂、气雾剂、泡腾片及泡腾颗粒等制剂宜直接在(30 ± 2)℃、RH(65 ± 5)％条件下进行试验。对温度敏感药物(需在冰箱中$4\sim8$℃冷藏保存)的加速试验可在(25 ± 2)℃、RH(60 ± 5)％条件下同法进行。需要冷冻保存的药品可以不进行加速试验。

三、长期试验

长期试验是在上市药品规定的储存条件下进行,目的是考察药品在运输、保存、使用过程中的稳定性,能直接地反映药品稳定性特征,是确定有效期和储存条件的最终依据。

方法是取3批样品在(25 ± 2)℃、RH(60 ± 10)％条件下进行试验,取样时间点在第1年一般为每3个月末1次,第2年每6个月末1次,以后每年末1次。对温度敏感药物的长期试验可在(6 ± 2)℃条件下进行试验;对采用半通透性容器包装的药物制剂,长期试验应在(25 ± 2)℃、RH(40 ± 10)％条件下进行,取样时间同上。

通过对影响因素试验、加速试验、长期试验获得的药品稳定性信息进行系统分析,确定药品的储存条件、包装材料/容器和有效期。

第三节　药品稳定性试验与药品的有效期

一、药品稳定性研究的结果

(一)储存条件的确定

综合影响因素试验、加速试验和长期试验结果,同时结合药品本身的理化性质及在流通过程中可能遇到的情况进行综合分析。选定的储存条件应按照规范术语描述。

(二)包装材料/容器的确定

一般先根据影响因素试验结果,初步确定包装材料和容器,结合加速试验和长期试验的稳定性研究结果,进一步验证采用的包装材料和容器的合理性。

(三)有效期的确定

由于试验数据的分散性,一般应按95％可信限进行统计分析,得出合理的有效期。如3批统计分析结果差别较小,则取其平均值为有效期;如差别较大,则取其最短的为有效期。若数据表明测定结果变化很小,提示药品很稳定,可以不做统计分析,视具体药物情况而定。

二、稳定性试验与药品的有效期

药品的有效期根据 SFDA 指导原则应综合药品加速试验和长期试验结果,通过适当的统计分析得到,最终有效期的确定一般以长期试验结果确定。

在药物研发早期阶段,药学研究还为进行不同处方剂型的比较研究,无法提供不同批次、不同生产规模样品的完整的稳定性试验数据。小试样品应进行影响因素试验、加速试验和长期留样的稳定性试验。影响因素试验考察一批样品时间是10天,加速和长期留样试验样品的批次和时间一般不少于3批。应注意的是加速试验结果以及与长期留样试验结果比较,稳定性研究结果应能确保样品在相应研发期间质量稳定。

药品申请注册时,应提供3批拟上市包装中试或中试以上规模样品加速试验和长期留样试验资料,加速试验6个月,长期试验至少12个月,其目的是确定药品的包装、储藏条件和推算药品的有效期,推算药品的有效期一般不超过2年。

药品上市后,继续对规模生产的样品进行长期留样稳定性试验,以确定产品的实际有效期。如果规模生产样品长期留样稳定性试验结果不支持推算的有效期,应及时向药品注册管理部门补充申报,最终以规模生产样品长期留样试验结果确定药品有效期。

三、药品性质变化对有效期的影响

在药品稳定性试验研究中,药品外观性质、理化性质、化学性质及微生物学性质方面的变化对产品有效期存在显著影响。

(一)外观性状

药品性质的改变,最常见的情况是其外观形状发生变化。如果产品外观形状发生变化,但主药含量和/或降解产物没有显著变化,说明产品中的有效成分没有损失;若产品外观变化在质量标准规定的范围内,并且不影响产品的质量和疗效,应该在药品标签中予以注明;如果产品的外观性状发生改变且超出质量标准中外观性状规定的限度。例如颜色由微黄色变为黄色,颜色的上限是黄色,则应判断药品失效。也就是说,判断药品外观性状是否发生变化,主要依据药品的质量是否发生改变,以及质量标准中外观性状的描述和规定的范围。

(二)理化性质

理化性质的改变是指药品的物理化学性质发生的改变,通常包括理化常数、酸碱度(pH值)、溶解度、脆碎度、崩解时限、融变时限等。

到目前为止,反应动力学与理化性质之间还没有合适的数学关系表达,故用反应动力学推算药品理化性质的变化是不可能的。目前一般认为,在加速试验中没有变化的测试项目,在长期留样条件下也不会发生变化。

另外,确定药品理化性质的变化限度也是一项非常困难的工作,尤其是研究者不清楚这些理化性质的变化对药物的生物利用度是否存在影响。判断理化性质是否发生变化的主要依据是药品的质量是否发生变化,以及质量标准中规定的限度和药典通则的相关规定。

(三)化学性质

在大多数情况下,主药含量可以根据加速试验结果用反应动力学方法推算出来,目前普遍接受的观点是将主药含量限度定在整个有效期内不低于标示量的90%。

反应动力学是推算药品有效期的主要方法之一。不管进行推算的数据来自加速试验还是长期留样试验,都必须根据 $C=f(t)$ 图表确定样品的反应动力学类型(零级,一级,二级……);然后,根据不同气候区温度($21℃$、$31℃$和$41℃$,某些情况下$4℃$)推算主药的含量,在由此得出的主药含量变化曲线图上,沿平行X轴方向在主药含量90%处作一条直线,曲线和直线的交叉处即是不同气候区药品的推算有效期。

如果在温度和主药含量间没有找到相应的数学关系.或者药品性质的改变有时间依赖性,只能通过对稳定性试验数据进行回归分析确定产品有效期,而不能推算药品的有效期。此时长期留样试验的时间和结果就是决定产品有效期的唯一依据。

（四）微生物性质

对非无菌制剂,应对其中的微生物进行控制。对处方中不含防腐剂的产品,主要依据药典通则相关规定判断微生物性质是否发生变化。对处方中含有防腐剂的产品,则应控制防腐剂的用量,确保其在产品有效期内能发挥作用。对无菌制剂,应进行容器密封性挑战试验,以确保产品在有效期内能达到无菌要求。由于微生物影响因素很多,如活性成分、辅料、生产环境和包装等均可影响产品的微生物性质,这一点应特别注意。

四、药品有效期应注意的问题

（1）有效期仅适用于所研究的具体产品。因此,至少应对 3 批产品的稳定性进行研究,而且最好包括不同规模样品的稳定性试验数据,进而确定产品的有效期。

（2）在进行稳定性试验数据分析时,应对所有能定量的质量指标进行方差分析,以确定不同批次样品之间是否存在统计学差异。

（3）产品稳定性的重要信息主要来自样品的加速试验,根据反应动力学要求设计加速试验,3 个月就基本可以预知产品的有效期。根据长期留样试验数据预测产品有效期时需与加速试验推算的结果进行比较和验证,如果 6 个月后长期试验结果与反应动力学计算的主药含量变化一致,则需继续考察两种方法的结果能否在产品的整个有效期内一致。

（4）由于不同国家和地区的气候条件不同,长期留样试验条件的设定主要依据药品注册国家或地区的气候条件而定,因为温度和湿度的变化会影响药品的有效期。

（5）由于处方工艺的改变可能会对产品的有效期产生影响,所以在改变处方和生产工艺时应对多批样品进行稳定性研究,获取比较完整的稳定性信息,以推算产品的有效期。

（6）稳定性试验测试样品未采用最终产品包装的,研究者可以在现有包装条件下稳定性试验结果的基础上,结合外在气候条件可能产生的影响和最终产品包装的特性,推断产品的有效期。

但是,无论是改变处方工艺或是测试批次样品未采用最终产品包装,研究者均应对改变处方工艺后样品和采用最终包装样品进行长期留样的稳定性试验,以确定产品的实际有效期。

五、国外药品有效期的估算

药物有效期的确定目前主要有三种统计方法推导。第 1 种方法是美国食品和药物管理局FDA 准则推荐的,其他两种方法是直接法和反推法,由 Shao 和 Chow 提出。

在准则中,假设药品的特性曲线随时间呈直线上升,然后用到下列回归直线模型:

$$y_j = \alpha + \beta t_j + e_j, j=1, \cdots, n$$

式中:y_j 是测定结果;α 和 β 分别是截距和斜率;t_j 是稳定性研究中选择的抽样时间点;e_j 是随机误差,它是独立和同一分布的。估算的常用方法是最小二乘法(OLS)。

Shao 和 Chow 提出一种方法,这种方法确保今后批次的有效期比标签上的有效期更长。Y Sun 等通过研究发现,由 Shao 和 Chow 提出的个别有效期是渐进正常的,分配的任意变量。

在实践中,药物在稳定性测试中是在不同温度下存储的。例如,药物产品可能同时需要在 $-20\,^\circ\!C$ 条件下 24 个月、$5\,^\circ\!C$ 条件下 1 个月、$25\,^\circ\!C$ 条件下 2 天,或者是 $-20\,^\circ\!C$ 条件下 24 个月,$5\,^\circ\!C$ 条件下 2 周、$25\,^\circ\!C$ 条件下 1 天。这些类型的药物被称为冰冻药品。在稳定性研究中,冷冻药品的药品储存期是由两项稳定性研究确定的。也就是说,每个阶段根据不同的温度都有自己的稳定性测试。Mellon建议分别分析每个阶段获得的有效期,并提供了若干分析冷冻药品的方法。但是,这种方法没有说明一种事实,即第二阶段有效期将取决于第一阶段。使用变化点发生在第一阶段平均衰减曲线95%置信区间下限时间点,与低的规格限度相交。此外,Shao和Chow提出采用两相回归分析方法,以确定被冻结的药品的最终保质期。

根据稳定性试验数据,采用反应动力学方法推算产品有效期,通常用于药品的注册申报。通过对样品稳定性试验数据进行分析,推算产品的稳定期限,其结果只是预测值,并不代表产品实际有效期。研究者仍需对上市产品继续进行长期留样稳定性研究,以验证并确定产品实际有效期。

第四节　药品稳定性研究的试验方法及统计推断

从20世纪50年代Garrett提出的经典恒温法到90年代多元线性模型法,稳定性试验方法一直是人们积极探讨的一个领域,统计分析的引入将为有效期的预测提供一种更为可靠的工具。下面将从稳定性试验方法及稳定性试验中的统计方法两个方面进行着重介绍。

一、稳定性试验常用方法

稳定性试验方法通常有长期留样试验法和加速试验法,长期留样试验法能够真实地反映药品的实际情况,但费时费力,工作量较大。在此我们主要讨论的是加速试验法。

(一)恒温法

1. 经典恒温法

本方法的理论依据是阿伦纽斯(Arrhenius)的指数定律:

$$k = Ae^{-E/RT}$$

式中:k 为降解速率常数;A 为频率因子;E 为反应活化能;R 为气体常数($R = 8.31\ \mathrm{J \cdot K^{-1} \cdot mol^{-1}}$)。以 $\lg k$ 为纵坐标,$1/T$ 为横坐标作图得一直线,由直线的斜率可计算出活化能 E,并根据直线方程外推至室温,就可求出室温时的降解速率常数($k_{25℃}$),由 $k_{25℃}$ 可以求出分解10%所需的时间(即 $t_{0.9}$),得到有效期数据。

2. 多元线性模型恒温法

乐健、刘文英、杨静华等于1996年研究了一种新的恒温法——多元线性模型法。该模型原理如下:药物降解反应恒温动力学基本公式:

$$f(C_0) - f(C) = k(T)t \tag{23.1}$$

若 $k(T)$ 与 T 的关系满足 Arrhenius 指数规律,即:

$$k(T) = Ae^{-E/RT} \tag{23.2}$$

将式(23.2)代入式(23.1),并在等式两边取自然对数,得:

$$\ln t = \ln[f(C_0) - f(C)] + E/(RT) - \ln A \tag{23.3}$$

多元线性模型是以 $\ln(t)$,$\ln[f(C_0) - f(C)]$ 和 $1/T$ 为变量,建立一个三维坐标系,一个处方的药物在此模型中只有一个药物平面与之对应。求出药物平面,即可得到药物的室温有效

期点 $\{\ln(t_{0.9}),\ln[f(C_0)-f(0.9C_0)],1/298\}$。

多元线性模型法同经典恒温法相比，可以简化数据处理，减少实验工作量和误差。

（二）变温加速试验法

恒温试验法奠定了动力学预测的理论基础，其效果已为许多具体实验所证实。但由于其工作量仍比较大，因此人们逐渐在探索变温加速试验法。

1. 程序升温法

程序升温加速试验用于药物稳定性和药物有效期的预测研究开始于 20 世纪 60 年代。它使药物在反应过程中的温度按预先设计好的速度循序上升，反应过程中定时抽样测含量，直到反应进行到预定的温度停止，然后由实验数据求有效期。

程序升温的原理：将 Arrhenius 公式代入不同级数的化学反应微分速率方程中，得：

$$f(C_0)-f(C)=-\int k'\exp\left[\frac{E}{R}\left(\frac{1}{T'}-\frac{1}{T}\right)\right]dt \tag{23.4}$$

在公式 23.4 的基础上，若以不同的程序升温，就有不同的具体公式 $T(t)$。目前常用的升温方式有倒数升温、对数升温和线性升温法。程序升温法仍是以 Arrhenius 公式为基础，在较高的温度下进行试验，外推求得室温有效期。为了使计算结果准确，应尽可能使温度变化范围大一些。

2. 自由变温加速试验

20 世纪 70 年代所提倡的自由变温法只需用手调变温便可进行试验，但数据分析却相当繁重。近些年来，詹先成等提出一种以袖珍电子计算机为核心的实现自由变温法的测温记录装置。原理如下：

对不同级数的化学反应，其微分速率方程为 $-dC/dt=kC^n$，积分后得

$$f(C)=-\int k dt+f(C_0) \tag{23.5}$$

式中：C_0 为反应物的初浓度；浓度函数 $f(C)$ 与反应级数 n 有关。将 Arrhenius 公式代入式（23.5），得：

$$f(C)=-\int k_{25℃}\exp\left[\frac{E}{R}\left(\frac{1}{298}-\frac{1}{T}\right)\right]dt+f(C_0) \tag{23.6}$$

由于被积函数中含活化能 E 这一未知数，需先在一定范围内假定一个 E 值代入试算，若假定的 E 值正确，则 $k_{25℃}$ 为一常数，可提出积分号外，得下列公式：

$$f(C)=-k_{25℃}\int\exp\left[\frac{E}{R}\left(\frac{1}{298}-\frac{1}{T}\right)\right]dt+f(C_0) \tag{23.7}$$

根据式 23.7 以浓度函数 $f(C)$ 对积分值 $\int\exp\left[\frac{E}{R}\left(\frac{1}{298}-\frac{1}{T}\right)\right]dt$ 回归，将得一直线，其斜率为 $k_{25℃}$，截距为 $f(C_0)$。若假定的 E 值不正确，则 $k_{25℃}$ 将不是一个常数，上述直线会发生弯曲，回归的相关系数将降低。

在一定范围内将若干个不同的 E 值分别代入上式进行试算，以回归的相关系数大者为优，并视能使达最大值的 E 假定值为真实值。

3. 台阶型变温加速试验

庞贻慧等于 20 世纪 80 年代初提出台阶型变温加速试验。该法能以较少的时间与工作量完成预测，既不需要程序升温装置，又不必借助电子计算机作数据处理。其原理如下：

台阶型变温法，时间由 t_0 开始经 t_1、t_2，$\cdots$，t_{2m-1}，对应温度由 T_0，开始经 T_1、T_2，$\cdots$，T_{m-1}，其中 $t_{2i} \leqslant t \leqslant t_{2i+1}$ 为恒温段，$t_{2i+1} \leqslant t \leqslant t_{2i+2}$ 为变温段。$i = 0, 1, 2, \cdots, m-1, m$ 等于台阶数，即恒温段数目。

不同时间取样分析反应物或生成物浓度，得到不同时间的相应浓度。台阶型变温过程中，恒温段的温度表达式为 $T(t) = T$，恒温段持续时间 $(t_{2i+1} - t_{2i})$ 的长短视药物在该温度下的稳定情况而定，只要 $[f(C_{2i}) - f(C_{2i+1})]$ 相对于分析方法精度显著地异于零，即可变温，进入新的台阶。

台阶型变温法的优点是不需要特殊装置，在一次实验中可同时得到稳定性的所有动力学参数，但所得每个温度下的 k 值有较大误差，在总工作量小于恒温法的前提下，台阶法可通过恒温段数目的增多和温度值的适当散开，补偿因 k 不甚精确带来的损失。

（三）其他方法

除上述各种加速试验法外，还有基于反应恒温动力学的单侧点法等。Nash 提出另一种线性模型，即以 $\lg \cdot \lg(C_0/C_t)$（一级）或 $\lg(C_0 - C_t)$（零级）对 $\lg t$ 作线性模型。此外，Sumie 等还运用蒙特卡洛模拟将变温法和恒温法做了比较，他们认为，变温法比恒温法简便，工作量大大减少，在一次试验过程中可估测 $t_{0.9}$ 和 E 值。但其准确性和精密度依赖于实验条件。

二、稳定性试验中的统计分析

（一）稳定性试验中的统计设计

在室温留样试验中，药物通常要在室温下放置 2～3 年。一般来说，需要做 3 个或 3 个以上批号的样品。FDA 规定在第 1 年中每隔 3 个月取样，第 2 年中每隔 6 个月取样，以后每年 1 次取样。William 等提出一种将统计设计应用于药物有效期测定的方法，适用于单一规格（单一剂量、单一包装）的药物和多规格（多种剂量、多种包装）的药物。但这种方法还有待于进一步研究和完善。

（二）稳定性数据的统计分析

药品稳定性要求是药品在有效期内储存在合理条件下，其变化程度符合药品质量标准规定的限度。普遍要求稳定性数据依统计学要求判别药品的稳定与否。国外也常用统计技术对稳定性数据进行评估，如用多元回归分析连续变量，如温度、湿度；用方差分析非连续效应，如样品数目、生产者。GLM（General Linear Model）程序在同一模型中处理所有这些因子，为稳定性数据的分析提供了一种更适合的方法。

稳定性检验的统计方法有 t 检验法、均一度检验法、方法精密度和标准不确定度比较法、重复性和再现性法等。这里我们主要介绍一下常用的 t 检验法。

取样数量可以是 1 个，重复测量 n 次，也可以是抽取 m 个样品，每个样品测量 1 次。第 1 次测量结果的平均值为 $\overline{X_1}$，标准差为 S_1；一定时间间隔后测量结果的平均值为 $\overline{X_2}$，标准差为 S_2。除时间因素外，尽量采用相同条件，最好进行方差检验。计算 t 值：

$$t = \frac{\overline{X_1} - \overline{X_2}}{\sqrt{\dfrac{f_1 S_1^2 + f_2 S_2^2}{f_1 + f_2}} \cdot \sqrt{\dfrac{n_1 + n_2}{n_1 \cdot n_2}}}$$

式中:n_1是第 1 次测量的次数;n_2是一定时间间隔后的测量次数;$f_1=n_1-1$,$f_2=n_2-1$。

根据选定的显著性水平 a 和自由度 $f(f=f_1+f_2)$,应用 t 分布,可查得 $t_{a,f}$,如 $t<t_{a,f}$,则认为该样品没有发生显著性变化,否则认为该样品发生显著性变化。

我国指导原则也规定:由于试验数据的分散性,一般应按 95％可信限进行统计分析,得出合理的有效期。如 3 批统计分析结果差别较小,取其平均值为有效期,如差别较大,则取其最短的为有效期。若数据表明测定结果变化很小,提示药品是很稳定的,可以不做统计分析。但该指导原则没有给出具体的统计分析方法,也缺少深入的分析,因此缺乏可操作性。国内制药企业在确定有效期时,很少采用统计分析方法确定有效期,大多根据试验数据直观得到有效期,评判的主要依据是长期试验各考察项目在一定时间内符合要求。国内在建立有效期时对试验数据的分析过于简单和粗略,应在借鉴国外指导原则基础上,尽可能采取科学统计分析方法得到可信度高的有效期。

三、国外药品稳定性研究的统计设计

稳定性研究的统计设计在 20 世纪 80 年代首次被使用(E. Nordbrock,1981 年,稳定协议),并被美国食品和药物管理局(FDA)接受(W. Fairweather, 1982,个人交流)。在 1989年,Nordbrock 和 Wright 在两个不同的会议上对稳定性研究做了介绍。Nakagaki 是首先在会议上用专门术语对矩阵统计进行专门介绍和概括的人。Nordbrock 在 1991 年对此进行报道和介绍,相关的期刊文章最早出现在 1992 年。此后,在这一研究领域出现一系列的研究报告和文章。

(一)2/3 基本统计时间设计

一个包装中一种剂型的长期研究需要 3 个批次,3 个批次在第 1 年的每 3 个月,第 2 年的每 6 个月及其后每年被测试。因此,如果有 36 个月的理想保质期并进行完整的研究,这 3 个批次的每一批次将在 0、3、6、9、12、18、24 和 36 个月时被检测。2/3 基本统计时间设计只有2/3 个批次的中间时间点被检验(而不是 0~36),如果一种分析要在 18 个月后完成(如一种注册申请),通过在 18 个月时检测所有批次,2/3 基本统计时间设计可被修正。

(二)多批次 2/3 统计时间设计

基本设计是分为 3 个组包装时,2/3 基本统计时间设计在均衡试样中可应用于每一组装。平衡也就是说每个批次在每个中间时间点将被测试 2 次。如果一种分析要在 18 个月后完成(如一种注册申请),通过在 18 个月时测试所有批次的包装组合,这个设计可以被修正。

(三)多批次和多浓度 2/3 统计时间设计

采用相同剂型的不同重量生产 3 种浓度(例如,10、20 和 30),给出 9 种批次。进一步假设每种浓度有 3 个批次。在这种情况下,2/3 基本统计时间设计在平衡试样中可应用于 9 个试样中的每一个。平衡在这个设计中意味着每个批次在每个中间点测试 2 次,每个包装的每个批次在每个中间点将被测试两次,每个批次将在每个中间时间点测试 6 次,每个包装将在每个中间时间点测试 6 次。如果一种分析要求在 18 个月后完成,通过在 18 个月时测试所有批次的包装组合,这个设计可以被修正。

(四)1/3 统计时间设计

测试量的进一步减少是通过将之前设计测试从 2/3 减少到 1/3 实现的。例如,1/3 统计

时间设计中只有 1／3 批次在每个中间点被测试。如果一种分析要在 18 个月后完成,通过在 18 个月时测试所有批次,1/3 统计时间设计可以被修正。

（五）均匀统计设计

设计的另一种方式是均匀统计设计,因此相同的时间记录可用于其他设计因子的所有组合。这种策略用于删除特定时间(如 3 个月,6 个月,9 个月和 18 个月的时间点),因此完成测试仅在 12、24、36 个月。这种设计具有简化研究设计数据输入和删除时间点的优势,对减少回归线斜率变化率的影响不大。缺点是稳定性方面存在主要问题,因为早期测试未做而缺少预先警报。如果直线模型合适将不容易测定(例如,它可能无法确定很少下降之后是否有立即减少)。最主要的缺点是,这个设计大概不能被一些研究机构所接受。

（六）统计推断的一般规则

进行统计设计研究时应遵循以下几个规则。

统计设计应近似平衡(即所有单向、双向的批次包装组合,曾经测试过的浓度,每一个累计时间点大约需完成相同数量的测试)。

当每批次的浓度包装组合没有进行测试,测试过每一个浓度包装组合应至少再测试 2 个批次(例如,测试过的浓度包装组合,应该需要至少 2 个批次进行检验)。

除非有制造方面的限制,例如前面的例子,只当有超过 3 种浓度或超过 3 种包装时,一批浓度包装组合应用统计设计较为合适。

总而言之,各种稳定性的试验方法为药品有效期的预测提供了多种途径,而统计分析方法的引入为室温留样试验设计和数据处理提供了理论依据和一种工具手段。

第五节 应用实例

举例说明前面章节提到的影响因素试验及加速试验长期留样方法。

一、原料药吲达帕胺的稳定性试验

（一）影响因素试验

1. 样品来源

样品由某制药有限公司提供。

2. 试验方法

样品除去外包装,置培养皿中,摊成≤5 mm 厚的薄层于影响因素试验的条件下暴露,影响因素为:光照(4500 lx)、高温(60℃)、高湿(RH92.5％)。观察 5 天和 10 天后的外观、有关物质、干燥失重及含量的变化(测定方法见 2005 版药典吲达帕胺项下的测定方法)。

3. 结果

光照(4500 lx)、高温(60℃)、高湿(RH92.5％)5 天、10 天取样考察外观、含量测定、干燥失重及有关物质,结果见表 23.1。

表 23.1 吲达帕胺影响因素试验(批号 080415)

条件	时间(天)	外观	干燥失重(%)	有关物质(%)	含量(%)
	0	类白色结晶性粉末	1.50	0.29	100.1
光照	5	类白色结晶性粉末	1.56	0.27	99.7
	10	类白色结晶性粉末	1.63	0.28	100.2
60℃	5	类白色结晶性粉末	1.45	0.31	100.3
	10	类白色结晶性粉末	1.40	0.28	101.4
RH92.5%	5	类白色结晶性粉末	1.68	0.27	100.6
	10	类白色结晶性粉末	1.79	0.29	100.4

【程序 23.1】 prg23_1 光照、温度和湿度对吲达帕胺稳定性的影响分析

Data exp23_1;   *定义数据集,输入原始数据;

  length cond $10. appearance $20.;

  Input cond $ days appearance $ dry material content @@;

*输入测量值 cond 即 condition,指光照、温度和湿度。dry 表示干燥失重。material 指有关物质(related substances),content 表示含量;

  Cards;

```
光照        0    类白色结晶性粉末    1.50    0.29    100.1
光照        5    类白色结晶性粉末    1.56    0.27    99.7
光照        10   类白色结晶性粉末    1.63    0.28    100.2
60℃        0    类白色结晶性粉末    1.50    0.29    100.1
60℃        5    类白色结晶性粉末    1.45    0.31    100.3
60℃        10   类白色结晶性粉末    1.40    0.28    101.4
RH92.5%     0    类白色结晶性粉末    1.50    0.29    100.1
RH92.5%     5    类白色结晶性粉末    1.68    0.27    100.6
RH92.5%     10   类白色结晶性粉末    1.79    0.29    100.4
;
Run;
proc glm Data=exp23_1;
  class cond days;
  model dry material content=cond days;
  means cond days/ REGWQ;   run; quit;
```

程序运行结果如下：

The GLM Procedure

Variable: drying

Source	DF	Sum of Squares	Mean Square	F Value	Pr > F
Model	4	0.08153333	0.02038333	2.09	0.2468
Error	4	0.03906667	0.00976667		
Corrected Total	8	0.12060000			

R-Square	Coeff Var	Root MSE	drying Mean
0.676064	6.348594	0.098826	1.556667

Source	DF	Type I SS	Mean Square	F Value	Pr > F
cond	2	0.06426667	0.03213333	3.29	0.1429
days	2	0.01726667	0.00863333	0.88	0.4809

Source	DF	Type III SS	Mean Square	F Value	Pr > F
cond	2	0.06426667	0.03213333	3.29	0.1429
days	2	0.01726667	0.00863333	0.88	0.4809

这是 3 种存储条件和不同实验天数因素对干燥失重影响的分析结果。从结果可见，3 种储存条件与不同天数对干燥失重均无显著性影响。

Variable: material

Source	DF	Sum of Squares	Mean Square	F Value	Pr > F
Model	4	0.00037778	0.00009444	0.45	0.7724
Error	4	0.00084444	0.00021111		
Corrected Total	8	0.00122222			

R-Square	Coeff Var	Root MSE	material Mean
0.309091	5.088209	0.014530	0.285556

Source	DF	Type I SS	Mean Square	F Value	Pr > F
cond	2	0.00028889	0.00014444	0.68	0.5552
days	2	0.00008889	0.00004444	0.21	0.8186

Source	DF	Type III SS	Mean Square	F Value	Pr > F
cond	2	0.00028889	0.00014444	0.68	0.5552
days	2	0.00008889	0.00004444	0.21	0.8186

这是 3 种存储条件和不同实验天数因素对有关物质减少百分量的分析结果。从结果可见，3 种储存条件与不同天数对有关物质减少百分量均无显著性影响差异。

```
Variable: content

Source              DF    Sum of
                          Squares    Mean Square   F Value   Pr > F
Model                4    1.09777778  0.27444444     1.57    0.3357
Error                4    0.69777778  0.17444444
Corrected Total      8    1.79555556

         R-Square    Coeff Var    Root MSE    content Mean
         0.611386    0.416324     0.417665     100.3222

Source              DF    Type I SS   Mean Square   F Value   Pr > F
cond                 2    0.54888889  0.27444444     1.57    0.3133
days                 2    0.54888889  0.27444444     1.57    0.3133

Source              DF    Type III SS  Mean Square   F Value   Pr > F
cond                 2    0.54888889  0.27444444     1.57    0.3133
days                 2    0.54888889  0.27444444     1.57    0.3133
```

　　这是 3 种存储条件和不同实验天数因素对含量的分析结果。从结果可见,3 种储存条件与不同天数对含量均无显著性影响差异。

```
The GLM Procedure

Ryan-Einot-Gabriel-Welsch Multiple Range Test for drying

NOTE: This test controls the Type I experimentwise error rate.

Alpha                          0.05
Error Degrees of Freedom          4
Error Mean Square          0.009767

Number of Means          2          3
Critical Range     0.2240355  0.2875834

Means with the same letter are not significantly different.

REGWQ Grouping     Mean     N    cond
        A        1.65667    3    RH92.5%
        A
        A        1.56333    3    光照
        A
        A        1.45000    3    60℃
```

　　这是 3 种存储条件对干燥失重影响大小的比较结果。从结果可见,3 种储存条件对干燥失重的影响比较无显著性差异。

```
                        The GLM Procedure

      Ryan-Einot-Gabriel-Welsch Multiple Range Test for material

      NOTE: This test controls the Type I experimentwise error rate.


                  Alpha                        0.05
                  Error Degrees of Freedom        4
                  Error Mean Square         0.000211


            Number of Means          2                 3
            Critical Range   0.0329382         0.0422811


      Means with the same letter are not significantly different.


      REGWQ Grouping        Mean        N    cond
                   A      0.29333       3    60℃
                   A
                   A      0.28333       3    RH92.5%
                   A
                   A      0.28000       3    光照
```

这是 3 种存储条件对含量变化影响大小的比较结果。从结果可见,3 种储存条件对有关物质含量变化的影响无显著性差异。

```
                        The GLM Procedure

      Ryan-Einot-Gabriel-Welsch Multiple Range Test for content

      NOTE: This test controls the Type I experimentwise error rate.


                  Alpha                        0.05
                  Error Degrees of Freedom        4
                  Error Mean Square         0.174444


            Number of Means          2                 3
            Critical Range   0.9468305            1.2154


      Means with the same letter are not significantly different.


      REGWQ Grouping        Mean        N    cond
                   A      100.6000      3    60℃
                   A
                   A      100.3667      3    RH92.5%
                   A
                   A      100.0000      3    光照
```

这是 3 种存储条件对含量影响大小的比较结果。从结果可见,3 种储存条件对含量的影响无显著性差异。

```
                          The GLM Procedure

          Ryan-Einot-Gabriel-Welsch Multiple Range Test for drying

        NOTE: This test controls the Type I experimentwise error rate.


                    Alpha                        0.05
                    Error Degrees of Freedom        4
                    Error Mean Square        0.009767


              Number of Means           2               3
              Critical Range      0.2240355       0.2875834


        Means with the same letter are not significantly different.


           REGWQ Grouping        Mean       N     days
                     A         1.60667      3     10
                     A
                     A         1.56333      3     5
                     A
                     A         1.50000      3     0
```

　　这是 3 个时间点对干燥失重影响大小的比较结果。从结果可见,3 个时间点对干燥失重指标的影响无显著性差异。

```
                          The GLM Procedure

         Ryan-Einot-Gabriel-Welsch Multiple Range Test for material

        NOTE: This test controls the Type I experimentwise error rate.


                    Alpha                        0.05
                    Error Degrees of Freedom        4
                    Error Mean Square        0.000211


              Number of Means           2               3
              Critical Range      0.0329382       0.0422811


        Means with the same letter are not significantly different.


           REGWQ Grouping        Mean       N     days
                     A         0.29000      3     0
                     A
                     A         0.28333      3     5
                     A
                     A         0.28333      3     10
```

　　这是 3 个时间点对有关物质影响大小的比较结果。从结果可见,3 个时间对有关物质指标的影响无显著性差异。

```
                    The GLM Procedure
      Ryan-Einot-Gabriel-Welsch Multiple Range Test for content
      NOTE: This test controls the Type I experimentwise error rate.


              Alpha                      0.05
              Error Degrees of Freedom      4
              Error Mean Square      0.174444


              Number of Means        2            3
              Critical Range    0.9468305      1.2154

      Means with the same letter are not significantly different.

          REGWQ Grouping       Mean      N    days
                 A          100.6667      3     10
                 A
                 A          100.2000      3      5
                 A
                 A          100.1000      3      0
```

这是 3 个时间点对含量影响大小的比较结果。从结果可见,3 个时间点对含量指标的影响无显著性差异。

试验结果表明,吲达帕胺暴露在 4500lx、60℃、湿度 RH92.5% 条件下稳定,外观、含量、干燥失重及有关物质均未见明显变化。一般来说,若 3 组间方差分析无统计学意义,则不必进行两两比较。

(二)加速试验

1. 来源

样品由某制药有限公司提供,批号:080415,080416,080417。

2. 试验方法

取一定数量的样品(批号 080415、080416、080417),带外包装(模拟上市包装),置于湿(RH75%)、热(40℃)条件下,观察 1 个月、2 个月、3 个月、6 个月后的外观、有关物质、干燥失重及含量变化(测定方法见 2005 版药典吲达帕胺项下的测定方法)。

3. 结果

1 个月、2 个月、3 个月、6 个月后样品外观、含量测定、干燥失重、有关物质结果见表 23.2。

表 23.2　吲达帕胺加速试验

批号	时间(月)	外观	干燥失重(%)	有关物质(%)	含量(%)
	0	类白色结晶性粉末	1.50	0.29	100.1
	1	类白色结晶性粉末	1.71	0.27	100.6
080415	2	类白色结晶性粉末	1.76	0.24	100.2
	3	类白色结晶性粉末	1.81	0.28	99.7
	6	类白色结晶性粉末	1.79	0.30	99.8
RSD%	—	—	7.32	8.34	0.36
	0	类白色结晶性粉末	1.62	0.31	99.9
	1	类白色结晶性粉末	1.71	0.29	99.7
080416	2	类白色结晶性粉末	1.76	0.32	100.3
	3	类白色结晶性粉末	1.79	0.28	99.8
	6	类白色结晶性粉末	1.78	0.29	99.9
RSD%	—	—	4.03	5.51	0.23

续表

批号	时间(月)	外观	干燥失重(%)	有关物质(%)	含量(%)
	0	类白色结晶性粉末	1.65	0.33	99.8
	1	类白色结晶性粉末	1.76	0.31	99.9
080417	2	类白色结晶性粉末	1.74	0.30	99.7
	3	类白色结晶性粉末	1.73	0.31	99.6
	6	类白色结晶性粉末	1.76	0.29	99.5
RSD%	—	—	2.63	4.82	0.16

注:(40±2)℃,RH(75±5)%。

【程序 23.2】 加速试验(40℃,RH75%)对吲达帕胺稳定性的影响分析

```
Data exp23_2;          * 定义数据集,输入原始数据;
  length batch $10. appearance $20. ;
  Input batch $ days appearance $ dry material content @@;
/* 输入测量值,batch 表示批次;appearance 代表外观性状;dry 表示干燥失重 */
/*   material 指有关物质(related substances),content 表示含量; */
Cards;
080415 0 类白色结晶性粉末 1.50 0.29 100.1
080415 1 类白色结晶性粉末 1.71 0.27 100.6
080415 2 类白色结晶性粉末 1.76 0.24 100.2
080415 3 类白色结晶性粉末 1.81 0.28 99.7
080415 6 类白色结晶性粉末 1.79 0.30 99.8
080416 0 类白色结晶性粉末 1.62 0.31 99.9
080416 1 类白色结晶性粉末 1.71 0.29 99.7
080416 2 类白色结晶性粉末 1.76 0.32 100.3
080416 3 类白色结晶性粉末 1.79 0.28 99.8
080416 6 类白色结晶性粉末 1.78 0.29 99.9
080417 0 类白色结晶性粉末 1.65 0.33 99.8
080417 1 类白色结晶性粉末 1.76 0.31 99.9
080417 2 类白色结晶性粉末 1.74 0.30 99.7
080417 3 类白色结晶性粉末 1.73 0.31 99.6
080417 6 类白色结晶性粉末 1.76 0.29 99.5
;
Run;
proc glm Data=exp23_2;
  class batch;
  model dry material content=batch days;
  means batch/ REGWQ;
  run; quit;
```

SAS 输出的具体结果从略。试验结果表明,吲达帕胺在湿(RH75%)、热(40℃)条件下放置 6 个月,外观、含量、干燥失重和有关物质未见显著变化,样品稳定。

(三)长期留样试验

1. 来源

样品由某制药有限公司提供,批号:080415,080416,080417。

2. 试验方法

取一定数量的样品(批号 080415、080416、080417),带外包装(模拟上市包装),于室温条件下[(25±2)℃,RH(60±10)%]存放。观察 0、3、6、9、12、18、24、36 个月后外观、有关物质、干燥失重及含量变化(测定方法见 2005 版药典吲达帕胺项下的测定方法)。

3. 结果

0、3、6、9、12、18 个月样品外观、含量测定、干燥失重和有关物质结果见表 23.3。

表 23.3　吲达帕胺长期留样试验

批号	时间(月)	外观	干燥失重(%)	有关物质(%)	含量(%)
080415	0	类白色结晶性粉末	1.50	0.29	100.1
	3	类白色结晶性粉末	1.62	0.27	100.4
	6	类白色结晶性粉末	1.71	0.28	100.5
	9	类白色结晶性粉末	1.76	0.30	100.2
	12	类白色结晶性粉末	1.77	0.31	99.9
	18	类白色结晶性粉末	1.73	0.29	100.3
RSD%	—	—	6.17%	4.88%	0.22%
080416	0	类白色结晶性粉末	1.62	0.31	99.9
	3	类白色结晶性粉末	1.65	0.29	99.7
	6	类白色结晶性粉末	1.68	0.30	100.4
	9	类白色结晶性粉末	1.72	0.28	101.0
	12	类白色结晶性粉末	1.76	0.29	99.8
	18	类白色结晶性粉末	1.74	0.30	100.2
RSD%	—	—	3.20%	3.56%	0.48%
080417	0	类白色结晶性粉末	1.65	0.33	99.8
	3	类白色结晶性粉末	1.74	0.30	99.9
	6	类白色结晶性粉末	1.76	0.29	100.1
	9	类白色结晶性粉末	1.81	0.32	100.6
	12	类白色结晶性粉末	1.78	0.29	99.8
	18	类白色结晶性粉末	1.75	0.30	100.4
RSD%	—	—	3.10%	5.39%	0.33%

注:(25±2)℃,RH(60±10)%。

【程序 23.3】 prg23_3 长期留样试验对吲达帕胺稳定性影响分析

Data exp23_3；　　　　　＊定义数据集，输入原始数据；

　　　　　length batch ＄10. appearance ＄20.；

　　　　　Input batch ＄ days appearance ＄ dry material content @@；

/＊输入测量值，batch 表示批次；appearance 代表外观性状；dry 表示干燥失重＊/

/＊ material 指有关物质（related substances），content 表示含量；＊/

Cards；

```
080415   0 类白色结晶性粉末 1.50      0.29      100.1
080415   3 类白色结晶性粉末 1.62      0.27      100.4
080415   6 类白色结晶性粉末 1.71      0.28      100.5
080415   9 类白色结晶性粉末 1.76      0.30      100.2
080415  12 类白色结晶性粉末 1.77      0.31      99.9
080415  18 类白色结晶性粉末 1.73      0.29      100.3
080416   0 类白色结晶性粉末 1.62      0.31      99.9
080416   3 类白色结晶性粉末 1.65      0.29      99.7
080416   6 类白色结晶性粉末 1.68      0.30      100.4
080416   9 类白色结晶性粉末 1.72      0.28      101.0
080416  12 类白色结晶性粉末 1.76      0.29      99.8
080416  18 类白色结晶性粉末 1.74      0.30      100.2
080417   0 类白色结晶性粉末 1.65      0.33      99.8
080417   3 类白色结晶性粉末 1.74      0.30      99.9
080417   6 类白色结晶性粉末 1.76      0.29      100.1
080417   9 类白色结晶性粉末 1.81      0.32      100.6
080417  12 类白色结晶性粉末 1.78      0.29      99.8
080417  18 类白色结晶性粉末 1.75      0.30      100.4
;
Run;
proc glm Data＝exp23_3;
    class batch days;
    model dry material content＝batch days;
    means batch / REGWQ SNK;
    run; quit;
```

SAS 输出结果与【程序 23.1】类似，从略。长期留样结果表明，吲达帕胺在室温条件下〔(25±2)℃，RH(60±10)%〕保存 18 个月稳定。外观、含量、干燥失重及有关物质均未见明显变化。

（四）结论

根据以上结果，可以确定吲达帕胺的保存条件为室温下密封保存，存放有效期暂定 2 年。

二、盐酸特拉唑嗪胶囊稳定性试验

（一）影响因素试验

1. 样品来源

样品由某药业有限公司提供,批号:080320。

2. 试验方法

样品除去外包装,置于影响因素试验的条件下暴露。影响因素为:光照(4500lx)、高温(60℃)、高湿(RH92.5%)。观察5天、10天后样品的外观、有关物质、溶出度及含量变化[测定方法见 WS1-(X-088)-2003Z 盐酸特拉唑嗪胶囊质量标准]。

3. 结果

光照(4500lx)5天,高温(60℃)5天,高湿(RH92.5%)5天、10天取样测定结果,见表23.4。

表23.4 盐酸特拉唑嗪胶囊影响因素试验(批号080320)

储存条件	考察项目	0天	5天	10天
光照	样品外观	内容物为白色颗粒	内容物为白色颗粒	内容物为白色颗粒
	含量(%)	100.2	99.8	99.7
	有关物质(%)	1.04	1.07	1.04
	平均溶出度(%)$n=6$	99.8	99.5	97.1
60℃	样品外观	内容物为白色颗粒	内容物为白色颗粒	内容物为白色颗粒
	含量(%)	100.2	100.3	99.9
	有关物质(%)	1.04	1.06	1.03
	平均溶出度(%)$n=6$	99.8	97.8	99.3
RH92.5%	样品外观	内容物为白色颗粒	内容物为白色颗粒	内容物为白色略吸潮颗粒
	含量(%)	100.2	99.7	100.1
	有关物质(%)	1.04	1.12	1.09
	平均溶出度(%)$n=6$	99.8	100.3	99.5

试验结果表明,盐酸特拉唑嗪胶囊暴露在光(4500lx)、60℃条件下稳定,外观上没有变化,含量、溶出度及有关物质均未见明显变化。在湿度 RH92.5%条件下,胶囊壳变软,颜色变浅,内容物略有吸潮,含量、溶出度及有关物质均未见显著变化。

【程序23.4】 prg23_4 三影响因素对特拉唑嗪胶囊稳定性分析(光照温度和湿度)

```
Data exp23_4;              * 定义数据集,输入原始数据;
      length cond $10. appearance $20. ;
      Input cond $ days appearance $ dissolve   material content @@;
/* 输入测量值 cond 即 condition,指光照、温度和湿度;appearance 代表外观性状;*/
/* dissolution 指平均溶出度;material 指有关物质(related substances),content 表示含量;*/
      Cards;
      光照    0 白色颗粒 99.8 1.04 100.2 6
      光照    5 白色颗粒 99.5 1.07 99.8 6
```

光照　　10 白色颗粒 97.1 1.04 99.7 6
60℃　　0 白色颗粒 99.8 1.04 100.2 6
60℃　　5 白色颗粒 97.8 1.06 100.3 6
60℃　　10 白色颗粒 99.3 1.03 99.9 6
RH92.5％　0 白色颗粒 99.8 1.04 100.2 6
RH92.5％　5 白色颗粒 100.3 1.12 99.7 6
RH92.5％ 10 白色略吸潮颗粒 99.5 1.09 100.1 6
;
Run;
proc glm Data＝exp23_4;
　　class cond appearance;
　　model dissolution material content＝cond days;
　　freq freq;
　　means cond/Tukey;
　　run; quit;
以下仅列出 dissolution 的主要输出结果,material 和 content 与之类似,从略。

The GLM Procedure

Dependent Variable：dissolve

Source	DF	Sum of Squares	Mean Square	F Value	Pr > F
Model	3	4.01722222	1.33907407	1.39	0.3490
Error	5	4.83166667	0.96633333		
Corrected Total	8	8.84888889			

R-Square	Coeff Var	Root MSE	dissolve Mean
0.453980	0.990839	0.983023	99.21111

Source	DF	Type I SS	Mean Square	F Value	Pr > F
cond	2	1.97555556	0.98777778	1.02	0.4244
days	1	2.04166667	2.04166667	2.11	0.2058

Source	DF	Type III SS	Mean Square	F Value	Pr > F
cond	2	1.97555556	0.98777778	1.02	0.4244
days	1	2.04166667	2.04166667	2.11	0.2058

The GLM Procedure

Tukey's Studentized Range (HSD) Test for dissolution

NOTE：This test controls the Type Ⅰ experimentwise error rate，

but it generally has a higher

Type Ⅱ error rate than REGWQ.

Alpha	0.05
Error Degrees of Freedom	5
Error Mean Square	0.966333
Critical Value of Studentized Range	4.60166
Minimum Significant Difference	2.6117

Means with the same letter are not significantly different.

Tukey Grouping	Mean	N	cond
A	99.8667	3	RH92.5%
A			
A	98.9667	3	60℃
A			
A	98.8000	3	光照

（二）加速试验

1. 样品来源

样品由某药业有限公司提供，批号：080320，080321，080322。

2. 试验方法

样品气泡眼铝塑包装，置于湿（RH75%）、热（40℃）条件下。观察0、1、2、3、6个月后样品的外观、有关物质、溶出度及含量变化［测定方法见 WS1-(X-088)-2003Z 盐酸特拉唑嗪胶囊质量标准］。

3. 结果

1、2、3、6个月的测定结果见表23.5。

表23.5 盐酸特拉唑嗪胶囊加速试验

考察项目	储存时间（月）					
批号080320	0	1	2	3	6	RSD
样品外观	内容物为白色颗粒	内容物为白色颗粒	内容物为白色颗粒	内容物为白色颗粒	内容物为白色颗粒	—
有关物质（%）	1.04	1.06	1.05	1.10	1.03	2.56
标示含量（%）	100.2	100.0	99.5	99.3	99.2	0.44
平均溶出度（%）$n=6$	99.8	100.8	99.2	101.4	99.8	0.88

续表

考察项目	储存时间(月)					
批号 080321	0	1	2	3	6	—
样品外观	内容物为 白色颗粒	内容物为 白色颗粒	内容物为 白色颗粒	内容物为 白色颗粒	内容物为 白色颗粒	—
有关物质(%)	1.07	1.05	1.11	1.09	1.02	3.27
标示含量(%)	99.5	100.0	100.1	100.2	99.7	0.29
平均溶出度 (%)$n=6$	100.8	101.3	98.9	99.2	100.3	1.03
批号 080322	0	1	2	3	6	—
样品外观	内容物为 白色颗粒	内容物为 白色颗粒	内容物为 白色颗粒	内容物为 白色颗粒	内容物为 白色颗粒	—
有关物质(%)	1.10	1.07	1.03	1.08	1.01	3.50
标示含量(%)	100.5	100.4	100.6	100.4	99.8	0.31
平均溶出度 (%)$n=6$	98.5	101.3	99.7	99.0	100.7	1.16

注:(40±2)℃,RH(75±5)%。

【程序 23.5】 prg23_5 加速试验对特拉唑嗪胶囊稳定性的影响分析

```
Data exp23_5;                * 定义数据集,输入原始数据;
   length batch $10. appearance $20.;
   Input batch $ days appearance $ dissolution material content freq @@;
/ * 输入测量值,代表不同批次。appearance 代表外观性状;dissolution 表示平均溶出度 * /
/ *  material 指有关物质(related substances),content 表示含量; * /
Cards;
080320 0 白色颗粒 99.8 1.04 100.2 6
080320 1 白色颗粒 100.8 1.06 100.0 6
080320 2 白色颗粒 99.2 1.05 99.5 6
080320 3 白色颗粒 101.4 1.10 99.3 6
080320 6 白色颗粒 99.8 1.03 99.2 6
080321 0 白色颗粒 100.8 1.07 99.5 6
080321 1 白色颗粒 101.3 1.05 100.0 6
080321 2 白色颗粒 98.9 1.11 100.1 6
080321 3 白色颗粒 99.2 1.09 100.2 6
080321 6 白色颗粒 100.3 1.02 99.7 6
080322 0 白色颗粒 98.5 1.10 100.5 6
080322 1 白色颗粒 101.3 1.07 100.4 6
080322 2 白色颗粒 99.7 1.03 100.6 6
080322 3 白色颗粒 99.0 1.08 100.4 6
```

080322 6 白色颗粒 100.7 1.01 99.8 6

```
;
Run;
proc glm Data＝exp23_5;
    class batch appearance;
    model dissolution material content＝batch days;
    freq freq;
    means batch/Tukey;
    run; quit;
```

试验结果表明,盐酸特拉唑嗪胶囊在湿(RH75％)、热(40℃)条件下放置6个月,外观、含量、溶出度、有关物质未见显著变化,样品稳定。

(三)长期留样试验

1. 样品来源

样品由某药业有限公司提供,批号:080320,080321,080322。

2. 试验方法

样品气泡眼铝塑包装,于室温条件下[(25±2)℃,RH(60±10)％]存放。观察 0、3、6、9、12、18、24、36 个月后样品的外观、有关物质、溶出度及含量变化[测定方法见 WS1-(X-088)-2003Z 盐酸特拉唑嗪胶囊质量标准]。目前仅提供 18 个月的测定结果。

3. 结果

0、3、6、9、12、18 个月的试验结果见表 23.6。

表 23.6 盐酸特拉唑嗪胶囊长期留样试验

考察项目	储存时间(月)						
批号 080320	0	3	6	9	12	18	RSD
样品外观	内容物为白色颗粒	内容物为白色颗粒	内容物为白色颗粒	内容物为白色颗粒	内容物为白色颗粒	内容物为白色颗粒	—
有关物质(%)	1.04	1.03	1.07	1.09	1.04	1.05	2.1
含量(%)	100.2	100.1	99.4	99.8	99.3	99.8	0.36
平均溶出度(%)n＝6	99.8	100.7	99.6	100.3	98.7	100.1	0.69
批号 080321	0	3	6	9	12	18	—
样品外观	内容物为白色颗粒	内容物为白色颗粒	内容物为白色颗粒	内容物为白色颗粒	内容物为白色颗粒	内容物为白色颗粒	—
有关物质(%)	1.07	1.02	1.09	1.10	1.11	1.08	3.0
含量(%)	99.5	100.1	100.0	100.0	99.3	99.3	0.72
平均溶出度(%)n＝6	100.8	101.0	98.8	100.5	100.8	99.8	0.84

续表

考察项目	储存时间(月)						
批号 080322	0	3	6	9	12	18	—
样品外观	内容物为 白色颗粒	内容物为 白色颗粒	内容物为 白色颗粒	内容物为 白色颗粒	内容物为 白色颗粒	内容物为 白色颗粒	—
有关物质(%)	1.10	1.08	1.13	1.05	1.08	1.10	2.5
含量(%)	100.5	100.3	100.2	99.9	101.1	100.1	0.42
平均溶出度 (%)n=6	98.5	99.6	101.0	100.7	99.1	100.5	0.99

注:(25±2)℃,RH(60±10)%。

【程序 23.6】 prg23_6 长期留样对特拉唑嗪胶囊稳定性分析

```
Data exp23_6              * 定义数据集,输入原始数据;
   length batch $ 10. appearance $ 20. ;
   Input batch $ days appearance $ dissolution material content freq @@;
Cards;
080320   0 白色颗粒 99.8   1.04   100.2   6
080320   3 白色颗粒 100.7 1.03   100.1   6
080320   6 白色颗粒 99.6   1.07   99.4   6
080320   9 白色颗粒 100.3 1.09   99.8   6
080320  12 白色颗粒 98.7   1.04   99.3   6
080320  18 白色颗粒 101.1 1.05   99.8   6
080321   0 白色颗粒 100.8 1.07   99.5   6
080321   3 白色颗粒 101.0 1.02   100.1   6
080321   6 白色颗粒 98.8   1.09   100.0   6
080321   9 白色颗粒 100.5 1.10   100.0   6
080321  12 白色颗粒 100.8 1.11   99.3   6
080321  18 白色颗粒 99.8   1.08   99.3   6
080322   0 白色颗粒 98.5   1.10   100.5   6
080322   3 白色颗粒 99.6   1.08   100.3   6
080322   6 白色颗粒 101.0 1.13   100.2   6
080322   9 白色颗粒 100.7 1.05   99.9   6
080322  12 白色颗粒 99.1   1.08   101.1   6
080322  18 白色颗粒 100.5 1.10   100.1   6
;
Run;
proc glm Data=exp23_6;
   class batch appearance;
   model dissolution material content=batch days;
```

```
freq freq；
means batch/Tukey；
run；quit；
```

长期留样测定结果表明,盐酸特拉唑嗪胶囊在室温条件下[(25±2)℃,RH(60±10)%]保存18个月,外观上没有变化,含量、溶出度及有关物质均未见明显变化。盐酸特拉唑嗪胶囊在室温条件下保存18个月稳定。

(四)结论

根据以上结果,可以确定盐酸特拉唑嗪胶囊的保存条件为室温下密封保存,存放有效期暂定两年。

(五)讨论

(1)当影响因素试验出现有关物质产生显著变化时,超过制订的限度要求,应当先分析药物的本身理化性质,问题排除后,高温试验可以由60℃降为40℃,或高湿试验由RH92.5%降为RH75%,重新进行试验。综合所有结果分析,制订出合理的包装,再进行加速试验和长期留样试验,从而确定有效期。

(2)加速试验结果如有指标超过制订的限度要求,方法基本同前,可以降低条件,在(30±2)℃,相对湿度RH(65±5)%下进行6个月试验。也可以多个包装同时试验,综合考察药物和包装的影响。长期留样试验考察方法与前述基本一致。

三、经典恒温法预测格列美脲水溶液有效期

汤菁菁、张霄翔、刘娟等人研究了格列美脲水溶液在加入稳定剂前后稳定性比较,采用经典恒温法预测格列美脲水溶液有效期。

方法是取用0.45 μm微孔滤膜过滤后的格列美脲续滤液灌装于2 mL安瓿中,熔封,分别置于70℃、80℃、90℃、100℃的恒温烘箱中,各温度按试验设计时间,每次分别取出2支安瓿,冷水中终止反应。溶液混匀后,按要求配制成供试品溶液,并配制相同浓度的对照品溶液。照《中国药典》2005年版附录Ⅴ D高效液相色谱法测定,分别取对照品溶液和供试品溶液进样20 μL,按外标法计算峰面积,测定含量,以含量 C 和不同时间点 t 求出不同温度下的回归方程及分解速率常数。见表23.7和表23.8。

表23.7　不含稳定剂的格列美脲溶液不同温度下的回归方程及分解速率常数

温度(0℃)	回归方程	r	$K[(\times10^{-2})h^{-1}]$	$\lg K$
70	$\lg C=-0.0010t+1.9993$	0.9979	0.2303	-2.6377
80	$\lg C=-0.0019t+1.9950$	0.9876	0.4376	-2.3589
90	$\lg C=-0.0053t+2.0003$	0.9983	1.2206	-1.9134
100	$\lg C=-0.0176t+2.0029$	0.9990	4.0533	-1.3922

根据回归方程中斜率等于$-K/2.303$,得出 K 值,计算出 $\lg K$。

根据Arrhenius指数定律:
$$\lg K=-Ea/2.303RT+\lg A$$

式中:K 为速率常数;Ea 为活化能;R 为气体常数8.31 J·K·mol;T 为绝对温度273.15;A 为频率因子。以 $\lg K$ 对 $1/T$ 作线性回归,得回归方程:

$$\lg K = -5330.5/T + 12.829, R_2 = 0.9760$$

由此推算出不加稳定剂溶液室温（25℃）下的分解速度常数 K 及有效期为：

$$K_{25℃} = 8.7310 \times 10^{-6} \text{ h}^{-1}, t_{0.9}^{25℃} = 1.31（年）$$

【程序 23.7】 prg23_7 经典恒温法预测格列美脲水溶液有效期

```
Data exp23_7;          * 定义数据集,输入原始数据;
  Input temp lgK @@;       *   输入测量值;
reciT=1/(temp+273);
/ * temp 指输入的摄氏温度值;lgK 是指分解速率常数的对数值; * /
Cards;
70-2.6377
80-2.3589
90-1.9134
100-1.3922
;
Run;
%include "prg23_7 经典恒温法预测格列美脲水溶液有效期.sas";
```

The GLM Procedure

Dependent Variable：lgK

Source	DF	Sum of Squares	Mean Square	F Value	Pr > F
Model	1	0.86823987	0.86823987	81.45	0.0121
Error	2	0.02131982	0.01065991		
Corrected Total	3	0.88955969			

R-Square	Coeff Var	Root MSE	lgK Mean
0.976033	−4.974432	0.103247	−2.075550

Source	DF	Type Ⅰ SS	Mean Square	F Value	Pr > F
reciT	1	0.86823987	0.86823987	81.45	0.0121

Source	DF	Type Ⅲ SS	Mean Square	F Value	Pr > F
reciT	1	0.86823987	0.86823987	81.45	0.0121

Parameter	Estimate	Standard Error	t Value	Pr > |t|
Intercept	12.828729	1.6522659	7.76	0.0162
reciT	−5330.524690	590.6454125	−9.02	0.0121

反应活化能 $Ea=24365$；

储存温度为 25 ℃时，$V_{0.9}=8.730969E-6$；

药物含量降低到 90% 时的时间 $T_{0.9}$ 约为 1.31 年。

表 23.8　含稳定剂的格列美脲溶液不同温度下的回归方程及分解速率常数

温度(0℃)	回归方程	r	$K[(\times 10^{-2})h^{-1}]$	$\lg K$
70	$\lg C=-0.0002t+1.9993$	0.9807	0.04606	-3.336676
80	$\lg C=-0.0009t+1.9963$	0.9808	0.20727	-2.683464
90	$\lg C=-0.0032t+1.9995$	0.9936	0.73696	-2.132556
100	$\lg C=-0.0053t+1.9983$	0.9918	1.22060	-1.913427

根据 Arrhenius 指数定律：

$$\lg K=-Ea/2.303RT+\lg A$$

以 $\lg K$ 对 $1/T$ 作线性回归，得回归方程：

$$\lg K=-6195.5/T+14.806, R^2=0.9680$$

由此推算加入稳定剂室温（25℃）的分解速度常数 K 及有效期为：

$$K_{25℃}=1.0374715\times 10^{-6}\ h^{-1}, t_{0.9}^{25℃}=11（年）$$

【程序 23.8】　prg23_8 经典恒温法预测含稳定剂的格列美脲水溶液有效期

```
Data exp23_8;            *定义数据集,输入原始数据;
  Input temp lgK @@;         *  输入测量值;
  reciT=1/(temp+273);
Cards;
70-3.336676
80-2.683464
90-2.132556
100-1.913427
;
Run;
%include "prg23_8 经典恒温法预测含稳定剂的格列美脲水溶液有效期.sas";
```

The GLM Procedure

Dependent Variable：lgK

Source	DF	Sum of Squares	Mean Square	F Value	Pr > F
Model	1	1.17287462	1.17287462	60.46	0.0161
Error	2	0.03880106	0.01940053		
Corrected Total	3	1.21167568			

	R-Square	Coeff Var	Root MSE	lgK Mean	
	0.967977	−5.534834	0.139286	−2.516531	
Source	DF	Type Ⅰ SS	Mean Square	F Value	Pr > F
reciT	1	1.17287462	1.17287462	60.46	0.0161
Source	DF	Type Ⅲ SS	Mean Square	F Value	Pr > F
reciT	1	1.17287462	1.17287462	60.46	0.0161
			Standard		
Parameter	Estimate	Error	t Value	Pr > |t|	
Intercept	14.806222	2.2289997	6.64	0.0219	
reciT	−6195.493281	796.8139158	−7.78	0.0161	

反应活化能 $Ea = 28318$；

储存温度为 25℃时，$V_{0.9} = 1.0374715\text{E-}6$；

药物含量降低到 90% 时的时间 $T_{0.9}$ 约为 11.00 年。

四、初均速法加速实验来推测盐酸氨溴索注射液的药品有效期

笔者曾采用初均速法加速实验推测盐酸氨溴索注射液的药品有效期，并利用长期留样实验验证所推测的药品有效期，结果证明利用初均速法推测药品有效期简便，有效。

（一）色谱条件与系统适应性试验

用十八烷基硅烷键合硅胶为填充剂；以 0.01 mol/L 磷酸氢二铵溶液（用磷酸调节 pH = 7.0)-乙腈(40∶60)为流动相；检测波长为 248 nm；取盐酸氨溴索对照品约 5 mg，加甲醇 0.2 mL 溶解，再加甲醛溶液(1→100)40 μL，摇匀，置 60℃加热 5 分钟，氮气吹干；残渣用水 5 mL 溶解，再加流动相稀释至 20 mL，取 20 μL 注入液相色谱仪，盐酸氨溴索与杂质 B(相对保留时间约为 0.8)的分离度应大于 4.0。

（二）含量测定法

精密量取本品适量(约相当于盐酸氨溴索 7.5 mg)置 25 mL 量瓶中，加入流动相适量，振摇使之完全混匀，再加流动相稀释至刻度，摇匀。取上述溶液 5 mL 置 50 mL 量瓶中，再加流动相稀释至刻度，摇匀。作为供试品溶液。另精密称取盐酸氨溴索对照品约 7.5 mg 置 25 mL 量瓶中，加入流动相适量，超声 10 分钟使之完全溶解并稀释至刻度，摇匀。精密量取 5 mL 置 50 mL 量瓶中，加流动相稀释至刻度，摇匀，作为对照品溶液。取上述溶液分别进样 20 μL，记录色谱图，测定峰面积，按外标法计算，即得。

（三）有效期预测

方法是取同一批次的盐酸氨溴索注射液 6 瓶(批号:031008;规格:2 mL;15 mg)分别置于 60、65、70、75、80、85、90℃恒温水浴中，各加热 8、7、6、5、4、3、2 h 后立即取出，迅速终止反应。然后按含量测定法中的高效液相法于 248 nm 波长处测定其吸收度，计算药物含量。

盐酸氨溴索注射液在不同温度下的初均速可根据以下公式求得：

$$V_i = (C_0 - C_i)/t_i$$

式中：C_0 为药物初始浓度；C_i 为经 t_i 时加温分解后药物浓度；t_i 为药物加温时持续时间。

数据处理见表 23.9。

表 23.9　有效期预测试验数据处理结果

温度(0℃)	t(h)	T(K)	$1/T \times 10^3$	C_i(%)	V_i	$\lg V_i$
90	2	363	2.7548	98.1	0.0095000	−2.022276
85	3	358	2.7933	98.4	0.0053333	−2.273001
80	4	353	2.8329	98.9	0.0027500	−2.560667
75	5	348	2.8736	99.1	0.0018000	−2.744727
70	6	343	2.9155	99.4	0.0010000	−3.000000
65	7	338	2.9586	99.6	0.0005714	−3.243038
60	8	333	3.0030	99.75	0.0003125	−3.505150

注：T 为绝对温度，0℃时 T 为 273.15。

根据阿仑尼乌斯(Arrhenius)指数定律：$\lg V_i = -Ea/2.303RT + \lg A$，以 $\lg V_i$ 对 $1/T$ 作线性回归，即以 $1/T$ 为横坐标，$\lg V_i$ 为纵坐标，得回归方程为 $\lg V_i = (-5894)/T + 14.187$，$R^2 = 0.9979$。由上述计算活化能为：$Ea = -2.303 \times 1.987 \times (-5904.69) \approx 26.94$(kcal/mol)，推算室温(25℃)储存有效期为 $t_{0.9} \approx 4.5$ 年。

【程序 23.9】 prg23_9 初均速加速实验推测氨溴索注射液的药品有效期

```
Data exp23_9;            * 定义数据集,输入原始数据;
    Input temp time C @@;          *   输入测量值;
/ * Temp 指测量的摄氏温度;time 指样品所承受所对温度下的时间;C 为经 t 时加温分
解后药物浓度 */
    T=temp+273;
    V=(100-C)/time/100;
    reciT=1/T;
    lgV=log10(V);
Cards;
90  2  98.1
85  3  98.4
80  4  98.9
75  5  99.1
70  6  99.4
65  7  99.6
60  8  99.75
;
Run;
```

%include "prg23_9 初均速加速实验推测氨溴索注射液的药品有效期.sas";
主要运行结果如下所示。

```
                                      The GLM Procedure

Dependent Variable: lgV

                                   Sum of
Source              DF            Squares      Mean Square    F Value    Pr > F
Model                1          1.66994021       1.66994021    2427.09    <.0001
Error                5          0.00344021       0.00068004
Corrected Total      6          1.67338042

              R-Square     Coeff Var      Root MSE     lgV Mean
              0.997944     -0.948727      0.026231     -2.764815

Source              DF        Type I SS      Mean Square    F Value    Pr > F
reciT                1       1.66994021       1.66994021    2427.09    <.0001

Source              DF      Type III SS      Mean Square    F Value    Pr > F
reciT                1       1.66994021       1.66994021    2427.09    <.0001

                                    Standard
Parameter        Estimate            Error      t Value    Pr > |t|
Intercept       14.216716        0.3448366        41.23     <.0001
reciT        -5904.690074      119.8544268       -49.27     <.0001
```

反应活化能 Ea = 26940
贮存温度为25 ℃时，VU.9 = 2.5593336E-8
药物含量降低到90%时的时间 T0.9 约为 4.46 年

通过初均速法加速实验预测室温下盐酸氨溴索注射液的储存有效期约为 4.46 年。盐酸氨溴索注射液真正有效期到底是多长时间？我们采用长期留样试验对盐酸氨溴索注射液进行了对照和验证。

（四）有效期验证

方法是取同一批次的盐酸氨溴索注射液（批号：031104；规格：2mL∶15mg）若干瓶分别置于室温（25℃）条件下放置 60 个月，分别于 0、1、3、6、9、12、18、24、36、48、60 个月取样，按含量测定法测定注射液有效成分含量，判定注射液是否有效（即有效成分含量是否低于标示量的 90%）。

实验结果显示验证样品在 0、1、3、6、9、12、18、24、36、48 个月时有效成分含量分别为 100.1%、99.8%、99.9%、99.7%、99.5%、99.6%、99.3%、99.2%、99.3%、99.1%，在 60 个月时有效成分含量为 98.9%。长期留样实验结果显示盐酸氨溴索注射液室温条件下有效期大于 5 年（60 个月），基本与推测的有效期数据一致。所以，盐酸氨溴索注射液有效期暂定为 5 年。

第六节　本章小结

在药品稳定性研究中，采用合适的稳定性试验方法可以大致预测药品的有效期。具体实验中，有效期预测的实验结果与长期留样实验结果可以达到基本吻合。

目前，文献报道在研究中主要通过对溶液剂稳定性实验数据考察预测药品的有效期；由于固体制剂涉及的影响因素比较多，特别是由于药品本身存在差异性，数据波动范围比较大，从而造成药品有效期的预测结果与真实数据相差比较大。在具体药品稳定性试验中，应根据药物的特性设计稳定性试验方法，再结合长期留样实验数据，最终确定药品有效期。

　　在今后的药品稳定性试验中,我们应该运用统计分析方法对室温长期留样试验和采用稳定性试验方法得到的数据进行处理和分析,将理论上的研究转化为具体的实际应用。采用稳定性试验方法推测药品有效期能否得到广泛的应用与发展,还有待于大家进一步研究和大量的实验考察。

参考文献

[1] 国家食品药品监督管理局.化学药物稳定性研究技术指导原则[S]. 2005.

[2] 霍秀敏.稳定性试验与药品的有效期[J].药品评价,2007,4(1):56-58.

[3] 康继宏,严拯宇,胡育筑.药物稳定性的试验方法及统计处理[J].药学进展,1999,23(3):157-160.

[4] 乐健,刘文英,杨静化,等.多元线性模型预测药物的稳定性[J].药学学报,1996,31(11):861.

[5] 詹先成,江进优,殷恭宽,等.药物稳定性自由变温加速试验设计及其计算法研究[J].药学学报,1995,30(3):220.

[6] 汤菁菁,张霄翔,刘娟,等.经典恒温法预测格列美脲水溶液有效期[J].中国药物应用与监测,2008,5(6):31-33.

[7] 王明乐,刘俊芳.甲磺酸培氟沙星注射液稳定性及有效期预测[J].新药评价,2009,16(4):50-51.

[8] Chow Shein Chung,Shao Jun. Stability Analysis for Frozen Drug Products[J]. Encyclopedia of Biopharmaceutical Statistics,2003,1(1):929-933.

[9] Pong Annpey, Ying Qing Chen, Xiudong Lei. Rank Regression in Stability Analysis[J]. Encyclopedia of Biopharmaceutical Statistics,2003,1(1): 1-5.

[10] Tsong Yi, Chiwan Chen, Wen Jen Chen,et al. ANCOVA Approach for Premarketing Shelf Life Determination with Multiple Factors[J]. Encyclopedia of Biopharmaceutical Statistics,2005,1:1,1-5.

[11] Nordbrock Earl. Stability Matrix Designs[J]. Encyclopedia of Biopharmac-eutical Statistics,2003,1:1,934-939.

[12] Annpey Pong. Expiration Dating Period[J]. Encyclopedia of Biopharmaceutical Statistics,2003,1:1,336-342.

[13] 国家药典委员会.中国药典 2005 版二部[M].北京:中国医药科技出版社,2005.

[14] Sun Y, Chow S C, Li G, et al. Assessing distribution of estimated drug shelf lives in stability analysis. Biometrics, 1999, 55, 896-899.

[15] Nordbrock E. Statistical Study Design. In Presentation at National Stability Discussion Group, 1989.

[16] Wright J. Use of Factorial Designs in Stability Testing. In Proceedings of Stability Guidelines for Testing Pharmaceutical Products: Issues and Alternatives. AAPS Meeting, 1989.

[17] Nakagaki P. AAPS Annual Meeting. 1990.

[18] Nordbrock E. Statistical Comparison of NDA Stability Study Designs. In Midwest Biopharmaceutical Statistics Workshop, 1991.

[19] Nordbrock E. Statistical comparison of stability study designs. J Biopharm Stat, 1992, 2: 91-113.

[20] Helboe P. New designs for stability testing programs: Matrix or factorial designs. Authorities' viewpoint on thepredictive value of such studies. Drug Inf J, 1992, 26:629-634.

[21] Carstenson J T, Franchini M, Ertel K. Statistical approachesto stability protocol design. J Pharm Sci, 1992, 81:303-308.

任晓文　王　博　曹秀堂

第二十四章　基因芯片在临床诊断应用中的统计分析

第一节　概　述

生物芯片在 20 世纪 80 年代的概念是利用生物分子(蛋白)制造计算机芯片,替代计算机中的硅芯片,从而制造更高效、更稳定的计算机,甚至可以将这种芯片植入机体内,实现医学治疗目的。如植入大脑中解决失明和耳聋等医学问题[1]。但这样的生物芯片至今尚未诞生。现在所指的生物芯片实际是一种生物信息分析技术,主要分为 DNA 芯片(DNA Chip)、蛋白芯片(Protein Chip)和芯片实验室(Laboratory on Chip)三类。由于它可以同时对大量生物信息进行快速分析,具有类似计算机芯片的功能,借用计算机芯片的概念将其叫做生物芯片(Biochip)。其中,DNA 芯片又叫基因芯片,它是将大量的核酸(DNA 或 cDNA)探针以点阵排列形式固定在一块 $1\sim2\ cm^2$ 的硅片或尼龙膜(凝胶、金属)等材料上制成,因此也叫 DNA 微阵列(DNA Array)。使用时,将生物材料中的靶分子 DNA 或 RNA 用荧光标记后与芯片上的探针进行杂交,杂交后洗去未杂交上的靶分子及其标记分子,用激光扫描仪捕获通过杂交结合在探针分子上的靶分子的荧光信号,根据探针分子所在位点的荧光信号强弱判断生物样本中靶分子(DNA 或 RNA)的存在性(有无或强弱)。蛋白芯片技术与 DNA 芯片类似,只不过其阵列上的探针采用的是抗体或抗原,检测时标记抗原或抗体,通过抗原抗体之间的免疫识别检测样本中的蛋白含量。芯片实验室是将用于生物分子分析的设备微型化后固定在微小的芯片上,实现对生物分子(主要是蛋白和核酸)分析目的。由于核酸探针易于获取,并且非常稳定,操作技术成熟,因此目前的生物芯片主要是基因芯片。

20 世纪 80 年代末期,俄罗斯科学院的恩格尔哈得分子生物学实验室和美国阿贡实验室的科学家都提出用 8 核苷酸序列探针制备的点阵,通过杂交方式进行测序(HBS)。与此同时,英国的 Southern 等设计了寡核苷酸测序方案,并于 1988 年取得专利。1994 年在美国能源部防御研究计划署、俄罗斯科学院和俄罗斯人类基因组计划的资助下研制出第一张用于检测 β-地中海贫血病突变位点的 DNA 芯片。1995 年,斯坦福大学医学院的 Schena 等第一次用 cDNA 阵列,用双色荧光分别标记两种不同处理的细胞来源的 cDNA,混合后与 cDNA 阵列杂交,研究两种不同处理引起的基因表达差异[2]。此后,人们研制了更大规模的 cDNA 微阵列,进行大规模的基因表达研究,使基因芯片技术得到较大发展,并引起各国生物学家的关注,纷纷应用这一技术开展自己的研究。其中在药物开发和医学诊断领域的应用研究最多。

第二节　基因芯片技术在药品检定和诊断试剂检定中的应用

基因芯片可以包含数以千计甚至数万个 DNA 探针,每一个位点可以探测生物材料中的一个基因位点,因此,使用一张芯片一次可以对生物材料中数万个基因位点进行测定[3,4]。

现代生物学揭示,所有的生物性状最终都由基因(DNA 或 RNA)决定,因此要了解生命活动规律,了解生物的存在性,一个最直接的途径就是了解基因。因此在生物科学研究和生物技术的应用以及生物产品开发中,对基因的了解是必要的。由于生物的复杂性,任何一种生命活动都可能涉及多个基因,因此,一种同时检测众多基因的方法成为必要的工具。基因芯片作为一种高通量的检测技术对生命科学研究和相关技术及产品开发的地位就不言而喻。因此,基因芯片在几乎所有生物学领域都具有很好的应用价值[4-7]。

作为一种检测技术,基因芯片在药物筛选、药效学研究、药理学研究、毒理学、药品检定等方面具有独特的优势。其应用在药物筛选、药效学研究、药理学研究等药物开发方面的研究资料,可在有关文献中查到。下面主要介绍在药品检定和临床诊断中的应用。

一、基因芯片技术在药品检定的应用

药品有效成分的含量检定是药品检定的重要内容,它可以通过化学分析手段进行监控。但对于中药制剂,很多情况下无法确定其有效成分,因此直接测定有效成分是不可能的。目前采用的是指纹图谱鉴定[8],但这种方法只能测定有效成分的关联分子,或者对药材的产地、品种以及药效相关成分进行鉴定,不能直接测定有效成分。虽然中药成分可能不清楚,但其药效是必需的。由于任何药物进入体内都必须与体内的靶器官和靶分子相互作用,这种作用通过对肌体代谢途径的影响修复肌体的异常代谢过程从而恢复肌体的正常代谢,达到对疾病的治疗。肌体内的代谢过程都是通过基因表达实现的,任何有效的药物必然引起药物靶器官的基因表达谱的变化,因此通过测定中药处理后靶器官的基因表达谱的变化特征确定药物的有效性对中药进行监控是可行的[9,10]。由于药物引起的基因表达不可能是单个基因,常常涉及大量的基因变化,用常规的单基因检测方法就显得无能为力。这时,基因芯片技术的高通量检测特征则有此优势。因此,利用基因芯片技术检测中药对实验动物或细胞的基因表达谱的变化,即可确定中药的有效性[11]。

药物的毒副作用常常是药品监督的另一项重要内容,它包括致瘤、致畸、生殖毒性、免疫毒性和神经毒性等方面的考察,传统的研究需要进行很复杂的动物学试验,包括借助于解剖学、生理学、细胞学和生物化学等手段进行长时间的研究。但由于实验动物与人存在差异,利用实验动物进行的上述测试结果难以完全推演到人体,因此常常需要对药物使用过程进行长期的流行病学调查。与药效分析一样,药物的毒副作用也必然表现在药物处理后的细胞基因表达谱中,当药物处理动物或细胞后,用基因芯片检测其基因表达谱的变化,即可在较短的时间内确定药物的毒副作用[11-13]。

二、基因芯片在临床诊断中的应用

诊断技术是医学的重要部分,诊断水平的提高是现代医学水平提高的重要因素。随着技术的发展,现代生物技术、电子技术、声像技术等将广泛应用于医学诊断领域。其中生物技术在医学诊断中的地位越来越高。在生物技术诊断中,对于感染性疾病,病原物可以通过其基因检测确定;对于生理性疾病,通过对疾病相关的基因结构或表达异常进行疾病的诊断。因此,不论是感染性疾病还是生理性疾病都可以通过基因检测进行诊断。疾病的发生常常涉及多种病因,基因芯片作为一种高通量检测技术,在疾病诊断中有其独特的优势。在流行病筛查中,

尤其实用于一些潜伏期病原物的检测,对于严重传染病,如艾滋病、肝炎、结核、禽流感,泌尿生殖道感染等疾病的早期检测和预防有重要价值[14 19]。比如在肿瘤治疗中,不同致病因素需要采用不同的治疗方案。不同的病因常常可以通过了解肿瘤细胞的基因表达谱变化进行确定。在感染性疾病中,同样的症状可能有不同的病原物感染,同样的感染病源物还可能有不同的耐药菌株,这也需要同时进行多种病源物的检测和不同耐药菌株的鉴定。如果这些工作采用常规的分析方法进行诊断,检测一个一个基因,其效率远不能适应治疗的需要。由于其工作量很大,在一些情况下,相应的检测几乎不能完成,有时即使完成所有的检测项目,已经没有诊断的意义了。如某项检测要检测 100 个基因,每天分析 1 个基因,至少也得花去 3 个多月时间。加上分析过程不是同时进行,其检测项目的组内误差和批间误差难以避免;其检测结果的可比性也难以控制。采用基因芯片检测即可避免这些问题。基因芯片具有高通量、集成化分析优势,特别适合基因组和后基因时代大规模生物信息分析的需要。

第三节　统计要求

基因芯片技术在药理、毒理作用研究中的应用主要是通过试验组和对照组的基因表达差异进行相关的判断。多数采用聚类分析方法,一般都有专业软件进行分析[20,21],很少使用 SAS 和 SPSS 软件,虽然此两种软件也可以进行这种多元聚炎分析[22]。

基因芯片诊断技术应用中遇到的主要统计学问题有 Cut Off 的确定、最小检出限、重复性分析和与其他检测方法之间的比较分析。这些统计学问题都可用 SAS 和 SPSS 软件进行结果分析。下面主要结合实例进行分析说明。

第四节　实例分析

一、Cut Off 值的确定

(一)实验目的

基因芯片检测目前主要是定性检测,定性检测结果需要得出一个阳性和阴性的判断。基因芯片检测后每个检测位点将获得一个检测值(荧光值),检测人员根据所获得的荧光值判断为阳性或阴性,阳性信号的最低荧光值即为 Cut Off 值。高于 Cut Off 值的为阳性,低于 Cut Off 值的为阴性。Cut Off 值的确定需要根据检测产品的实验数值进行确定。

(二)实验原理

一般做法是将不加模板 DNA 的样本(即阴性样本)按基因芯片检测操作程序进行检测,芯片扫描后每个位点获得一个荧光值,这些位点的荧光值即为阴性试验值,求出所有被检测位点的荧光值的最大值(Max)、最小值(Min)、平均值(Mean)和标准差(SD)。根据统计学原理,平均值加上 1.96 个标准差定义其置信区间[Mean−1.96 S, Mean+1.96S],95% 的样本测定值都落入其可信区间内,这就是说,将阴性样本判为阳性样本的可能性只有 2.5%;如果平均值加 2.56 个标准差定义其可信区间[Mean−2.56 S, Mean+2.56S],则 99.9% 的样本测定值落入其可信区间内,这意味着将阴性样本判为阳性样本的可能性只有 0.05%。为了提高阳性判断的准确性,可以将 Cut Off 值确定在阴性样本平均值加 2.56 个标准差。

(三)实验步骤

(1)实验材料:基因芯片 10 张,每张芯片上 100 个点。基因芯片检测试剂,满足 10 次检测反应。

(2)标记反应:按基因芯片检测程序,取 10 次基因芯片标记反应的试剂配制标记反应混合液,并分装在 10 个反应管中,用 1XTE 代替样本 DNA(注意不加模板)。在标记反应条件下进行标记反应。

(3)杂交反应:芯片需预杂交以消除非特异性结合的标记分子。然后换上新鲜杂交液,并加入标记反应产物。按芯片杂交方法进行杂交(不同产品杂交方法有差异)。

(4)杂交信号采集:用标记方法对应的检测方法检测杂交信号。通常用 Cy5 和 Cy3 标记,其对应的检测设备为激光扫描仪,扫描结果为荧光信号值。

(四)用 SAS 进行统计分析

数据整理,将 10 张芯片杂交后,芯片上的每个位点有 10 个信号值,取其平均值为该位点的测定值。100 个位点的测定值进行整理如表 24.1。

表 24.1　基因芯片阴性样本检测各位点的荧光值

78,45,72,80,90,73,64,75,73,76,85,90,84,64,48,50,65,70,63,48,56,64,73,54,81
65,73,91,54,82,74,58,48,72,75,73,68,65,68,75,79,62,54,45,91,45,57,59,82,68
87,67,69,75,72,79,74,62,51,57,65,70,71,63,84,79,58,72,59,65,73,67,80,81,73
67,59,61,69,80,74,72,75,78,71,82,63,69,62,56,74,69,72,89,49,53,63,66,62,74

根据 Cut Off 值的定义,如果达到 99% 的显著性,其 Cut Off 值应为 68.66＋2.56×11.118,等于 97。

【程序 24.1】　prg24_1 Cut Off 值的计算

```
data gene；
   input value @@；
datalines；
78   45   72   80   90   73   64   75   73   76   85   90   84   64   48   50   65   70   63   48
56   64   73   54   81
65   73   91   54   82   74   58   48   72   75   73   68   65   68   75   79   62   54   45   91
45   57   59   82   68
87   67   69   75   72   79   74   62   51   57   65   70   71   63   84   79   58   72   59   65
73   67   80   81   73
67   59   61   69   80   74   72   75   78   71   82   63   69   62   56   74   69   72   89   49
53   63   66   62   74
；
ods output summary＝sum；
proc means data＝gene；
   var value；
```

```
run;
data Cut Off;
    set sum;
    alpha=0.01;
    Za=probit(1-alpha/2);
    Cut Off=floor(value_mean+Za * value_stdDev);
    put Cut Off= ;
proc print data=Cut Off noobs;
run;
```

运行结果为：

value_N	value_Mean	value_StdDev	value_Min	value_Max	alpha	Za	cut Off
100	68.66	11.117571859	45	91	0.01	2.57583	97

结果分析：Value_N 表示有 100 个数值点，Value_Mean 表示 100 个数值的均值，Value_Std-Dev 表示 100 个数值的标准差，alpha 表示显著性水平为 1%，Za 为 99% 显著性下的 Z 值，Cut Off 值为 97。

二、最低检测限测定

(一)实验目的

最低检测限是指检测的最低样本含量，它代表一种检测方法的灵敏度。

(二)实验原理

基因芯片检测方法的最低检测限的测定通常将标准品进行梯度稀释，然后按基因芯片检测方法操作，其检测结果能判断为阳性最低稀释度的样本含量(浓度)，此即为该检测方法的检测限。在实际操作中，并非每次实验结果都相同，因此需要通过统计方法确定某一浓度是否为最低检测限。如果将阴性测定得到的 Cut Off 值作为一个边界，那么样本测定值需要落入该边界以外才能判为阳性。也就是说，检测限样本的检测值在多次重复实验中，其测定的荧光值在统计学分析中，与 Cut Off 值之间的差异应有统计学显著差异。这需要采用"t 检验"进行分析。

(三)实验步骤

(1) 实验材料：基因芯片 16 张，基因芯片检测，满足 16 次检测反应。

(2) 模板稀释：用浓度为 10^8 拷贝/mL 的标准样本模板 DNA 逐级稀释至 10^7/mL、10^6/mL、10^5/mL、10^4/mL、10^3/mL、10^2/mL。

(3) 最低检测限的预定：按基因芯片检测方法操作说明书，对上述各稀释样本进行检测，检测信号高于 Cut Off 值的最低稀释浓度为初定最低检测限。

(4) 最低检测限的确定：用上述方法初定的最低检测限样本，按基因芯片检测操作程序操作同时进行 10 次检测。激光扫描记录每个位点的荧光值。

(5) 对其中某一个检测位点 10 次检测的荧光值进行 t 检验。如果 t 检验中检测样本的荧光值显著高于 Cut Off 值，该样本的 DNA 浓度即为该位点的最低检测限。如果 t 检验不能显著高于 Cut Off 值,就用浓度高一个数量级的标准样本进行 10 次检测,检测结果用 t 检验,并根据 P 值判断其是否为最低检测限。如果荧光值仍低于检测限,再次用浓度高一个数量级的标准样本进行同样操作,直到找到检测限。

(6)对其他位点用上述方法进行检测限的确定。

(四)用 SAS 进行统计分析

数据整理。表 24.2 是平行 10 次测定的一个位点的荧光值。

表 24.2　阳性样本连续 10 次测定结果

101,120,115,100,130,104,142,131,121,100

相应的 SAS 程序见【程序 24.2】。

【**程序 24.2**】　prg24_2 最低检测限的 t 检验计算

```
data min;
  input value @@;
datalines;
101 120 115 100 130 104 142 131 121 100
;
proc ttest data=min   h0=97; * h0 为 cut off 值;
  var value;
run;
```

运行结果为:

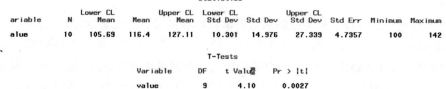

```
                          The TTEST Procedure
                              Statistics

          Lower CL        Upper CL Lower CL        Upper CL
ariable  N   Mean   Mean    Mean   Std Dev Std Dev Std Dev Std Err Minimum Maximum
alue    10  105.69 116.4  127.11  10.301  14.976  27.339  4.7357    100     142

                               T-Tests
               Variable   DF   t Value   Pr > |t|
               value       9    4.10      0.0027
```

由结果分析可见,单个样本统计量中,均值为 116.40,标准误为 4.7(约等于 5)。检验结果显示该样本的检测结果与 Cut Off 值之间有极显著差异($P=0.003 < 0.01$)。如果比该稀释度还低的稀释度的检测值与 Cut Off 值之间的差异达不到显著性差异,则该稀释度就是其最低检测限。

三、重复性分析

(一)实验目的

重复性是指对同一份样本重复测定获得相同结果的特性。它反应基因芯片检测结果的精密性。

(二)实验原理

基因芯片可以同时测定很多个位点,对于定性检测基因芯片,每个位点的具体荧光值没有意义,因此每次检测结果只能用其阳性百分率表示。如果 2 次检测结果之间没有统计学上的差异,表明 2 次检测结果是可重复的。为了测定重复性,可以计算第 1 次检测结果中的阳性位点和阴性位点在第 2 次检测结果中是否也为阳性或阴性,可以用配对 χ^2 分析。

(三)实验步骤

(1)实验材料:基因芯片 10 张,每张芯片上 100 个点;基因芯片检测试剂,满足 10 次检测反应。

(2)基因芯片检测:取临床样本 1 份,提取 DNA(或 RNA),分别加入 10 个检测反应管中,按基因芯片检测操作程序进行标记、杂交和杂交信号采集(见 Cut Off 确定操作)。

(3)统计以第 1 次重复(10 次重复中的 1 次)的阳性位点和阴性位点数。统计第 1 次重复中阳性位点在第 2 次重复的阳性位点数和阴性位点数,以及第 1 次重复的阴性位点在第 2 次重复中的阳性位点数和阴性位点数,进行 χ^2 分析,如果两者间没有显著性差异,表明 2 次重复结果是一致的。

(4)照此方法,将第 1 次重复的阳性位点数和阴性位点数与其余 9 次重复的阳性位点数和阴性位点数依次比较,用 χ^2 分析。如果 10 次重复之间都无显著性差异,表明该结果是可重复。

(四)用 SAS 进行统计分析

数据整理。表 24.3 是 2 次重复的相关数据。

表 24.3　重复性测试数据

重复 1	重复 2		
	阳性位点数(Y)	阴性位点数(N)	合计
阳性(Y)	50	3	53
阴性(N)	2	30	32
合计	52	33	85

相应的 SAS 程序见【程序 24.3】。

【程序 24.3】　prg24_3 基因芯片两次重复一致性分析

```
data rep;
    input y1 $ y2 $ n;
datalines;
Y Y 50
N Y 3
Y N 2
N N 30
;
proc freq data=rep;
    weight n; tables y1 * y2 /agree noprint;
run;
```

运行结果为:

```
                    The FREQ Procedure

           Statistics for Table of y1 by y2

                      McNemar's Test
           -----------------------------------
           Statistic (S)        0.2000
           DF                        1
           Pr > S               0.6547


           Simple Kappa Coefficient
           -----------------------------------
           Kappa                0.8755
           ASE                  0.0540
           95% Lower Conf Limit 0.7697
           95% Upper Conf Limit 0.9813

                 Sample Size = 85
```

结果分析:McNemar 检验结果为 $P=0.6547$,表明两者的差异部分没有显著性区别。Kappa 值为 0.875,表明 2 次重复之间的一致性很好。如果对 10 次重复进行上述的统计分析,经检验得出同样的结论,表明检测结果具有重复性。

四、基因芯片检测结果与其他方法检测结果的比较

(一)实验目的

作为一种新的检测方法,常常需要与已有的检测方法进行比较。用基因芯片检测某种疾病同样需要用其他方法进行比较分析。其比较分析方法常采用标准的配对 χ^2 分析。

(二)实验原理

比较分析时,可以对基因芯片检测的阳性样本和阴性样本通过其他方法检测,比较两种方法的阳性样本和阴性样本数,进行 χ^2 分析。

(三)实验步骤

(1)实验材料:收集临床样本 300 例以上。在双盲情况下,分别用基因芯片检测方法和被比较方法(如 PCR 法、免疫法、培养法)进行检测。

(2)统计基因芯片方法检测的阳性样本数和阴性样本数。同时统计基因芯片检测阳性样本中在被比较方法测定中的阳性样本数和阴性样本数,以及基因芯片检测的阴性样本中在被比较方法检测中的阳性样本数和阴性样本数,进行 χ^2 分析,如果两者间没有显著性差异,表明两种方法的结果是一致的,否则两种方法存在检测差异。

(3)如果两种方法存在差异,需对实验结果进行更深入研究,确定哪一种方法的准确性更好。造成两种方法检测结果不一致的原因是两种方法的特异性和灵敏度差异。一般来讲,槽式(嵌套式)PCR 的灵敏度和特异性都可以达到目前最高水平。因此可以用槽式 PCR 加测序的方法对两种方法检测不一致的样本进行测试,从而确定哪一种方法的灵敏度和特异性更好。

(四)用 SAS 进行统计分析

数据整理。表 24.4 为基因芯片与常规 PCR 方法检测的数据。

表 24.4 基因芯片方法与 PCR 方法检测数据

PCR 方法	基因芯片检测		
	阳性位点数	阴性位点数	合计
阳性	42	2	44
阴性	10	30	40
合计	52	32	84

相应的 SAS 程序见【程序 24.4】。

【**程序 24.4**】 prg24_4 两种方法一致性分析

```
data com;
   input y1 $ y2 $ n;
datalines;
Y Y 42
N Y 10
Y N 2
N N 30
;
proc freq ;
   weight n;
   tables y1 * y2 /agree noprint;
run;
```

运行结果为:

```
              The FREQ Procedure

        Statistics for Table of y1 by y2

              McNemar's Test
        --------------------------
        Statistic (S)    5.3333
        DF                    1
        Pr > S           0.0209


        Simple Kappa Coefficient
        --------------------------
        Kappa              0.7110
        ASE                0.0758
        95% Lower Conf Limit   0.5625
        95% Upper Conf Limit   0.8595

        Sample Size = 84
```

结果分析:通过 Mcnemar 检验发现两者差异部分具有显著性,两者的一致性部分的 Kappa 系数也仅为 0.711,小于 0.75,说明两种方法的一致性一般。

如果两种方法存在一定差异,就要分析差异产生的原因,从而确定哪一种方法更好。

参考文献

[1] 顾方舟,卢圣栋.生物技术的现状与未来[M].北京:北京医科大学中国协和医科大学联合出版社,1990:32-33.

[2] 覃扬.医学分子生物学实验教程[M].北京:中国协和医科大学出版社,2004:212.

[3] Schena M, Shalon D, Davis R W, et al. Quantitative monitoring of gene expression patterns with a complementary DNA microarray. Science,1995,270:467-470.

[4] Joe Xi Huang, Dorothy Mehrens, Rick Wiese, et al. High-Throughput Genomic and Proteomic Analysis Using Microarray Technology. Clinical Chemistry,2001, 47:1912-1916.

[5] Mannick E E, Bonomolo J C, Horswell R, et al. Gene expression in mononuclear cells from patients with inflammatory bowel disease. Clin Immunol, 2004,112:247-257.

[6] Torres-Muñoz J E, Van Waveren C, Keegan M G, et al. Gene expression profiles in microdissected neurons from human hippocampal subregions. Brain Res Mol Brain Res, 2004,127:105-114.

[7] Moran G, Stokes C, Thewes S, et al. Omparative genomics using Candida albicans DNA microarrays reveals absence and divergence of virulence-associated genes in Candida dubliniensis. Microbiology,2004, 150:3363-3382.

[8] 国家药典委员会.中华人民共和国药典(2005版 一部).

[9] 刘萍,张静生,郑菲.中药对低密度脂蛋白受体基因表达的影响[J].中国中西结合急救杂志,2000,7(3):141.

[10] 何玉军,苏安英,柴锡庆,等.中药复方软坚消肿液抗肿瘤作用机机理研究[J].中国全科医学杂志,1998,1(1):14.

[11] 张仲林,彭成.基因芯片技术在中医药研究领域中的应用[J].中国医科大学学报,2007,38(2):190-192.

[12] Cynthia A Afshari, Emile F Nuwaysir, J Carl Barrett1. Application of Complementary DNA Microarray Technology to Carcinogen Identification, Toxicology, and Drug Safety Evaluation. Cancer Res,1999, 59:4759-4760.

[13] Boorman G A, Anderson S P, Casey W M, et al. Toxicogenomics, Drug Discovery, and the Pathologist Toxicol Patho,2002,30:15-27.

[14] 府伟灵,黄庆.基因芯片在临床疾病诊断中的应用.国外医学临床生物化学与检验学分册.2002,23:3-11.

[15] 梁莉,乐军,李瑶,等.利用基因芯片技术检测结核分支杆菌耐利福平分离株 rpoB 基因突变的研究[J].中华医院感染学杂志,2005,15:841-844.

[16] 汪江华,府伟灵,王颖莹,等.组合靶基因自动检测仪快速检测人乳头瘤病毒[J].中华检验医学杂志,2000,23:264-266.

[17] 何雅青,邓平建,赵锦,等.基因芯片在乙型肝炎的基因诊断中的应用[J].中华预防医学杂志,2002,36:153.

[18] 李玉叶,何黎,唐薇,等.淋球菌、沙眼衣原体、解脲脲原体联合检测基因芯片临床应用评价[J].皮肤病与性病,2008,30:4-6

[19] Boorman G A, Anderson S P, Casey W M, et al. Toxicogenomics, Drug Discovery, and the Pathologist. Toxicologic Pathology,2002, 30:15-27.

[20] Igor Dozmorov,Ivan Lefkovits. Internal standard-based analysis of microarray data. Part 1: analysis of differential gene expressions. Nucleic Acids Research,2009,37(19):6323-6339.

[21] Dov Shiffman, Thomas Mikita, Julie T N Tai, et al. Large Scale Gene Expression Analysis of Cholesterol-loaded Macrophages. JBC,2000, 275:37324-37332.

[22] 张力.SPSS 13.0在生物统计学中的应用医学.厦门:厦门大学出版社,2006:146-158.

谭德勇　白东亭　胡江堂

第二十五章 生物热动力学技术在药品生物活性测定中的应用

生物热动力学技术作为一种实时在线、高效灵敏兼具指纹表达特性的能量（热量）变化监测方法较广泛地用于生命科学、物理和化学等领域。本章将生物热动力学新技术引入中药质量的生物评价中，首先对生物热动力学的基本原理、仪器与方法、技术参数及特点等进行介绍，再以黄连为实例，对其抑菌活性的生物效价进行监测，并以常规抑菌活性测定方法（管碟法）进行验证，最后再与现行评价方法（化学成分含量测定）进行比较分析。通过本章的研究工作初步证实将生物热力学理论及其方法（生物热动力学）引入中药研究，特别是中药质量控制是科学、合理的，具有较强的学术价值与实用价值。文中所构建的方法可用于黄连等中药质量生物活性评价中。本研究中所得实验数据的处理主要运用线性回归、多元相关分析、典型相关分析等中药质量生物评价中较常用的统计学分析方法，并结合实例对统计分析得到的结果进行专业分析，可为相关药品研究、检验和替代方法的开发等工作提供参考。

第一节 生物热动力学技术的基本原理与技术特点

一、生物热动力学用于药物质量生物活性测定的基本原理

生物热动力学是借助生物热力学理论，充分发挥其在药物物质基础筛选及其品质评价方面技术优势，依托于微量量热分析技术构建的。微量量热分析技术（又称生物热活性检测技术）主要用来研究生命体系的热力学过程以及化学反应的微量热量变化。在生命体生长、繁殖、衰亡过程中，伴随代谢有热量释放，释放的热量与生长期的变化关系是生物热活性谱线图（简称"热谱图"或"生物效应谱"），相应地有相关评价参数。生物热动力学参数可对生物体在生长代谢过程中的相关信息进行定性、定量分析，有较强的专属性、灵敏性和重现性，并可按生物统计学进行实验设计，其结果在一定范围内往往出现较强的规律性，符合一定的数学模式，属于生物效价检定中的量反应，即符合生物效价检定的基本要求，可将生物热动力学理论与方法用于药物质量生物活性测定。具体包括以下几点。

（1）生物体的新陈代谢是机体内进行的一系列化学反应的总和，包括物质代谢和能量代谢两个方面，二者密不可分。生物体内机械能、化学能、热能及光、电等能量的相互转变就是能量代谢。在这些过程中，有一部分能量不可避免地会以热的形式散发出来，这就是代谢热，并且这种能量的转移和热变化在一定的阈值范围内呈现规律性变化，生物热活性就是在这个基础上建立起来的。

（2）药物的生物活性实质上是药物药效物质对生物体新陈代谢过程中能量代谢或物质代谢的干预作用，这种作用不可避免地影响生物体生长代谢的能量转移和热变化。

（3）无论是生物体自身新陈代谢还是药物机体间的相互作用伴随的能量转移和热变化，都可以用生物热活性定性定量地测定，可以用不同生长代谢热动力学数学模型加以刻画，用热力学和中医药的整体观、动态观和平衡观加以阐释。

（4）通过测定正常情况下和不同药物作用下能量和产热的差异，可以间接地了解生物体新陈代谢状态和变化规律，结合临床应用，可客观定量地评价药物的生物活性。

具有高灵敏度的微量量热仪可以直接、连续地测量生物体生长过程中的热量变化，进一步反映生物体的整个生长代谢过程能量的转移，借此得到热谱曲线和相关参数信息。微量量热法作为生物热力学分析手段，能监测生物体系所固有的代谢热过程，研究物质对生物体代谢的影响，定性定量地测定生物机体生长代谢过程中以及药物与机体相互作用过程中的能量转移和热变化。

当生物体在生长代谢过程受到药物作用时，其代谢热谱曲线会相应地发生改变。因此，通过微量量热仪连续地测量、比较生物体自身和在药物作用下的热谱曲线，并采用适当的数学模型解析不同药物作用下的生物体生长代谢过程中热谱曲线所蕴含的热动力学参数，可以定性、定量地研究药物对细胞的作用，从而客观地表征药物作用于生物体的生物活性。

二、生物热动力学检测的主要仪器及方法

本研究中采用瑞典 Thermometric 公司生产的 TAM Air Isothermal Calorimeter 微量量热仪（图 25.1）进行研究。TAM Air Isothermal Calorimeter 微量量热仪通过循环恒温空气控制体系温度，操作温度范围为 5～60 ℃，波动±0.02 ℃，检测灵敏度已达毫瓦级。共有 8 个通道，可同时进行 8 个供试品的测量。该仪器可以连续自动跟踪、监测各种缓慢过程产生的热效应，对过程总热效应范围只需几十毫焦耳或更小范围就可获得足够的精度，一般情况下试样量为毫克级。

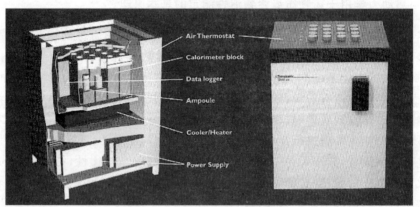

图 25.1　TAM Air Isothermal Calorimeter 微量量热仪示意图

生物热动力学具体测定方法可依据对生物体（如细菌、细胞）的供氧量不同分为安瓿法、停留法、流通法等，其中流通法供氧量最大（如可适合于好氧的微生物菌株等），停流法及安瓿法供氧量较少（如可适合于厌氧和兼性的微生物菌株等）。本章根据生物热力学研究特点和本研究所选中药黄连的主要生物活性，拟选取三类生物模型：大肠埃希菌（*Escherichia Coli*）、金黄色葡萄球菌（*Staphylococcus Aureus*）、志贺痢疾杆菌（*Shigella Dysenteroae*）。在分子生物学和基因工程研究中，大肠埃希菌是重要的实验材料，体外培养技术成熟、代谢热功率较大，为本

研究主要模型生物。

三、生物热动力学检测的技术参数和特点

生物热动力学可较好地刻画在不同种药或同一种药不同浓度(部位)作用下对微生物生长代谢差异的特性,并可借助相应的数学处理,建立数学模型分析其影响微生物生长代谢的规律性,从而评价中药热活性效应。作为表征生物热动力学的关键技术参数,主要有生长速率常数(k)、最大输出功率(P_m)、达峰时间(T_m)、产热量(Q_t)、热谱图相似度(S)等。

中药的生物热活性检测技术具有实时在线、灵敏、准确、高效、经济、普适性好的特点,符合中药药效评价的客观现实和发展方向,有利于解决中医药现代化进程中中药质量控制和药效评价等复杂性难题和制约瓶颈,在理论上比现行的中药指标性成分定性定量分析具有较明显的优越性。所谓"普适性好",就是对于不同的研究对象(如微生物、组织、细胞),均只需用一种方法(生物热活性测定方法)、一台仪器(微量量热仪)、一套指标(生物热动力学参数)即可完成检测和评价,不像一般的药理活性筛选,研究对象不同、检测方法不同、检测仪器不同、检测指标也不同。所谓"实时在线",就是生物热活性检测仪有如多导生理检测仪,可以在第一时间及时地直观地反映生命体系的宏观状态变化。所谓"灵敏、准确",就是生物热活性检测所需的药物样品量少,一般是毫克级。同时由于研究对象和环境的可控性好、操作步骤简单、自动化程度高,所以该方法的精密度、重现性和稳定性较好。所谓"高效",就是1台微量量热仪可拥有8～16个检测通道,甚至更多,可同时对多个研究对象或目标进行检测和分析,经济性也因此显现出来。

第二节　生物热动力学分析的方法学研究

一、生物热动力学特征参数信息的提取和分析处理

(一)微生物生长代谢规律概述

一般情况下,存在于液体培养基中微生物的生长表现出一定的规律性。如果以培养时间为横坐标,培养物中活菌数的对数值为纵坐标,可绘制出一条生长曲线,并根据生长曲线,可将微生物群体的生长繁殖分为四期:迟缓期、对数期、稳定期和衰亡期。具体表述如下。

1. 迟缓期(Lag Phase)

细菌进入新环境后的短暂适应阶段。该期菌体增大,代谢活跃,为细菌的分裂繁殖合成并积累充足的酶、辅酶和中间代谢产物;但分裂迟缓,繁殖极少。迟缓期长短不一,按菌种、接种菌的菌龄、菌量以及营养物等不同而异,一般为1～4小时。

2. 对数期(Logarithmic Phase)

细菌在该期生长迅速,活菌数以恒定的几何级数增长,生长曲线图上细菌数的对数呈直线上升,达到顶峰状态。此期细菌的形态、染色性、生理活性等都较典型,对外界环境因素的作用敏感。研究细菌的生物学性状应多选用该期的细菌。

3. 稳定期(Stationary Phase)

由于培养基中营养物质消耗,有害代谢产物积聚,该期细菌繁殖速度渐减,死亡数逐渐增加,细菌形态,染色性和生理状态常有改变。一些细菌的芽孢、外毒素和抗生素等代谢产物大

多在稳定期产生。

4. 衰亡期（Decline Phase）

稳定期后细菌繁殖越来越慢，死亡数越来越多，并超过活菌数。该期细菌形态显著改变，出现衰退型或菌体自溶，难以辨认，生理代谢活动也趋于停滞。

（二）生物热动力学特征参数信息收集和处理

同样，在以培养时间为横坐标，培养物中微生物的发热量对数值为纵坐标，也可绘制出一条生长曲线，也存在类似的生长期，即关注微生物在生长过程中热量的变化情况。下面以在等温条件下（37 ℃），采用安瓿法测定大肠埃希菌在 L. B 培养基中的产热曲线（图 25.2）为例。由于安瓿瓶中生长环境特殊，细菌的整个生长过程处于恒温恒压条件下，养分和氧气的供应量有限，大肠埃希菌的热功率—时间曲线一般均出现两个生长指数期（AB 段和 CD 段），有文献报道认为前一个峰为细菌利用新鲜培养基及溶解氧迅速生长的结果。由图 25.2 可见，大肠埃希菌在 AB 段的生长速率较快，可认为是细菌的第一指数生长期。随着细菌的快速生长，培养基中的溶解氧迅速消耗，细菌的生长出现暂时的停滞（BC 段），这期间也是细菌细胞调整自身生理活动以适应外界环境的过程。经过一段调整期后，细菌细胞重新利用安瓿瓶中剩余的培养基和氧开始稳步增长，其生长速率相对要比第一指数期的生长速率要低。但由于经过第一指数生长期的积累，细菌数量大，产热功率高，是细菌细胞的主要放热时期（CD 段）。在细菌细胞的生长后期，培养基被消耗殆尽，细菌大量死亡，产热功率迅速下降，热功率曲线重新回到基线（DE 段）。因此，大肠埃希菌的热功率生长曲线可以划分为四个阶段：停滞期、第一指数生长期、第二指数生长期和衰亡期。这种划分方法与传统的细菌的四个生长时期并不矛盾。实际上细菌的第二个指数生长期 CD 段可视为稳定期，因为其生长速率常数 k_2 比第一生长期的速率常数 k_1 一般都要小很多。

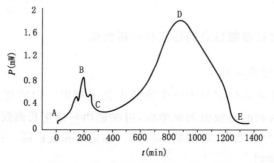

图 25.2　微生物生长产热曲线示意图

根据微生物生长代谢的特征和化学动力学、热力学原理，刘义等对微生物生长和代谢过程的热动力学进行系统研究，建立了细菌细胞的多种热动力学模型。其中以指数模型最为常用，因为它反映了微生物基本的生长模式和特征，其他生长模型均以它为基础。在细菌生长代谢的指数生长期内，细菌的数量是按指数规律增长。其数学表达式为：

$$n_t = n_0 e^{k(t-t_0)} \tag{25.1}$$

式中：n_0 是 t_0 时的细菌数；n_t 是 t 时的细菌数；k 是细菌在指数生长期时的生长速率常数。

令每个细菌输出的热功率为 P，则：

$$Pn_t = Pn_0 e^{k(t-t_0)} \tag{25.2}$$

即：
$$P_t = P_0 e^{k(t-t_0)} \tag{25.3}$$

根据式(25.3)可知,在细菌指数模型过程中的指数生长期有:

$$P_t = P_0 \exp(kt)$$

或
$$\ln P_t = \ln P_0 + kt \tag{25.4}$$

式中:P_0 为 t_0 时所测细菌的热功率;P_t 为 t 时所测细菌的热功率。

对热谱曲线的指数生长期取一系列的 $\ln P_t \sim t$ 数据进行线性拟合,从线性方程斜率即可求出细菌生长的速率常数 k 值。因此,将热功率曲线(图 25.2)上的两个指数生长期(AB 段和 CD 段)的 P_t、t 值代入式(25.4)中,采用 Origin 软件进行线性拟合可得到大肠埃希菌的生长速率常数 k_1 和 k_2 值,可以表征外界物质对微生物生长代谢过程中热功率影响,从而提示外界物质(药物)在微生物热活性表达方面的差异性。

除以速率常数 k 值作为表达热谱曲线的参数外,还可用总产热量(Q_t)、最大热功率输出值(P_m)、达峰时间(T_m)和热谱曲线相似度(S)等参数进行评价。其中,Q_t 是指热谱曲线下面积,可由 Origin 软件计算得出;P_m 和 T_m 可从微量量热仪 Pico TC-80 工作站采集的 DATA 文件中直接获得。

在获得上述相关热动力学参数信息后,可进行统计分析处理(如主成分分析),并与药物的化学组分信息或常规药理试验结果等进行典型相关分析,从诸热动力学参数寻找能表达其生物热活性的特征参数,发掘内在的规律性的信息,从而为该方法成功地应用于药学领域研究奠定基础。

二、生物热动力学分析条件的优化

(一)仪器和材料

微生物代谢产热曲线代表微生物代谢的特征,反映代谢过程中生理、生化特征变化情况。由于微生物的代谢过程与试验条件密切相关,因而条件及有关参数的改变必然导致代谢过程热效应的改变。因此,考察不同实验条件对微生物代谢的影响,为药物对微生物作用的热动力学研究提供可靠的实验依据。

1. 仪器

仪器为 TAM Air Isothermal Calorimeter(Thermometric,Sweden)。

2. 材料

供试菌种为大肠埃希菌(*Escherichia coli* CCTCC AB91112)。培养基为 L. B 培养基(蛋白胨 10 g、酵母膏 5 g、NaCl 5 g,溶于 1000 mL 蒸馏水中,调 pH＝7.2 后分装,121℃高压蒸汽灭菌 30 min,4℃冰箱内放置备用),营养肉汤培养基(蛋白胨 10 g、牛肉膏 6 g、NaCl 5 g,溶于 1000 mL 蒸馏水中,调 pH＝7.2 后分装,121℃高压蒸汽灭菌 30 min,4℃放置备用)。

(二)方法

采用微量量热仪以安瓿法,在等温条件下(37℃)实时记录细菌生长代谢热谱曲线,着重考察不同生物模型(大肠埃希菌、痢疾杆菌和金黄色葡萄球菌)的生长代谢情况。

(三)结果和分析

根据黄连的现代药理学文献报道,本部分试验主要对黄连作用于大肠埃希菌、金黄色葡萄球菌和痢疾杆菌生长代谢过程的生物热动力学表达差异性进行研究。

采用微量量热仪之安瓿法进行检测。以无菌操作将处于对数生长期的细菌(大肠埃希菌、金黄色葡萄球菌和痢疾杆菌)分别接种于 50 mL L.B 液体培养基中(菌接种量为 $1×10^6$ cells/mL),摇匀,向每个安瓿中精密加入 5 mL 的细菌培养基溶液,然后加入相同量经除菌处理的黄连水提物样品溶液(黄连药材来自重庆市石柱县黄水镇庙坪村),密封后放入 37 ℃恒温的微量量热仪中,用 Pico TC-80 工作站数据采集软件实时记录细菌生长过程热功率-时间曲线(P-t 图)。黄连作用于不同种菌的热谱曲线见图 25.3、图 25.4、图 25.5,并以细菌生长代谢的热谱曲线中不同时期划分的准确度、生长速率常数 k 及其与样品浓度间的线性关系等为指标进行评价优化。

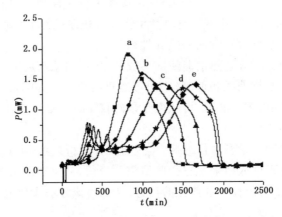

图 25.3　黄连水提样品对大肠埃希菌生长代谢影响的热谱曲线图

曲线 a 为空白溶液;曲线 b、c、d、e 为不同浓度的黄连水提物溶液

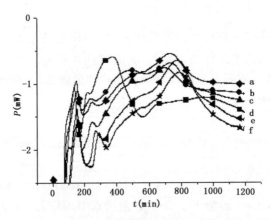

图 25.4　黄连水提样品对金黄色葡萄球菌生长代谢影响的热谱曲线图

曲线 d 为空白溶液;曲线 a、b、c、e、f 为不同浓度的黄连水提物溶液

通过以上各图直观对比分析可知,在本试验条件下(L.B 培养基、安瓿法、接种量等),以大肠埃希菌为菌种的热谱曲线表现出较明显的停滞期、第一指数生长期、第二指数生长期和衰亡期易于划分。经对各热谱曲线中的第一指数生长期的生长速率常数 k_1 进行计算,并与黄连水提物浓度(mg/mL)进行线性回归处理,其相关系数分别为 $r_{大肠埃希菌}=0.978$、$r_{金黄色葡萄球菌}=0.643$ 和 $r_{痢疾杆菌}=0.756$,所以最终确定测定条件为在 37 ℃等温条件下,以大肠埃希菌 $1×10^6$ cells/mL 接种量、L.B 培养基、安瓿法测定。

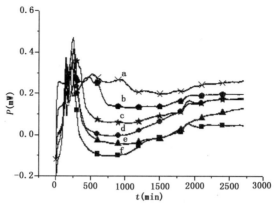

图 25.5　黄连水提样品对痢疾杆菌生长代谢影响的热谱曲线图

曲线 f 为空白溶液；曲线 a、b、c、d、e 为不同浓度的黄连水提物溶液

对以大肠埃希菌为菌种的热谱曲线(图 25.3)可进一步作如下解释：随着加入药物浓度的逐步增加，热功率曲线呈现不同变化规律。其曲线总的变化为第一个指数生长峰逐渐降低，说明大肠埃希菌在第一个指数生长期生长受到药物的抑制，所需时间延长。从热功率曲线的变化趋势看，第一个生长峰逐步后延。整个热谱曲线随药物浓度的增加逐渐拖长，第二个生长峰出现的时间延后，峰高也呈总体下降趋势。这是由于安瓿中的营养物有限且高度一致，第一个生长期消耗的养分增加，并且黄连对大肠埃希菌的生长产生抑制作用，从而导致第二个指数期的生长峰下降趋势明显。

三、生物热动力学分析的方法学考察

在生物热动力学特征参数信息收集、处理和分析条件优化研究的基础上，以化学药(盐酸小檗碱)和地道产区黄连样品(来自重庆市石柱县庙坪村)为研究对象，分别对生物热动力学分析的方法学进行考察。

(一)仪器和材料

仪器和材料与"生物热动力学分析条件的优化"项下相同。

(二)方法

采用微量量热仪以安瓿法，在上述优化条件下(接种量 1×10^6 cells/mL、L.B 培养基 37℃ 等温条件)实时记录细菌生长代谢热谱曲线，当曲线回到基线后，实验结束，提取各参数信息进行分析。同时对微量量热仪的各个通道大肠埃希菌的生长代谢进行监测，以考察不同通道的等同性；对同一通道进行多次试验以考察仪器的精密度。

(三)化学药的生物热动力学分析方法学考察

1. 盐酸小檗碱待测溶液的制备

取除菌处理的化学药盐酸小檗碱适量，用新配制的带菌(大肠埃希菌)L.B 培养基溶液配制成 0.480 mg/mL 的待测溶液。

2. 剂量反应关系

取上述待测溶液各 1、2、3、4、5 mL 分别置于安瓿瓶中，加新配制的带菌(大肠埃希菌)L.B 培养基溶液至 5 mL，密封，分别在优化条件下进行生物热动力学检测，记录热谱图，分析计算

k_1 值。结果见表 25.1。

表 25.1 盐酸小檗碱对大肠埃希菌作用的剂量反应关系试验数据表

| 试验次数 | 不同剂量药液 d(mL)作用下 k_1 值(min^{-1}) | | | | |
	1.00	2.00	3.00	4.00	5.00
1	0.01029	0.00679	0.00591	0.00438	0.00358
2	0.01082	0.00859	0.00688	0.00695	0.00229
3	0.01021	0.00822	0.00711	0.00552	0.00314
4	0.01074	0.00712	0.00593	0.00310	0.00169
5	0.01099	0.00873	0.00702	0.00577	0.00217
均值	0.01061	0.00789	0.00657	0.005144	0.002574

对不同剂量的盐酸小檗碱对大肠埃希菌第一指数生长期 k_1 进行直线回归,见【程序 25.1】。

【程序 25.1】 prg25_1 剂量与第一指数生长期速率的直线回归分析

```
Data C25_1
DATA Linear regression；
INPUT x y；
CARDS；
1   0.01061
2   0.00789
3   0.00657
4   0.005144
5   0.002574
；
PROC CORR；VAR x y；RUN；
PROC REG；MODEL y＝x；RUN；
```

运行结果如下：

Parameter Estimates

Parameter Standard

Variable	DF	Estimate	Error	t Value	Pr > |t|
Intercept	1	0.01220	0.00048932	24.94	0.0001
x	1	−0.00188	0.00014754	−12.75	0.0010

回归方程为 $k_1 = -0.00188\,d + 0.01220$,在一定剂量范围内(1~5 mL),盐酸小檗碱待测溶液(0.575 mg/mL)的剂量与大肠埃希菌第一指数生长期 k_1 进行直线回归处理,剂量反应相关系数 r 均大于 0.96,说明在盐酸小檗碱浓度 0.096~0.480 mg/mL 范围内,与 k_1 有较好的效量关系。

3. 不同检测通道等同性考察试验

取上述待测溶液各 3 mL,置于安瓿瓶中。在上述相同条件下,以大肠埃希菌为生物模型、L. B 为培养基对置于 TAM air 微量量热仪 8 个通道中的细菌代谢同时进行监测,记录热谱曲线,并进行各热谱曲线相似度(S)评价。结果表明,不同通道所测得的热谱曲线相似度均大于 0.8,说明在本试验条件下 TAM air 微量量热仪的各个通道所测定结果具有高度的等同性。

4. 仪器精密度考察试验

取上述待测溶液各 3 mL,置于安瓿瓶中,按上述相同条件,对 TAM air 微量量热仪同一通道连续监测 5 次大肠埃希菌生长代谢过程,记录热谱曲线,并进行各热谱曲线相似度(S)评价。结果表明,各热谱曲线相似度均大于 0.8,说明在本试验条件下 TAM air 微量量热仪精密度良好。

第三节　不同产地黄连样品的生物热动力学分析

本研究首先选取不同产地黄连样品为研究对象,采用微量量热法测定其对大肠埃希菌生长代谢的影响,通过测定不同浓度的药液对细菌生长的热功率—时间(P-t)曲线,得到药物作用细菌的生长速率常数等系列生物热动力学参数,并对所得数据进行分析,以发掘其生物热动力学特征表达信息。

一、仪器和材料

1. 仪器

TAM Air Isothermal Calorimeter(Thermometric,Sweden)。

2. 材料

菌种:大肠埃希菌(*Escherichia coli* CCTCC AB91112)。

培养基:L. B 培养基(蛋白胨 10 g、酵母膏 5 g、NaCl 5 g,溶于 1000 mL 蒸馏水中,调 pH=7.2 后分装,121 ℃高压蒸汽灭菌 30 min,4 ℃冰箱中放置备用)。

药材样品及制备:毛茛科植物黄连(*Coptis Chinensis* Franch.)的干燥根茎,粗粉 10 g,加 10 倍量水提取 1 小时后,浓缩、干燥即得。

二、方法

采用微量量热仪以安瓿法,在上述优化条件下(接种量 1×10^6 cells/mL、L. B 培养基37 ℃等温条件)实时记录细菌生长代谢热谱曲线,当曲线回到基线后,实验结束,提取各参数信息进行分析。

三、结果和分析

在优化的热动力学测定条件下,将不同产地黄连样品水提物分别配制成不同浓度的样品溶液,测定其热谱曲线并提取各相关热动力学参数,结果见表 25.2。

表 25.2　不同产地黄连样品水提物作用于大肠埃希菌生长代谢的生物热动力学参数表

No.	k_1(min^{-1})	P_m^1(μW)	T_m^1(min)	k_2(min^{-1})	P_m^2(μW)	T_m^2(min)	Q_t(J)
Control	0.01196	955	217	0.00525	1943	733	75.6
1	0.00686	869	258	0.00306	1559	923	63.2
2	0.00675	855	261	0.00314	1561	927	62.1
3	0.00669	873	249	0.00299	1551	919	62.6
4	0.00646	862	273	0.00326	1552	947	63.6
5	0.00635	859	266	0.00333	1547	943	62.9
6	0.00659	850	286	0.00321	1556	938	63.2
7	0.00711	881	244	0.00319	1568	902	64.2
8	0.00696	903	247	0.00332	1573	907	64.5
9	0.00741	898	235	0.00289	1565	891	64.1
10	0.00821	921	221	0.00306	1577	899	65.2
11	0.00814	918	227	0.00311	1572	882	65.5
12	0.00902	932	239	0.00282	1581	875	68.1

注:k_1 和 k_2 分别为第一和第二个指数生长期的生长速率常数,P_m^1、P_m^2 和 T_m^1、T_m^2 分别为第一和第二个指数生长期的最大产热功率及达峰时间,Q_t 为产热量,以下同。

　　生物热活性图谱是生物体受到药物作用时的代谢热谱曲线,热谱曲线的整体性可以通过上述 k_1、k_2,P_m^1、P_m^2,T_m^1、T_m^2 和 Q_t 等参数进行表征。为判断影响热谱曲线整体性的主要因素,进行了不同产地黄连样品水提物的生物热活性参数的主成分分析。

　　以 12 批不同产地黄连水提物样品的生物热活性图谱为研究对象,各热力学参数依次用 $X1 \sim X7$ 表示,其中 $X1(k_1)$、$X2(P_m^1)$、$X3(T_m^1)$、$X4(k_2)$、$X5(P_m^2)$、$X6(T_m^2)$ 和 $X7(Q_t)$,以 WINDOWS SAS 8.0 统计分析软件进行主成分分析,见【程序 25.2】。

【程序 25.2】　prg25_2 不同产地黄连对杆菌各生长参数的影响分析

```
Data C25_2;
INPUT X1-X7;
CARDS;
0.00686    869    258    0.00306    1559    923    63.2
0.00675    855    261    0.00314    1561    927    62.1
0.00669    873    249    0.00299    1551    919    62.6
0.00646    862    273    0.00326    1552    947    63.6
0.00635    859    266    0.00333    1547    943    62.9
0.00659    850    286    0.00321    1556    938    63.2
0.00711    881    244    0.00319    1568    902    64.2
0.00696    903    247    0.00332    1573    907    64.5
0.00741    898    235    0.00289    1565    891    64.1
```

```
0.00821   921   221   0.00306   1577   899   65.2
0.00814   918   227   0.00311   1572   882   65.5
0.00902   932   239   0.00282   1581   875   68.1
;
PROC PRINCOMP OUT=AAA PREFIX=Z；
VAR X1-X7；  RUN；
DATA A2；
SET AAA；MAXZ=MAX(OF Z1-Z7)；
IF MAXZ=Z1 THEN ZZ='Z1'；
ELSE IF MAXZ=Z2 THEN ZZ='Z2'；
ELSE IF MAXZ=Z3 THEN ZZ='Z3'；
ELSE IF MAXZ=Z4 THEN ZZ='Z4'；
ELSE IF MAXZ=Z5 THEN ZZ='Z5'；
ELSE IF MAXZ=Z6 THEN ZZ='Z6'；
ELSE IF MAXZ=Z7 THEN ZZ='Z7'；
PROC PRINT；
VAR X1-X7 Z1-Z7 MAXZ ZZ；RUN；
```

运行结果如下：

The SAS System

The PRINCOMP Procedure

Observations   12

Variables   7

Eigenvalues of the Correlation Matrix

	Eigenvalue	Difference	Proportion	Cumulative
1	5.59552789	4.91503543	0.7994	0.7994
2	0.68049246	0.23005507	0.0972	0.8966
3	0.45043739	0.29766060	0.0643	0.9609
4	0.15277679	0.08039178	0.0218	0.9827
5	0.07238501	0.03532746	0.0103	0.9931
6	0.03705754	0.02573462	0.0053	0.9984
7	0.01132292		0.0016	1.0000

Eigenvectors

	Z1	Z2	Z3	Z4	Z5	Z6	Z7
X1	0.409477	−0.022651	0.249805	0.078804	0.440330	−0.680071	0.326828
X2	0.409314	0.186293	−0.083703	0.366661	0.018171	0.549638	0.594877
X3	−0.363539	−0.004121	0.734719	−0.272069	−0.218916	0.091531	0.444620
X4	−0.280171	0.895767	−0.149622	0.088805	−0.100674	−0.266958	0.086198
X5	0.385128	0.326392	0.047035	−0.759967	0.277206	0.261399	−0.142160
X6	−0.406030	0.069075	0.189082	0.252031	0.789655	0.286401	−0.159736
X7	0.375433	0.225969	0.574829	0.369286	−0.217534	0.073502	−0.537088

第一部分给出相关矩阵的特征值(Eigenvalue),特征值越大,它对应的主成分变量包含的信息就越多。第一个主成分的贡献率为 79.94%,即第一个主成分就包含了原来 7 个指标 79.94%的信息。

第二部分给出特征向量(Eigenvectors),系数的绝对值越大,说明该主成分受该指标的影响也越大。因此,决定第一主成分 Z_1 大小的主要为 X_1,即第一指数生长期生长速率常数 k_1,可较大程度地表征黄连热谱曲线的整体信息,为生物热动力学方法用于黄连生物效价检测提供了测定指标。

第四节　基于热动力学表达的黄连质量生物评价方法的构建

为进一步考察生物热动力学用于表达黄连质量生物评价的可行性,结合研究对象的主要药理作用特点,设计以不同产地黄连样品为研究对象,用常规抑菌试验对基于生物热动力学表达的中药生物效价检测方法进行验证,并借助典型相关分析等统计学处理手段对所得的特征信息进行综合分析。

一、生物热动力学分析方法的常规药理试验验证

(一)仪器和材料

1. 仪器

YXQG02 电热压力蒸汽消毒器,TJ 型洁净工作台,HZS-D 水浴振荡器,Forma Scientific 二氧化碳隔水式培养箱,Sartorius BP211D 型电子天平,牛津杯(外径 7.8 mm),游标卡尺。

2. 试药

氨苄青霉素(0501221),二甲基亚砜(DMSO)、N,N-二甲基甲酰胺(DMF)磷酸二氢钾和磷酸氢二钾等试剂均为分析纯。黄连药材为毛茛科植物黄连(*Coptis Chinensis* Franch.)的干燥根茎。

3. 培养基

M-H 培养基(肉汤),pH 7.4±0.2;M-H 培养基(琼脂),pH 7.4±0.1;抗生素微生物检

定培养基Ⅱ,pH 7.8～8.0。

菌种:大肠埃希菌(*Escherichia Coli* CCTCC AB91112)。

（二）菌液和样品液制备

1. 实验菌液的制备

将冻干的菌种划线接种于 M-H 琼脂培养基上培养 24～48 h,挑选菌落转种于 M-H 肉汤培养基中,37 ℃水浴振荡培养 4～6 h,置 4 ℃冰箱中保存。

2. 样品的配制

取不同来源的黄连水提物样品各适量,加 DMSO 和蒸馏水溶解并以蒸馏水稀释至与前面热动力学实验相同的浓度,流通蒸汽灭菌 30 min,备用;将氨苄青霉素加蒸馏水溶解并以磷酸缓冲液(pH=7.8)稀释成不同浓度的溶液,滤过除菌,作为试验参照备用;用蒸馏水稀释 DM-SO,经滤过除菌处理后作溶媒空白备用。

（三）测定方法与结果分析

1. 培养平皿的制备

取灭菌后的抗生素微生物鉴定培养基Ⅱ(培养基厚度为 3 mm),冷至 48～50℃,分别加入适量的菌液(以得清晰的抑菌圈为度),置入水平的培养平皿中,除去气泡,待培养基凝固后,在需要放牛津杯的位置做好标记。

2. 样品测定与结果分析

在培养平皿上间隔 2.5～3.0 cm 放置牛津杯,注意与标记位置对应,取相同量的各样品加样,做 3～4 个复管,再置于 37 ℃培养箱中进行培养 16～18 h,用游标卡尺准确测量各样品抑菌直径(整个过程无菌操作),所得结果见表 25.3。

表 25.3　不同产地黄连样品水提物对大肠埃希菌的抑菌作用

样品编号	抑菌圈直径（mm）	样品编号	抑菌圈直径（mm）
1	20.02	7	17.94
2	19.88	8	18.43
3	19.10	9	16.02
4	21.38	10	15.58
5	20.71	11	15.11
6	21.55	12	13.34

二、不同产地黄连样品的生物热活性与常规药理活性的关联分析

为阐明生物热活性和常规药理活性特征信息间的内在联系,借助典型相关分析等统计学处理手段对不同产地黄连样品的生物热活性与常规药理活性的特征信息进行关联分析,以对新建方法的科学性、合理性进行验证。见【程序 25.3】。

【程序 25.3】 prg25_3 不同产地黄连生物活性与常规药理活性的相关性研究

```
DATA C25_3;
INPUT X1 Y1-Y7;
CARDS;
```

20.02	0.00686	869	258	0.00306	1559	923	63.2
19.88	0.00675	855	261	0.00314	1561	927	62.1
19.1	0.00669	873	249	0.00299	1551	919	62.6
21.38	0.00646	862	273	0.00326	1552	947	63.6
20.71	0.00635	859	266	0.00333	1547	943	62.9
21.55	0.00659	850	286	0.00321	1556	938	63.2
17.94	0.00711	881	244	0.00319	1568	902	64.2
18.43	0.00696	903	247	0.00332	1573	907	64.5
16.02	0.00741	898	235	0.00289	1565	891	64.1
15.58	0.00821	921	221	0.00306	1577	899	65.2
15.11	0.00814	918	227	0.00311	1572	882	65.5
13.34	0.00902	932	239	0.00282	1581	875	68.1

;

PROC CANCORR；

VAR X1；WITH Y1-Y7；RUN；

运行结果如下：

```
                    The CANCORR Procedure

                 Canonical Correlation Analysis

                                Adjusted     Approximate      Squared
                 Canonical      Canonical     Standard       Canonical
                 Correlation    Correlation     Error        Correlation

          1       0.994637       0.992187     0.003225       0.989303

                                        Test of H0: The canonical correlations in the
              Eigenvalues of Inv(E)*H        current row and all that follow are zero
              = CanRsq/(1-CanRsq)
                                        Likelihood  Approximate
    Eigenvalue  Difference  Proportion  Cumulative    Ratio      F Value   Num DF   Den DF   Pr > F
1    92.4809                  1.0000     1.0000     0.01069737    52.85       7        4      0.0009

              NOTE: The F statistic is exact.


            Multivariate Statistics and Exact F Statistics

                        S=1      M=2.5    N=1

    Statistic                    Value    F Value   Num DF    Den DF    Pr > F

    Wilks' Lambda             0.01069737   52.85       7        4       0.0009
    Pillai's Trace            0.98930263   52.85       7        4       0.0009
    Hotelling-Lawley Trace   92.48091316   52.85       7        4       0.0009
    Roy's Greatest Root      92.48091316   52.85       7        4       0.0009
```

所求的似然比统计量近似服从 F 分布,其 P 值为 0.0009,说明典型相关系数具有非常显著意义。

Standardized Canonical Coefficients for the VAR Variables

	V1
X1	1.0000

Standardized Canonical Coefficients for the WITH Variables

W1

Y1	-0.3746
Y2	-0.0431
Y3	0.2327
Y4	0.0304
Y5	0.1470
Y6	0.4190
Y7	-0.1087

这是用标准化指标 x_1 和 y_1 纯线性表达典型变量的系数,即:

$$\begin{cases} V_1 = 1.0000x_1 \quad (P < 0.01, r_1 = 0.994637) \\ W_1 = -0.3746y_1 - 0.0431y_2 + 0.2327y_3 + 0.0304y_4 + 0.1470y_5 + 0.4190y_6 - 0.1087y_7 \end{cases}$$

得到典型变量 (V_1, W_1) 之间的典型相关系数 $r_1 = 0.994637$,经用似然比法(Likelihood)检验典型相关系数与零的差别是否有显著性意义后,所求的似然比统计量近似服从 F 分布,$P <$ 0.01,典型相关系数具有非常显著性意义,提示生物热活性和常规药理活性特征信息间相关性良好,即新建的生物热活性测定结果得到常规经典药理活性测定结果的佐证。

从标准化表达的典型变量不难看出:反映化学特征信息的第 1 个典型变量 V_1 主要由抑菌圈直径(D)(x_1)决定(单一指标),反映生物热动力学特征信息的第 2 个典型变量 W_1 主要由第一指数生长期生长速率常数 k_1(y_1)和第二指数生长期达峰时间 T_m^2(y_6)决定,即采用生物热动力学特征参数 k_1 和 T_m^2 可较全面地表征微生物生长代谢过程,这也与微生物生长代谢一般规律及文献报道基本一致。因此,常规抑菌作用与生物热动力学参数信息主要是抑菌圈直径(D)和第一指数生长期生长速率常数 k_1(y_1)、第二指数生长期达峰时间 T_m^2(y_6)相关。

本研究证实将生物热力学理论及其方法(生物热动力学)引入药物研究特别是药物质量生物活性测定中,具有较强的科学性、合理性、可行性和实用性;同时,通过本节论证表明,合理地利用统计学对生物活性试验所得数据进行分析,可较好地发现并捕获事物间相互作用的客观规律,从而有助于促进所建生物活性测定方法在药物质量监测中的应用。

参考文献

[1] 刘鹏,刘义,陈酉贵,等.温微量量热法在生命科学研究中的应用[J].化学通报,2002,10:682-685.

[2] 肖培根,肖小河.21 世纪与中药现代化[J].中国中药杂志,2000,25(2):67-69.

[3] 肖小河,王永炎.从热力学角度审视和研究中医药//国际生物信息与中医药论丛.新加坡:新加坡医药卫生出版社,2004.

[4] 肖小河,夏文娟,陈善埔.中国道地药材研究概论[J].中国中药杂志,1995,20(6):323-325.

[5] 鄢丹,肖小河,金城,等.论中药质量管理模式的挑战与发展[J].中草药,2006,37(6):806-808.

[6] 万洪文,詹正坤.物理化学[M].北京:高等教育出版社,2002.

[7] 张贵君,李晓波,李仁伟.常用中药生物鉴定[M].北京:化学工业出版社,2006.

[8] 周海钧.药品生物检定[M].北京:人民卫生出版社,2005.

[9] Wu Y W, Xiao X H, Gao W Y. Study of the interaction between monoammonium glycyrrhizinate and bovine serum albumin. Journal of Pharmaceutical and Biomedical Analysis, 2004, 36, 915-918.

[10] Feng Y, Liu Y. Kinetics of action of Schiff bases on Aerobacter aerogenes as studied by microcalorimetry. Thermochimica Acta, 1996, 285, 181-184.

[11] 周传佩,陈文生,刘义.生物热分析和生物量热分析[J].中国科学基金,2000,14(4):201-204.

[12] 孙海涛,张洪林.微量量热法研究天然中药的抗菌作用[J].中国药学杂志,1996,31(4):201-203.

[13] 冯英,刘义,谢昌礼.Schiff 碱药物与细菌作用的热力学研究[J].武汉大学学报:自然科学版,1996,42(4):432-434.

[14] 沈雪松,刘义,周传佩.氟喹诺酮类药物对大肠杆菌抑制作用量效关系的热化学研究[J].化学学报,2000,58(11):1463-1465.

[15] 国家药典委员会.中华人民共和国药典(一部)[M].北京:化学工业出版社,2005.

[16] 徐锦堂,王立群,徐蓓.黄连研究进展[J].中国医学科学院学报,2004(12):706-708.

[17] Tan A, Lu J H. Microcalorimetric study of antiviral effect of drug. Journal Biochemical Biophysical Methods, 1999, 38, 225-228.

[18] Suurkuusk J, Wadso I. A multichannel Microcalorimeter. Chem Scr,1982, 20,155-157.

[19] Anthony E B. From guinea pigs to cutting fluids-a microcalorimetric journey. Thermochimica Acta, 2000, 349:1-4.

[20] Wadso I. Trends in isothermal microcalorimetry. Chemical Society Reviews, 1997,79.

[21] 秦海林,李志宏,王鹏.黄连专属性对照物质及其指纹图谱的创建[J].中国医学科学院学报,2004(12):622-624.

[22] 钟国跃,黄小平,马开森.我国黄连(味连)质量评价研究[J].中国中药杂志,2005,30(7):495-499.

[23] 胡良平.WINDOWS SAS 6.12 & 8.0 实用统计分析教程[M].北京:军事医学科学院出版社,2001.

[24] 刘莉,顾菊根.抗生素微生物检定中试验菌的纯化[J].中国现代应用药学杂志,2001,18(4):312-315.

[25] 张恩户,赵子剑,张英.连翘及其制剂抗菌效价的生物测定法[J].中国中医基础医学杂志,2005,11(10):782-784.

[26] 周海钧.生物标准物质的建立及其要求[J].中国药学杂志,1993,28(2):108-110.

[27] 倪晓丽.生物标准物质的研制现状及展望[J].中国计量,1999,49(12):47-49.

[28] 鄢丹.基于道地药材和生物效价检测的中药质量控制模式和方法的初步研究[D].成都:成都中医药大学,2007.

[29] 刘志恒.现代微生物学[M].北京:科学出版社,2003.

[30] Yan D, Jin C, Xiao X H. Investigation of the effect of berberines alkaloids in Coptis chinensis Franch on Bacillus shigae growth by microcalorimetry. Science in China:Chemistry, 2007, 50(5), 634-638.

鄢　丹　肖小河

第二十六章　药品不良反应统计分析

第一节　上市后药品不良反应监测的意义和作用

一、概述

现代药品监管史通常将发生在20世纪60年代澳大利亚、德国、英国以及日本等17个国家的"反应停"事件视为现代药品不良反应（Adverse Drug Reaction，ADR）监测制度建立的"里程碑"，促使各国政府开始高度重视上市药品的安全性问题，并从体系、法规、政策以及信息交流等方面开始进行系统建设。

从过去几十年各国药品安全监管经历可以看出，许多与药品安全有关（药物警戒）的问题大都是通过现有的不良反应监测系统发现和预警的。发展至今，上市药品不良反应监测在发现药品安全隐患、控制药品安全风险以及适时发出早期预警信号等方面起到至关重要的作用，已经成为药品安全监管不可缺少的重要内容。

二、药品不良反应主动监测与被动监测

药品上市后，安全性问题的发现通常可以通过以下三个方面：①药品上市前的诸多非临床和临床试验研究，尤其是针对药品药理、毒理、临床安全等方面设计的试验；②基于药理学分类效应的安全风险推衍，不仅包括前期研究对具体品种作用机制的认识，也包括基于对同类或类同品种认识的推衍；③对药品上市后规模人群使用安全数据的监测。

上市前研究和药理学分类效应安全风险推衍，均因为种种局限很难在第一时间真实而全面捕捉到安全性信号，这为对药品上市后规模人群使用安全数据监测及时捕捉安全性信号提供了可能。监测分为两种模式，即主动监测和被动监测。

（一）主动监测

主动监测，简单讲即由一主体方（如药品生产企业）针对某一（类）药品，为探索某个或某些安全性问题的性质和/或程度等，基于各种适宜科学方法展开的各种活动、行为和研究。通常可以由政府强制要求或企业、研究机构等主动发起。一般情况下，药品生产企业为主要实施者；在某些情况下政府也可组织实施。这里所说的强制，主要是指前置性的制度要求，既包括大规模人群使用时已监测到的安全性信号或问题，也包括预期和潜在风险。各国实施对象以企业为多。制度设置包括报告责任、时限、范围、信息反馈等诸多方面，从而形成比较完备的制度、理论体系。由此监测到的数据通常称之为"主动监测数据"。

通常情况下，主动监测目的明确，组织、实施方相对单一，故收集到的数据对于解决或确认某一（些）问题支撑力度较强。但这种方式采集到的数据可能不能全面、客观地反映或提示某

一(些)药品的所有问题。

客观而言,美国、欧盟等国由于受制于限制性审批、药物警戒、风险管理等制度及历史发展等客观因素,这些国家的药品生产企业对于自己生产的药品,尤其是新药,已经开始非常有意识地主动监测。而在我国的药品生产企业,作为药品安全第一责任人,同样也是因为历史、制度等方面原因,尚未真正承担起药品上市后主动监测的责任。

(二)被动监测

被动监测,从字面讲即"非主动"。在药品不良反应监测工作中,即是指在药品上市后的使用过程中,由医疗卫生专业人员(医生、护士、药师等)、药品经营者、生产者、消费者(患者)等发现、获知或经历的可能与药品安全有关的信息,上述人员采集相关信息,上报、反馈给药品监管机构、生产企业、医疗卫生专业人员或其他组织(如各种协会、学会等)。

为使上述过程中的各种行为、活动规范,各国政府均设计了相应的制度,包括信息采集内容(报表)、报告方式等诸方面。同时,许多政府对于医疗卫生专业人员、消费者上报药品安全性信息均"非强制"要求,对于这些人员,大多采取"自发报告"方式。对于药品生产企业,则"强制"要求其对于获知的任何与本企业生产产品有关的不良反应/事件报告。

三、药品不良反应监测中的自发报告系统

这里谈的自发报告系统主要是基于数据来源方式而言。数据的来源方式直接决定数据的内在构成及其特点,数据的内在构成和特点又直接决定数据的应用范围和局限性。

从当前各国"药品不良反应/事件"数据采集方式看,主要包括"主动监测"和"被动监测"。"主动监测"到的数据因有较为单一的主体方和明确的目的,故对在一定条件下,对于明确目标风险和相关因素可以进行较好地说明和解释。"被动监测"数据,即使强制要求企业报告,但由于其与"药品使用"的特殊关系,若未开展主动监测,也是被动获知。通过此种方式采集的数据具有散在、难以计算发生率、漏报率高、报告不规范、信息不全面等局限性。但因这些数据来源广泛、"自发呈报"、覆盖面广,具有较强的提示和预警作用。围绕采集这些数据为目的所发生的各种行为、活动,所设计的各种制度、配置的人员,形成"自发报告系统"。反之,由"自发报告系统"所上报的数据具有鲜明的自身特性,与"被动监测"到的数据互为补充。

四、我国的当前药品不良反应监测报告系统

这几年,美国、欧盟等国家和地区的药品行政监管机构,基于各种原因,从制度和实践不同层面,实施和/或要求药品生产企业(包括企业主动发起)针对部分药品开展各种各样的主动监测。但实践证明,这些国家和地区的"自发报告系统"不但仍然是预警和处置许多重大安全问题的重要工具,也为许多主动监测的开展提出方向和目标。

目前,我国由政府所设立的药品不良反应监测体系主要承担重要的"通过对药品上市后规模人群使用安全数据的监测"的工作。这一体系在这几年得到迅猛发展,当前,国家药品不良反应病例报告数据库已有超过 200 万数据,仅 2008 年一年收到的病例报告就超过 65 万份。虽然收到的病例报告数量有了一个非常显著的增长,但无论从当前该体系开展工作的模式和方法,还是收集到的数据所具备的特点,均高度符合"自发报告系统"特征。简言之,我国当前上市后药品不良反应监测工作主要是按照"自发报告系统"规律,通过被动监测方式开展的。

目前,我国"自发报告系统"存在如下问题:①病例报告处在上升阶段;②不同地区、不同机构差异较大;③覆盖人群与层次极度不平衡等。这说明我国"自发报告系统"尚不成熟。中国当前处在社会、经济快速发展时期,受政策、制度、历史等多方面因素影响,故根据该系统所收集信息得出的每一个针对药品安全性问题"信号",是"提示性"的,往往需要进一步校正、定性与量化。如国家药品不良反应监测中心通报某一种药品"肝损害问题",实际上是向社会尤其是专业人士提示一种"高度可能",至于该药品在人群中引起"肝损害"程度如何,引起"肝损害"的机制如何,该药品的效益与风险量比怎样等问题,则需要进一步监测,尤其要进行主动监测与研究,才能得到答案。

通过几年努力,我国已建立起的药品不良反应监测体系,以及通过该体系采集上来的各种有关上市药品安全信息,在提示药品安全信息与风险预警方面起到重要作用。近年来发现的"鱼腥草"、"齐二药"、"欣弗"、"刺五加"等问题以及已经发布的 23 期《药品不良反应信息通报》,均是通过我国当前的药品不良反应自发报告系统实现的风险预警,监测体系的建立为我国开展上市药品应急与日常风险管理奠定了坚实的基础。

结合上述实际情况,在此重点要谈的是基于不良反应被动监测和自发报告系统的作用和意义。

五、药品不良反应监测的早期预警作用

药品一旦上市,在规模人群中开始使用,其安全问题,无论是源自于天然风险,还是人为风险,均有可能成为医学安全问题在临床出现。对了这些医学安全问题的快速发现和捕捉,是进行科学判断、有效控制,避免类似事件发生之重要基础。只有系统地设立药品不良反应监测体系和深入开展相关工作,才能真正做到早期预警,继而最大限度地控制安全性问题扩大。早期预警作用不但表现在对突发事件的应急处理,更充分体现在日常药品预警。

(一)突发、群发事件预警

由于突发、群发事件往往是同一药品(由于使用的集中性,通常涉及批号也非常集中)在相对集中的区域内(通常是同一地区甚或同一医院),一定时间使用(或可能)导致的临床安全事件。由于其发生相对集中,信号通常比较强烈,只要有相对完备的系统和职业敏感性与责任感,对于其早期发现与快速预警是比较容易的。发生于 2006 年的"齐二药"事件就充分说明了这一点。

2006 年 4 月 24 日,广东中山大学第三附属医院感染科三区出现 1 例可能与药物有关的急性肾衰竭患者。至 5 月 9 日凌晨,广东省药检所明确检出留样产品(齐齐哈尔第二制药厂生产的亮菌甲素注射液)含有处方中没有的二甘醇。前后历时 16 天。在短短的 16 天中,采取了排查原因、会诊、封存怀疑药品、制订抢救方案、全国暂停用药等一系列寻找原因、抢救病人、最大限度地控制药品和事态蔓延等技术和管理措施。

在国际药品安全史上,由二甘醇误用导致的临床安全事件,有 1937 年发生在美国田纳西州的"磺胺酏剂"事件,20 世纪 90 年代初在孟加拉国发生的"退热净酏剂"事件,1995~1997 年发生在海地的"退热药"等事件,2006 年发生在巴拿马因误用二甘醇导致患者死亡事件。此类事故发生次数不止一起,涉及国家不止一个,但从上述国家发现和处置这些事件时间看,多则 2~3 年,少则几个月。我国从发生预警信号到全国控制,就敏感性与速度而言,无论与历史上曾发生的二甘醇事件相比,还是在整个药品安全史上均堪称处理果断迅速。

在整个事件过程中,中山三院对可疑病人的早期发现、迅速上报,为整个药品安全监测体系的快速反应和及时判断争取了时间,使得整个事态在最短的时间内得到控制,最终死亡 11 人,与历史上其他国家的二甘醇药品安全事件相比,死亡人数最少,控制时间最短。

(二)日常药品安全信号预警

对于新发、罕见、严重等严重药品不良反应事件的早期发现,是各国药品监管政府设立药品不良反应监测体系、开展药物警戒工作的首要目的。一个比较成熟、稳定的药品不良反应自发报告系统,是对所有上市药品开放的,并且是一个不断持续和深入的过程。

从理论上讲,如果一个国家的自发报告系统收集到的病例数量、覆盖面(和/或覆盖层次)、上报人群比例、来源机构(或人群)性质、涵盖药品种类等指标每年相对稳定,意味着该系统可能进入比较成熟的阶段。在这一阶段,系统呈现出来的信息性质与信息强度,在一定程度上不但可以预警某种(或类)药品的安全性问题,也可以在一定程度上粗略推断出当前市场上规模人群使用该种(或类)药品的相对量多少。甚或可以就此针对某一具体"信号"(如肝损害)在不同药品之间进行比较。但即便如此,我们所得到的各种安全性信号(如过敏性休克、急性肾功能衰竭、心脏骤停)也只是"提示性信息",即"预警信号"。

实际上,社会、经济不断发展,各种政策不断调整,均会对实施中的"自发报告系统"有不同程度的影响。例如,每一次医疗体制改革均会影响医疗资源的再分配,也会影响医生处方和自我药疗的行为方式,甚或会影响医药产业结构性调整。这种影响反映到药品不良反应监测工作中,也许是对"自发报告"系统层面的影响,也许会具体折射到某一种或某一类药品上。如当政府出面为某种具体药品买单时,会刺激该药的用量,同时,会收集到相对较多的有关该药临床使用的不良反应或事件。有专家认为,每一次医疗体制的改革,最终均会导致医药市场的扩大。因此,理论上的"恒定与成熟"是相对的,折射到每一种/类药品上是具体的。

可以看出,上市药品不良反应监测对于早期预警药品安全信号具有十分重要的作用。

六、药品不良反应监测的完善评价作用

通常认为上市药品不良反应监测包括发现、报告、评价和控制四个环节,故评价是药品不良反应监测的核心技术工作。同时,药品不良反应监测的开展也进一步丰富和完善了药品技术评价内涵。

(一)完善药品技术评价的完整性

对于药品评价,从管理角度而言,通常可以划分为上市前和上市后两个阶段。这两个阶段同等重要地作为技术支撑,服务于药品监管。从各国药品监管工作发展历程而言,药品上市前评价技术体系相对成熟,具体的评价方法、评价内容、评价拟达到的目的,以及不同种类药品的具体评价技术指标、要求和指南,无论是政府、药品研发单位还是专业人士已经有相对统一的共识。

但是由于药品上市前评价具有局限性,上市后药品评价就成为真正认识药品本质属性不可或缺的重要内容。简言之,对同一种药品而言,上市前评价和上市后评价贯穿于药品的生命周期,使实现药品风险全程管理成为可能。上市前和上市后药品的技术评价,在评价起因、内容、手段、方法和实现目的等方面均存在较大差异。由于上市药品种类和数量繁多、应用历史长短不一、内在科技含量和技术水平存在差异等因素,所有政府都极难做到在同一时间点内对所有药品进行评价。因此上市药品评价大多是"有因评价",药品不良反应监测是经济、有效启动"有因评价"的手段。

(二)丰富药品评价内容和方法

药品上市前评价通常依赖于比较严格的临床前和临床试验获得的各种数据,以了解药品的有效性和安全性信息。基于评价的内容、采用的方法,通常可以以通则的方式予以明示,程式化和规律性较易总结。其目的是力图通过各种数据说明药品效益大于风险,以说服政府同意上市。

药品上市后,大规模人群使用,临床情况高度复杂,对于药品的有效性和安全性往往会有更新和更深一步的认识。因此对于上市药品的评价,往往是针对比较具体的安全或有效问题,设计目的较为明确或单一。但采集数据通常混杂因素较多,在具体内容、方法设计等方面与上市前药品评价多有不同。通常是通过药品不良反应监测获得来自于真实世界中人体用药的数据信息,借助于药物流行病学方法开展研究,从而实现弥补上市前药品评价缺失,完善认识乃至纠正错误的功能。

故此,通过药品不良反应监测不但可以进一步丰富和完善技术评价,同时可以随着实践的深入,上市前和上市后评价可以互相弥补、互相借鉴。

七、通过药品不良反应监测推进合理用药

上市药品不良反应监测,尤其是来源于"自发报告系统"的数据,具有覆盖面广、分散、无人为干预、较真实等特性,因此相对于上市前研究,上市药品不良反应监测可以获得更多关于药品在临床实际应用中有关疗效、不良反应、用药情况等方面的信息,对这些信息的掌握是判断临床(合理)用药情况的基础。

药品不良反应监测,尤其是其中的"自发报告"工作,离不开临床医生的参与和实施。临床医务人员主动参与,可以在第一时间获得某些药品安全性方面的第一手资料,不仅有助于提高对药品不良反应的警惕性和识别能力,同时对其处方用药无疑具有较好反馈和提示作用。使用得临床医务人员可以更加理性、全面地了解药品的特性、剂量、用法,准确把握与其他药品和食品的相互作用等情况。

如果说上述情况是个体在微观或某个局部的获益,那么汇总各方信息并加以分析、评价,再以适当的形式将相关信息反馈,无疑是药品不良反应监测工作非常重要的内容之一。

各国药品监督管理部门对于通过不同途径上报的药品不良反应监测信息,通常会以不同形式,通过多种媒体向临床医务人员和患者进行反馈。如美国的 *Medwatch*、我国的《药品不良反应信息通报》《药物警戒快讯》等会发布有关信息。在这些安全性信息中,技术评价人员通常会对临床发生的安全性问题的影响因素进行分析,不合理用药情况是其中较为重要的内容。依此,作为被动的信息接受者,临床医务人员可以获知更多的药品安全性方面的信息,以及不同药品临床常见不合理用药的具体现象,从而指导临床合理用药,提高用药水平。

八、药品不良反应监测是加强药品风险管理的有效手段

药品风险管理实际上是在对药品的风险/效益进行综合评估的基础上,采取适宜的策略与方法,将药品风险降至最低。药品不良反应监测构筑风险管理最终防线,是实现药品风险管理最有效、经济的手段。

（一）发现风险点

药品不良反应监测工作发展至今，其监测的范围和发挥的作用不断在拓展，除了发现未知的不良反应外，还能发现不合格药品、用药错误、不合理用药等诸多与药品安全相关的问题。因此，药品不良反应监测必然将成为发现药品上市后可能产生风险的最经济、有效的途径。通过药品不良反应监测发现风险点，经过深入的评价，根据风险的性质、影响和严重程度采取相应的风险管理措施，是目前国际药品监管部门通常的做法。关于发现风险点问题在药品不良反应监测的早期预警作用中已详细阐述，此处不再赘述。

（二）为风险管理措施提供参考

鉴于通过药品不良反应监测发现的风险点是在大规模人群中获得的，虽然自发报告系统自身有很多固有的缺陷和局限性，但就对风险的性质、严重程度还是能够实现一定程度展现。因此，往往可以在进一步获得更详尽有力的证据之前，适时采取适宜的控制措施，在一定程度上规避风险的扩大和可能的风险。

目前各国监管部门通常采用的风险控制措施包括：信息沟通、信息发布、重点监测、修改说明书、暂停使用、召回、撤市等。近年来，美国、加拿大、欧盟等国家和地区已经开展和实施多项围绕"药品风险最小化"制度设计。所谓药品风险最小化行动计划（RiskMAP）系指在评估某一药品的利益/风险均衡的基础上，开发和使用具体"最小化风险"且维持利益的方法和措施，同步评估采取方法和措施的效力及再评估利益/风险均衡，适当调整风险最小化方法和措施以进一步提高利益/风险均衡。在风险最小化行动计划实施过程中，药品不良反应监测是其启动、开展最为有利和可依托的工作方法和手段。

（三）评估风险控制措施

由于对于风险控制的评估涉及控制能力、患者受益情况、对象依从性、措施持续性、干预覆盖面等诸多影响因素，通过药品不良反应监测掌握的信息是了解风险管理措施的必要途径，辅之以药物流行病学方法，开展深层次的主动监测将更加行之有效。

目前我国缺少对干预措施的有效评估，对风险干预措施的评估经验也很少。如何有效地对干预措施进行评估，还需要我们不断探索和尝试。但可以肯定的是，基于药品不良反应监测而采取的风险管理控制措施，以及对其效果的评估，药品不良反应监测的应用是不可或缺的。

九、结语

1998年国家药品监督管理局成立标志着药品监督管理工作由原来的行业管理转入更加符合市场经济规律的监督管理。药品安全监管无疑是药品监管工作中至关重要的一项工作。如何通过并由终端效果反馈有效调节药品监管的其他环节，不但是药品安全监管工作的必然选择，而且是整个药品监督管理工作不可或缺的一项内容。由此，国家在药品安全性监测制度建设、体系完善、技术储备等方面做了大量的工作及实质性投入，这不仅仅是民本政府责任的体现，而且是我国社会与经济发展的需求。

同时，我国目前已建立的药品不良反应监测体系通过自身的快速发展和历次重大事件的处理，向公众和国家不断证明，药品不良反应监测在药品安全风险早期预警、科学判断、风险控制等方面发挥了无以替代的作用。该体系不但已经成为我国药品安全监管中最重要的链条之一，而且作为最经济的一种手段，构筑了药品风险管理的最后防线。

第二节　药品不良反应监测自发报告系统及其敏感性因素

一、自发报告系统的内涵概述

由于各种限制因素的客观存在,药品不良反应在新药审批时难以被发现,以至于检验符合规定、正常用法用量情况下仍会在一部分人身上引起 ADR,包括已知的、未知的、严重的、罕见的和新的 ADR,所以必须加强药品上市后 ADR 的监测,为安全性再评价(包括常规再评价、有因再评价和其他再评价)和风险控制提供基础数据。

目前,从世界范围看,上市药品不良反应监测是快速捕捉和预警药品上市后安全性问题最为有效的方式。在具体实施手段和方法上,通常又可以分为主动监测和被动监测。有关主动监测和被动监测的优势和局限性在前已有详述,此处不再赘述。

由主动监测和被动监测获得的药品不良反应/事件数据信息,其数据特点和性质有着明显的不同。主动监测到的数据因有着较为单一的主体方和明确的目的,故在一定条件下,对于明确目标风险和相关因素可以进行较好的说明和解释。被动监测数据,即使强制要求企业报告,但由于其与药品使用的特殊关系,若未开展主动监测,也是被动获知。此种机制与起点决定了这样来源的数据具有散在、难以计算发生率、漏报率高、报告不规范、信息不全面等局限性。但因这些数据来源广泛、"自发呈现"、覆盖面广,故具有较强的提示和预警作用,围绕采集、评价和应用这些数据所发生的各种行为、活动,所设计的各种制度、配置的人员,形成了"自发报告系统"。反之,由"自发报告系统"上报的数据具有鲜明的自身特性,与被动监测到的数据互为补充。

欧洲、美国和日本等国的药品生产企业均被强制要求履行报告义务。如 FDA 在《联邦食品药品化妆品法》中规定,制药商必须从医疗机构获取药品不良反应/事件(ADR/ADE)信息,并报告。同时规定公众因使用药品发生说明书中未载明的 ADR,有权向制造商索赔。这就导致美国药品不良反应自发报告系统中,90%以上的报告来自药品制造商。虽然从形式和制度层面,这些国家的药品生产企业被强制要求监测和报告,但这种基于大规模人群使用、覆盖广大医院和医务工作者的报告来源,仍从本质上限定这些信息带有强烈"自发报告"特点,或许这些企业比之中国当前之企业"更主动"与"更积极"一些。故此,ADR 监测自发报告系统是发现上市药品不良反应/事件(ADR/ADE)的基础支撑。

二、自发报告系统体现形式

全球超过 50 个国家,包括美国、加拿大、欧盟、日本、澳大利亚、新西兰、南非、中国等均已建立自发报告系统,除了具体形式上有所差异外,其基本原则是基本一致的。即这些国家均鼓励医务人员(和消费者,例如美国和中国)向生产企业、政府机构或者第三方上报 ADR/ADE。

这些国家大都统一上报的具体形式,包括对报告范围、时限的要求,设计了固定的上报表格(例如美国的 MedWatch 和中国的《药品不良反应/事件病例报告表》),通常是 1~2 页(包括已经被设计好的内容)。现在许多国家都实现了网上在线填报,同时还通过培训、宣传等多种途径使得医疗卫生专业人员可以非常便捷地获得这些表格。例如美国就将相关表格直接印在内科医生案头手册(Physicians' Desk Reference, PDR)里。这些被印刷在各种杂志上的表格可以免费邮寄、传真等。许多国家的监管机构还直接接收电话报告。

如前所言，自发报告系统是一种有组织的报告系统，其起始点，尤其在发生严重不良反应/事件时，主要在于医务工作人员（医生、药师、护士）。监测机构与生产企业通过培训、宣传、教育、沟通等手段，鼓励或要求医务人员积极报告在医疗实践中发现的 ADR/ADE。生产企业应主动与医务人员沟通并收集相关信息。监测专业机构人员通常会对报表进行加工、整理、核实信息，进行评价、反馈。上述形式是 WHO 国际监测合作计划大多数成员国采用的基本方法。

在药品不良反应监测自发报告系统中，药品安全监测"大厦"的构建，主要依赖医务人员以及消费者上报 ADR/ADE 的意识以及他们的付出。没有这些医务人员，很难获得在医疗这个高度专业领域内发生的用药安全情况。这些医务人员在进行繁忙医疗工作的同时，还要花费时间填报可能由药品引起的 ADR/ADE。医务人员在填报一份报表时，综合了大量的临床诊疗信息和检验结果等。他们付出的辛勤劳动很难在短时间内得到回报，对社会的贡献也很难很快得以彰显，大多时候，这些努力和付出都未得到关注。但是，他们确实是在从事一项意义重大的工作。

三、自发报告系统的特点和局限性

自发报告系统的启发机制和制度的内在规律决定了其特点和局限性。

（一）自发报告系统的特点

自发报告系统围绕上述目的的设计各种制度、配置人员，发生各种行为、活动，它有着鲜明的特点：①监测范围广，能对住院和门诊患者进行监测，范围包括所有上市药品，且不受时间限制，可作长期观察；②监测花费少，不需要昂贵设备，耗资少，便于推广，是目前公认的上市 ADR 监测最简单、最常用、最经济的方式；③监测人员多，不受时间、空间限制，有助于及早发现潜在的 ADR 隐患，使 ADR 得到早期预警；④监测效果好，易于发现罕见的、新的及发生于特殊人群中的潜在的 ADR 信号；⑤高度依赖信息手段。自发报告系统发展到一定程度，其病例报告数量会与该国用药数量直接相关，这就意味着海量数据上报，同时也意味着必须依赖信息化手段才能实现信息的收集、管理和评价。

（二）自发报告系统的局限性

自发报告系统的基本特点是"自发"，即具有一定随意性。这种随意性表现在"系统"中，可能是恒定的；表现在"个体"上，极有可能是非恒定的，这就给该系统带来了局限性，属其天然属性。

1. 漏报率高

（1）因为报告主体或者说信息基源点——医务工作者，大部分是从事临床一线工作的医生、护士和药师，工作繁忙，做此项工作既无报酬又有一定难度，即使有些国家有强制性规定，仍基本依赖于职业敏感性和责任心。结合我国医药行业和法规制定、执行现状，ADR/ADE 报告主要来自医疗机构还将会持续较长时间，因此提高广大医务人员对于 ADR/ADE 报告的认识和技术水平至关重要。甚至政府相关部门可以先行考虑通过增加"医院管理年"评比分数中该项工作权重的办法，激励单位和人员的积极性。

（2）填报药品不良反应/事件报告表比较烦琐，花费时间较长。在国外，不同的报告者所要填写的报告表格是不同的。在我国，能否考虑对新的、严重的 ADR 以及需要重点监测的品种(如新批准上市且在监测期内的、新批准进口的、列入再评价的、临床反应集中等品种)使用现行的报告表,而对认识比较全面、信息比较完善的品种使用较简单的报告表,值得有关部门思考和探索。

2. 报告率不稳定

通常认为,报告率是指实际报告数与实际发生数之比。理论上,如果某品种使用中的所有ADR都被发现并全部上报,比值应为1。但现实情况下,由于药品的实际使用人数、ADR的实际发生数、医务人员对ADR的认识水平和上报自觉性等因素的综合作用,报告率<1,且呈现不稳定性。表现为地区之间、医院之间差异较大。

3. 无法计算发生率

自发报告系统较大的问题是被报告的仅是实际发生的一部分,究竟占多少百分比难以估计。使用基数(分母)在我国目前尚无权威数据库可以便宜获得,从而单纯依赖获得的绝对数据,很难计算其发生率。这也是"自发报告系统"最大特点之一,即获得的产品不良反应/事件报告数,可以从绝对数上对其相对风险予以警示,但绝对又不能代表或说明其相对风险。

4. 因果关系难以确定

由于报告信息不完善,甚至有误报、迟报、瞒报、谎报等现象发生,导致归因过度(Over-Ascertainment,即过高地估计药品与ADR之间的关联性)或归因不足(Under-Ascertainment,即过低地估计药品与ADR之间的关联性),最终导致因果关系难以确定,无法准确提取信息,从而影响有效采取风险控制措施。

四、自愿报告系统的敏感性

ADR自愿报告系统的敏感性,是指该系统快速、准确地反映上市后药品安全风险的敏感程度和能力。其中有两个非常重要、相互关联的指征:①快速,是指真实的风险信息发生到此信息传达至风险分析、决策机构时间的长短。理论上讲,这一时间的长短应当与风险信号的性质(比如严重程度)相适应。②准确,是指当风险发生时,从第一判断者经历报告、汇集程序,至风险分析、决策机构,全程保持对此信息评估的客观性和科学性。敏感性直接决定对药品安全事件的预警能力,并在一定程度上体现了风险管理工作的方向和重点,对于药品安全监管的重要意义不言而喻。

五、影响自愿报告系统敏感性的因素

(一)覆盖面

自愿报告系统的覆盖面是指系统信息收集层面基层报告用户的数量和分布。理论上讲,用户端数量越庞大,分布越均匀,则其敏感性越好。数量问题容易理解。分布问题则包含地域及其层级、信息来源群体的属性和层级(例如医疗机构和企业、三级或二级医院、外资和国内企业)、人群,以及信息本身的属性等。

(二)药品不良反应/事件报告数量

药品不良反应/事件报告数量是自愿报告系统敏感性的重要基础,是保障其敏感性的先决条件。毫无疑问,报告系统是通过收集ADR/ADE报告形成对安全信号的发掘和趋势性分析。样本越多或背景样本足够时,才能更加趋近于正确。如"鱼腥草等相关注射剂"问题,正是报告数量作为样本积聚到一定量时,方才明确关联关系。"齐二药"、"欣弗"等群发事件本身也是有一个有足够数量的样本参照系,而且群发报告本身的数量也是敏感性的重要指征。

(三)药品不良反应/事件报告的质量

这里所谈的报告质量,不但包括相关信息的真实性、准确性和完整性,也包括信息本身的风险影响力,即其非预期性和严重程度。

系统来讲,质量包含三个层次的问题:①真实性。只有真实的报告才有质量可言。②准确性和完整性。一份真实的报告并非一定是有质量的报告。以真实性为基础,准确性、完整性是报告系统敏感反应的前提,不确切和不完整的信息不但会影响快速反应,甚至会导致误判。就其核心内容而言,主要包括 ADR/ADE 名称、病史过程、怀疑和并用药品名称、ADR/ADE 结果、转归等。就病例报告本身和信息来讲,还包括报表分类、一般编辑性错误、剂型选择等内容。完整性的体现和上述内容是一致的,其中怀疑药品名称和 ADR/ADE 表现等内容是其核心,如果缺失,就无法做最基本的判断。③数据整体质量问题。其中最为重要是新的、严重的病例报告在整体报告中的比例。非预期和严重病例报告的比例不但是报告系统敏感反应的重点和基本点,同时体现整体数据的质量。

(四)药品不良反应/事件报告的及时性

病例报告的及时性是报告系统敏感性的重要影响因素。发现风险的灵敏度是体现和检验报告系统敏感性的一项重要指标,其前提是相关信息及时、流畅地传递。"齐二药"事件就是非常典型的一个例子,从发现、控制药品到明确原因所用时限在国际误用"二甘醇"事件中,堪称奇迹。其中前期信息的快速、有效传递起到非常重要的作用。2006 年 4 月 24 日,"齐二药"事件事发医院出现首例患者,4 月 26 日出现第 2 例患者,此时作为一家以治疗肝胆疾病为主的医院并未怀疑药品,及至 4 月 30 日,又有 4 例患者出现同类问题,此家医院在排除其他原因后,开始怀疑药品,即于 5 月 1 日当天全院暂停怀疑药品的使用,并同时向有关部门上报。国家中心 5 月 3 日收到相关病例报告,5 月 4 日全国暂停相关批号产品,5 月 9 日凌晨明确具体原因。从这一系列时间点不难看出报告快速传递的重要性。

(五)技术监测队伍的数量和素质

目前,各国建立的以政府为主导的自愿报告系统是 ADR/ADE 病例报告和各种药品安全性信息的主要来源。我国目前建立的在国家药监局领导下的、以国家 ADR 监测中心为首的全国 ADR 监测技术体系,是支撑我国 ADR 报告制度的主要力量。这支队伍的数量和素质直接影响报告系统的敏感性。

(六)信息化手段和辅助工具

信息化手段和辅助工具对于自愿报告系统敏感性的影响主要体现在两个方面:①作为工具本身,可以便捷、高效地将相关信息收集上来并进行系统管理,同时为工作人员提供汇总、分析数据的平台;②信息化手段和辅助工具可以直接提供智能化的服务,通过背台模型和公式的固化,挖掘、筛选安全性信号,自动实现预警,直接对趋势和方向予以明示。因此,信息化手段和辅助工具水平的高低对自愿报告系统敏感性有非常大的影响。

六、各影响因素之间的关系

自愿报告系统的覆盖面是系统敏感性的基础。没有一定的覆盖面,敏感性就无从谈起。

覆盖面是报告数量的必要因素,覆盖面大,报告数量才可能有保障。覆盖面同时也是质量的必要因素,覆盖面良好分布性本身就是质量的重要源泉。

病例报告数量在某种意义上可以反映覆盖面状况,是覆盖面最为明确的表征因素。运用数量因素分析覆盖面问题是最为直观的。比如,可以使用行政区划方法比较各地区数量差异,进而提出覆盖面建设的指导意见。质量问题对于覆盖面的反映主要是从数据整体层面表现覆盖面分布情况的合理性和科学性。

对于自愿报告系统敏感性而言,数量是质量的决定性因素,没有数量不能论及质量问题,这是该系统自身特点决定的。换言之,数量和质量问题同时并举是一种理想状态。在现实中,基于推动监测工作发展需要,通常是先强调数量,再渐次强调质量,这是被许多国家开展 ADR 监测工作的实践反复证实的。由此,质量层次问题是可以在数量达到一定水平后再逐步提到议程上。数量和质量有先后时序关系和走向同时并举关系。

信息化手段及其辅助工具是报告系统末端的加工工具,其良好建设与发展,则系统敏感性即随之提高。覆盖面、报告的数量和质量对于信息化手段如米与灶具之关系。

监测技术队伍数量与素质是基础之基础自不待言。然而,从发展看,总是随着覆盖面、数量和质量的发展而逐步壮大起来,并存在一定的时滞,这正是我们总是认为队伍成长和培育是重中之重的工作的重要原因。

综上可见,各因素关系有层递性。对于敏感性而言,各因素综合作用,结合现实发展水平,决定了系统的敏感性水平。

七、我国自愿报告系统的现状和存在的问题

(一)基本现状

经过这几年迅猛发展,我国的自愿报告系统得到了极大的提高和加强。各级技术组织机构基本建立,31 个省、自治区、直辖市,以及解放军、新疆建设兵团和计生系统均成立较为独立的中心。大多数省成立市、县一级的监测技术机构,其工作范围均已深入乡村(但有的只是个别点的深入)。监测技术队伍数量不断增加,省级专职工作人员已超过 430 人;队伍素质不断提高,高学历(博士、硕士)人才逐渐加入进来,其职业敏感性和基本技能在历次突发事件和日常风险管理工作中得以彰示。

随着报告体系不断完善,病例报告数量大幅攀升。单个病例报告数量 2007 年超过 54 万份,累积已逾 120 万份。病例报告质量有所提高,2007 年新的、严重病例报告数量 63086 份,占同期报告总数的 11.5%,与 2006 年相比增长 139.9%。信息覆盖达到一定范围,从国家 ADR 信息网络系统基层注册用户看,已覆盖全国 31 个省(市、自治区),有超过 2 万家机构(医疗机构、生产、经营企业等)。

(二)存在的问题

总体来讲,我国当前 ADR 自愿报告系统正逐渐趋于成熟与理性,敏感性也日益增强。SFDA 邵明立局长将 ADR 监测工作分为三个阶段:初级阶段、发展阶段、成熟阶段。我国目前正处于发展阶段初期,主要表现为:①报告数量大幅攀升,报告质量有所提高。②公众逐步理解监测工作很重要,但仍存在模糊意识。监测技术体系整体有所提高,但局部发展不平衡。③已然在尝试接受报告和分析报告并重,并初步以品种分析评估报告作为风险控制建议的基础。但囿于发展阶段等现实原因，尚存在许多问题与不足。

1. 覆盖面不足

（1）企业主动上报数据所占比例过少。1998 年至今，企业病例报告无论是数量还是所占比例从原来的几乎为零，上升到目前的 10%，虽然与自身比有了较大的突破，但与美国、欧盟等发达国家和地区相比，以及从产品责任角度讲，这一比例似乎又太低了[9-10]。主要原因在于：①上市后监管制度有待健全，企业责任意识淡漠；②企业对于上市药品的风险管理与企业利益之间的关系的认识尚处于不自觉状态；③药品生产企业对于药品临床使用环节的知识积累欠缺，对于安全性信息的判断水平尚低；④企业与医疗机构之间关于药品安全信息的沟通渠道尚不顺畅。这些大大降低了企业自身对产品风险的敏感性。

（2）地区差异大。这里所谈地区差异，不只表现为省与省之间差异大，还表现在同一地区内部（例如，市与市之间，同等医院之间）存在差异。此差异性与经济发展程度不存在明确相关性，与该地区对此项工作的重视和投入多少相关。例如，华中科技大学曾经就医疗开展 ADR 监测工作情况进行了调查，结果显示，从 6100 家医院中抽取的 182 家医院有 12 所医院没有开展监测工作，其原因主要是人员不具备必要的知识和能力、无工作场所和领导不重视。

2. 报告数量尚未探底

每年 50 多万的数据信息，就其本身来讲似乎是一个庞大的数字，但如果考虑中国人口、信息来源的不均衡性以及前二者仍在以翻番的速度增加，就很难推断对我国来讲什么样的数字是足够的。美国每年收到的病例报告数量基本稳定在 30 万~40 万，但其专家仍然认为可能有 90% 或 50% 的漏报率。美国专家预估的这个数字之所以如此宽泛，因为在其报告体系下，即使开展了有针对性的流行病学研究，也很难讲清楚整体药品的漏报率。在我国，假设可以稳定在某一高位数字，持续 5~10 年，届时也许可以讲是中国比较客观的数字，但漏报是一定存在的。

3. 报告质量需进一步规范和提高

2004 年国家 ADR 监测中心曾经组织过一次较大规模的针对信息质量的抽查与评价，除了常规缺陷，如 ADR 名称、结果不规范，病史描述简单，一般编辑性错误等，总体来讲还是不错的。严重的和新的病例报告比例较低（不到 10%），这应当说是当前较为重要的问题之一。同时，对当前和新报数据的规范化，也是下一步实现信息化管理的重要前提条件。

4. 报告及时性尚有待提高

ADR 病例报告的快速增长和这两年所经历的重大药品安全事件，一方面反映了报告的及时性，另一方面也表明过去也可能是现在可能存在某些信息的遗漏。实际上，现在某些地区和机构对于此问题的认识仍有较大差距。就严重（甚至死亡）事件、群发等事件来讲，往往会因为害怕承担责任、工作责任心不够、对发生问题的严重性估计不足或缺乏专业技术知识等原因，瞒报或滞报。

5. 专业技术队伍有待加强

队伍建设是个永恒的话题，即使报告系统达到较为成熟阶段。实际状况是，ADR 监测技术队伍与现实工作要求存在很大差距。

（1）实际人数不足，在个别省只有几名甚至不到一个人在从事相关技术工作。

（2）人员专业知识不足。ADR 和药物警戒在我国属于较新的学科，在高校基本教育中设置课程较少，即使具有一定的医药或流行病学知识，仍缺乏对 ADR 工作的深刻认识和理解。

相关机构一般为新成立,部分地方为解决一些遗留问题,调剂一些知识背景更为缺乏的人员。

（3）人员配备不足,专业分布不均或缺少等现象存在。

6. 信息化手段和辅助工具严重滞后

我国虽然建立了国家 ADR 信息系统,在国家中心层面完全实现了病例报告管理的电子化,但从严格意义讲,这一系统只是信息报告和收集系统。单就病例报告而言,存在以下不足:①由于开发初期对 ADR 监测工作如此迅猛发展估计不足,基层用户注册和病例报告迅速增加,病例上报工作严重受阻,无法保障高效和畅通。②未实现对所有信息的电子化管理。③支撑数据库,如药品名称数据库、ADR 名称数据库,急需更新,中药 ADR/ADE 及支撑数据库急需建立。④规范化工作刚刚起步,尚不能满足工作需要。⑤系统功能,如检索、统计等亟待加强和完善。⑥辅助数据库亟须建立。⑦尚未建立信号自动检出和挖掘系统等有关预警机制,对于海量数据,单靠人工及其责任心难免捉襟见肘。总之,现有信息化系统与报告系统敏感性的实际需求有较大差距,亟须改善和建设。

八、小结

ADR 监测自发报告系统尽管存在自身难以克服的局限性,但该系统体现的特点,使之仍不失为上市药品安全性监测的重要、有效工具,并已在药品安全监测中发挥其应有的作用。

历史和实践证明,ADR 监测自发报告系统已经成为实现药品风险管理的重要基础,并已经逐渐从经典 ADR 发现转为药物警戒,从而成为早期预警、控制所有上市后药品相关安全性问题最为快速、有力和经济的监管手段。

影响 ADR 自愿报告系统敏感性的因素主要包括报告系统覆盖面、报告数量和质量、技术队伍整体素质、信息化系统水平等方面。这些因素相互影响,对自愿报告系统的敏感性有较大影响。同时,尚有其他一些深层次原因,如制度、政策、机构、组织、社会、经济发展状况等也会对其敏感性造成不同程度的影响。

针对目前我国实际状况,既不能因为较好地处置了几起药品安全性事件就盲目乐观,也无需面对问题和不足就踌躇不前。应积极、客观、科学、历史地通过解决具体问题促进发展和完善,在充分认识和理解 ADR 监测工作核心职能的基础上,增强主动关注风险的自觉性和发现安全性问题的敏感性,从而构筑药品安全监管的最后防线。

第三节　自发报告系统的数据挖掘与信号检测

药品不良反应信号是在既往发生过的药品不良反应事件报告基础上产生的,用来揭示药品使用和不良反应发生之间可能存在的某种因果关系。在药品上市前临床试验过程中,由于选取病人样本量有限、代表性不够、观察时间有限等原因,很难发现一些迟发的、罕见的药品不良反应。因此如何及早准确地发现药品不良反应信号显得至关重要。药品上市后监测(Post-marketing Drug Surveillance, PMS)在探索因果关系、提供研究假设方面发挥重要作用。许多发达国家从 20 世纪 60 年代开始先后开展药品不良反应监测工作。常用的药品不良反应监测方法有自发报告、医院集中监测、病例对照研究、前瞻性队列调查等。

目前药品不良反应信号检测主要来自对药品不良反应自发报告数据库的评价分析,也就是对监测数据的挖掘过程。数据挖掘(Data Mining)又称为数据库中知识探索(Knowledge

Discovery in Database，KDD），是从大量数据中获取前所未知的、有效的、潜在有用的信息资源。它综合统计学、数据库与知识库、人工智能等学科的知识和技术。在药物警戒领域中，数据挖掘可以理解为在医药卫生相关数据库中，应用传统的流行病学和统计学知识，描述、分析在一定时间内用药人群中可疑药品使用和效应分布（不良反应发生）情况，探索使用药品和不良事件之间可能存在的关联。

一、信号检测步骤

面对日益增长的药品监测数据，传统手工信号检测法已无法适应需求，利用数据挖掘技术探索药品不良反应信号应运而生。对于来自于自发报告体系的大量数据，利用数据挖掘工具，在探索药品不良反应信号时，虽然没有非常固化的检验假设，不同挖掘技术应用的方法各异，但均需要有明确的研究目标和清楚的研究过程。现将利用现代信息技术挖掘信号的检测步骤归纳如下。

第一步，明确研究目标。研究者需要明确当前研究的具体可疑药品（或一类药品）及目标不良事件（Adverse Event，AE），在制订研究目标时可考虑特定时间、空间，特定厂家、批号等信息。

第二步，选择数据库，生成分析集。根据研究目标，选取与研究目标有关的变量，并生成分析数据集。如需进行不良反应危险因素分析，需纳入可疑危险因素。信号的稳定性很大程度上决定于数据库中报告的数量及质量。

第三步，选择标准库，进行数据规范。删除重复、缺失信息过多或有明显逻辑错误的数据条目，对数据进行充分清理。对不良反应/事件报告中出现的药品名称和不良事件名称，应该严格按照药品通用名称字典及药品不良事件术语集进行清理和编码。药品名称字典数据库主要有《中华人民共和国药典》、国家《化学药品（原料、制剂）分类与代码》药品编码标准、《中国药品通用名称》等；不良事件名称规范主要有世界卫生组织的药品不良反应术语集（The WHO Adverse Reaction Terminology，WHO-ART）、注册人用药品技术规格国际协调会议（International Conference on Harmonization of Technical Requirements for the Registration of Pharmaceuticals for Human Use，ICH）的国际医学用语词典（Medical Dictionary for Regulatory Activities，MedDRA）和FDA采用的不良反应术语编码词库（Coding Symbols for Thesaurus of Adverse Reaction Terms，COSTART）、国际疾病分类（International Classification of Diseases，ICD）等。

第四步，选取与研究目标有关的变量。如用药时间、不良反应发生时间、患者原患疾病、用药剂量和方式、合并用药。

第五步，选择分析方法。根据研究目的、资料类型选择相应的信号检测方法，按照所选择的方法公式进行计算，并与方法所对应的信号检测评价标准比较，判断信号成立与否。

第六步，提交专业人员评价。根据数据挖掘结果撰写分析报告，结合挖掘结果及文献专题研究结果，初步判断已汲取信号的真实性与程度，并对各种影响因素进行分析，提出是否需要进行进一步研究建议，即信号验证。

第七步，数据验证和机制探讨。根据专业评价人员分析结果，对信号进行解释性描述，包括对其强弱、真假、程度以及影响因素等进行深入验证和分析。检验所使用药品和发生不良反应/事件之间是否确实存在因果关系以及风险程度，通常可以从两个方面对信号加以验证：

①病例对照研究、队列研究等传统药物流行病学以及常规和非常规的药物警戒针对临床使用的研究方法；②通过药理学和毒理学方法重新验证药品安全性。

二、自发报告数据分析的常用方法

报告率失衡测量法（Measures of Disproportionality）是目前药品不良反应信号检测中研究最多、应用最广泛的方法。由于自发报告系统数据库中仅收集用药后发生不良事件者的信息，缺乏所有用药者的信息，无法计算不良事件发生比率。但如果某种药品确实会导致某种不良反应/事件，则该不良反应/事件相关报告在目标药品的所有不良反应/事件报告中所占的比例会明显高于在其他所有药品不良反应/事件报告中所占的比例，即所谓"失衡"，亦有学者称其为"不相称"或"不均衡"。

药品安全数据的失衡测量，一般以药品不良事件报告数据库中某药品与某事件联系在一起被报告的次数作为依据，探查数据库中被报告的药品与事件之间的统计学联系，定量评价既涉及目标药品又涉及目标事件的报告的相对频率。具体信号检测算法有多种，皆是建立在经典四格表的基础上（表26.2），其思想是估计自发报告系统中实际出现的与某种药品有关的不良反应数量与预期数量的比值，或者与其他药品所致的其他不良反应数量的比值；如果测量的比值很大，大到一定程度（失衡）时，就认为可能是信号，即可疑药品与可疑不良反应之间可能存在某种联系，并非由于机会因素所致。

具体信号检测算法大体可分为两类：①频数法，如报告优势比法（Reporting Odds Ratio，ROR）及报告率比例法（Proportional Reporting Ratio，PRR）；②贝叶斯法，包括贝叶斯置信传播神经网络（Bayesian Confidence Propagation Neural Network，BCPNN）、经验贝叶斯伽玛泊松缩减（Empirical Bayes Gamma Poisson Shrinker，EBGPS）及多项伽玛泊松缩减法（Multi-item Gamma Poisson Shrinker，MGPS）（表26.1）。

目前比值失衡测量法被 WHO Uppsala 药品不良反应监测中心（WHO-UMC）、美国的药品不良反应自发报告系统、英国的药品不良反应监测系统、荷兰药物警戒中心及中国个别省级药品不良反应监测中心等机构应用。

表 26.1　各种比值失衡测量法及应用

方法分类	测量指标和方法	应用
频数法	ROR	荷兰药物警戒中心
	PRR	英国医药监管局（MCA）
贝叶斯法	BCPNN	WHO Uppsala 药品不良反应监测中心（UMC）
	EBGPS/MGPS	美国食药监局（FDA）

（一）频数法

设数据库中有 A 种药品，有 B 种不良反应/事件，则药品—不良反应/事件组合数为 M＝A・B，当研究第 i 种药品与第 j 种不良反应/事件关系时，得到二维投影四格表，见表26.2。其中 a 和 b 分别代表目标药品所有 $a+b$ 份报告中，包含目标不良反应/事件或其他不良反应/事件的报告数，而 c 和 d 代表非目标药品（或其他药品）中，包含目标不良反应/事件或其他不良反应/事件报告数。

表 26.2　比值失衡测量法 2×2 表

是否目标药品	是否目标不良反应		合计
	是($ADR=j$)	否($ADR\neq j$)	
是($Drug=i$)	$N_{ij}=a$	b	$a+b$
否($Drug\neq i$)	c	d	$c+d$
合计	$a+c$	$b+d$	$N=a+b+c+d$

1. 报告优势比法（ROR）

报告优势比法（ROR）由荷兰药物警戒中心（Lareb）首先提出，其计算方法简单易用。
计算公式：

$$ROR = \frac{a/c}{b/d} = \frac{ad}{bc}$$

$$SE(\ln ROR) = \sqrt{\left(\frac{1}{a} + \frac{1}{b} + \frac{1}{c} + \frac{1}{d}\right)}$$

95％可信区间上下限：$e^{\ln(ROR)\pm1.96 SE(\ln ROR)} = e^{\ln(ROR)\pm1.96\sqrt{(\frac{1}{a}+\frac{1}{b}+\frac{1}{c}+\frac{1}{d})}}$

若 ROR 的 95％可信区间下限 $e^{\ln(ROR)-1.96\cdot Se}>1$，则提示为不良反应信号。

从计算公式可以看出，ROR 与经典的流行病学方法的"优势比（Odds Ratio，OR）"相似，采用此方法对药品不良反应/事件数据库进行信号检测过程中，"病例组"是当前研究药品为怀疑药品所涉及的病例报告，"对照组"则是其他药品为怀疑药品的病例报告；而"效应"即指是否出现目标不良反应/事件。在计算中，a、b、c、d 任一数字为零，则 ROR 值无法计算，这是 ROR 的弊端之一。

【例 26.1】 在探讨眼葡萄膜炎是否为利福布汀可疑信号时，数据整理如表 26.3 所示，若采用 ROR 法进行信号探索，步骤如下。

表 26.3　眼葡萄膜炎（Uveitis）与利福布汀（Rifabutin）ROR 计算

	眼葡萄膜炎报告数	其他不良事件报告数	合计
利福布汀	41	14	55
其他药品	754	591958	592712
合计	795	591972	592767

$$ROR = \frac{ad}{bc} = \frac{41 \cdot 592712}{14 \cdot 754} = 2299.20$$

$$SE(\ln ROR) = \sqrt{\frac{1}{a} + \frac{1}{b} + \frac{1}{c} + \frac{1}{d}} = \sqrt{\frac{1}{41} + \frac{1}{14} + \frac{1}{754} + \frac{1}{591958}} = 0.3117$$

ROR 95％可信区间下限：$e^{\ln(ROR)-1.96 SE(\ln ROR)} = e^{\ln(2299.20)-1.96\times0.3117} = 1248.16$

ROR 95％可信区间上限：$e^{\ln(ROR)+1.96 SE(\ln ROR)} = e^{\ln(2299.20)+1.96\times0.3117} = 4235.27$

上述计算可通过【程序 26.1】实现。

【程序 26.1】 prg26_1 优势比法（ROR）计算程序

```
%macro ROR(a=,b=,c=,d=,alpha=0.05);
data ROR;
    ROR=(&a * &d)/(&b * &c);
    ln_ROR=log(ROR);
    SE_ln_ROR=sqrt(1/&a+1/&b+1/&c+1/&d);
    Za=probit(1-&alpha/2);
    CI_low=exp(ln_ROR-Za * SE_ln_ROR);
    CI_UP=exp(ln_ROR+Za * SE_ln_ROR);
    put ROR=;
    put SE_ln_ROR=;
    put CI_low=;
    put CI_up=;
    if CI_low>1 then PUT "WARNING：AR Indicator!!!";
run;
%mend ROR;
%ROR(a=41,b=14,c=754,d=591958,alpha=0.05);
```

结果如下：

```
Log - (Untitled)
3    %ROR(a=41,b=14,c=754,d=591958,alpha=0.05);

ROR=2299.1926866
0.3116837573
CI_low=1248.1583146
CI_UP=4235.2696355
WARNING: AR Indicator!!!
```

由于 ROR95% 可信区间下限远远大于 1，因此眼葡萄膜炎为利福布汀的不良反应信号，需要进行进一步验证。

2. 报告率比例法（PRR）

报告率比例法（PRR）由 Evans 等首先用于英国黄卡系统不良反应/事件信号检测尝试。其计算方法简单直观。

计算公式：

$$PRR = \frac{a/(a+b)}{c/(c+d)}$$

$$SE(\ln PRR) = \sqrt{\frac{1}{a} - \frac{1}{a+b} + \frac{1}{c} - \frac{1}{c+d}} = \sqrt{\frac{b}{a(a+b)} + \frac{d}{c(c+d)}}$$

95% 可信区间上下限：$e^{\ln(PRR) \pm 1.96 SE(\ln PRR)} = e^{\ln(PRR) \pm 1.96 \sqrt{\frac{1}{a} - \frac{1}{a+b} + \frac{1}{c} - \frac{1}{c+d}}}$

若 PRR 的 95% 可信区间下限 $e^{\ln(PRR) - 1.96 \cdot S_e} > 1$，则提示为不良反应信号。

PRR 反映的是比较目标药品发生目标不良反应/事件的比例与其他药品发生目标不良反应/事件的比例。类似流行病学研究中的相对危险度（Relative Risk, RR）。当目标药品发生目标不良反应/事件的比例与其他药品发生目标不良反应/事件的比例完全相同时，PRR 等于

1，即组间完全均衡。PRR 值越大，提示信号越强，即越"不均衡"。由于在大多数实际情况下，$b \gg a$ 且 $d \gg c$，PRR 和 ROR 计算结果会很相似。基于自发性不良反应报告难以良好控制的数据进行统计学假设检验需要慎重，PRR 的信号检测临界值推荐为：

至少有 3 例以上关于可疑药品导致目标不良事件报告；

$$PRR > 3$$
$$\chi^2 > 5$$

【**例 26.2**】 采用 PRR 法探讨眼葡萄膜炎是否为利福布汀可疑信号时（数据同表 26.3），步骤如下：

使用利福布汀发生眼葡萄膜炎的报告率为：

$$\frac{41}{41+14} \times 100\% = 74.55\%$$

其他药品发生眼葡萄膜炎的报告率为：

$$\frac{754}{591958+754} \times 100\% = 0.13\%$$

$$PRR = \frac{a/(a+b)}{c/(c+d)} = \frac{41/55}{754/592712} = 585.99$$

$$SE(\ln PRR) = \sqrt{\frac{1}{a} - \frac{1}{a+b} + \frac{1}{c} - \frac{1}{c+d}} = \sqrt{\frac{1}{41} - \frac{1}{55} + \frac{1}{754} - \frac{1}{592712}} = 0.08679$$

PRR95% 可信区间下限：$e^{\ln(PRR) - 1.96SE(\ln PRR)} = e^{\ln(585.99) - 1.96 \times 0.08679} = 494.33$

PRR95% 可信区间上限：$e^{\ln(PRR) + 1.96SE(\ln PRR)} = e^{\ln(585.99) + 1.96 \times 0.08679} = 694.67$

上述计算可通过【程序 26.2】实现。

【**程序 26.2**】 prg26_2 报告率法（PRR）计算程序

```
%macro PRR(a=,b=,c=,d=,alpha=0.05);
data PRR;
    PRR=(&a/(&a+&b))/(&c/(&c+&d));
    ln_PRR=log(PRR);
    SE_ln_PRR=sqrt(1/&a-1/(&a+&b)+1/&c-1/(&c+&d));
    Za=probit(1-&alpha/2);
    CI_low=exp(ln_PRR-Za*SE_ln_PRR);
    CI_UP=exp(ln_PRR+Za*SE_ln_PRR);
    put PRR=;
    put SE_ln_PRR=;
    put CI_low=;
    put CI_up=;
    if CI_low>1 then PUT "WARNING：AR Indicator!!!";
run;
%mend PRR;
%PRR(a=41,b=14,c=754,d=591958,alpha=0.05);
```

结果如下：

```
Log - (Untitled)
%4    %PRR(a=41,b=14,c=754,d=591958,alpha=0.05);

PRR=585.99450205
SE_ln_PRR=0.0867928483
CI_low=494.32814148
CI_UP=694.65912947
WARNING: AR Indicator!!!
```

由于 PRR 95% 可信区间下限远远大于 1，因此眼葡萄膜炎为利福布汀的不良反应信号，需要进行进一步验证。

（二）贝叶斯法

运用贝叶斯统计原理，基于样本信息，同时结合先验信息进行参数估计，具有稳定、灵活优点。贝叶斯统计是当今世界两大主要统计学派之一。该学派认为，在关于总体参数 θ 的统计推断中，除使用样本信息外，还应使用先验信息。WHO 国际药品监测合作中心（UMC）采用贝叶斯置信传播神经网络法（BCPNN），美国食品药品监督管理局（FDA）采用多项伽玛泊松缩减法（MGPS）。BCPNN 法与 MGPS 法都运用了贝叶斯原理，区别在于先验分布指定不同。BCPNN 用无信息 Beta 分布作为其先验分布，通过信息成分 IC 反映信号强度；而 MGPS 采用 Gamma 分布作为其先验分布，通过相对比（Relative Rate，RR）反映信号强度。

1. 贝叶斯置信传播神经网络法（BCPNN）

自 1998 年起，世界卫生组织 Uppsala 监测中心（UMC）建立了一套新的药品不良反应信号检测方法，称为贝叶斯判别可信区间递进神经网络模型（Bayesian Confidence Propagation Neural Network，BCPNN）。该方法在 2×2 表的基础上应用了贝叶斯判别原理，随着数据库信息不断增加和更新，模型能结合新的信息，对以往累积的药品不良反应报告进行再评价。这一特点使模型具有很好的早期发现药品不良反应信号能力，其核心为以核心信息成分（Information Component，IC）及其可信区间为基础，测量 2 个变量某种状态间的联系（例如评价药品与不良反应/事件之间的联系强度。对于二分类变量而言，IC 则有 4 种不同的组合）。在药品不良反应数据中，IC 测量目标药品－目标 AE 组合情况。IC 值的大小反应可疑药品和可疑不良反应发生之间联系的强弱。如果 IC 值大于 0，说明可疑药品和可疑不良反应之间存在某种联系。

$$IC = \log_2 \left(\frac{P(AE = yes \mid Drug = yes)}{P(AE = yes)} \right) = \log_2 \left(\frac{P(AE = yes, Drug = yes)}{P(AE = yes)P(Drug = yes)} \right)$$

当 $IC = 0$ 时，则：

$$\frac{P(AE = yes \mid Drug = yes)}{P(AE = yes)} = 1$$

即 $P(AE = yes) = P(AE = yes \mid Drug = yes)$，说明"是否目标药品"与"是否目标不良反应"两变量是独立的。当 IC 大于 0 时，说明药品与不良反应可能有关。

IC 的期望、方差为：

$$E(IC) = \log_2 \left(\frac{E(p_{11})}{E(p_1.)E(p._1)} \right) = \log_2 \left[\frac{(a + \gamma_{11})(N + \alpha)(N + \beta)}{(N + \gamma)(a + b + \alpha_1)(a + c + \beta_1)} \right]$$

$$V(IC) \approx \frac{1}{(\log 2)^2} \cdot \left[\frac{N - a + \gamma - \gamma_{11}}{(a + \gamma_{11}) \cdot (1 + N + \gamma)} \right.$$

$$+\frac{N-a-b+\alpha-\alpha_1}{(a+b+\alpha_1)(1+N+\alpha)}+\frac{N-a-c+\beta-\beta_1}{(a+c+\beta_1)(1+N+\beta)}\Big]$$

则 IC 的 $95\%CI$ 为：

$$E(IC)\pm 2\sqrt{V(IC)}$$

其中涉及 5 个先验参数 $\alpha_1,\alpha_2,\beta_1,\beta_2,\gamma_{11}$。因

$$P(A)=\frac{a+c}{N},P(D)=\frac{a+b}{N},P(A,D)=\frac{a}{N}$$

故可选 Beta 分布作为它们的先验分布。当考虑无信息先验时：

$$P(A)\sim Beta(\alpha_1=1,\alpha_2=1),P(D)\sim Beta(\beta_1=1,\beta_2=1)$$
$$P(A,D)=P(A)\cdot P(D)\sim Beta(\gamma_{11},\gamma-\gamma_{11})$$

因此

$$\alpha=\alpha_1+\alpha_2,\beta=\beta_1+\beta_2$$

$$\gamma=\frac{\gamma_{11}}{P(ADR=yes)P(Drug=yes)}$$
$$=\frac{(N+\alpha)(N+\beta)}{(a+b+\alpha_1)(a+b+1)(a+c+1)}=\frac{(N+2)(N+2)}{(a+b+1)(a+c+1)}$$

简化公式，此时 $E(IC)$ 为：

$$E(IC)=\frac{\gamma(a+1)}{N+\gamma}$$

当可信区间下限大于零，即 $E(IC)-2\sqrt{V(IC)}\geqslant 0$，提示可能为不良反应信号。
上述过程的计算可用【程序 26.3】实现。

【程序 26.3】 prg26_3 贝叶斯置信传播神经网络法（BCPNN）计算程序

```
%macro BCPNN(a=,b=,c=,d=);
data BCPNN;
    n=&a+&b+&c+&d;
    Gamma=[(n+2)**2]/[(&a+&b+1)*(&a+&c+1)];
    E_IC=[Gamma*(&a+1)]/(n+Gamma);
    ln=1/[(log(2)]**2);
    n1=(n-&a+Gamma-1)/[(&a+1)*(1+n+Gamma)];
    n2=(n-&a-&b+1)/[(&a+&b+1)*(n+3)];
    n3=(n-&a-&c+1)/[(&a+&c+1)*(n+3)];
    V_IC=ln*(n1+n2+n3);
    CI_low=E_IC-2*sqrt(V_IC);
    CI_up=E_IC+2*sqrt(V_IC);
    put E_IC=;
    put V_IC=;
    put CI_low=;
    put CI_up=;
    if CI_low>=0 then PUT "WARNING：AR Indicator!!!";
run;
%mend BCPNN;
```

%BCPNN(a＝41,b＝14,c＝754,d＝591958);

结果如下:

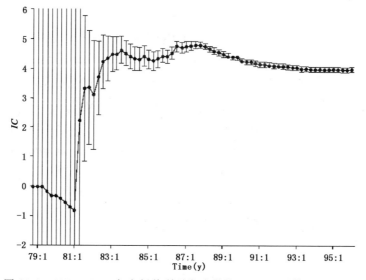

由于可信区间下限大于零,因此眼葡萄膜炎为利福布汀的不良反应信号,需要进行进一步验证。

随着目标药品使用,观察到的目标 AE 数量增加,根据先验 Beta 分布和当前数据,计算 $P(A)$、$P(D)$、$P(A,D)$,从而得到新的 Beta 分布作为下一次计算的先验分布。随着信息积累,IC 的方差越来越小,分布越来越集中和稳定。

Bate 等学者采用 BCPNN 法对 WHO 监测数据库中卡托普利有关的不良反应报告进行分析(结果见图 26.1)。1979～1996 年,随着数据库中卡托普利引发咳嗽的不良反应报告数增加,IC 值越来越大,其 95% 可信区间 CI 逐渐缩小并趋于稳定。按照该方法信号判断临界值,按 IC 的可信区间下限大于 0 进行判断,从图 26.1 可以发现,早在 1981 年第三季度产生不良反应信号,这比医学杂志上出现大量个案报道提前了整整 5 年。

图 26.1　1979～1996 年卡托普利引发咳嗽的 BCPNN 预警区间趋势图

2. 伽马泊松缩减法(Gamma Poisson Shrinker, GPS)

分析数据集中目标药品导致目标不良事件的报告数量($O_{AE,drug}$)为 a,若目标药品组和其他药品组的目标不良事件报告率理论上无差别,则与目标药品预期发生该不良事件报告数量($E_{AE,drug}$)为:

$$E_{AE,drug} = \frac{(a+b)(a+c)}{a+b+c+d}$$

若前期假设(目标药品组和其他药品组的目标不良事件报告率理论上无差别)是正确的,

实际报告数和理论报告数应当很接近,即:

$$RR = \frac{O_{AE,drug}}{E_{AE,drug}} = \frac{a}{\frac{(a+b)(a+c)}{a+b+c+d}} = \frac{a(a+b+c+d)}{(a+b)(a+c)} \approx 1$$

此处 RR 称为相对比(Relative Rate)。若实际计算 RR 值明显大于 1,则说明前期假设是错误的,即提示目标药品和目标不良事件之间很可能存在某种联系。

有时由于数据库报告数不足、目标药品中出现目标不良事件报告数($O_{AE,drug}$)很少,或估计的理论报告数很小,都会影响到 RR 估算的稳定性。因此在预警时,除要求四格表中实际 a 值不能太小外,DuMouchel 等提出伽马泊松缩减法(Gamma Poisson Shrinker,GPS)。这是目前美国 FDA 在药品不良反应信号检测中采用的方法。该方法假定要估计的 RR 值服从有 5 个参数的混合 Gamma 分布,通过观察 RR 值,得到这 5 个参数的极大似然估计,从而确定 RR 值的先验分布。然后,根据贝叶斯分析的一般准则,混合样本信息和先验信息,得到 RR 值的后验分布,如此重复进一步修订和提高对参数 RR 的估计。

为便于描述,令

$$E_{ij} = E(a) = \frac{(a+b) \cdot (a+c)}{a+b+c+d}$$

假设 N_{ij} 来自均数为 μ_{ij} 的 Poisson 分布,则定义 $\lambda = \mu_{ij}/E_{ij}$。计算过程如下:

第一步,估计先验分布参数。

基于 N_{ij} 服从混合负二项分布,即

$$P(N_{ij}) = P \cdot f(N_{ij};\alpha_1,\beta_1,E_{ij}) + (1-P) \cdot f(N_{ij};\alpha_2,\beta_2,E_{ij})$$

式中:$f(n;\alpha,\beta,E) = (1+\beta/E)^{-n} \cdot (1+E/\beta)^{-\alpha} \cdot \Gamma(\alpha+n)/\Gamma(\alpha) \cdot n!$ 为负二项分布。

构造极大似然函数以估计先验分布参数 $\theta = (\alpha_1,\alpha_2,\beta_1,\beta_2,P)$:

$$L(\theta) = \prod \{ P \cdot f(N_{ij};\alpha_1,\beta_1,E_{ij}) + (1-P) \cdot f(N_{ij};\alpha_2,\beta_2,E_{ij}) \}$$

第二步,估计后验分布的参数 $\lambda|N_{ij}$,$E[\lambda|N_{ij}]$,$E[\log(\lambda)|N_{ij}]$。

根据 λ 服从混合 Gamma 分布,即

$$\pi(\lambda;\alpha_1,\beta_1,\alpha_2,\beta_2,P) = P \cdot gamma(\lambda;\alpha_1,\beta_1) + (1-P) \cdot gamma(\lambda;\alpha_2,\beta_2)$$

得其后验分布为:

$$\lambda \mid N_{ij} \sim \pi(\lambda;\alpha_1+N_{ij},\beta_1+E_{ij},\alpha_2+N_{ij},\beta_2+E_{ij},Q_{ij})$$

其中

$$Q_{ij} = \frac{P \cdot f(N_{ij};\alpha_1,\beta_1,E_{ij})}{P \cdot f(N_{ij};\alpha_1,\beta_1,E_{ij}) + (1-P) \cdot f(N_{ij};\alpha_2,\beta_2,E_{ij})}$$

可知

$$E[\lambda \mid N_{ij}] = Q_{ij}\frac{(\alpha_1+N_{ij})}{\beta_1+E_{ij}} + (1-Q_{ij})\frac{(\alpha_2+N_{ij})}{\beta_2+E_{ij}}$$

$$E[\log(\lambda) \mid N_{ij}] = Q_{ij}[\psi(\alpha_1+N_{ij}) - \log(\beta_1+E_{ij})] + (1-Q_{ij})[\psi(\alpha_2+N_{ij}) - \log(\beta_2+E_{ij})]$$

式中:$\psi(\cdot)$ 表示 digamma 函数,即 $\psi(x) = \log[\Gamma(x)]$。

第三步,计算 $EBGM_{ij}$(Empirical Bayes Geometric Mean)及其 95% 可信区间。

$$EB\log 2_{ij} = \frac{E[\log(\lambda) \mid N_{ij}]}{\log 2}$$

$$EBGM_{ij} = 2^{EB\log 2_{ij}}$$

基于对数正态近似原理,后验参数 λ 的方差 $V(\lambda) = 1/(N_{ij}+1)$,即 $EBGM_{ij}$ 95% 可信区

间为：

$$(EBGM_{ij} \cdot \exp(-2\sqrt{N_{ij}+1}), EBGM_{ij} \cdot \exp(2\sqrt{N_{ij}+1}))$$

当可信区间下限大于 2,提示可能为不良反应信号。

多项伽马泊松缩减法(Multi-item Gamma Poisson Shrinker，MGPS)是 GPS 法的扩展,可以进行分层分析,从而探索用药人群特征是否与不良反应存在关联及变量间的交互作用等。

（三）其他方法

卡方检验是用途很广的一种假设检验方法,可以用于分类资料统计推断以及拟合优度检验等。其优点在于利用四格表的数据很容易计算,适应面广。在信号检测过程中,其缺点为结果没有实际意义,无法反应信号强度,仅能根据信号判断标准($P \leqslant 0.05$)是否为不良反应信号。目前国内外对信号检测方法进行比较时,都把卡方法作为一种单独的信号检测方法进行比较,但实际运用过程中,卡方值常结合 a 值以及 PRR 值作为综合判断标准。Poisson 回归模型亦可用于不良事件信号研究中,通过模型可以考虑协变量,初步探索可能的影响因素,但其缺点同卡方法,仅提供信号假设检验 P 值,无法反应信号强度。此外,还有一些其他方法。

需要指出的是,目前信号检测方法尚无金标准,各种方法预警结果都存在一定的假阳性和假阴性。

信号检测并不能代替对病例的详细考察,但可以辅助决定哪些疾病系列最值得进一步考察。比值失衡测量法衡量关联指标而非因果关系标准,其结果有助于产生信号,但不能证实因果关系。对于由此产生的假设进行检验,通常需要对更多结构化的数据进行正式研究。

第四节 自发报告系统中其他统计分析问题

药品不良反应监测自发报告数据来自于社会人群,积累了大量的临床资料,不仅可以从中分析探索信号,发现既往未被认识或确定的不良反应,还可以基于对这些数据的深入分析,为药品安全和风险管理提供决策依据。

一、上市后药品不良反应发生率的估计

药品不良反应自发报告是被动的监测方法,其数据缺陷也很明显。

（1）无分母。需要被观察的人群极大,理论上应该是该地区某段时间内使用该药的全部人群。用药人群的数量和特征(如年龄性别分布、疾病特点、用药情况)难以获得。

（2）分子有偏。多种原因导致的“低报”,导致分子严重缺损,报告数往往严重低于实际发生数。

（3）没有对照。具体不良反应/事件的背景发生率的信息难以准确估计。

因此,基于药品不良反应监测自发数据的风险评估,需要相对比较复杂的假设和计算。

（一）不良反应/事件发生数(分子)的估计(见表 26.4)

表 26.4 不良反应/事件发生数(分子)的估计

	目标 AE 人数	发生目标 AE 人数	合计
目标药品实际使用情况	a	b	N
使用目标药发报告	k	?	?

假设某地区某段时间内实际使用目标药品发生目标 AE 的人数为 a，而自发报告使用目标药品发生目标 AE 的人数为 k，则

$$a = k \cdot U$$

式中：U 为低报系数（Under-reporting Coefficient），一般情况下 $1 \leqslant U \leqslant \infty$。

可以通过估测低报系数 U 估计不良反应发生数 a。从对医院出院诊断登记、医院药品不良反应强化监测等研究中，有可能计算出某些药品、某些 AE 在某个时段的低报系数。如一项研究估计，1998 年法国有 128768（95％CI：100916-156620）名患者因为药品不良反应而住院治疗。同期法国药物警戒系统仅收到大约 15000 份严重不良反应报告。低报系数非常大，约为 128768/15000。

低报系数 U 是变量，在进行数据评估时，了解低报程度很有必要。但需注意在计算低报系数时，选取集中监测的医院是否有代表性。

（二）药品使用人数的估计（分母）

如果药品监测体系非常健全，自发报告很充分，报告数接近发生数，那么只要获得某段时间内实际用药人数，就可以进行不良反应发生率的初步估计。实际用药人数可以根据药品使用剂量及平均治疗时间等信息粗略估算。这样推算出来的结果很粗糙，但在一定程度上还是可以说明一些问题。

例如，某药在某地区 1 年销量为 800000 盒，每盒 20 粒，每日剂量为 2 粒，则计算出的用量为：$(800000 \times 20)/2 = 8000000$ 人·天或 266667 人·月。同时还知道该药平均治疗时间（Average Duration of a Treatment，ADT）为 20 天（95％CI：16～24 天），则使用人数估计为 400000（95％CI：333333～500000）。在进一步计算中，往往采用人·时作为分母单位。

（三）不良反应报告率（Reporting Rates）的估计

由于用药人群非常大，而 AE 发生的概率很低，可以认为不良事件发生人数服从 Poisson 分布。

在上例中，在总共 266667 人·月的使用中，有 20 例目标不良事件报告，假设不良事件报告数服从 Poisson 分布，则报告数 95％可信区间为：

$$k \pm Z_{1-\alpha} \sqrt{k} = 20 \pm 1.96 \cdot \sqrt{20}$$

即 95％可信区间为（11.23，28.76）。因而报告率为 20/266667＝0.75 每 10000 人·月，其 95％可信区间下限为 11.23/266667＝0.46 每 10000 人·月，可信区间上限为 28.76/266667＝1.16 每 10000 人·月。

当不良事件报告数大于等于 20 例时，其报告数的可信区间可以采用上述正态近似法计算；当报告数较小（小于 20 例）时，应该采用确切法或查阅统计分布可信区间表获得可信区间，此时如仍然采用正态近似法计算，结果偏差较大。

二、不同药品安全性比较

基于自发报告的药品不良反应数据，比较不同药品的安全性，是药物警戒风险评估中的重要内容，可为决策制定提供有力依据。在经典的队列研究中，会比较暴露组和非暴露组的发生率 a_1/N_1 和 a_2/N_2。通过自发报告系统无法获得确切的 AE 发生人数 a_1 和 a_2，也无法直接获得使用药品人数 N_1 和 N_2，这都给评价带来挑战。

在药品不良反应监测中,分别使用药品 A 和药品 B 后出现目标 AE 并且自发报告的数量分别为 k_1 和 k_2,它们都是真实发生数 a_1 和 a_2 的其中部分,用低报系数 U_1 和 U_2 刻画低报的程度。

$$a_1 = U_1 \cdot k_1, a_2 = U_2 \cdot k_2$$

药品 A 与药品 B 比较的相对危险度(Relative Risk,RR)为:

$$RR = \frac{a_1/N_1}{a_2/N_2} = \frac{U_1 \cdot k_1/N_1}{U_2 \cdot k_2/N_2} = \frac{U_1 \cdot k_1 N_2}{U_2 \cdot k_2 N_1}$$

可见,如果两种药品在自发报告系统中低报程度相同,即 $U_1 = U_2$,则在比较两种药品安全性时,基于报告数 k 和基于真实 AE 发生数 a 的比较,可得到相同的点估计值。然而由于受上市时间、公众/医生知晓程度等因素影响,不同药品的低报系数不尽相同。其中,还应考虑样本量问题。如果低报系数很大,即样本相对小,将大大降低比较的检验效能(Statistical Power)。简言之,两组药品低报系数的估计准确与否,将直接影响最终结果。

例如,假设接受药品 A 和药品 B 治疗的病人数都为 300000 ($N_1 = N_2 = 300000$)。实际情况是使用药品 A 有 120 例出现目标 AE ($a_1 = 120$),药品 B 有 60 例出现目标 AE ($a_2 = 60$),基于不同低报系数,可以得到不同的样本数 k。用卡方检验对 A 药和 B 药目标不良事件/反应发生率进行比较,计算得出的 χ^2 值见表 26.5。

表 26.5　不同低报系数计算得出的 χ^2 值

		U_1				
		1	2	5	10	20
U_2	1	20	0	15	32	44
	2	54	10	0.67	8	16
	5	88	32	4	0	2
	10	103	4	11	2	0

从计算可见:

(1) 如果是完全报告,即 $U_1 = U_2 = 1$ 时,χ^2 取值为 20,$P < 0.0001$,药品 A ($k_1/N_1 = 120/300000$) 与药品 B ($k_2/N_2 = 60/300000$) 比较,药品 A 致目标 AE 的风险高,且有统计学意义。

(2) 如果低报主要影响药品 A,如出现 $U_1 = 10$ 和 $U_2 = 2$ 情况,则药品 A [$(a_1/U_1)/N_1 = (120/10)/300000$] 与药品 B [$(a_2/U_2)/N_2 = (60/2)/300000$] 比较,较之药品 A,药品 B 更容易导致不良事件,且有统计学意义($\chi^2 = 7.7, P = 0.005$)。

(3) 如果两种药品低报都很严重,如 $U_1 = U_2 = 10$,基于样本数据,在比较用药品 A [$(a_1/U_1)/N_1 = (120/10)/300000$] 和药品 B [$(a_2/U_2)/N_2 = (60/10)/300000$] 与目标 AE 发生联系强度上未得到有统计学差异的结论($\chi^2 = 2, P = 0.16$)。

实际上,在研究早期很难准确估计不同药品的低报系数,因此有学者提出,将低报系数作为参数放入最终的估计结果表达式中。设 $U = U_1/U_2$,将相对危险度 RR 的可信区间 CI_{RR} 表示为:

$$CI_{RR} = \left[U \cdot \frac{N_2}{N_1} \cdot \frac{k_1 - Z_{\alpha/2}\sqrt{\frac{k_1 k_2}{k_1 + k_2}}}{k_2 + Z_{\alpha/2}\sqrt{\frac{k_1 k_2}{k_1 + k_2}}}; U \cdot \frac{N_2}{N_1} \cdot \frac{k_1 + Z_{\alpha/2}\sqrt{\frac{k_1 k_2}{k_1 + k_2}}}{k_2 - Z_{\alpha/2}\sqrt{\frac{k_1 k_2}{k_1 + k_2}}} \right]$$

可信区间是开区间。在计算的过程中可以不必为低报系数 U_1 和 U_2 强加一个先验的具体值,计算结果亦是包含 U 的表达式,基于不同的 U 假设,可以得到不同的估计结果。例如,一项英国研究比较了同期上市的苯恶洛芬(Benoxaprofen)和双氯芬酸(Diclofenac)报告的严重不良反应,RR 为 $5.73U(95\%CI:4.72U\text{-}7.11U)$。即如果两种药品的低报系数相同,苯恶洛芬所致严重不良反应是双氯芬酸的 5.73 倍,这为决定苯恶洛芬在英国撤市提供了可靠的依据。

第五节 专题研究

双黄连注射液是由金银花、黄芩、连翘提取物制备的中药制剂,具有清热解毒、宣风清热的功效,用于外感风热引起的发热、咳嗽、咽痛,适用于病毒及细菌感染的上呼吸道感染、肺炎、扁桃体炎、咽炎等治疗。

双黄连注射剂包括注射液和注射用无菌粉末,于 1992 年 12 月被国家中医药管理局指定为全国中医医院急诊科(室)首批急诊必备中成药。但随着用药人群的增加,其 ADR/ADE 报道日益增多。

国家药品不良反应监测中心(以下简称"国家中心")在 2001 年 11 月发布的第 1 期药品不良反应通报(以下称"通报")中对双黄连注射液严重过敏反应进行了通报,于 2009 年 5 月第 22 期通报,对不合理用药现象进行了分析,并提出相关建议。

为准确掌握此类上市药品的安全性资料,保障人民群众的用药安全,本专题研究收集了某省 2005 年第 2 季度至 2008 年第 1 季度期间自发报告系统(Spontaneous Reporting System,SRS)的药品不良反应监测数据,按照相关方法对其进行信号检测分析,以探索不良反应表现特点及其随时间变化的动态趋势;同时,收集双黄连注射液近 30 年医学文献报道中有关 ADR/ADE 病案报告,按照相关方法进行研究,进一步探讨该药使用过程中病证相符/不相符、不良反应表现特点及相关的危险因素。

一、基于自发报告系统(SRS)数据库的信号检测研究

(一)建立 SRS 数据库

上述期间某省的药品不良反应自发报告系统数据共包括 2382 例中成药不良反应/事件报告,涉及 691 种中成药。在 SAS 中以"双黄连" and("注射剂"or"注射液"or"粉针剂")作为匹配条件进行模糊匹配,获得双黄连注射液相关不良反应/事件报告 115 例,涉及 27 种不良反应。将上述 115 例不良反应报告作为此次探索的分析集。数据集中包含发生年度、发生季度、药物名称、报告数、给药途径、不良反应及频数等信息。

(二)信号监测方法

本专题研究采用 3 种数据挖掘方法对 SRS 数据库中双黄连注射液信号检测进行探索研究。

1. 报告率比例法(PRR)

$$PRR = \frac{a/(a+b)}{c/(c+d)}, Se = e^{\sqrt{\frac{1}{a}-\frac{1}{a+b}+\frac{1}{c}-\frac{1}{c+d}}}$$

$$95\%CI : e^{\ln(PRR)\pm 1.96 \cdot Se}$$

若 PRR 的 95% 可信区间下限 $e^{\ln(PRR)-1.96 \cdot Se} \geqslant 1$,则说明目标不良反应在目标药品及其他

药品中比例不同,提示为不良反应信号。

2. 报告优势比法(ROR)

$$ROR = \frac{a/c}{b/d} = \frac{ad}{bc}, Se = e^{\sqrt{\frac{1}{a}+\frac{1}{b}+\frac{1}{c}+\frac{1}{d}}}$$

$$95\%CI : e^{\ln(ROR)\pm1.96\cdot Se}$$

若 ROR 的 95% 可信区间下限 $e^{\ln(ROR)-1.96\cdot Se} \geqslant 1$,则提示为不良反应信号。

3. 贝叶斯置信传播神经网络法(BCPNN)

计算 IC 统计量及其可信区间,如果可信区间下限大于等于 0,提示为不良反应信号,同时 IC 值越大,提示为不良反应的可能性越大。

(三)分析结果

1. ADR/ADE 报告情况

数据库中双黄连注射液 115 份不良反应/事件报告涉及不良反应 21 种,报告数排在前 10 位的不良反应分别为皮疹、过敏样反应、呼吸困难、过敏性休克、发热、憋气、恶心、瘙痒、用药部位疼痛、抽搐。其中心悸尚未见文献报道,发热、用药部位疼痛、寒战、斑丘疹、高热、心悸、潮红、腹痛药品说明书中未见。其中呼吸困难预警时间早于文献报道。各种不良反应报告数目描述结果见表 26.6。

表 26.6　双黄连注射液不良反应/事件报告情况

ADR/ADE	双黄连注射液报告数(%)	非双黄连注射液报告数(%)	说明书有无 ADR/ADE,首见时间	文献有无 ADR/ADE,首次报道时间(年)
皮疹	25(21.74)	289(12.75)	首见 2006 年说明书	1995
过敏样反应	20(17.39)	285(12.57)	首见 2006 年说明书	1994
呼吸困难	16(13.91)	28(1.24)	首见 2006 年说明书	2007
过敏性休克	14(12.17)	76(3.35)	首见 2006 年说明书	1998
发热	9(7.83)	141(6.22)	无	2003
恶心	6(5.22)	190(8.38)	首见 2006 年说明书	2000
瘙痒	6(5.22)	118(5.21)	首见 2006 年说明书	2007
用药部位疼痛	6(5.22)	10(0.44)	无	1995
抽搐	4(3.48)	11(0.49)	首见 2006 年说明书	1994
呕吐	4(3.48)	170(7.5)	首见 2006 年说明书	1995
不适	3(2.61)	59(2.6)	无	1997
寒战	3(2.61)	60(2.65)	无	1994
荨麻疹	3(2.61)	23(1.01)	首见 2006 年说明书	1999
斑丘疹	2(1.74)	22(0.97)	无	1994
高热	2(1.74)	25(1.1)	无	1994
咳嗽	2(1.74)	17(0.75)	无	1994
心悸	2(1.74)	100(4.41)	无	无
潮红	1(0.87)	17(0.75)	无	1995
腹痛	1(0.87)	73(3.22)	无	2001
眶周水肿	1(0.87)	1(0.04)	无	1995
紫绀	1(0.87)	7(0.31)	无	1998

2. 数据挖掘及信号检测结果

用上述 3 种数据挖掘方法分别进行统计分析，PRR 法及 ROR 法皆提示皮疹、呼吸困难、过敏性休克、用药部位疼痛、抽搐、眶周水肿为可疑不良反应信号，可疑信号占 28.57%。BCPNN 法仅提示皮疹、过敏性休克、呼吸困难、用药部位疼痛、抽搐为可疑信号，可疑信号占 23.81%。详见表 26.6、表 26.7。对于报告例数大于等于 3 例部分，若按照预警统计量值从大到小排序，PRR 法及 ROR 法预警结果基本一致，为用药部位疼痛、呼吸困难、抽搐、过敏性休克及皮疹，详见表 26.7。

表 26.7 双黄连注射液各不良反应预警结果

ID	a	PRR	CI_PRR	ROR	CI_ROR	V_IC	CI_BCPNN	已知
皮疹	25	1.7053	(1.186, 2.452)	1.9012	(1.200, 3.012)	0.10200	(0.955, 2.232)	是
过敏样反应	20	1.3834	(0.915, 2.090)	1.4641	(0.890, 2.409)	0.12124	(0.626, 2.019)	是
呼吸困难	16	11.2646	(6.276, 20.219)	12.9235	(6.771, 24.666)	0.18422	(4.474, 6.191)	是
过敏性休克	14	3.6314	(2.120, 6.221)	3.9961	(2.185, 7.310)	0.17705	(1.924, 3.607)	是
发热	9	1.2583	(0.659, 2.404)	1.2802	(0.635, 2.582)	0.23726	(0.225, 2.173)	否
恶心	6	0.6225	(0.282, 1.373)	0.6017	(0.261, 1.387)	0.32319	(−0.475, 1.799)	是
用药部位疼痛	6	1.0024	(0.451, 2.228)	1.0025	(0.432, 2.328)	0.32932	(−0.159, 2.137)	是
瘙痒	6	11.8278	(4.375, 31.979)	12.4239	(4.434, 34.807)	0.43546	(2.513, 5.152)	否
抽搐	4	7.1684	(2.318, 22.167)	7.3907	(2.317, 23.579)	0.56204	(1.313, 4.312)	是
呕吐	4	0.4638	(0.175, 1.228)	0.4445	(0.162, 1.220)	0.44341	(−0.806, 1.858)	是
不适	3	1.0024	(0.319, 3.149)	1.0024	(0.309, 3.247)	0.56873	(−0.524, 2.493)	否
寒战	3	0.9857	(0.314, 3.095)	0.9853	(0.304, 3.190)	0.56821	(−0.535, 2.480)	否
荨麻疹	3	2.5713	(0.783, 8.439)	2.6134	(0.773, 8.834)	0.61297	(0.164, 3.295)	是
斑丘疹	2	1.7921	(0.427, 7.529)	1.8061	(0.420, 7.776)	0.79256	(−0.426, 3.135)	否
高热	2	1.5770	(0.378, 6.577)	1.5873	(0.371, 6.784)	0.78361	(−0.500, 3.041)	否
咳嗽	2	2.3192	(0.542, 9.918)	2.3425	(0.535, 10.263)	0.81343	(−0.283, 3.325)	否
心悸	2	0.3943	(0.098, 1.578)	0.3835	(0.093, 1.575)	0.72921	(−1.209, 2.207)	否
潮红	1	1.1596	(0.156, 8.638)	1.1610	(0.153, 8.801)	1.16574	(−1.120, 3.199)	否
腹痛	1	0.2700	(0.038, 1.926)	0.2636	(0.036, 1.914)	1.08359	(−1.651, 2.512)	否
眶周水肿	1	19.7130	(1.241, 313.171)	19.8772	(1.235, 19.820)	1.75021	(−0.900, 4.391)	否
紫绀	1	2.8161	(0.349, 22.698)	2.8321	(0.346, 23.213)	1.28764	(−0.878, 3.661)	否

3. 数据挖掘方法比较

PRR 法、ROR 法皆提示皮疹、呼吸困难、过敏性休克、用药部位疼痛、抽搐、眶周水肿 6 种可疑不良反应信号，预警结果完全一致（$Kappa = 1.000, P = 0.000$）。PRR 法或 ROR 法预测的阳性结果中，BCPNN 法提示皮疹、过敏性休克、呼吸困难、用药部位疼痛、抽搐 5 种可疑信号（$Kappa = 0.877, P = 0.000$），一致率为 95.24%。对于不良反应报告数目大于等于 3 例部分，PRR 法、ROR 法及 BCPNN 法完全一致（$Kappa = 1.000, P = 0.000$）。3 种方法一致性结果见表 26.8～表 26.10。我们收集到的 2006 年版双黄连说明书中提及一些不良反应。我们将其作为已知不良反应，并以此考察上述 3 种方法。结果显示 PRR/ROR 预警结果与已知列表的一致性仅为 0.4928($P=0.009$)，BCPNN 法与已知列表的一致性为 0.5882($P=0.002$)。结果见表 26.11、表 26.12。

表 26.8　PRR vs. ROR 预警结果的一致性

		ROR				
		+	−	合计	一致率	100.00%
					Kappa 值	1.000
PRR	+	6	0	6	标准误	0.200
	−	0	15	15	Z	5.000
	合计	6	15	21	P	0.000

表 26.9　PRR/ROR vs. BCPNN 预警结果的一致性

		BCPNN				
		+	−	合计	一致率	95.24%
					Kappa 值	0.8772
PRR	+	5	1	6	Std. Err.	0.2166
or	−	0	15	15	Z	4.05
ROR	合计	5	16	21	P	0.000

表 26.10　不良反应大于等于 3 例部分 PRR/ROR vs. BCPNN 预警结果的一致性

		BCPNN				
		+	−	合计	一致率	1.00%
					Kappa 值	1.000
PRR	+	5	0	5	标准误	0.2673
or	−	0	9	8	Z	3.740
ROR	合计	5	8	13	P	0.000

表 26.11　PRR/ROR 预警结果 vs. 已知不良反应列表的一致性

		不良反应标准				
		+	−	合计	一致率	76.19%
					Kappa 值	0.4928
PRR	+	5	1	6	标准误	0.2079
or	−	4	11	15	Z	2.37
ROR	合计	9	12	21	P	0.009

表 26.12　PRR/ROR 预警结果 vs. 已知不良反应列表的一致性

		不良反应标准				
		+	−	合计	一致率	80.95%
					Kappa 值	0.5882
BCPNN	+	5	0	5	标准误	0.1989
	−	4	12	16	Z	2.96
	合计	9	12	21	P	0.002

（四）预警统计量可信区间随时间变化趋势图

对于可疑不良反应或密切关注的不良反应，如果确实是不良反应，随着数据的积累，该不良反应信号将会越来越强，估计精度（可信区间宽度）将会越来越窄。因此可以通过观察各年或各季度的预警统计量及可信区间的趋势反映该不良反应的变化趋势情况。例如，目前对某中成药致某一不良反应的预警结果无统计学意义，但从其各季度预警统计量可信区间看，区间呈现收缩趋势，且区间下限对应于判断标准具有离散趋势，因此该不良反应可以被确定为重点监测对象。对于不良反应预警结果的评估、审核是重要判断依据。

针对 SRS 数据库的定量信号检测工作正日益受到人们的重视，但目前仍处于探索阶段，尚无相关信号检测方法的金标准，各种方法预警结果都存在一定的假阳性和假阴性。因此在参考预警结果时，要兼顾多种方法。

上述信号检测方法中，PRR 法与 ROR 法属于传统频数法，原理基本相同，从预警结果看，结果完全一致，预警统计量值也非常一致。BCPNN 法采用贝叶斯思想构造 IC（信息成分）作为预警统计量，与频数法有较为明显的区别，因此我们分别以 PRR 法及 BCPNN 法考察预警统计量可信区间趋势图。

对于报告数量大于等于 3 例部分，3 种方法预警阳性结果一致，预警信号强度基本一致。为了给专家评估提供更详细的佐证，预警阳性结果，需提供趋势图，对于预警没有统计学意义但需要重点考察的，也需提供趋势图。在此本文将依次展示双黄连致用药部位疼痛、抽搐、呼吸困难、过敏性休克、皮疹信号趋势图。

1. 双黄连注射液致用药部位疼痛

从 PRR 法预警趋势图（图 26.2）可以看出，"双黄连注射液致用药部位疼痛"自 2005 年第 2 季度至 2007 年第 2 季度 PRR 值波动较大，在 9.86～22.74。统计分析提示，自 2005 年第 3 季度起，双黄连注射液致用药部位疼痛的报告率高于其他中成药组，差别有统计学意义。起初 PRR 区间较宽，随着数据积累，PRR 区间逐渐变窄，估计精度明显提高。累计至 2008 年第 1 季度，分析显示 PRR 值为 9.86，即双黄连注射液致用药部位疼痛，其风险是其他中成药的近 10 倍。

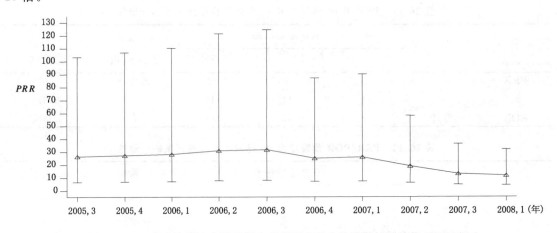

图 26.2　双黄连注射液致用药部位疼痛不良反应的预警结果趋势（PRR 法）

BCPNN 法结果(图 26.3)提示,自 2005 年第 3 季度起,双黄连注射液致用药部位疼痛的报告率高于其他中成药组,但区间没有收缩趋势,提示数据可能有问题。经查,于 2005 年第 3 季度收到 6 份双黄连注射液致用药部位疼痛不良反应报告,此后无相关新增报告。详见表 26.13。出现这种现象的原因需要进一步核查。综合考虑,区间较宽,近几年无新增相关报告,因此该信号可能是一无效信号。

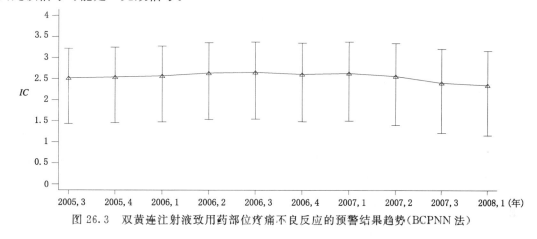

图 26.3　双黄连注射液致用药部位疼痛不良反应的预警结果趋势(BCPNN 法)

表 26.13　双黄连注射液致用药部位疼痛逐年逐季度累计报告数及预警信号强度

年,季度	累计报告数	PRR	IC
2005,3	6	26.35616	2.518134
2005,4	6	27.28767	2.544034
2006,1	6	28.16438	2.567343
2006,2	6	31.01370	2.636736
2006,3	6	31.76623	2.653601
2006,4	6	25.08929	2.610847
2007,1	6	25.92353	2.634302
2007,2	6	19.07865	2.566095
2007,3	6	13.12773	2.407785
2008,1	6	11.82783	2.352860

2. 双黄连注射液致抽搐

从 PRR 法预警趋势图(图 26.4)可以看出,双黄连注射液致抽搐自 2005 年第 3 季度至 2007 年第 2 季度统计预警无统计学意义。但是总体看,可信区间宽度逐渐变窄,这种现象提示该不良反应是一可疑不良反应信号。自 2007 年第 3 季度起,双黄连所有不良反应中,抽搐的报告率明显高于其他中成药组,差别具有统计学意义,且 PRR 有增加趋势,累计至 2008 年第 1 季度,分析结果显示,$PRR=7.168$,即双黄连注射液致抽搐,其风险是其他中成药的 7 倍。可信区间较前略变窄。

从 BCPNN 方法(图 26.5)看,自 2007 年第 3 季度起,统计信号具有统计学意义,统计预警

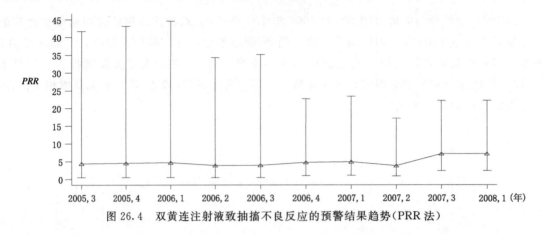

图 26.4 双黄连注射液致抽搐不良反应的预警结果趋势（PRR 法）

阳性情况与 PRR 法一致，且信号值有逐步增加的趋势。其区间宽度明显呈现 3 个收缩梯度。经查数据得知，在 2006 年第 4 季度及 2007 年第 3 季度分别新增加了 1 例及 2 例双黄连注射液致抽搐报告。详情见表 26.14。

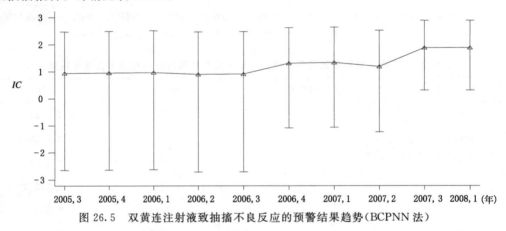

图 26.5 双黄连注射液致抽搐不良反应的预警结果趋势（BCPNN 法）

表 26.14 双黄连注射液致抽搐逐年逐季度累计报告数及预警信号强度

年,季度	累计报告数	PRR	IC
2005,3	1	4.392694	0.939722
2005,4	1	4.547945	0.956368
2006,1	1	4.694064	0.971258
2006,2	1	3.876712	0.901856
2006,3	1	3.970779	0.914027
2006,4	2	4.778912	1.310930
2007,1	2	4.937815	1.333212
2007,2	2	3.815730	1.187583
2007,3	4	7.160578	1.877270

该信号虽然目前已具有统计学意义，但其信号值还不稳定，随着报告数的进一步增加，预警信号值将会逐渐稳定，估计精度也会越来越高。该不良反应信号可作为密切关注对象。

3. 双黄连注射液致呼吸困难、皮疹和过敏性休克

从 PRR 法预警趋势图(图 26.6)可以看出,双黄连注射液致呼吸困难自 2005 年第 3 季度至 2008 年第 1 季度 PRR 值比较平稳。随着数据的积累,PRR 可信区间有变窄的趋势,提示 PRR 的估计精度越来越高,且统计分析提示双黄连注射液所有不良反应中呼吸困难的报告率明显高于其他中成药组,差别具有统计学意义。累计至 2008 年第 1 季度,分析结果显示,$PRR = 11.26$,即双黄连注射液致呼吸困难风险是其他中成药的 11 倍。

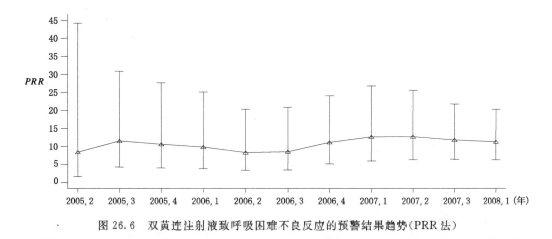

图 26.6　双黄连注射液致呼吸困难不良反应的预警结果趋势(PRR 法)

从 BCPNN 结果(图 26.7)看,区间呈现逐步收缩趋势,IC 值在平稳上升。经查数据,2005年第 2、第 3 季度,2006 年第 4 季度,2007 年 4 个季度,2008 年第 1 季度,都收到新的相关不良反应报告。详情见表 26.15。自 2005 年第 3 季度起,BCPNN 一直提示其为可疑信号。

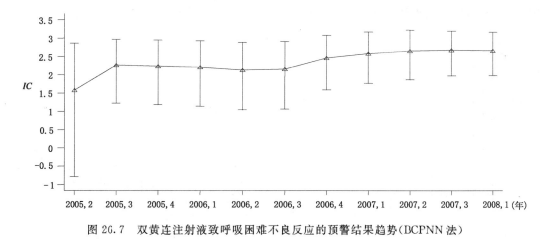

图 26.7　双黄连注射液致呼吸困难不良反应的预警结果趋势(BCPNN 法)

从趋势图上看,呼吸困难为双黄连注射液的高度可疑不良反应,较之其他中成药组,其风险值已较稳定。该信号有待更加深入研究。

表 26.15　双黄连注射液致呼吸困难逐年逐季度累计报告数及预警信号强度

年,季度	累计报告数	PRR	IC
2005,2	2	8.448276	1.582045
2005,3	7	11.53082	2.26728
2005,4	7	10.61187	2.235552
2006,1	7	9.857534	2.204588
2006,2	7	8.349842	2.131572
2006,3	7	8.552448	2.154512
2006,4	10	11.15079	2.458514
2007,1	11	12.67373	2.580878
2007,2	12	12.7191	2.648123
2007,3	15	11.81495	2.671381
2008,1	16	11.2646	2.65249

4. 双黄连注射液致过敏性休克

从 PRR 法预警趋势图(图 26.8)可以看出,双黄连注射液致过敏性休克从整体趋势看,其信号值呈现先下降再上升趋势,区间宽度逐渐变窄。自 2006 年第 2 季度,信号值呈现上升趋势,且从 2007 年第 2 季度起,统计分析皆提示双黄连所有不良反应中过敏性休克的报告率明显高于其他中成药组,差别具有统计学意义。累计自 2008 年第 1 季度数据,分析结果显示,$PRR=1.642$,即双黄连注射液致呼吸困难,其风险是其他中成药的 1.6 倍。详情见表 26.16。

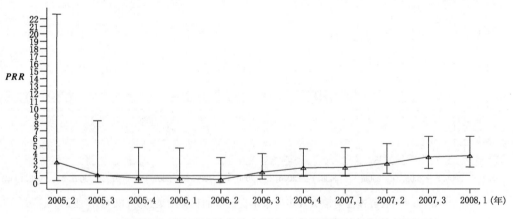

图 26.8　双黄连注射液致过敏性休克不良反应的预警结果趋势(PRR 法)

从 BCPNN 结果(图 26.9)看,区间趋势与 PRR 基本一致,区间收缩明显呈现 2 阶段。经查数据,在 2005 年第 3 季度、2006 年第 3 季度、2008 年第 1 季度分别收到 1 份、2 份、1 份相关报道。因此在相应季度的预警区间中,可以发现较前一区间明显变窄。

表 26.16　双黄连注射液致过敏性休克逐年逐季度累计报告数及预警信号强度

年,季度	累计报告数	PRR	IC
2005,2	1	2.816092	0.751607
2005,3	1	1.098174	0.082287
2005,4	1	0.649706	−0.41669
2006,1	1	0.6401	−0.43291
2006,2	1	0.469905	−0.77102
2006,3	4	1.44392	0.428758
2006,4	6	2.007143	0.828932
2007,1	6	2.073882	0.867329
2007,2	8	2.586936	1.147536
2007,3	12	3.474986	1.517447
2008,1	14	3.63135	1.581461

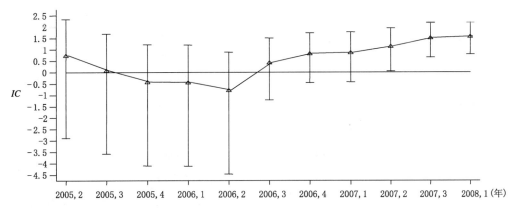

图 26.9　双黄连注射液致过敏性休克不良反应的预警结果趋势(BCPNN 法)

从趋势图看,过敏性休克为双黄连注射液高度可疑不良反应,较之其他中成药组其风险值仍有上升趋势。随着相关报告数目的积累,信号会趋于稳定。该信号有待更加深入研究。

5. 双黄连注射液致皮疹

从 PRR 法预警趋势图(图 26.10)可以看出,双黄连注射液致皮疹自 2005 年第 3 季度至 2008 年第 1 季度 PRR 值相对平稳,在 1.5～2.0 范围内。随着数据积累,PRR 可信区间逐渐变窄,提示 PRR 的估计精度越来越高。自 2005 年第 3 季度至 2008 年第 1 季度,统计分析皆提示双黄连注射液所有不良反应中皮疹的报告率明显高于其他中成药组,差别具有统计学意义。累计至 2008 年第 1 季度,分析结果显示,PRR=1.71,即双黄连注射液致皮疹风险是其他中成药的 1.7 倍。详情见表 26.17。

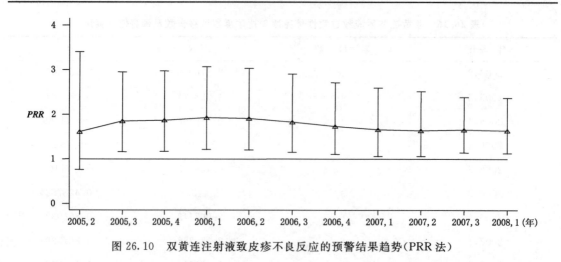

图 26.10 双黄连注射液致皮疹不良反应的预警结果趋势（PRR 法）

表 26.17 双黄连注射液致皮疹逐年逐季度累计报告数及预警信号强度

年，季度	累计报告数	PRR	IC
2005,1	1	2.96	0.804625
2005,2	7	1.877395	0.765676
2005,3	17	1.965153	0.84542
2005,4	17	1.982438	0.858664
2006,1	17	2.04613	0.898981
2006,2	17	2.027819	0.895796
2006,3	17	1.942539	0.845362
2006,4	18	1.835801	0.78087
2007,1	18	1.757527	0.72841
2007,2	19	1.726164	0.711889
2007,3	25	1.721293	0.715415
2008,1	25	1.705281	0.703457

从 BCPNN 预警结果（图 26.11）看，IC 值相对平稳，区间呈现平滑收缩趋势。由于收到的双黄连注射液致皮疹的报告数累计至 2008 年第 1 季度已有 24 例，比较多，因此区间较窄，估计精度较高。

从趋势图上看，已连续 11 个季度显示皮疹为双黄连注射液的可疑不良反应，PRR 法与 BCPNN 法结果较为一致，且较之其他中成药组，其风险值已较稳定。有待深入研究。

（五）讨论

1. 信号检测结果

（1）本研究提示，双黄连注射液致皮疹、呼吸困难风险值已比较稳定，提示为可能不良反应信号，需要进一步深入研究。

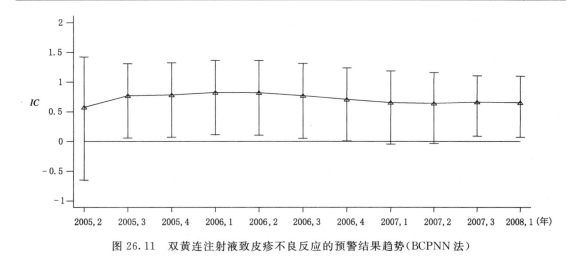

图 26.11 双黄连注射液致皮疹不良反应的预警结果趋势（BCPNN 法）

（2）双黄连注射液致过敏性休克及抽搐，其风险已具有统计学意义，且风险有继续增加的趋势。随着报告数量的增加，预警精度将会有所提高。

（3）虽然预警提示疼痛为可以不良反应信号，但由于自 2005 年第 3 季度起无相关新增报告，因此慎重起见，该信号不作为有效信号。

2. 方法比较

SRS 数据库的定量信号检测工作正在日益受到人们的重视，但目前仍处于探索阶段，尚无相关信号检测方法的金标准，不同的国家和机构采用的检测方法也各不相同。目前国内外信号检测采用的方法很多，如本文提到的 BCPNN 法、ROR 法、PRR 法，还有卡方法、MHRA 法、Poisson 概率法、SPRT 法等，但是没有金标准，各信号检测方法各有优缺点。药品不良反应的因果关系很难界定、自发呈报数据库无分母、漏报严重等特点导致各种方法都存在一定的假阳性和假阴性。各信号检测方法之间的具体区别、国外信号检测方法能否用来挖掘中国药品不良反应监测数据库、能否扬长避短，即在特定条件下采用特定方法进行信号检测等都有待我们进一步研究。

经研究发现：

（1）在目标不良反应报告数大于等于 3 例时，BCPNN 法与传统频数法一致程度较高。在报告数小于 3 例时，PRR 法、ROR 法估计误差太大，区间太宽，很容易得出假阳性结果，而BCPNN 法能很好地克服这一问题。

（2）结合说明书中的已知不良反应信息进行预警考察，结果显示 BCPNN 法与已知列表的一致性比其他两者高。但一致性都在 0.5 左右。可能是由于本次研究地域、时间、报告数量有限，尚不能反映预警方法的优势。

（3）从区间趋势图看，BCPNN 法在目标不良反应报告数比较少的时候，区间较窄，区间收缩能力明显。

（4）BCPNN 法的区间宽度比 PRR 法、ROR 法更能体现目标不良反应报告数的变化。

二、ADR/ADE 个案的回顾性文献研究

根据双黄连注射剂预警研究初步结果，为掌握双黄连注射液不良反应表现特点及相关危险因素等资料，通过查阅近 30 年医学文献，筛选整理，获得双黄连注射剂详细个案，以此建立双黄连注射剂 ADR/ADE 病案数据库。分析探讨如下。

（一）建立 ADR/ADE 文献数据库

1. 检索条件

通过检索词"双黄连 and（注射液 or 注射剂 or 粉针剂 or 冻干粉）and（不良反应 or 不良事件 or 致 or 引起 or 出现）"检索中国期刊数据库（CNKI）、中文生物医学期刊数据库（CM-CC）、中文科技期刊数据库（VIP）1978～2009 年资料，共检索到文献 298 篇。

2. 入选排除标准

收集信息为把握文献内容、质量及关键信息，考虑以下文献不予入选：①文献综述；②一稿多投或重复报道的个案文献；③患者性别、年龄、过敏史、诊断、不良反应出现时间、合并用药、剂量、滴速等信息有 4 项以上严重缺失者。

基于上述标准，共有来自 152 种期刊共 360 份黄连注射液不良反应详细病案入选（见表26.18），其中以《现代中西医结合杂志》报道例数最多，共 20 例；《中国中药杂志》17 例，《药物不良反应杂志》14 例，《中国现代应用药学》12 例，《中国医院药学杂志》10 例；其余期刊均为 10例以下。

表 26.18　双黄连注射液 ADR/ADE 个案杂志报道分布情况

排名	杂志名称	频数	构成比（%）
1	现代中西医结合杂志	20	5.68
2	中国中药杂志	17	4.83
3	药物不良反应杂志	14	3.98
4	中国现代应用药学	12	3.41
5	中国医院药学杂志	10	2.84
6	实用中医药杂志	9	2.56
7	西北药学杂志	8	2.27
8	青海医药杂志	7	1.99

（二）数据整理

1. 确定研究变量

本研究依据卫生部和国家食品药品监督管理局联合颁布的《药品不良反应报告和监测管理办法》附列的"药品不良反应/事件报告表"所涉及的 ADR/ADE 要素，并结合注射剂特点和文献中病案的实际情况，确定研究变量。字段涉及病案中的文献资源信息、患者信息、用药信息、ADR/ADE 信息。具体字段信息结构见表 26.19。

表 26.19　采集变量列表

信息类别	变量名称	变量描述
文献信息	文献来源	杂志名称
	报道时间	年份
患者信息	性别	0 男；1 女
	年龄	单位：岁
	原发疾病	1 有，详述，0 无
	过敏史	0 无过敏史；1 有，详述食物药物过敏史
	合并疾病	0 无；1 有，详述
	合并用药	0 无；1 有，详述
	剂型	1 冻干粉；2 粉针剂；3 注射液
	剂量	单位：粉针剂（g）；注射液（mL）
	滴速	单位：滴/分钟
	配液类型	GS、NS、GNS、其他
ADR 信息	ADR 发生时间	单位：年
	用药多久出现	单位：min
	不良反应表现	整理并与国家药监局翻译制作的 WHOART 软件（V1.0）进行匹配
	累及系统器官	1 皮肤损害　　　　　　6 循环系统损害 2 重度全身性损害　　　7 视觉损害 3 消化系统损害　　　　8 泌尿系统损害 4 呼吸系统损害　　　　9 血液系统损害 5 血管神经系统损害　　10 药物热
	不良反应严重程度	0 一般；1 严重：导致危及生命、伤残、对器官功能产生永久损伤、致癌、致畸、出生缺陷、住院、延长住院时间者；2 死亡
中医专业内容	中医证候信息	0 否；1 与说明书中医证候相符*；2 与说明书中医证候不符：不符合
"病证相符/不相符"	用药用法用量是否完全正确	0 正确；1 不正确（与说明书中医证候不符及/或与说明书西医病名不符*，或用法明显失宜）；2 信息不详无法判断

*说明书适应证：外感风热引起的发热、咽痛、咳嗽等。

2. 数据采集

第一步，招募 2 名具有中医药背景的研究生通读文献，在文献中标注需要采集的信息。

第二步，由具有中医药专业背景的人员根据采集的患者信息及用药信息，对照原始文献，判断不良反应严重程度、是否具有中医证候信息、用法是否正确。

第三步，招募 2 名录入员，经过培训后，采用 EpiData 软件进行双份录入。经逻辑核查后，导出为 SAS 文件进行统计分析。

3. 变量整理

年龄：以 10 岁为一组，将年龄分成 7 组：0～9 岁、10～19 岁、20～29 岁、30～39 岁、40～49 岁、50～59 岁、≥69 岁。

剂量：有些文献提及粉针剂的使用剂量为"g/kg"。文献中没有患者体重数据，因此相关值设为缺失。

滴速：滴速单位为滴/min，有些滴速为数值范围，如"40～50滴/min"，为了分析方便，在此统一设为范围的中位数，即"45滴/min"。

配液：归纳为GS(葡萄糖水)、NS(生理盐水)、GNS(葡萄糖生理盐水)及其他。

用药多久发生不良事件：时间单位为分钟，以10分钟为一组，分成12组：0～9分钟、10～19分钟、20～29分钟、30～39分钟、40～49分钟、50～59分钟、60～69分钟、70～79分钟、80～89分钟、90～99分钟、100～109分钟、110～119分钟、≥120分钟。

累及器官：参照国家药监局翻译制作的WHOART软件(V1.0)，统计专家根据"不良反应表现"内容，匹配生成该变量。

(三)统计方法

数值资料描述采用$\bar{X}\pm SD$，分类资料的描述采用率、构成比及次序；列联表的检验采用卡方检验，某种特定不良事件影响因素分析采用Logistic回归。

(四)统计结果

1. 个案报道发表情况

表26.20的数据显示，自1993年起至2000年ADR/ADE个案报道数目呈逐年增加，2001年以后个案报道数目呈逐年减少趋势，表明"国家中心"于2001年首次通报双黄连注射液安全性问题，引起各级人员重视，并在一定程度上起到警示作用和安全防范作用。通报有效地控制了不良反应事态。同时，由于目前人们对该药望而生畏，使用量急剧下降，这也是报告减少的一个原因(见图26.12)。

表26.20　个案报道逐年发表情况

报道(年)	频数	构成比	报道(年)	频数	构成比
1993	3	0.80	2002	25	7.33
1994	7	1.94	2003	28	8.21
1995	9	2.50	2004	25	7.33
1996	14	4.40	2005	10	2.93
1997	31	9.09	2006	15	4.40
1998	30	8.80	2007	18	5.28
1999	31	9.09	2008	6	1.76
2000	49	14.37	2009	3	0.80
2001	36	10.56			

2. 患者性别、年龄分布

360例个案中有348例有年龄信息。年龄均数29.71±20.55。最小2个月，年龄最大89岁。将年龄以10岁为一组，分成7组，结果显示，0～9岁组占总案例的21.55%。构成比情况见表26.21。女性占48.61%，男性51.39%。男、女性年龄分组见表26.22，性别间年龄分布差异无统计学意义$\chi^2=4.9297$，$P=0.553$。

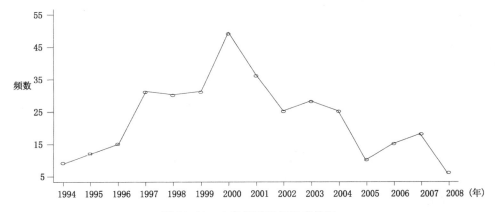

图 26.12　个案报道逐年发表情况

表 26.21　年龄组构成比

年龄组	频数	构成比	年龄组	频数	构成比
0～9	75	21.55	40～49	51	14.66
10～19	50	14.37	50～59	31	8.91
20～29	54	15.52	＞=60	30	8.62
30～39	57	16.38			

表 26.22　患者年龄性别情况

年龄组	性　别		合计
	女	男	
0～9	35(46.67)	40(53.33)	75(21.55)
10～19	20(40.00)	30(60.00)	50(14.37)
20～29	31(57.41)	23(42.59)	54(15.52)
30～39	26(45.61)	31(54.39)	57(16.38)
40～49	27(52.94)	24(47.06)	51(14.66)
50～59	12(38.71)	19(61.29)	31(8.91)
≥60	14(46.67)	16(53.33)	30(8.62)
Total	165(47.41)	183(52.59)	348(100.00)

3. 过敏史

360 例患者中,过敏史记载不详的病案 221 例,占 61.39％;有过敏史的患者 46 例,占 33.09％;无过敏史的患者 93 例,占 66.91％。有过敏史患者中,以青霉素过敏(69.56％)、磺胺类过敏(23.91％)及抗生素(13.04％)为主。具体结果见表 26.23。

表 26.23　过敏史情况

过敏类别	频数	比例(％)
青霉素	32	69.56
磺胺类	11	23.91
抗生素	6	13.04
对虾过敏	3	6.52
服奶粉过敏	1	2.17

4. 合并用药

360 例患者中,合并用药记载不详者 83 例,占 23.06%。277 例有记载合并用药患者中,109 例有合并用药记录,占 39.35%。其中合并 1 种其他药物 102 例,占 93.58%;合并 2 种药 6 例,合并 3 种药物仅 1 例。合并用药以青霉素为主,有 47 例,占 16.97%。将双黄连直接加入其他药品中混合使用者 8 例,占 2.89%。有 1 例患者明确提示青霉素过敏,但合并使用青霉素。详情参见表 26.24~表 26.26。

表 26.24   合并用药情况

合并用药	频数	比例(%)
青霉素	47	43.12
红霉素	5	4.59
头孢唑啉	4	3.67
洁霉素	3	2.75
头孢拉定	3	2.75
磷霉素	2	1.83

表 26.25   合并用药数目情况

合并用药数目	频数	比例(%)
1	102	28.33
2	6	1.67
3	1	0.28

表 26.26   合并用药及过敏史情况

病人编号	过敏类型	合并用药	病人编号	过敏类型	合并用药
1	青霉素	红霉素	7	青霉素过敏	氟美松
2	磺胺	头孢拉定	8	磺胺类药物过敏史	林克霉素
3	青霉素、磺胺	红霉素	9	青霉素与磺胺	青霉素
4	青霉素	罗红霉素,阿奇霉素、二羟丙茶碱,复方甘草片,鲜竹沥	10	庆大霉素	利巴韦林
			11	林可霉素、磺胺类	青霉素
5	青霉素	红霉素	12	青霉素、头孢	磷霉素
6	青霉素	洁霉素,咳喘灵	13	青霉素过敏	丁胺卡那

5. 不良反应发生时间

360 例患者中,有明确不良反应发生时间 323 例,占 89.72%。323 例有记载的患者中,54.18% 的患者于用药后 30min 内发生不良反应,79.57% 的患者于 1h 内发生不良反应,83.28% 的患者于 2h 内发生不良反应。可以看出,发生时间为右偏态分布。具体数据见表 26.27。

表 26.27　不良反应发生时间情况

不良反应发生时间(min)	频数	百分比(%)	累计百分比(%)
0~9	55	17.03	17.03
10~19	71	21.98	39.01
20~29	49	15.17	54.18
30~39	54	16.72	70.90
40~49	6	1.86	72.76
50~59	9	2.79	75.54
60~69	13	4.02	79.57
70~79	4	1.24	80.80
80~89	2	0.62	81.42
90~99	1	0.31	81.73
100~109	4	1.24	82.97
110~119	1	0.31	83.28
≥120	14	4.33	87.62

6. 不良反应严重程度

参照国家《药品不良反应/事件表》的不良反应严重程度分级标准,在本研究中将不良反应严重程度分为 3 级(0 为一般不良反应;1 为严重不良反应;2 为死亡),经过专家严格判断,360 例患者中发生一般不良反应者 151 例,占 42.06%;严重不良反应 205 例,占 57.10%;2 例死亡。有过敏史组不良反应类型严重程度与无过敏史组差别无统计学意义(Exact $P=0.270$)。有合并用药组不良反应严重程度构成与无合并用药组差别无统计学意义(Exact $P=0.472$)。不同剂型间不良反应构成差异亦无统计学意义(Exact $P=0.723$)。见表 26.28~表 26.30。

表 26.28　不同反应类型组的过敏史比例情况

不良反应类型	过敏史		Total
	否	是	
0	31	18	49
1	61	27	88
2	0	1	1
Total	92	46	138

表 26.29　不同反应类型组的合并用药比例情况

不良反应类型	合并用药		Total
	否	是	
1	65	48	113
2	100	61	161
3	2	0	2
Total	167	109	276

表 26.30　不同反应类型组的合并用药比例情况

不良反应类型	剂型			Total
	冻干粉	粉针剂	注射剂	
1	2	58	87	147
2	2	86	102	190
3	0	1	2	3
Total	4	145	191	340

7. 用药剂量

133 例使用粉针剂患者平均剂量为 5.78g,注射剂平均剂量为 38.87g,由于缺乏患者体重信息,因此难以评价各患者药物浓度是否恰当。见表 26.31。

表 26.31　各剂型药物浓度描述

剂型	N	均数	标准差	最小值	最大值
冻干粉	4	1.95	1.24	0.6	3
粉针剂	133	5.78	27.25	0.3	306
注射剂	167	38.87	27.92	0.5	300

8. 滴速(滴/min)

360 例患者中,仅有 60 例患者有详细的滴速信息,平均滴速(45.41±15.93)滴/min。有 11 例儿童患者(年龄小于等于 12 岁)平均滴速(26.68±13.18)滴/min,其余 49 例患者平均滴速(9.61±13.32)滴/min。就临床常规而言,儿童患者滴速应在 20 滴/min 以下,成年患者滴速应该在 40 滴/min 以下,56.67%的患者滴速过快,滴速正常组的不良反应构成与滴速过快组的不良反应构成差异无统计学意义($P=0.359$)。见表 26.32。

表 26.32　不同反应类型组的合并用药比例情况

不良反应类型	滴速		合计
	正常	过快	
1	10	17	27
2	16	15	31
3	0	1	1
Total	26	33	59

9. 中医证候

中医临床医生根据文献内容判断文献是否提及中医证候、是否符合说明书要求的中医证候。该变量有 3 种取值:0 为否,缺乏中医证候信息;1 为符合说明书中医证候;2 为不符合说明书中医证候。360 个病例中,339 例报道缺乏中医证候信息,仅 21 例病案含中医证候信息,其中 14 例属"1"(符合说明书中医证候),7 例属"2"(不符合说明书中医证候)。

10. 用法是否完全正确

根据文献内容,由具有中医背景的临床医生判断双黄连注射剂的用法是否正确。该变量有 3 种取值:0 为正确(既符合西医病名又符合中医证候);1 为用药失宜(西医病名与说明书相符及/或中医证候与说明书不符,用于说明书慎用及禁忌者);2 为信息不详(未记录中医证候信息、过敏史、合并用药、滴速等)。结果显示,6 例患者用药完全正确,87 例患者属"1"(用药失宜),267 例患者属"2"(信息不详)。见表 26.33。

表 26.33　用药失宜一览表

失宜类别	详细内容	失宜类别	详细内容
用法失宜 1:"病"不符	原发性紫癜	用法失宜 3:剂量、滴速、用法失宜	外用
	右肾结石		剂量过大
	右肾绞痛		滴速过快
	泌尿系感染	用法失宜 4:违反用药禁忌,将双黄连注射剂直接加入其他药物中混合滴注	头孢拉定
	右上肺癌伴肺门淋巴结转移		青霉素
	散发性脑炎		利巴韦林
	腮腺炎		抗生素
	阴道炎		柴胡注射液
	发热待查,颈淋巴结炎		头孢唑林钠
	胸水合并感染		氧氟沙星
	急性细菌性肠炎	用法失宜 5:应慎用者未慎用,有过敏史或过敏体质者	青霉素过敏
	急性卡他性鼻炎且青霉素过敏		多种药物过敏
	内痔、混合痔		青霉素与磺胺类药物过敏
	腹泻		丁卡、病毒唑过敏
	支气管扩张,且非风热证候		林可霉素、磺胺类药过敏
	带状疱疹		磺胺过敏
	哮喘		先锋 V 号过敏
	病毒性角膜炎,且外用		林可霉素过敏

失宜类别	详细内容	失宜类别	详细内容
用法失宜1:"病"不符	慢性结肠炎	用法失宜6:存在多种失宜	多种食物药物过敏
	结核性胸膜炎		儿童合并肾病综合征
	肠痈		儿童哮喘并且青霉素过敏
	病毒性肠炎		老年89岁,有心梗病史
用法失宜2:"证"不符	寒饮内蕴		内痔肛门术后感染,且有多种抗菌素过敏
	外感风寒		未辨证用药(描述为寒证咳嗽),又与青霉素混合注射

11. 不良反应表现及累及系统器官分类

360名患者涉及114种不良反应,出现最多的为瘙痒症状,有30.55%的病例出现瘙痒。不良反应表现排列前20位见表26.34,根据不良反应表现,将不良反应表现按累及系统器官分类,过敏性休克(重度全身性损害)占37.77%;变态反应(皮肤损害)次之,占33.61%;其次为循环系统损害、呼吸系统损害、呼吸系统损害、血管神经系统损害等。见表26.34、表26.35。

表 26.34 前 20 种不良反应表现

不良反应表现	频数	比例(%)	不良反应表现	频数	比例(%)
瘙痒	110	30.55	头晕	23	6.38
胸闷	98	27.22	汗出	21	5.83
皮疹	83	23.05	斑丘疹	18	5.00
呼吸困难	44	12.22	气短	16	4.44
心慌	34	9.44	抽搐	14	3.88
面色苍白	33	9.16	荨麻疹	14	3.88
恶心	32	8.88	高热	12	3.33
寒战	32	8.88	腹痛	11	3.05
气促	30	8.33	眶周水肿	11	3.05
呕吐	29	8.05	面色潮红	11	3.05
心悸	27	7.5	大汗淋漓	10	2.77
烦躁	25	6.94	畏寒	10	2.77
紫绀	24	6.66			

表 26.35　不良反应累及系统器官情况

累及器官	频数	百分比(%)
重度全身性损害(过敏性休克)	136	37.77
皮肤损害(变态反应)	122	33.61
循环系统损害	40	11.11
消化系统损害	35	9.72
呼吸系统损害	24	6.66
血管神经系统损害	26	7.22
视觉损害	8	2.22
泌尿系统损害	5	1.38
血液系统损害	4	1.11
药物热	3	0.83

12. 影响因素探讨

结合基于 SRS 数据库的双黄连注射剂预警研究结果,我们尝试探讨过敏性休克、皮疹、呼吸困难的相关影响因素。见表 26.36～表 26.38。

借鉴预警研究中的统计分析思路,将不良反应分为"目标不良反应组"及"其他组",建立 Logistic 模型探讨影响因素。

$$logit P = \beta_0 + \beta_1 \cdot x$$

式中:P 为目标不良反应比例;x 为所探讨的可能影响因素;优势比 $OR = \exp(\beta_1)$。

探讨:过敏性休克影响因素结果显示,随着年龄的增长,发生过敏性休克的风险增加。其余变量无统计学意义。皮疹影响因素结果显示,随着年龄的增长,发生过敏性休克的风险减小($OR=0.98, P=0.001$),其余变量无统计学意义。有过敏史的患者出现皮疹表现的风险是无过敏史患者的 2.47 倍。

表 26.36　过敏性休克影响因素的单因素 Logistic 回归

变量名	OR	P	95%CI
年龄	1.012616	0.020	(1.00, 1.02)
过敏史	0.7542857	0.435	(0.37, 1.53)
合并用药	0.6229977	0.070	(0.37, 1.04)
剂型	0.739418	0.184	(0.47, 1.15)
剂量	0.9968253	0.423	(0.99, 1.00)
滴速	0.9876675	0.468	(0.96, 1.02)

表 26.37　皮疹影响因素的单因素 Logistic 回归

变量名	OR	P	95%CI
年龄	0.98	0.007	(0.97,1.00)
过敏史	2.47	0.037	(1.06,5.76)
合并用药	1.34	0.281	(0.78,2.31)
剂型(注射剂 vs 粉针剂)	1.67	0.047	(1.01,2.76)
剂量	0.99	0.459	(0.99,1.01)
滴速	1.00	0.929	(0.96,1.04)

表 26.38　呼吸困难影响因素的单因素 Logistic 回归

变量名	OR	P	95%CI
年龄	1.01	0.117	(0.99,1.03)
过敏史	1.21	0.709	(0.44,3.32)
合并用药	0.50	0.107	(0.21,1.16)
剂型(注射剂 vs 粉针剂)	0.97	0.936	(0.50,1.88)
剂量	1.00	0.542	(0.98,1.01)
滴速	0.95	0.942	(0.23,3.95)

(五)结论与讨论

1. 中药不良反应与"病证相符/不相符"

本研究表明,双黄连注射剂用药失宜情况突出,360 例患者中有 87 例患者存在用药失宜。失宜类别包括:

(1)与说明书现代病名不符,该药被用于原发性紫癜、右肾结石、右肾绞痛、泌尿系感染、右上肺癌伴肺门淋巴结转移、散发性脑炎、腮腺炎、阴道炎等不符合说明书适应证的疾病。

(2)与说明书中医证候不符,如用于寒饮内蕴、外感风寒等不符合说明书适应证的中医证候。

中成药"病证相符"理念。中成药的正确使用须符合说明书适应证一栏中的"西医病名"及"中医证候"要求,既要符合"病"又要符合"证",方能称之"符合说明书适应证"。因此,我们认为临床使用中药过程中,掌握"病证相符"是正确使用中成药的关键,也是中药发挥疗效、避免中药不良反应/事件的基石。不能只按西医病名用药,也不能只按中医证候使用中成药。

中成药"病证结合"模式。中药是通过其性味归经、升降浮沉等功效,从而祛除病证、达到治疗目的。遵循中医辨证论治基本特点,在传统中成药说明书的功能主治一栏中应加以说明。现代诊断检测手段是科学技术运用于医学的成果,已推广遍及全世界各地,成为当代主流医学,在这种时代趋势下,中医药学也采取将中医证候与现代病名相结合的"双重诊断"。因此,中医药学"病证结合"的诊疗模式是现阶段的必由之路。在如此背景下,中成药说明书中不仅规定了适用的"中医证候",同时也规定了适用的"现代病名",因此中成药须同时符合"现代病名"和"中医证候"方能使用,"病"符"证"不符或"证"符"病"不符均不可使用。

中成药"证符病不符"探疑。从中医药学专业角度讲,"证"符"病"不符在一定程度上并不违反辨证论治原则,但由于中成药注册管理要求,包括现行新药临床试验指导原则,都明确按"病"与"证"两个范畴设计与实施。因此,中成药上市后的使用不再像中药饮片那样符合辨证论治基本观念即可,而是须严格按中成药说明书中的"病"与"证"使用。

值得注意的是,临床使用慎勿只认"病"不管"证",只认"抗病毒抗感染"不管"病"与"证",应当认真掌握适应证并注意说明书中的注意事项、用法用量、配伍禁忌等内容,加强用药期间观察,防止不必要的药害事件,珍爱生命、促进和谐。

2. 用法失宜情况分析

文献个案研究表明,将双黄连注射剂直接加入其他药品混合使用为严重违反配伍禁忌的用药错误,有23%病案未记录合并用药信息,其余超过一半病例有合并用药,其中合并使用青霉素和头孢类抗菌素的情况最多,提示有待于进一步研究药物—药物交互作用。建议双黄连注射剂单独使用,禁忌与其他药品混合配伍,谨慎联合用药。

使用过程中还有剂量过大、滴速过快、过敏史及过敏体质患者等情况,有267例患者信息不详,包括未记录中医证候信息、过敏史、合并用药、滴速、体重等,提示文献报道要求低,未进行质量控制,医务人员对中成药说明书掌握不够,未按说明书适应证、禁忌证、使用注意事项操作,实为隐患。提示各级管理及专业人员,对中成药说明书须加强学习、严格监管,促进合理用药,杜绝错误用约。

3. ADR/ADE 表现特点、分类分析

双黄连注射剂引起的 ADR/ADE 以过敏性休克(重度全身性损害)为最多,因损害程度不同有以下表现:瘙痒、皮疹、胸闷、呼吸困难、心慌、面色苍白、寒战、畏寒、气促、心悸、烦躁、紫绀、汗出、面色潮红、大汗淋漓等,亦可出现过敏性休克前兆。因此,输液过程中应密切注意观察,特别是在补液开始的30~40分钟内尤其留意。变态反应排名第2,以荨麻疹、斑丘疹为常见。此外,还可引起循环系统损害,可见胸闷、心悸、心慌、汗出等。消化系统损害表现可见腹痛、恶心、呕吐、腹泻等。呼吸系统损害可见呼吸困难、气促等。血管神经系统损害可见头晕、头痛、眶周水肿、注射部位疼痛等。

文献研究结果与说明书对照。以上 ADR/ADE 表现特点及损害系统器官分类与该药近期说明书基本吻合。

文献研究结果与信号检测结果对照。数据挖掘信号监测结果由于数据数量、地域、时间的限制,其可疑信号皮疹、过敏性休克、呼吸困难、用药部位疼痛、抽搐、呼吸抑制、眶周水肿与过敏性休克、变态反应、呼吸系统、血管神经系统几大类基本吻合。

因此,基于大型数据库和医学文献 ADR 报告信息进行分析研究,不良反应表现特点、分类叮互相参照。信号检测方法对于 ADR/ADE 表现研究评价模式、时间趋势、药物—药物交互作用研究是非常重要的手段。

4. 危险因素分析

(1)患者体质情况。本研究表明,过敏史询问记录不详较突出,有61.39%病例记载不详。过敏性休克影响因素结果初步显示,随着年龄的增长,发生过敏性休克的风险增加,有过敏史的患者出现皮疹表现的风险是无过敏史患者的 2.47 倍。因此,应注意详细询问患者是否有过敏史及是否为过敏体质。常见药物过敏以青霉素、磺胺类等抗菌素居多,食物过敏以鱼虾、奶粉等居多。曾发生过 ADR/ADE 患者,过敏体质患者(包括对其他药品易产生过敏反应的患者),有咳喘病、心肺功能疾病、血管神经性水肿、静脉炎的患者,有明确过敏史或肝肾功能不全患者,应慎用双黄连注射剂。

(2) ADR/ADE 发生时间。本研究表明,双黄连注射剂 ADR/ADE 有 54.18% 的患者于用药后 30 分钟内发生,79.57% 的患者于 1 小时内发生,83.28% 的患者于 2 小时内发生。提示在静脉注射该药时,应在 30~60 分钟内密切注意观察。如患者出现皮肤瘙痒、胸闷、恶心等轻度症状,立即停药并给予及时脱敏治疗,避免严重的过敏性休克发生。

(3) 滴速。仅有 1/6 的病例记录了滴速,提示医务人员引起注意。滴速应掌握在 40 滴/min,半小时后无异常可加至 60 滴/min。

(4) 药物浓度及剂量。由于病案报道缺乏体重信息,特别是儿童体重信息不详,故难以判断浓度及剂量是否恰当。这种情况提示文献报道有信息不详、质量不高问题存在。

5. ADR/ADE 文献报道质量问题

目前文献 ADR/ADE 报道还不够规范,专业性不强,信息完整程度欠佳,提高报告质量是开展上市药物安全性监测基础条件。建议一:各杂志应以"药品不良反应报告"为要求撰写病案报道;建议二:中成药 ADR/ADE 报告中亟须增加中医证候信息,即使用中成药的每一患者应具有"病"与"证"的双重诊断;建议三:提高医务工作人员和医院不良反应监测办公室临床药学人员专业知识,加强药品说明书及药物警戒知识培训,注意互相合作,重视 ADR/ADE 报道信息的真实性、及时性、准确性、完整性、规范性。

参考文献

[1] Critchley E M. Was the thalidomide tragedy preventable? Lancet, 1998, 351(9115):1591.

[2] Dally A. Thalidomide: Was the tragedy preventable? Lancet, 1998, 351(9110):1197-1199.

[3] GUIDELINE ON RISK MANAGEMENT SYSTEMS FOR MEDICINAL PRODUCTS FOR HUMAN USE. EMEA/CHMP/96268. 2005. 4-32.

[4] 陈易新. 药品不良反应检测报告系统敏感性影响因素分析[J]. 药物流行病学杂志, 2009, 18(2):1-4.

[5] 陈易新. 如何通过上市后药品安全性检测实现药品风险管理[J]. 中国药师, 2007, 10(4):375-377.

[6] Rossi A C, Knapp D E. Discovery of new adverse drug reactions. A review of the food and drug administration's spontaneous reporting system[J]. JAMA, 1984, 252(8):1030-1033.

[7] Hauben M, Horn S, Reich L. Potential use of data-mining algorithms for the detection of "surprise" adverse drug reaction[J]. Drug Saf, 2007, 30(2):143-155.

[8] 杨锐, 尹容, 董丽. 美国 FDA 药品不良反应监测体系简介[J]. 中国工业医学杂志, 2003, 16(5):305-307.

[9] 杨文琳, 陈玲, 周唯, 等. 理想与现实的错位——药品不良反应监测史追述[J]. 中国处方药, 2003, 3(3):37-48.

[10] 陈易新, 李少丽, 曹立亚, 等. 西方发达国家药品不良反应监测体系现状[J]. 药物流行病学杂志, 2004, 13(3):113-116.

[11] 陈易新. 药品不良反应监测报告系统敏感性影响因素分析[J]. 药物流行病学杂志, 2009, 18(1):1-4.

[12] 武志昂. 全国药品不良反应监测中心主任工作会议工作报告[J]. 中国药物警戒, 2007, 10(4):194-199.

[13] Ahmad S R. Adverse drug event monitoring at Food and Drug Administration: your report can make a difference [J]. J Gen Intern Med, 2003, 18:56-59.

[14] Hartnell N R, Wilon J P. Replication of the Weber effect using postmarketing adverse event reports voluntarily submitted to the United States food and drug Administration [J]. Pharmacotherapy, 2004, 24

(6):743-749.

[15] 陈易新.上市后药品风险管理的技术实践[J].中国处方药,2007,68(11):53-56.

[16] Guideline on Risk Management Systems for Medical Products for Human Use. Ref. EMEA/CHMP/ 96268/2005. London,2005-11-14.

[17] 陈易新.如何通过上市后药品安全性监测实现药品风险管理[J].中国药师,2007,10(4):375-377.

[18] SIDNEY M WOLFE. Remedies Needed to Address the Pathology in Reporting Adverse Reactions and Food and Drug Administration Use of Reports. J Gen Intern Med,2003,18(1): 72-73.

[19] Rossi A C,Knapp D E. Discovery of new adverse drug reactions. A review of the Food and Drug Administration's spontaneous reporting system. JAMA, 1984,252(8):1030-1033.

[20] 田春华,译.法国药物警戒系统中药品不良反应自愿报告趋势分析.药物警戒,2007,4(2):81-86.

[21] 2008 年度全国药品不良反应监测中心主任工作会议工作报告[R]. 青岛:2008.

[22] 李青,李志刚,施侣元,等. 医疗机构药品不良反应监测工作开展现况调研. 中国药师, 2004,(5):5-6.

[23] Manfred Hauben, Xiaofeng Zhou. Quantitative Methods in Pharmacovigilance Focus on Signal Detection. Drug Safety,2003, 26 (3): 159-186.

[24] Manfred Hauben, et al. The role of data mining in pharmacovigilance. Expert Opin Drug Saf, (2005) 4 (5):929-948.

[25] 李婵娟. 药品不良反应信号检测方法理论及应用研究 [D]. 第四军医大学,2008.

[26] 陈延,郭剑非,江冬明,等.数据库挖掘和药物不良反应信号的探索与分析(上)[J].药物流行病学杂志, 2006,15 (1).

[27] 陈延,郭剑非,江冬明,等.数据库挖掘和药物不良反应信号的探索与分析(下)[J].药物流行病学杂志, 2006,15 (2).

[28] Jiawei Han, Micheline Kamber. Data Mining Concepts and Techniques[M]. Beijing: China Machine Press. 2007: 1-45.

[29] Eugene P van Puijenbroek, Andrew Bate, Hubert G M Leufkens, et al. A comparison of measures of disproportionality for signal detection in spontaneous reporting systems for adverse drug reactions[J]. Pharmacoepidemiology and drug safety, 2002, 11:3-10.

[30] Bate A, Lindquist M, Edwards I R,et al. A bayesian neural network method for adverse drug reaction signal generation. Eur J Clin Pharmacol, 1998, 54: 315-321.

[31] Orre R, Lansner A, Bate A, et al. Bayesian neural networks with con_dence estimations applied to data mining. Computational Statistics and Data Analysis 2000, 34:473-493.

[32] DuMouchel W. Bayesian data mining in large frequency tables, with an application to the FDA spontaneous reporting systems. American Statistician,1999, 54:177-202.

[33] Lindquist, Marie, Stahl,et al. A Retrospective Evaluation of a Data Mining Approach to Aid Finding New Adverse Drug Reaction Signals in the WHO International Database. Drug Safety, 2000, 23(6): 533-542.

[34] Norén G N, Bate A, Orre R, et al. Extending the methods used to screen the WHO drug safety database towards analysis of complex associations and improved accuracy for rare events. Stat Med, 2006, 25 (21): 3740-3750.

[35] Evans S J W, Waller P C, Davis S. Use of proportional reporting ratios (PRRs) for signal generation from spontaneous adverse drug reaction reports. Pharmacoepidemiology and drug safety, 2001,10: 483-486.

[36] Ronald D Mann, Elizabeth B Andrews. Pharmacovigilance, 2nd Edition. ISBN: 978-0-470-05922-7. May 2007.

［37］ Ana Szarfman，Joseph M Tonning，Murali Doraiswamy P. Pharmacovigilance in the 21st Century：New Systematic Tools for an Old Problem. Pharmacotherapy，2004，24(9).

［38］ 王大猷.药品不良反应监测志愿报告数据分析的若干方法[J].药物不良反应杂志,2006,8.

陈易新　张晓兰　谢　珺　梁　冰　陈炯华　胡江堂

第二十七章　药品抽验方案设计及抽样结果分析

　　抽验(Sampling Test)是药品监管的重要手段,国家每年都要为此投入大量经费和人力资源,一个重要目的就是及时发现假劣药品,阻止假劣药品流入消费者手中,保障人民群众的生命健康和用药安全。

　　公正的、科学的、权威性的药品质量监督必须建立在科学抽样基础上。否则,即使检验方法再准确,检验仪器再先进,也无法对药品质量状况做出正确的推断。

　　为了保证药品质量监督工作的顺利进行,必须有一系列的科学抽样方法和程序。目前,我国的药品抽验方法不统一,对抽样结果解释不完整、不科学,在一定程度上影响抽样结论的权威性。

第一节　药品抽验概述

　　药品抽查检验是药品监督管理部门依法根据监管需要,对生产、经营和使用的药品质量进行抽查,掌握了解药品质量状况的行政行为。

一、药品质量抽验的分类

　　根据《药品质量抽查检验管理规定》(国食药监市[2006]379号)第五条规定,药品抽查检验分为药品评价性抽验和药品监督抽验两种形式。评价性抽验是药品监督管理部门为掌握和了解辖区内药品质量总体水平与状态而进行的抽查检验。监督抽验是药品监督管理部门在药品监督管理工作中,为保证人民群众用药安全而对监督检查中发现的质量可疑药品所进行的有针对性的抽验。

　　药品抽查检验分为国家和省(区、市)两级。国家药品抽验以评价抽验为主。省(区、市)药品抽验以监督抽验为主。

二、药品质量抽验的目的与组织

(一)药品评价性抽验的目的与组织

　　药品评价性抽验的目的是"掌握了解药品质量总体水平与状态"。国家确定评价抽验品种时,首选不良反应较多、稳定性较差,存在安全风险、使用量大的品种。要求除按现行质量标准检验外,还应对该品种根据产品特点进行扩展性、探索性研究。

　　药品评价性抽验的作用体现在"评价性"方面,即一方面可以反映药品质量水平;另一方面可以发现影响药品质量的风险因素,如原辅料问题,工艺问题,为进行药品标准修订提供参考依据。同时提高监管的针对性和效率,保证药品质量,保障人体用药安全,维护人民身体健康。

　　药品评价性抽验实行计划管理,从2007年开始,评价性抽验引入链式抽样概念,确定抽验品种后,抽样从生产企业追溯到原料药、药品流通和使用环节,力求全过程考查药品质量状况。2008年抽样方式由全国各省级药检所在各自的辖区范围内的分散抽验,改变为有计划、有组织、有分工的协同抽验,即采用"分散抽样、集中检验"方式。评价性抽验计划下达后,通常由各省负责抽样,把全国抽取的样品分别寄送指定的省级药检所进行评价检验,并要求承担检验任务的药检所纵向、横向、多层次、多角度、采用多参数分析药品的质量。改变了往年由各省各自负责抽样并完成检验,以合格率为最终结果发出质量报告的模式,使得被评价的药品抽验结果不能全面反映其质量状况和整体水平。

（二）药品监督抽验的目的与组织

监督抽验目的在于能够在较广泛的范围内监督药品生产、流通、使用,能够发现更多的问题药品,发现假劣药品。《药品质量监督抽验管理规定》第九条规定,药品监督管理部门应当加强对基层地区,特别是农村地区药品经营、使用单位的监督检查工作,应当及时按照规定抽样,送达所属区划的药品检验机构检验。可见,药品监督抽验是根据监督检查需要进行的检验,具有明显的目的性和针对性。

药品监督抽验实行计划管理。药品监督抽验通常是由省（区、市）级药品监督管理部门在本辖区内组织药品质量监督抽查工作。其省（区、市）级药品监督管理部门在本辖区内组织的药品质量监督检查抽验工作主要包括:辖区内生产的药品;经营、使用量大的药品;急救药品;进口药品;新建或改建厂房生产的药品;新药、新批准生产的仿制药;中药材和中药饮片;省级药品监督管理部门认为需要监督抽查检验的药品。

三、药品抽验应随机性与非随机性抽样相结合

药品抽验依其目的不同,采用随机性与非随机性抽样方法,尽量采用随机抽样方法,但不可过分强调随机抽样,因为在药品监督抽验中采用非随机抽样方法更实用、更有意义。

（一）评价性抽验应尽量采用随机抽样方法

对于以评价总体药品质量状况为目标的药品评价性抽验,在具体抽样过程中,药品品种选择、抽样地点选择应考虑抽样代表性,尽量采用随机抽样方法,通过对样本的检验结果进行统计分析和评价,反映特定药品品种的整体质量水平与状态。

（二）监督抽验应采用非随机抽样方法

药品监督抽验主要目的是发现不合格药品,因此,应主要采用判断抽样等非随机抽样方法,遵循针对性原则,提高抽验的靶向性。在日常监督抽验中,药品监督执法人员应借助以往经验,熟练掌握假劣药品识别方法,从内外包装、防伪标识、标签、说明书、药品外观性状、储存和保存条件等方面进行识别,重点抽怀疑为假劣药品的产品,必要时可通过快速检验进行初筛,提高假劣药品的检出率。同时密切关注以高科技手段针对《中国药典》制造假劣药问题,如以低价同系物替代高价药品,中成药添加违禁化学药品,此类假劣药按《中国药典》或其他国家药品标准检验不易检出,在监督抽验中应有针对性地抽验。

药品监督抽验可不遵循随机性原则,采用非随机抽样方法,用样本指标代替总体指标,虽然不能计算抽样平均误差,但可计算样本标准差和方差。为了检验本期非随机抽样质量,可与近期同类指标资料做比较研究。

四、药品抽验的评价指标

(一)药品评价性抽验的评价指标

药品评价性抽验采用分散抽样、集中评价的方式,通过对不同厂家生产的同一品种在不同地域、不同时间、不同地点、不同销售终端进行抽样,进行标准方法和非标准方法检验,获得较为全面的数据,客观反映目前市场上某个品种药品质量现状以及质量差异等一系列问题。对于抽验结果,应从纵向、横向、多层次、多角度、采用多参数,特别是关键参数分析药品质量。改变以往以合格率为最终结果发出质量报告的模式。新的评价性抽验质量分析报告能全面地反映质量状况和整体水平。

(二)药品监督抽验的评价指标

药品监督抽验以发现不合格药品为目标,因此,评价药品监督抽验可选用不合格率(如靶向命中率)、覆盖面等指标。

2007 年国务院办公厅印发的《国家食品药品安全"十一五"规划》中指出,药品监督抽验覆盖面由现在的 30% 提高到 80%。监督抽样的覆盖面是指一定时期对辖区内药品生产、经营、使用环节药品品种及具体涉药单位实行监督检查及抽样的触及面和次数,主要从以下两个方面加以考核:①考核抽样品种的覆盖情况。一方面,按照中药材、中成药、西药(化学、抗生素、生化药品)等类别,分别反映各类别药品抽样的比例,结合其不合格率的结果了解各类别药品的质量状况,以控制、调整监督抽样类别比例;另一方面,确定抽样品种占基层常用药品品种目录的比例,以考核抽验品种的覆盖面。通过对类别及品种的考核,防止抽验的"歧视性"。②考核监督检查及抽样单位(环节)覆盖情况。一方面,分药品生产、经营(批发、零售)、使用环节,确定各个环节监督检查及抽验的比例,结合其不合格率结果,了解药品全程质量状况,以及时调整各环节的监督抽样比例;另一方面,确定单位时间内被监督抽样的单位占辖区内涉药单位的比例,把握和控制监督检查及抽样活动自身的节奏和频率,以防止监管的错位与缺位。因此,把药品监督抽样覆盖面作为衡量药品检验的考核指标具有十分重要的意义,是提高技术监督水平和依法行政的重要体现,更是反映人民群众用药安全程度的重要表现。

第二节　药品抽样方法

药品抽样是药品抽检工作的重要组成部分,是药品抽检第一步。抽样检验是从药品总体中抽取一部分,即样本,然后根据样本所含信息对总体的情况进行推测和估计。

一、抽样概述

1. 抽样(Sampling)

抽样是从总体中抽取样本的过程。抽样有两大类方法:非随机抽样和随机抽样。使用哪种方法主要取决于是否打算对总体进行推断。

2. 非随机抽样(Non-random Sampling)

非随机抽样按主观意向进行抽样,组成总体的很大部分单位没有被抽中的机会(零概率),使抽验很容易出现倾向性偏差,但却是一种快速、简易且省钱的抽样方法。若希望从样本对总体进行推断,必须假定样本对总体具有代表性,通过非随机抽样做这样的假设将有很大风险。

3. 随机抽样(Random Sampling)

随机抽样按照随机原则进行抽样,不加主观因素,组成总体的每个单位都有被抽中的概率(非零概率),可以避免样本出现偏差,样本对总体有很强的代表性。随机抽样的目的和作用在于科学地挑选总体的部分作为总体的代表,以便通过对样本的研究,取得能说明总体的足够可靠的资料,准确地推断总体的情况,从而认识总体的特征或规律性。评价性抽验中,为了使统计推断正确可靠,抽取的样本必须具有代表性。

4. 总体和样本

总体(Population)是所研究对象的全体,在药品抽验中是指监管的药品的全部。样本(Sample)由总体中抽取的部分药品单元所组成,按照药品检验的要求,抽样量应为全检量(样本单元)的3倍。为了便于留样,要求抽样量至少包含3个最小包装。特殊情况下(如在乡级医院抽样),确实难以抽到样品时,可抽取全检量(样本单元)的一倍量,但必须至少包括一个最小包装,并在抽样记录及凭证上做出标识。

5. 样本容量与抽样量

样本中所含个体的个数称为样本容量,用 n 表示,可根据抽验目的和统计要求计算得出。药品抽验中的抽样量应为全检需要量的3倍,实际抽样量应为计算抽样量的3倍,可查阅2009年全国药品抽验工作计划实施方案附表1(抽样品种及抽样量)。

6. 抽样批(Sample Batch)

《抽样指导原则》定义药品抽样的"批",是指在规定限度内具有同一性质和质量,并在同一连续生产周期中生产出来的一定数量的药品。"抽样批"是指被抽样的一批药品。

根据国家每年的抽样计划,在抽样品种被确定的情况下,抽样人员在实施抽样时的工作任务就是确定抽取哪些批号,如何抽,抽多少。使被抽样品更具有代表性,即确定抽样批及抽样量。

7. 总体指标与样本指标

总体指标(Population Parameters)是有关总体的参数,一般是未知的,难以直接获得,要通过有关样本指标估计。

样本指标(Sample Parameters)是用来估计总体指标的,因此和总体指标相对应,有样本平均数 $\bar{x}$、样本比率 p、样本标准差 s、样本方差 s^2 等。

各种指标在药品检验中为药品检验的各种参数,如溶解度、含量测定、均一性、水份、纯度、杂质含量。

(1) 样本均值及样本方差(样本标准差)。

设有 n 个样本:$X_1, X_2, \cdots, X_n$,则样本均值(即抽样平均数)为:

$$\overline{X} = \frac{X_1 + X_2 + \cdots + X_n}{n} = \frac{1}{n}\sum_{i=1}^{n} X_i$$

样本方差:

$$S^2 = \frac{1}{n-1}\sum_{i=1}^{n}(X_i - \overline{X})^2$$

样本标准差:

$$S = \sqrt{\frac{1}{n-1}\sum_{i=1}^{n}(X_i - \overline{X})^2}$$

（2）样本比例及样本比例标准差。

设样本 n 个单位中有 n_1 个单位具有某种属性，n_2 个单位不具有某种属性，$n_1 + n_2 = n$；p 为样本中具有某种属性的单位数所占的比例；q 为不具有某种属性的单位数所占的比重；则抽样比例为：

$$p = \frac{n_1}{n} \qquad q = \frac{n_2}{n} = \frac{n - n_1}{n} = 1 - p$$

同理，样本比例标准差为：

$$S = \sqrt{p(1-p)}$$

8. 抽样单元与抽样框

随机抽样时，通常把总体分成有限个互不重叠的部分，每个部分叫一个抽样单元（Sampling Unit）。如在评价性抽验中，针对预定的抽样品种对象进行市场抽样，各省是一级抽样单元，各市、县构成二、三级抽样单元，抽样点如药品经营企业、医院、零售药店构成四级抽样单元。抽样时，给抽样单元赋予一个被抽中的概率，可以是相等的，也可以是不等的。在设计抽样方案时，必须有一份关于全部抽样单元的资料，如名单、地图、列表，称之为抽样框（Sampling Frame）。

在评价性抽验中，由于药品流通渠道比较复杂，获得全部完整抽样框是无法实现的，理想的方式应该是由拟抽样品种的生产企业提供药品生产和销售情况的基本信息，如某段时间内药品的全部批号，药品的销售渠道主要覆盖的区域及终端类型，中间商所处的区域、类型。这些信息可组成一个完整的按地理标志的抽样框，包括省、市、县、抽样点等。由于实际抽样过程中，很多干扰因素无法预测，抽样框可能并不完整，为了使抽样有代表性，生产企业提供的背景信息应尽量完整。

9. 抽样误差与非抽样误差

在随机抽样中，样本是总体的一部分，虽然有代表性，但不是总体。用样本估计总体会产生误差，叫抽样误差（Sampling Error）。抽样误差一般用标准误差表示。抽样误差可以计算并可加以控制。

抽样误差主要取决于总体的分布标准差和抽样规模，这两个因素都可以导致抽样的增加或减少。抽样平均误差与总体标准差成正比，与样本容量成反比。当样本规模增加时，样本统计量的随机波动程度就会降低，从而使抽样误差也减少。在简单随机抽样中，人们以扩大样本规模方式达到减少抽样误差误差的目的。分层抽样着眼于缩小总体的异质性程度或分布的方差，即通过将总体划分为不同类别或层次，既使得这些不同类别或层次在样本中都有代表，又使得抽样误差中不存在层间变差成分，只存在层内变差成分，其效果相当于降低总体分布方差，从而降低样本统计量的随机波动程度，提高样本统计量估计总体参数的精确度。

样本平均数的抽样误差：

$$SE = \frac{\sigma}{\sqrt{n}}$$

式中：n 为样本容量；σ 为总体标准差，可用样本标准差 S 代替。

样本比率的抽样误差：

$$SE=\sqrt{\frac{p(1-p)}{n}}$$

式中：n 为样本容量；p 为总体比率，可用样本比率（如样本不合格率）代替。

非抽样误差（Non-sampling Error）是指在抽样调查中由于人为差错所造成的误差。例如，由于抽样方法不当引起的不真实，抽样人员不认真不熟练造成的误差。这类误差是无法测量的。通过对抽样人员进行培训、提高抽样人员的素质、采取正确的方法等可减少非抽样误差。

二、药品抽样方法

药品抽样方法可以分为两类，即随机抽样和非随机抽样。各种抽样方法如图 27.1 所示。随机抽样是按照随机原则进行抽样，不加主观因素，组成总体的每个单位都有被抽中的概率（非零概率），可以避免样本出现偏差，样本对总体有很强的代表性。非随机抽样是按主观判断进行的抽样，组成总体的很大部分单位没有被抽中的机会（零概率），这种抽样不能用于推断总体状况。

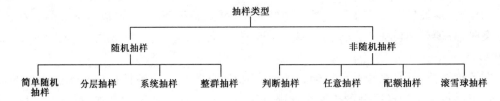

图 27.1　抽样类型示意图

药品抽样中不能过分强调抽样的随机性。非随机抽样和随机抽样各有优点，在一定条件下，非随机抽样的比较优势更为明显。当抽样框未知，抽样人员经验丰富，能对药品质量做出正确判断时，从节约抽验成本角度出发，非随机抽样在药品抽验中的比较优势更为明显。下面分别描述各种抽样方法以及在使用中的适宜性。

（一）随机抽样方法与样本量估计

1. 简单随机抽样

（1）抽样方法。

简单随机抽样（Simple Random Sampling）又称纯随机抽样，是按等概率原则直接从含有 N 个元素的总体中抽取 n 个元素组成样本（$N>n$）。随机原则是在抽取被抽样品时，每个单位都有同等被抽到的机会，被抽取的样品由许多随机因素综合作用决定，既排除了抽样时人的主观随意性，也排除了人的主观能动性，完全是偶然性的，这样能使检验结果更好地反映药品质量的平均水平。随机抽得的样本，称为随机样本（Random Sample）。因此简单随机抽样在国家评价性抽样及日常监督抽样中都会被采用。简单随机抽样又可以分为：抽签法、掷随机骰子法、随机数表法和计算器发随机数法。具体抽法可参考叶永和编著的《产品质量监督抽样检验》（中国计量出版社，2005 年版）第 27 页简单抽样方法。

【例 27.1】　评价性抽验中，生产企业抽样要求样品从药品生产企业的成品库抽取，每家药品生产企业每个品种抽取 2 批。以护肝片为例，该企业成品库中共有 10 个批号的药品，从中抽取 2 批。先记下药品批号，对批号进行编号，如 $\{1,2,\cdots,10\}$，采用抽签法或掷随机骰子法抽出 2 个编号,对应药品批号即可抽取相应批号的样品。

【程序 27.1】　prg27_1 简单随机抽样方案

```
DATA source;
DO Number=1 TO 10； OUTPUT； END；Label number='编号'；RUN；
PROC surveyselect data=source
        method=srs  n=2  seed=12345 out=Sample；  Run；
PROC PRINT DATA=Sample noobs label；RUN；
Title'随机抽样结果--完全随机抽样'；
```

经运算,需要抽取本企业的标号为 4 和 8 的样品。

（2）样本量估计。

为了估计某品种药品某项检验指标的均值或某品种合格率为目的的抽样方法,其中主要是确定在给定误差标准后,如何确定需抽查的样本数。

1）给定 (Δ_x, α) 条件下的样本量。假定希望对某评价性抽样药品品种的活性成分含量进行估计,假定品种的活性成分含量指标符合正态分布,根据药品生产企业提供的数据,可供抽样的批共有 600 批,抽多少批合适呢？如果无偏差就需要全检,要想抽样就会有偏差,把偏差控制在一定可接受范围内即可。在确定样本量时,应给出抽样估计值与真实值允许的偏差,记为 Δ_x。要求偏差不超过 Δ_x 的概率为 0.95（一般均为 0.95）,以 $1-\alpha$ 表示。在确定样本量 n 之前,应给定 4 个数:总体 N、最大偏差 Δ_x、置信水平 $1-\alpha$ 和总体 σ^2（可根据以往抽样估计）。样本量的计算公式如下：

$$n = \frac{N u_{\frac{\alpha}{2}}^2 \sigma^2}{N \Delta_x^2 + u_{\frac{\alpha}{2}}^2 \sigma^2}$$

【例 27.2】　简单随机抽样的样本量估计。

药品生产企业提供的数据表明,某种可供抽样的批共有 600 批,最大误差为 0.6mg,置信水平 $1-\alpha=0.95$。根据以往的抽样样本可得方差 $\sigma^2=10$,问需抽查多少批？

【程序 27.2】　prg27_2 简单随机抽样的样本量估计

```
Data sample;
  N_total=600； Sigmma2=10； Delta=0.6； Alpha=0.05；
  U=probit(1-alpha/2)；
N_sample=N_total * U * * 2 * Sigmma2/(N_total * Delta * * 2+U * * 2 * Sigmma2)；
Proc print ;Run ;
```

运行程序得 n=91。

即可以在药品生产企业提供的批号样本框中采用简单随机或系统抽样抽取 91 批即可。

2）估计不合格率的样本量。对评价性抽验中某品种不合格率 p 进行估计,在确定样本量 n 之前,应给定 4 个数:总体 N、最大偏差 Δ_p、置信水平 $1-\alpha$ 和总体合格率 p（可根据以往抽样估计）。

$$n = \frac{N u_{\frac{\alpha}{2}}^2 p(1-p)}{N \Delta_p^2 + u_{\frac{\alpha}{2}}^2 p(1-p)}$$

【例 27.3】　不合格率估计的样本量计算。

药品生产企业提供的数据表明,某种可供抽样的批共有 600 批,根据以往经验,药品评价性抽验的合格率为 96.7%，$\Delta_p = 3.3\%$，置信水平为 0.95，应抽多少批？

解：$u_{\frac{0.05}{2}} = 1.96$，带入上式，计算得 $n \approx 95$ 批。从药品生产企业提供的批号抽样框中采用简单随机或系统抽样抽取 95 批即可。通过【程序 27.3】也可直接计算出抽样量。

【程序 27.3】 prg27_3 不合格率的样本量估计

Data sample；

　　N_total＝600；p＝0.967；　Delta＝0.033；　Alpha＝0.05；　U＝probit(1−alpha/2)；

N_sample＝N_total * U * * 2 * P * (1−P)/(N_total * Delta * * 2＋U * * 2 * P * (1−P))；

Run；Proc print；Run；

运行结果为 94.7838，即为 95。

2. 系统抽样方法与样本量

按照某种顺序给总体中所有单元编号，然后随机地抽取一个编号作为样本的第 1 个单元，样本的其他单元按某种确定的规则抽取，这种抽样方法称为系统抽样（Systematic Sampling）。其中最简单也是最常用的系统抽样方法叫做等距抽样。

等距抽样方法是在抽中的第 1 个单元后，按照等距的原则抽取其他单元，即在抽取其他编号时，抽取的第 2 个编号与第 1 个编号、第 3 个编号与第 2 个编号……所有抽取的编号之间间隔相同的数字。这个间隔数称为抽样间距。抽样间距的计算方法是：

$$抽样间距＝总体中的单元数\ N/样本量\ n \approx K（取整）$$

系统抽样主要用于总体中个体数较多，采用简单随机抽样又不方便的情况。系统抽样每次抽样时，总体中各个体被抽取的概率是相等的。系统抽样时，如果总体的单元数不能被样本量整除，可以先用简单随机抽样从总体中剔除几个个体，然后再按系统抽样进行。需要说明的是，整个抽样过程中每个个体被抽到的概率仍然相等。

样本量估计可参照简单随机抽样。

【例 27.4】 在 100 个数据中，采用系统抽样方法抽取一个样本量为 10 的样本。

【程序 27.4】 prg27_4 系统抽样的样本量估计

DATA source；

　　DO Number＝1 TO 100；　OUTPUT；　END；Label number＝'编号'；RUN；

PROC surveyselect data＝source

　　method＝sys　SAMPRATE＝0.1　seed＝345 out＝Sample；　Run；

PROC PRINT DATA＝Sample noobs label；RUN；

Title'随机抽样结果-系统抽样'；

运行结果：抽取本样本中的第 9、19、…、99 号样品。

3. 分层抽样方法

分层抽样（Stratified Sampling）又称类型抽样，是先将总体按某种标志划分成若干类型或层次，然后在各个类型或层次中采用简单随机抽样或系统抽样的办法抽取一个子样本，最后将这些子样本合并构成总的样本的方法。分层抽样适用于总体由差异明显的几部分组成情况，每一部分称为层，在每一层中实行简单随机抽样。这种方法较充分地利用了总体已有信息，是一种实用、操作性强的方法。分层抽样的一个重要问题是一个总体如何分层。分层抽样中分多少层，要视具体情况而定。如果某种药品的质量受温湿度影响大，则宜按气候带将全国各省分在 11 个气候带中，保证在每个气候带都能抽到样品。如容易受湿度影响的、气候较干燥地区生产的胶囊剂型、颗粒剂型中成药,必须保证每年 3～5 月在南亚热带省份,如广东、广西、福建抽取样品。如果某种药品受气候条件影响不大,其质量状况主要与企业信誉有关,则应按企业质量声誉分层抽样。

总的原则是:层内样本的差异要小,层与层之间的差异要尽可能大,否则将失去分层的意义。抽样的原则是:方差大的层多抽,方差小的层少抽,如果各层方差相同,则按各层中的单元数量多少按比例分配。在药品抽样过程中,这种方法通常被用于评价性抽样的生产企业抽样阶段。

如抽样品种为多个药品生产企业生产,可将这些药品生产企业按其产品质量信誉的高低分为若干层次,按照质量的信誉高的少抽、质量信誉低的多抽的原则,确定各层次药品生产企业的抽样比例,算出各层次药品生产企业的抽样批数。再将同层次药品生产企业的各批药品统一编号(从 1 开始连续编号),按简单随机抽样法确定抽样批。质量信誉的高低可以根据历年国家和省级质量公告的情况以及依照本地以往抽验结果评估。在缺乏质量信誉评估信息情况下,可按照相同比例确定不同生产企业产品的抽样批数。

分层抽样的具体步骤如下:

第一步,根据经验与已有资料分析,将抽验对象按质量差异分为若干层 $C_1, C_2, \cdots, C_k$,原则是 C_i 的质量差异比较接近,如质量信誉相近。

第二步,从 $\{C_i, i = 1, 2, \cdots, k\}$ 中先抽取少量样本估计各层的方差 σ_i^2,$(i = 1, 2, \cdots, k)$。

第三步,设想根据药品生产企业提供的数据资料,某品种总抽样的批数为 N,$\sum_{i=1}^{k} N_i = N$,计算出各层的权重 $\omega_i = \dfrac{N_i}{N}$,$(i = 1, 2, \cdots, k)$。

第四步,计算加权方差 $\bar{\sigma}^2 = \sum_{i=1}^{k} \omega_i \sigma_i^2$。

第五步,给定 $\Delta_{\bar{x}}$ 和 $\alpha = 0.05$,计算需抽样的总样本数为 $n \geqslant \dfrac{1}{\dfrac{\Delta_{\bar{x}}^2}{4\,\bar{\sigma}^2} + \dfrac{1}{N}}$。

第六步,计算加权标准差 $\bar{\sigma} = \sum_{i=1}^{k} \omega_i \sigma_i$,各层贡献率 $D_i = \dfrac{\omega_i \sigma_i}{\sigma}$。

第七步,计算各层的应抽样量 $n_i = n \cdot D_i$,$(i = 1, 2, \cdots, k)$,当各层的方差相同时,$n_i = \dfrac{n \cdot N_i}{N}$,$(i = 1, 2, \cdots, k)$。

【例 27.5】 某药品的分层抽样方案。

某药品品种的评价性抽验中,根据该品种药品生产企业提供的数据,可供抽样的总批数为 2000 批,根据以往经验抽检合格率为 96.7%,$\Delta_p = 3.3\%$,置信水平为 0.95。问应如何抽样?

解:该品种的生产企业分为原研药和仿制药,按照质量信誉可分高、中、低三层。

第一步,将药品生产企业分三层。设:

F_1(高),$N_1 = 600$;

F_2(中),$N_2 = 1000$;

F_3(低),$N_3 = 400$。

第二步,对各层药品生产企业产品进行小量抽样,估计出某检验指标的标准差为 0.2,

$0.3, 0.4$。

第三步，计算 $\omega_i (i=1,2,3)$：$\omega_1=0.3, \omega_2=0.5, \omega_3=0.2$。

第四步，计算加权方差，$\bar{\sigma}^2=0.3\times0.2^2+0.5\times0.3^2+0.2\times0.4^2=0.089$。

第五步，计算总抽样批数，$n=280$ 批。

第六步，计算加权标准差，$\sigma=\omega_1\sigma_1+\omega_2\sigma_2+\omega_3\sigma_3=0.29$。

$D_1=0.206, D_2=0.517, D_3=0.276$。

第七步，计算各层抽样数：$n_1=57$；$n_2=144, n_3=77$。

由计算结果可知，质量信誉高的应少抽样，质量信誉低的应多抽样，这与检测指标的方差有关。

【程序 27.5】 prg27_5 分层抽样的样本量估计

```
%Let k=3；
%Let n=2000；
%Macro datain()；
   %do i=1 %to &k；
      input N&i. Sigma&i. @@；
      Omiga&i. =N&i. /&N；                    * 计算出各层的权重；
      W_Sigma&i. =Omiga&i. * Sigma&i. ；       * 计算加权标准差；
      W_Sigma2&i. =Omiga&i. * Sigma&i. * * 2；  * 计算加权方差；
   %end；
%Mend datain；
%Macro Sample(delta)；
   delta=&delta. ；
   N_sample=int(1/(&delta. * * 2/4/Sigma2+1/&N. ))；
   %do i=1 %to &k. ；
   D&i. =W_Sigma&i. /Sigma；                * 计算各层贡献率；
   N_Sample&i. =int(N_sample * D&i. )；     * 计算各层的应抽样量；
   %end；
%Mend sample；
Data C1；    %datain()；
Cards；
600 0.2   1000 0.3   400 0.4
；
Data C2；set C1；
   Sigma=sum(of W_Sigma1-W_Sigma3)；
   Sigma2=sum(of W_Sigma21-W_Sigma23)；
   %sample(0.033)；run；
Proc print；var N_sample N_sample1-N_sample3；run；
```

运行结果与上述计算一致。

4. 分阶段抽样

分阶段抽样(Multistage Sampling)又称多级抽样或多阶抽样,是将总体分成两个或两个以上的阶段进行抽样。第一阶段先将总体按照一定的标志分成 R 个一级抽样单元,再从一级抽样单元(含有 M 个二级单元)中抽取若干更小的二级抽样单元,从抽中的二级抽样单元中抽取若干三级抽样单元等,这样形成一个多阶段抽样过程。该抽样特点是,在对超大而又复杂总体的抽验中实施和管理更加方便,且不需要对每级抽样单位编制完全的抽样框。

在评价性抽样的市场抽样阶段应采用多阶段抽样方法,根据各省提供的药品经营企业和医疗机构分布的数据,可以先抽选省(一级抽样单元),再抽选市(二级);再从抽中的市中抽选县(三级抽样单元),在县中抽选乡(四级抽样单元);然后在选中的市、县、乡中的医院或药品经营企业、零售药店抽样(样本)。

由于各省所辖市、县、乡数量不等,各级抽样可采取 PPS 抽样(Sampling With Probability Proportional to Sizes)。按规模大小成比例随机抽样,简称为 PPS 抽样。每个单元均有按其规模大小成比例的被抽中概率的一种抽样方式。PPS 抽样在多阶段抽样中,尤其是二阶段抽样中,初级抽样单元被抽中的概率取决于其初级抽样单元的规模大小,初级抽样单元规模越大,被抽中的机会就越大,初级抽样单元规模越小,被抽中的概率就越小。每个单元样本被抽中的概率

$$P_i = \frac{i \text{ 级抽样单元的样本数}}{\text{所有抽样单元的样本总数}}$$

分阶段 PPS 抽样的具体程序如下:

(1)首先按照前述基于均值或估计不合格率的抽样方法计算所需的样本容量,如计算得出需要抽 95 批。确定初级抽样单元(PSU),在评价性抽验的市场抽验阶段 PSU 就是全国 31 个省、自治区、直辖市的具体名录,以及每个省、自治区、直辖市所辖的市数目,这个数目可以从各省局获得。

(2)确定抽取哪些初级抽样单元,因为只有 31 个省、自治区和直辖市,一级抽样单元比较少,可全部抽取,即一般每个省抽 3 批,有 2 个省抽 4 批。也可以在省中随机抽取部分省份作为二级抽样单元,如前所述,在每个气候带抽取部分省份。

(3)在选取的初级抽样单元(省、自治区和直辖市)中抽选二级抽样单元(市),按各市所辖县的数量,按比例抽取三级抽样单元县。如果只是在初级抽样单元中按批的多少决定在每个抽样单元中抽取几个批号,即 PPS 抽样,在评价性抽验中,每级单元所含的样本数量很难确定。此时,可依据各生产企业提供的产品流向数据初步估计每级抽样单元中大概的产品批数。

(二)非随机抽样方法

非随机抽样是指抽样时不遵循随机原则,而是按照抽样人员的主观判断或经验以及其他条件抽取样本的一种抽样方法。在药品抽验中,非随机抽样的使用范围比随机抽样更为广泛,也更为实用。

非随机抽样主要适用的场合是监督抽样以及抽样框无法确定时的评价性抽样。采取非随机抽样的条件有:①由于某些种类的药品生产厂家多,流通渠道复杂,抽样框不完整,严格的随机抽样几乎无法进行;②抽样目的仅是对药品质量的初步探索或提出假设,如监督抽样主要目的是发现假劣药品,并不是估计总体质量状况;③某些种类药品的生产企业不多,如独家产品总体质量差别小,即药品质量离散程度不大,且抽样人员有丰富的抽样经验。

非随机抽样方法主要有任意抽样、配额抽样和判断抽样。

1. 任意抽样法(Convenience Sampling)

任意抽样,即样本的选择根据抽样人员方便与否来确定。例如,想了解农村药品质量状况,抽样者可以根据自己的分析和方便程度,任意选择几家医院和药店抽取样品进行检验。由于这种抽样方法针对性差,对抽取对象的情况缺乏初步判断,抽样针对性差,抽取假劣药品的命中率低。因此,这种抽样方法尽量减少使用。

2. 配额抽样法(Quota Sampling)

配额抽样又称定额抽样法。依据调研总体中的某些属性特征(控制特性)将总体划分成若干类型,再按分类控制特性将各类总体分成若干单元,依据各单元在总体中的比重分配样本数额,由抽样者主观抽取样本。在评价性抽样的市场抽样阶段,目前采用的是配额抽样方法,2009 年全国药品抽验工作计划实施方案中规定的市场抽样地点和批数见表 27.1。全国抽样总批数为 330 批,每省有 10 批药品的抽样任务,按地区属性划分单元,市级 4 批,县级 4 批,乡级 2 批,在市、县、乡以下并未规定抽样的具体方法。

表 27.1 2009 年评价性抽样市场抽样阶段的地点及批数

	抽样点	批数
市级	直辖市、省会和地市的医院和药品经营单位	4
县级	县、区医院和药品经营单位	4
乡级	乡医院、乡零售药店	2

从提高抽样覆盖面角度出发,抽样应尽量覆盖各种类型的医院、药品经营企业。建议的抽样方式是 10 批药品应来自不同级别的、不同类型的抽样单元。按照以往经验,市场占有率大的药品被抽中的批次较多,往往这类药品的质量较好。市场占有率小的,质量次之的药品被抽中的概率很小,致使抽样靶向性不高。因此,为避免市场占有率大的药品被抽中的概率过大,可以采取改进的抽样方式,如规定市场占有率最大的药品尽量在乡级抽样,对于市场占有率小的药品抽样,不必控制抽样单位所在的地点。具体抽样方式如表 27.2 所示。

表 27.2 各省某品种评价性抽样市场抽样阶段采用配额抽样方法举例

第一阶段	抽样点		批数
省会市 1 个, 其他市 1 个	省会市	三级医院	1
		药品经营企业	1
	其他市	二级医院	1
		药品经营企业	1
上两个市各选 1 个县, 共 2 个县	县级	县、区医院 2 家	2
		药品经营企业 2 家	2
省会市选 1 个乡	乡级	乡医院*	1
		乡零售药店*	1

* 在乡级至少抽 1 批市场占有率最大的企业生产的药品。

注:原则上同一级抽样点抽取的同一生产企业、同一品种的药品不要超过 2 批。中药注射剂只在市、县级抽样点抽取,两级的抽样批数分别为 5 批,在乡级抽样点不抽取中药注射剂。

抽样程序为：

第一步，根据企业提供的市场占有率数据以及产品流向数据，估计拟抽样品种的市场分布情况，为选择市、县做准备。

第二步，选取省会城市和另外一个市，在省会城市中抽选三级医院 1 家和药品零售企业 1 家，其他市抽选二级医院 1 家和药品零售企业 1 家。在选定的抽样单位中抽取 1 批样品，注意避免抽取该品种市场占有率最大的企业生产的药品。

第三步，在上述两个市中各选取 1 个县，在每个县中各抽取 1 家医院和 1 家药品零售企业。在选定的抽样单位中抽取 1 批样品，注意避免抽取该品种市场占有率最大的企业生产的药品。

第四步，在省会市选 1 个乡，在乡中选 1 家医院，1 家零售药店。在选定的抽样单位中抽取该品种市场占有率最大的企业生产的药品。

采用上面的配额抽样方法，全国评价性抽验的抽样点分布情况如表 27.3 所示。

表 27.3　全国配额抽样的样本批数情况

抽样点	批数	级别	批数
三级医院	31	市	124
二级医院	31	县	124
县、区医院	62	乡	62
药品经营企业	155	—	—
乡医院	31	—	—
合计	310	合计	310

3. 判断抽样(Judgment Sampling)

判断抽样又称目的抽样，是指根据抽样者的经验判断从总体中选择有典型代表性的样本的一种非随机抽样方式。在药品监督抽验中，判断抽样体现为靶向性抽验，目的是发现假劣药品。药品监督抽验靶向命中率高低是衡量药品稽查与药品技术监督工作开展成效的一个重要指标。

开展药品靶向性抽验的程序为：①药品监督稽查人员要具有药品质量特点、标准要求、药品包装、药品防伪、药品抽验规定、周边地区药品市场特征等多方面综合知识，掌握不合格药品特点。例如，一般知名品牌药品、价格高的药品、临床常用药、急需药或消炎抗菌药、补肾药、降糖、降压、降脂药容易出现假劣药品。从假劣药品的地区和渠道分布看，大多在城乡结合部和偏僻的乡村医疗机构、一些特色专科门诊以及管理不规范的药品经营企业容易出现假劣药品。②通过对药品的包装、外观、性状、气味等特征筛选可能存在问题的药品。然后，针对性抽样并检验样品质量状况。

第三节　药品抽样方案的制订

一、药品评价性抽验方案的制订

(一)药品评价性抽验方案的制订程序

药品评价性抽验方案一般由国家食品药品监督管理局统一下达，内容包括总体规划、抽样及检验、抽样品种及抽样量等内容。在制订整体方案的过程中，为使方案的设计更为科学合理,需遵循一定的步骤和程序。

制订评价性抽验方案的程序如下:

第一步,选择拟抽验品种。抽验品种选择主要根据药品不良反应/事件监测结果、药品质量公告、药品监督信息等,选择不良反应/事件报告较多、稳定性较差、存在安全风险、使用量大的品种。

第二步,提出各品种的可能影响药品质量的关键检验项目(或可能引发风险的关键检验项目),包括药品标准中的项目和非标准规定检验的项目。此过程可通过召开专家会形式,由国家局药品市场监督办公室牵头,召集各省所参与,通过讨论最终确定该品种的关键检验项目,并据此确定抽样量。

第三步,制订方案的部门应掌握三方面的信息:①选定品种的背景信息,具体包括品种的注册信息、生产厂家数量、生产厂家类型与规模、质量信誉基本情况、产品规格、包装规格、市场占有率、以往监督检验结果反映出的突出问题。这方面的信息可通过药品监管信息系统获得。②以调研表形式向选定品种的生产厂家发出公函,要求其提供下列信息:某段时间内(如一年内)已上市销售的生产批号数,批量信息、库存信息、品种是否为 OTC、主要流通渠道、该品种销售覆盖的区域(省市分布情况)、该品种一级代理商的名称等。③要求生产企业提供药品质量标准。

第四步,根据掌握的信息制订针对该品种的抽样方案和分析需求。这个过程可委托给承检的省所负责,方案最终经过国家局药品市场监督办公室组织审核。

第五步,由国家食品药品监督管理局统一下达各品种的抽检方案,由各省分别按方案抽检,将样品寄送承检的省所进行检验。

(二)药品评价性抽验方案的内容

1. 品种的背景信息

品种选择的依据:品种的注册信息、厂家信息、标准和质量基本情况,上市销售的渠道、覆盖区域、批号、数量、代理商情况等信息,各企业的药品质量标准信息。

2. 品种的关键检查项目及抽样量确定

根据以往监督检查资料确定的该品种的关键检验项目,包括标准中的关键项目和非标准规定检查项目。根据关键检验项目和包装规格确定每批最低抽样量(目前规定一般为全检量的3倍。为了留样,至少包括3个最小包装。特殊情况下确实难以抽到样品时可抽取1倍量,但必须包含1个最小包装)。

3. 抽样方案

(1)生产企业抽样。

生产企业抽样是考查品种的质量状况和各厂家的质量差异。抽样地点及批数:样品在药品生产企业成品库抽取。每个生产企业每个品种抽取连续批号的3批样品(目前规定是2批,未规定连续批号)。

抽样同时向药品生产企业索取药品的检验标准及其他有关资料,并将资料与样品一起寄到承检的省所。

(2)市场抽样。

市场抽样阶段可采取三种方案。

第一种方案:在该品种药品生产企业能完整提供抽样方案制订所需信息情况下,抽样框完整时,可遵循随机抽样方法进行抽样。根据本章第二节随机抽样方法中的基于均值估计的抽样方法确定抽样批数的大致范围,也可按照生产企业提供的渠道组织信息抽取。

第二种方案:目前每省抽 10 批的情况下,可参照本章配额抽样法举例部分抽样。

第三种方案:采用配额抽样法,按照区域和企业类别分层,按 $1:1\cdots n:1$ 比例抽取样本批数。按照该方法抽验,各省抽取的样本批数为 8 或 8 的倍数。实际抽样量至少为依据关键项目确定的检验需要量的 3 倍(表 27.4)。

表 27.4　抽样地点与比例

区域	批发企业	零售企业	医疗机构
市	1	1	1
县	1	1	1
乡	—	1	1

注:乡级仅抽市场占有率排名第 1 的药品,如无则抽取市场占有率次之的药品。

在现实情况下,能获得完整抽样框的可能性很小,因此,后两种方案更适合市场抽样。

4. 检验方案

检验方案对样品确认、检验项目(包括标准检验项目和非标检验项目,目前后者叫探索性研究)、检验结果提交时间、提交形式等进行规定。

5. 抽验结果分析方案

(1)抽检基本情况的描述性分析。

抽样区域分布、抽样地点分布、被抽样生产企业分布、样本批号分布等信息。

(2)生产企业抽样分析。

总体药品质量状况分析,主要分析各生产企业的药品按照关键项目检验的质量状况,并比较不同企业的质量差异。

(3)市场抽样分析。

总体药品质量检验结果分析,主要分析不同抽样区域、抽样地点抽取药品关键项目的质量差异情况。

二、药品监督抽样方案制订

国家食品药品监督管理局根据本年度药品监督工作要点确定监督检查总体工作安排,确定专项监督检查工作和抽验工作计划,由各省局制订本省监督抽验工作方案。

国家食品药品监督管理局制订的总体监督抽验计划在品种选择上应以基层常用药品为主(原则上基本药物品种应占 80%,市场抽样困难的品种除外)。药品专项监督抽验方案一般由省级食品药品监督管理局根据国家食品药品监督管理局工作计划制订本省计划并下达,内容包括总体要求、抽样及检验、抽样品种及抽样量等内容。在制订整体方案的过程中,为使方案的设计更为科学合理,需遵循一定的步骤和程序。制订抽样方案的程序如下:

1. 根据覆盖面指标设计抽样方案

根据国家食品药品监督管理局计划确定抽样品种,按监督抽样评价指标覆盖面设计检查和抽样方案。抽样品种一般与国家局工作计划一致,也可在省内根据监督检查需要,提出增加必要的品种。以 2009 年国家食品药品监督管理局下达的抽样计划为例,该工作计划中专门针对流通环节的具有降糖功能的中成药、具有降脂(减肥)功能中成药、具有降压功能的中成药、具有补肾壮阳功能的中成药提出抽样品种、各省抽样批次、常见中成药添加违禁化学成分的检查要求。各省在制订本省监管抽验计划时,应以《国家食品药品安全"十一五"规划》提出的监督抽样覆盖面指标为目标,在掌握辖区内具体涉药单位按流通环节、企业类型、数量的基础上,根据以往监督检查结果发现的问题,将辖区内涉药单位按质量信誉由低到高的顺序进行排序,将各类型单位排序中列前 80% 的单位列入检查范围。

2. 制订检查方法和抽样方法

方案中明确检查方法和抽样方法。药品监督抽样应实行靶向抽样,监督检查人员中从外观、性状等方面对存在风险的品种的进行初步判断,对违法广告或广告宣传力度较大、普通品种售价较高的、包装规格较特殊的、个人承包销售的、设专柜销售的品种进行重点检查。有针对性地利用药品快检车进行样品初筛,并填写初筛记录,对初筛发现问题的品种进行有针对性的抽样。

3. 对检验结果有质量问题药品的后续处理方案

对监督检查中发现有质量问题的药品除报告质量检验结果外,应报告国家局,国家局稽查局将根据具体情况组织人员对相关药品生产企业进行抽样。

第四节　检验数据整理与统计描述

一、药品检验的数据类型

药品检验的数据类型主要有三种:定性数据、半定量数据以及定量数据。

1. 定性数据(Qualitative Data)

定性数据是指将检验对象按照某种属性或类别分组计数得到的资料。在药品检验中,外观、性状、鉴别数据都属于定性数据。

以卡托普利为例,2005 版《中国药典》中的卡托普利片要求:【性状】本品为白色或类白色片或为糖衣片,糖衣片除去糖衣后显白色或类白色。【鉴别】取本品的细粉适量(相当于卡托普利 50mg),加乙醇 4mL 振摇使卡托普利溶解,滤过,滤液照卡托普利项下的鉴别(1)项试验,显相同的反应。性状项的数据结果为"显色的名称",鉴别项的检验结果为"是"或"否"。

2. 半定量数据(Semi-quantitative Data)

半定量数据是将检验对象按照某种属性的不同程度分成等级后分组计数得到的资料。半定量数据的检验结果为等级或类别。例如,将重金属的检查结果分为:$(0\sim10)\times10^{-6}$、$(10\sim20)\times10^{-6}$、$(20\sim30)\times10^{-6}$ 等组计数。

3. 定量数据(Quantitative Data)

定量数据是指对某种检验指标测定值的资料。简而言之就是通过对药品进行定量分析而得到的数据资料称之为定量数据。在药品检验中,含量测定、水分测定、装量测定等都属于定量数据。

以卡托普利为例,2005 版《中国药典》中的对卡托普利片含量的要求:含卡托普利($C9H15NO3S$)应为标示量的 90.0%～110.0%。通过含量测定定量的分析方法获得的数据就属于定量数据。

二、药品检验数据的修约原则

1. 有效数字（Significant Figures）

在分析工作中，实际能测量到的数字就称为有效数字。在记录有效数字时，规定只允许数的末位欠准，而且只能上下差1。在药品检验过程中，有效数字修约规则用"四舍六入五成双"规则舍去过多的数字。即当尾数≤4时，则舍；尾数≥6时，则入；尾数等于5时，若5前面为偶数则舍，为奇数时则入。当5后面还有不是零的任何数时，无论5前面是偶或奇皆入。**数据修约的具体方法参见中华人民共和国标准：数值修约规则与极限数值的表示与判定（GB 8170-2008）的有关内容。**

例如，将下面左边的数字修约为三位有效数字：

$2.324 \rightarrow 2.32, 2.325 \rightarrow 2.32, 2.326 \rightarrow 2.33, 2.335 \rightarrow 2.34, 2.32501 \rightarrow 2.33$

在数字修约时还必须注意不能连续修约。

例如，$81.346\% \rightarrow 81.35\% \rightarrow 81.4\%$这样的修约是错误的，而应该修约为$81.346\% \rightarrow 81.3\%$。

数字保留有效数字位数应该与标准一致，其中如果第1位数字为8、9的时候，可以视为2位。有效数字位数例子如表27.5所示。

表 27.5 有效数字列表举例

有效数字	举 例
一位有效数字	0.01,0.1,5
二位有效数字	0.10,1.0,1.6,26
三位有效数字	0.100,1.00,10.0,2.14,520,90
四位有效数字	0.1000,1.000,10.00,100.0,1.314,12.24,102.8,876

2. 有效数字运算法则

在加减法运算中，每数及它们的和或差的有效数字的保留，以小数点后面有效数字位数最少的为标准。在加减法中，因是各数值绝对误差的传递，所以结果的绝对误差必须与各数中绝对误差最大的那个相当。先按小数点后位数最少的数据保留其他各数的位数，再进行加减计算，计算结果也使小数点后保留相同的位数。

先按小数点后位数最少的数据保留其他各数的位数，再进行加减计算，计算结果也使小数点后保留相同的位数。

例如：计算 $2.0372 + 0.0736 + 39.89 = ?$

应先修约再计算。39.89是小数点后位数最少的，应以39.89为准对其他两数字进行修约，其他两个数字亦要保留小数点后第2位，因此三数计算应为：$2.04 + 0.07 + 39.89 = 42.00$。注意：用计数器计算后，屏幕上显示的是42，但不能直接记录，否则会影响以后的修约；应在数值后添两个0，使小数点后有两位有效数字。

在乘除法计算中先按有效数字最少的数据对其他数进行修约，再进行乘除运算，计算结果仍保留相同有效数字。

例如：计算 $13.92 \times 0.0112 \times 1.9723 = ?$

0.0112 是三位有效数字,位数最少,它的相对误差最大,所以应以 0.0112 的位数为准,即:13.9×0.0112×1.97＝0.307。

分析结果小数点后的位数,应与分析方法精密度小数点后的位数一致。计算过程中也应该多保留一位数字。

例如:含量测定(90.0%～110.0%),计算过程中的中间数值应有 5 位有效数字,计算到最终结果时才能修约。

在保留小数位数应服从有效数字位数和药品检验的专业知识。

例如:含量测定的范围要求为 90.0%～110.0%,检验结果为 98.9%(4 位有效数字)。

例如:规定有关物质不得超过 1.0%(2 位有效数字),结果为 0.19%,习惯报告为 0.2%(1 位有效)。

例如:规定有关物质不得超过 0.1%(1 位有效数字),结果为 0.012%,则报告 0.01%。如果 0.01% 已无专业意义,报告小于 0.1% 即可。

三、药品检验数据的统计描述

1. 数据录入和统计分析软件的选择

药品检验数据的统计描述,通常是指对药品抽样检验结果统计分析,主要是对各检验指标计算平均数、比率指标以及进行必要的假设检验。药品检验数据的录入工具包括 EXCEL、ACCESS、EPIDATA 等软件,统计分析工具包括 EXCEL、SAS、SPSS 等统计软件。数据录入软件和统计分析工具的选择应根据数据的量、实际工作需要和统计分析的目的,在保证科学性的基础上尽量选用适当的软件,不必强求一致。

对于药品检验数据的初步分析,使用 EXCEL 软件已经能够满足需要。

EXCEL 软件是美国微软公司研制的办公自动化软件 OFFICE 中的重要成员,经过多次改进和升级,最新版本为 EXCEL 2007。

EXCEL 软件具有很多优点,如能够方便地制作各种电子表格,使用公式和函数对数据进行运算;用各种图表表示数据直观明了;能对工作表中的数据进行检索、分类、排序、筛选等操作,利用系统提供的函数可完成各种数据分析。EXCEL 会自动区分数字型、文本型、日期型、时间型、逻辑型等。对于表格的编辑也非常方便,可任意插入和删除表格的行、列或单元格;对数据进行字体、大小、颜色、底纹等修饰。制作图表 EXCEL 提供了 14 类 100 多种基本的图表,包括柱形图、饼图、条形图、面积图、折线图、气泡图以及三维图。图表能直观地表示数据间的复杂关系,同一组数据用不同类型图表表示也很容易改变。图表中的各种对象,如标题、坐标轴、网络线,图例、数据标志、背景等能任意地进行编辑。图表中可添加文字、图形、图像。精心设计的图表更具说服力,利用图表向导可方便、灵活地完成图表的制作。

EXCEL 软件也存在以下一些局限性:①没有提供箱限图(Boxplot)、茎叶图、相关系数的 p 值、非参数检验等功能;②不能有效处理缺失值(missing data)问题;③有些自动功能可能带来一些不必要的引发人为疏忽导致的计算结果错误。因此,如果处理复杂的检验数据,或者需要对检验数据进行假设检验等深入分析,以及发表高水平论文时,应避免使用 EXCEL 软件,尽量使用 SAS、SPSS 软件(本书推荐并详细介绍了 SAS 的操作方法)。

2. 药品检验总体评价指标

药品检验的总体评价指标可用于反映检验的基本情况,以判断是否达到预定目的。总体评价指标可作为药品监督管理工作效果的评价指标。检验总体评价指标应从抽样覆盖面、不合格率、靶向(Targeting)命中率三个方面加以评价,对于评价性抽验和监督抽验应采用不同的指标(表 27.6)。

表 27.6　药品抽验的主要总体评价指标

一级指标	二级指标	计算方法	抽验类型
覆盖面	药品各类别覆盖率	某类别抽样批次数占全部抽样批次数的百分数	监督抽验
	常用药品品种覆盖率	抽样品种数占基层常用药品品种数的百分数	监督抽验 评价抽验
	环节覆盖率	各环节抽验批次数占全部抽样批次数的百分数	评价抽验 监督抽验
	单位覆盖率	接受检查抽验的某类型单位数占辖区内该类型单位数的百分数	监督抽验
不合格率	类别不合格率	某类别不合格批次数占本类别抽样批次数的百分数	评价抽验 监督抽验
	品种不合格率	某品种不合格批次数占该品种抽样批次数的百分数	评价抽验 监督抽验
	环节不合格率	某环节不合格批次数占该环节抽样批次数的百分数	评价抽验 监督抽验
	关键项目不合格率	某关键检验项目不合格批次数占该品种抽样批次的百分数	评价抽验 监督抽验
	探索性项目不合格率	采用某非标方法检验项目不合格批次数占该品种抽样批次数的百分数	—
靶向命中率	检查靶向命中率	接受检查的单位中发现不合格药品单位数占总被检查单位数的百分数	监督抽验
	快检靶向命中率	最终不合格批次数占快检发现不合格批次数的百分数	监督抽验
	靶向命中率	不合格批次数占总抽验批次数的百分数	监督抽验

注:类别指中药材、中成药、化学药品、生物制品等;基层常用药品指基层医疗机构常用药品,以当地目录为准;环节指生产、经营(批发、零售)、使用环节;单位类型指生产企业、批发企业、零售企业、医疗机构。

3. 按药品类别分项评价

按照《药品评价性抽验质量分析指导原则》(食药监稽[2009]30 号),将分项评价指标与分项评价方法概括如表 27.7 所示。

表 27.7　药品按类别分项评价的关键指标及分析方法

药品类别	剂型	检验项目	统计方法	图表类型	影响分析
化学药品	口服	溶出度与释放度,有关物质	定性描述、均值、标准差	溶出度曲线	—
	注射剂	有关物质、渗透压、添加剂等	均值、标准差、标准误	统计图表、图谱、照片等	工艺、灭菌条件与稳定性关系
	滴眼剂	渗透压、pH 值、缓冲剂、防腐剂、稳定性	均值、标准差、标准误	统计图表	添加剂与稳定性的关系
中药	口服制剂	药材、工艺、外源性物质等	定性描述、均值	统计图表、图谱、照片	药材对成药质量的影响
	注射剂	药材、工艺、添加剂、外观、高分子杂质、安全性项目	定性描述、均值、标准差、标准误	统计图表、图谱、照片	药材、工艺与稳定性的关系
生物制品	所有剂型	运输和储存影响、添加物检验	定性描述、均值	统计图表	运输时间和储存温度与质量的关系
生化药品	所有剂型	原料、添加物、纯度等	定性描述、均值	统计图表	工艺与质量的关系

注:统计图表可选用统计表、直方图、折线图、箱线图(Boxplot)等。

4. 列联表及交互分析

前面已述,由于各种限制,药品抽验很难遵循严格的随机抽样原则,因此,假设检验的应用受到局限。

交互分析(Interaction Analysis)也就是交叉表或列联表分析,通过定性变量构成的交互汇总表揭示变量间的联系,主要适用于两个或多个类别的定类变量。列联表中的数据通常是由两种方式抽样后分类得到:①以一个总体抽样得后,按两种属性搭配的类确定其个体数目得到,因而称为交叉分类;②从多个总体分别抽样后,按另一类属性确定其个体数目而得,因而称多组分类。

根据两者分类特点,利用列联表分析的 χ^2 检验,交叉分类可以检验两种属性是否独立,多组分类可以判断各总体按同一属性的分布概率是否相同。

【例 27.6】　不同抽样地点与产品质量的交互作用分析。

在评价性抽验中,共抽检 997 批次某药品,为了研究抽样地点对产品质量的影响,应进行交叉分析。

【程序 27.6】　prg27_6 不同抽样地点与产品质量的交互作用分析(采用原始数据)

```
PROC IMPORT DATAFILE='/例 28-6. xls'
        OUT=inter
    DBMS=excel2000
    REPLACE ;
    GETNAMES=yes;
TITLE 'Reading in Data from excel';
```

PROC PRINT DATA＝inter；

PROC CONTENTS；

NOTE：原始数据导入（原始数据存放于 D 盘根目录下）。

proc freq data＝Work. Inter ORDER＝INTERNAL；

   tables _COL0 * _COL1 / CHISQ NOPERCENT NOCOL；

run；

NOTE：列联表交互分析。

［输出结果—检验部分］

FREQ 过程

_COL0 * _COL1 表

_COL0(抽样地点性质)   _COL1(检验结果)

频数 行百分比	0	1	合计
零售	88 43.14	116 56.86	204
批发	181 42.69	243 57.31	424
医疗机构	89 24.12	280 75.88	369
合计	358	639	997

_COL0 * _COL1 表的统计量

统计量	自由度	值	概率
卡方	2	35.3860	<.0001
似然比卡方	2	36.5061	<.0001
Mantel-Haenszel 卡方	1	26.9886	<.0001
Phi 系数		0.1884	
列联系数		0.1851	
Cramer 的 V		0.1884	

样本大小 = 997

结果分析：因 $P < 0.0001$，拒绝 H_0，接受 H_1，即认为抽样地点与检验结果有关联，不同抽样地点的不合格率是不同的。

如果抽样数据是以表 27.8 形式给出，可以采用【程序 27.7】进行分析。

表 27.8 抽样地点与不合格率的关系

		检验结果		合计	不合格率(%)
		不合格	合格		
地点	批发	88	116	204	43.1
	零售	181	243	424	42.7
	医疗机构	89	280	369	24.1
合计		358	639	997	100.0

【程序 27.7】 prg27-7 不同抽样地点与产品质量的交互作用分析（采用初步整理后的数据）。

```
Proc Format;
    value Fmt_L 1='批发'2='零售'3='医疗机构';
    value Fmt_R 1='不合格'2='合格'; Run;
Data C;
  Do location=1 to 3;
    Do result=1 to 2;
  input f @@;
    Format location Fmt_L. result Fmt_R.;
    output;  End;  End;
  Label location="机构" result="检验结果";
Cards;
88 116 181 243 89 280
; Run;
Proc Freq;
    Tables Location * result/chisq nocol nopercent ;
    Weight f; Run;
```

〔输出结果—检验部分〕

统计量	自由度	值	概率
卡方	2	35.3860	<.0001
似然比卡方	2	36.5061	<.0001
Mantel-Haenszel 卡方	1	26.9886	<.0001

结果分析：因 $P<0.0001$，则拒绝 H_0，接受 H_1，即认为抽样地点与检验结果有关联，不同抽样地点的不合格率是不同的。其结果与【程序 27.6】分析结果一致。

第五节 药品抽验质量分析报告

一、药品抽验质量分析报告撰写要求

药品抽验质量分析报告是食品药品监督管理部门根据承检任务对样品检验数据的分析和总结，不是简单的样品检验结果的数据汇总。

药品质量分析报告的写作角度是针对本年度抽检的总结，不能直接作为监督分析结论对外公布。抽检合格率不能替代被检品种的总体质量水平，只能代表抽样批数的合格率。除直接从生产企业抽样外，药品质量受流通、储存和运输影响很大，在药品质量分析报告中的结论应考虑到这些因素，避免检验结论扩大化。质量监督管理部门不能直接把检验机构的检验数据作为监督分析结果公布，应进行分析、整理与归纳，有选择地公布，以免误导公众。

药品质量分析报告既要反映被抽检品种的质量状况，又要反映不同企业类型、不同流通环节、不同抽样地点的质量差异；既要反映按标准检验发现的质量问题，又要反映探索性研究发现的问题,为提高监督检验水平提供参考建议。

二、药品抽验质量分析报告撰写提纲

下面以药品评价性抽验分析报告撰写提纲为例说明提纲的主要内容,监督抽验分析报告可参照执行。

(一)药品基本信息

(1)药品名称、剂型、规格、适应症与功能主治,是否为国家基本药物等信息。

(2)药品注册情况信息,包括批准文号数、生产厂家数、批准上市时间。

(3)药品质量风险分析,包括处方、工艺及影响药品质量的关键因素分析。

(4)近年来药品不良反应报告数据分析、药品监督检查情况。

(5)药品检验标准,检验标准中关键检验项目分析。

(二)药品抽样方法信息

(1)抽样批次数,按地区、抽样地点统计的抽样批次数,生产企业抽样批次数,样品确认情况。

(2)抽样覆盖指标分析。

(3)不合格率和靶向率指标分析(评价性抽验可不报告靶向性指标)。

(三)依现行标准的检验结果分析

(1)按现行标准检验的不合格项目分析。

(2)地区、抽样地点、储存条件等对检验结果的影响分析。

(3)原研药与其他企业药品关键检验项目的比较分析,以及差异原因分析。

(四)探索性研究检验结果分析

(1)探索性研究的项目及设定依据。

(2)探索性研究的方法及方法验证。

(3)探索性研究检验结果的不合格项目分析。

(4)探索性研究反映出来的原有药品标准存在的问题,或者标准外的人为因素对药品质量的影响。

(5)探索性研究检验结果与现行标准检验结果的比较。

(五)通过质量分析发现的主要问题

1. 质量标准和检验方法方面的问题

原研药与其他企业药品质量标准差异的比较;不同企业药品质量标准差异的比较;质量标准本身存在的问题;检验方法在科学性、有效性方面的缺陷等。

2. 原辅料、生产工艺、配方、包装材料等影响药品质量的问题

原辅料对药品质量的影响;生产工艺合理性、稳定性、可控性等方面的问题;配方和包装材料对药品质量的影响等。

3. 人为因素反映的问题

违规、违法投料,偷工减料,非法添加,擅自改变工艺等问题。

（六）总体评价

1. 质量总体评价

对此次药品抽验结果进行评价。从两方面评价：①该品种质量总体状况，结论包括好、较好、一般、差；②对本次抽样方案的评价，抽样覆盖和抽样代表性，结论包括好、较好、一般、差。

2. 对药品标准的评价

对该品种的药品标准进行评价，结论包括可行、基本可行、不可行。

（七）总体建议

针对检验中发现的问题，提出标准修订对特定企业特定品种加强监管和开展专项监督检查的建议，以及是否发布质量公告的建议。

参考文献

[1] 谢蛊杰.普通统计学[M].北京:北京大学出版社,2005.

[2] 柯惠新,沈浩.调查研究中的统计分析法[M].北京:中国传媒大学出版社,2007.

[3] 叶永和.产品质量监督抽样检验实践[M].北京:中国计量出版社,2005.

[4] 国家局药品市场监督办公室.2009年全国药品评价抽验工作手册.2009.

[5] 陈元江.对非随机抽样的思考[J].中国统计,2004,51(10):18-20.

[6] 杨学智,白天龙.日常监督抽验工作中存在的问题与对策[J].齐鲁药事,2008,27(7):397.

[7] 姜红.药品监督抽验合格率与药品质量[J].中国药事,2005,19(1):17-19.

[8] 张娇燕.提高药品监督抽验效能的探讨[J].中国药事,2007,21(4):226-228.

[9] 张景海.对提高药品监督检验靶向性存在问题的分析与建议[J].齐鲁药事,2008,(8):456-458.

[10] 彭凯.浅谈基层药品抽验中存在的问题及对策[J].中国药品监管,2008,5:55-56.

[11] 王敏.浅析国家评价性抽验模式的改革[J].海峡药学,2009,21(6):238-239.

[12] 蒋明廉,徐东来,周华扬.以药品检测车为平台提高药品监督抽验效能[J].中国药事,2009,23(6):557-560.

[13] 王敏.药品评价性抽验工作的作用和意义[J].海峡药学,2007,19(6):133-134.

杨　悦　王　贺　曾　智　黄志禄　郭志鑫

第二十八章　预防性疫苗临床试验及统计学要求

预防性疫苗的临床试验分为四期：Ⅰ、Ⅱ、Ⅲ期和Ⅳ期，其中Ⅰ～Ⅲ期试验是疫苗获得注册批准上市的基础。Ⅳ期试验是疫苗注册上市后，对疫苗实际应用人群的安全性和有效性进行综合评价。Ⅰ、Ⅱ、Ⅲ期和Ⅳ期临床试验的统计学要求应按疫苗临床试验技术指导原则的相关要求实施。

Ⅰ期临床试验通常在健康、免疫功能正常的成人中进行，主要评价疫苗的安全性。Ⅱ、Ⅲ期临床应选择能代表将来免疫接种的目标人群，在进一步考察疫苗安全性的同时，进行疫苗剂量、免疫程序及有效性的研究。Ⅰ期临床试验研究对象一般为20～30人，因样本数量较少，一般不具备统计学意义；Ⅱ期临床试验为确定疫苗剂量和免疫程序提供依据，样本量除应达到每组300例以上外，还应符合相关统计学要求；Ⅲ期临床试验应采取随机双盲对照试验，样本量需满足法规要求的每组500例以上以及相关统计学要求。疫苗临床试验数据分析可采取全分析集和符合方案集结合方法。

第一节　Ⅰ期临床试验

一、一般要求

通常Ⅰ期临床试验是小范围研究（20～30人），重点是确保临床耐受性和安全性。

若疫苗接种对象为儿童或其他特殊人群，通常应在健康成人进行Ⅰa期试验后，再在小规模目标人群中接种，即Ⅰb期临床试验。用于婴幼儿的疫苗，在进行人体安全性评价时，应按先成人、后儿童、最后婴幼儿顺序（各20～30人）分步进行，疫苗剂量一般以临床申报时的剂量为准，必要时可采取高、中、低三种剂量，每组8～10人，观察临床耐受性。

观察期应以安全性为主，在观察（一般4～7天）和随访期间（1～6月）不应出现方案中设为试验中止的严重不良反应。

疫苗的Ⅰ期临床试验对安全性的观察包括临床指标（局部反应、全身反应、生命体征检测）和实验室指标（血生化、血常规、尿常规检测），应根据疫苗的临床前毒理研究的安全性提示或先前类似已上市产品的经验设定新的监测指标。不同的观测指标应根据"国食药监注[2005]493号"通知，具体分为4个级别：轻度（1级）、中度（2级）、严重（3级）、潜在的生命威胁（4级）。

二、实验设计与临床要求

由于Ⅰ期临床的重点为考核临床耐受性和安全性，仅在小范围内进行，在数据分析时，一般可采用描述性统计方法，不进行统计学检验。可统计局部不良事件和全身不良事件的发生率，以及抗体阳转率和抗体滴度等指标。关于使用剂量、观察期以及确定原则，依据疫苗的个例而有所不同,在临床试验中主要以临床前研究等资料为基础综合考虑。

【例 28.1】 疫苗Ⅰ期临床试验统计举例。

某型肝炎疫苗Ⅰa期临床试验。

(1)实验目的。

评价某型肝炎疫苗的安全性。

(2)实验设计。

第一阶段(Ⅰa)按入选标准选择 44 名各项生化指标正常、抗疫苗重组蛋白-IgG、HBsAg阴性健康成年人,接种 2 剂疫苗,采用 0,1 月程序。首剂接种后进行 30 分钟和 6、24、48、72 小时精密观察,并在 7、14 天随访观察不良反应。以受试者自己填写日记卡形式收集其余时间不良事件。若首剂接种后 30 天内无与试验疫苗有关或可能相关的严重不良事件,则接种第 2 剂疫苗,并同样随访观察不良事件。于首剂疫苗接种后第 60 天,所有受试者采血检测生化指标(血浆纤维蛋白原、血清尿素氮、血糖、ALT),收集所有临床记录,作出本阶段临床安全性评价,决定是否进入下一阶段。

(3)实验结果。

受试对象一般状况及分析见表(全分析集)。

Ⅰa阶段共接种成人 44 名。入选对象的性别年龄构成见表 28.1。

表 28.1 Ⅰa阶段研究对象性别年龄构成

年龄组	观察人数	男	女
20~29	10	4	6
30~39	17	12	5
40~49	15	10	5
>50	2	2	
合计	44	28	16

局部事件。

Ⅰa临床研究局部不良事件观察结果见表 28.2。

表 28.2 某疫苗临床研究Ⅰa阶段局部事件情况

针次	观察人数	红肿		瘙痒		合计	
		人数	百分数(%)	人数	百分数(%)	人数	百分数(%)
1	44	2	4.55	1	2.27	3	6.82
2	42	1	2.38	2*	4.76	3	7.14
合计	86	3	3.49	3	3.49	6	6.98

*1 例伴随疼痛。

全身事件。

某疫苗Ⅰa期临床研究体温异常情况观察结果见表 28.3。

表 28.3 某型疫苗 Ⅰa 期临床研究体温异常情况

针次	观察人数	轻度		中度		重度		合计	
		人数	百分数(%)	人数	百分数(%)	人数	百分数(%)	人数	百分数(%)
1	44	0	0	1	2.27	0	0	1	2.27
2	42	1	2.38	1	2.38	0	0	2	4.76
合计	86	1	1.16	2	2.33	0	0	3	3.49

血浆/血清生化指标。

免疫前和全程免疫后,所有受试者 ALT 均无明显升高。免疫前和全程免疫后纤维蛋白原、血清尿素氮、血糖均无异常变化。

(4)试验结论。

Ⅰ期试验中未见重度和潜在的生命威胁的严重不良反应事件,轻度和重度不良反应事件的发生率在可接受范围,可以进入 Ⅰb 期进行不同剂量的安全性试验,并初步研究其免疫原性差别,进一步为制订 Ⅱ 期临床试验方案提供数据。

第二节 Ⅱ期临床试验

一、一般要求

Ⅱ期临床试验目的是为证明疫苗在目标人群中的免疫原性和安全性,最低样本量为每组300 例。应严格设计,适当实施和分析,以获得Ⅲ期效力试验将采用的剂量和免疫程序。

Ⅱ期临床试验一般不要求随机双盲,重点对不同剂量不同程序的疫苗进行比较研究,每组样本量一般在 100 例以上,应考虑在不同地区、不同年龄人群对研究结果进行验证,即抽验要随机、均衡。

二、实验设计与临床要求

Ⅱ期临床试验通常采用平行组设计,试验疫苗可分为高、中、低几个剂量组,同时设一个或多个对照组。也可考虑多中心试验,由多个临床研究中心在统一组织下分别进行。

【例 28.2】 疫苗Ⅱ期临床试验统计举例。

(1)实验目的。

评价某疫苗的免疫程序,进一步考察其安全性。

(2)实验设计。

研究对象 457 例,随机分为 3 组,A 组 155 例、B 组 151 例和 C 组 151 例。A 组($20\mu g$/剂,0、1、6 月接种),B 组($20\mu g$/剂,0、6 月接种),C 组(乙肝疫苗,0、1、6 月接种)。接种前和 2 次接种后 1 个月各采血 1 次,检测抗体指标。安全性观察同前述。

数据分析(全分析集)。

(3)A、B 和 C 三组试验对象的特征分析。

3 组的性别构成无显著差异,但 3 组的总体年龄不同($P < 0.05$)。经过两两比较,发现 C

组的平均年龄为(34±12)岁,比 A 组的(30±12)岁高,有统计学差别($P<0.05$);但 A 和 B 组之间、B 和 C 组之间的平均年龄无不同。实验结果见表 28.4 和表 28.5。

表 28.4　三组性别分布情况

性别	男	女	合计	性别比(男：女)	χ^2 检验
A	62	93	155	1.50	$\upsilon=2$
B	60	91	151	1.52	$\chi^2=0.27$
C	64	87	151	1.36	$P=0.88$
合计	186	271	457	1.46	

表 28.5　各组年龄分布情况

年龄	例数	均数±标准差	最小值、最大值	方差检验
A	155	30±12	18～55	$\upsilon=3$
B	151	33±13	16～55	$F=3.30$
C	151	34±12	18～55	$P=0.04$
合计	457	32±13	16～55	

(4) 不良事件的总体情况。

457 例研究对象中,全身不良事件率为 8.9%(95% 可信区间:6.9%～11.2%),局部不良事件率为 7.1%(95% 可信区间:5.4%～9.2%),未出现严重不良事件。A 组、B 组的全身不良事件率和局部不良事件率的差别均无统计学显著性($P>0.05$)。与接种乙肝疫苗的 C 组相比,接种试验疫苗(A 组＋B 组)的全身不良事件率相当($\chi^2=1.1$,$P>0.05$),但局部不良事件率较高($\chi^2=14.6$,$P<0.05$)。在全部 457 人中,观察期内均未出现严重不良反应。试验疫苗组(A、B 组)所发生的不良事件中,绝大多数为轻微反应(一级),仅出现 7 人次三级不良事件(均为局部红肿),10 人次二级不良事件(2 人次发热,8 人次局部红肿)。对照组(C)除 1 例二级不良事件(局部红肿)外,其余不良事件均为一级反应。实验结果见表 28.6。

表 28.6　Ⅱ期各组不良事件发生情况

	受试疫苗组			对照组	统计检验	
	A	B	合计	C	χ^2	P
观察例数	155	151	306	151		
接种针次	446	286	732	446		
全身事件(n/%)	43/9.6	22/7.7	65/8.9	32/7.2	1.07	0.302
轻度(一级)	42	21	63	32		
中度(二级)	1	1	2	0		
重度(三级)	0	0	0	0		
局部事件(n/%)	37/8.3	15/5.2	52/7.1	9/2.0	14.60	0.000
轻度(一级)	25	12	37	8		
中度(二级)	5	3	8	1		
重度(三级)	7	0	7	0		

（5）血清学检测结果。

血清学检测结果为不同剂量或程序组抗体阳性率或滴度比较，血清抗体检测结果见表28.7。

表 28.7　不同免疫程序组血清抗体水平（符合方案集）

组别	2M		6M		7M	
	GMC	SD	GMC	SD	GMC	SD
A(0.1.6)	6.0	2.9	3.1	2.5	15.9	2.2
B(0.6)	0.8	5.9	0.5	4.8	8.6	4.3

注：M 为月；GMC 为几何平均滴度；SD 为标准差。

按照疫苗重组蛋白抗体检测试剂的阳性标准判断受试疫苗 IgG 的阳性率，结果见表 28.8（符合方案集）。对某些保护性指标和或保护性水平明确的疫苗，应按照已知的保护性指标和保护性水平计算阳转率。

表 28.8　疫苗免疫后的抗体阳转率

组别	剂量(μg)	程序(M)	例数	阳性率％（阳性数）			
				1M	2M	6M	7M
A	20	0,1,6	128	—	96.1(123)	90.6(116)	100(128)
B	20	0,6	110	65.5(72)	—	50.9(56)	96.4(106)

（6）数据分析结论。

疫苗全程免疫后，其免疫原性按检测试剂盒的临界值判断，阳性率为 95％以上；安全性结果与对照疫苗的全身不良事件率相当（$\chi^2 = 1.1, P > 0.05$），但局部不良事件率较高（$\chi^2 = 14.6, P < 0.05$）。

第三节　Ⅲ期临床试验

一、一般要求

Ⅲ期临床试验是为提供疫苗效力和安全性数据而设计的大规模临床试验。Ⅲ期试验中，评价疫苗对预防疾病或感染的金标准是前瞻性随机双盲对照的保护性效力试验。

二、实验设计与临床要求

在应用免疫原性终点作为替代终点时，多采用优效性或非劣效性试验设计。最低试验例数每组应不低于 500 例。在保证统计学要求的前提下，血清学数据至少来自一个中心受试者的血清样品，以及所有确定为疫苗免疫失败的受试者。

当需应用流行病学保护效果作为临床终点时，可采用如下一些试验设计。

（1）前瞻性队列研究。

（2）观察性队列研究。遇到伦理学依据不支持双盲随机对照试验、需要长时间随访或临床保护判定终点(如新生儿乙型肝炎疫苗接种)及所需个体数目太大不能作随访等非常情况,可考虑应用观察性队列研究。但实施大规模和长时间的试验难度较大,因此,申请者应充分考虑所确定的样本大小和试验持续时间。

(3)获得效力数据的其他替代研究方法,根据疾病发生率、流行病学情况、人口特征及疫苗预期效力,可选择其他替代研究方法,但那些非随机双盲对照试验提供的效力数据必须经过验证。替代方法包括续发率研究或家庭内接触研究(可随机化),此为一种特殊类型的暴露前队列研究,样本小于其他随机对照试验。

(4)非对照、开放性研究,仅用在获取血清学反应和耐受等附加信息时使用。

(5)病例对照研究一般为由果到因的研究。不同的试验设计决定采取不同的统计学方法,样本量也有较大差别。

Ⅲ期临床试验时,方案中应明确考虑分析结果的变量、检验的无效假设和备择假设、显著性水平、把握度,应详细说明用于评价每个终点的统计学方法;研究报告应详细说明已完成全部试验的受试者在效力、安全性结果分析中排除的理由;统计学评估应包括可信区间。

【例28.3】 疫苗Ⅲ期临床试验统计举例。

随机双盲对照优效性疫苗临床研究的统计学设计。

(1)研究目的。

主要目的:评价 $20\mu g$ 乙肝疫苗与 $10\mu g$ 乙肝疫苗接种成人后诱导抗体应答的差别。

次要目的:评价 $20\mu g$ 乙肝疫苗免疫成人的安全性。

(2)试验设计。

采取随机、双盲、对照研究,按 0,1,6 月全程接种方案,对成年易感者分别接种 $20\mu g$ 乙肝疫苗和 $10\mu g$ 乙肝疫苗;以确定有保护效果的血清抗-HBs 作为免疫原性评价替代指标,受试者在免疫前、全程接种后第 4 周采集静脉血检测血清抗-HBs,抗-HBs$\geq$10mIU/mL 判定免疫后保护效果阳性,所有受试者均进行安全性评价。

研究假设:$20\mu g$ 乙肝疫苗免疫原性有效性替代指标 HBsAb 滴度$\geq$10mIU/mL 的比率优于 $10\mu g$ 疫苗。

样本量计算:优效性试验(与 $10\mu g$ 疫苗比较)。

$P1$:试验组的率为 90%;

$P2$:对照组的率为 85%;

$\alpha=0.05$(单侧);

$\beta=0.15$。

计算公式:

$$N = \frac{[P1 \cdot (1-P1) + P2 \cdot (1-P2)] \times f(\alpha, \beta)}{[(P1-P2) \cdot (P1-P2)]}$$

参考按上述要求计算的样本含量,如果两组阳转比例之差异在 0.05 概率范围内,样本含量为每组 626 例(合计 1252 例)。

(3)实验结果统计。

按照以上实验方案实施后,分别检测受试者在免疫前、全程接种后第 4 周采集静脉血检测血清抗-HBs,按照抗-HBs$\geq$10mIU/mL 判定免疫后保护效果阳性。血清样品检测和不良反应事件观察结果记录完毕后,破盲,统计分析 $20\mu g$ 组和 $10\mu g$ 组疫苗接种对象中不良反应事件差异以及抗体阳转率差别。实验结果见表 28.9。

表 28.9　A、B 两剂量免疫后的抗体阳转率

组别	剂量(μg)	程序(M)	例数	阳性率(%)(阳性数)	
				免疫前	免疫后 4 周
A	20	0,1,6	700	0	93[651＝605(阳性)＋46(阴性)]
B	10	0,1,6	700	0	86[602＝518(阳性)＋84(阴性)]

经 χ^2 检验，$\chi^2 = 18.25$，$P < 0.01$，$20\mu g$ 免疫组的阳转率高于 $10\mu g$ 组。

安全性及免疫原性统计原则分析同前。其计算程序如下：

```
data abc;
do a=1 to 2; do b=1 to 2;
input x @@;
output; end; end;
cards;
605 46 518 84
;
proc freq;
weight x;    tables a * b /all;
run;
```

第四节　Ⅳ期临床试验

一、一般要求

Ⅳ期临床试验是疫苗注册上市后，对疫苗实际应用人群的安全性和有效性进行综合评价，目的为评价疫苗在大量目标人群常规使用状态下的各种情况，获得疫苗的人群流行病学保护效果，发现罕见及严重不良反应。

二、试验设计及临床要求

（一）安全性评价

Ⅳ期临床试验的目的之一为发现Ⅱ/Ⅲ期未能发现的极少数或非预期事件。可采用 ADR 报告、回顾性队列研究和/或病例对照方法进行研究。

（1）不良反应事件报告（ADR）可有效发现严重或致命的不良反应，是进一步发现并验证疫苗常见不良反应的重要手段。

（2）回顾性队列研究和/或病例对照方法（Case Control Study）以及个例对照与历史性对照相关的回顾性暴露队列研究方法常用于人群中不常见和罕见不良反应研究。

可结合 ADR 和回顾性队列研究和/或病例对照方法进行严重或罕见不良反应的发现和验证。一般以发现严重及罕见不良反应为主要研究目的的Ⅳ期临床研究所需的样本量较大，多在 10 万人以上。病例对照研究在周密设计的基础上所需样本较少,可按 1∶2 或 1∶4 比例设计研究对照。

(二)保护效果研究

Ⅳ期临床试验目标为获得疫苗实际应用的人体保护效果,常用方法为队列研究和病例对照研究,获得应用疫苗的流行病学保护效果。当研究病例临床诊断十分困难时,如 HIB 感染引起的临床病例,仍可考虑采用免疫原性的替代指标替代保护效果,但需注意在试验设计上与Ⅲ期的随机双盲对照研究有所区别,特别在研究对象的入选和排除标准方面不应采取上市前试验的标准,防止研究得到的保护效果虚高于疫苗实际应用人群的效果。

1. 队列研究

比较研究人群中接种和未接种疫苗者发生的感染、发病或死亡事件,对疫苗的人群保护效果进行评价。队列研究的优点为由因到果的调查,且选择偏倚、信息偏倚和混杂偏倚较小,可直接获得接种疫苗者和未接种者的感染率或发病率。该项研究设计的缺点为研究所需时间长、花费成本高,不适用于发病率低的疾病,且容易产生随访偏倚。队列研究的样本量与疫苗所预防疾病的预期发病率有关,一般为大样本(1 万人以上),且应结合随访时间,以随访人·年计算。

2. 病例对照研究

病例对照研究设计适用于低发病率疾病疫苗的预防保护效果评价。在研究中为获得有效性数据,应确定有代表性的采样群体。病例对照研究的优点为范围小、随访时间短、易操作。该研究设计的主要局限在于可能存在选择性偏离及缺少随机对照引起的其他偏离,且是由果到因的研究。当研究范围不以人群为基础时,应包含尽可能多的例数。

(三)Ⅲ期试验人群的免疫持久性研究

Ⅲ期临床试验解盲后继续对研究对象的长期随访,可选择全部或部分(亚组)人群进行抗体等免疫学指标检测,以了解疫苗的免疫持久性,为再免和/或加强免疫提供依据。

【例 28.4】 Ⅳ期临床实验的统计学举例。

23 价肺炎球菌疫苗(PPV)的Ⅳ期临床试验。

23 价 PPV 于 1999 年在西班牙的加泰罗尼亚地区(西班牙东北部)免费为老年人接种,本案采用前瞻性队列研究方法,对该地区 65 岁以上老年人进行了长达 3 年的随访观察,以评价该疫苗对目标人群的保护效果。

(1)试验设计。

通过观察 8 个社区的 65 岁以上老年人(11241 例)在 2002 年 1 月至 2005 年 4 月期间侵入性肺炎球菌病(IPD)、肺炎球菌性肺炎(PP)、普通肺炎(社区获得性肺炎,CAP)和因肺炎致死 4 种病例的发病情况,结合 PPV 免疫接种情况分析 PPV 在这一群体的免疫保护效果。所有资料均来自临床病例记录,肺炎球菌疫苗免疫与每种临床结果的相关性采用多因素 Cox 比例风险模型分析,调整了年龄、性别、合并症、免疫力和接种流感疫苗等因素。

(2)试验结果。

11241 例研究对象,进行了总计 33905 人年的随访,17401 人年(51%)接种了 23 价 PPV 疫苗,4986 人在研究开始前接种了 PPV,其中 4313 人为研究开始前 2 年内接种的 PPV。在研究开始前未接种 PPV 的 6255 人中,1449 人在 40 个月的研究过程中接种,产生了 4599 人年的资料,其中 2312 人年分布在未免疫组,2287 人年在免疫组。11241 病例队列在进入研究前的基本特征如表 28.10 所示。

表 28.10　11241 例研究对象的汇总结果表

特征	数量(%)		P
	未免疫组 $n=6255$	免疫组 $n=4986$	
年龄			
65~74	3903(62.4)	2302(46.2)	<0.001
75~84	1780(28.5)	2080(41.7)	
≥85	572(9.1)	604(12.1)	
性别			
男	2716(43.4)	2176(43.6)	0.814
女	3539(56.6)	2810(56.4)	
2 年内就诊次数			
0~14	2553(40.8)	659(13.2)	<0.001
15~29	2038(32.6)	1841(36.9)	
≥30	1664(26.6)	2486(49.8)	
因肺炎在 2 年内住院	51(0.8)	85(1.7)	<0.001
前一年接种流感疫苗	1917(30.6)	4115(82.5)	<0.001
身体状况与风险因素			
慢性心脏病	623(10.0)	717(14.4)	<0.001
糖尿病	1294(20.7)	1356(27.2)	<0.001
慢性肺病	598(9.6)	701(14.1)	<0.001
高血压	2988(47.8)	3002(60.2)	<0.001
肥胖	937(15.0)	1038(20.8)	<0.001
吸烟	569(9.1)	361(7.2)	<0.001
慢性肝病	114(1.8)	101(2.0)	0.435
慢性肾病	182(2.9)	228(4.6)	<0.001
肿瘤	133(2.1)	171(3.4)	<0.001
应用免疫抑制药物	296(4.7)	396(7.9)	<0.001
免疫低下的状态	652(10.4)	794(15.9)	<0.001

注:P 值计算采用 χ^2 检验。

临床试验期间,共观察到 22 例 IPD,473 例 CAP,70 例细菌培养确诊为肺炎球菌性肺炎,1497 例中有 60 例在肺炎发生后 30 天内死亡。

　　未经变量调整的原始数据分析表明，免疫组中住院和所有肺炎病例高于未免疫组（表28.11），IPD、PP和因肺炎致死病例明显低于未免疫组（表28.12）。所有肺炎的致死率为12.7%。免疫组为9.8%，显著低于未免疫组的16.3%（$P=0.023$）。

表 28.11　CAP 住院与致死病例与 PPV 免疫的相关性

类型	CAP			死亡		
	住院	门诊	全部	肺炎球菌感染致死	肺炎致死	全部
数目						
未免疫组	161	46	207	5	34	696
免疫组	194	72	266	5	26	801
每 1000 人·年						
未免疫组	9.75	2.78	12.54	0.30	2.03	41.61
免疫组	11.15	4.13	15.29	0.28	1.46	45.10
未调整风险比（HR）	1.12	1.43	1.19	0.83	0.70	1.06
95%CI	0.91~1.39	0.99~2.08	0.99~1.43	0.24~2.88	0.42~1.18	0.95~1.17
P	0.275	0.057	0.057	0.765	0.180	0.296
调整年龄和性别后的 HR	0.96	1.31	1.03	0.74	0.55	0.83
95%CI	0.78~1.19	0.90~1.91	0.86~1.24	0.21~2.60	0.33~0.91	0.75~0.92
P	0.739	0.159	0.716	0.636	0.022	0.000
多变量调整后的 HR	0.74	0.90	0.79	0.50	0.41	0.97
95%CI	0.59~0.92	0.59~1.37	0.64~0.98	0.13~2.02	0.23~0.72	0.86~1.09
P	0.007	0.619	0.032	0.332	0.002	0.595

　　多因素方差分析 PPV 与 IPD 和 CAP 发病情况的相关性，见表 28.12，多变量调整后，PPV 均未显著降低疫苗血清型的 IPD、各血清型 IPD、细菌性和非细菌性 PP 的发病风险，但对 CAP 的发病有显著保护效果（$HR=0.55$，95%CI：$0.34~0.88$，$P=0.013$）。

表 28.12　PPV 与两种发病情况（IPD 和 CAP）的相关性

参数	IPD		CAP		
	疫苗或相关血清型	所有血清型	细菌性	非细菌性	全部
数目					
未免疫组	8	14	12	26	38
免疫组	3	8	6	26	32
每 1000 人·年					
未免疫组	0.48	0.85	0.73	1.58	2.30
免疫组	0.17	0.46	0.34	1.49	1.84

续表

参数	IPD		CAP		
	疫苗或相关血清型	所有血清型	细菌性	非细菌性	全部
未调整风险比(HR)	0.38	0.56	0.51	0.84	0.74
95%CI	0.10~1.42	0.23~1.34	0.19~1.35	0.49~1.45	0.46~1.19
P	0.149	0.194	0.174	0.533	0.217
调整年龄和性别后的 HR	0.39	0.50	0.41	0.71	0.61
95%CI	0.10~1.50	0.21~1.20	0.15~1.11	0.41~1.24	0.38~0.99
P	0.169	0.120	0.080	0.230	0.046
多变量调整后的 HR	0.61	0.60	0.45	0.61	0.55
95%CI	0.13~2.76	0.22~1.65	0.15~1.40	0.35~1.06	0.34~0.88
P	0.517	0.324	0.452	0.081	0.013

多因素方差分析 PPV 与肺炎住院率和 CAP 发生率情况,见表 28.12,经多变量调整后,PPV 显著降低因肺炎住院率($HR=0.74$,95% CI:$0.59\sim0.92$,$P=0.07$)和 CAP 发生率($HR=0.79$,95% CI:$0.64\sim0.98$,$P=0.032$),疫苗免疫组肺炎致死率显著降低($HR=0.41$,95% CI:$0.23\sim0.72$,$P=0.002$)。

(3)试验结论。

23 价 PPV 疫苗可有效预防 65 岁以上老年人肺炎发病,降低肺炎发生率和肺炎致死率。

参考文献

Vila-Córcoles A, Ochoa-Gondar O, Hospital I, et al. Protective effects of the 23-valent pneumococcal polysaccharide vaccine in the elderly population: the EVAN-65 study. Clin Infect Dis. 2006,43(7): 860-868.

黄维金　梁争论

第二十九章　常用统计软件及 SAS 程序介绍

第一节　常用统计软件及主要特点

在医药学及生物学研究中通常需要数理统计才能客观准确地分析和解释各种现象和实验研究结果。近 30 年来内容优秀、功能较完备的统计分析软件的推出使统计学更加实用化、大众化。然而科学工作者在使用各种统计软件对数据进行统计分析或绘制统计图表的过程中，往往希望选用一个恰到好处，且适合于自己专业知识水平、计算机水平和统计知识水平的统计软件包（系统）。毫无疑问，正确的选择会给用户带来意想不到的方便。因此在选用软件包（系统）时，花一点时间了解一下各种统计软件的特色和风格，将会收到事半功倍的效果。

目前较著名的统计分析软件有 SAS、SPSS 及 Stata 等。本章通过对常用统计软件的介绍，希望更多的医药研究人员能够运用最新科技成果和统计技术为专业工作服务。

一、SAS 统计分析系统

（一）概述

SAS 系统（Statistics Analysis System）于 1966 年由美国 North Carolina 州立大学开始研制，1976 年成立美国 SAS 软件研究所公司，并开始进行 SAS 系统的维护、开发、销售和培训等工作。1985 年推出 SAS/PC(6.02)版本。自 SAS 系统推出以来，它的版本更新很快，功能也不断增加，1998 年推出 6.12 版，现在已有 9.2 版面世。以前 SAS 是 Statistical Analysis System 的简称，现在它已经是一个独立的商标名称。

SAS 系统是世界领先的信息系统，它由最初的用于统计分析经不断发展和完善成为大型集成应用软件系统，具有完备的数据存取、管理、分析和显示功能。在数据处理和统计分析领域，SAS 系统被誉为国际上的"标准软件系统"。SAS 系统广泛适用于金融学、社会学、管理学、医药卫生、政府和教育科研等领域，其内容几乎包含现在世界上所有统计科研成果，功能齐全、强大，可以说是当之无愧的"巨无霸"。

SAS 的宗旨是为所有需要进行数据处理、数据分析的非计算机专业人员提供一种易学易用、完整可靠的软件系统。用户把要解决的问题用 SAS 语言（近乎自然英语的第四代过程式编程语言）表达出来，组成 SAS 程序，提交给 SAS 系统，就可以解决所提出的问题。执行情况和输出结果都在屏幕上显示出来。

（二）SAS 系统的特点

SAS 是一套大型集成应用软件系统，具有完备的数据存储、数据管理、数据分析和数据展现功能。SAS 系统中提供的主要分析功能包括统计分析、经济计量分析、时间序列分析、决策分析、财务分析和全面质量管理工具等。SAS 中各模块具有相对独立的功能。常用模块有 Base、Graph、Stat、Insight、Assist、Analyst 模块等，分别执行基本数据处理、绘图、统计分析、数据探索、可视化数据处理等功能。强大的编程操作功能是 SAS 系统的长处。尽管高级版本的 SAS 出现可视化窗口，然而要想完全发挥 SAS 系统强大功能，充分利用其提供的丰富资源，掌握 SAS 的编程操作是必要的，也只有这样 SAS 在各个方面的杰出特长才能得以体现。

数据管理方面，SAS 能用任何可能的方式处理数据。它包含 SQL（结构化查询语言）过程，可以在 SAS 数据集中使用 SQL 查询。但是要学习并掌握 SAS 软件的数据管理需要很长时间，在 Stata 或 SPSS 中，完成许多复杂数据管理工作所使用的命令要简单得多。然而，SAS 可以同时处理多个数据文件，它可以处理的变量达到 32768 个，也可以记录并处理硬盘空间所允许的最大数量的记录条数，从而使数据管理工作变得容易。

统计分析方面，SAS 能够进行大多数统计分析（回归分析，Logistic 回归，生存分析，方差分析，因子分析，多变量分析）。

SAS 的绘图功能由 SAS/Graph 模块提供。然而，SAS/Graph 模块的学习也是非常专业而复杂，图形的制作主要使用程序语言。SAS 也可以通过点击鼠标交互式的绘图。

SAS 系统将数据管理与统计分析融为一体，SAS 程序的结构由两个基本步骤任意组合而成。DATA 步骤用于对数据的加工处理，PROC 步骤用于分析数据和编写报告。SAS 系统克服了通常软件系统偏重于数据管理功能或偏重于统计分析弊病，把数据管理与统计分析有机地结合在一起。但是 SAS 系统视窗化程度较差，人机对话界面不尽如人意，对于一些特殊的或用户自定义的统计算法，目前仍以编程操作为主，而且 SAS 编程语言也是一种较难掌握的编程语言（虽然它是目前工业界最流行的统计分析语言），初学者较难入门。相关信息可通过国际官方网站 http://www.sas.com 查询。

二、SPSS 统计分析系统

（一）概述

SPSS 原意为 Statistical Package for the Social Sciences，即"社会科学统计软件包"。随着 SPSS 产品服务领域的扩大和服务深度的增加，SPSS 公司已于 2000 年正式将英文全称更改为 Statistical Product and Service Solutions，意为"统计产品与服务解决方案"，标志着 SPSS 的战略方向做出重大调整。SPSS 是世界上最早的统计分析软件，由美国斯坦福大学的三位研究生于 20 世纪 60 年代末研制。这几位先驱者成立 SPSS 公司，并于 1975 年在芝加哥组建 SPSS 总部。1984 年 SPSS 总部首先推出世界上第一个统计分析软件微机版本 SPSS/PC+，确定了 SPSS 微机系列产品的开发方向。之后 SPSS 极大地扩充了它的软件的应用范围，使其能很快应用于自然科学、技术科学、社会科学各个领域。世界上许多有影响的报刊杂志纷纷对 SPSS 的自动统计绘图、数据深入分析、使用方便、功能齐全等方面给予了高度评价与称赞。2009 年，SPSS 公司被 IBM 以 12 亿美元收购。现在，这家公司称作"SPSS：An IBM Company"，原来的 SPSS 软件也曾一度改名为 PASW，现在统一称为 IBM SPSS。

SPSS 致力于简便易行（其口号是"真正统计，确实简单"），并且取得了成功。但是如果用户是高级用户，随着时间推移会对它丧失兴趣。SPSS 是制图方面的强手，但缺少稳健和调查方法，处理前沿的统计过程比较困难。

（二）SPSS 系统的特点

SPSS 是为了迎合多变、新兴的市场需求，推出一种亲和力极强且相当实用的数据分析工具，并可在大型计算机和个人计算机上运行。随着网络技术的日新月异，SPSS 已成为一种解决客户关系管理、数据挖掘、商业智能与知识发现的核心产品，其中在线分析处理图表（OLAP）更是数据挖掘不可缺少的重要工具。完备的 SPSS 涵盖 9 大模块，提供统计分析及绘图、专业性统计，具有相当的预测功能，使用多次曲线拟合模式进行时间序列分析并以平滑模式推断自回归函数等。SPSS 与 SAS 相比各有所长，但两者都是国际公认的优秀统计分析产品。

SPSS 的操作界面友好，输出结果美观漂亮，几乎完全用视窗化展示各种管理和分析数据、绘制图表的功能，并展示各种选择项，只要掌握 Windows 基本操作技能，都可以借助于该软件为指定的科学研究工作服务。SPSS 在国内是很流行的统计分析软件包，有相当多的用户。该软件较为适用于有一定统计学基础的一线科学工作者。但其统计功能还是有一定的局限性，扩展功能较 SAS 差。

数据管理方面，SPSS 有一个类似 Excel 的界面友好的数据编辑器，可以用来输入和定义数据（缺失值，数值标签等等）。它不是功能很强的数据管理工具，且 SPSS 主要用于对一个文件进行操作，难以胜任同时处理多个文件。它的数据文件有 4096 个变量，记录的数量取决于磁盘空间。

统计分析方面，SPSS 能够进行大多数统计分析（回归分析，Logistic 回归，生存分析，方差分析，因子分析，多变量分析）。

绘图功能方面，SPSS 的绘图交互界面非常简单，一旦绘出图形，可以根据需要通过点击修改。这种图形质量极佳，还能粘贴到其他文件中（Word 文档或 Powerpoint 等）。

SPSS 集数据整理、分析功能于一身。其基本功能包括数据管理、统计分析、图表分析、输出管理等。SPSS 统计分析过程包括描述性统计、均值比较、一般线性模型、相关分析、回归分析、对数线性模型、聚类分析、数据简化、生存分析、时间序列分析、多重响应等几大类，每类中又分多个统计过程，比如回归分析中又分线性回归分析、曲线估计、Logistic 回归、Probit 回归、加权估计、两阶段最小二乘法、非线性回归等多个统计过程，而且每个过程中允许用户选择不同的方法及参数。SPSS 也有专门的绘图系统，可以根据数据绘制各种图形，其分析结果直观，易学易用，而且可以直接读取 Excel 及 DBF 数据文件。由于其操作简单，已在我国社会科学、自然科学各个领域发挥巨大作用。目前 SPSS 公司已经推出最新 SPSS 中文简体版 v18。SPSS 国际官方网站为 http://www.spss.com。

三、Stata 统计分析系统

（一）概述

Stata 是一套提供数据分析、数据管理以及绘制专业图表的完整及整合性统计软件。它提供的功能包含线性混合模型、均衡重复及多项式普罗比模式。新版本的 Stata 采用最具亲和力的窗口，使用者自行建立程序时，软件能提供直接命令式的语法。Stata 提供完整的使用手册，包含统计样本建立、解释、模型与语法、文献等，是超过 1600 页的出版物。

除此之外，Stata 软件可以透过网络实时更新，更可以得知世界各地的使用者对于 Stata

公司提出的问题与解决之道。使用者也可以透过 Stata Journal 获得许许多多的相关信息以及书籍介绍等。另外一个获取庞大资源的管道是 Statalist，它是一个独立的 Listserver，每月交替提供使用者超过 1000 条信息以及 50 个程序。

Stata 以其简单易懂和功能强大受到初学者和高级用户的普遍欢迎。使用时可以每次只输入一个命令（适合初学者），也可以通过一个 Stata 程序一次输入多个命令（适合高级用户），即使发生错误，也较容易找出并加以修改。尽管 Stata 的数据管理能力没有 SAS 那么强大，它仍然有许多功能较强且简单的数据管理命令，能够让复杂的操作变得容易。

（二）Stata 系统的特点

统计分析方面，Stata 能够进行大多数统计分析（回归分析、Logistic 回归、生存分析、方差分析、因子分析以及一些多变量分析）。

绘图功能，如同 SPSS，Stata 通过命令或通过鼠标点击交互界面绘图。与 SPSS 不同的是它没有图形编辑器。在 3 种软件中，它的绘图命令句法最简单，功能却最强大，图形质量也很好，可以达到出版要求。另外，这些图形很好地发挥了补充统计分析功能。例如，许多命令可以简化回归判别过程中散点图的制作。

总之，Stata 较好地实现了使用简便和功能强大两者的结合。尽管其简单易学，它在数据管理和许多前沿统计方法中的功能还是非常强大的。用户可以下载已有的程序，也可以自己编写，并使之与 Stata 紧密结合。

Stata 的统计功能很强，除了传统的统计分析方法外，还收集了近 20 年发展起来的新方法，如 Cox 比例风险回归、指数与 Weibull 回归、多类结果与有序结果的 Logistic 回归、Poisson 回归、负二项回归及广义负二项回归、随机效应模型等。

具体说，Stata 具有以下统计分析能力：

（1）数值变量资料的一般分析：参数估计、t 检验、单因素和多因素的方差分析、协方差分析、交互效应模型、平衡和非平衡设计、嵌套设计、随机效应、多个均数的两两比较、缺项数据的处理、方差齐性检验、正态性检验、变量变换等。

（2）分类资料的一般分析：参数估计、列联表分析（列联系数，确切概率）、流行病学表格分析等。

（3）等级资料的一般分析：秩变换、秩和检验、秩相关等相关与回归分析；简单相关、偏相关、典型相关以及多达数十种的回归分析方法，如多元线性回归、逐步回归、加权回归、稳键回归、二阶段回归、百分位数（中位数）回归、残差分析、强影响点分析、曲线拟合、随机效应的线性回归模型等。

（4）其他方法：质量控制、整群抽样的设计效率、诊断试验评价、Kappa 等。

由于 Stata 在对数据进行分析时是将数据全部读入内存，在计算处理全部完成后才和磁盘交换数据，因此计算速度极快。Stata 也适用命令形式操作，但使用简单。它绘制的统计图形相当精美，很有特色。Stata 的另一个特点是高级统计模块都是编程人员用宏语言写成的程序文件（ADO 文件），可以自行修改、添加和下载。Stata(v8) 的统计分析能力在某些方面超过 SAS 和 SPSS。Stata 是统计软件中升级最多、最频繁的一个。其缺点是数据接口太简单，基本上只能输入文本格式的数据文件。国际官方网站：http://www.stata.com。

四、统计与图表分析软件包

STATISTICA for Windows 统计与图表分析软件包由美国俄克拉荷马州（Oklahoma）Stat Soft 软件公司推出。它是一个大型专业统计与图表分析软件包，也是国际上常用的统计分析软件。其运行、作图速度极快，几乎全是用工具栏操作，灵活简单，在每一个视窗上都有简明的功能解释提示。绘制的图形有更多类型的选择，可同时打开多个数据文件，还可在分析过程中打开数据文件，输出结果简单明了。对于有显著性意义（$P<0.05$）的结果以不同颜色（例如红色）表示在多数统计分析对话框上，配有立即绘图选择，便于用户获得直观的数据特征，并且别具一格，真正能做到图文并茂。国际官方网站：http://www.stat.com。

五、NCSS(2004) & PASS(2002) for Windows

NCSS & PASS for Windows 即数据挖潜统计分析系统和假设检验效能与样本量分析软件包（Number Cruncher Statistical System-2004 anPower Analysis and Sample Size-2002）。它是美国犹他（Utah）州 NCSS Statistical Software 公司的产品。NCSS(2004)是一个小巧而优秀的统计分析软件，被公认为极易上手，软件兼容性特好，界面友好，功能齐全，在国内应用资料较多，较适合要求不高的入门级学者使用。NCSS(2004)可外挂 PAS(2002)软件，后者是对假设检验的效能进行分析，同时对设计的样本含量大小进行分析，这一点是其他软件一般不具备的。NCSS(2004)统计分析的功能可以进行描述性统计分析、单变量和多变量分析、单因素方差分析和多元方差分析、相关/回归分析、曲线拟合、实验设计、预测/时间序列分析、大容量评价分析、线性规划、生存/可靠性分析等。国际官方网站：http://www.ncss.com。

六、Minitab 统计分析软件包

Minitab 统计分析软件包最初由美国宾夕法尼亚州立大学开发，至今有 40 年（1972～2010）历史。该软件包广泛适用于品质控制、统计教育和科学研究。Minitab 软件被国外 4000 多所大专院校选作统计教学用。它的特点是操作简便、软件兼容性好、功能多、精度高（双精度计算）、对计算机硬件的要求低、有现代化的图表引擎、强大的宏功能。它的统计分析功能有：基本统计分析、回归分析、方差分析、实验设计、控制/质量分析、可靠性/生存分析、多变量分析、时间序列分析、统计报表（检验）、非参数检验、探索性数据分析和功效与样本含量分析，能绘制 18 种图形。数据计算可完成多种科学计算，还可以进行矩阵运算。国际官方网站：http://www.minitab.com。

七、Epi Info for Windows(2000)

Epi Info for Windows(2000)是数据库及流行病统计学程序分析软件。它是世界卫生组织（WHO）资助，由美国疾病控制与预防中心［(Centers for Disease Control and Prevention, CDC)，(美国佐治亚州亚特兰大 Georgia, Atlanta, USA)］编写。Epi Info(2000)设计时，考虑发展中国家国情和疾病调查特点，能很方便地对数据进行储存、核对、连接，还可以进行常用的流性病学统计学分析，是现场搜索数据进行预防分析的极好工具，因而最适用于生物医学中的流行病学调查、追踪与统计或因素分析。它的最大特点是在公共卫生领域可以下载、任意拷贝、免费使用，还配有详细的 Epi Info 使用手册（Epi Info Manual）。国际官方网站：http://

www. cdc. gov/epiinfo。

八、Excel

Excel是我们日常工作中最常用的软件之一。Excel主要用于数据处理、统计分析与计算，简单的数据库管理；它还能绘制图表，具有检查与删除宏病毒功能，并能与Internet网络共享资源。此外，它还能利用Visual Basic for Application(VBA)语言开发面向特定应用的程序。实际工作中我们经常用Excel两大服务：①自动计算功能，进行一些报表处理，这时Excel相对于Word来说不仅制表容易，更重要的是Excel有自动重算功能，一个数据被改动了，相应的结果会自动重算；②Excel的制图功能，它能根据输入表中的数据自动生成曲线图、柱形图、饼形图等，大大减少手工制图的工作量。

九、Package for Encyclopaedia of Medical Statistics

Package for Encyclopaedia of Medical Statistics(PEMS)是由四川大学华西公共卫生学院推出的以《中国医学百科全书·医学统计学》为蓝本的医学统计软件包。现已推出PEMS3.0。该软件适合于医学领域的数据统计分析，虽然它的功能不能与SAS和SPSS相比，但使用方便，统计报告清晰，结果可靠。它涵盖了医学统计分析中常用方法，且不断升级。在PEMS3.0中新增Meta分析、诊断性试验分析、多元均向量比较等方法，同时图形处理功能更加完善，能够制作10余种图形。PEMS是国内开发的一个比较好的统计软件，国际官方网站：http://www.pems888.com。

总之，除以上列举的软件外，还有许多统计分析软件，如SYSTAT，它们各有其独到之处，也难免有其"软肋"所在。因此，可以根据处理问题性质选择不同的软件。这些软件大部分都建立了自己的网站，有需要的工作者不妨上网搜索、查询，下载教育试用版试用。这给我们提供了一条选择统计软件系统(包)的好途径。

第二节　SAS一些常用程序及语句选项介绍

一、SAS程序结构、程序的输入、修改调试和运行

在SAS系统中，一个完整的处理过程通常分为两大步：数据步和过程步。数据步：将不同来源的数据读入SAS系统建立起SAS数据集，每一个数据步均由DATA语句开始，以RUN语句结束。过程步：调用SAS系统中已编好的各种过程处理和分析数据集中的数据，每一个过程步均以PROC语句开始，以RUN语句结束。在SAS程序语句中，每个语句后均以半角";"结束。

SAS程序可以在PGM窗口以及任何的文本编辑器里输入、修改。SAS程序语句可以使用大写或小写字母或混合大小写字母输入。每个语句中的单词或数据项间应以空格隔开。每个语句输入完后加";"，但在数据步中CARDS语句后面的数据行不能加";"，必须等到数据输入完后换行单独加";"。在键入过程中可移动光标对错误进行修改。

SAS语句书写格式相当自由，可在各行的任何位置开始语句的书写。一个语句可以连续写在几行中，一行中也可以同时写上几个语句，但每个语句后面必须用";"隔开。当一个程序

输入完后,是否能运行,结果是否正确,只有将其提交 SAS 系统执行后,在 LOG 和 OUTPUT 窗口检查才能确定。提交程序的命令为 F10 功能键或 SUBMIT。当程序提交 SAS 系统后, LOG 窗口将逐步记下程序运行的过程和出现的错误信息(用红色提示错误)。如果过程步没有错误,运行完成后,通常会在 OUTPUT 窗口打印结果;如果程序运行出错,则要在 PGM 窗口进行修改。

二、常用统计分析方法的 SAS 程序及语句选项

通常 SAS 程序并不是一成不变的,应根据分析需要,每一种程序中各语句都有不同的选项。下面各种 SAS 程序仅给出一些最基本语句,仅供大家了解并熟悉 SAS 程序,具体应用过程中应根据需要灵活应用。

(一)Proc MEANS 过程步

样本平均数与总体平均数的差异显著性检验可调用 MEANS 过程,用于计算均值、标准偏差、最小最大值、范围、和、方差、协方差、偏态系数、峰态系数等描述性统计量。

PROC MEANS 过程的命令(语句行)书写格式如下:

```
PROC   MEANS [选择 1];
VAR   V1[V2...];
BY   V11[V12...];
FREQ   V5;
WEIGHT   V6;
ID   V21 [V22...];
OUTPUT{选择 2};
```

(二)Proc Anova 过程步

Anova 过程(Analysis of Variance)存在于 Stat 模块,主要的功能是进行方差分析。Anova 过程用于对平衡实验设计资料(各分组因素各水平的所有组合具有相同的样本量或观察值)进行分析,不能用于对非平衡实验设计资料的方差分析。它比 glm 过程运行速度快,要求的储贮空间也小一些。

Anova 过程的一般格式:

```
PROC ANOVA ＜ 选项列表 ＞;
CLASS 变量名列表;
MODEL 应变量＝自变量表达式 ＜ / 选项列表 ＞;
ABSORB 变量列表;
BY 变量名;
FREQ 变量名;
MANOVA ＜ 检验选项 ＞＜ / 详细选项 ＞;
MEANS 自变量表达式 ＜ / 选项 ＞;
REPEATED 变量名 水平数 ＜(各水平值)＞＜ / 选项 ＞;
TEST ＜ H＝变量表达式 ＞ E＝变量表达式;
```

proc anova 语句启动 anova 过程运行,其后的选项列表可包含以下项目:

DATA＝数据集名

MANOVA

MULTIPASS

NAMELEN＝n

NOPRINT

ORDER＝DATA ｜ FORMATTED ｜ FREQ ｜ INTERNAL

OUTSTAT＝SAS-data-set

其中的"order＝"选项指定 anova 过程对分类变量(class 语句指定的变量)各水平的排序方式,可选的 4 个条目分别表示按照原始数据中的顺序、输出格式值的顺序、各水平观察值频数多少的顺序、内部值的顺序进行排序。其余选项和以前的内容相同或较少用到,这里不再一一解释。

其后的 class 语句、by 语句、freq 语句等和以前的内容完全相同,这里着重了解一下 anova 过程中特有的关键语句。

model 语句:用来指定应变量和自变量,并且通过特定的表达式规定自变量的作用方式。如果没有指定任何自变量,则模型中仅包含常数项,此时检验的内容是应变量的均数是否为零。model 语句中指定的自变量必须是 class 语句中声明过的分类变量,anova 过程不允许自变量中有连续型变量(数值变量),而应变量必须是数值型变量。

自变量表达式可用来表达 3 种不同的效应模型,即主效应模型、交互效应模型、嵌套设计效应模型。假定应变量为 y,a、b、c 为模型中包含的 3 个自变量,各种效应模型的表达方式如下:

(1) 主效应模型:y＝a b c;

(2) 交互效应模型:y＝a b c a＊b a＊c b＊c a＊b＊c;

(3) 嵌套设计模型:y＝a b c(a b);其中 c 因素为 a、b 两因素各种组合下的二级因素。

model 语句末尾的选项有"intercept"和"nouni"两项,分别指定 SAS 进行关于常数项的假设检验和在多变量方差分析(或重复测量资料方差分析)时禁止单变量统计结果的输出。

absorb 语句:对于仅发挥主效应的因素,absorb 语句指定 SAS 消除此变量的作用,只对其余变量进行分析,起到大幅度减少计算机资源和时间消耗作用。应用此功能时,须先对指定变量排序,且此变量不能再出现在 class 语句和 model 语句中。

manova 语句:当反应变量有多个时,此语句控制 anova 过程进入多元方差分析模式,其后的选项用以指定多元方差分析时的各项指标。

means 语句:指定 anova 过程计算指定变量各水平下反应变量的均值、标准差,并进行组间的多重比较。

repeated 语句:如果反应变量为重复测量数据,此语句用以指定 anova 过程进入重复测量数据方差分析模式。其中的变量名代表重复测量因素(如测量时间等),其后水平数代表重复测量的次数,如果需指定重复测量各次的具体标识,可在其后按顺序列出,并用圆括号括起来。

test 语句:用以进行其他类型的 f 检验,这种检验不同于通常方差分析中以误差均方为分母的 f 检验,其中的选项"h＝"用以指定作为分子的变量表达式(必须在 model 语句中出现过),"e＝"用以指定一个作为分母的变量。

（三）Proc GLM 过程步

GLM 过程（Generalized Linear Model）也存在于 Stat 模块中，它执行以最小二乘法进行模型拟合的功能，是一个广义线性分析模型。GLM 默认的协方差结构为 CS。GLM 一元方差分析的实质是将每个观察对象的不同观测作为一个区组，按照完全随机区组设计进行分析。此过程可以实现的统计学方法有回归分析、方差分析、协方差分析、多元方差分析以及偏相关分析。GLM 过程的反应变量，即因变量可以为一个或多个连续型变量，自变量可为连续型也可为离散型。

GLM 过程的一般格式如下：

PROC GLM ＜ 选项列表 ＞；

CLASS 变量名列表 ；（指出分类变量的名称）

MODEL 应变量＝自变量列表 ＜ / 选项列表 ＞；

ABSORB 变量名列表 ；

BY 变量名列表 ；

FREQ 变量名列表 ；

ID 变量名列表 ；

WEIGHT 变量名列表 ；

CONTRAST′标记′效应表达式 常数向量 ＜... 效应表达式
常数向量 ＞ ＜ / 选项列表 ＞；

ESTIMATE′标记′效应表达式 常数向量 ＜... 效应表达式
常数向量 ＞ ＜ / 选项列表 ＞；

LSMEANS 效应表达式＜ / 选项列表 ＞；

MANOVA ＜ 检验选项 ＞＜ / 详细选项 ＞；

MEANS 效应表达式 ＜ / 选项列表 ＞；

OUTPUT ＜ OUT＝数据集名 ＞ keyword＝names ＜...
keyword＝names ＞ ＜ / 选项 ＞；

RANDOM 效应表达式 ＜ / 选项列表 ＞；

REPEATED 因素表达式 ＜ / 选项列表 ＞；

TEST ＜ H＝变量表达式＞ E＝变量表达式＜ / 选项列表 ＞；

（四）Proc Reg 过程步

REG 过程是 STAT 模块提供的近十个用于回归分析的过程中进行一般线性回归分析最常用的过程，该过程采用最小二乘法拟合线性模型，可产生有关数据的一些描述统计量、参数估计和假设检验以及绘制散点图，输出预测值、残差、学生化残差、可信限等，并可将这些结果输出到一个新的 SAS 数据集中。该过程所要求的数据类型为数值变量。

REG 过程的语法格式：

PROC REG［DATA＝＜数据集名＞［选项］］；

MODEL 应变量名＝自变量名列/［选项］；[1]

VAR 变量名列；[2]

FREQ 变量名；

WEIGHT 变量名；

BY 变量名列；

OUTPUT ＜OUT＝新数据集名 关键字＝新变量名＞...；

PLOT ＜纵坐标变量 * 横坐标变量[＝绘图符号]...＞ / [选项]；[3]]

程序中全部语句中只有第 1 行和 MODEL 语句是必需的，其他都可以省略。

(1) MODEL 语句，必须语句，定义回归分析模型。

(2) VAR 语句为可选的，指定用于计算交叉积的变量。

(3) PLOT 语句为可选的，用于绘制变量间的散点图，还可添加回归线。

过程选项。

(1) OUTEST＝数据集名，指定统计量和参数估计输出的新数据集名。

(2) NOPRINT 禁止统计结果在 OUTPUT 视窗中输出。

(3) SIMPLE 输出 REG 过程中所用的每个变量的基本统计量(如 SUM、MEAN、VARI-ANCE 等)。

(4) CORR 输出 MODEL 语句或 VAR 语句中所列变量的相关系数矩阵。

(5) ALL 等价于 MODEL 语句加上全部选项，即输出该语句所有选项分析结果。

MODEL 语句。

MODEL 语句定义模型中的因变量、自变量、模型选项及结果输出选项。语句中的变量只能是数据集中的变量，任何形式的变换都必须先产生一个新变量，然后用于分析。如 X_1 的二次项，不能在模型中直接指定 $X_1 * X_1$，而要产生另一个新变量代表 $X_1 * X_1$，方可引入模型。

MODEL 语句中常用的选项有：

(1) NOINT 在模型中不拟合常数项。

(2) STB 输出标准化回归系数。

(3) CLI 输出个体预测值 $\hat{Y}_i$ 的 95% 可信区间上下限。

(4) CLM 输出因变量期望值(均值)的 95% 可信区间上下限。

(5) R 输出个体预测值、残差及其标准误。

(6) P 输出实际值 Y_i、预测值 $\hat{Y}_i$ 和残差等。如已选择 CLI、CLM 和 R，无需选择 P。

REG 过程中 OUTPUT 语句的用法和 UNIVARIATE 过程中的用法相同，只是会用到另一些关键字，用来定义需要输出到新数据集中的统计量(表 29.1)。

表 29.1　常用的关键字及其含义

关键词	含义	关键词	含义
PREDICTED	因变量预测值(简写为 P)	RESIDUAL	残差(简写为 R)
L95M、U95M	均数 95% 可信区间上下限	L95、U95	个体预测值 95% 可信区间上下限
STDP	期望值的标准误	STDR	残差的标准误
STDI	预测值的标准误	STUDENT	学生化残差(即残差与标准误之比)

PLOT 语句。

PLOT 语句用于输出变量间的散点图，其用法和 GPLOT 过程中的 PLOT 语句非常相似。PLOT 语句定义的两变量可为 MODEL 语句或 VAR 语句中定义的任何变量。SYMBOL

选项可定义散点图中点的标记,如 SYMBOL＝'＊',则每个点以"＊"表示。

【例 29.1】 以下为 13 个成人年龄与胆固醇资料,请用年龄预测胆固醇,并绘出残差与推测值资料图形。

```
DATA cholest;
INPUT age mg_mL @@;
CARDS;
34 141.4 39 180.5 44 178.4 46 212.0 48 203.2
51 224.1 53 186.0 60 350.0 61 286.3 65 287.6
66 330.3 67 311.3 70.
;
/＊ the last obs of 70. is to request for a
predicted value for an adult of age 70 ＊/
PROC REG DATA＝cholest;
MODEL mg_mL＝age /CLM CLI CLB;
PLOT residual. ＊ predicted. mg_mL ＊ age;
run;
```

(五)Proc Corr 过程步

CORR 过程计算变量间的相关系数,包括 Pearson 积矩相关系数、Spearman 等级相关系数等,同时也可给出一些单变量描述统计结果(如样本个数、平均数、标准差、中位数、最大值和最小值)。

CORR 过程的语法格式:

```
PROC CORR [选项];
    VAR 变量名列 ;[1]
    WITH 变量名列;[2]
    WEIGHT 变量名;
    FREQ 变量名;
    BY 变量名列;
```

除了 PROC 语句为必需,其他语句都是可选的。如果省略所有的可选语句,则对所有变量作相关分析。

(1) VAR 语句为可选语句,定义相关分析的变量。

(2) WITH 语句为可选语句,定义分析相关性的另一组变量。

过程选项。

(1) 数据集选项。

DATA＝数据集名,指定要分析的数据集名。

OUTP＝数据集名,要求产生一个包含 Pearson 相关分析结果的新数据集,该选项应和 Pearson 选项一起使用方有效。

OUTS＝数据集名,要求产生一个包含 Spearman 相关分析结果的新数据集。

(2) 相关类型选项。

PEARSON 要求计算 PEARSON 相关,系统在默认的情况下计算 PEARSON 相关系数。

SPEARMAN 要求计算 SPEARMAN 相关,也就是等级相关(秩相关)。如果使用了WEIGHT 语句,该选项无效。

(3)其他选项。

NOMISS 去除含有缺失值的所有记录。

NOPRINT 禁止统计结果在 OUTPUT 视窗中输出。

NOSIMPLE 取消每个变量的简单统计描述。但如果指定了输出数据集,VAR 语句中的每个变量的简单统计描述仍会输出到指定的数据集。

VAR 语句和 WITH 语句。

VAR 语句给出希望计算相关的变量名。若省略该语句,则 CORR 过程计算指定数据集中所有数值变量间各种组合的相关系数。

WITH 语句必须和 VAR 语句一同使用。如果要得到特定变量组合的相关系数,可在VAR 语句中列出相关矩阵上部出现的变量,在 WITH 语句中列出相关矩阵左侧出现的变量。如有程序步如下:

PROC CORR;

    VAR A B;

    WITH X Y Z ;

则产生如表 29.2 所示的相关系数矩阵。

表 29.2　相关系数矩阵

	A	B
X	r_{XA}	r_{XB}
Y	r_{YA}	r_{YB}
Z	r_{ZA}	r_{ZB}

(六)Proc MIXED 过程步

MIXED 和 GLM 均适合进行线性模型拟合,PROC GLM 常适合分析固定效益模型,后被修改适合一些随机模型。PROC GLM 中的 REPEATED 语句也被用来分析变量间强烈相关的模型。PROC MIXED 过程是继 GLM 过程之后在社会医学领域中分析重复数据的新方法,其功能比 GLM 更为强大。它是专门设计适合固定效益模型的,能模拟随机资料,固定效益资料,重复测量数据,空间数据,异质性变量和自相关模型(Autocorrelated Observation)。综合来说,PROC MIXED 要比 PROC GLM 更加通用,PROC MIXED 除适于随机效应模型外,也特别适合时变因素的重复测量数据分析,可使纵向观测的队列研究设计相对横断面研究设计的优势得到充分体现。

在数据处理方面,GLM 和 MIXED 虽然有许多相似语句,有些语句对应的功能也有所不同,并且 MIXED 的编程更为复杂和灵活,但两者是基于不同的统计分析原则。GLM 采用最小二乘法估计(Least Squares,OLS),即参数估计须估计该模型的参数值,最大限度地减少这种差异的平方观察和预测因变量的值。这种做法产生熟悉的方差分析表。PROC MIXED 不会产生方差分析表。PROC MIXED 一般采用 3 种估计方法:ML(Maximum Likelihood)、REML(Restricted or Residual Maximum Likelihood,默认)和 MIVQUE0(Minimum Variance Quadratic Unbiased Estimation）。ML 和 REML 是基于最大似然估计方法。它们需要的假设，即因变量（误差项和随机效应分布）是正常的。ML 是经常最大似然法，即参数估计，它产生的模型参数等价值最大化似然函数。REML 的方法是最大似然估计的变体。REML 的估计得到没有从整体似然函数的最大化，但只是部分是不变的固定效应线性模型的一部分。换句话说，如果 y＝Xb＋Zu＋e，那么 Xb 是固定效应，Zu 是随机效益，e 是误差项。REML 参数估计是得到最大限度地发挥 K′y 似然函数（K 是一个满秩与列正交的 X 矩阵，即矩阵 K′X ＝0），它得到 REML 的方差—协方差矩阵 y 的估计。

PROC MIXED 选择项：

CLASS ；

MODEL；

RANDOM ；

REPEATED ；

CONTRAST；

ESTIMATE；

LSMEANS；

MAKE ；

RUN；

有关 MIXED 对比 GLM 的优势之处，王筱金等利用重复测量数据实例进行了比较。他们认为 MIXED 对研究时变因素纵向研究设计类型的数据具有 GLM 难以胜任的优势，尤其当重复测量数据具有明显且复杂的相关结构时，MIXED 可通过灵活、准确的设计降低 I 类错误概率，且在有缺失值情况下，MIXED 的优势更为明显。这主要表现在以下几个方面。

（1）MIXED 可以保留 GLM 分析中剔除的有缺失值的对象的其他观测信息，并确保信息的充分利用和结果的真实性。

（2）分析结果更为准确保守。GLM 一元方差分析的实质是将每个观察对象的不同观测作为一个区组，按照完全随机区组设计进行分析。在所分析的数据时间相关性较大时，会产生较大的 F 值，出现 I 类错误的概率增大。而 MIXED 通过对协方差结构灵活和细致的设定，能有效地处理相关性，从而降低 I 类错误的概率，使参数估计值和标准误的结果更为准确。带有 repeated 命令的 GLM 进行多元方差分析时，也可获得与 MIXED 近似结果，但其实质上是采取回避相关性做法，在处理相关性较强的重复数据时，往往结果不准确。在使用 MIXED 时，在无缺失数据的研究中，Type 设定方差结构为 CS（Compound Symmetry）时，MIXED 可获得与 GLM 分析中一元方差一致的结果（GLM 默认的协方差结构为 CS）。设定无结构协方差 UN（Unstructured）分析时，结果更为保守、可靠。

（3）在分析时变因素和时变因素的相互关系时，GLM 只能将时变因素平均化，而 MIXED 既合理考虑了不同时间的内在联系，又考虑了重复测量观察值的相关。

虽然 MIXED 语句具有上述优势，但由于其要求数据缺失具有随机性，故对研究设计有要求。另外，由于 MIXED 语句中的 repeated 命令中 type 选项非常多，这种多变和灵活性要求编程人员对模型有准确和深刻的理解，包括模型数据结构、重复数据相关类型和协方差结构等。

上面仅对几个常见统计过程步进行介绍，有关上述过程步的详细使用方法，还望读者参见

SAS 帮助和相关文献。

参考文献

[1] 洪楠,侯军. 国外统计软件的特色和风格简介[J]. 现代医学仪器与应用,2008,20(1):65-67.

[2] 向穷,施树良,李钰. 常用统计软件在生物统计中的应用比较[J]. 现代生物医学进展,2009,9(9):1775-1777.

[3] 何武军,陆军,许林,等. 统计软件 SPSS 和 STATISTICA 简介[J]. 预防医学情报杂志,2001,17(1):15-16.

[4] 刘建平,杨军,孙艳秋. SAS SPSS PEMS 医学统计软件的评价[J]. 辽宁中医学院学报,2003,5(3):292.

[5] 蒋忠民,张凤银. SAS 软件在生物统计应用中的问题探讨[J]. 江汉大学学报,2000,17(6):87-89.

[6] http://www.ilovematlab.cn/viewthread.php? tid=4697

[7] 阮桂海. SAS 统计分析实用大全. 北京:清华大学出版社,2003.

[8] http://www.medstatstar.com/sas/coach8/part4.htm.

[9] 王筱金,高尔生,楼超华. SAS 中 MIXED 相对 GLM 对重复数据分析的优势. 中国卫生统计,2006,23(2):173-175.

马玲云　胡江堂　马双成　谭德讲

附录 1 常用统计符号

术语	符号	英文术语
事件	A	event
对立事件	A^c	complementary events
供试品的标示量或估计效价	A_T	The amount of the label or ICER
[事件的]σ 代数,σ 域	$\aleph$	
显著性水平	α	significance level
直线回归方程截距	a	Linear regression equation intercept
参数	$\alpha,\lambda,\mu,\beta,\sigma,\rho,\gamma,$ p,N,M,c,v,a,b,k	parameter
峰度系数	β_2	kurtosis coefficient
回归系数	b	regression coefficient
校正数	C	correction number
正交多项系数	C_i	Orthogonal multiple coefficient
n 个事物取 r 个组合	C_n^r	
变异系数	CV	coefficient of variation
效价计算用数值	D	Maximizing the numerical calculation
剂量	d	dose
随机变量 X 的函数的 $g(x)$ 期望	$E[g(x)]$	
两方差值之比	F	Two of the variance
分布函数	$F(x)$	cumulative distribution function
可信限	FL	Fiducial limits
概率密度函数	$f(x)$	probability density function
缺项补足式中除缺项外各反应值之和	G	A lack of a complement of the reaction in the sum of value
b 的显著性指数	g	Significant index of b
假设	H	hypothesis
原假设	H_0	null hypothesis

术语	符号	英文术语
备择假设	H_A, H_1	Alternative hypothesis
相邻高低剂量比值的对数	I	Adjacent to the ratio of the logarithm
特异反应剔除用的 J 值	$J_1, J_2, \cdots$	
S 和 T 的剂量组数和	K	
维数	k	dimensionality
矩的阶	k, r, s	The torque
S 或 T 的剂量组数和	$k \cdot k'$	
常用对数	$\lg$	Common logarithm
S 和 T 的对数等反应剂量之差	M	
平行线测定简算法剂量转换后的 M	M'	
各剂量组内反应的个数和动物数	m	
反应总数或动物总数	N	
样本量	n	sample Size
最小效量法 S 反应的个数	n_s	
最小效量法 T 反应的个数	n_T	
卡方检验中的观察值	O	A chi-square test of observation
[事件 A 的]概率	$P(A)$	probability
条件概率	$P(A \mid B)$	conditional probability
总的百分率	P_C	Total percentage
供试品（T）、（U）的测得效价	$P_T 、 P_U$	
质反应中的阳性率	p	The reaction rate of quality
各组均数相互比较的 Q 值	Q	
质反应中的阴性率	q	The negative reaction rate of quality
S 和 T 的等反应剂量比值	R	
偏度系数	γ_1	Coefficient of skewness
样本相关系数	r_{XY}	sample correlation coefficient
样本标准差	S, s	sample standard deviation
回归系数标准误	S_b	standard error of regression coefficient
样本均数的标准误	$S_{\bar{x}}$	Samples are few standard miss
M 的标准误	S_M	
两样本均数合并标准误	$S_{\overline{X1}} - S_{\overline{X2}}$	Two sample mean merger standard error

续表

术语	符号	英文术语
两百分率合并标准误	$S_{P1}-S_{P2}$	Two percentage was merged
$\overline{M}$的标准误	$S_{\overline{M}}$	
样本方差	S^2,s^2	sample dispersion
样本协方差	S_{XY}	sample covariance
卡方检验中的理论值	T	The theoretical chi-square test
t 值	t	t value
均值	μ	mean value
自由度	v	freedom
样本空间	Ω	sample space
概率空间	$(\Omega,\mathbb{S},\wp)$	probability space
概率测度	$\wp$	probability measure
标准差	σ	standard deviation
方差	σ^2	variance
协方差	σ_{XY}	covariance
标准误	$\sigma_{\hat{\theta}}$	standard error
样本均值的标准误差	$\sigma_{\overline{x}}$	The average sample standard error
分布的参数	θ	Distribution parameters
估计量	$\overline{\theta}$	estimate value
随机变量 X 的方差	$V(X)$	
第 i 个次序统计量	X_i	
观测值	x,y,z	observed value
随机变量	X,Y,Z	chance variable
随机变量 X 的 p 分位数	X_p,x_p	
样本均值,平均数	$\overline{X},\overline{x}$	sample mean, average
总和	$\sum$	total
卡方	χ^2	The chi-square

附录2 产生 t 检验、卡方检验和方差分析表的 SAS 程序

一、产生 t 临界值表所需的 SAS 程序

```
DATA abc；
  ARRAY T(50,9)；g=1；
  DO d=1 TO 40,50,60,70,80,90,100,200,500,1000,100000000；
  w=1；DO alpha=0.50,0.20,0.10,0.05,0.02,0.01,0.005,0.002,0.001；
p=1-alpha/2；b=TINV(p,d)；b=ROUND(b,0.0001)；
T(g,w)=b；w=w+1；
OUTPUT；END；
g=g+1；　END；
FILE PRINT；
DO L=1 TO 50；c=L；
  PUT ♯ c @5 T(L,1) 6.4 @12 T(L,2) 6.4 @19 T(L,3) 6.4
          @26 T(L,4) 7.4 @34 T(L,5) 7.4 @42 T(L,6) 7.4
          @50 T(L,7) 8.4 @59 T(L,8) 8.4 @68 T(L,9) 8.4；
END；RUN；
```

二、产生 χ^2 临界值表所需的 SAS 程序

```
DATA abc；
  ARRAY X(46,13)；
g=1；　DO d=1 TO 40,50,60,70,80,90,100；
w=1；　DO alpha=0.995,0.990,0.975,0.950,0.900,0.750,0.500,0.250,0.100,
0.050,0.025,0.010,0.005；
  p=1-alpha；
  b=CINV(p,d)；b=ROUND(b,0.01)；X(g,w)=b；w=w+1；
OUTPUT；　END；
  g=g+1；　END；
FILE PRINT；
DO L=1 TO 46；　c=L；
  PUT ♯ c @5 X(L,1) 5.2 @11 X(L,2) 5.2 @17 X(L,3) 5.2
          @23 X(L,4) 5.2 @29 X(L,5) 5.2 @35 X(L,6) 5.2
```

```
            @41 X(L,7) 5.2 @47 X(L,8) 6.2 @54 X(L,9) 6.2
            @61 X(L,10) 6.2 @68 X(L,11) 6.2 @75 X(L,12) 6.2
            @82 X(L,13) 6.2;
END; RUN;
```

三、产生 F 临界值表所需的 SAS 程序

```
DATA a;
   Alpha=0.5; p1=1—alpha;  p2=1—alpha/2;
   ARRAY F1(13,35); ARRAY F2(13,35);
g=1; DO v1=1 TO 10,20,30,1000000;
w=1; DO v2=1 TO 30,40,60,100,120,1000000;
a=FINV(p1,v1,v2); a=ROUND(a,0.01);
F1(g,w)=a;
b=FINV(p2,v1,v2); b=ROUND(b,0.01);
F2(g,w)=b; w=w+1; OUTPUT; END;
   g=g+1; END;
FILE PRINT;
DO L=1 TO 35; c=L;
  PUT # c @1 F1(1,L) 6.2 @8 F1(2,L) 6.2
            @15 F1(3,L) 6.2 @22 F1(4,L) 6.2
            @29 F1(5,L) 6.2 @36 F1(6,L) 6.2
            @43 F1(7,L) 6.2 @50 F1(8,L) 6.2
            @57 F1(9,L) 6.2 @64 F1(10,L) 6.2
            @71 F1(11,L) 6.2 @78 F1(12,L) 6.2
            @85 F1(13,L) 6.2;
  END; DO L=1 TO 35;  c=L;
  PUT # c @1 F2(1,L) 6.2 @8 F2(2,L) 6.2
            @15 F2(3,L) 6.2 @22 F2(4,L) 6.2
            @29 F2(5,L) 6.2 @36 F2(6,L) 6.2
            @43 F2(7,L) 6.2 @50 F2(8,L) 6.2
            @57 F2(9,L) 6.2 @64 F2(10,L) 6.2
            @71 F2(11,L) 6.2 @79 F2(12,L) 7.2
            @87 F2(13,L) 7.2;
END; RUN;
```

说明：与 F_1 对应，当 F 临界值是单侧的，用于方差分析；与 F_2 对应，当 F 临界值是双侧的，用于两总体方差齐性检验。欲得到 0.01 的 F 临界值，只需将 alpha=0.05 改成 0.01。

附录 3   常用正交表

正交表是已经制作好的安排多因素试验的规格化表,是进行正交设计的基本工具。正交表一般用 $L_n(K^m)$ 表示。其中的 L 代表正交表;n 代表正交表的总行数,在使用时,表示要进行的试验次数;m 表示正交表的总列数,在试验时,表示该正交表所能放置的最多因素数;K 表示每个因素的水平数;如 $L_4(2^3)$,表示 3 因素 2 水平的 4 次试验的正交设计表。

正交表可分为同水平的和混合水平的两大类。常用的同水平正交表有 2^n 型:$L_4(2^3)$、$L_8(2^7)$、…;3^n 型:$L_9(3^4)$、$L_{27}(3^{13})$、…;4^n 型:$L_{16}(4^5)$、…;5^n 型:$L_{25}(5^6)$、…。混合水平的正交表如 $L_8(4\times2^4)$。

所谓正交设计,就是先根据需要考察的因素数、水平数及其交互作用的个数(以专业知识为依据)选择合适的正交表;然后,结合该表的交互作用表,把单个因素及其交互作用分别安排在表头的各列号之下,称这一过程为表头设计。如将 2 水平因素 A、B、C、D 及其交互作用 $A\times B$、$A\times C$、$B\times C$ 安排在 $L_8(2^7)$ 的表头上。

一、$L_4(2^3)$ 表

列号 试验号	1	2	3
1	1	1	1
2	1	2	2
3	2	1	2
4	2	2	1

注:本表最多只能设置 3 个无交互作用的因素。当有交互作用时,只能放置 2 个因素,任意两列间的交互作用出现在剩余一列。

二、$L_8(2^7)$ 表

列号 试验号	1 A	2 B	3 A×B	4 C	5 A×C	6 B×C	7 D
1	1	1	1	1	1	1	1
2	1	1	1	2	2	2	2
3	1	2	2	1	1	2	2
4	1	2	2	2	2	1	1

列号 试验号	1 A	2 B	3 A×B	4 C	5 A×C	6 B×C	7 D
5	2	1	2	1	2	1	2
6	2	1	2	2	1	2	1
7	2	2	1	1	2	2	1
8	2	2	1	2	1	1	2

$L_8(2^7)$表中任意二列间的交互作用表如下。

列号 j 列号 i	1	2	3	4	5	6	7
(1)	(1)	3	2	5	4	7	6
(2)		(2)	1	6	7	4	5
(3)			(3)	7	6	5	4
(4)				(4)	1	2	3
(5)					(5)	3	2
(6)						(6)	1

注:1. 交互作用表的查法:第 i 列与第 j 列的交互作用即位于两列的交叉处的数字所表示的列上。

2. 交互作用项的自由度计算:正交表中各列的自由度等于水平数减1,2 个都具有 k 水平的因素的交互作用的自由度为 $(k-1) \cdot (k-1)$。

三、$L_{12}(2^{11})$表

列号 试验号	1	2	3	4	5	6	7	8	9	10	11
1	1	1	1	1	1	1	1	1	1	1	1
2	1	1	1	1	1	2	2	2	2	2	2
3	1	1	2	2	2	1	1	1	2	2	2
4	1	2	1	2	2	1	2	2	1	1	2
5	1	2	2	1	2	2	1	2	1	2	1
6	1	2	2	2	1	2	2	1	2	1	1
7	2	1	2	2	1	1	2	2	1	2	1
8	2	1	2	1	2	2	2	1	1	1	2
9	2	1	1	2	2	2	1	2	2	1	1
10	2	2	2	1	1	1	1	2	2	1	2
11	2	2	1	2	1	2	1	1	1	2	2
12	2	2	1	1	2	1	2	1	2	2	1

四、$L_{16}(2^{15})$ 表

列号\试验号	1	2	3	4	5	6	7	8	9	10	11	12	13	14	15
1	1	1	1	1	1	1	1	1	1	1	1	1	1	1	1
2	1	1	1	1	1	1	1	2	2	2	2	2	2	2	2
3	1	1	1	2	2	2	2	1	1	1	1	2	2	2	2
4	1	1	1	2	2	2	2	2	2	2	2	1	1	1	1
5	1	2	2	1	1	2	2	1	1	2	2	1	1	2	2
6	1	2	2	1	1	2	2	2	2	1	1	2	2	1	1
7	1	2	2	2	2	1	1	1	1	2	2	2	2	1	1
8	1	2	2	2	2	1	1	2	2	1	1	1	1	2	2
9	2	1	2	1	2	1	2	1	2	1	2	1	2	1	2
10	2	1	2	1	2	1	2	2	1	2	1	2	1	2	1
11	2	1	2	2	1	2	1	1	2	1	2	2	1	1	2
12	2	1	2	2	1	2	1	2	1	2	1	1	2	2	1
13	2	2	1	1	2	2	1	1	2	2	1	1	2	2	1
14	2	2	1	1	2	2	1	2	1	1	2	2	1	1	2
15	2	2	1	2	1	1	2	1	2	2	1	2	1	1	2
16	2	2	1	2	1	1	2	2	1	1	2	1	2	2	1

$L_{16}(2^{15})$ 表中任意二列间的交互作用表如下。

列号\列号	1	2	3	4	5	6	7	8	9	10	11	12	13	14	15
(1)	(1)	3	2	5	4	7	6	9	8	11	10	13	12	15	14
(2)		(2)	1	6	7	4	5	10	11	8	9	14	15	12	13
(3)			(3)	7	6	5	4	11	10	9	8	15	14	13	12
(4)				(4)	1	2	3	12	13	14	15	8	9	10	11
(5)					(5)	3	2	13	12	15	14	9	8	11	10
(6)						(6)	1	14	15	12	13	10	11	8	9
(7)							(7)	15	14	13	12	11	10	9	8
(8)								(8)	1	2	3	4	5	6	7
(9)									(9)	3	2	5	4	7	6
(10)										(10)	1	6	7	4	5
(11)											(11)	7	6	5	4
(12)												(12)	1	2	3
(13)													(13)	3	2
(14)														(14)	1

五、$L_9(3^4)$

列号 试验号	1	2	3	4
1	1	1	1	1
2	1	2	2	2
3	1	3	3	3
4	2	1	2	3
5	2	2	3	1
6	2	3	1	2
7	3	1	3	2
8	3	2	1	3
9	3	3	2	1

注:本表最多只能设置 4 个无交互作用的因素。当有交互作用时,只能放置 2 个因素,任意两列间的交互作用出现在剩余两列。

六、$L_{27}(3^{13})$

列号 试验号	1	2	3	4	5	6	7	8	9	10	11	12	13
1	1	1	1	1	1	1	1	1	1	1	1	1	1
2	1	1	1	1	2	2	2	2	2	2	2	2	2
3	1	1	1	1	3	3	3	3	3	3	3	3	3
4	1	2	2	2	1	1	1	2	2	2	3	3	3
5	1	2	2	2	2	2	2	3	3	3	1	1	1
6	1	2	2	2	3	3	3	1	1	1	2	2	2
7	1	3	3	3	1	1	1	3	3	3	2	2	2
8	1	3	3	3	2	2	2	1	1	1	3	3	3
9	1	3	3	3	3	3	3	2	2	2	1	1	1
10	2	1	2	3	1	2	3	1	2	3	1	2	3
11	2	1	2	3	2	3	1	2	3	1	2	3	1
12	2	1	2	3	3	1	2	3	1	2	3	1	2
13	2	2	3	1	1	2	3	2	3	1	3	1	2
14	2	2	3	1	2	3	1	3	1	2	1	2	3
15	2	2	3	1	3	1	2	1	2	3	2	3	1
16	2	3	1	2	1	2	3	3	1	2	2	3	1
17	2	3	1	2	2	3	1	1	2	3	3	1	2
18	2	3	1	2	3	1	2	2	3	1	1	2	3
19	3	1	3	2	1	3	2	1	3	2	1	3	2
20	3	1	3	2	2	1	3	2	1	3	2	1	3
21	3	1	3	2	3	2	1	3	2	1	3	2	1
22	3	2	1	3	1	3	2	2	1	3	3	2	1
23	3	2	1	3	2	1	3	3	2	1	1	3	2

列号 试验号	1	2	3	4	5	6	7	8	9	10	11	12	13
24	3	2	1	3	3	2	1	1	3	2	2	1	3
25	3	3	2	1	1	3	2	3	2	1	2	1	3
26	3	3	2	1	2	1	3	1	3	2	3	2	1
27	3	3	2	1	3	2	1	2	1	3	1	3	2

$L_{27}(3^{13})$：二列间的交互作用表如下。

列号 列号	1	2	3	4	5	6	7	8	9	10	11	12	13
(1)	(1){	3	2	2	6	5	5	9	8	8	12	11	11
		4	4	3	7	7	6	10	10	9	13	13	12
(2)		(2){	1	1	8	9	10	5	6	7	5	6	7
			4	3	11	12	13	11	12	13	8	9	10
(3)			(3){	1	9	10	8	7	5	6	6	7	5
				2	13	11	12	12	13	11	10	8	9
(4)				(4){	10	8	9	6	7	5	7	5	6
					12	13	11	13	11	12	9	10	8
(5)					(5){	1	1	2	3	4	2	4	3
						7	6	11	13	12	8	10	9
(6)						(6){	1	4	2	3	3	2	4
							5	13	12	11	10	9	8
(7)							(7){	3	4	2	4	3	2
								12	11	13	9	8	10
(8)								(8){	1	1	2	3	4
									10	9	5	7	6
(9)									(9){	1	4	2	3
										8	7	6	5
(10)										(10){	3	4	2
											6	5	7
(11)											(11){	1	1
												13	12
(12)												(12){	1
													11

七、$L_{16}(4^5)$

列号 试验号	1	2	3	4	5
1	1	1	1	1	1
2	1	2	2	2	2
3	1	3	3	3	3
4	1	4	4	4	4
5	2	1	2	3	4
6	2	2	1	4	3
7	2	3	4	1	2
8	2	4	3	2	1
9	3	1	3	4	2
10	3	2	4	3	1
11	3	3	1	2	4
12	3	4	2	1	3
13	4	1	4	2	3
14	4	2	3	1	4
15	4	3	2	4	1
16	4	4	1	3	2

注：本表最多只能设置 5 个无交互作用的因素。当因素之间有交互作用时，只能放置 2 个因素，任意两列间的交互作用出现在剩余三列。

八、$L_8(4 \times 2^4)$

列号 实验号	1	2	3	4	5
1	1	1	1	1	1
2	1	2	2	2	2
3	2	1	1	2	2
4	2	2	2	1	1
5	3	1	2	1	2
6	3	2	1	2	1
7	4	1	2	2	1
8	4	2	1	1	2

九、$L_{12}(3 \times 2^4)$

列号 试验号	1	2	3	4	5
1	1	1	1	1	1
2	1	1	1	2	2
3	1	2	2	1	2
4	1	2	2	2	1
5	2	1	2	1	1
6	2	1	2	2	2
7	2	2	1	2	2
8	2	2	1	2	2
9	3	1	2	1	2
10	3	1	1	2	1
11	3	2	1	1	2
12	3	2	2	2	1

十、$L_{16}(4^4 \times 2^3)$

列号 试验号	1	2	3	4	5	6	7
1	1	1	1	1	1	1	1
2	1	2	2	2	1	2	2
3	1	3	3	3	2	1	2
4	1	4	4	4	2	2	1
5	2	1	2	3	2	2	1
6	2	2	1	4	2	1	2
7	2	3	4	1	1	2	2
8	2	4	3	2	1	1	1
9	3	1	3	4	1	2	2
10	3	2	4	3	1	1	1
11	3	3	1	2	2	2	1
12	3	4	2	1	2	1	2
13	4	1	4	2	2	1	2
14	4	2	3	1	2	2	1
15	4	3	2	4	1	1	1
16	4	4	1	3	1	2	2

附录 4　常用正交拉丁方表

3×3		4×4		
I	II	I	II	III
123	123	1234	1234	1234
231	312	2143	3412	4321
312	231	3412	4321	2143
		4321	2143	3412

5×5			
I	II	III	IV
12345	12345	12345	12345
23451	34512	45123	51234
34512	51234	23451	45123
45123	23451	51234	34512
51234	45123	34512	23451

7×7		
I	II	III
1234567	1234567	1234567
2345671	3456712	4567123
3456712	5671234	7123456
4567123	7123456	3456712
5671234	2345671	6712345
6712345	4567123	2345671
7123456	6712345	5671234
IV	V	VI
1234567	1234567	1234567
5671234	6712345	7123456
2345671	4567123	6712345
6712345	2345671	5671234
3456712	7123456	4567123
7123456	5671234	3456712
4567123	3456712	2345671

注:本表中的数字代表被测样品编号。如有 4 个样品,则在 4×4 表中任选一列,按其顺序进行试验。

附录 5　SAS 常用函数查询表

数学函数

函数名及格式	功能与注释	举例
ABS(X)	取 x 的绝对值	如 ABS(−3)其结果为 3
MAX(X1, X2,···, Xn)	求所有自变量中的最大一个	如 MAX(1,0,3,7)其结果为 7
MIN(X1, X2,···, Xn)	求所有自变量中的最小一个	如 MIN(1,0,3,7)其结果为 0
MOD(X,Y)	求 x 除以 y 的余数	如 MOD(7,3)其结果为 1
SQRT(X)	求 x 的平方根	如 SQRT(4)其结果为 2
ROUND(X,eps)	求 x 按照 eps 指定的精度四舍五入后的结果	比如 ROUND(5654.5654,0.01) 结果为 5654.57,ROUND(5654.5654,10) 结果为 5650
CEIL(X)	求大于等于 x 的最小整数	当 x 为整数时就是 x 本身,否则为 x 右边最近的整数
FLOOR(X)	求小于等于 x 的最大整数	当 x 为整数时就是 x 本身,否则为 x 左边最近的整数
INT(X)	求 x 扔掉小数部分后的结果	如 INT(−1.5)其结果为−1
FUZZ(X)	当 x 与其四舍五入整数值相差小于 1E−12 时取四舍五入	—
LOG(X)	求 x 的自然对数	如 LOG(10)结果为 2.3026
LOG10(X)	求 x 的常用对数	如 LOG10(10)结果为 1
EXP(X)	指数函数	如 EXP(2)结果为 e^2
SIN(X)	求 x 的正弦函数	如 SIN(90)结果为 1
COS(X)	求 x 的余弦函数	如 COS(90)结果为 0
TAN(X)	求 x 的正切函数	如 TAN(45)结果为 1
ARSIN(Y)	计算函数 $y=\sin(x)$ 在 $[-\frac{1}{2}\pi, \frac{1}{2}\pi]$ 区间的反函数,y 取[−1,1]间值	如 ARSIN(0.5)结果为 30°
ARCOS(Y)	计算函数 $y=\cos(x)$ 在 $[0,\pi]$ 的反函数,y 取[−1,1]间值	如 ARCOS(0)结果为 90°

续表

函数名及格式	功能与注释	举例
ATAN(Y)	计算函数 $y = \tan(x)$ 在 $\left[-\frac{1}{2}\pi, \frac{1}{2}\pi\right]$ 的反函数，y 取间值	如 ATAN(1)结果为 45°
SINH(X)	双曲正弦	—
COSH(X)	双曲余弦	—
TANH(X)	双曲正切	—
ERF(X)	误差函数	—
GAMMA(X)	完全函数	—

数组函数

函数名及格式	功能与注释	举例
DIM k(X)	求数组 x 第 k 维的元素的个数	—
LBOUND(X)	求数组 x 第一维的下界	—
HBOUND(X)	求数组 x 第一维的上界	—
LBOUND k(X)	求数组 x 第 k 维的下界	—
HBOUND k(X)	求数组 x 第 k 维的上界	—

字符函数

函数名及格式	功能与注释	举例
TRIM(S)	返回去掉字符串 s 的尾随空格的结果	—
UPCASE(S)	把字符串 s 中所有小写字母转换为大写字母后的结果	—
LOWCASE(S)	把字符串 s 中所有大写字母转换为小写字母后的结果	—
INDEX(S,S1)	查找 s1 在 s 中出现的位置，找不到时返回 0	—
RANK(S)	字符 s 的 ASCII 码值	—
BYTE(n)	第 n 个 ASCII 码值的对应字符	—
REPEAT(S,N)	字符表达式 s 重复 n 次	—
SUBSTR(S,P,N)	从字符串 s 中的第 p 个字符开始抽取 n 个字符长的子串	—
TRANWRD(S,S1,S2)	从字符串 s 中把所有字符串 s1 替换成字符串 s2 后的结果	—

日期和时间函数

函数名及格式	功能	举例
MDY(M,D,Yr)	生成 yr 年 m 月 d 日的 SAS 日期值	如 MDY（3，1，1997）结果为 1997 年 3 月 1 日
YEAR(date)	由 SAS 日期值 date 得到年	—
MONTH(date)	由 SAS 日期值 date 得到月	—
DAY(DATE)	由 SAS 日期值 date 得到日	—
WEEKDAY(DATE)	由 SAS 日期值 date 得到星期几	—
QTR(DATE)	由 SAS 日期值 date 得到季度值	—
HMS(H,M,S)	由小时 h、分钟 m、秒 s 生成 SAS 时间值	—
DHMS(D,H,M,S)	由 SAS 日期值 d、小时 h、分钟 m、秒 s 生成 SAS 日期时间值	—
DATEPART(DT)	求 SAS 日期时间值 dt 的日期部分	—
INTNX(Interval, from, N)	计算从 from 开始经过 n 个 in 间隔后的 SAS 日期	INTNX（'MONTH'，'16Dec1997' d，3)结果为 1998 年 3 月 1 日。注意它总是返回一个周期的开始值
INTCK(Interval, from, To)	计算从日期 from 到日期 to 中间经过的 interval 间隔的个数	如 INTCK（'YEAR'，'31Dec1996' d，'1Jan1998'd)计算 1996 年 12 月 31 日到 1998 年 1 月 1 日经过的年间隔的个数,结果得 2,尽管这两个日期之间实际只隔 1 年

分布密度函数

函数名及格式	功能及注释		举例
CDF('分布', x <，参数表>)	计算某分布的累积分布函数值（Cumulative Distribution Function)		—
PDF('分布', x <，参数表>)	计算某分布的概率分布函数的密度值 Probability Distribution Function	1."分布"的取值见附注 2."X"表示函数在自变量 X 处计算 3."参数表"表示可选的参数表	—
PMF('分布', x <，参数表>)	计算某离散分布的概率值		—
LOGPDF('分布', x <，参数表>)	计算某分布的自然对数密度值		—
LOGPMF('分布', x <，参数表>)	计算某离散分布的自然对数概率值		—

注：'分布'类型取值可以为：BERNOULLI, BETA, BINOMIAL, CAUCHY, CHISQUARED, EXPONENTIAL, F, GAMMA, GEOMETRIC, HYPERGEOMETRIC, LAPLACE, LOGISTIC, LOGNORMAL, NEGBINOMIAL, NORMAL 或 GAUSSIAN, PARETO, POISSON, T, UNIFORM, WALD 或 IGAUSS, and WEIBULL。可以只写前 4 个字母。

分布函数

函数名及格式	功能及注释		举例
PROBNORM(x)	标准正态分布函数		—
PROBT(x,df<,nc>)	自由度为 df 的 t 分布函数	可选参数 nc 为非中心参数	—
PROBCHI(x,df<,nc>)	自由度为 df 的卡方分布函数		—
PROBF(x,ndf,ddf<,nc>)	F(ndf,ddf)分布的分布函数		—
PROBBNML(p,n,m)	设随机变量 Y 服从二项分布 B(n,p)，此函数计算 P(Y m)		—
POISSON(lambda,n)	参数为 lambda 的 Poisson 分布 Y n 的概率		—
PROBNEGB(p,n,m)	参数为(n,p)的负二项分布 Y m 的概率		—

续表

函数名及格式	功能及注释		举例
PROBHYPR(N,K,n,x<,r>)	超几何分布的分布函数		设 N 个产品中有 K 个不合格品,抽取 n 个样品,其中不合格品数小于等于 x 的概率为此函数值。可选参数 r 是不匀率,缺省为 1,r 代表抽到不合格品的概率是抽到合格品概率的多少倍
PROBBETA(x,a,b)	参数为(a,b)的 Beta 分布的分布函数		—
PROBGAM(x,a)	参数为 a 的 Gamma 分布的分布函数		—
PROBMC	计算多组均值的多重比较检验的概率值和临界值		—
PROBBNRM(x,y,r)	标准二元正态分布的分布函数,r 为相关系数		—

分位数函数

函数名及格式	功能及注释		举例
PROBIT(p)	标准正态分布左侧 p 分位数	结果为 $-5 \sim 5$	—
TINV(p, df <,nc>)	自由度为 df 的 t 分布的左侧 p 分位数	可选参数 nc 为非中心参数	—
CINV(p,df<,nc>)	自由度为 df 的卡方分布的左侧 p 分位数		—
FINV(p,ndf,ddf<,nc>)	F(ndf,ddf)分布的左侧 p 分位数		—
GAMINV(p,a)	参数为 a 的伽马分布的左侧 p 分位数		—
BETAINV(p,a,b)	参数为(a,b)的贝塔分布的左侧 p 分位数		—

随机数函数

函数名及格式	功能与注释		举例
UNIFORM(seed)	计算均匀分布随机数函数。在同一个数据步中对同一个随机数函数的多次调用将得到不同的结果,但不同数据步中从同一种子出发将得到相同的随机数序列。随机数种子如果取 0 或者负数则种子采用系统日期时间	seed 必须是常数,为 0,或 5 位、6 位、7 位的奇数	—
RANUNI(seed)		seed 为小于 $2**31-1$ 的任意常数	—
NORMAL(seed)	计算正态分布随机数	seed 为 0,或 5 位、6 位、7 位的奇数	—
RANNOR(seed)		seed 为任意数值常数	—
RANEXP(seed)	计算指数分布的随机数	seed 为任意数值,产生参数为 1 的指数分布的随机数	参数为 lambda 的指数分布可以用 RANEXP(seed)/lambda 得到。另外若 Y = alpha − beta * LOG(RANEXP(seed)),则 Y 为位置参数为 alpha,尺度参数为 beta 的极值分布。若 Y = FLOOR(−RANEXP(seed)/LOG(p)),那么 Y 是具有参数 p 的几何分布变量

函数名及格式	功能与注释		举例
RANGAM(seed，alpha)	计算伽马分布随机数	seed 为任意数值常数，al-pha>0，得到参数为 alpha 的伽马分布	设 X = RANGAM (seed，alpha)，则 Y＝ beta * X 是形状参数为 alpha，尺度参数为 beta 的 GAMMA 分布随机数。如果 al-pha 是整数，则 Y＝ 2 * X 是自由度为 2 * alpha 的卡方分布随机数。如果 alpha 是正整数，则 Y＝beta * X 是 Erlang 分布随机数，为 alpha 个独立的均值为 beta 的指数分布变量的和。如果 Y1＝RANGAM(seed，alpha)，Y2＝RANGAM (seed，beta)，在 Y＝ Y1/(Y1＋Y2)是参数为(alpha,beta)的贝塔分布随机数
RANTRI(seed,h)	计算三角分布随机数	seed 为任意数值常数，0<h<1。此分布在 0~1 取值，密度在 0~h 为 2x/h，在 h~1 为 2(1−x)/(1−h)	—
RANCAU(seed)	计算柯西分布随机数	seed 为任意数值常数。产生位置参数为 0，尺度参数为 1 的标准柯西分布随机数。Y＝alpha＋ beta * RANCAU(seed) 为位置参数为 alpha，尺度参数为 beta 的一般柯西分布随机数	—
RANBIN(seed,n,p)	产生参数为(n,p)的二项分布随机数	seed 为任意数值	—

函数名及格式	功能与注释		举例
RANPOI(seed,lambda)	产生参数为 lambda＞0 的泊松分布随机数	seed 为任意数值	—
RANTBL(seed, p1, ···, pn)	生成取 1,2,···,n 的概率分别为 p1,···,pn 的离散分布随机数	—	—

样本统计函数

MEAN	均值
MAX	最大值
MIN	最小值
N	非缺失数据的个数
NMISS	缺失数值的个数
SUM	求和
VAR	方差
STD	标准差
STDERR	均值估计的标准误差,用 STD/SQRT(N)计算
CV	变异系数
RANGE	极差
CSS	离差平方和
USS	平方和
SKEWNESS	偏度
KURTOSIS	峰度

附录6 英汉统计学词汇对照表

A

Abscissa 横坐标

Absence rate 缺勤率

Absolute deviation 绝对离差

Absolute number 绝对数

Absolute residuals 绝对残差

Absolute value 绝对值

Acceleration array 加速度立体阵

Acceleration normal 法向加速度

Acceleration tangential 切向加速度

Acceleration vector 加速度向量

Acceptable hypothesis 可接受假设

Accident error 偶然误差

Accumulated frequency 累积频数

Accuracy 准确度

Actual frequency 实际频数

Addition 相加

Additive model 加法模型

Adjacent-categories logit model
相邻类 logit 模型

Adjusted coefficient of determinant
校正决定系数

Adjusted odds ratio 调整优势比

Admissible error 容许误差

Aggregation 聚集性

Alternative hypothesis 备择假设

Analysis of correlation 相关分析

Analysis of covariance(ANCOVA) 协方差
分析

Analysis of regression 回归分析

Analysis of time series 时间序列分析

Analysis of variance 方差分析

Angular transformation 角转换

ANOVA(analysis of variance) models 方
差分析模型

Application work space(AWS) 应用工作
空间

Arcsine transformation 反正弦变换

Area under the curve 曲线下面积

AREG 评估从一个时间点到下一个时间点
回归相关时的误差

ARIMA 季节和非季节性单变量模型的极
大似然估计

Arithmetic mean 算术平均值

Arithmetic weighted mean 加权算术均数

Arrhenius relation 艾恩尼斯关系

Assessing fit 拟合的评估

Associative laws 结合律

Asymptotic bias 渐近偏倚

Asymmetric distribution 非对称分布

Asymmetry coefficient 偏度系数

Asymptotic efficiency 渐近效率

Asymptotic variance 渐近方差

Attributable risk 归因危险度

Attribute data 属性资料

Attribution 属性

Autocorrelation 自相关

Autocorrelation of residuals 残差的自相关

Average 平均数

Average confidence interval length 平均置
信区间长度

Average growth rate 平均增长率

Average method 类平均法

B

Backward method　后退法

Balanced incomplete block design　平衡不完全区组设计

Bar chart　条形图

Baseline hazard　基准风险率

Basic theorem　基本定理

Basic principle　基本原则

Bayes discriminant　Bayes 判别

Bayes' theorem　Bayes 定理

Bell-shaped curve　钟形曲线

Bernoulli distribution　伯努力分布

Best-trim estimator　最好切尾估计量

Bias　偏性

Binary logistic regression　二元逻辑斯蒂回归

Binomial distribution　二项分布

Biometrics　生物统计学

Bisquare　双平方

Bivariate Correlate　二变量相关

Bivariate normal distribution　双变量正态分布

Bivariate normal population　双变量正态总体

Biweight interval　双权区间

Biweight M-estimator　双权 M 估计量

Blank control　空白对照

Block　区组/配伍组

Block design　区组设计

Block factor　区组因素

BMDP(Biomedical computer programs)　BMDP 统计软件包

Box plot　盒型图/箱线图

Breakdown bound　崩溃界/崩溃点

C

Canonical coefficients　典则系数

Canonical correlation　典则相关

Canonical correlation analysis　典则相关分析

Canonical correlation coefficient　典则相关系数

Canonical discriminant　典则判别

Canonical structure　典则型结构

Canonical variable　典则(型)变量

Caption　纵标目

Cartogram　统计图

Case-control study　病例对照研究

Categorical variable　分类变量

Catenary　悬链线

Cauchy distribution　柯西分布

Cause-and-effect relationship　因果关系

Censoring　终检

Censored data　截尾数据(删失数据)

Center of symmetry　对称中心

Centering and scaling　中心化和定标

Central Limit Theorem　中心极限定理

Central tendency　集中趋势

Centroid method　重心法

CHAID -χ^2 Automatic Interaction Detector　卡方自动交互检测

Chance　机遇

Chance error　随机误差

Chance variable　随机变量

Characteristic equation　特征方程

Characteristic root　特征根

Characteristic vector　特征向量

Chebshev criterion of fit　拟合的切比雪夫准则

Chernoff faces　切尔诺夫脸谱图

Chi-square test　卡方检验

Choleskey decomposition　乔洛斯基分解

Circle chart　圆图

Class interval　组距

Classification　分组、分类

Class mid-value　组中值

Classified variable　分类变量

Clustering analysis　聚类分析

Cluster sampling　整群抽样

Coefficient of correlation 相关系数

Coded data 编码数据

Coefficient of contingency 列联系数

Coefficient of determination 决定系数

Coefficient of multiple correlation 多重相关系数

Coefficient of partial correlation 偏相关系数

Coefficient of product-moment correlation 积差相关系数

Coefficient of rank correlation 等级相关系数

Coefficient of regression 回归系数

Coefficient of skewness 偏度系数

Coefficient of variation(CV) 变异系数

Cohort study 队列研究

Coincident profile 重合轮廓

Column 列

Column effect 列效应

Column factor 列因素

Combination pool 合并

Combinative table 组合表

Common factor 公因子

Common regression coefficient 公共回归系数

Common variance 共性方差

Common variation 公共变异

Communality 共同度

Communality variance 共性方差

Comparability 可比性

Comparison of bathes 批比较

Comparison value 比较值

Compartment model 分部模型

Compassion 伸缩

Complete association 完全正相关

Complete data 完全数据

Complete dissociation 完全不相关

Complete statistics 完备统计量

Completely randomized design 完全随机设计

Composite event 联合事件

Composite events 复合事件

Compound symmetry 复合对称性

Concavity 凹性

Concordant 和谐

Concomitant variable 协变量

Conditional expectation 条件期望

Conditional likelihood 条件似然

Conditional logistic regression 条件 logistic 回归

Conditional probability 条件概率

Conditionally linear 依条件线性

Confidence interval 置信区间

Confidence limit(CL) 可信限

Confirmatory Factor Analysis 验证性因子分析

Confirmatory research 证实性实验研究

Confounding factor 混杂因素

Conjoint 联合分析

Consistency 相合性

Consistency test 一致性检验

Consistent asymptotically normal estimate 相合渐近正态估计

Consistent estimate 相合估计

Constituent ratio 构成比

Constrained nonlinear regression 受约束非线性回归

Constraint 约束

Contaminated distribution 污染分布

Contaminated Gaussian 污染高斯分布

Contaminated normal distribution 污染正态分布

Contamination model 污染模型

Contingency table 列联表

Continuation-ratio logit model 连续比 logit 模型

Continuity 连续性

Contour 边界线

Contribution rate　贡献率

Controlled experiments　对照实验

Control group　对照组

Convergence criterion　收敛准则

Coordinate　坐标

Corrected factor　校正因子

Corrected value　校正值

Correction coefficient　校正系数

Correction for continuity　连续性校正

Correlation　相关

Correlation analysis　相关分析

Correlation coefficient　相关系数

Correlation index　相关指数

Correlation matrix　相关矩阵

Covariance　协方差

Covariance matrix　协方差矩阵

Covariant　共变

Cox Regression　Cox 回归

Cross products of deviation from mean (CPD)　离均差积

Critical value　临界值

Criteria for fitting　拟合准则

Criteria of least squares　最小二乘准则

Critical ratio　临界比

Critical region　拒绝域

Critical value　临界值

Cross validation　交叉核实法

Cross-over experimental design　交叉实验设计

Cross-section analysis　横断面分析

Cross-section survey　横断面调查

Crosstabs　交叉表

Cross-tabulation table　复合表

Cumulative frequency　累积频率

Cube root　立方根

Cumulative distribution function　分布函数

Cumulative logistic model　累积 logistic 模型

Cumulative probability　累计概率

Curvature　曲率/弯曲

Curve fitting　曲线拟合

Curvilinear regression　曲线回归

Curvilinear regression　曲线回归

Curvilinear relation　曲线关系

Cut-and-try method　尝试法

Cycle　周期

D

Data acquisition　资料收集

Data processing　数据处理

Data set　数据集

Data step　数据步

Data sources　数据来源

Data transformation　数据变换

Degree of confidence　可信度,置信度

Degrees of dispersion　离散程度

Degrees of freedom(DF)　自由度

Degree of precision　精密度

Degree of reliability　可靠性程度

Degree of variation　变异度

Degression　递减

Density estimation　密度估计

Density of data points　数据点的密度

Dependent variable　因变量

Design matrix　设计矩阵

Design with repeated measurements　具有重复测量的设计

Determinant　行列式

Determinant　决定因素

Deviance　偏差统计量

Deviation from the mean　离均差

Diagnose accordance rate　诊断符合率

Diamond plot　菱形图

Dichotomous variable　二分变量

Differential equation　微分方程

Direct standardization　直接标准化法

Discordant　不和谐

Discrete variable　离散变量

Discriminant analysis　判别分析

Discriminant coefficient 判别系数

Discriminant function 判别函数

Dispersion tendency 离中趋势

Display manage system（DMS） 显示管理系统

Disproportional 不成比例的

Distribution 分布、分配

Distribution-free method 任意分布法

Distributive laws 分配律

Disturbance 随机扰动项

Dose-response curve 剂量效应曲线

Double blind method 双盲法

Double exponential distribution 双指数分布

Double logarithmic 双对数

Downward rank 降秩

Dummy variable 哑变量

Duncan's new multiple range method 新复极差法/Duncan 新法

E

Effect 实验效应

Eigenvalue 特征值

Eigenvector 特征向量

Empirical logistic transformation 经验 logistic 变换

Empirical probability 经验概率单位

Enhenced editor 增强型编辑器

Enumeration data 计数资料

Equation of linear regression 线性回归方程

Equivariance 同变性

Error 误差

Error of estimate 估计误差

Error of replication 重复误差

Error of type Ⅰ Ⅰ型错误,第一类误差

Error of type Ⅱ Ⅱ型错误,第二类误差

Error pattern 误差类型

Estimand 被估量

Estimated error mean squares 估计误差均方

Estimated error sum of squares 估计误差平方和

Estimate value 估计值

Euclidean distance 欧氏距离

Event 事件

Exceptional data point 异常数据点

Expected values 期望值

Experimental design 实验设计

Experimental sampling 试验抽样

Explanatory variable 解释性变量

Exploratory analysis 探索性分析

Explorer 浏览器

Exponential curve 指数曲线

Exponential distribution 指数分布

Exponential growth 指数式增长

Exact cutting 精确分割

EXSMOOTH 指数平滑方法

Extended fit 扩充拟合

Extra parameter 附加参数

Extrapolation 外推法

Extreme observations 极端观察值

F

Factor 因子

Factor analysis 因子分析

Factor loading 因子荷载

Factorial 阶乘

Factorial design 析因设计

False positive 假阳性

False negative 假阴性

False negative error 假阴性错误

Fanning 扇面

Fatality rate 病死率

Field survey 现场调查

Finite population 有限总体

First derivative 一阶导数

First principal component 第一主成分

First quartile 第一四分位数

Fisher discriminant Fisher 判别

Fitted value　拟合值

Fitting a curve　曲线拟合

Fixed effect model　固定效应模型

Fluctuation　随机起伏

Forward method　前进法

Forward selection　前进法筛选

Fourfold table　四格表

Fraction blow　左侧比率

Fractional error　相对误差

Frequency table　频数表

Friedman's M test　Friedman M 检验

Frontier point　界限点

Function relationship　泛函关系

G

Gamma distribution　伽玛分布

Gauss increment　高斯增量

Gaussian distribution　高斯分布（正态分布）

General census　全面普查

General linear models（GLM）　一般线性模型

General line chart　普通线图

General logit model　一般化 logit 模型

Generalized coefficient of determination　广义决定系数

Generalized linear model　广义线性模型

GENLOG（Generalized liner models）　广义线性模型

Geometric mean　几何均数

Gini's mean difference　基尼均差

GLM（General liner models）　通用线性模型

Goodness of fit test　拟合优度检验

Gradient of determinant　行列式的梯度

Greco-Latin square design　希腊拉丁方设计

Grand mean　总均值

Gross-error sensitivity　大错敏感度

Guessed mean　假定平均数

H

Hampel M-estimators　汉佩尔 M 估计量

Harmonic mean　调和均数

Hazard ratio　风险比

Heading　标目

Heavy-tailed distribution　重尾分布

Hessian array　海森立体阵

Heterogeneity　不同质

Heterogeneity of variance　方差不齐

Hierarchical classification design　系统（组内）分组设计

Hierarchical clustering method　系统聚类法

HILOGLINEAR　多维列联表的层次对数线性模型

Histogram　直方图

Historical cohort study　历史性队列研究

HOMALS　多重响应分析

Homogeneity of variance　方差齐性

Homogeneity test　方差齐性检验

Hotelling-Lawley trace　Hotelling-Lawley 迹

Huber M-estimators　休伯 M 估计量

Hyperbola　双曲线

Hypothesis test　假设检验

Hypothetical universe　假设总体

I

Impossible event　不可能事件

Incidence rate　发病率

Incomplete latin square design　不完全拉丁方设计

Independent test　独立性检验

Independent variable　自变量

Indivedual difference　个体差异

Inference band　推断带

Inferior limit　下限

Infinite population　无限总体

Infinitely great　无穷大

Infinitely small　无穷小

Initial condition　初始条件

Initial data　原始数据

Initial estimate　初始估计值

Interaction　交互作用

Intercept　截距

Interpolation method　内插法

Interquartile range　四分位间距

Interquartile distance　四分位间距

Intervals of equal probability　等概率区间

Interval estimation　区间估计

Interval variable　区间变量或定距变量

Intrinsic curvature　固有曲率

Invariance　不变性

Inverse correlation　负相关

Inverse sine transformation　反正玄变换

Iteration　迭代

J

Jacobian determinant　雅可比行列式

Jacknife　刀切法

Joint distribution function　分布函数

Joint probability　联合概率

Joint probability distribution　联合概率分布

K

K means method　逐步聚类法

Kaplan-Meier　评估事件的时间长度

Kendall's rank correlation　Kendall 等级相关

Kolmogorov-Smirnove test　柯尔莫哥洛夫-斯米尔诺夫检验

Kruskal-Wallis H test　Kruskal-Wallis H 检验

Kurtosis　峰度系数

L

Lack of fit　失拟

Latin square　拉丁方

Latin square design　拉丁方设计

Least favorable distribution　最不利分布

Least significant difference　最小显著差法

Least square method　最小二乘法

Least-absolute-residuals estimates　最小绝对残差估计

Least-absolute-residuals fit　最小绝对残差拟合

Least-absolute-residuals line　最小绝对残差线

Legend　图例

L-estimator of location　位置 L 估计量

Leptokurtosis　峰态,峭度

Level profile　水平轮廓

Levene's test　Levene 检验

Life expectance　预期期望寿命

Life table method, actuarial method　寿命表法

Light-tailed distribution　轻尾分布

Likelihood function　似然函数

Likelihood ratio test　似然比检验

Linear correlation　直线相关

Linear regression　直线回归

Linear regression equation　直线回归方程

Linearization　线性化

Link relative　环比

Location and scale equivariance　位置尺度同变性

Location equivariance　位置同变性

Location invariance　位置不变性

Location scale family　位置尺度族

Log　日志(窗口)

Log rank test　时序检验

Logarithmic curve　对数曲线

Logarithmic normal distribution　对数正态分布

Logarithmic scale　对数尺度

Logarithmic transformation　对数变换

Logic check　逻辑检查

Logistic regression　Logistic 回归

Logistic distribution　逻辑斯特分布

Logit transformation　Logit 转换

Log-linear model　对数线性模型

Log-rank test　对数秩检验

Loglinear　多维列联表通用模型

Lost function　损失函数

Low correlation　低度相关

Lower limit　下限

Lowest-attained variance　最小可达方差

LSD　最小显著差法（简称）

Lurking variable　潜在变量

M

Mahalanobis distance　马氏距离

Macro　宏

Macro-variable　宏变量

Main effect　主效应

Major heading　主辞标目

Marginal density function　边缘密度函数

Marginal probability　边缘概率

Marginal probability distribution　边缘概率分布

Matched data　配对资料

Matched distribution　匹配过分布

Matching of distribution　分布的匹配

Matching of transformation　变换的匹配

Mathematical expectation　数学期望

Mathematical model　数学模型

Maximum L-estimator　极大极小 L 估计量

Maximum likelihood estimate(MLE)　最大似然估计

Maximum likelihood method　最大似然法

Mean　均数

Mean of population　总体均数

Mean square　均方

Mean squares between groups　组间均方

Mean squares within group　组内均方

Means (Compare means)　均值—均值比较

Mean vector　均数向量

Measurement data　计量资料

Median　中位数

Median effective dose(ED50)　半数效量

Median lethal dose(LD50)　半数致死量

Median polish　中位数平滑

Median survival time　中位生存期

Median test　中位数检验

Mesokurtosis　正态峰

Method of least squares　最小平方法，最小乘法

Minimal sufficient statistic　最小充分统计量

Minimum　最小值

Minimum distance estimation　最小距离估计

Minimum effective dose　最小有效量

Minimum lethal dose　最小致死量

Minimum variance estimator　最小方差估计量

MINITAB　统计软件包

Minor heading　宾词标目

Missing data　缺失值

Mode　众数

Model　模型

Model specification　模型的确定

Modeling Statistics　模型统计

Models for outliers　离群值模型

Modifying the model　模型的修正

Modulus of continuity　连续性模

Moment　动差，矩

Morbidity　发病率，患病率

Mortality　死亡率

Mosaic plot　马赛克图

Most favorable configuration　最有利构形

Multicollinearity　多重共线性

Multidimensional Scaling（ASCAL）　多维尺度/多维标度

Multinomial logit model　多项 logit 模型

Multinomial Logistic Regression　多项逻辑斯蒂回归

Multiple comparison　多重比较

Multiple correlation　复相关

Multiple covariance　多元协方差

Multiple linear regression　多元线性回归

Multiple response　多重选项

Multiple solutions　多解

Multiplication theorem　乘法定理

Multiplicative model　乘法模型

Multiresponse　多元响应

Multivariate ananlysis of variance（MANO-VA）　多元方差分析

Multivariate linear regression　多元线性回归

Multivariate statistical analysis　多元统计分析

Multi-stage sampling　多阶段抽样

Multivariate T distribution　多元 T 分布

Mutual exclusive　互不相容

Mutual independence　互相独立

N

Natural boundary　自然边界

Natural dead　自然死亡

Natural logarithm　自然对数

Natural zero　自然零

Negative correlation　负相关

Negative linear correlation　负线性相关

Negatively skewed　负偏

Negative skewness　负偏态

Nested design　嵌套设计

Newman-Keuls method　q 检验

NK method　q 检验

No statistical significance　无统计意义

Nominal data　名义资料

Nominal variable　名义变量

Nonconstancy of variability　变异的非定常性

Nonlinear regression　非线性相关,非线性回归

Nonparametric statistics　非参数统计

Nonparametric test　非参数检验

Nonparametric tests　非参数检验

Normal deviate　正态离差

Normal distribution　正态分布

Normal equation　正规方程组

Normal probability plot　正态概率图

Normal ranges　正常范围

Normal value　正常值

Normality test　正态性检验

Nosometry　患病率

Nuisance parameter　多余参数/讨厌参数

Null hypothesis　无效假设,检验假设

Numerical variable　数值变量

O

Objective function　目标函数

Observation　观察

Observation unit　观察单位

Observed value　观察值

Odds ratio　优势比,比数比

One-sample t-test　单样本 t 检验

One sided test　单侧检验

One-way analysis of variance　单因素方差分析

Oneway ANOVA　单因素方差分析

Open sequential trial　开放型序贯设计

Optrim　优切尾

Optrim efficiency　优切尾效率

Order statistics　顺序统计量

Ordered categories　有序分类

Ordinal logistic regression　序数逻辑斯蒂回归

Ordinal number　秩号

Ordinal variable　有序变量

Ordinal variables data　有序变量资料

Ordinate　纵坐标

Orthogonal basis　正交基

Orthogonal design　正交试验设计

Orthogonal experimental design　正交实验设计

Orthogonal table　正交表

Orthogonality conditions　正交条件

Orthoplan　正交设计

Outlier　奇异值

Outlier cutoffs　离群值截断点

Outliers　极端值

Output　输出

Overals　多组变量的非线性正规相关

Overshoot　迭代过度

P

Paired design　配对设计

Paired sample　配对样本

Paired t-test　配对 t 检验

Pairwise comparison　两两比较

Pairwise slopes　成对斜率

Parabola　抛物线

Parallel contrasts　平行对比

Parallel profile　平行轮廓

Parallel tests　平行试验

Parameter　参数

Parameter estimation　参数估计

Parametric statistics　参数统计

Parametric test　参数检验

Partial correlation　偏相关

Partial likelihood function　部分似然函数

Partial regression　偏回归

Partial regression coefficient　偏回归系数

Partial sorting　偏排序

Partials residuals　偏残差

Pattern　模式

Pearson correlation　皮尔森相关

Pearson correlation coefficient　皮尔森相关系数

Pearson curves　皮尔森曲线

Peeling　退层

Percent bar graph　百分条形图

Percentage　百分比

Percentile　百分位数

Percentile curves　百分位曲线

Periodicity　周期性

Permutation　排列

P-estimator　P 估计量

Pie graph　饼图

Pillar's trace　Pollar 迹

Pitman estimator　皮特曼估计量

Pivot　枢轴量

Placebo　安慰剂

Planar　平坦

Planar assumption　平面的假设

Plancards　生成试验的计划卡

Planning of survey　调查计划

Point estimation　点估计

Poisson distribution　泊松分布

Poisson regression model　泊松回归模型

Polishing　平滑

Polled standard deviation　合并标准差

Polled variance　合并方差

Polytomous logit model　多类 Logit 模型

Polygon　多边图

Polynomial　多项式

Polynomial curve　多项式曲线

Polynomial regression　多项式回归

Population　总体

Population attributable risk　人群归因危险度

Positive correlation　正相关

Positively skewed　正偏

Positive skewness　正偏态

Posterior distribution　后验分布

Power of a test　检验效能,把握度

Power model　幂模型

Precision　精密度

Predicted value　预测值

Preliminary analysis　预备性分析

Premeasure-postmeasure design　前后测量设计

Prevalence rate　患病率

Principal component analysis　主成分分析

Principal factor method　主因子法

Prior distribution　先验分布

Prior probability　先验概率

Probabilistic model 概率模型

Probability 概率

Probability density 概率密度

Probability of survival 生存概率

Probit 概率单位

Proc step 过程步

Product-limit method 乘积限法

Product moment 乘积矩/协方差

Profile analysis 轮廓分析

Profile trace 截面迹图

Prognostic index 预后指数

Proportion 比/构成比,比率

Proportion allocation in stratified random sampling 按比例分层随机抽样

Proportional odds assumption 比例优势比假设

Proportional hazards regression model 比例风险回归模型

Proportionate 成比例

Proportionate sub-class numbers 成比例次级组含量

Prospective study 前瞻性调查

Proximities 亲近性

Pseudo F test 近似 F 检验

Pseudo model 近似模型

Pseudosigma 伪标准差

Purposive sampling 有目的抽样

P-value P 值

Q

QR decomposition QR 分解

Quadratic approximation 二次近似

Qualitative classification 属性分类

Qualitative data 定性资料

Qualitative method 定性方法

Quality control 质量控制

Quantile 分位数

Quantile-quantile plot 分位数—分位数图/Q-Q 图

Quantitative analysis 定量分析

Quantitative data 定量资料

Quartile 四分位数

Quick Cluster 快速聚类

R

Radix sort 基数排序

Random allocation 随机化分组

Random blocks design 随机区组设计

Random digits 随机数字

Random effect model 随机效应模型

Random event 随机事件

Randomization 随机化

Randomized block design 随机区组设计

Random sampling 随机抽样

Random variable 随机变量

Range 极差/全距

Range of normal value 正常值范围

Rank 秩

Rank correlation 秩相关/等级相关

Rank sum test 秩和检验

Rank test 秩检验

Ranked data 等级资料

Rate 比率

Ratio 比,比例

Ratio variable 比例变量/定比变量

Raw data 原始资料

Raw residual 原始残差

Rayleigh's test 雷氏检验

Rayleigh's Z 雷氏 Z 值

Reciprocal 倒数

Reciprocal transformation 倒数变换

Recording 记录

Recovery rate 治愈率

Rectification 直线化

Redescending estimators 回降估计量

Reducing dimensions 降维

Re-expression 重新表达

Reference set 标准组

Region of acceptance 接受域

Regression coefficient 回归系数

Regression sum of square　回归平方和

Rejection point　拒绝点

Relative dispersion　相对离散度

Relative number　相对数

Relative risk(RR)　相对危险度

Reliability　可靠性

Remainder error　剩余误差

Reparametrization　重新设置参数

Repeated measurements data　重复测量数据

Repeated trials　重复试验

Replication　重复

Report Summaries　报告摘要

Residual analysis　残差分析

Residual standard deviation　剩余标准差

Residual sum of square　剩余平方和

Resistance　耐抗性

Resistant line　耐抗线

Resistant technique　耐抗技术

Response variable　反应变量

R-estimator of location　位置 R 估计量

R-estimator of scale　尺度 R 估计量

Results　结果

Retrospective study　回顾性调查

Ridge trace　岭迹

Ridit analysis　Ridit 分析

Risk ratio　危险比

Rotation　旋转

Rounding　舍入

Row　行

Row effects　行效应

Row factor　行因素

Roy's greatest root　Roy 最大特征根

RXC table　RXC 表

S

Sample　样本

Sample regression coefficient　样本回归系数

Sample size　样本量

Sample standard deviation　样本标准差

Sampling error　抽样误差

Sampling statistics　样本统计量

Sampling survey　抽样调查

SAS(Statistical analysis system)　SAS 统计软件包

Scale　尺度/量表

Scatter diagram　散点图

Schematic plot　示意图/简图

Score test　计分检验

Screening　筛检

SEASON　季节分析

Second derivative　二阶导数

Second principal component　第二主成分

Self control　自身对照

SEM (Structural equation modeling)　结构化方程模型

Semi-guartile range　四分位数间距

Semi-logarithmic graph　半对数图

Semi-logarithmic linear chart　半对数线图

Semi-logarithmic paper　半对数格纸

Semi-measurement data　半计量资料

Semiparameter regression model　半参数回归模型

Sensitivity　灵敏度

Sensitivity curve　敏感度曲线

Sequential analysis　贯序分析

Sequential data set　顺序数据集

Sequential design　贯序设计

Sequential method　贯序法

Sequential test　贯序检验法

Serial tests　系列试验

Short-cut method　简捷法

Sigmoid curve　S 形曲线

Sign function　正负号函数

Sign test　符号检验

Signed rank　符号秩

Significance level　显著性水平

Significance test　显著性检验

Significant difference　差别显著

Significant figure　有效数字

Simple cluster sampling　简单整群抽样

Simple correlation　简单相关

Simple random sampling　简单随机抽样

Simple regression　简单回归

Simple table　简单表

Sine estimator　正弦估计量

Single group design　单组设计

Single linkage　最短距离法

Single-valued estimate　单值估计

Singular matrix　奇异矩阵

Size of a test　检验水平

Skewed distribution　偏斜分布

Skewness　偏度

Slash distribution　斜线分布

Slope　斜率

Small probability event　小概率事件

Smirnov test　斯米尔诺夫检验

Source of variation　变异来源

Spearman correlation　斯皮尔曼秩相关

Spearman correlation coefficient　斯皮尔曼相关系数

Spearman rank correlation　斯皮尔曼等级相关

Specific factor　特殊因子

Specific factor variance　特殊因子方差

Spectra　频谱

Spherical distribution　球型正态分布

Sphericity　球对称性

Sphericity test　球形检验

Split-plot design　裂区设计

Spread　展布

SPSS(Statistical package for the social science)　SPSS 统计软件包

Spurious correlation　假性相关

Square deviation　方差

Square root transformation　平方根变换

Stabilizing variance　稳定方差

Standard deviation(SD)　标准差

Standard deviation of residuals　剩余标准差

Standard error(SE)　标准误

Standard error of difference　差别的标准误

Standard error of estimate　标准估计误差

Standard error of rate　率的标准误

Standard normal distribution　标准正态分布

Standardization　标准化

Standardized regression coefficient　标准化回归系数

Starting value　起始值

Statistic　统计量

Statistical analysis system(SAS)　统计分析系统

Statistical control　统计控制

Statistical graph　统计图

Statistical inference　统计推断

Statistical map　统计地图

Statistical table　统计表

Statistics　统计学

Steepest descent　最速下降法

Stem and leaf display　茎叶图

Step factor　步长因子

Stepwise discriminant　逐步判别

Stepwise regression　逐步回归

Stochastic variable　随机变量

Storage　存

Strata　层(复数)

Stratification　分层

Stratified sampling　分层抽样

Strength　强度

Stringency　严密性

Structural relationship　结构关系

Studentized residual　学生化残差/t 化残差

Sub-class numbers　次级组含量

Subdividing　分割

Sufficient statistic　充分统计量

Sum　总和

Sum of products　积和

Sum of squares(SS)　平方和

Sum of squares between groups　组间平方和

Sum of squares for deviation from mean　离均差平方和

Sum of squares for regression　回归平方和

Sum of squares for residuals　残差平方和

Sum of squares of partial regression　偏回归平方和

Superior limit　上限

Sure event　必然事件

Survey　调查

Survival analysis　生存分析

Survival curve　生存曲线

Survival function　生存函数

Survival rate　生存率

Survival time　生存时间

Suspended root gram　悬吊根图

Symmetry　对称(性)

Systematic error　系统误差

Systematic sampling　系统抽样

T

Tail area　尾部面积

Tail weight　尾重

Tangent line　切线

Target distribution　目标分布

Taylor series　泰勒级数

T-distribution　t 分布

Tendency of dispersion　离散趋势

Test of homogeneity of variance　方差齐性检验

Testing of hypotheses　假设检验

Test of normality　正态性检验

Test statistic　检验统计量

Theoretical frequency　理论频数

Ties　结,重合

Time series　时间序列

Tolerance interval　容许区间

Tolerance lower limit　容忍下限

Tolerance upper limit　容忍上限

Torsion　扰率

Total sum of square　总平方和

Total variation　总变异

Transformation of variable　变量变换

Treatment factor　处理因素

Trend of percentage　百分比趋势

Trial and error method　试错法

T-test　t 检验

Two-way ANOVA　两因素方差分析

Two-sample t-test　两样本 t 检验

Two-sided test　双向检验

Two-stage least squares　二阶最小平方

Two-stage sampling　二阶段抽样

Two-tailed test　双侧检验

Two-way analysis of variance　双因素方差分析

Two-way table　双向表

Type I error　一类错误,α 错误

Type II error　二类错误,β 错误

Type H covariance matrix　H 型协方差矩阵

Typical survey　典型调查

U

u test　u 检验

UMVU　方差一致最小无偏估计(简称)

Unbiased estimation　无偏估计

Unconstrained nonlinear regression　无约束非线性回归

Unequal subclass number　不等次级组含量

Ungrouped data　不分组资料

Uniform coordinate　均匀坐标

Uniform design　均匀设计

Uniform distribution　均匀分布

Uniformly minimum variance unbiased estimate　方差一致最小无偏估计

Unordered categories　无序分类

Upper limit　上限

Upward rank　升秩

V

Vague concept　模糊概念

Validity　有效性

VARCOMP（Variance component estimation）　方差元素估计

Variable　变量

Variance　方差

Variance analysis　方差分析

Variance-covariance matrix　方差一协方差矩阵

Variance inflation factor（VIF）　方差膨胀因子

Variate　变量

Variation　变异

Varimax　方差最大旋转

Varimax orthogonal rotation　最大正交旋转

Velocity of development　发展速度

Volume of distribution　容积

W

Ward's minimum-variance method　Ward 最小方差法

Weight　权重

Weighted Chi-square test　加权卡方检验/Cochran 检验

Weighted linear regression　加权直线回归

Weighted mean　加权均数

Weighted sum of square　加权平方和

Weighting coefficient　权重系数

W-estimation of location　位置 W 估计量

Wilbull distribution　威布尔分布

Wilcoxon paired test　威斯康星配对法/配对符号秩和检验

Wilcoxon rank sum test　Wilcoxon 秩和检验

Wilcoxon signed-rank test　Wilcoxon 符号秩检验

Wild point　野点/狂点

Wilk's Lambda(λ)　Wilks 的 λ 统计量

Winsorized mean　缩尾均值

Y

Youden square design　尧敦方设计

Z

Zero correlation　零相关

Z-transformation　Z 变换